문제집 동영상 강의 QR 코드

동 영 상	QR 코드 페이지	동 영 상	QR 코드 페이지
간호 관리(문제 1~53번)	p.13	기본 간호 ②(문제 121~240번)	p.236
모성 간호(문제 1~161번)	p.25	기본 간호 ③(문제 241~390번)	p.262
아동 간호(문제 1~154번)	p.59	성인 간호(문제 1~155번)	p.295
노인 간호(문제 1~84번)	p.91	보건 교육(문제 1~63번)	p.331
응급 간호(문제 1~102번)	p.109	보건 행정(문제 1~75번)	p.345
기초 약리(문제 1~76번)	p.131	환경 보건(문제 1~89번)	p.361
기초 영양(문제 1~72번)	p.147	산업 보건(문제 1~49번)	p.379
기초 치과(문제 1~56번)	p.161	질병관리사업(문제 1~144번)	p.391
기초 한방(문제 1~54번)	p.173	인구와 출산(문제 1~48번)	p.419
인체 구조와 기능(기초 해부 생리 문제 1~129번)	p.185	모자보건(문제 1~31번)	p.429
기본 간호 ①(문제 1~120번)	p.211	지역사회보건(문제 1~85번)	p.437

※ 위 문제집 동영상 강의 QR 코드는 은하출판사에서 자체 제작한 것으로 불법 복제를 금합니다.

2024 최신판

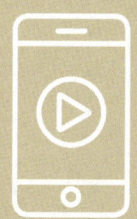

스마트폰으로 보는 **문제집 동영상 강의**

간호조무사
국가시험문제집

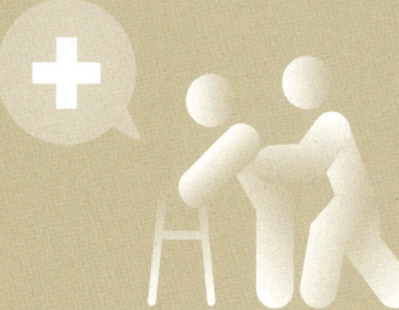

- 적중률 높은 문제와 해설을 통한 최종 마무리!
- 최근 출제된 기출문제 분석을 통한 문제 재구력!
- 은하출판사 문제집으로 40여 년간 간호조무사 완벽 배출!

은하출판사 편집국

국시원 고시에 따른 대한의사협회 '의학용어집' 용어 준수

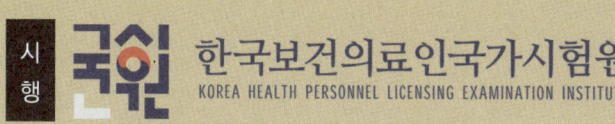

교육부교과서인정업체
은하출판사
Eunha Publishing Co.

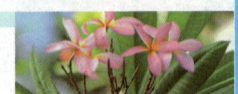

간호조무사 국가시험 문제집

2024년 7월 30일 인쇄
2024년 7월 30일 발행

저 자 · 은하출판사 편집국
발행자 · 이 종 소
발행처 · **은하출판사**
주 소 · 서울시 서초구 강남대로 97길 49-3 은하빌딩(잠원동)
등록번호 · 제2-200호(1974. 7. 22)
대표전화 · (02)540-6181
FAX · (02)540-6183
홈페이지 · http://www.eunhapub.co.kr
이메일 · eunha@eunhapub.co.kr

값 32,000원

ISBN 978-89-316-8547-3 13510

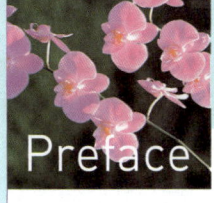

머|리|말

우리나라는 국민들의 건강에 대한 인식이 보다 강화되고 더불어 국민의 평균수명 증가와 노령화가 급속화됨에 따라 정부의 복지행정에 대한 관심이 증대되고 있는 실정이다.

양질의 의료서비스가 한층 더 요구되고 있는 현실에서 간호조무사의 인력수급이 보다 절실해지고 있으며, 또한 간호조무사 자격취득자를 대상으로 대학교마다 특별전형제도를 실시하고 있기 때문에 해마다 간호조무사 자격시험에 대한 응시자 수가 현저하게 늘어나고 있다.

또한 간호조무사는 주로 병·의원과 보건소나 보건지소, 노인요양시설, 사회복지시설, 아동복지시설, 유치원, 산후조리원 등 그 진로의 폭이 점점 더 넓어지고 있는 추세이다.

그럼에도 불구하고 시중에 간호조무사 자격시험을 위한 교재가 변변치 않은 점을 안타깝게 여겨 40여년 동안을 끊임없이 간호조무사 관련 교과서와 문제집을 발간해온 본사에서 수험생들의 고민을 해결해 드리고자 심혈을 기울여 이 책을 출간하게 되었다.

본 문제집의 특성은

첫째 실제 시험과 동일한 유형으로써 시험 현장에서 직접 풀어보는 것처럼 실전감각을 높이는 데 주안점을 두었으며

둘째 수년간의 기출문제를 완전분석하여 실기 관련 그림 문제 및 예상 문제의 적중도를 한층 더 높였으며

셋째 최근 국시원에서 출제하고 있는 임상 현실을 고려한 해석·해결형 문제형식을 파악하여 그에 준하여 문제를 정리하였으며

넷째 각 문제마다 동영상 강의와 자세한 해설을 통해 학습자의 이해력을 증진시켰다.

이 책 한 권이 수험생 여러분의 학습에 절대적인 도움이 되리라 확신하면서 앞날에 큰 영광이 함께 하길 기원해 본다.

은하출판사 편집국

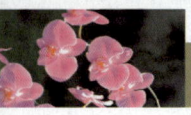

National Nursing Examination

C_O_N_T_E_N_T_S

00 서언

머리말 ··· 3
간호조무사 국가시험 관련 정보 ·· 6
- 시험일정 ·· 6
- 응시원서 접수방법 및 제출서류 등 ·· 7
- 응시원서 접수시 유의사항 ··· 7
- 응시자격(의료법 제80조 / 간호조무사 및 의료유사업자에 관한 규칙 제4조) ··· 7
- 시험시간표 ·· 8
- 합격 기준 ·· 8
- 간호조무사의 진로 및 전망 ·· 9
간호 국가시험 출제경향 ·· 9
간호조무사 기출 문제 분석표 ·· 10

01 기초 간호학 개요

간호 관리 ·· 13(QR 동영상)
모성 간호 ·· 25(QR 동영상)
아동 간호 ·· 59(QR 동영상)
노인 간호 ·· 91(QR 동영상)
응급 간호 ·· 109(QR 동영상)
기초 약리 ·· 131(QR 동영상)
기초 영양 ·· 147(QR 동영상)
기초 치과 ·· 161(QR 동영상)
기초 한방 ·· 173(QR 동영상)
인체 구조와 기능(기초 해부 생리) ·· 185(QR 동영상)

02 기초 간호 임상 실무

기본 간호 ·· 211
- 문제 1~120번(QR 동영상)

National Nursing Examination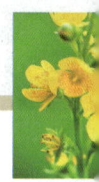

- 문제 121~240번(QR 동영상)
- 문제 241~390번(QR 동영상)

　성인 간호 ··· 295(QR 동영상)

03 보건 간호학 개요

보건 간호의 이해 및 보건교육 ·· 331(QR 동영상)
보건행정 ··· 345(QR 동영상)
환경보건 ··· 361(QR 동영상)
산업보건 ··· 379(QR 동영상)

04 공중 보건학 개론

공중보건의 이해 및 질병관리사업 ··· 391(QR 동영상)
인구와 출산 ·· 419(QR 동영상)
모자보건 ··· 429(QR 동영상)
지역사회 보건 ·· 437(QR 동영상)

의료 관계 법규

의료법 ·· 457
감염병의 예방 및 관리에 관한 법률 ···································· 462
정신건강증진 및 정신질환자 복지서비스 지원에 관한 법률 ········ 467
결핵예방법 ··· 471
구강보건법 ··· 473
혈액관리법 ··· 476

부록(실기 관련 그림 문제) ·· 479(QR 동영상)

최종 모의고사 ··· 537

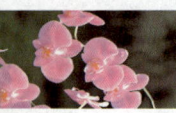

National Nursing Examination

| 간호조무사 국가시험 관련 정보 |

■ 시험일정

구분	응시원서 접수기간	응시수수료	시험일	합격자발표 예정일시	시험장 공고일 (국시원 홈페이지에 공고)
상반기	인터넷 : 매해 1월 ㅇㅇ~1월 ㅇㅇ일 방 문 : 매해 1월 ㅇㅇ~1월 ㅇㅇ일	37,000원	매해 3월 ㅇㅇ일	매해 3월 ㅇㅇ일 10:00	매해 2월 ㅇㅇ일
후반기	인터넷 : 매해 7월 ㅇㅇ~7월 ㅇㅇ일 방 문 : 매해 7월 ㅇㅇ~7월 ㅇㅇ일	37,000원	매해 9월 ㅇㅇ일	매해 9월 ㅇㅇ일 10:00	매해 8월 ㅇㅇ일

■ 응시원서 접수방법 및 제출서류 등

1. 인터넷 접수

① **응시원서 접수 및 응시수수료 결제시간**
- 응시원서 접수 시작일 오전 9시부터 접수 마감일 18:00까지
- 접수 마감일 18:00까지 응시수수료를 결제해야 접수가 완료된다.

② **접수장소**

　www.kuksiwon.or.kr

③ **결제방법** : 온라인계좌이체 / 가상계좌입금 / 신용카드 결제 중 선택

④ **제출서류** : 사진파일[(JPG 파일(컬러), 276×354 픽셀 이상 크기(3.5cm×4.5cm, 해상도 200dpi 이상)]

2. 방문 접수

① **응시원서 접수 및 응시수수료 결제시간**

　응시원서 접수 기간 중 09:30부터 18:00까지(공휴일 제외)

② **접수장소**

　서울 광진구 자양로 126 성지하이츠 2층 한국보건의료인 국가시험원 별관

③ **결제방법** : 현금 및 신용카드

④ **제출서류**
- 응시원서 1매(사진 3.5×4.5cm 2매 부착)
- 개인정보 수집ㆍ이용ㆍ제3자 제공동의서(응시자) 1매
　→ [국시원홈페이지-시험안내 홈-시험선택-서식모음]에서 다운

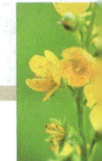

National Nursing Examination

■ 응시원서 접수시 유의사항

① 응시원서의 주소지는 현재 거주지를 도로명 주소로 기재해야 한다.
② 응시지역 변경은 시험장소 공고 7일전까지 [국시원 시험안내 홈페이지] 로그인 후 마이페이지에서 변경가능하며, 시험장소 공고 이후부터 시험일 3일 전까지는 [국시원 홈페이지-원서접수-응시지역 변경안내]에서 '응시지역 변경 신청서' 서식을 다운로드하여 작성 후 증빙서류와 함께 팩스 또는 전자우편으로 제출해야 한다.
③ 응시원서 접수는 인터넷(www.kuksiwon.or.kr) 및 방문접수(접수장소 : 국시원 별관)만 가능하며 우편접수는 허용하지 않는다.
④ 응시원서 접수 마감 후에는 추가접수를 받지 않으니 반드시 접수기간 내에 접수해야 한다.
⑤ 응시원서 접수기간 종료 후 응시지역 변경은 불가능하며, 접수시 표기한 응시지역 및 지정된 시험장 이외에서는 응시할 수 없다.
⑥ 응시원서의 기재내용이 사실과 다르거나, 기재사항의 착오·누락 또는 연락불능 및 응시자격 미달자의 응시 등으로 인한 불이익은 응시자의 책임으로 한다.
⑦ 응시서류는 반환하지 않으며, 응시원서 접수를 취소하는 경우 [국시원 시험안내 홈페이지-원서접수-응시취소 신청]에서 로그인 및 본인확인 후 '응시취소 및 응시수수료 환불 신청서'를 작성하여 등록하면 응시수수료 환불기준에 의거 응시수수료를 환불한다.
⑧ 장애 및 질병, 사고 등으로 시험응시에 현저한 지장이 있는 자는 응시원서 제출 시 또는 시험 30일 전까지 편의지원을 신청할 수 있으며, 장애유형별 편의제공 기준 및 절차 등은 [국시원 시험안내 홈페이지-응시원서 접수-시험관리 편의제공대상자 신청]에서 확인한다. 단, 신청기간을 경과한 경우 편의제공이 제한될 수 있다.

■ 응시자격(의료법 제80조/간호조무사 및 의료유사업자에 관한 규칙 제4조)

간호조무사 국가시험에 응시할 수 있는 사람은 다음의 어느 하나에 해당하는 사람으로서 보건복지부장관의 지정을 받은 간호조무사 교육훈련기관에서 실시하는 740시간 이상의 이론교육 과정과 간호조무사 교육훈련기관의 장이 실습교육을 위탁한 의료기관(조산원은 제외한다) 또는 보건소에서 780시간 이상의 실습과정을 이수한 사람이어야 한다.
이 경우 실습과정 중 병원이나 종합병원에서의 실습교육과정이 400시간 이상이어야 한다.

① 초·중등교육법령에 따른 특성화고등학교의 간호 관련 학과를 졸업한 사람(간호조무사 국가시험 응시일부터 6개월 이내에 졸업이 예정된 사람을 포함한다)
② 「초·중등교육법」 제2조에 따른 고등학교 졸업자(간호조무사 국가시험 응시일부터 6개월 이내에 졸업이 예정된 사람을 포함한다) 또는 초·중등교육법령에 따라 같은 수준의 학력이 있다고 인정된 사람(이하 "고등학교 졸업학력 인정자"라 한다)으로서 국·공립 간호조무사양성소의 교육을 이수한 사람
③ 고등학교 졸업학력 인정자로서 평생교육법령에 따른 평생교육시설에서 고등학교 교과과정에 상응하는 교육과정 중 간호 관련 학과를 졸업한 사람(간호조무사 국가시험 응시일부터 6개월 이내에 졸업이 예정된 사람을 포함한다)
④ 고등학교 졸업학력 인정자로서 「학원의 설립·운영 및 과외교습에 관한 법률」 제2주의 2 제2항에 따른 학원의 간호조무사 교습과정을 이수한 사람
⑤ 고등학교 졸업학력 인정자로서 보건복지부장관이 인정하는 외국의 간호조무사 교육과정을 이수하고 해당 국가의 간호조무사 자격을 취득한 사람
⑥ 평가인증기구의 인증을 받은 간호학을 전공하는 대학이나 전문대학을 졸업한 사람, 보건복지부장관이 인정하는 외국의 대학이나 전문대학을 졸업하고 외국의 간호사 면허를 받은 사람

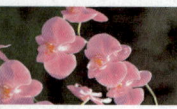

National Nursing Examination

C_O_N_T_E_N_T_S

■ 시험시간표

시험과목	출제범위	응시자 입장시간	시험시간	문제수 및 배점	시험방법
기초간호학 개요	간호관리, 기초해부생리, 기초약리, 기초영양, 기초치과, 기초한방, 기본간호, 성인간호, 모성·아동간호, 노인간호, 응급간호	09:30	10:00~11:40 (100분)	100문제 1점/1문제	객관식 (5지 선다형)
보건간호학 개요	보건교육, 보건행정, 환경보건, 산업보건				
공중보건학 개론	질병관리사업, 인구와 출산, 모자보건, 지역사회보건, 의료관계법규				
실기	병원간호 실기학				

■ 합격 기준

1. 합격자 결정방법

매 과목 만점의 40퍼센트 이상, 전 과목 총점의 60퍼센트 이상 득점한 자를 합격자로 한다.

2. 합격자 발표 및 자격증 교부신청

① 합격자는 다음과 같은 방법으로 확인할 수 있다.
- 국시원 홈페이지(www.kuksiwon.or.kr)
- 휴대폰 문자(SMS) 통보
- ARS(060-700-2353) 이용

  ※ 국시원에서 실시하는 합격자 통보 외 무단으로 휴대폰 문자(SMS) 등을 유포하는 것은 금지되어 있음.

② 자격증 교부 신청은 한국보건의료인 국가시험원에 자격증 교부 신청 절차에 따라 자격증을 교부받을 수 있다.

③ 답안 카드는 채점관리시스템에 의해 전산채점 처리된다.

④ 합격자 발표 후에도 제출된 서류 등의 기재사항이 사실과 다르거나 응시결격 사유가 발견될 때에는 부정행위 등으로 처리된다.

⑤ 본인의 OMR답안카드를 열람하고자 하는 경우에는 합격자 발표일로부터 90일 이내에 한국보건의료인국가시험원으로 신분증을 지참하여 직접 방문하여야 확인 가능하다.

⑥ 본인의 성적은 합격자 발표일부터 국시원 홈페이지에서 확인 가능하다.

■ 간호조무사의 진로 및 전망

① 간호조무사는 주로 병의원과 보건소나 보건지소, 노인요양시설, 사회복지시설, 아동복지시설, 유치원, 산후조리원 등 진로의 폭이 넓을 뿐만 아니라 간호조무사의 고용이 갈수록 증가되어 가고 있으며, 의료기술의 발달과 더불어 국민의 평균수명이 증가하고 있고, 노인장기요양보험제도의 도입에 따른 노인요양시설이 증가일로에 있어 고용에 긍정적인 역할을 할 것으로 예상된다.

② 병원급 의료기관에서도 간호조무사 채용을 선호하고 있다. 의료관련 법령에 의해 간호사 대체인력으로 규정되어 있고, 간호인력 부족난과 병원의 경영난 해결에 간호조무사만큼 경쟁력을 가진 인력은 없으리라 본다.

③ 출산과 육아, 임금, 근로조건 등의 사유로 근로현장을 떠났던 여성이 다시 일자리로 돌아오는 것이 쉽지 않은 현실이지만 간호전문인력인 간호조무사는 그 전문성으로 인해 언제든지 일자리를 구할 수 있는 기회가 많다.

간호 국가시험 출제경향

01 「간호실기」 문제는 교과과목의 영역에 관계없이 간호조무사가 임상에서 간호적용을 할 때 주의해야 할 사항을 다루고 있다. 실기 문항을 분석해 보면 「기본간호」와 「성인간호」 및 「모성간호」가 50% 이상을 차지하고 있으나 「지역사회간호」 및 「모자보건」, 「기초약리」 등 의외의 문제도 출제되고 있다(분석표에서는 기출되었던 「간호실기」 문제를 각 과목에 합산하였음).

02 「기본간호」 문제는 간호조무사가 임상에서 활동하는데 있어서 가장 필요한 과목이라 해마다 그 출제비율이 매우 높아지고 있다.

03 「성인간호」 문제는 질병의 구체적 증상이나 기전을 다루기보다는 생활습관병 등 사회적으로 발생빈도가 높은 질병을 중심으로 그 기전과 간호를 다루고 있다.

04 「간호관리」는 간호조무사가 임상에 임할 때 지녀야 할 기본적 직업소양 및 태도와 업무 한계에 대하여 묻는 문제가 꾸준히 출제되고 있다.

05 「의료관계법규」의 경우 매년 6문제 정도가 출제되고 있으며 의료법, 구강보건법, 감염병의 예방 및 관리에 관한 법률, 혈액관리법, 정신건강증진 및 정신질환자 복지서비스 지원에 관한 법률, 결핵예방법에서 고루 출제되고 있다.

06 「지역사회간호」에서는 지역사회 주민에 의한 건강증진 개념이 강조되고 있으며, 방문간호 및 보건소 간호에 대한 문제도 해마다 출제되고 있다.

07 최근 들어 「노인간호」에 관련된 문제가 자주 출제되고 있는 바, 이는 초고령 사회를 앞두고 있는 현실을 감안해 볼 때 앞으로도 출제빈도가 점차 높아질 것으로 예상된다.

08 「질병관리사업」에서 감염병에 관련한 출제빈도는 점차 증가하고 있는 추세이고 생활습관병인 만성질환과 결핵 및 성병관련 문제도 꾸준히 다루어지고 있는 편이다.

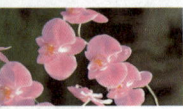

National Nursing Examination

기출 문제 분석표

시험과목	세부과목	2019.10	2020.6	2020.10	2021.3	2021.9	2022.3	2022.9	2023.3	2023.9	2024.3
기초간호학 개요	간호관리	2	2	2	1	1	1	2	2	2	2
	기본간호	33	30	32	35	36	33	32	32	32	35
	성인간호	6	5	4	6	7	6	7	6	7	4
	인체 구조와 기능	2	3	3	3	2	2	1	2	1	2
	모성·아동간호	9	7	6	7	7	7	7	9	7	6
	기초치과	2	2	2	2	2	2	2	2	2	2
	기초한방	2	2	2	2	2	2	2	2	2	2
	기초약리	2	3	3	2	1	2	2	2	2	2
	기초영양	2	3	2	1	1	2	2	2	2	2
	응급간호	3	4	4	3	4	5	4	5	4	4
	노인간호	4	5	5	3	2	3	4	3	4	4
보건간호학 개요	보건교육	4	4	4	4	4	4	4	5	4	4
	보건행정	6	6	5	6	8	7	9	8	9	8
	환경보건	4	3	4	4	4	4	4	4	4	4
	산업보건	1	1	2	1	1	1	1	1	1	1
공중보건학 개론	지역사회간호·모자보건	5	5	4	7	6	7	5	2	4	3
	인구와 출산	1	1	1	1	2	1	1	1	2	2
	질병관리사업	6	8	9	5	4	5	5	6	5	6
	의료관계법규	6	6	6	6	6	6	6	6	6	6
실기	실기										

간·호·국·가·시·험·문·제·집

Basic Skills for Fundamentals of Nursing

1 기초간호학개요

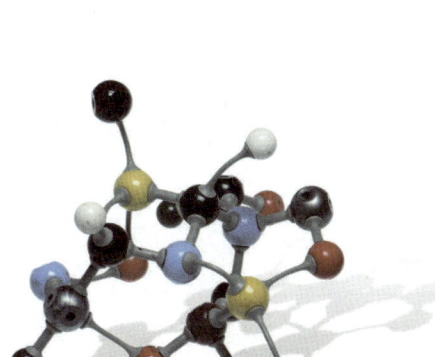

EUNHA PUBLISHING CO.

- 간호 관리
- 모성 간호
- 아동 간호
- 노인 간호
- 응급 간호
- 기초 약리
- 기초 영양
- 기초 치과
- 기초 한방
- 인체 구조와 기능

자격시험대비특강

p·o·i·n·t·s

이 단원에서는 간호 관리, 모성 간호, 아동 간호, 노인 간호, 응급 간호, 기초 약리, 기초 영양, 기초 치과, 기초 한방, 인체 구조와 기능 등에 대하여 교과서를 통해 자세하게 학습한 내용을 문제를 풀어봄으로써 실전 학습에 임할 수 있도록 하였다.

간호 관리

Basic Skills for Fundamentals of Nursing

Nursing Examination

간호 변천의 역사적 고찰

001 선교사 알렌의 도움으로 1885년에 최초로 설립한 현대식 병원으로 옳은 것은?

① 자혜병원   ② 한일병원
③ 태화여자관 ④ 보구여관
⑤ 광혜원

002 우리나라에서 1903년에 처음으로 간호사 양성을 시작한 기관으로 옳은 것은?

① 대한적십자사 ② 성모병원
③ 제중원   ④ 보구여관
⑤ 세브란스 간호부 양성소

003 나이팅게일 출생 100주년이 되었던 1920년부터 수여하기 시작한 나이팅게일 기장은 2년에 한 번씩 수여하고 있다. 이 나이팅게일의 기장을 수여하는 곳은 어디인가?

① 프랑스의 파리   ② 영국의 런던
③ 미국의 적십자 본부 ④ 제네바의 WHO 본부
⑤ 제네바의 적십자 본부

004 현대 간호의 경향으로 옳은 것은?

① 환자 위주 – 전인 간호 – 재활 간호
② 질병 위주 – 전인 간호 – 치료 간호
③ 환자 위주 – 개인 간호 – 재활 간호
④ 질병 위주 – 전인 간호 – 치료 간호
⑤ 질병 위주 – 재활 간호 – 개인 간호

간호체계

005 전인 간호는 인간을 중심으로 개별적인 간호를 하는데 그 역점을 두고 있다. 현대적 간호의 개념에서 볼 때 전인 간호의 의미로 옳은 것은?

① 육체적 치료를 우선으로 하는 간호
② 질병예방에 중점을 둔 간호
③ 정신적 · 육체적 간호

해설

문제
동영상 강의

001 광혜원(1885년) : 선교사인 알렌(Allen)이 우리나라에 와서 부상자를 치료해 주면서 이를 통해 병원 설립의 필요성을 절실히 느껴 고종 때 최초의 서양식 의료기관인 광혜원이 설립되었다.

002 보구여관 : 우리나라 최초의 간호사 교육기관으로 1903년 서울 정동의 보구여관(이화여대 의대부속병원의 전신)이라는 부인병원에 세워졌던 간호부 양성소이다.

003 나이팅게일 기장
• 이 표창은 제네바 적십자 본부에서 매 2년에 한 번씩 실시되고 있다.
• 우리나라에서는 1957년에 처음으로 이 상을 수여하였다.

004 현대간호는 환자를 인격체로 보는 환자 중심의 전인간호로서, 간호의 기본목적은 질병이나 부상자의 신체적 간호뿐 아니라 인간의 정신적 요구가 무엇인지 이해하며 인도적·인류애적인 희생·봉사정신을 포함한다. 현대 간호는 환자 위주, 전인 간호, 재활 간호를 그 특성으로 하고 있다.

005 전인 간호(comprehensive nursing care)는 인간을 중심으로 개별적인 간호를 하는 데 그 역점을 두고 있다. 즉, 환자의 육체, 정신, 감정의 일체를 간호하는 것이다. 그리고 추후 간호로 건강의 유지와 증진을 도모한다.

정답 01 ⑤ 02 ④ 03 ⑤ 04 ① 05 ⑤

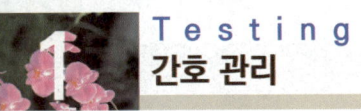

Testing
간호 관리

해 설

006 전인 간호가 요구되는 이유
- 육체적 간호 요구의 충족을 위해
- 전 인격적 간호 요구의 충족을 위해
- 정신, 심리, 정서 및 영적 간호 요구의 충족을 위해
- 교육적 간호 요구의 충족을 위해

007 환자 중심의 현대적 간호에서 간호란 환자의 육체적 고통을 제거시키는 것만이 아니고 정신적, 육체적, 사회적 건강 상태를 유지 증진시키는 것을 포함한다. 즉, 전인 간호(Total Care)란 육체, 정신, 감정의 일체를 간호하는 것이며 이를 달성하기 위해 간호의 3대 요소인 지식, 기술, 사랑의 조화로운 습득이 요구된다.

008 문제 7번 해설 참조

009 기능적 간호 방법 : 어떤 업무를 효율적으로 수행하는 데 요구되는 기술과 수준에 따라 적당한 인력들에게 그 업무를 맡긴다.

010 전담적 간호 방법 : 전담 간호는 간호사가 전 시간을 대상자의 전체 간호에 대한 책임을 지는 간호 전달 방법으로써, 24시간 간호를 통해 입원 환자를 도와주고 타 부서와도 협업하여 전인 간호가 수행되도록 하는 간호 방법이다.

④ 환자의 고통을 제거시키는 것
⑤ 육체 · 정신 · 감정의 일체를 간호

006 현대 간호의 경향으로 오늘날 전인 간호가 요구되는 이유로 옳지 않은 것은?

① 병원 행정의 질을 높이기 위해
② 교육적 간호 요구의 충족을 위해
③ 전인격적 간호 요구의 충족을 위해
④ 육체적 간호 요구의 충족을 위해
⑤ 정신, 심리, 정서 및 영적 간호 요구의 충족을 위해

007 간호는 발달 시기에 따라 그 의미와 중요시하는 내용이 조금씩 변화하여 왔다. 현대 간호의 경향으로 옳은 것은?

① 행정 중심의 간호이다.
② 환자 중심의 간호이다.
③ 간호사 중심에 중점을 둔다.
④ 질병의 치료에 중점을 둔다.
⑤ 병원 중심의 간호이다.

008 간호는 육체 고통의 제거 및 정신적 · 육체적 · 사회적 건강 상태를 유지 · 증진시키는 것을 포함한다. 간호의 3대 요소로 옳은 것은?

① 윤리, 봉사, 인격   ② 정신, 육체, 환경
③ 지식, 인격, 윤리   ④ 윤리, 봉사, 교육
⑤ 기술, 지식, 사랑

009 적은 수의 간호인력으로 단시간 내 전문적인 업무수행이 가능한 간호 업무 분담 방법으로 옳은 것은?

① 종합검진 방법   ② 일차 간호 방법
③ 사례 관리 방법   ④ 팀 간호 방법
⑤ 기능적 간호 방법

010 24시간 간호를 통해 입원 환자를 도와주고 타부서와도 협업하여 전인 간호가 수행되도록 하는 간호 전달방법으로 옳은 것은?

① 전담 간호 방법   ② 팀 간호 방법
③ 사례 관리 방법   ④ 기능적 간호 방법
⑤ 독자적 간호 방법

간호조무사의 직업윤리와 태도

011 직업적 교육훈련을 받으면서 그 내용에 대해 교육을 받고 업무를 수행하면서 직업윤리를 실천해야 한다. 직업윤리를 준수해야 하는 이유로 옳은 것은?

① 의사와의 관계 조정이 원활해진다.
② 임금 협상 시 유리한 입장에 설 수 있다.
③ 법적인 책임 한계를 없앨 수 있다.
④ 도덕적 비난을 피할 수 있다.
⑤ 문제 해결 시 지혜롭게 양심적인 판단을 할 수 있다.

012 1973년 국제 간호사의 새 윤리 강령에서 간호사의 기본 책임으로 옳은 것은?

① 건강 증진, 질병 예방
② 생명 보존, 고통 완화, 건강 증진
③ 건강 증진, 질병 예방, 건강 회복, 고통 완화
④ 건강 증진, 질병 예방, 고통 완화, 생명 보존
⑤ 생명 보존, 건강 증진, 질병 예방, 건강 회복

013 간호조무사가 투약실수 후 보고하지 않았을 경우 간호 윤리의 어느 부분에 어긋나는가?

① 정직   ② 비밀 보호
③ 정의   ④ 책임
⑤ 환자의 권리 의무

014 간호조무사가 간호윤리를 실천함으로써 얻게 되는 유익한 사항으로 옳은 것은?

① 문제에 당면했을 때 선하고 지혜로운 판단에 도움을 주고 기쁨과 보람을 가져다준다.
② 자기의 직무와 관련된 주변 환경을 아는 데 도움이 된다.
③ 환자 위주의 안전하고 유익한 행동 방향을 지시해 준다.
④ 기술이나 지식에 있어서 우월함을 느끼게 된다.
⑤ 법적인 책임 한계를 무시할 수 있다.

015 노인 병원에서 보호자와 함께 침상에서 잠자던 노인이 병실 바닥으로 떨어져서 어깨에 골절상을 입었다. 간호조무사로서 간호 윤리적인 면에서 옳은 것은?

해설

011 직업윤리를 이행함으로써 얻는 이점
- 법적인 책임 한계를 식별하는 데 도움을 준다.
- 기쁨과 보람을 준다.
- 문제 해결에 있어 지혜롭고 양심적인 판단을 하게 된다.

012 1973년 국제간호협의회(International council of Nurses, ICN)에서는 건강 증진, 질병 예방, 건강 회복, 고통 완화를 간호사의 기본 책임으로 하는 국제 간호 윤리 강령을 내놓았다.

013 한국 간호조무사 윤리 강령
- 우리는 국민의 한 사람으로서 준법정신에 투철하며 국민 보건 향상을 위하여 헌신한다(국민).
- 우리는 보건 의료인의 일원으로서 공익성을 중시하고 정직한 행동(예 투약 실수 후 보고하지 않은 경우 혹은 병동 물품을 분실하고 그 사실을 숨기는 경우 등은 정직한 행동에 위배)으로 동료간 상호 협조한다(동료).

014 간호 윤리 실천 시 유익한 사항
- 자기의 직무와 관련된 자기 자신을 아는 데 도움이 된다.
- 문제에 직면한 가운데 판단을 내려야 하는 경우가 많은데, 이때 선하고 지혜롭고 양심적인 판단을 하는 데 도움이 된다.
- 환자나 자신을 위하여 안전하고 유익한 행동의 방향을 제시해 준다. 법적인 책임 한계까지도 식별하도록 도움을 준다.
- 기쁨과 보람을 느끼게 해준다. 업무를 수행할 때 있을 수 있는 어려움을 바르게 극복하고 감사와 기쁨을 느낄 수 있게 한다.

015 주의 의무 태만 : 타인에게 위해한 결과가 발생되지 않도록 정신을 집중할 의무를 말하는 것으로 이를 태만히 하는 것을 주의 의무 태만이라고 한다. 즉, 업무 능력이 있는 사람이 주의해야 할 의무를 다하지 않음으로써 남에게 손해를 입게 한 것을 의미한다. 간호사나 간호조무사의 업무상 과실이란 대개는 주의 의무 태만이다.

Testing 1 간호 관리

해설
016 문제 15번 해설 참조
017 설명 및 동의 의무: 이는 의료 행위에 대한 환자의 자기결정권을 보호하기 위한 것으로, 의료인은 대상자에게 의료 행위를 시행할 때 사전에 설명 및 동의를 구해야 한다.
018 간호조무사의 기본적 태도 • 인도적 봉사 • 정신적 요구에 이바지 • 질병이나 부상자의 신체적 간호 • 의사가 환자를 치료할 때 협력적 관계 유지 • 정숙하고 신뢰성 있는 태도
019 간호조무사의 직업적 태도: 성실과 책임 완수, 협조, 친절, 예의, 교양, 시간 엄수, 건강, 휴식, 복장과 외모 등
020 간호조무사는 환자의 생명을 다루는 의사결정에 참여하게 되므로 임상의 다양한 상황에서 윤리적 문제와 딜레마에 직면하게 되고, 이에 따라 간호 윤리와 관련된 책임 있는 행동이 요구되기도 한다.

① 골절은 쉽게 치유되므로 따로 이야기하지 않는다.
② 침대 난간의 작동법을 보호자에게 교육한다.
③ 보호자에게 낙상을 재발시키지 않도록 주의를 준다.
④ 환자의 낙상 예방은 간호업무에 속하므로 간호조무사로서 책임이 있다.
⑤ 보호자가 함께 있었기 때문에 책임상 병원측에는 별 문제가 없다.

016 간호조무사가 의식이 확실하지 않은 환자에게 더운물 주머니를 대어 줄 때 온도 측정을 하지 않아서 화상을 입혔다. 이런 간호 행위와 관련된 법적 요인으로 옳은 것은?

① 주의 의무 태만 ② 의학적 진단 행위
③ 불법 진료 행위 ④ 과실치사 행위
⑤ 범죄 간호 행위

017 수술이나 침습 행위를 할 때 혹은 시행 후 나쁜 결과가 발생할 가능성이 있는 의료 행위를 하는 경우 환자나 보호자에게 설명하고 동의를 구해야 하는 의무로 옳은 것은?

① 최선의 의무 ② 비밀 누설 금지 의무
③ 확인 의무 ④ 설명 및 동의 의무
⑤ 주의 의무

018 환자에게 심리적으로 안정을 주기 위해 간호조무사가 할 수 있는 일로 옳은 것은?

① 환자의 경제적 상황 조사
② 환자의 병상 생활에 대한 무관심
③ 간호시행 후 설명하는 것
④ 개인의 비밀 개방
⑤ 정숙하고 신뢰성 있는 태도

019 병원에서 환자를 간호하는 특수한 직업인으로서 간호조무사가 가져야 할 태도와 업무의 한계로 옳은 것은?

① 간단한 환자 진료 ② 환자 치료
③ 검사물 채취 ④ 간호사 업무의 분담
⑤ 성실과 책임 완수

020 김 간호조무사는 종합병원에 근무한지 3일째 되었다. 김 간호조무사의 근무 시 마음가짐과 태도로 옳은 것은?

① 불안감을 갖는 환자에게 위엄감을 주되 친절히 대하도록 한다.
② 생명을 다루는 일이기 때문에 책임감을 다한다.
③ 환자의 심리 상태보다 병원 규칙을 먼저 이해시킨다.
④ 환자의 말은 무엇이든 들어준다.
⑤ 이타적인 것보다 봉사 정신이 높아야 한다.

021 간호 보조 인력으로서 일해야 하는 간호조무사의 직업윤리와 관련된 내용으로 옳은 것은?

① 간호조무사는 환자의 성격 및 가족들의 친절도에 따라 간호한다.
② 간호조무사는 환자의 성별, 인종, 사상, 종교, 빈부 또는 사회적 지위에 따라 간호한다.
③ 국제적 지위, 정치적 배경, 국민 보건 향상에 이바지한다.
④ 간호조무사는 업무 한계를 분명히 알고 행함으로써 다른 전문직 영역을 침해하지 않는다.
⑤ 간호조무사는 사생활을 건전하게 하기 위하여 외모나 행동을 돋보이게 하여 직업인으로서 긍지를 높인다.

022 간호조무사가 업무 수행 중 사고를 예방하기 위한 방법으로 옳은 것은?

① 이상 상태 발견 시 즉시 보고
② 대상자에 대한 적절한 거리감 유지
③ 의문이 있을 시 환자 가족과 의논
④ 문제 발생 시 스스로 해결하려는 자세
⑤ 환자와 의논하려는 태도

023 간호조무사가 병실에서 사고나 과실을 방지하는 방법으로 가장 중요한 것은?

① 자기의 직무한계를 정확히 알고 업무에 임한다.
② 수간호사의 지시만 수행한다.
③ 의문이 있을 때는 언제나 감독자와 의논한다.
④ 간호사가 지시하는 것만 이행한다.
⑤ 양심적인 간호를 한다.

024 병동에서 근무하는 간호조무사가 부득이한 사정으로 근무시간을 변경하고자 할 때 바람직한 방법으로 옳은 것은?

해설

021 간호조무사는 질병을 앓고 있는 환자와 그를 치료·간호하는 전문인들과 같은 공간에서 직업적으로 임하고 있다. 스스로의 직업적인 자아 인식과 환자의 반응을 민감하게 받아들이는 민첩성이 필요한 직업이라고 할 수 있다. 간호조무사는 직업인으로서 스스로 행동을 규율하는 윤리 강령을 가져야 한다.

022 간호조무사의 업무 수행 시 사고 예방 방법
- 대상자에 대한 철저한 관찰과 자신의 직무 한계에 대한 인식(가장 중요)
- 이상 상태 발견 시 즉시 보고
- 의문이 있을 시 감독자와 의논

023 자기의 직무 한계를 분명히 알고 일하면 간호 사고를 예방하게 되는 경우가 많다. 양심적으로 자기의 직무를 성실히 수행하면 간호 대상자로부터 존경과 신뢰를 받을 수 있다.

024 임의로 근무 시간을 바꾸든지 대리 근무를 해서는 안되며 근무 시간을 변경할 때는 가능한 한 일찍 간호관리자에게 사유를 설명한다.

Testing 1 간호 관리

해 설

025 ① : 간호조무사의 복장은 간호사의 복장과는 구별하도록 되어 있다.
② : 복장은 복잡한 디자인을 배제한다.
③ : 디자인은 단정하고 수수하게 한다.
⑤ : 색상은 순결을 상징할 수 있는 흰색 계통을 사용한다.

026 간호조무사가 조직적 활동을 하는 근본 목적 : 간호조무사는 직업적 향상과 국가적 이익 및 개인적 발전을 위해 조직적 활동을 한다.

027 환자 상태에 이상을 발견했을 때나 간호사가 지시한 업무를 수행하지 못하였을 때에는 반드시 간호사에게 보고하여야 한다. 직장을 그만둘 경우는 적어도 한달 전 사직 의사를 알려서 후임이 정해진 다음 떠나야 한다.

028 간호조무사는 의사가 환자를 진찰하거나 치료할 때 드레싱 준비를 하거나 치료에 맞는 자세를 잡도록 환자를 도우면서 의사에게 협조할 수 있다. 그러나 의사가 부도덕한 행위를 요청할 경우에는 거부할 권리가 있다.

---

① 우선 급한 일을 처리한 후에 보고한다.
② 간호조무사는 어떤 일이 있어도 근무시간의 변경을 절대 금한다.
③ 동료 간호조무사에게 대신 근무를 부탁하고 바꾼다.
④ 가능한 한 일찍 간호관리자에게 사유를 설명하고 근무시간을 변경한다.
⑤ 간호과(부)장에게 미리 서류를 직접 제출한다.

025 간호사와 간호조무사의 간호복에 대한 설명으로 옳은 것은?
① 복장은 통일되게 입도록 한다.
② 아름다움을 강조하기 위해 복잡한 디자인을 해도 무방하다.
③ 디자인은 화려하고 눈에 띄게 해야 한다.
④ 활동하기에 불편함이 없이 편안해야 한다.
⑤ 순결을 상징할 수 있는 검은 색상으로 선택한다.

026 간호조무사가 조직적 활동을 하는 근본적 목적으로 옳은 것은?
① 새로운 정보를 수집하기 위해
② 면허인들의 신분을 보장하기 위해
③ 직업적 향상 및 국가적 이익과 개인적 발전을 위해
④ 회원들의 친목과 교제를 도모하기 위해
⑤ 국제적 수준과 보조를 맞추기 위해

027 환자의 상태에 이상을 발견하였을 경우 간호조무사의 태도로 옳은 것은?
① 시간을 두고 관찰한다.   ② 보고장에 기록해 둔다.
③ 우선 필요한 간호를 한다.   ④ 간호사에게 보고한다.
⑤ 환자 보호자에게 알린다.

028 의사가 부도덕한 행위를 간호조무사에게 참여 요청을 할 때의 태도로 옳은 것은?
① 의사의 각서를 받고 참여한다.
② 참여를 거부할 권리가 있다.
③ 의학적 원칙만 지키면 크게 문제되지 않는다.
④ 의사가 법적 책임을 진다면 협조한다.
⑤ 의사와 원만한 대인 관계 성립을 위해 협조한다.

Basic Skills for Fundamentals of Nursing

Nursing Examination

029 병원에서 업무를 수행함에 있어서 간호조무사는 누구의 감독과 지시를 받는가?

① 의료기사
② 의사
③ 간호사
④ 병원행정가
⑤ 환자

030 간호조무사가 직장을 그만 둘 때 지켜야 할 사항으로 옳은 것은?

① 인수인계는 별로 필요가 없다.
② 미리 통보하고 그만 둔다.
③ 그만 둘 때는 언제든지 그만 두면 된다.
④ 후임자가 정해진 다음에 떠나야 한다.
⑤ 갈 곳을 마련해 놓고 사의를 표한다.

031 화재 경보 소리가 나고 있는데 환자가 보이지 않을 경우 간호조무사의 대처법으로 옳은 것은?

① 자신의 직무 밖의 일이기 때문에 가만히 있는다.
② 병원 행정자에게 알려 신고하도록 한다.
③ 환자와 보호자에게 알리고 난 후 각자 대피한다.
④ 방송으로 화재 경보가 일어났음을 알린다.
⑤ 간호사에게 보고하고 병원 규칙에 따라 행동한다.

032 환자에게 투약하던 도중 약이 잘못 투여된 것을 알게 되었을 때 간호조무사의 행동으로 옳은 것은?

① 다음 투약 시간에 두 배의 용량을 투여한다.
② 간호사에게 즉시 보고하여 조치를 취할 수 있도록 한다.
③ 원래 주려고 했던 약을 갖다 주어 즉시 복용하도록 한다.
④ 환자에게 알리고 비밀로 해줄 것을 부탁한다.
⑤ 환자에게 이상이 없으면 모른 척 지나친다.

033 업무가 바쁜 간호조무사에게 환자가 침요를 갈아달라고 요구했을 때 직절한 행동으로 옳은 것은?

① 다른 사람에게 해달라고 부탁하도록 한다.
② 곧 모든 일을 중단하고 갈아주도록 한다.
③ 환자에게 지금은 해줄 때가 아니니 기다리라고 말한다.
④ 우선 지나친 후 나중에 가서 확인하고 결정한다.
⑤ 상황을 설명하고 나중에 해준다고 한다.

해 설

029 간호조무사는 간호사의 지시와 감독하에 간호 업무를 한다. 병실 내의 침대나 의자는 수간호사의 관리 책임하에 있기 때문에 간호조무사는 간호사가 계획하는 간호 계획과 계획에 따른 지시 업무를 수행하여야 한다.

030 문제 27번 해설 참조

031 화재 경보 소리가 나고 있는데 환자가 보이지 않을 경우 간호조무사는 간호사에게 보고하고 병원 규칙에 따라 행동하도록 한다.

032 간호조무사는 자신이 실수한 간호 업무를 발견한 경우 간호사에게 즉시 보고해야 한다.

033 간호조무사는 환자의 요구를 즉시 처리해주지 못할 경우 환자에게 충분히 상황을 설명하고 이해를 구한 후에 급한 업무가 끝나는 대로 환자의 요구대로 침요를 갈아준다.

정답 25 ④ 26 ③ 27 ④ 28 ② 29 ③ 30 ④ 31 ⑤ 32 ② 33 ⑤

Testing 간호 관리

해설

034 간호조무사는 환자를 돕고 필요한 경우 교육을 해야 할 책임이 있음을 항상 자각하여 직업인으로서의 품위를 잃지 않도록 하며, 환자와의 원만한 의사소통을 위해 환자의 이야기를 주의 깊게 잘 경청하도록 한다.

035 간호조무사는 환자에게 정직한 태도로 말을 하고 간호사에게 보고하도록 한다.

036 간호조무사는 환자에게 검사의 결과는 간호사에게 문의하도록 말해 주고, 그 상황을 간호사에게 보고하도록 한다.

037 일단 침대 난간을 올려 낙상을 예방하고 간호사에게 보고하도록 한다.

038 간호조무사는 수혈을 중단하고 즉시 간호사에게 보고하도록 한다.

---

034 간호조무사가 환자와의 의사소통을 가장 원만하게 하기 위해서 취해야 할 행동으로 옳은 것은?

① 조용한 저녁시간에 대화를 나누도록 한다.
② 환자의 이야기를 주의깊게 듣도록 한다.
③ 자신의 개인문제를 숨김없이 이야기 해준다.
④ 가벼운 농담을 섞어서 이야기한다.
⑤ 자신의 의견을 솔직히 말해 주도록 한다.

035 고열이 있는 환자가 자기 체온이 몇 도냐고 물었을 경우 간호조무사의 태도로 옳은 것은?

① 모른다고 대답한다.
② 열이 많이 있다고 말한다.
③ 열이 없다고 안심시킨다.
④ 정직한 태도를 취하되 간호사에게 보고한다.
⑤ 체온계가 고장난 것 같다고 말한다.

036 입원 환자가 자신의 검사 결과에 대해 물을 경우 간호조무사의 행동으로 옳은 것은?

① 나중에 확인한 후 알려주겠다고 대답한다.
② 환자가 궁금해 하는 것을 간호사에게 보고한다.
③ 주치의에게 직접 물어보고 알려준다.
④ 경력이 많은 간호조무사에게 물어 알려준다.
⑤ 검사 결과지를 보고 확인한 후 알려준다.

037 내시경 검사를 실시해야 할 환자가 집에 가겠다고 한다. 이 때 간호조무사의 태도로 옳은 것은?

① 침대 난간을 올리고 간호사에게 보고한다.
② 환자 가족들에게 사실을 알린다.
③ 내시경실에 연락하여 환자를 데려간다.
④ 검사 날짜를 다른 날로 옮긴다.
⑤ 환자를 설득하여 검사실로 데려간다.

038 수혈을 받고 있는 환자의 침대를 정리하러 들어간 간호조무사에게 환자가 요통, 두통, 오한을 호소했다. 간호조무사의 행동으로 옳은 것은?

① 환자 체위를 측위로 돌려주고 허리 부분을 마사지한다.
② 담요를 덮어주고 환자를 지켜본다.

③ 수혈 시 나타나는 정상적인 증상이므로 걱정하지 말라고 한다.
④ 혈액 주입 속도를 조금씩 늦춘다.
⑤ 수혈을 중단하고 간호사에게 보고한다.

039 병실에 들어갔을 때 환자가 병원약이 아닌 다른 약을 복용하고 있을 때 적당한 간호조무사의 태도로 옳은 것은?

① 병원에서 투약한 약과 같은 약이 아니면 먹게 한다.
② 별 이상이 없는 약물이면 복용하게 한다.
③ 모른 체하고 그냥 지나친다.
④ 한 번에 너무 많은 약물이 투여되는 것을 방지하기 위해 병원에서 투약 시간과 겹치지 않는 시간에는 허락한다.
⑤ 즉시 중단하게 하고 간호사에게 보고한다.

040 췌장암으로 입원한 환자가 간호조무사에게 진단결과를 알려달라고 계속해서 졸라 대고 있다. 이때 간호조무사가 취해야 할 태도로 옳은 것은?

① 과도하게 친절을 베푼다.   ② 환자에게 알린다.
③ 환자 가족에게 알린다.   ④ 간호사의 지시에 따른다.
⑤ 모른다고 한다.

041 경구약 처방을 투약하려 할 때 속이 안 좋다며 투약을 거부한다면 어떤 조치가 필요한가?

① 억지로 먹게 한다.
② 의사에게 문의하라고 한다.
③ 그대로 두고 나온다.
④ 처방전을 보여주도록 한다.
⑤ 투약을 보류하고 거부하는 이유를 보고한다.

042 환자가 퇴원 시 자신을 정성껏 돌봐준 것에 감사하며 선물이나 금전적 보답을 하려 한다. 이때 간호조무사가 취해야 할 태도로 옳은 것은?

① 간호사실에 갖다 주라고 말한다.
② 병원 규칙을 설명하고 성의에 감사하며 정중히 거절한다.
③ 정색을 하면서 거절을 하도록 한다.
④ 일단 사양 후 그래도 권하면 받는다.
⑤ 여러 번 거절하면 실례이므로 감사를 표하고 받는다.

해 설

039 간호조무사는 즉시 약물 복용을 중단하게 하고 간호사에게 보고하도록 한다.

040 환자는 건강을 회복하고 싶어 하며 고통을 덜고 편안하기를 원하고, 능숙한 솜씨로 돌봐주기를 기대한다. 또한 환자는 질병에 대한 불안감이 크고 진단, 예후, 치료에 대하여 알고 싶어 한다. 그러나 이러한 것은 간호조무사의 업무에 속하지 않으므로 함부로 말해서는 안 되고, 환자의 이상 증상이나 궁금해 하는 것을 간호사에게 보고하며 의사나 간호사에게 직접 문의하도록 설명한다.

041 간호조무사는 일단 투약을 보류하고 환자가 투약을 거부하는 이유에 대하여 간호사에게 보고하도록 한다.

042 환자와의 관계 시 간호조무사의 태도
- 환자가 먹을 것이나 물건을 줄 경우 호의에 감시하고 잘 이해시켜 거절한다.
- 환자가 퇴원 시 감사의 표현으로 선물을 줄 경우 병원 규칙을 설명하며 정중히 거절한다.
- 환자에게 유리하더라도 비도덕적인 일이면 절대 일을 처리해서는 안 된다.

Testing 간호 관리

> **해설**
>
> **043** 환자 가족들에게 간단한 간호법과 예방 조치를 교육할 기회가 있으면 간호사의 지시에 의해 교육한다. 병원의 규칙, 오물 처리, 조리실 등을 알려 주어 입원 생활의 불편을 덜어 주고 환자 주변을 깨끗이 정리하도록 협조를 구한다.
>
> **044** 언론기관에서 질환에 대한 면담을 요청하는 경우 반드시 의사나 간호사에게 알리도록 한다.
>
> **045** 업무상 알게 된 환자의 비밀 특히 환자에게 불리한 비밀은 누설해서는 안 된다. 동료 간호조무사나 그 환자와 관련 없는 다른 직원에게도 말해서는 안 된다.
>
> **046** 문제 42번 해설 참조
>
> **047** 문제 43번 해설 참조

043 병원에서 직접적 관계와 관련하여 환자와 보호자에게 간호조무사가 할 수 있는 이야기로 옳은 것은?

① 환자의 예후
② 주치의에 대한 이야기
③ 병원의 운영 상태
④ 병원 규칙과 간호 방침
⑤ 환자의 진단 결과

044 언론기관에서 음독한 환자에 관한 문의를 간호조무사에게 했을 때 취해야 할 적당한 태도로 옳은 것은?

① 음독 환자 보호자에게 묻도록 한다.
② 병원 행정자에게 묻도록 한다.
③ 사실대로 대답하도록 한다.
④ 정중하게 모른다고 대답한다.
⑤ 간호사나 주치의에게 묻도록 한다.

045 C병동에서 업무를 보는 정 간호조무사는 근무 중 환자의 비밀을 알게 되었다. 이때 정 간호조무사가 취해야 할 태도로 옳은 것은?

① 간호조무사의 임무가 아니므로 신경쓰지 않는다.
② 환자의 비밀은 의사와 상의하여 처리한다.
③ 환자 가족에게 환자의 비밀을 알리도록 한다.
④ 동료끼리는 환자의 비밀에 대하여 말할 수 있다.
⑤ 아무에게도 알리지 않고 절대 비밀이 보장되도록 노력한다.

046 비도덕적인 일이라도 환자에게 유리하다고 생각될 때 간호조무사가 취할 수 있는 태도로 옳은 것은?

① 상황에 따라 다르다.
② 일에 따라서 처리할 수 있다.
③ 뜻대로 해본다.
④ 환자에게 유리한 것이기 때문에 한다.
⑤ 처리해서는 절대로 안 된다.

047 간호조무사가 환자에게 알려줄 수 있는 사항으로 옳은 것은?

① 병원의 재정 상태
② 수술실 구조
③ 퇴원일자
④ 질병의 진단경과, 예후
⑤ 병원규칙

병원의 기능과 간호조무사의 업무

048 병원에서 간호 행정을 기획할 때 누구를 중심으로 방침을 세우고 실시·평가하여야 하는가?

① 환자 중심
② 보건소장 중심
③ 간호사 중심
④ 보건복지부 장관 중심
⑤ 환자 보호자 중심

049 질환에 따라 식사는 투약처럼 중요한데, 환자의 식사 보조에 대한 사항으로 옳은 것은?

① 혼자 먹지 못하더라도 일부러 스스로 먹게 한다.
② 누워 있는 환자는 머리를 오른쪽으로 눕혀 침대위에서 식사하도록 한다.
③ 보행이 가능한 환자는 근육의 힘을 기르기 위해 서서 먹게 한다.
④ 환자 음식 섭취 상태에 대해 간호사에게 보고한다.
⑤ 환자의 식성대로 음식을 먹게 한다.

050 환자에게 투약하기 전에 약 카드에 기록되어 있는 약의 용량과 약을 담은 용기에 기록되어 있는 약의 용량이 서로 다른 것을 발견하게 되었다. 이 때 간호조무사의 대처 행동으로 옳은 것은?

① 약을 담은 용기에 써 있는 대로 투여한다.
② 처방기록지에 써 있는 내용과 대조해 본다.
③ 약국에 전화를 걸어서 물어본다.
④ 처방을 낸 의사에게 물어본다.
⑤ 약 카드에 써 있는 대로 투여한다.

051 간호조무사 A씨는 2차 병원의 외과병동에서 근무하고 있다. 간호조무사 A씨의 업무로 옳은 것은?

① 환자에 대한 간단한 치료를 한다.
② 입원실 및 진료실의 환경 정리를 한다.
③ 환자에게 약을 투여한다.
④ 환자에게 각종 주사를 놓는다.
⑤ 환자의 검사물을 채취한다.

해설

048 병원 행정
- 병원 간호 행정은 환자를 중심으로 이루어져야 한다.
- 환자 식사를 위한 계획은 의사에게 그 책임이 있다.

049 식사 보조 : 질환에 따라서 식사는 투약처럼 중요하므로 간호조무사는 정확한 식사를 하도록 해야 하며 특별식사 환자는 자기 마음 대로 음식을 먹지 못하게 하고, 환자의 음식 섭취 상태(식욕 상태와 좋아하는 음식)를 담당 간호사에게 보고한다.

050 간호조무사의 태도
- 병실에서 사용하는 특수 기구의 이상 여부를 잘 관찰하여 환자 치료에 지장이 없도록 한다.
- 약 카드와 약 포장의 용량이 다른 경우 먼저 의사의 처방 기록지를 대조하여 확인해 본다.

051 간호조무사의 업무
- 입원실 및 진찰실의 환경을 정리한다.
- 환자의 특이한 증상이 관찰되면, 간호사에게 보고한다.
- 환자 진찰 시 보조한다.
- 체온, 맥박, 호흡 측정을 하거나 돕는다.
- 각종 치료에 필요한 재료를 만든다.
- 드레싱 준비를 한다.
- 처치 혹은 수술에 필요한 기구의 소독과 사용 후 손질을 한다.

정답 43 ④ 44 ⑤ 45 ⑤ 46 ⑤ 47 ⑤ 48 ① 49 ④ 50 ② 51 ②

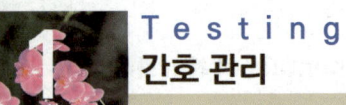

Testing
간호 관리

해 설

052 문제 51번 해설 참조

053 석고 붕대를 한 환자에게 피부에 무감각증이 나타날 경우 간호사나 책임 간호사에게 보고한다.

052 종합 병원의 간호조무사로 근무하고 있는 A씨는 환자들을 위해 최선을 다하고 있다. 이 간호조무사 A씨의 업무로 옳은 것은?

① 수술 기구의 소독과 정리 ② 환자에 대한 투약
③ 검사물의 채취 ④ 환자에 대한 진료
⑤ 환부의 드레싱

053 석고 붕대를 한 후 환자의 피부에 무감각증이 나타났다. 이때 간호조무사 역할로 옳은 것은?

① 석고가 마르면 곧 없어진다고 말한다.
② 영양에 문제가 있으므로 영양 공급을 한다.
③ 혈액 순환을 돕기 위해 마사지나 보온을 한다.
④ 간호사나 책임 간호사에게 보고한다.
⑤ 적당히 석고를 받쳐 주고 체위를 변경한다.

정답 52 ① 53 ④

Basic Skills for Fundamentals of Nursing

모성 간호

여성의 생식기 및 임신

001 배란기에 기초체온이 상승하게 되면 배란이 끝났음을 의미하게 된다. 배란을 알 수 있는 부인과적 임상적 증상으로 옳은 것은?

① 경관점액량이 감소한다.
② 질내 pH가 저하된다.
③ 기초체온이 지속적으로 하강한다.
④ 경관점액의 점도가 증가한다.
⑤ 현미경상 질 분비물이 양치식물 모양을 보인다.

002 배란 전 자궁 내막을 증식시키는 호르몬으로 옳은 것은?

① 타이록신
② 황체형성호르몬
③ 프로게스테론(황체호르몬)
④ 에스트로겐
⑤ 리파아제(지방분해효소)

003 배란이란 성숙 난포로부터 1개의 난자가 매월 복강 내로 배출되는 것을 의미한다. 배란 후 2주일경에 월경이 일어나는 이유로 옳은 것은?

① 에스트로겐의 분비 증가
② 에스트리올의 감소
③ 에스트로겐과 프로게스테론의 감소
④ 난포자극호르몬의 분비 증가
⑤ 황체형성호르몬의 분비 촉진

004 월경주기가 규칙적으로 26일 간격인 K양의 임신 가능 기간으로 옳은 것은?

① 다음 월경 예정일 5~7일 전부터 월경 예정일까지
② 다음 월경 예정일 4일 전부터 월경 예정일까지 4일간
③ 배란일을 중심으로 전후 4일간
④ 월경이 끝난 날부터 그 이후로 5일간
⑤ 배란일 3일 후부터 4일간

005 모유수유부가 비수유부에 비해 배란과 월경이 늦어지는 이유로 옳은 것은?

① 난포자극호르몬의 감소
② 프로게스테론의 증가
③ 프로락틴(젖분비호르몬)의 증가

해 설

문제
동영상 강의

001 현미경으로 보면 양치식물 모양인 질분비물의 결정체를 볼 수 있다.

002 배란이 된 후에는 황체라 하여 황색의 부분이 생겨 황체호르몬(프로게스테론)이 분비되어 에스트로겐에 의해 증식된 자궁내막에 수정란이 착상되게 도와준다.

003 여성의 몸 속에는 에스트로겐(난포호르몬)과 프로게스테론(황체호르몬)이라는 두 가지 대표적인 성호르몬이 있는데, 이 두 호르몬의 작용으로 인해 여성의 생리주기가 조절된다. 수정과 착상이 이루어지지 않아 임신이 되지 않을 경우에는 이 두 호르몬이 감소하여 자궁내막이 탈락되어 몸 밖으로 빠져 나오게 되는 월경이 일어나게 되며, 만약 임신이 되었을 경우에는 두 호르몬이 증가되어 수정란이 태아로 잘 성장할 수 있도록 태반을 유지하며 더 이상의 배란을 막는 역할을 하게 된다.

004 임신 가능 기간 : 배란기에 정자 생존 기간 3일을 합한 월경 전 12~19일(배란일을 중심으로 전후 4일 간)이다.

005 난포자극호르몬의 분비량은 수유부와 비수유부가 동일하며 수유부의 경우 젖분비호르몬(프로락틴)이 상승되어 난소가 난포자극호르몬의 자극에 반응하지 않으므로 배란과 월경이 억제된다.

정답 01 ⑤ 02 ④ 03 ③ 04 ③ 05 ③

Testing 1
모성 간호

④ 황체화호르몬의 감소
⑤ 에스트로젠의 증가

006 난자가 자궁에 이르기 전에 정자와 만나 결합하는 것으로, 주로 자궁관(난관)의 팽대부에서 이루어지는 현상은 무엇인가?

① 산도
② 수정
③ 배란
④ 착상
⑤ 월경

007 여성의 생식기 중 내부생식기와 외부생식기가 순서대로 바르게 연결된 것은?

① 전정 – 자궁
② 처녀막(질입구 주름) – 난관(자궁관)
③ 대, 소음순 – 난소
④ 치구 – 질
⑤ 자궁관 – 음핵

008 여성생식기는 기능면으로 생식샘, 생식통로, 부속샘 및 접합기관 등 4가지로 구분되고 위치에 따라서 외부생식기관과 내부생식기관으로 나눌 수 있다. 다음 설명으로 옳은 것은?

① 유방은 외부생식기에 포함된다.
② 질의 내용을 중성으로 유지시키기 위해 유산간균이 존재한다.
③ 처녀막(질입구 주름)은 내부생식기관에 속한다.
④ 남자의 페니스에 해당하는 것은 자궁이다.
⑤ 외부생식기에는 대음순, 소음순, 음핵 등이 있다.

009 여성 생식기의 종류와 기능에 관한 설명으로 옳은 것은?

① 소음순 — 수정 장소
② 질 — 호르몬 분비
③ 난소 — 수정란 착상
④ 난관(자궁관) — 수정란 운반
⑤ 자궁 — 분만산도

010 임신 6~8주에 굳델징후가 나타나는 부위로 옳은 것은?

① 복벽
② 유방
③ 난관(자궁관)
④ 자궁경부
⑤ 질

해설

006 난자가 자궁에 이르기 전에 정자와 만나 결합하는 현상을 수정이라 하며 정상적으로는 난자가 자궁관(난관)의 약 1/3 가량 지점(난관의 팽대부)을 지날 때 이루어진다.

007 내부생식기와 외부생식기
- 외부생식기 : 치구, 대음순, 소음순, 음핵(클리토리스 : 남자의 페니스에 해당), 전정, 포피, 질구, 질입구 주름(처녀막), 바르톨린 샘, 음순소대, 요도구, 스킨샘, 회음
- 내부생식기 : 질, 자궁, 자궁관(난관, 나팔관), 난소

008 문제 7번 해설 참조

009 자궁관(난관, 나팔관)의 기능
- 자궁관(난관, 나팔관)은 난자를 난소로부터 자궁으로 운반하는 역할을 한다.
- 수정이 되는 곳이다.
- 난자가 지나는 통로이다.

010 자궁경부 : 임신 동안 에스트로젠과 프로제스테론의 영향으로 자궁에 있는 세포들이 비대해지고 증식이 일어나며 결체조직의 부종으로 느슨해지면서 매우 부드러워진다. 이를 굳델 징후라고 하며 임신 6~8주경에 나타난다.

Basic Skills for Fundamentals of Nursing

Nursing Examination

011 임신으로 자궁은 규칙적인 비율로 증가하여 비임신 시의 15~20배로 증가하게 된다. 임신 중 자궁 증대로 인해 초래되는 현상으로 옳은 것은?

① 앙와위로 누우면 정맥귀환량과 심박출량이 증가한다.
② 횡격막이 올라가고 폐의 길이가 길어진다.
③ 신체 중심의 변화로 요통이 생긴다.
④ 똑바로 누우면 혈압이 상승된다.
⑤ 상지에 경련이 생긴다.

012 임신부 A씨는 임신 7개월째인 후반기에 심한 허리 요통에 고통을 호소하고 있다. 허리 요통의 이유로 옳은 것은?

① 장내 세균작용　② 자궁의 압박
③ 체위(성) 저혈압　④ 하지부종
⑤ 요추만곡

013 여성의 생식기관 중 배란과 내분비작용의 기능을 하며 난포호르몬과 황체호르몬을 생성시키는 곳은?

① 바르톨린선　② 난소
③ 난관(자궁관)　④ 자궁
⑤ 질

014 임신 중에 나타나는 생리 변화로 옳은 것은?

① 호르몬의 증가로 설사를 자주 한다.
② 혈량이 약 30% 증가하므로 생리적 빈혈을 초래한다.
③ 임신 초기에는 빈뇨현상이 나타나지 않는다.
④ 자궁의 압박으로 호흡을 길게 한다.
⑤ 심장의 부담이 적어 호흡하기가 매우 수월하다.

015 임신으로 인한 신진대사의 변화로 옳은 것은?

① 심박출량이 감소하게 된다.
② 임신 초기 입덧으로 체중이 약간 감소할 수 있다.
③ 지방량이 감소되고 근육량이 증가한다.
④ 임신 2기와 3기 동안 백혈구가 감소한다.
⑤ 단백질 대사가 증가하여 생리적 빈혈이 나타난다.

016 임신 초기 태반에서 분비되는 것으로, 임신기간 내내 지속되며 임신,

해설

011 임신으로 자궁은 규칙적인 비율로 증가하여 비임신 시의 15~20배로 증가한다. 이렇게 자궁이 커지는 이유는 에스트로젠 때문으로 기존 근육섬유들이 커지면서 새로운 근섬유들이 생겨서 자궁도 함께 커지게 되어 요추만곡으로 인하여 요통이 발생하게 된다. 이러한 요통은 정상적인 증상으로 편안한 자세로 자고 나면 사라진다.

012 문제 11번 해설 참조

013 난소의 기능
- 배란과 내분비작용
- 난포호르몬과 황체호르몬을 생성

014 임신으로 인한 신진대사 및 신체적 변화 : 혈액량이 30% 증가하기 때문에 생리적 빈혈을 초래한다.
- 적혈구가 18~33% 증가되고, 백혈구는 임신 2기와 3기 동안 증가된다.
- 혈색소(헤모글로빈, Hb)와 적혈구용적률(헤마토크리트, Hct)이 모두 저하된다.

015
- 임신 시 백혈구가 증가하게 되는데, 주로 호중성 백혈구와 골수세포가 증가한다.
- 임신 시 심박출량이 30~50% 증가함에 따라 맥박수도 증가한다.

016 융모생식샘자극호르몬은 임신 반응 검사에서 나타나는 호르몬으로, 임신 3개월쯤 지난 후부터는 HCG 분비는 감소하고, 황체도 퇴화하나, 태반의 난포호르몬과 황체호르몬의 분비는 차차 증가한다. 난포호르몬은 자궁 근육의 발육을 촉진시키고 황체호르몬은 자궁 근육의 수축을 억제하여 유산을 방지한다.

정답　06② 07⑤ 08⑤ 09④ 10④ 11③ 12⑤ 13② 14② 15② 16①

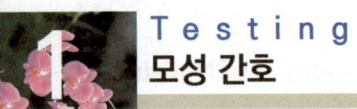

Testing
모성 간호

해 설

017 체중 증가 : 임신 초기 3개월 동안은 약 1.5kg 증가하고, 이후로는 한 달에 약 1.5~2kg씩 증가하게 된다. 따라서 임신 말기에는 임신 전보다 평균적으로 총 11~12kg 정도 체중이 증가해야 정상적인 것으로 본다.

018 문제 17번 해설 참조

019 ① : 췌장에서 인슐린 분비가 증가한다.
③ : 뇌하수체 후엽에서 옥시토신 분비가 증가한다.
④ : 뇌하수체 전엽에서 난포자극호르몬의 분비가 감소한다.
⑤ : 임신으로 인하여 갑상샘 호르몬이 증가하며, 이로 인하여 기초대사율도 증가하게 된다.

020 임신 20주 이후가 되면 태아심음의 청취, 태동, 초음파에 의한 태아 확인 등으로 확진할 수 있다.

021 임신의 지속 기간은 마지막 월경으로부터 약 280일, 즉 40주간이다. 분만 예정일 계산법(Nägele 산출법)은 최종 월경 월수에 9를 더하고 일수에 7을 더하며, 만약 월수에 9를 더해서 12가 넘을 때 최종 월경 첫날의 월수에 3을 빼고 일수에 7을 더한다.

유산, 자궁외임신의 진단 및 임신 반응 검사 시 활용되는 호르몬은?

① 융모성선(생식샘)자극호르몬　② 황체호르몬
③ 테스토스테론　　　　　　　　④ 난포호르몬
⑤ 성선(생식샘)자극호르몬

017 임신 시 지나친 체중 증가가 되지 않도록 주의하여 관찰해야 하는데, 임신 중 이상적인 체중 증가로 옳은 것은?

① 6kg　　② 11kg
③ 16kg　　④ 18kg
⑤ 20kg

018 임신 시 실제적인 체중의 증가가 오는 시기는 임신 4개월부터이다. 임신 중기에서 말기까지의 체중 증가로 옳은 것은?

① 100~150g/주　　② 200~250g/주
③ 400~450g/주　　④ 700~750g/주
⑤ 900~1,000g/주

019 임신을 하게 되면 임부의 신체에 많은 변화가 일어나게 된다. 이 중 임부의 내분비계 변화로 옳은 것은?

① 췌장에서 인슐린 분비가 감소한다.
② 임신기에 부갑상샘 호르몬이 증가한다.
③ 뇌하수체 후엽에서 옥시토신 분비가 서서히 감소한다.
④ 뇌하수체 전엽에서 난포자극호르몬의 분비가 증가한다.
⑤ 갑상샘 호르몬의 감소로 인하여 기초대사율이 증가한다.

020 임신 여부는 추정적·확정적 증상과 징후로 분류하는데 임부가 느끼는 추정적 징후와 달리 확정적 징후는 태아 출현과 관련이 있다. 이 확정적 징후로 옳은 것은?

① 월경 중지, 체중 감소　　② 입덧, 구토
③ 태아심음 청취, 태동　　　④ 임신반응 양성, 입덧
⑤ 복부 증대, 태동

021 정확한 분만예정일을 계산하기 위해 반드시 알아야 하는 사항은 무엇인가?

① 처음 입덧을 한 날　　　② 처음으로 산전 진찰을 받은 날
③ 마지막 월경 중간일　　　④ 마지막 월경 종료일
⑤ 마지막 월경 시작일

022
둘째 아이를 임신한 가정주부 A씨의 최종월경일이 2016년 4월 7일이었다. 분만예정일은 언제인가?

① 2017년 1월 14일 ② 2017년 1월 16일
③ 2017년 3월 16일 ④ 2017년 4월 14일
⑤ 2017년 5월 16일

023
최종월경일이 2016년 3월 10일이었다. 분만예정일로 옳은 것은?

① 2016년 9월 24일 ② 2016년 12월 17일
③ 2017년 3월 22일 ④ 2017년 7월 22일
⑤ 2017년 12월 24일

산전관리

024
임신부의 산전 관리 시 체중과 혈압 측정의 궁극적인 목적으로 옳은 것은?

① 양수의 양 측정 ② 당뇨병 유무
③ 난소염 측정 ④ 폐결핵 유무
⑤ 임신중독증이나 임신(성) 고혈압 유무

025
세계보건기구에서 제시한 정기적 산전 관리에 따를 경우 임신 24주에 처음으로 모성클리닉을 방문한 임부가 특별한 이상이 없다면 다음에 방문해야 할 시기로 옳은 것은?

① 26주 ② 28주
③ 30주 ④ 36주
⑤ 38주

026
산전 진찰 시마다 규칙적으로 측정해야 할 사항으로 옳은 것은?

① 가슴둘레 측정 ② 골반 측정
③ 신장 측정 ④ 소변량 측정
⑤ 체중·혈압 측정

027
산부인과 외래에 처음 온 초임부에게 꼭 실시해야 할 검사로 옳은 것은?

① 소변검사, 대변검사, 질검사, 혈압

해설

022 문제 21번 해설 참조

023 3+9=12(월 수)
10+7=17(일 수)
※ 따라서 분만 예정일은 2016년 12월 17일이다.

024 임신부의 산전 관리 시 체중과 혈압 측정의 궁극적인 목적은 임신중독증이나 임신(성) 고혈압 유무를 확인하기 위함이다.

025 세계보건기구에서 임신 중의 정기적 산전 관리는 임신 초기에서 임신 7개월까지는 매월 1회, 임신 8~9개월까지는 월 2회, 분만까지는 월 4회를 받는 것이 이상적이라고 제시하고 있다.

026 임부 산전 진찰 시 매번 반드시 시행해야 하는 검사 : 체중 측정, 소변 검사(단백뇨 검사, 부종 여부), 혈압 측정, 복부 청진 및 촉진

027 산부인과 외래에 처음 온 초산부는 반드시 혈압, 요검사, 체중, 혈액검사를 받아야 한다.

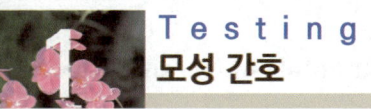

Testing
모성 간호

| 해 설 |

028 임신 초기 및 말기에 소변을 자주 보는 이유 : 방광이 자궁 바로 전면에 위치하여 압박을 받으므로 임신 초기와 임신 말기에 소변을 자주 보게 된다.

029 임신 중에 있는 임신부는 질 출혈이나 복통, 얼굴 및 손가락의 부종, 심하고 계속적인 두통, 침침하고 몽롱한 시야, 계속적인 구토, 오한과 열, 갑자기 흘러나오는 질 분비물 등의 증상이 발견되면 즉시 보건소나 병원을 방문하여 지도를 받도록 한다.

030 혈액검사 : 혈색소(헤모글로빈) 수치, 매독의 유무 확인을 위한 바서만 검사 및 매독 혈청 검사(VDRL), 빈혈 검사

031 문제 30번 해설 참조

032 매독 혈청 검사(VDRL)는 매독의 1차 검사로 가장 흔히 시행되는 검사로 Venereal Disease Research Laboratory test의 약자이다. 감염이 의심되는 환자의 피를 가지고 매독균 감염 후 생기는 항체를 이용하여 검사하는 방법이다. 매독의 집단 검진에는 가장 간편하고 유용한 검사임에는 틀림이 없지만 이 검사법의 매독 진단 능력은 병의 진행 정도에 따라 달라진다. 일차 매독의 경우 이 검사법의 진단율은 60% 정도이며, 후기로 갈수록 증가하여 이차 매독의 경우 진단율은 90~100%까지 높아진다. 하지만 마지막 단계인 삼차 매독의 경우 진단율은 60% 정도로 알려져 있다. 따라서 이 검사는 이차 매독과 잠복 매독의 진단에 가장 유용하다고 할 수 있다.

② 혈액형검사, 골반 측정, 체중
③ 키, 체중, 배의 둘레, 골반 측정
④ 혈압, 요검사, 체중, 혈액검사
⑤ X선검사, 혈액형검사, 매독검사, 재태기간

028 임신 초기와 말기에 소변을 자주 보는 이유로 옳은 것은?
① 방광 내벽의 미세혈관 확장으로
② 방광이 자궁 바로 전면에 위치하여 압박을 받으므로
③ 임신 때문에 방광 벽에 분포된 신경이 예민해져서
④ 태동으로 인하여 방광이 자극되어서
⑤ 임신으로 인한 강한 심리적 불안감 때문에

029 임신 중에 발생하면 즉시 병원 또는 보건소로 가야 하는 증상으로 옳게 짝지어진 것은?
① 계속적인 구토, 질 출혈, 심하고 계속적인 두통
② 갑자기 흘러나오는 질 분비물, 시력장애, 요통
③ 얼굴과 손가락의 부종, 계속적인 구토, 정맥류
④ 질 출혈, 발과 하지의 부종, 요통
⑤ 심하고 계속적인 두통, 오한과 열, 요통

030 임신 2개월째인 임산부 정씨가 산부인과에 초기 검진을 위해 방문하였다. 정씨가 받아야 할 검사로 옳은 것은?
① 폐기능 검사　　② 요추천자 검사
③ 흉부 X선 검사　　④ 매독검사
⑤ 위내시경검사

031 태아의 선천 매독을 예방하기 위하여 산전 진찰 시 시행해야 할 검사로 옳은 것은?
① 간기능 검사　　② X선 촬영
③ 피부반응 검사　　④ 혈청검사
⑤ 소변검사

032 임신부가 초기 검진 시 태아 감염 예방을 위해 반드시 받아야 할 혈청검사로 옳은 것은?
① Tuberculine Test(투베르쿨린 검사)
② Shick Test(시크 검사)
③ VDRL(매독 혈청 검사)

④ Widal Test(비달 검사)
⑤ ESR(적혈구 침강 속도) 검사

033 임신 26주 된 임부가 그 다음 달에 진료를 받는데 몸무게가 3.5kg 늘었다. 임부에게 해줄 수 있는 말은?

① 하루 30분 이상 적극적으로 걷도록 한다.
② 무리하게 식사요법을 하지 말라고 한다.
③ 정상이니 너무 걱정하지 말라고 한다.
④ 많이 먹어서 그렇다고 말하며, 다이어트를 권한다.
⑤ 육류와 지방 섭취를 절대적으로 금하라고 한다.

034 태아의 골격 형성과 모체의 치아 보호를 위해서 필요한 영양소로 옳은 것은?

① 비타민 A   ② 철(분)
③ 비타민 E   ④ 칼슘
⑤ 요오드(아이오딘)

035 자궁경부암을 조기 진단하는 방법으로, 비교적 간단하고 통증이 없으며, 가격이 저렴한 진단법으로 옳은 것은?

① 루빈검사
② 소변검사
③ 융모성선(생식샘)자극호르몬검사
④ 쿰스검사
⑤ 파파니콜로 도말검사

036 파파니콜로 도말검사를 받는 부인에게 교육해야 할 사항으로 옳은 것은?

① 월경 중에 검사를 받도록 한다.
② 검사 전 적어도 12시간 동안은 질 세척을 하지 않도록 한다.
③ 반드시 소변을 보기 전에 검사를 받도록 한다.
④ 월경 직후에 반드시 검사를 받도록 한다.
⑤ 검사 전 반드시 질 세척을 깨끗하게 하도록 한다.

037 임신부의 건강 유지와 태아의 안전을 위해 주의해야 할 사항으로 옳은 것은?

① 임신 말기에는 유두를 소독제로 세척한다.

해설

033 임신 시 체중이 증가하였을 경우 이를 해결하기 위해서는 매일 30분 이상 걷도록 하는 운동요법을 권장해야 한다.

034 태아의 골격 형성과 모체의 치아 보호를 위해 칼슘을 섭취하고, 충치는 임신 전에 치료한다.

035 파파니콜로(Papanicolaou) 검사 : 자궁경부질세포 펴바른표본 검사로써 자궁경부암 진단을 위한 생식기 검진으로써, 소변을 보도록 하여 방광을 비워 두도록 하고 검사 전 적어도 12시간 동안은 질 세척을 하지 않도록 교육시킨다.

036 문제 35번 해설 참조

037 ① : 유두 세척 시 중성 비누와 물을 사용하도록 한다.
② : 유방 보호는 임신 후반기에 실시한다.
③ : 임신 말기에는 소듐(나트륨)을 제한한다.
④ : 관장 및 변 완화제·구충제 등을 삼간다.

정답 28② 29① 30④ 31④ 32③ 33① 34④ 35⑤ 36② 37⑤

Testing
모성 간호

해 설

038 단백질을 섭취하되 균형잡힌 식사(고단백, 저지방)를 하도록 한다.

039 ① : 과식을 피하고 소량씩 자주 먹는다.
③ : 임신 중에는 평상시와 같은 적절한 운동을 하도록 한다.
④ : 규칙적인 식사와 배변 습관을 기른다.
⑤ : 관장이나 변 완화제(대변 연화제, 하제, 변비약) 등을 금한다.

040 임신 말기에 발생할 수 있는 정맥류
- 낮에 일할 때 신축성이 있는 탄력 양말(스타킹)이나 붕대를 사용한다.
- 따뜻한 물로 좌욕하거나 다리와 엉덩이를 올린 자세로 쉬는 것이 도움이 된다.
- 하지와 외음부에 나타날 수 있으며, 오래 앉아 있는 것은 정맥염의 발생 원인이 된다.
- 커진 자궁, 중력, 배변 시 힘주기 등에 의해 악화된다.

041 임신 말기 임신부에게는 소듐(나트륨)이 제한되며, 임신이 진행되면서 혈액량의 증가로 철(분)이 특히 더 요구된다.

---

② 유방 보호는 임신 5개월 이전에 시작해야 한다.
③ 임신 말기에는 나트륨 섭취를 높인다.
④ 변비는 관장으로 치료하도록 한다.
⑤ 충치는 임신 전에 치료하도록 한다.

038 임신부에게 교육할 내용으로 옳은 것은?
① 임신 말기에는 1일 2시간 이상 엎드려 있게 한다.
② 집안일 이외의 육체 활동은 피하도록 한다.
③ 약간의 음주는 오히려 건강에 좋다.
④ 임신 중 성교는 피하도록 한다.
⑤ 고단백, 저지방 식사를 하도록 한다.

039 임부에게 교육할 내용에 대한 설명으로 옳은 것은?
① 속쓰림이 지속되면 금식한다.
② 임신 말기에는 오래 쭈그리고 앉지 않는다.
③ 임신 중에는 되도록 운동이나 활동을 줄인다.
④ 변비가 생기기 쉬우므로 식사를 제한한다.
⑤ 필요하면 변비를 해결하기 위해 관장이나 강력한 완화제를 사용한다.

040 임신 말기에 발생할 수 있는 정맥류에 대한 설명으로 옳은 것은?
① 따뜻한 물로 좌욕하거나 다리와 엉덩이를 올린 자세로 쉬는 것이 도움이 된다.
② 상지와 외음부에 나타날 수 있으며 다리를 꼬는 자세를 취한다.
③ 커진 자궁, 중력, 배변 시 힘주기 등에 의해 악화되지만 배변 시 힘주기를 통해 완화시킨다.
④ 탄력 스타킹이나 운동은 증상을 악화시키므로 금지한다.
⑤ 몸을 조여 주는 옷을 입도록 하고 굽이 높은 신발을 착용한다.

041 임신부가 임신 말기에 특히 더 많이 필요로 하는 영양소로 옳은 것은?
① 마그네슘   ② 철(분)
③ 칼슘   ④ 비타민
⑤ 탄수화물

042 임신 중 손이나 눈 주위에 부종이 있을 때 받아야 하는 검사로 옳은 것은?

① 복부 청진 ② 골반 측정
③ X선 촬영 ④ 요검사
⑤ 혈액검사

043 임신 초기 태아가 급속하게 성장할 때 임부에게 절대적으로 필요한 영양소이며 부족 시 태아의 신경계에 악영향을 미치는 것으로 옳은 것은?

① 리보플라빈 ② 티아민(싸이아민)
③ 엽산 ④ 코발라민
⑤ 피리독신

044 임신부에게 결핍될 경우 태아에게 크레틴병이 발생하게 되어 성장이 지연되고, 선천성 기형이 초래되는 호르몬으로 옳은 것은?

① 성장호르몬 ② 갑상샘호르몬
③ 췌장호르몬 ④ 부갑상샘호르몬
⑤ 옥시토신

045 임신 4개월 된 임신부가 산전진찰 중 변비가 매우 심하다고 호소하였다. 이에 대한 간호교육 내용으로 옳은 것은?

① 하제를 복용하고 규칙적으로 관장을 한다.
② 변 연화제나 미네랄 오일을 복용하도록 한다.
③ 규칙적인 식사를 하고 하루 3,000cc 이상의 수분을 섭취한다.
④ 지방이 많은 음식을 자주 섭취하도록 한다.
⑤ 섬유소가 적은 음식을 자주 섭취하도록 한다.

046 입덧은 임신 6~12주 사이에 나타나게 된다. 입덧을 완화시키는 방법으로 옳은 것은?

① 아침식사 전 크래커나 비스킷을 먹는다.
② 탄수화물 섭취를 금지시킨다.
③ 아침식사 전 우유를 마시게 한다.
④ 탄산음료를 매 시간마다 자주 마신다.
⑤ 입덧 시에는 진정제를 복용한다.

047 입덧을 호소하는 임신부에게 간호조무사가 지도해야 할 내용으로 옳은 것은?

① 수분을 제한한다.
② 음식 섭취 후 곧 활동하도록 권유한다.

해 설

042 손이나 눈 주위에 부종이 있으면 요검사를 해본다.

043 엽산(비타민 B₉)은 적혈구 생성을 위해 필요하며, 결핍 시 태아의 신경계에 악영향을 미치고 태아의 성장을 지연시키기 때문에 충분히 섭취하도록 한다.

044 임신부에게 갑상샘호르몬이 결핍될 경우 태아에게 크레틴병이 발생하게 되어 성장이 지연되고, 선천성 기형이 초래되기 때문에 주의한다.

045 임신 중의 변비 간호
- 수분(1일 3,000cc 이상)과 섬유소(야채, 과일)를 충분히 섭취하도록 한다.
- 규칙적인 식사와 배변 습관을 기르도록 한다.
- 관장, 변 완화제(대변 연화제, 하제, 변비약), 미네랄 오일 등을 금지한다.
- 이완요법과 심호흡을 하고 규칙적인 운동을 하도록 한다.

046 입덧이 심한 임신부에게는 탄수화물이 많이 함유된 음식을 섭취하게 하고 소량으로 자주 먹어야 한다. 또한 자리에서 일어나기 전 마른 음식(예 비스킷, 크래커, 토스트 등)을 약간 섭취하며 수분 섭취(3,000cc 이상)를 권장하고 과식은 금한다.

047 문제 46번 해설 참조

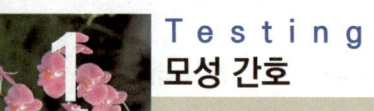

Testing 1
모성 간호

해설

048 유방 보호는 임신 후반기에 실시하며, 초임부는 임신 5개월부터 실시하도록 한다. 또한 부드럽고 마른 수건으로 살살 문질러 유두를 단련시키고 알맞은 브래지어로 지지해준다. 유방 세척 시에는 중성비누와 물을 사용하며, 함몰유두는 미리 간호하여 수유에 대비한다.

049 임신 말기 시 정맥류의 자가 간호
- 골반고위(트렌델렌부르크 자세)를 2~5분하며, 취침 시 다리를 올린다.
- 낮에 일할 때 신축성이 있는 탄력 양말(스타킹)이나 붕대를 사용한다.
- 몸을 조이는 의복을 피하며, 가볍게 걷는 운동을 한다.
- 다리를 꼬는 자세는 피하고 규칙적인 운동과 따뜻한 물로 좌욕을 한다.
- 장시간 오래 서 있는 것을 삼가고, 굽이 낮은 신발을 신도록 한다.
- 다리와 엉덩이를 올린 자세로 쉬는 것이 도움이 된다.

050 문제 49번 해설 참조

051 매독 혈청 검사(VDRL ; Venereal Disease Research Laboratoy)는 매독 검사의 일종으로, 간호조무사는 임부에게 매독균이 발견되면 조기 치료를 위해 간호사에게 즉시 보고하도록 한다.

052 요통 완화법
- 좋은 자세를 유지하고 굽 낮은 신발을 착용한다.
- 장시간 서 있을 경우 한쪽 다리를 발판 위에 올려놓는다.
- 골반 흔들기 운동, 고양이 운동을 한다.
- 뜨거운 물 찜질 등 마사지를 한다.

③ 한 번에 다량의 음식을 섭취하게 한다.
④ 아침 일찍 공복 시에 활동하게 한다.
⑤ 탄수화물이 많이 함유된 음식을 섭취하게 한다.

048 임신부의 산전 유방 및 유두관리에 대한 설명으로 옳은 것은?
① 함몰 유두는 임신 후반기에 저절로 정상화된다.
② 유방 보호란 임신선을 예방하기 위한 관리를 말한다.
③ 유두를 알코올로 소독한 후 가벼운 마사지를 하도록 한다.
④ 초임부의 경우 임신 5개월부터 실시하도록 한다.
⑤ 임신 중반기부터 실시하도록 하여 유두를 단련시킨다.

049 임신으로 인해 체중이 증가하거나 자궁의 확장으로 인해 혈관에 압박이 가해지면 혈관 속 압력이 높아져 하지 정맥류가 발생하게 된다. 이때의 간호로 옳은 것은?
① 칼슘 섭취를 많이 하게 한다.
② 발에 꼭 맞는 신발을 신게 한다.
③ 정맥류 부위에 냉찜질을 한다.
④ 탄력 양말을 착용하도록 한다.
⑤ 다리를 심장 높이보다 낮춰 준다.

050 정맥류로 인한 불편감을 호소하는 9개월 된 임부에게 설명한 교육 내용으로 옳은 것은?
① 칼슘 섭취를 하도록 한다.
② 발에 꼭 맞는 신발을 신는다.
③ 정맥류 부위에 냉찜질을 한다.
④ 정맥류 부위에 오일마사지를 실시한다.
⑤ 장시간 오래 동안 서있지 않도록 한다.

051 임신 초기 임부에게 매독균이 발견되었다. 이때 간호조무사가 가장 우선적으로 해야 할 일로 옳은 것은?
① 페니실린 주사 ② 치명적인 성병임을 강조
③ 접촉자 색출 ④ 신속한 치료와 격리
⑤ 조기 치료를 위해 간호사에게 보고

052 임신 중기나 말기에 요통이 심해질 경우 통증 경감을 위해서 임신부에게 교육해야 할 내용으로 옳은 것은?

① 등을 구부리도록 한다.
② 다리를 땅에 닿지 않게 한다.
③ 휠체어를 항상 휴대하고 다니도록 한다.
④ 장시간 서 있을 경우 한쪽 다리를 발판 위에 올려놓는다.
⑤ 반드시 등받이가 짧은 의자에 앉도록 하여야 한다.

053 임신 32주 된 임부가 가슴이 쓰리고 타는 것 같다고 호소하고 있다. 이때 간호조무사의 간호로 옳은 것은?

① 허리가 조이지 않는 옷을 입도록 한다.
② 임부에게 무릎을 반듯하게 펴도록 한다.
③ 가능한 한 음식을 많이 먹게 한다.
④ 침대에서 휴식을 취하게 한다.
⑤ 고지방 식사와 고탄수화물 식사를 준다.

054 임신 말기 임부가 소변이 자주 보고 싶다고 호소할 경우 이에 대한 이유로 옳은 것은?

① 방광염에 의한 증상이다.
② 방광근 이완으로 방광 용적이 증가하였다.
③ 자궁 증대로 인한 방광 압박 때문이다.
④ 방광 기능이 심하게 손상되었기 때문이다.
⑤ 척추가 굴곡되어 신경을 압박하기 때문이다.

055 정상 임신을 한 임신 35주 된 32세 임부가 산과적 검사를 위하여 검사대 위에 똑바로 누워 있던 중 어지러움을 호소하였다. 간호조무사가 해줄 수 있는 말로 옳은 것은?

① "자궁이 정맥을 압박하여 생긴 일시적인 저혈압 증상입니다. 좌측위를 취하면 증상이 완화됩니다."
② "빈혈 증세이므로 철분을 보충하셔야 합니다."
③ "임신 중독 증상으로 산모의 생명에 위협이 될 수 있습니다."
④ "고혈압에 의한 증상으로 혈압을 측정해야 합니다."
⑤ "누우실 때 자세는 슬흉위(무릎가슴 자세)를 취하셔야 합니다."

태아

056 태아가 둔위나 횡위로 확인되었을 때 두정위로 교정해주기에 적합한 시기로 옳은 것은?

해설

053 속쓰림(가슴앓이, 상복부의 타는 듯한 불편감, 트림) 완화법
- 좋은 자세 유지, 상체를 반듯하게, 무릎을 구부리게 한다.
- 허리가 조이지 않는 옷을 입힌다.
- 우유를 조금씩 마신다.
- 가스 형성 식이 또는 지방성 식이는 피한다.
- 식사를 조금씩 자주한다.
- 껌 씹기나 뜨거운 차를 마시게 한다.

054 임신 말기의 빈뇨, 요 절박감은 태아의 머리 하강으로 방광을 압박하기 때문이다. 이때 케겔운동을 하거나 잠자기 전 수분 섭취를 제한하면 어느 정도 완화시킬 수 있다.

055 자궁이 오른쪽으로 약간 치우쳐 있기 때문에 반듯하게 눕게 되면 자궁이 정맥을 압박하여 일시적으로 저혈압이 나타날 수 있다.

056 태아의 위치 교정
- 임신 중 가장 흔한 태아의 위치는 두정위이다
- 임신 7~8개월경에 산전 진찰을 통해 태아 위치를 교정해두고, 이때 임산부는 무릎가슴 자세(슬흉위)를 취해야 한다.
- 의사가 태아의 위치를 확인하기 위하여 산모를 복부 촉진법으로 진찰하려고 할 때 간호조무사는 임산부를 똑바로 눕히고 무릎을 약간 구부리게 한다.

정답 48 ④ 49 ④ 50 ⑤ 51 ⑤ 52 ④ 53 ① 54 ③ 55 ① 56 ③

Testing
모성 간호

해 설

057 문제 56번 해설 참조

058 양수천자의 합병증 : 비정상적으로 태동이 증가 또는 감소한다.

059 양수 : 외부 자극으로부터 태아를 보호하고 태아의 운동을 자유롭게 하며, 난막과 태아 체부와의 유착을 방지하고, 태아에게 균일한 체온을 유지시켜 준다. 또, 분만 시 산도를 깨끗하고 윤활하게 해준다. 두정위에서 양수 색깔이 검거나 암녹색일 경우에는 저산소증을 의미한다. 태아에게 산소 결핍이 일어나면 항문조임근이 이완되면서 양수 내로 태변을 배설하게 된다.

060 문제 59번 해설 참조

061 태반은 태아의 신진대사 노폐물을 모체로 보내고, 모체로부터는 태아에게 산소와 영양을 공급해 주는 생명 유지에 필요한 장기이다.

① 임신 전반기 ② 임신 4~5개월
③ 임신 7~8개월 ④ 임신 5~6개월
⑤ 아무 때나 상관없다.

057 임신 말기에 태아의 위치를 교정하기 위해 취하는 자세로 옳은 것은?
① 복위(복와위) ② 슬흉위(무릎가슴 자세)
③ 절석위(골반내진 자세) ④ 앙와위
⑤ 측와위

058 양수천자로 인해 임부에게 나타날 수 있는 합병증으로 간호조무사가 주의 깊게 사정해야 할 내용으로 옳은 것은?
① 태반의 위치 변화 ② 하지부종
③ 오심(구역), 구토, 설사 ④ 지속적인 두통
⑤ 태동 양상의 변화

059 임신 중 태아의 체온 유지 및 운동, 유착방지, 분만 시 산도를 깨끗하게 해주는 산도윤활제 역할을 하는 것은?
① 자궁경관 ② 자궁
③ 양수 ④ 제대(탯줄)
⑤ 태반

060 임신 초기에 양막에서 만들어지는 양수는 성분이 생리식염수와 비슷하고 온도는 체온과 비슷하다. 양수의 기능으로 옳은 것은?
① 호르몬을 생성한다.
② 태아에게 산소를 공급한다.
③ 태아에게 균일한 체온을 유지시킨다.
④ 태아에게 영양을 제공한다.
⑤ 외부자극으로부터 자궁을 보호한다.

061 모체 측의 탈락막과 융모막의 융합으로 인해 형성되는 태반에 대한 설명으로 옳은 것은?
① 태아에게 산소와 영양을 공급해 준다.
② 모체의 노폐물을 거르는 기능을 한다.
③ 태아의 신진대사 노폐물을 축적시킨다.
④ 모체 측의 양막이 태반으로 변화한다.
⑤ 임신 5개월에 완성되며, 태아 체중에서 1/3을 차지한다.

고위험 임신

062 세계보건기구(WHO)의 정의에 의하면 임신 몇 주 이후 태아 사망을 사산이라고 하는가?

① 10주 이후　　② 20주 이후
③ 24주 이후　　④ 28주 이후
⑤ 32주 이후

063 20주 된 임산부가 오랫동안 태동도 느껴지지 않고 복부 통증과 질 출혈도 없었으나 최근 갑자기 코피가 났을 경우 예상할 수 있는 유산은?

① 불가피유산　　② 자궁외임신
③ 절박유산　　　④ 계류유산
⑤ 불완전유산

064 질 출혈이 멈추지 않는 임신부 J씨에게 우선적으로 시행해야 할 간호로 옳은 것은?

① 경련 시 골절예방 억제대를 적용한다.
② 두 시간마다 체위를 변경한다.
③ 만일을 대비해 수혈을 준비한다.
④ 젖어 있는 침대를 마른 침대로 갈아준다.
⑤ 임신부 J씨의 하지를 올려주도록 한다.

065 30대 초반의 직장여성 김씨가 임신 초기에 발열, 복부 압통을 호소하며 악취나는 질 출혈이 있었다. 이 유산의 형태에 해당되는 것은?

① 불가피유산　　② 패혈 유산
③ 불안전유산　　④ 계류유산
⑤ 완전유산

066 치료(적) 유산이 이루어져야 할 경우로 옳은 것은?

① 강간으로 인한 임신　　② 미혼모
③ 간질(뇌전증) 환자　　　④ 당뇨질환자
⑤ 정신질환자

067 정씨 부인은 월경을 두 달 거른 후 갑작스런 우측 하복부에 찌르는 듯한 통증과 질 출혈로 병원을 방문하였다. 어떤 경우를 추측할 수

해설

062 사산(stillbirths)의 정의 : 세계보건기구(WHO)의 정의에 의하면 임신 28주 이후의 태아 사망을 가리켜 사산이라고 한다.

063 계류유산 : 임신 전반기에 태아가 사망하여 자궁강 내에 4~8주 이상 머무르는 경우로, 복부 통증과 질 출혈이 없으나 코피가 나는 경우가 있다. 자궁의 증대 및 유방의 변화가 없거나 감소된 모습을 나타내고 초음파에 의해 진단된다.

064 자궁출혈 환자 발견 시 간호조무사의 태도 : 간호조무사는 자궁출혈이 심한 환자를 발견하게 되면 가장 먼저 하지를 올려 주거나 골반 고위를 취해 준 후 의사나 간호사에게 보고하도록 한다.

065 패혈 유산 : 열, 복부압통, 출혈은 소량 또는 다량의 질 출혈이 있으며 악취가 난다. 예 자궁내막염, 자궁결합조직염, 복막염 등으로 인해 패혈증, 세균성 쇼크 등으로 사망

066 치료 유산 : 모체의 건강 보호를 위하여 태아가 생존 가능한 임신기간에 도달하기 이전에 임신을 중절하는 것이다. 예 만성 신장염, 심한 본태 고혈압, 태아의 기형, 유전성 질환, 심한 심장병, 강간의 경우

정답　57② 58⑤ 59③ 60③ 61① 62④ 63④ 64⑤ 65② 66① 67④

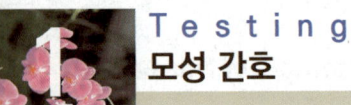

Testing
모성 간호

해설

067 자궁외임신의 증상 : 갑작스런 날카로운 복통 및 견갑통, 저혈압과 빈맥 및 창백, 빈혈 및 골반압통, 무월경, 양이 적고 흑갈색의 비정상적 출혈, 복강 내 출혈이 장시간 지속되어 배꼽 주위가 청색으로 변함(쿨렌 징후), 심한 출혈로 인한 저혈량 쇼크

068 무력자궁경부(자궁경관무력증) : 외상이나 선천적으로 경관이 약화되어 통증 없이 경관이 열리고 난막이 탈출되거나 파열되어 태아가 만출되는 것을 말한다.

069 전치태반의 증상 : 갑작스런 무통 질 출혈(임신 7개월 이후)

070 전치태반의 호발인자 : 다산부, 35세 이상의 고령 임부, 제왕절개 분만자, 다태임신

071 전치태반 임부 간호 시 주의사항 : 간호조무사는 전치태반 임부를 간호 시 환자의 배가 판자처럼 갑자기 딱딱해질 경우 이상 증상이므로 즉시 간호사에게 보고하도록 한다.

있는가?
① 전치태반
② 절박유산
③ 자궁경관무력증(무력자궁경부)
④ 자궁외임신
⑤ 조기파수

068 임신 22주 된 임부 박씨가 통증 호소 없이 양막이 파열된 후 태아 및 부속물이 배출되었다. 이때 의심될 수 있는 질환으로 옳은 것은?

① 자궁경관무력증(무력자궁경부)
② 자궁외임신
③ 불가피 유산
④ 포상기태
⑤ 전치태반

069 임신 후반기인 8개월째에 무통성 질 출혈을 동반하는 질환으로 옳은 것은?

① 자궁경관무력증(무력자궁경부)
② 자궁외임신
③ 전치태반
④ 포상기태
⑤ 태반조기박리

070 전치태반의 발생 빈도를 높이는 선행 요인으로 옳은 것은?

① 사회 경제적 수준이 낮은 임부
② 모든 연령의 초임부
③ 다태임부나 다산부
④ 임신 고혈압 질환 임부
⑤ 20세 이하의 초임부 여성

071 전치태반 진단을 받고 안정을 취하던 임신부의 배가 판자처럼 넓적하고 딱딱해질 때 간호조무사가 취할 행동으로 옳은 것은?

① 보호자에게 지켜보라고 말한다.
② 손으로 배를 문질러 준다.
③ 곧 좋아질 거라고 안심시킨다.
④ 즉시 간호사에게 보고한다.
⑤ 임신부를 일으켜 세워 걷게 한다.

072 임신 자간전증을 조기 발견하기 위해 실시하는 검사로 옳은 것은?

① 혈색소 및 매독검사
② 흉부 방사선 검사 및 혈압 측정
③ 단백뇨 및 혈색소검사
④ 혈압 및 단백뇨 측정
⑤ 체중 및 당뇨검사

073 임신 28주 된 임부가 혈압이 160/100mmHg이고 단백뇨와 얼굴·손발의 부종이 심했다. 의심할 수 있는 장애로 옳은 것은?

① 전치태반
② 임신중독증
③ 자궁외임신
④ 자궁내반증
⑤ 포상기태

074 임신중독증인 임부에게 정기검진 시마다 매번 실시해야 할 검사로 옳은 것은?

① 초음파, X선, MRI
② 혈액배양검사, X선, 간기능검사
③ 당뇨검사, 혈색소검사, 심전도검사
④ 혈액형검사, 혈압 측정, 체온 측정
⑤ 소변검사, 체중 측정, 혈압 측정

075 고혈압 가족력을 가지고 있는 임신 32주 된 임신부의 혈압이 150/100mmHg일 때 취할 수 있는 조치로 옳은 것은?

① MRI 촬영을 하도록 한다.
② 바서만 검사 및 VDRL 검사를 한다.
③ 단백뇨 검사를 위해 소변을 받는다.
④ 항고혈압제를 복용시켜 안정을 취하게 한다.
⑤ 이뇨제를 사용하여 혈압을 떨어뜨리게 한다.

076 임신중독증의 3대 증상으로 옳은 것은?

① 저혈압, 호흡곤란, 혈뇨
② 부종, 질 출혈, 저혈압
③ 고혈압, 단백뇨, 부종
④ 호흡곤란, 저혈압, 단백뇨
⑤ 부종, 혈뇨, 저혈압

077 자간증 임산부의 치료에 적절한 환경을 제공하기 위한 병실 환경으로 옳은 것은?

해설

072 임신중독증 검사
- 혈압 측정
- 체중 측정 : 임신 고혈압 시 체중 증가의 가장 직접적인 원인은 염분과 수분의 축적으로 인한 부종이다.
- 소변 검사(단백뇨 검사)

073 임신 고혈압은 임신 기간 중에 혈압이 140/90 mmHg 이상이고 단백뇨를 동반하지 않는 경우로, 분만 후 12주 이내에 정상 혈압이 되는 경우이다. 즉, 분만 후에 진단이 가능하다. 임신 전에 정상 혈압이던 산모라도 임신으로 인하여 고혈압이 될 수 있다. 고혈압, 단백뇨, 부종이 함께 있으면 임신중독증 혹은 자간전증이라 부르며 여기에 경련이 동반되면 자간증이라고 한다.

074 문제 72번 해설 참조

075 문제 73번 해설 참조

076 임신중독증은 대개 임신 20주 이후에 발생하며 임신 말에 가까워질수록 가능성이 높아진다. 또한 천천히 발생하기보다는 갑자기 발병하여 급격히 진행하는 경우가 많다. 고혈압에 두통, 시야장애, 명치 부위의 통증 등이 더해지는 증상이 있으면 바로 산부인과 진료를 받아야 한다. 임신중독증의 3대 증상으로 고혈압, 단백뇨, 부종을 들 수 있다.

077 임신중독증 임부 입원 시 간호
- 절대안정이 우선이고 병실을 조용하고 어둡게 유지
- 좌측위 유지, 활력징후, 의식 상태와 반사 상태 사정
- 혈장 전해질농도, 혈소판, 단백뇨 등의 검사 결과 확인
- 매일 체중 측정하며 손과 안검의 부종 사정

Testing
모성 간호

해 설

078 경련 시의 간호
- 환자를 좌측위로 눕혀 분비물 흡입과 혀 깨무는 것을 방지한다.
- 신체 손상 예방 : 침대 난간, 패드(pad) 이용, 보호대 사용 금지
- 산소 공급, 시간당 요배설량 측정, 폐수종 유무 사정

079 임신중독증 임부의 식사 : 고단백식사, 적절한 탄수화물식사, 저지방(저열량)식사, 고비타민식사, 저염식사, 수분 제한 식사(부종이 심할 경우)

080 임신 초기에 임부의 혈색소(헤모글로빈) 농도가 11g/dL 미만이거나 적혈구용적률(헤마토크리트) 수준이 37% 미만일 때, 임신 중기에는 혈색소(헤모글로빈) 농도가 10.5g/dL 미만이거나 적혈구용적률(헤마토크리트) 수준이 35% 미만일 때, 임신 말기에는 혈색소(헤모글로빈) 농도가 10g/dL 미만이거나 적혈구용적률(헤마토크리트) 수준이 33% 미만일 때를 빈혈로 정의한다.

081 임부의 철 결핍 빈혈 : 임신 중 가장 흔한 혈액학적 장애, 임부의 약 20%가 빈혈이 있고 이 중 90%가 철 결핍 빈혈이다. 이는 태아의 철분 요구량의 증가로 인해 발생하게 된다.

---

① 직사광선을 쏘여 구루병을 예방한다.
② 가능하면 여러 산모와 함께 있도록 하여 불안을 제거해 준다.
③ 경련이 심할 때는 보호대를 사용한다.
④ 절대안정과 실내를 어둡고 조용하게 한다.
⑤ 습도를 높이고 방안을 밝게 한다.

078 자간증 임신부가 경련을 일으키고 있을 때의 간호로 옳은 것은?

① 혀를 깨무는 것을 방지한다.
② 더운물 찜질과 찬물 찜질을 번갈아 해준다.
③ 몸을 똑바로 하여 머리를 받쳐준다.
④ 절대로 건드리거나 만지지 않는다.
⑤ 환자를 똑바로 눕히고 베개를 빼준다.

079 임신중독증(자간전증)으로 진단받은 임부가 지켜야 할 식사로 옳은 것은?

① 저염분, 저단백, 저탄수화물 식사
② 고칼로리, 고염분, 고지방 식사
③ 고단백, 고염분, 저탄수화물 식사
④ 저단백, 저탄수화물, 저지방 식사
⑤ 고단백, 저열량, 저염 식사, 적절한 탄수화물 식사

080 첫 임신을 한 28세 여성이 임신 35주에 병원에 와서 CBC검사를 한 결과 철 결핍 빈혈이 나왔다. 그 근거로 가장 옳은 것은?

① 헤마토크리트(적혈구용적률) 35%
② 백혈구 13,000/mm
③ 헤모글로빈(혈색소) 11g/dL
④ 헤모글로빈(혈색소) 8g/dL
⑤ 35세 이상의 고령 임부

081 임부의 철 결핍 빈혈에 대한 설명으로 옳은 것은?

① 주사로 철분제를 투여한다.
② 골수 기능 저하로 발생한다.
③ 태아의 철분 요구량의 증가로 인해 생긴다.
④ 엽산이 풍부한 음식을 섭취함으로써 예방한다.
⑤ 임부 빈혈 중 10%가 철 결핍 빈혈이다.

Basic Skills for Fundamentals of Nursing

Nursing Examination

082 임부와 태아 간의 혈액형의 부적합에 의한 항원-항체 반응의 결과로 발생하는 태아적아구증(태아적혈모구증)의 조건으로 옳은 것은?

① 부 Rh(+), 태아 Rh(−)
② 부 Rh(−), 모 Rh(−)
③ 부 Rh(−), 모 Rh(+)
④ 모 Rh(−), 태아 Rh(+)
⑤ 부 Rh(+), 모 Rh(+)

083 임신 초기 임부가 걸리면 태아에게 선천 기형을 초래하는 질환으로 옳은 것은?

① 장티푸스
② 수두
③ 말라리아
④ 풍진
⑤ 소아마비(폴리오)

084 엄마의 태반을 통해 태아에게 감염될 수 있는 질환으로 트리포네마 팔리듐균에 의한 질환은?

① 결핵
② 한센병
③ 매독
④ 아구창
⑤ 임질

085 임신부가 산전 진찰을 통해 매독에 감염된 것을 알게 되었을 때 발견 즉시 치료해야 하는 이유로 옳은 것은?

① 임신부 자신의 건강을 향상시키도록 하기 위함이다.
② 다른 병에 감염되지 않도록 하기 위함이다.
③ 태아에게 감염되지 않도록 하기 위함이다.
④ 임신부의 매독을 완치하고자 하기 위함이다.
⑤ 임신부의 사망을 막고 태아를 보호하기 위함이다.

086 임신 중에는 질 분비물이 증가하여 균이 번식하기 쉬운 상태가 되는데 질염을 발생시키는 가장 흔한 원인균으로 옳은 것은?

① 모닐리아(칸디다) 질염
② 헤모필루스 질염(세균질증)
③ 박테리아(성) 질염
④ 위축성 질염
⑤ 트리코모나스(편모충) 질염

087 47세 여성 K씨는 양쪽 난소 절제술을 받은 후 호르몬 대체요법을 받지 않아 화농성 질 분비물과 소양감(가려움), 타는 듯한 통증을 호소하였다. 이 여성 K씨에게 발생한 질염으로 옳은 것은?

① 트리코모나스(편모충) 질염
② 헤모필루스 질염

해설

082 태아적혈모구증(태아적아구증) 발생 과정 : Rh− 여성이 Rh+인 남성을 만나 Rh+인 태아를 임신했을 경우 Rh+ 혈액 일부가 모체 혈액으로 침투함으로써 모체 내에 항 Rh− 항체(Rh+ 항체)가 생성하게 된다.

083 풍진이 신생아에 미치는 영향(임신 후 90일 이내 감염 시 문제) : 선천성 기형 초래(예 심장질환, 백내장, 청각상실, 뇌의 기형), 간과 비장의 비대, 황달 및 지능 발달의 지연

084 매독(선천 매독)의 특성 : 임신 2~3개월까지는 아직 매독균이 태아에게 미치지 못하지만 4~5개월경에 태반이 형성될 즈음에는 모체의 혈액 속의 매독균이 태반을 침범해서 태아의 혈액 속에 들어가 선천 매독을 발생시키는데, 모체가 매독에 감염되어 있는 경우 대략 60% 이상에서 발생한다.

085 문제 84번 해설 참조

086 칸디다(모닐리아) 질염 : 원인균은 정상적으로 질 내에 상주하는 곰팡이인 candida albicans이다. 이는 구강, 위장 그리고 질강에 서식하기도 한다. 발생빈도는 비임산부의 10%, 임산부 중 약 30~40%에서 흔히 볼 수 있는 중요한 산부인과 질환 중의 하나이다. 선행요인으로는 임신, 당뇨병, 부갑상샘 저하증, 광범위 항생제 경구피임약의 장기복용, 스테로이드 및 기타 면역억제제 복용 등이다. 질병관리청에서 제시한 '성병관리지침'에서도 전체 여성 중 75%의 여성이 칸디다(모닐리아) 질염에 걸리며, 45%의 여성은 두 번 이상 걸리게 된다고 하였다.

087 위축성(노인성) 질염
- 원인 : 폐경 상태에서 여성호르몬인 에스트로젠의 부족으로 세균 감염에 취약해지면서 질염에 걸릴 수 있다.
- 치료 : 근본적으로 여성호르몬이 부족해서 생긴 질염이므로 국소적인 여성호르몬(예 에스트로젠) 연고나 질정(질 내에 깊숙이 삽입하는 알약 제제)을 사용한다.

정답 78 ① 79 ⑤ 80 ④ 81 ③ 82 ④ 83 ④ 84 ③ 85 ③ 86 ① 87 ⑤

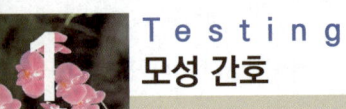

Testing
모성 간호

③ 클라미디아 질염 ④ 모닐리아(칸디다) 질염
⑤ 노인성 질염

088 질염이란 감염으로 인한 질의 염증으로, 질에서 흰색이나 노란색을 띤 분비물이 비정상적으로 나오게 된다. 이러한 질염이 여성 노인에게 쉽게 이환되는 원인으로 옳은 것은?

① 칼슘 흡수능력 감소 ② 에스트로젠 분비 저하
③ 성교 감소 ④ 운동 및 활동 부족
⑤ 자가간호 결핍으로 인한 개인위생 불량

분만과 고위험 분만

089 분만은 태아와 그 부속물이 모체 밖으로 배출되는 현상을 뜻한다. 분만의 3대 요소로 옳은 것은?

① 병원, 태아, 산모
② 양수, 태반, 태아
③ 산모, 태아, 보호자
④ 산도, 태아 및 부속물, 만출력
⑤ 산모, 태아 및 부속물, 만출력

090 정상분만에서 가장 흔히 볼 수 있는 임신 중 태아 위치로 옳은 것은?

① 두정위 ② 둔위
③ 족위 ④ 안면위
⑤ 횡위

091 결혼 후 처음으로 아이를 가진 임신 6개월 이상 된 임신부들에게 분만의 전구증상에 대하여 교육시키고 있다. 분만의 전구증상으로 옳은 것은?

① 양막 파열, 자궁경부의 개대, 출혈
② 체중 증가, 빈뇨, 어지러움
③ 양막 파열, 자궁 확대, 오한
④ 진통, 태동감 증가, 두통
⑤ 이슬, 하강감, 양막 파열, 가진통

092 처음 임신을 한 임신부에게 진진통과 가진통을 구별하는 교육을 시키고자 한다. 가진통에 대한 설명으로 옳은 것은?

해 설

088 문제 87번 해설 참조

089 분만의 요소
- 태아(Passenger) : 태아와 그 부속물인 태반, 양수
- 산도(Passageway) : 골반강, 자궁, 질강
- 만출력(Power) : 일차적으로는 자궁의 수축과 견축, 이차적으로는 산부가 밑으로 힘을 주는 노력을 포함한 복부 근육의 긴장과 횡격막의 수축

090 태위(lie)
- 태세 : 태아 사지와 머리와의 관계 예) 굴곡
- 태향 : 모체 골반의 좌우측과 선진 부위의 관계 예) 두정위(분만에서 가장 흔히 볼 수 있는 체위)

091 분만의 전징 및 감별 : 태아하강감, 태동감의 감소, 가진통, 빈뇨, 이슬, 체중 감소, 파수(양막 파열), 자궁경부의 거상(effacement)

092 가진통과 진진통의 구별
- 진진통은 규칙적이나 가진통은 매우 불규칙적이다.
- 가진통의 경우 걸어다니면 통증이 없어지는 데(예) 공원 산책 후 통증이 사라짐) 반해 진진통의 경우 더욱 심해진다.
- 진진통은 통증의 주기가 짧아지면서 통증의 강도가 커지고 지속시간이 길어진다.
- 진진통은 이슬을 동반하지만 가진통은 이슬이 보이지 않는다.
- 진진통은 자궁경부가 열려 있으나 가진통은 자궁경부가 닫혀 있다.

① 진통이 규칙적으로 찾아온다.
② 통증의 주기가 짧다.
③ 공원을 산책했더니 통증이 사라졌다.
④ 자궁경부가 열려 있다.
⑤ 이슬이 비친다.

093 임신 39주된 임신부와 면담하는 과정에서 임신부의 표현에 의해 진진통이라 판단할 수 있는 것은?

① "통증이 왔을 때 걸으면 나아져요."
② "휴식을 취하면 나아져요."
③ "통증이 점점 심해져요."
④ "통증 간격이 불규칙해요."
⑤ "불규칙적으로 배가 뭉치는 느낌이 들어요."

094 진진통과 가진통의 차이점으로 옳은 것은?

① 가진통의 경우 자궁경부 소실이 있다.
② 진진통의 경우 진통의 양상이 불규칙적이다.
③ 가진통의 경우 이슬이 보인다.
④ 진진통의 경우 복부에 진통이 온다.
⑤ 진진통의 경우 보행 시 진통이 더욱 강해진다.

095 분만 예정일을 일주일 앞두고 있는 임부 김씨는 숨쉬기는 수월해졌지만 다리가 자주 저릴 뿐만 아니라 발이 쉽게 붓고 소변이 자주 마렵다고 한다. 이에 대한 답변으로 옳은 것은?

① "이는 분만을 위한 증상이므로 입원을 하는 것이 좋습니다."
② "비정상적인 신체적 변화를 해결하기 위해 운동이 필요합니다."
③ "이는 분만의 전구증상 중 하강감의 정상증상이므로 안심하세요."
④ "이는 가진통의 징후로써 자궁경부의 변화를 촉진하므로 분만에 도움이 됩니다."
⑤ "이상 여부를 알아보기 위해 먼저 소변검사와 혈액검사를 해야 합니다."

096 분만 진통이 시작되어 자궁경부가 완전히 개대될 때까지를 분만 제1기라고 한다. 분만 제1기의 증상으로 옳은 것은?

① 아두(태아 머리)가 만출된다.

해 설

093 문제 92번 해설 참조

094 문제 92번 해설 참조

095 하강(descent)
- 임신 말기에 산모가 갑자기 처진 느낌을 가지면서 횡격막의 압박감이 사라지는 현상을 태아하강감이라고 한다.
- 태아의 선진부가 골반 입구를 지나 출구를 향해 아래쪽으로 내려오는 것을 말한다. 하강이 시작되어야 분만이 시작된다.
- 분만 전구 증상인 하강감의 징후는 숨쉬기는 수월해지나 다리는 자주 저릴 뿐 아니라 발이 쉽게 붓고 소변이 자수 마렵게 된다.

096 분만 제1기(개구기)의 증상 : 자궁 수축의 간격은 점차 단축되며 지속 기간이 길어지고 동시에 강도도 차차 강해진다. 이로 인해 1~2cm 길이, 1cm 두께이던 자궁경관 부위가 점차 짧아지면서 앏아져서 마치 종잇장처럼 되어 간다(거상, effacement).

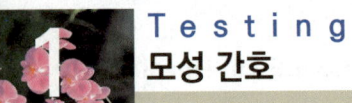

Testing
모성 간호

해설

097 초산부와 경산부의 분만실 이동 시기 : 초산부는 자궁경관이 완전히 개대되었을 때 분만실로 옮기고, 경산부는 자궁경관이 6~8cm 정도 개대되었을 때 분만실로 옮긴다.

098 ① : 태아 머리가 발로되면 복압을 멈추어야 한다.
② : 계속해서 내진하면 안 된다.
③ : 초기에 관장하여 배변함으로써 산도의 오염을 방지한다.
⑤ : 태아의 심박동수를 사정하도록 한다.

099 분만 1기의 임부에 대한 사정 : 산과력, 진통의 구분(진진통과 가진통) 및 진통 간격 측정, 자궁 수축의 특성 파악(간격, 시간, 강도, 규칙성 등), 질 분비물의 특성과 양·색깔·양막 파수 여부 확인, 자궁경관의 거상·개대 및 부드러움 정도 확인, 출혈 여부 및 회음부 삭모·복압 금지, 활력징후 및 구강 간호 실시

100 분만 1기 간호 : 적절한 운동 및 휴식·음식 제공, 배변과 배뇨, 체위·호흡 조절, 태아심음 청취, 태아 심박동수 사정 등

② 태반이 만출된다.
③ 자궁경부가 완전히 닫히게 된다.
④ 자궁수축의 지속기간이 점차 짧아진다.
⑤ 자궁수축의 간격이 단축되고 지속기간이 길어진다.

097 3년 터울로 둘째 아이를 분만하기 위해 병원에 입원한 산모(경산부)를 분만실로 이동시켜야 하는 시기로 옳은 것은?

① 파수 시
② 이슬이 보일 때
③ 자궁경관이 10~11cm 개대되었을 때
④ 진통이 시작될 때
⑤ 자궁경관이 6~8cm 개대되었을 때

098 결혼 후 첫 아이를 임신한 임산부 A씨가 분만을 위해 산부인과 병동에 입원하였다. 초임부 A씨에 대한 분만 간호로 옳은 것은?

① 진통이 시작되면 계속적으로 복압을 주도록 격려한다.
② 계속적으로 내진한다.
③ 방광을 비우고 관장을 금한다.
④ 자궁경관이 완전 개대되었을 때 분만실로 옮긴다.
⑤ 산모 심박동을 청취한다.

099 분만 제1기 때의 간호로 옳은 것은?

① 진통 발작 시에 진정제를 투여한다.
② T.P.R은 6시간 간격으로 측정한다.
③ 진통발작 정도와 횟수, 간격의 길이 등을 주의하여 살핀다.
④ 진통이 올 때 배에 힘을 주게 한다.
⑤ 분만 제1기 초기에 분만실에 옮겨 절석위를 취하게 한다.

100 28세의 여성 박씨는 첫 아이를 임신한 후 분만의 전징이 나타나 산부인과 병원에 입원을 하게 되었다. 분만 1기 간호에 해당되는 내용으로 옳은 것은?

① 진통이 시작되면 지속적으로 복압을 주도록 한다.
② 회음보호술을 시행한다.
③ 금식하고 절대안정을 취한다.
④ 분만 1기 초기에 분만실로 옮겨 절석위(골반내진 자세)를 취한다.
⑤ 태아의 심음을 청취한다.

101 분만 진통 이전에 조기파수 된 임부가 응급실을 통해 병실로 이송될 경우 급속 분만을 예방하기 위한 이송 방법으로 옳은 것은?

① 천천히 걷게 한다.
② 부축해서 걷게 한다.
③ 휠체어에 태워서 이동한다.
④ 운반차에 눕혀서 이동한다.
⑤ 어떤 방법으로 이동하든지 최대한 빨리 움직인다.

102 분만 과정 중에 내진을 실시하는 목적으로 옳은 것은?

① 태아 선진부 하강 정도 확인
② 임부의 건강 상태 여부 확인
③ 임부의 자궁 위치 확인
④ 태아 건강 상태 확인
⑤ 태아의 성별 확인

103 임신부 A씨의 분만 1기가 순조롭게 진행되면서 분만 2기를 대비하여 회음부 절개를 위해 삭모를 하려고 한다. 회음부를 절개하기 전 삭모의 이유로 옳은 것은?

① 산모의 심리적 안정
② 회음부 절개 부위의 감염 방지
③ 회음부의 상처예방
④ 회음부 절개 시 체온 상승 방지
⑤ 절개 시 피부마찰 감소

104 분만 중 임부가 힘을 주어 복압을 높여야 할 시기로 옳은 것은?

① 동통(통증)이 심해질 때
② 규칙적인 분만 진통 시
③ 태반 만출기
④ 태아 만출기
⑤ 경관 개대기

105 분만 제2기에 아두(태아 머리)나 제대의 압박으로 나타나는 태아 위험 증상으로 옳은 것은?

① 태반이 만출된다.
② 자궁개대가 지연된다.
③ 산모에게 청색증이 나타난다.
④ 태아의 심음이 불규칙하다.
⑤ 양수가 배출된다.

해 설

101 조기 파수 : 조기 파수란 분만 진통 이전의 파막으로, 조기 파수되었을 경우에는 들 것에 눕혀서 분만실로 옮긴다.

102 분만과정 중 내진을 하는 이유 : 분만 중 자궁경부의 개대 정도를 알아보아 분만의 진행 정도를 파악하고, 파막 여부 확인, 태아 위치 확인, 태아 선진부 하강 정도 확인을 위하여 내진을 실시한다.

103 분만 전 임부의 회음부 삭모를 실시하는 이유 : 회음부 절개 부위의 감염을 예방하기 위함이다.

104 분만 2기(태아 만출기)의 특징
- 자궁경관의 완전 개대부터 태아의 몸체가 만출되는 시기로서 임부가 힘을 주어 복압을 높여야 한다.
- 분만 2기가 지연될 때 탈수 예방을 위해 정맥(I.V)을 통해 수분을 공급한다.

105 분만 2기 태아 머리(아두)나 제대의 압박으로 인한 태아의 위험 증상
- 태아의 심음이 불규칙하다.
- 양수에 태변이 섞여 있다.
- 자궁 수축의 회복기가 30~60초 이상 지연된다.
- 태아의 심박동에 변이성·다양성이 없다.

Testing 모성 간호

해설

106 회음절개술은 태아 머리가 질 밖을 통해 외부로 배출되기 시작할 때, 즉 아두 만출 시에 시행하는 것으로, 회음열상을 방지하기 위함이다.

107 분만 직후 신생아의 머리를 낮추고 옆으로 돌려 눕히는 이유는 구강 흡인을 통한 거즈나 카테터로 분비물이나 이물질을 제거하기 위함(가장 우선적 간호).

108 정상 분만 후 회음절개술 간호 : 회음부 절개를 하기 전에 회음부 절개 부위의 감염을 방지하기 위하여 삭모를 하고, 절개술 후 좌욕을 시킨다.

109 회음절개한 산모에게 좌욕을 실시할 때는 산모의 프라이버시를 고려해 좌욕 장소를 따로 마련해주고 소독된 대야에 물을 끓여 식힌 후 사용한다. 또한 좌욕을 하는 동안 임부의 허약감과 피로감을 주의해서 살피도록 한다.

110 태아 만출 후 태반을 검사하는 이유 : 태반 결손조직 여부 및 태반 잔여물을 측정하기 위함이다.

---

106 회음절개는 태아 머리가 질 밖을 통해 외부로 배출되기 시작할 때, 즉 아두(태아 머리) 만출 시에 시행한다. 회음절개술의 목적으로 옳은 것은?

① 자연배뇨 유도
② 분만진통 경감
③ 분만 제 1기 단축
④ 원활한 태반 만출
⑤ 회음열상 방지

107 임산부 K씨는 3.2kg의 건강한 여자 아이를 분만하였다. 분만 후 신생아의 머리를 낮추어 주고 옆으로 돌려 눕히는 이유로 옳은 것은?

① 기도 내 분비물 제거
② 쇼크예방
③ 활력징후 유지
④ 편안함 도모
⑤ 뇌혈류 증가 도모

108 질(식)분만 후 회음절개 부위에 대한 간호로 옳은 것은?

① 절대안정을 한다.
② 절개 부위에 바셀린을 발라준다.
③ 부종이 있을 시는 이뇨제를 투여한다.
④ 통증 완화를 위해 진통제를 투여한다.
⑤ 좌욕을 실시하도록 한다.

109 회음절개한 산모에게 좌욕을 시키고자 할 때 적절한 간호 방법으로 옳은 것은?

① 찬물에 좌욕한 후 더운물에 다시 한 번 좌욕한다.
② 좌욕 후 회음절개 부위를 휴지로 닦는다.
③ 물을 끓여 식힌 후 사용한다.
④ 대중목욕탕에서 실시한다.
⑤ 산모 공동 대야를 사용한다.

110 태반만출 후 태반의 결손 여부를 확인하는 이유로 옳은 것은?

① 제대의 부착 상태를 확인하기 위해
② 태반의 부착 부위를 알아보기 위해
③ 태반의 잔여물이 남아 있는지 확인하기 위해
④ 태반의 무게를 알아보기 위해
⑤ 태반의 모양을 알아보기 위해

111 자연분만을 마친 산모의 회음절개 부위의 부종과 염증을 예방하는 간호로 옳은 것은?

① 산후 운동을 한다.
② 질 세척을 한다.
③ 항생제 연고를 봉합 부위에 바른다.
④ 봉합 부위에 얼음찜질을 하고 24시간 후에는 열요법을 한다.
⑤ 소변, 배변 후 뒤쪽에서 앞쪽으로 회음부를 깨끗이 닦는다.

112 자연분만 직후의 산모가 오한을 호소하며 떨고 있을 때 제공할 수 있는 조치로 옳은 것은?

① 쇼크체위를 취해 준다. ② 담요를 덮어준다.
③ 강심제를 투여한다. ④ 냉수를 마시게 한다.
⑤ 산소를 공급해준다.

113 만삭이 되어 산부인과에 입원한 A씨는 조금 전에 3.3kg의 사내아이를 분만하였다. 분만 직후 산모간호를 위해 우선적으로 관찰해야 할 사항으로 옳은 것은?

① 단백뇨 유무 ② 체중 증가
③ 통증 정도, 소변배설 상태 ④ 하지의 부종 상태
⑤ 자궁수축, 맥박, 혈압

114 분만 제 3기 완료 후 유의해서 관찰해야 할 사항으로 옳은 것은?

① 빈혈 상태 ② 산후출혈(분만후출혈)
③ 자궁파열 ④ 호흡장애
⑤ 요폐증

115 모성사망이란 임신 또는 분만 후 42일 이내에 발생하는 산모사망을 말하는데 그 주요 원인으로 옳은 것은?

① 생리적 빈혈, 전치태반, 조기파수
② 유방종창, 고혈압, 정맥류
③ 산후출혈(분만후출혈), 태반 조기박리, 당뇨병
④ 산후출혈(분만후출혈), 감염에 의한 산욕열, 임신중독증
⑤ 결핵, 출혈, 감염

116 제왕절개술은 복벽과 자궁벽을 절개하여 태아를 분만하는 것으로, 정상 질식분만에 비하여 임부와 태아 및 신생아에게 미치는 위험률은 2배 이상이다. 제왕절개 적응증으로 옳은 것은?

해 설

111 회음부 부종 시 봉합 부위에 얼음찜질을 하고 24시간 후 열요법을 한다.

112 질분만 직후의 간호 : 산부가 오한을 호소하며 떨고 있을 경우 담요를 덮어주거나 따뜻한 물을 먹이도록 한다.

113 분만 직후 산모의 사정 : 출혈 유무(분만후출혈), 산도의 열상 확인, 자궁 수축 상태, 활력징후 사정, 방광 팽창 여부 확인, 혈압, 맥박

114 분만후출혈 관찰 : 분만 3기(태반 만출기) 완료 후 분만 후출혈(자궁출혈)의 유무를 유의해서 관찰해야 한다.

115 모성 사망 : 모성 사망이란 임신·분만·산욕의 합병증으로 인한 사망을 뜻하는 것으로, 임신 중 또는 분만 후 42일 이내에 발생한 사망을 의미한다.

116 제왕절개술 적응증
- 모체 측 요인 : 과거 제왕절개 분만, 산전출혈 및 자궁 수술의 경험, 고혈압 질환, 유노문만의 실패, 35세 이상의 노초산부나 불임이었던 임부, 난산(골반협착, 아두골반 불균형, 산도 종양, 태위 이상(둔위, 횡위, 후방안면위, 혼합위 등), 자궁 수축 이상]
- 태아 측 요인 : 거대아, 태아 저산소증, 제대 탈출된 상태로 태아가 살아 있는 경우
- 태반 측 요인 : 전치태반, 태반조기박리

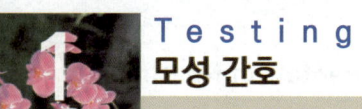

Testing
모성 간호

① 규칙적인 태아심음　② 39주의 산모
③ 산부가 요구할 때　④ 태아 선진부의 둔위
⑤ 태아의 하강

117 전신마취로 제왕절개분만을 한 후 4시간이 경과된 산모에게 우선적으로 제공하는 간호로 옳은 것은?

① 심호흡 격려, 출혈 관찰　② 모아애착 형성
③ 육아 및 산후활동　④ 유방울혈 간호
⑤ 자연배뇨 확인

118 제왕절개술의 수술 후 간호로 옳은 것은?

① 도뇨관을 제거하고 4~6시간 안에 자연배뇨를 하는지 관찰한다.
② 심호흡과 기침을 금하고 조기 이상시킨다.
③ 일주일이 지난 후에 도뇨관을 제거한다.
④ 수술 후 수술 부위 안정을 위해 적어도 일주일은 절대안정시킨다.
⑤ 척추 마취한 산모는 8시간 동안 복위로 누워있게 한다.

119 제왕절개수술 이후 산모의 소변량 측정 시 저혈량이나 신장합병증을 의심할 수 있는 경우로 옳은 것은?

① 시간당 30mL 이하　② 시간당 50mL 이하
③ 시간당 70mL 이하　④ 시간당 100mL 이하
⑤ 시간당 150mL 이하

120 쌍태아를 질(식)분만한 직후의 산욕부에게 간호조무사가 가장 우선적으로 간호해야 할 사항으로 옳은 것은?

① 활력징후를 자주 측정하고, 산모의 패드나 자궁의 수축 정도를 자주 살펴보아야 한다.
② 옆으로 누워 있도록 하고 응급수혈의 가능성을 대비하여 혈액형 검사와 교차시험을 거쳐 혈액을 준비해 둔다.
③ 두 명의 아기와 상호작용 및 모아 애착을 해야 하므로 간호사가 지지하면서 아기와 잦은 접촉을 시도한다.
④ 과다 팽창된 자궁근의 빠른 회복을 위해 몸에 잘 맞는 거들을 착용시키고 가능하면 빨리 움직일 수 있도록 도와준다.
⑤ 쌍태아 분만으로 산모가 몹시 지쳐 있으므로 가능하면 편안히 쉬도록 2~3시간 동안 간호조무사의 산모방 출입을 제한한다.

해 설

117 제왕절개수술 후 마취가 깨면 가장 먼저 심호흡과 기침의 격려, 질 출혈과 절개 부위 출혈을 관찰하도록 한다.

118 제왕절개술의 수술 후 간호
- 제왕절개 분만 후 적어도 24시간은 침대 안정을 시키며, 허락되는 대로 조기 이상을 시켜 방광과 장관의 배설작용을 증진시킨다.
- 24시간 후 도뇨관을 제거하고 4~6시간 안에 자연배뇨를 하는지 관찰한다.
- 심호흡과 기침을 유도하고 조기 이상시킨다.
- 자궁 수축 여부를 관찰하며 활력 증상을 계속 측정한다.
- 척추 지주막하 마취를 한 산모는 적어도 8시간 동안 앙와위로 누워서 두통을 예방한다.

119 소변량이 시간당 30mL 이하일 때 저혈량이나 신장 합병증이 의심되기 때문에 의사에게 보고한다.

120 산모가 쌍태아를 질분만한 직후 간호조무사는 가장 우선적으로 산욕부의 활력 징후를 자주 측정하고, 산모의 패드나 자궁의 수축 정도를 자주 살펴보아야 한다.

산욕과 고위험 산욕

121 임신과 분만에 의하여 생긴 변화가 임신 전의 생식기 상태로 복귀되는 6~8주 사이의 기간을 가리키는 말은?

① 회복기
② 산욕기(산후기)
③ 후산기
④ 만출기
⑤ 개구기

122 1시간 전에 자연분만으로 3.4kg 남아를 분만하고 회복실로 옮겨진 경산부에게 우선적으로 시행할 간호로 옳은 것은?

① 좌욕
② 산소투여
③ 맥박측정
④ 자연배뇨 확인
⑤ 자궁저부의 단단한 정도 확인

123 자연분만 후 퇴원한 산모의 산욕기 관리로 옳은 것은?

① 성관계는 출산 1주일 후부터 가능하다.
② 출산 6~8주 후에 검진을 받으러 오게 한다.
③ 산후 1개월은 산후통(후진통)이 있다고 안심시킨다.
④ 오로(산후질분비물)가 있어도 통목욕을 권장한다.
⑤ 자궁회복을 위해 운동을 삼간다.

124 자연분만 후 통목욕이나 사우나가 가능한 시기로 옳은 것은?

① 분만 1주경
② 분만 2주경
③ 분만 4~6주경
④ 분만 8주경
⑤ 분만 10주경

125 자연분만 산모의 산욕기(산후기) 관리에 대한 설명이 옳은 것은?

① 산욕기간(산후기)은 수유부에 비해 비수유부가 더 짧다.
② 산후 진찰은 6개월 후에 한다.
③ 적색 오로(산후질분비물)가 분만 후 약 1주일 정도까지 분비되는지 관찰한다.
④ 산욕기(산후기)란 생식기가 정상적인 비임신 상태로 돌아오는 10주를 말한다.
⑤ 좌욕과 열램프(가열등)으로 회음 부위 상처치유를 촉진한다.

해설

121 산후기(산욕기)란 임신과 분만에 의하여 생긴 변화가 임신 전의 상태로 복귀되는 기간으로 보통 6~8주간이다. 비수유부가 수유부에 비해 좀더 길다.

122 자궁저부의 위치와 함께 자궁의 단단한 정도가 중요한데 잘 수축된 자궁은 단단하다. 자궁저가 부드럽고 물렁물렁할 때는 자궁이 제위치에 있다 하더라도 수축이 제대로 일어나지 않은 것이므로 출혈이 일어날 수 있다.

123 산후기 간호 : 활력징후 측정, 요와 장의 배설, 유방 간호·유즙 분비 촉진 간호, 자궁저부의 높이 측정과 수축 정도 파악, 산후질분비물(오로)의 배설과 양·특성 파악, 회음절개 부위 상태 파악, 감염 방지를 위한 간호, 자궁 출혈 방지, 생식기 복구 조장, 분만 후 통 목욕은 분만 4~6주 경에 실시

124 문제 123번 해설 참조

125 ① : 산후기는 비수유부가 수유부에 비해 좀더 길다.
② : 산후 진찰은 산후기(산욕기)가 끝난 6~8주 후에 실시한다.
③ : 적색 산후질분비물(오로)은 분만 후 3일 정도 나타난다.
④ : 산후기란 임신 전의 상태로 복귀되는 6~8주간이다.

Testing
모성 간호

해설

126 회음에 냉찜질(분만 직후에는 회음부가 손상되고 절개술이 시행되었으므로 냉요법의 적용으로 통증을 경감시키고 혈관을 수축시켜 출혈과 부종을 감소시킨다)을 하거나 국소마취 크림을 바른다.

127 ① : 자궁이 단단해지면 출혈의 위험이 없다.
② : 분만 5일 후면 배꼽과 치골의 중간 지점에 자궁저부가 도달하게 된다.
③ : 자궁경관은 4~6주 정도 되면 복구된다.
⑤ : 자궁저부는 분만 직후 배꼽 아래 5cm로 올라온다.

128 ① : 방광근육의 이완으로 요실금이 나타난다.
③ : 후진통(산후통)은 경산부가 더 심하다.
④ : 자궁 회복은 경산부보다 초산부가 더 빠르다.
⑤ : 갈색 산후질분비물은 분만 후 4~10일 정도 나온다.

129 응고인자와 섬유소원은 임신 동안 정상적으로 증가해서 분만 후에도 상승되어 있다. 분만 후 첫 며칠간 혈액응고인자는 활성화되므로 부동(immobility), 혈관 손상, 제왕절개술 등은 혈전증을 유발시킬 수 있다. 따라서 산후 운동과 조기 이상을 적극적으로 유도한다.

130 일반적으로 비수유부의 월경은 분만 약 40일 이후에 나타나지만, 수유부에게는 분만 후 5~6개월이 지나야 나타난다.

---

126 분만 3시간이 지난 산모의 상태를 간호조무사가 사정한 결과 회음 절개 부위가 부어 있으며 통증이 있음을 확인하였다. 이때 적용할 수 있는 간호로 가장 적절한 것은?

① 정상적이므로 계속 상태만 살펴본다.
② 진통 분무약을 뿌려 준다.
③ 냉찜질을 적용하도록 한다.
④ 좌욕을 실시하도록 한다.
⑤ 건열(가열등)요법을 시행하도록 한다.

127 산후 자궁 변화에 대한 설명으로 옳은 것은?

① 자궁이 단단하게 촉진되면 출혈의 위험이 있다.
② 2일 후면 배꼽과 치골의 중간 지점에 자궁저가 있다.
③ 자궁경관의 복구기간은 2~3주이다.
④ 9~10일 후면 치골결합 바로 위에 자궁저가 있어 복부 벽에서 촉진할 수 없게 된다.
⑤ 분만 직후 자궁저가 배꼽 위 5cm에 위치한다.

128 산욕기(산후기)에 산모에게 나타나는 생리적 반응으로 옳은 것은?

① 방광근육의 이완으로 소변이 정체된다.
② 수유부는 비수유부보다 산후기간이 짧다.
③ 산후통(후진통)은 초산부가 경산부보다 오래간다.
④ 자궁 회복은 초산부보다 경산부가 빠르다.
⑤ 3주까지 갈색 오로(산후질분비물)가 나온다.

129 분만 후 산모에게 가능한 빨리 침대 산후 운동과 조기 이상을 강조하는 이유로 옳은 것은?

① 증가된 혈액응고인자에 의한 혈전증을 예방하기 위해
② 신진대사를 원활하게 하기 위해
③ 소화를 촉진시키고 변비를 예방하기 위해
④ 자궁 퇴축을 촉진시키기 위해
⑤ 근력과 뼈의 약화를 예방하기 위해

130 분만 후 모유수유를 하는 경우에 월경이 다시 시작되는 시기로 옳은 것은?

① 5~6주   ② 2~3개월
③ 3~4개월   ④ 5~6개월
⑤ 10개월 이후

131 분만 후 1~3일째 산욕기(산후기)를 맞이하는 산모의 정상적 상태에 대한 설명으로 옳은 것은?

① 분만 3일째 다리통증 및 열감이 나타난다.
② 분만 3일째 심한 기면과 피로를 보인다.
③ 분만 3일째 적색 오로(산후질분비물)가 보인다.
④ 분만 2일째 맥박이 122회/분이다.
⑤ 분만 2일째 체온이 38℃이다.

해설

131 ① : 다리통증 및 열감은 이상 증상이다.
② : 심한 기면과 피로는 이상 증상이다.
④ : 맥박은 정상보다 다소 낮게 나타난다.
⑤ : 체온 38℃는 산욕기(산후기) 감염을 의심할 수 있다.

132 자연분만으로 아이를 출산한 산모가 퇴원 후 가정으로 돌아가려 할 때 제공하는 주의 사항으로 옳은 것은?

① 안정을 위해 산욕기(산후기) 동안은 아이와 다른 방에서 기거하게 한다.
② 좌욕을 하도록 하여 회음상처 치유를 돕는다.
③ 분만 후 일주일 동안 절대안정을 시킨다.
④ 분만 후 24시간 이내에 화장실을 가도록 돕는다.
⑤ 수유를 시키지 않는 산모는 젖을 짜내어 유방을 비운다.

132 자연분만으로 아이를 출산한 산모가 퇴원 후 가정으로 돌아가려 할 때 집에서 좌욕을 하도록 하여 회음상처 치유를 돕도록 주의시킨다.

133 분만 후 2주차를 맞이하는 임부들에게 건강한 산욕기(산후기)를 보내는 방법에 대해 교육을 실시할 때 고려해야 할 사항으로 옳은 것은?

① 회음절개 후 치유를 위해 통목욕을 한다.
② 산후 7일 이후에 조기 이상을 실시한다.
③ 오로(산후질분비물)의 냄새가 심하면 감염을 의미한다.
④ 산후통(후진통)은 초산부가 더 심하다.
⑤ 적색 오로(산후질분비물)는 산욕기(산후기) 내내 분비된다.

133 분만 후 2일에 태반 부착 부위와 자궁내막에 남아 있던 탈락막층은 2층으로 차이가 나는데 자궁근육층에 인접한 내층은 남아서 자궁내막 재생의 기초가 된다. 이때 산후질분비물(오로)의 냄새가 심하면 감염을 의미한다. 산후질분비물(오로)의 양이 지나치게 많으면 분만 후 자궁 내에 잔여물이 있음을 의미하고, 소량이면서 열이 있으면 산욕열을 의심할 수 있다. 산후질분비물은 3주까지 지속된다.

134 질분만한 산모 정씨는 분만 후 6시간이 경과되도록 요의를 못 느끼면서 소변을 보지 못하고 있다. 이에 대한 간호로 옳은 것은?

① 수분 섭취를 줄이고 조기 이상을 격려한다.
② 자궁저부 마사지를 시도하며 출혈에 대비한다.
③ 자연배뇨를 유도하고 필요시 단순도뇨를 시행한다.
④ 산모 정씨에 대하여 좀 더 세심하게 관찰한다.
⑤ 즉시 유치도뇨관(유치도관) 삽입을 준비한다.

134 분만 후 6시간이 지나도 자연 배뇨를 하지 못할 경우 단순 도뇨를 해준다.

135 출산한지 3일 째 된 산모가 긴박감을 동반한 배뇨곤란 및 소변누출을 호소하고 있다. 사정 결과 방광 팽만과 빈뇨가 있을 때의 간호로 옳은 것은?

135 케겔 운동(골반저부 근육강화운동)이란 소변을 참을 때처럼 골반저근(질근육)을 조였다 풀었다 하는 것을 반복하는 운동이다. 골반저근만 정확하게 찾아 이완, 수축하는 것이 케겔 운동의 중요한 핵심이며, 대퇴부, 엉덩이, 복부 근육 등은 사용하지 않는 것이 중요하다.

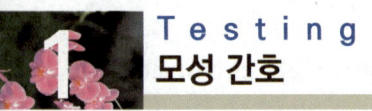

Testing
모성 간호

① 규칙적인 시간보다 요의가 느껴질 때마다 수시로 소변을 볼 수 있게 한다.
② 빈뇨를 감소시키기 위하여 수분 섭취를 제한한다.
③ 골반저부 근육강화 운동을 하도록 교육한다.
④ 요정체로 소변을 보지 못할 때마다 간헐(적) 도뇨법을 실시한다.
⑤ 유치도뇨를 실시하여 과도한 방광팽창을 예방한다.

136 정상분만 후 산모가 배뇨를 하지 못해 방광이 팽만되어 있을 때 주의해서 관찰해야 할 사항으로 옳은 것은?

① 비뇨기계 감염 ② 자궁탈출
③ 자궁출혈   ④ 자궁후굴
⑤ 방광탈출

137 자연분만으로 인해 늘어난 질을 임신 전 상태로 돌아가게 하기 위한 운동으로 옳은 것은?

① 둔부 들어올리기 운동을 한다.
② 좌측위를 취한다.
③ 슬흉위(무릎가슴 자세)를 취한다.
④ 케겔운동(kegel's exercise)을 한다.
⑤ 에어로빅을 실시한다.

138 임신 전의 상태로 복귀되는 보통 6~8주간인 산욕기(산후기) 동안의 산모의 신체적 변화와 그에 따른 간호로 옳은 것은?

① 회음절개 부위의 상처치유를 위해 좌욕을 시행한다.
② 산후통(후진통)은 경산부보다 초산부가 더 심하다.
③ 분만 후 5~6일이면 백색 오로(산후질분비물)가 배출된다.
④ 자궁은 경산부가 더 빨리 복구된다.
⑤ 비수유부는 수유부보다 산욕기간이 짧다.

139 3.4kg의 건강한 아기를 자연분만으로 출산한 후 퇴원한 산모가 집에 도착 후 이유 없이 슬퍼지고 눈물이 나온다고 하였다. 이 산모가 겪고 있는 증상으로 옳은 것은?

① 산후 우울증(분만 후 우울증)
② 조증
③ 사회부적응증
④ 유즙 분비로 인한 통증
⑤ 정신분열증

해설

136 소변을 참다보면 방광이 늘어나 자궁 수축을 방해하여 분만후출혈의 원인이 되는 수도 있기 때문에 주의해서 관찰하도록 한다.

137 케겔 운동의 효과 : 요실금 치료 및 예방 목적이 아니더라도 꾸준히 케겔 운동을 하게 되면 평소 약해진 질근육을 탄력있고 튼튼하게 해주고 또한 지속적인 운동을 통하여 질근육의 강화분만 아니라 질 주위에 혈액의 흐름을 잘 통하게 하여 건강한 세포의 재생에 큰 역할을 하고 있다. 특히 산후에 직경이 늘어난 질을 임신 전 상태로 돌아가게 하기 위한 운동이 바로 케겔 운동이다.

138 ② : 후진통(산후통)은 초산부보다 경산부가 더 심하다.
③ : 분만 후 10일~3주 정도이면 백색 산후질분비물(오로)이 배출된다.
④ : 자궁은 초산부가 더 빨리 복구된다.
⑤ : 수유부는 비수유부보다 산후기간이 짧다.

139 분만 후 우울증(산후 우울증)은 산모, 아기 가족 전체에게 영향을 미쳐 심각한 결과를 초래할 수 있으므로 산모의 감정을 이해하고 안심시키는 것이 중요하고, 산모에게 자신의 감정을 표현하도록 하며, 예방 및 조기 진단과 신속한 치료가 중요하다.

Basic Skills for Fundamentals of Nursing

Nursing Examination

140 산후통(후진통)이란 산후 초기에 발생하는 자궁의 불규칙한 강직성 수축을 말한다. 산후통(후진통)을 경험하지 않을 가능성이 큰 산모로 옳은 것은?

① 40주에 3.5kg의 아기를 분만한 모유 수유모
② 27주에 쌍태아를 분만한 경산모
③ 양수 과다증이 있었던 초산모
④ 3kg의 아기를 분만하고 인공 수유를 하는 초산모
⑤ 4.3kg의 거대아를 분만한 경산모

141 산후통(후진통)에 대한 설명으로 옳은 것은?

① 복부 마사지를 하면 통증이 경감된다.
② 모유를 수유시키면 산후통(후진통)을 예방할 수 있다.
③ 산후통(후진통)이 심하면 의사의 지시에 따라 옥시토신을 투여할 수 있다.
④ 분만 후 자궁이 이완되면서 나타난다.
⑤ 산후 1주일가량 자주 아랫배가 아프다.

142 균열 유두로 인해 수유 중 통증을 호소하는 산모에게 유두관리 방법을 교육하고자 할 때 적절한 것은?

① 붕대로 가슴을 압박한다.
② 유두 소독을 철저히 한다.
③ 상처가 나을 때까지 젖은 짜내지 않는다.
④ 바셀린이 섞인 비타민 A 연고를 발라준다.
⑤ 비누로 자주 씻어 청결을 유지한다.

143 모유 수유를 결정한 산모가 분만 2일이 지나고 유방이 단단해지고 열감과 통증으로 힘들어하고 있다. 이 유방 울혈을 관리하는 방법으로 옳은 것은?

① 유방 울혈이 되면 모유 수유를 중단한다.
② 유방의 통증이 심할 때는 유방을 만져서는 안 된다.
③ 온습포를 해주고 유방 마사지를 한다.
④ 아기가 유륜을 빨지 않도록 한다.
⑤ 유즙을 짜내고 신생아에게 먹이지 않는다.

144 수유부의 울혈된 유방 간호로 가장 옳은 것은?

① 유두를 콜드크림으로 마사지한다.
② 탄력붕대로 단단히 묶는다.

해 설

140 후진통(산후통) : 산후 일주일 가량 자주 아랫배가 아픈 증상으로 자궁이 수축됨에 따라 그 속에 든 불필요한 물질을 내보내고 원위치로 돌아오려는 작용 때문이다. 양수과다증이나 아이를 많이 낳은 경산부일수록 더욱 심하다. 아기가 젖을 빨면 자극으로 인해 자궁 수축이 더욱 잘된다.

141 문제 140번 해설 참조

142 균열 유두 : 특히 분만 후 첫주 동안에 많이 발생하며 유두 주위가 갈라져 심한 동통이 수반된다. 이때는 24~48시간 동안 수유를 금한 후 수유를 하도록 하고 상처가 나을 때까지 3시간마다 규칙적으로 젖을 짜내 분비가 중단되지 않게 한다. 국소적 치료로 바셀린 섞인 비타민 A, D 연고를 바르면 상처가 치유된다.

143 수유부의 울혈된 유방 간호(유방 종창)
- 대개 분만 2~3일 후에 나타나며, 자주 모유 수유를 하도록 격려한다.
- 손으로 유륜을 짜주든가 유방 펌프로 약간 짜주고 아기에게 빨린다.
- 3~4분 정도씩 유방에 찬물 찜질 후 더운물 찜질을 하면 유즙 분비가 잘 된다.
- 너무 자극하거나 마찰하지 말고 약간의 유두 자극을 하며 산모용 브래지어로 받쳐 주면 편하다.
- 수유 전에는 깨끗한 수건으로 유두를 닦고 가능한 한 비누로 유두를 닦지 않는다. 유두 피지가 과도하게 제거되면 균열 유두가 나타날 수 있다.

144 문제 143번 해설 참조

정답 136 ③ 137 ④ 138 ① 139 ① 140 ④ 141 ⑤ 142 ④ 143 ③ 144 ③

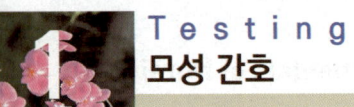

Testing
모성 간호

해 설

145 모유 수유하는 산모는 물과 비누로 유방을 깨끗이 씻되 유두 부위는 비누를 사용하지 않는다.

146 비수유부의 유방 울혈 시 간호
- 탄력붕대로 유방을 묶어 준다.
- 유즙을 짜 내서는 안 된다.
- 유두 자극을 피해야 한다.
- 유방에 얼음주머니를 대어 준다.
- 가벼운 진통제를 사용한다.

147 문제 146번 해설 참조

148 산후기의 좌욕
- 산후 1일째부터 회음 청결 후에 끓여서 식힌 따뜻한 물 (약 40℃~43℃)을 사용하여 5~10분 정도 좌욕하며 수유 후나 용변 후에 하면 더욱 효과적이고 하루에 3~4회씩 실시한다.
- 대야에 1/2쯤 물을 담아 대야째 끓여서 그대로 식힌다.
- 회음절개 부위의 상처 치유와 산후질분비물 배출에 효과적이다.
- 좌욕 후에는 소독된 수건으로 물기를 닦고 소독 패드를 대거나 회음열을 쪼인다.
- 염증을 감소시키고 혈액순환을 촉진시킨다.

149 문제 148번 해설 참조

③ 찬물 찜질 후 더운물 찜질을 실시한다.
④ 24~48시간동안 수유를 금지한다.
⑤ 유두 주위에 연고를 자주 바른다.

145 28세 여성이 임신 39주에 정상아를 분만하였고, 직장 복귀 후에도 모유 수유하기를 원한다. 모유 수유 시 유방 간호로 옳은 것은?

① 균열 유두가 있으면 상처가 치유될 때까지 수유를 금지한다.
② 3~4분 정도씩 유방에 더운물 찜질 후 찬 찜질을 한다.
③ 균열 유두가 있어도 통증이 없으면 수유를 계속한다.
④ 가슴 마사지 후 냉찜질과 찬물주머니를 적용시킨다.
⑤ 유두를 씻을 경우에는 비누 사용을 금지하도록 한다.

146 분만 후에 모유 수유할 계획이 없는 산모에게 유방 울혈이 발생했을 때 이를 완화시킬 수 있는 방법으로 옳은 것은?

① 유즙을 자주 짜도록 격려한다.
② 산모용 브래지어로 받쳐준다.
③ 탄력붕대로 유방을 묶어준다.
④ 가벼운 진통제라도 사용을 금한다.
⑤ 산모의 유두를 강하게 자극해준다.

147 비수유부의 유방 울혈을 완화시킬 수 있는 방법으로 옳은 것은?

① 유방에 얼음물주머니를 대어 준다.
② 가벼운 진통제라도 사용을 금하도록 한다.
③ 유방에 따뜻한 물주머니를 대어 준다.
④ 유즙을 자주 짜도록 격려한다.
⑤ 유두 자극을 촉진시키도록 한다.

148 회음절개술을 시행한 산모에게 좌욕을 실시하는 목적으로 옳은 것은?

① 자궁의 회복을 촉진시켜준다.
② 회음절개 부위의 치유를 촉진한다.
③ 좌욕을 하면 오로(산후질분비물)의 양이 줄어든다.
④ 산모의 산욕기(산후기)를 단축시켜준다.
⑤ 산모의 산후통(후진통)을 경감시켜준다.

149 분만 시 회음절개를 시행한 산모에게 좌욕을 시키고자 할 때 간호 방법으로 옳은 것은?

① 수유 전에 좌욕을 하도록 한다.
② 세숫대야는 소독하지 않아도 된다.
③ 대소변 후에 반드시 시행한다.
④ 좌욕 후에는 휴지로 깨끗이 닦는다.
⑤ 세숫대야에 1/2쯤 물을 담고 대야째 끓인다.

150 질(식)분만한지 2시간 된 산모의 얼굴이 창백하고 자궁이 물렁거리며 과다한 질 출혈로 침대를 적시었다면 우선적인 행위로 옳은 것은?

① 수혈준비를 하고 의사에게 보고한다.
② 산모의 하지를 올리고 보고한다.
③ 자궁수축제를 준비하고 자궁을 마사지한다.
④ 구강으로 산모에게 물을 먹인다.
⑤ 활력 징후를 측정하고 침대를 갈아준다.

151 산욕기(산후기) 중 특히 관찰해야 할 사항으로 옳은 것은?

① 유즙 분비 촉진   ② 오로(산후질분비물) 관찰
③ 자궁수축   ④ 방광 기능
⑤ 출혈과 감염

152 산후 출혈(분만후출혈)이란 분만 후 과다한 출혈이 발생하는 것을 말한다. 산후 출혈(분만후출혈)에 대한 설명으로 옳은 것은?

① 제왕절개 분만 시에 산후 출혈이 심하다.
② 출혈 시 자궁저부에 얼음주머니를 대어 준다.
③ 자궁무력, 자궁염증이 주원인이다.
④ 자궁이완 시 자궁경부를 마사지한다.
⑤ 주로 회음절개 부위의 출혈이 대부분이다.

153 분만 후 3일 지난 산모의 혈압이 120/80mmHg, 호흡이 28회/분, 맥박이 92회/분, 체온이 38.2℃일 때 예상할 수 있는 증상으로 옳은 것은?

① 쇼크 전구 증상   ② 정상적인 산욕기(산후기) 반응
③ 탈수   ④ 출혈
⑤ 감염

154 출산 후 합병증인 산후 감염을 나타내는 지표이며, 발현되면 즉시 간호사에게 보고해야 할 증상으로 옳은 것은?

① 혈괴와 적색 오로(산후질분비물)

해 설

150 분만후출혈 시 가장 먼저 처치해야 할 사항은 일단 하지를 올려 주고(트렌델렌부르크 자세, 골반고위) 간호사나 의사에게 보고한다.

151 산후기에 일어날 수 있는 고위험 상태로서 모성 사망에 중요한 것에는 분만후출혈(산후출혈)과 산후감염이 있다.

152 분만후출혈의 처치 및 간호 : 출혈량 기록 및 활력징후 측정, 산후질분비물(오로)의 색, 양, 냄새를 관찰 기록, 자궁저부에 얼음주머니 적용(혈관 수축), 회음부 주위의 열상 확인 및 봉합, 분만후출혈 시 가장 먼저 처치해야 할 사항은 일단 하지를 올려 주고(트렌델렌부르크 자세, 골반고위) 간호사나 의사에게 보고함.

153 산후감염이란 산도 내의 모든 세균 감염을 의미하는 것으로 분만 후에 가장 흔히 발생하는 감염은 생식기, 비뇨계, 유방 감염이다.

154 분만 후 24시간 이내에는 산모의 체온이 보통보다 높으나 다음날부터 10일간 사이에 계속 2일 이상 38℃ 이상으로 지속되는 경우에는 유방염이나 기관지염 등 그 원인이 뚜렷한 경우를 제외하고는 산욕열로 추정되는데 즉시 의사에게 보고하고 적절한 조치를 취하여야 한다.

정답 145 ⑤ 146 ③ 147 ① 148 ② 149 ⑤ 150 ② 151 ⑤ 152 ② 153 ⑤ 154 ⑤

Testing
모성 간호

해 설

155 분만후출혈 시 가장 먼저 처치해야 할 사항은 일단 하지를 올려 주고(트렌델렌부르크 자세, 골반고위) 간호사나 의사에게 보고하도록 한다.

156 문제 152번 해설 참조

157 분만후출혈의 요인 : 다산부, 다태임신, 거대아, 양수과다증, 난산, 전치태반, 태반조기박리, 자궁 무력, 임신 고혈압, 자궁근종, 잔류태반

158 산욕열
- 산욕열의 요인 : 열상, 출혈, 빈혈, 파수 후 분만 지연
- 산욕열의 원인균 : 사슬알균(연쇄상구균)

159 무릎가슴 자세(슬흉위)의 적용 : 산후 운동, 자궁 위치 교정, 월경통 완화, 자궁후굴 예방을 위해 무릎가슴 자세(슬흉위)를 취한다.

② 다리가 붓고 청색증
③ 회음부 통증
④ 산후통(후진통)
⑤ 출산 3일 후 38℃ 이상의 고열이 지속

155 2시간 전에 자연분만을 끝내고 회복실에 돌아온 산모에게 갑자기 다량의 질 출혈이 발생하였다. 이 경우 가장 우선적으로 취해 주어야 할 간호로 옳은 것은?

① 트렌델렌부르크 자세를 취해 준다.
② 더운물 주머니를 대어 준다.
③ 활력징후를 관찰한다.
④ 의사에게 연락한다.
⑤ 자궁수축제를 준다.

156 분만 2시간이 지난 산모가 복통도 없이 패드가 피로 흥건히 젖은 것을 발견하였을 때 즉시 제공할 수 있는 간호로 옳은 것은?

① 절석위(골반내진 자세)를 취해 준다.
② 일어나 걸어 다니게 한다.
③ 양손으로 자궁저부 마사지를 해준다.
④ 패드를 넣어 준다.
⑤ 더운 물수건을 대어 준다.

157 산후에 자궁수축이 원활하지 않으면 산후 출혈(분만후출혈)의 원인이 된다. 이완성 산후 출혈(분만후출혈)의 소인으로 옳은 것은?

① 양수 과다, 어머니 연령, 수술 분만
② 거대아, 전치태반, 양수 과다, 태반 조기 박리
③ 양수 과다, 어머니 혈액형, 수술 분만
④ 어머니 연령, 태반 크기, 수술 분만, 거대아
⑤ 양수 과다, 전신마취로 분만한 아이

158 산욕열의 가장 흔한 원인균으로 옳은 것은?

① 쌍구균(쌍알균) ② 연쇄상구균(사슬알균)
③ 임균   ④ 곰팡이균
⑤ 대장균

159 산후에 자궁후굴 예방을 위해 취하는 체위로 옳은 것은?

① 배횡와위 ② 앙와위
③ 슬흉위(무릎가슴 자세) ④ 좌위
⑤ 절석위(골반내진 자세)

160 출산한지 약 한 달이 된 산모가 왼쪽 다리의 통증과 종창을 호소하며 대퇴혈전 정맥염의 징후를 보일 때의 간호로 옳은 것은?

① 트렌델렌부르크 자세로 침대안정을 취하도록 한다.
② 왼쪽 다리를 주물러 주도록 한다.
③ 온습포를 금지하고 냉습포를 대어 준다.
④ 동통(통증)이 있더라도 진통제는 금지시킨다.
⑤ 다리를 하루에 두 번씩 마사지한다.

161 심한 빈혈로 산전 치료를 받았던 41세 비만 여성이 제왕절개수술로 분만한 후 예후가 좋지 않아 오랫동안 침대 생활을 하고 있다. 이로 인해 발생할 수 있는 산후 합병증으로 옳은 것은?

① 유방염 ② 산후 출혈(분만후출혈)
③ 임신 고혈압 ④ 자궁내막염
⑤ 혈전 정맥염

> **해설**
>
> **160** 혈전 정맥염의 간호
> - 마사지와 마찰은 해서는 안 되며 침범된 하지를 상승시키거나 얼음주머니나 온습포를 적용하고 의사의 지시에 따라 항생제와 항응고제를 투여한다.
> - 혈전 정맥염을 예방하기 위해서는 조기 이상을 권장하고 다리를 거상하며, 취침 시에는 탄력 스타킹을 신지 않는다.
>
> **161** 산후기 혈전 정맥염은 갑자기 발생하여 대퇴 부위에 심한 통증과 부종이 나타난다. 하지만 대퇴 부위의 정맥에 혈전이 생겼을 때 다리를 뻗쳐 발목을 뒤로 굴곡시키면 장딴지 부위가 몹시 아픈 호만 징후(Homan's sign)가 나타난다.

아동 간호

성장과 발달

001 성장과 발달의 특징으로 옳은 것은?
① 어떤 행동에 대한 학습은 결정적 시기가 있다.
② 성장은 발달보다 환경적 요소에 의한 영향을 더 크게 받는다.
③ 성장과 발달은 다른 속도로 진행되고 서로 연관성이 전혀 없다.
④ 성장은 기능과 기술의 증가를 의미하는 것으로 일정한 순서에 따라 단계적으로 일어난다.
⑤ 모든 아동에게 있어 성장은 개인차가 있으나 발달은 개인차가 없다.

002 인간은 일생을 통해 성장하고 발달하는 잠재적인 능력을 가지고 있으며, 인간의 성장과 발달은 복잡하고 다양한 변화 과정의 연속이다. 영아의 성장과 발달에 대한 설명으로 옳은 것은?
① 생후 6개월 후에는 밤에 깨지 않고 16시간 정도 잔다.
② 생후 4~5개월부터 다른 사람의 반응에 모방적 표현을 한다.
③ 3~5개월이 되면 체중이 출생 시 3배가 된다.
④ 영아기 동안 시각, 청각, 미각이 발달한다.
⑤ 생후 6개월 후 잡아주면 앉기 시작한다.

003 영아기 성장과 발달에 관한 사항으로 옳은 것은?
① 소변 훈련은 영아기 때 시작한다.
② 8~9개월에는 숟가락을 정확히 잡고 가지고 놀 수 있다.
③ 일광욕은 오전 11시 이후와 오후 3시 이전이 좋다.
④ 체중이 출생 시 3배가 되는 시기는 24개월이다.
⑤ 신뢰감이 발달하지 못하면 수치감이 형성된다.

004 프로이트는 성적 에너지가 집중된 곳을 성감대라고 했다. 가장 관심이 집중되는 영아기, 유아기, 아동기까지의 중요한 성감대 부위가 순서대로 나열된 것은?
① 성기, 입, 피부
② 입, 항문, 성기
③ 입, 고환, 피부
④ 항문, 손, 피부
⑤ 피부, 입, 항문

005 성장의 특징에 대해 알맞게 설명한 것은?

해설

001 ② : 발달은 성장보다 환경적 요소의 영향을 더 많이 받는다.
③ : 성장과 발달은 서로 의존적이고 밀접한 관계가 있다.
④ : 발달은 일정한 순서와 질서에 의해 진행된다.
⑤ : 성장과 발달은 아동마다 개인차가 있다.

002 ① : 출생 직후 신생아는 하루 16~20시간 잠을 잔다.
② : 생후 4~5개월부터 옹알이를 시작한다.
③ : 1년이 되면 체중이 3배로 증가한다.
⑤ : 생후 6개월이면 도움 없이 혼자 앉는다.

003 ① : 대소변 훈련은 유아기 때 시작한다.
③ : 일광욕은 오전 11시 이전과 오후 3시 이후 하는 것이 좋다.
④ : 체중은 12개월이 되면 출생 시 3배가 된다.
⑤ : 신뢰감이 발달하지 못하면 불신감이 형성된다.

004 영아기에서 아동기까지의 성감대 부위 : 입(영아기), 항문(유아기), 성기(아동기)

005 신장의 성장이 대체로 빠르게 일어나는 시기는 영아기, 사춘기이다.

정답 01 ④ 02 ④ 03 ② 04 ② 05 ③

Testing
아동 간호

해 설

006 아동 운동 발달의 특성
- 머리에서 발끝 방향으로 발달
- 큰 근육에서 작은 근육 순서로 발달
- 몸의 중심에서 말초 방향으로 발달
- 전체 활동에서부터 부분 활동으로 분화
- 일반적인 면에서 특수한 면으로 발전
- 신체의 각 부분은 각기 다른 속도로 성장

007 항문기는 성적 호기심이 항문에 집중되는 시기로, 항문 부위가 쾌락 추구의 근원이 되는 시기이다. 특히 이 시기에는 대소변 가리기 훈련이 시작됨으로써 유아는 최초로 갈등과 조절을 경험하게 된다.

008 에릭슨의 정서적 발달
- 영아기(0~1세) : 신뢰감 대 불신감
- 유아기(1~3세) : 자율성 대 수치감
- 학령 전기(3~6세) : 자발성(주도성) 대 죄책감(죄의식)
- 학동기(6~12세) : 근면성 대 열등감
- 청소년기(12~18세) : 자아정체감 대 역할 혼돈
- 성인 초기(18~40세) : 친밀감 대 고립감
- 중년기(40~60세) : 생산성 대 침체성
- 노년기(60세 이상) : 자아통합감 대 절망감

009 에릭슨의 정서적 발달 중 유아기(1~3세)에 자율성과 수치감이 형성된다.

① 흉위(가슴둘레)는 아동이 성장함에 따라 감소하며 형태도 변화한다.
② 허리둘레는 영양과 성장의 좋은 지침이 된다.
③ 머리 둘레는 뇌 성장률을 가늠하는 지표가 된다.
④ 신장의 성장이 대체로 빠르게 일어나는 시기는 태아기, 영아기, 장년기이다.
⑤ 림프조직 성장률은 영아기에 가장 빠르다.

006 성장과 발달은 인간과 환경과의 역동적 관계에서 평생 동안 일어나는 양적·질적인 변화 과정이다. 신생아의 성장과 발달에 관한 특징으로 옳게 설명한 것은?

① 신체의 각 부분은 서로 동일한 속도로 성장한다.
② 대천문은 양측 두정골 사이에 있으며 6~8개월에 폐쇄된다.
③ 특수한 면에서 일반적인 면으로 발달한다.
④ 몸의 말초 부위에서 중심 부위로 발달한다.
⑤ 머리에서 발끝으로 발달한다.

007 프로이트의 발달이론 중 아동이 소변과 대변을 보유하고 방출하는 데서 쾌감을 경험하며, 부모는 배설물을 조절하도록 강요함으로써 갈등을 경험하는 시기는?

① 구강기 ② 항문기
③ 남근기 ④ 잠재기
⑤ 생식기

008 어린이의 인격 형성을 위해 출생 초기에 이루어져야 할 중요한 요소로 옳은 것은?

① 주도성 ② 자율감
③ 소속감 ④ 수용감
⑤ 신뢰감

009 에릭슨의 발달단계에서 유아기에 발달되는 정서로 옳은 것은?

① 친밀감 ② 불신감
③ 신뢰감 ④ 근면성
⑤ 자율성

신생아 간호

010 출생 후 3~4일부터 시작되어 체중이 출생 시보다 약 5~10% 감소했을 때 간호 중재로 옳은 것은?

① 감염된 결과로 나타났기 때문에 격리시킨다.
② 생리적 체중 감소로 걱정할 것 없다고 안심시킨 후 계속 관찰한다.
③ 유전적인 체중 감소로서 수간호사에게 보고한다.
④ 선천적인 체중 감소로서 의사에게 보고한다.
⑤ 영양실조로 위관 영양을 실시하도록 한다.

011 대천문은 양측 두정골과 전두골 사이에 위치하고 있는데, 정상 영유아에서 대천문이 닫히는 시기는 대변 가리기와 비슷하다. 그 시기로 옳은 것은?

① 2~3개월 ② 8~10개월
③ 12~18개월 ④ 24~36개월
⑤ 37~40개월

012 소아 병동에 입원 중인 신생아의 활력 징후를 체크하던 중 맥박 140회, 호흡이 32회로 측정되었다면 이때 취할 간호로 옳은 것은?

① 정상이므로 그대로 둔다.
② 유전적 체중 감소를 의심해 본다.
③ 두개 내 출혈의 증상이므로 관찰해 본다.
④ 감염 증상이므로 항생제를 투여한다.
⑤ 선천(성) 질환이 의심되므로 검사를 해본다.

013 신생아 간호 시 가장 유의해야 할 점으로 옳은 것은?

① 실내 온도의 유지 ② 영양 공급
③ 호흡 유지 ④ 산모의 위생 상태
⑤ 간호사의 개인위생

014 횡격막과 복벽 근육을 사용하는 신생아의 호흡 형태로 옳은 것은?

① 흉식호흡 ② 서호흡
③ 기좌호흡 ④ 복식호흡
⑤ 단전호흡

해설

010 생후 3~4일에 출생해 체중의 5~10%에 해당하는 생리적 체중 감소가 시작되고 그 후 8~9일에 회복된다.

011 대천문(앞숫구멍)과 소천문(뒷숫구멍)
- **대천문**: 양측 두정골과 전두골 사이에 있고 다이아몬드형으로 대변가리기와 비슷한 시기인 생후 12~18개월에 폐쇄된다.
- **소천문**: 두정골과 후두골 사이에 있으며, 삼각형 모양이고 생후 6~8주 이내에 폐쇄된다.

012 신생아 간호 시 특히 호흡 유지에 가장 유의해야 한다. 또한 호흡이나 맥박이 정상 범위에서 상한치나 상한치에서 약간 벗어나 있을 때는 가장 먼저 흥분이나 울고 난 후의 상태가 아닌지 확인하고 흥분이나 울고 난 후 상태라면 정상이므로 그대로 둔다.

013 문제 12번 해설 참조

014 신생아의 호흡은 횡격막과 복부 근육에 의하여 이루어지는 복식호흡으로써 복부운동으로 관찰할 수 있다.

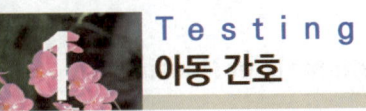

Testing
아동 간호

해설

015 신생아(생리적) 황달은 생후 2~3일부터 시작되어 약 7일 후에는 사라진다. 하지만 24시간 내에 나타나는 황달은 용혈 질환(핵황달)이라 하여 위험하므로 의사에게 보고한다.

016 문제 15번 해설 참조

017 신생아 황달 치료를 위한 광선요법의 간호
- 탈수 증상을 관찰하고 눈의 손상 방지를 위해 눈가리개를 하여 보호해 준다.
- 옷을 벗기고 광선을 온몸에 골고루 쪼이기 위해 체위 변경을 자주 해준다. 생식기 부위는 가려준다.
- 수유 시에는 광선요법을 중단하고 수유한다.
- 구강으로 수분을 보충해 주고 오한이 나지 않도록 주의한다.
- 온도를 적절히 조절해 준다.
- 매일 빌리루빈 검사를 하고, 고체온을 발견하기 위해 체온 측정을 자주 한다.

018 문제 17번 해설 참조

019 태변이란 출생 후 처음 보는 변으로 끈적끈적하고 냄새가 없으며 암녹색이나 암갈색이고 생후 8~24시간 이내에 배출된다. 1일에 4~5회 정도 나오며 약 3일 정도 계속된다.

---

015 출생 후 혈중 빌리루빈 수치가 증가함에 따라 황달이 얼굴에서 시작하여 복부나 발까지 진행되는 생리적(신생아) 황달에 대한 설명으로 옳은 것은?

① 생리적(신생아) 황달은 형광요법으로 치료한다.
② 신장 기능의 미숙으로 나타난다.
③ 원인은 출생 후 백혈구가 증가되기 때문이다.
④ 생후 2~3일경에 나타났다가 약 7일 후에 없어진다.
⑤ 신생아의 10% 미만에서 나타난다.

016 신생아에게 나타나는 증상 중 즉시 의사나 간호사에게 보고해야 할 소견으로 옳은 것은?

① 태변 배설　　　　　② 생후 24시간 내의 황달
③ 기저귀의 붉은 소변　④ 재채기
⑤ 생후 2~3일 이내의 체중 감소

017 황달 환아에게 광선요법을 할 경우 주의점으로 옳은 것은?

① 체위를 고정시켜 준다.
② 오한이 나지 않도록 보온해 준다.
③ 수분을 보충시켜 주고 눈을 가려 준다.
④ 수유 시에도 광선요법을 계속한다.
⑤ 옷을 여러 겹 입힌 후 쪼이게 한다.

018 신생아 병적 황달을 치료하기 위해 푸른빛을 띠는 형광등을 이용한 광선요법을 받고 있는 환아에게 제공할 수 있는 간호로 옳은 것은?

① 얼음물주머니를 대어 준다.
② 상지만 노출시키도록 한다.
③ 눈의 보호를 위해 안대를 해준다.
④ 보육기의 온도는 평상시보다 높게 해준다.
⑤ 피부의 보호를 위해서 옷을 입힌다.

019 출생 24시간 이내에 신생아가 배설하는 것으로 끈적끈적하고 냄새가 없는 암녹색 변을 무엇이라고 하는가?

① 혈변　　　② 태변
③ 흑변　　　④ 녹변
⑤ 이행변

Basic Skills for Fundamentals of Nursing

Nursing Examination

020 신생아는 태변을 다 본 후 이행변을 보게 되는데, 신생아에게 이행변이 나타나는 시기로 옳은 것은?

① 생후 24시간 ② 생후 1~2일
③ 생후 2~3일 ④ 생후 4~14일
⑤ 생후 1~2개월

021 신생아에게 특이한 질환 없이 38~39도의 고열을 보이는 탈수열의 요인으로 옳은 것은?

① 체온조절중추가 미숙하기 때문
② 분만 외상으로
③ 신생아의 화상이나 출혈 때문
④ 심한 설사 때문
⑤ 섭취량이 배설량보다 적기 때문

022 신생아가 성인에 비해 탈수가 잘 발생하는 이유로 옳은 것은?

① 세포 외액의 비율이 낮다.
② 수분 교환율이 낮다.
③ 체중당 차지하는 총 수분량이 적다.
④ 소변을 충분히 농축할 수 없다.
⑤ 체중에 비해 대사율이 낮다.

023 신생아에게 모로 반사가 미약하거나 또는 나타나지 않는 이유는 무엇 때문인가?

① 요실금 ② 영양실조
③ 구안와사 ④ 안면신경 마비
⑤ 뇌 손상

024 신생아의 움켜잡기 반사(잡기 반사)는 5개월 이후에 소실된다. 가장 강한 시기로 옳은 것은?

① 생후 1~2개월 ② 생후 2~3개월
③ 생후 3~5개월 ④ 생후 6~8개월
⑤ 생후 8개월 이후

025 신생아의 동작은 대부분 본능적 반사작용으로 이루어지는데, 발바닥에서 볼 수 있으며 반사반응 중 가장 늦게 소실되는 신경 반사로 옳은 것은?

해설

020 태변을 다 본 후 생후 4~14일 사이에는 비교적 묽고 점액을 포함하는 녹황색 변을 보는데 이를 이행변이라고 한다.

021 신생아가 성인에 비해 탈수가 잘 발생하는 이유는 체중보다 체표면적이 넓고, 수분 교환율이 더 높고, 세포 외액이 차지하는 비율이 더 높고, 신장이 미성숙하여 신장을 유지할 만큼 소변을 충분히 농축할 수 없기 때문이다. 탈수열의 가장 흔한 원인은 섭취량이 배설량보다 적기 때문에 나타난다.

022 문제 21번 해설 참조

023 조용한 상태에서 아기에게 자극을 주면 발바닥은 안쪽으로 양쪽 발가락이 닿고 손바닥과 손가락은 활짝 펴며 팔은 포옹하는 자세가 된다. 생후 1주 정도에 보이기 시작해서 3~4개월 이후는 소실된다. 출생 시 뇌 손상 또는 두개내 이상이 있으면 모로반사는 나타나지 않는다.

024 잡기 반사(파악 반사, 움켜잡기 반사, grasping reflex) : 손안에 어떤 물체라도 놓아주면 꼭 쥐었다가 놓는 반사로 2~3개월에서 가장 강하고, 5개월 이후 소실된다.

025 바뱅스키 반사(babinski reflex) : 발바닥의 외면을 발꿈치에서 발가락쪽으로 가볍게 간지르면 발가락을 폈다가 다시 오무리는 반사이다. 이 반사는 6개월 이후 서서히 소실된다.

아동 간호

Testing
아동 간호

① 긴장성(강직목) 반사 ② 빨기 반사
③ 움켜잡기 반사(잡기 반사) ④ 바뱅스키 반사
⑤ 모로 반사

026 출생 시 가장 강하게 발달된 감각으로 옳은 것은?
① 후각 ② 미각
③ 시각 ④ 청각
⑤ 촉각

027 감각의 발달에 대한 설명으로 옳은 것은?
① 손의 촉각이 제일 예민하다.
② 양쪽 눈은 출생 시 협응이 잘 안 되며 3~4주 후에 협응한다.
③ 후각이 가장 늦게 발달한다.
④ 미각은 잘 발달되어 있으며 단것을 좋아한다.
⑤ 생후 2주 후에 소리에 반응한다.

028 출생 후 24시간 이내의 아이에게 제공되어야 할 간호로 옳은 것은?
① 아이를 엎드려 눕힌다.
② 태변 배출 유무를 관찰한다.
③ 반좌위를 취해 주고 광선 치료를 한다.
④ 머리를 높이고 고개를 옆으로 돌려 눕힌다.
⑤ 천문 폐쇄를 관찰한다.

029 분만 직후 신생아 간호로 가장 먼저 해야 할 일로 옳은 것은?
① 통목욕을 시킨다. ② 담요로 싸서 보온해 준다.
③ 몸을 닦아 준다. ④ 산소를 주입한다.
⑤ 기도 유지 및 이물질을 제거한다.

030 출생 직후 신생아의 머리를 낮추어 주는 이유로 옳은 것은?
① 폐 확장을 돕기 위해
② 쇼크(Shock) 예방을 목적으로
③ 감염 예방을 목적으로
④ 기도 내 분비물 제거 목적으로
⑤ 혈액순환에 자극을 주기 위해

해설

026 촉각은 출생 시 가장 고도로 발달된 감각으로, 입술, 혀, 귀, 앞이마 등이 제일 예민하다. 만약 젖꼭지를 잘 못 빤다면 뇌 결함을 예시한다.

027 ① : 입, 혀, 귀, 이마 등이 제일 예민하다.
② : 생후 1~2주 이내에 협응한다.
③ : 시각이 가장 늦게 발달된다.
⑤ : 생후 3~7일 후에 소리에 반응한다.

028 출생 후 24시간 이내의 신생아 간호
- 입 안에 이물질이 있는 경우 이물질을 제거한다. 이는 분만 직후 최우선의 신생아 간호이다.
- 머리를 낮추고 고개를 옆으로 돌려 눕힌다(기도 유지).
- 태변 배출 유무를 관찰한다.
- 제대 절단 부위의 출혈을 관찰한다.
- 40℃ 물로 통 목욕을 시킨다.

029 분만 직후 호흡 유지를 위하여 가장 먼저 기도 유지 및 이물질을 제거하도록 한다.

030 문제 28번 해설 참조

Basic Skills for Fundamentals of Nursing

Nursing Examination

아동 간호

031 신생아가 생후 1분에 맥박 80회/분, 호흡은 얕으며 불규칙적이고 콧속에 카테터를 집어넣으니 재채기를 하였다. 몸체는 붉은색으로 사지는 푸르스름하며 약간 구부린 상태로 누워 있을 때 이 신생아의 아프가 점수는?

① 5점　② 6점
③ 7점　④ 8점
⑤ 9점

032 아프가 점수(Apgar Score)의 항목으로 옳은 것은?

① 움직임, 심박동수(맥박수), 체온, 피부색
② 결막 색깔, 체온, 움직임, 기형 유무
③ 반사 상태, 호흡 상태, 심박동수(맥박수), 피부색
④ 기형 유무, 체온, 호흡 상태, 움직임
⑤ 체온, 기형 유무, 피부색, 움직임

033 출생 후 5분에 아프가(Apgar) 점수가 9점이라면 신생아는 어떤 상태인가?

① 조산이라고 볼 수 있는 상태
② 호흡곤란이 있는 상태
③ 인공호흡을 실시해야 하는 상태
④ 청색증이 심하여 산소 공급을 요하는 상태
⑤ 건강한 상태

034 자연분만을 통해 3.5kg으로 출생한 신생아의 안정 시 활력징후 측정 결과로 옳은 것은?

① 흉식호흡을 한다.
② 호흡은 불규치하며 35~50회/분이다.
③ 최고혈압은 100~110mmHg이다.
④ 체온이 1℃ 상승하면 맥박은 5회 정도 감소한다.
⑤ 체온은 보통 38.5~40.7℃이다.

035 호흡곤란 징후가 나타날 위험이 높은 신생아에 해당되지 않는 것은?

① 40대 산모에게서 출생한 신생아
② 20대 산모에게서 출생한 신생아
③ 양수과다증 산모에게서 출생한 신생아

해설

031 반사반응
- 코에 카테터를 넣는 반사 반응에서 기침과 재채기, 울음 반응은 2점에 해당된다.
- 발바닥 자극 시 잘 움직이면 2점에 해당된다.

032 아프가 점수의 평가 항목
- 피부 색깔(Appearance)
- 심박동수(맥박수, Pulse)
- 반사 반응(Grimace)
- 근 긴장도(Activity)
- 호흡 상태(Respiration)

033 만일 신생아의 점수가 10이면 가장 좋은 상태에 있음을 의미하여 7~10점은 양호한 상태, 4~6점이면 중등도의 어려움으로 어느 정도 의학적 노력이 요구된다.

034 ① : 신생아는 복식호흡을 한다.
③ : 신생아 혈압은 보통 40/20~70/30mmHg이다.
④ : 체온과 맥박은 비례관계이다.
⑤ : 체온은 보통 36.5~37℃이다.

035 호흡곤란 징후가 있는 신생아 : 양수과다증 산모에서 출생한 신생아, 제왕절개 분만으로 출생한 미숙아, 태변이 착색되어 분만된 신생아, 40대 산모에게서 출생한 신생아

Testing
아동 간호

해 설

036 신생아가 사지가 늘어진 채 반응이 없을 때는 먼저 호흡을 확인하고 간호사에게 알린다.

037 호흡 상태 : 신생아 출생 후 우선적으로 관찰해야 하며, 호흡 유지를 위해 입안의 내용물이나 기도내 점액을 제거하고 옆으로 눕히도록 한다.

038 임균 눈염증(임균성 안염)을 예방하기 위해 1% 질산은(AgNO₃) 1~2방울 또는 1% 테트라사이클린 또는 0.5% 에리트로마이신 안연고를 사용한다.

039 탯줄(제대) 절단 부위는 감염이 발생하기 쉬운 부위이므로 75% 알코올로 잘 소독하며, 탯줄(제대) 부위의 홍반·부종·농성 분비물 같은 감염 증상을 잘 관찰하도록 한다. 탯줄(제대) 탈락 시기는 보통 6~10일경이다.

040 생후 24시간 이내의 황달이나 호흡 시 흉곽 함몰 등의 증상을 발견하면 즉시 의사나 간호사에게 보고한다.

---

④ 제왕절개 분만으로 출생한 미숙아
⑤ 태변이 착색되어 분만된 신생아

036 간호조무사 A씨는 신생아를 침대에서 들었을 때 사지가 늘어진 상태로 반응이 없는 것을 발견하였다. 이 때 간호조무사 A씨가 취해야 할 간호로 옳은 것은?

① 간호사를 부르고 산소를 신속히 공급한다.
② 간호사를 부르고 심폐소생술을 시작한다.
③ 아기의 호흡을 확인하고 산소를 신속하게 공급한다.
④ 아기의 호흡을 확인하고 간호사를 부른다.
⑤ 아기를 안고 간호사에게 빨리 데리고 간다.

037 출생 직후 입안의 내용물이나 기도 내 점액을 제거하고 옆으로 눕히는 목적으로 옳은 것은?

① 체온 유지　　② 감염 예방
③ 쇼크 방지　　④ 호흡 유지
⑤ 혈액순환 자극

038 임균성 안염(임균 눈염증)이란 분만 시 산도를 통해 임질균에 감염되며 출생 후 2~3일경부터 발병된다. 자연분만으로 출생한 신생아의 임균성 안염(임균 눈염증) 예방으로 옳은 것은?

① 1~3% 승홍수　　② 3% 과산화수소수
③ 2% 붕산수　　④ 1% 질산은(AgNO₃)
⑤ 75% 알코올

039 출생 후 신생아의 제대(탯줄)가 탈락되기 전까지 제대(탯줄)를 관리하는 방법으로 옳은 것은?

① 페놀 용액으로 드레싱한다.
② 드레싱을 갈아 주고 파우더를 뿌려 준다.
③ 매일 드레싱을 갈아 준다.
④ 75% 알코올로 닦는다.
⑤ 2% 머큐로크롬을 바르고 드레싱한다.

040 신생아실 근무 중 의사나 간호사에게 즉시 보고해야 할 이상 소견으로 옳은 것은?

① 생후 72시간 후 체중 감소　　② 모로 반사

③ 바뱅스키 반사 ④ 태변 배출
⑤ 호흡 시 흉곽 함몰

041 불완전한 수유를 통하여 흔히 발생하는 질환으로 옳은 것은?
① 폐결핵
② 심장질환
③ 초자양막증(특발 호흡곤란증후군)
④ 흡인(성) 폐렴
⑤ 수정체 후부 섬유증식증(수정체 뒤 섬유증식)

042 생후 3주 된 신생아를 가정에서 목욕시키고자 한다. 신생아 목욕 시 유의해야 할 사항으로 옳은 것은?
① 36℃ 이내의 따뜻한 물을 사용한다.
② 목욕 순서는 다리에서 머리 방향으로 한다.
③ 목욕 전에 수유를 시키는 게 좋다.
④ 목욕물 온도는 수온계를 사용하거나 팔꿈치를 담가 측정한다.
⑤ 태지는 올리브 오일로 부드럽게 문지르면서 제거한다.

043 아기의 목욕은 단순히 아기의 청결을 위해 깨끗이 씻기는 것이 아니라 엄마와 아기가 유대감을 쌓을 수 있는 과정이다. 신생아 목욕에 대한 주의점으로 옳은 것은?
① 매일 시간을 바꾸어 가며 목욕시킨다.
② 목욕 시 태지는 모두 제거해야 한다.
③ 목욕 순서는 발에서 머리 방향으로 한다.
④ 40℃ 전후의 물을 이용하고 10분 이내로 끝낸다.
⑤ 젖을 먹인 후에 목욕을 시킨다.

044 출산한지 얼마 되지 않은 임산부들을 대상으로 모유 수유 교육을 시키고자 한다. 그 교육 내용으로 옳은 것은?
① 모유에는 면역체가 없다고 설명한다.
② 신생아에게 초유를 먹이도록 교육한다.
③ 초유를 먹이면 태변의 배설이 늦어진다.
④ 산모가 하고 싶은 대로 하게 한다.
⑤ 초유는 설사를 유발하기 때문에 금한다.

045 모유를 먹임으로써 얻을 수 있는 장점으로 옳은 것은?

해설

041 산욕부 초유에 대한 교육 : 성숙유보다 초유를 신생아에게 먹이도록 지도하며, 수유 방법이 불안전할 경우 흡인 폐렴을 초래한다고 교육시킨다.

042 물의 온도는 알코올온도계를 사용하면 가장 정확하지만 이것이 없으면 팔꿈치를 물에 담가 보아서 대체적인 물의 온도를 맞추도록 한다(40℃ 전후).

043 ① : 매일 같은 시간에 목욕시킨다.
② : 목욕 시 태지는 모두 제거하지 않는다.
③ : 목욕 순서는 머리에서 다리 방향으로 한다.
⑤ : 수유를 하기 전에 목욕을 시킨다.

044 초유는 분만 2~3일에 분비되며 끈적끈적하고, 황색으로 면역체가 충분히 있으며, 태변의 배설을 돕고 성숙유에 비해 색깔이 더 진하고, 비중이 더 무겁고, 비타민 A, 단백질과 무기질이 많고, 탄수화물과 지방 및 열량은 더 적다. 따라서 인공영양을 하고자 하는 경우라도 초유를 먹일 수 있는 상황이라면 수유하는 것을 권장한다.

045 모유 수유가 모체에 이로운 점
• 시간이 절약되고 경제적이다.
• 결속력을 이룰 수 있다.
• 어머니로서의 긍지와 자부심을 느낀다.
• 모자의 정서적 만족, 사랑을 느낀다.
• 뇌하수체 후엽의 옥시토신 분비로 자궁수축이 일어나 산후 자궁의 복구를 촉진시킨다.

정답 36 ④ 37 ④ 38 ④ 39 ④ 40 ⑤ 41 ④ 42 ④ 43 ④ 44 ② 45 ②

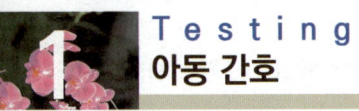

Testing 아동 간호

해설

046 모유 영양아에게는 비타민 C와 D를, 인공 영양아에게는 비타민 C를 초기부터 일찍 첨가하여 수유시킨다.

047 모유 수유의 장점
- 유당이 많음
- 무균적이고 위생적임
- 산후 자궁의 복구 촉진
- 모자의 정서적 만족

048 수유 방법
- 수유 전에 젖은 기저귀를 교환해 준다.
- 유방을 바꾸어 가면서 10~20분 동안 충분히 먹여야 한다.
- 수유 후 반드시 가볍게 아기 등을 두들겨 트림을 시켜 복부 팽만을 없애 준다.
- 수유가 끝난 후 유방에 남은 젖은 모두 짜내 비워 둔다.

049 유즙 분비를 촉진하는 요소
- 규칙적으로 수유를 해서 유방을 비워 주고(3시간 간격으로 수유를 실시한다), 전반적으로 쇠약증이 없어야 한다.
- 유방 마사지를 잘 해주고 수분은 하루에 3,000cc 이상 공급시킨다.
- 유즙이 분비되기 시작하는 초기부터 신생아에게 빨리면 유즙 분비가 더욱 촉진된다.

050 세균성 유선염이 아닌 이상 유방염이더라도 수유를 시킨다. 수유를 함으로써 유방염이 더 빨리 나을 수 있기 때문이다.

① 산모가 B형 간염 보균자일 경우 수유로 전염된다.
② 산욕기 회복을 단축시킨다.
③ 모유는 양이 적어 신생아 비만 예방에 좋다.
④ 모유 수유로 산모의 성격을 닮게 된다.
⑤ 모유에는 각종 항체가 들어 있어 예방접종을 안 해도 된다.

046 인공 영양아나 모유 영양아에게 일찍부터 첨가해 주어야 할 비타민으로 옳은 것은?

① 비타민 A ② 비타민 C
③ 비타민 D ④ 비타민 B
⑤ 비타민 B_{12}(코발라민)

047 모유 수유의 장점에 대한 설명으로 옳은 것은?

① 배란의 촉진 ② 면역력 감소
③ 산후 비만 촉진 ④ 모자의 정서적 만족
⑤ 자궁 수축의 감소

048 10일 전에 사내아이를 분만한 산모 K씨는 모유 수유를 시행하려고 한다. 신생아 모유 수유 시 수유 방법으로 옳은 것은?

① 유방을 바꾸어가면서 먹이지 않는다.
② 젖꼭지만 살짝 물게 한다.
③ 신생아를 바닥에 똑바로 눕힌 자세에서 수유한다.
④ 수유 후에 반드시 트림을 시킨다.
⑤ 수유 후에 젖은 기저귀를 갈아 준다.

049 모유 분비를 촉진시키기 위한 방법으로 옳은 것은?

① 철분제제와 자궁수축제를 복용한다.
② 유방 마사지와 수유 후 젖을 짜내어 유방을 완전히 비운다.
③ 탄수화물과 비타민을 충분히 섭취한다.
④ 유방을 마찰하지 않는다.
⑤ 산후 운동을 하고 유방을 붕대로 감는다.

050 출산 후 3주 된 산모의 유방을 만져 보니 열감이 있었으며, 유방이 욱신거리고 머리도 아프며 전신적으로 기운이 없다고 호소하였다. 질병에 대한 진단을 받은 후 산모는 간호조무사에게 "모유 수유 중인데, 치료를 받으면서 아기에게 계속해서 젖을 먹여도 될까요?"하

고 질문하였다. 이때 간호조무사의 대답으로 옳은 것은?

① "반대쪽 유방의 모유 수유 시간을 30분으로 늘려서 모유 수유하세요."
② "감염이 안 된 쪽만 모유 수유하세요."
③ "안 됩니다. 즉시 수유를 중단하세요."
④ "감염이 된 쪽이라도 아기가 먹으면 괜찮으니 모유 수유를 계속하세요."
⑤ "아기에게 유두를 1cm 이상 깊숙이 물려서 모유 수유하세요."

051 분만한 산모들에게 인공 수유에 대한 교육을 시키려고 한다. 인공 수유를 위한 교육 내용으로 옳은 것은?

① 침대에 눕힌 상태에서 수유한다.
② 트림을 반드시 시킬 필요는 없다.
③ 수유 중에 우유가 남은 경우 한 시간 후에 다시 먹인다.
④ 공기가 들어가지 않게 젖병을 비스듬히 기울여 먹인다.
⑤ 아이가 힘들지 않게 젖꼭지 구멍을 크게 한다.

052 인공 수유에 사용하는 젖병 관리 및 수유 방법으로 옳은 것은?

① 우유를 먹기 전·후에 트림을 시켜 준다.
② 남은 우유는 냉장고에 보관하였다가 다시 먹인다.
③ 우유병을 거꾸로 들었을 때 우유 방울이 1~2cm의 간격으로 똑똑 떨어지는 정도가 적합하다.
④ 우유의 적합한 온도는 손목 안쪽에 떨어뜨려 따뜻한 정도이다.
⑤ 우유병은 1일 1회 소독한다.

053 신생아에게 인공 수유를 제공하는 방법으로 옳은 것은?

① 젖꼭지 구멍은 클수록 좋다.
② 수유하기 전에 기저귀를 바꾸어 준다.
③ 우유를 먹인 후 1시간 후 트림을 시킨다.
④ 10분 수유, 5분 휴식을 2~3차례 거듭한다.
⑤ 물은 100℃ 이상으로 끓인 후 분유를 탄다.

054 신생아실에 근무하는 간호조무사가 얼굴이 창백하고 우유를 토하는 신생아를 발견하였다. 이때 간호조무사가 취할 행동으로 옳은 것은?

① 흡인기를 가지러 가면서 간호사를 부른다.
② 흡인을 하여 기도를 열어 준 후 간호사에게 보고한다.

해설

051 수유 방법
- 수유하기 전에 젖은 기저귀를 살핀 후 교환해준다.
- 수유 전 반드시 손을 씻고, 조제유의 종류와 양이 정확한지 관찰한다.
- 물은 100℃ 이상으로 끓인 후 50~60℃ 정도로 식힌 다음 분유를 탄다.
- 우유병과 젖꼭지는 매회 소독한 것으로 사용하며 젖꼭지의 구멍은 적당하게 뚫어서 너무 많은 양이 한꺼번에 나오지 않도록 한다.
- 수유 시에는 젖꼭지를 잘 기울여서 공기가 들어가지 않도록 주의한다.
- 수유량, 역류 여부 및 양, 수유 시간, 수유 양상을 관찰·기록한다.
- 남은 우유는 버린다.

052 ① : 우유는 먹인 후에 트림을 시켜 준다.
② : 남은 우유는 버린다.
③ : 젖꼭지 구멍은 적당히 뚫어야 한다.
⑤ : 우유병은 매회 소독시킨다.

053 보통 1회 수유량은 2주까지는 50~90mL 정도이고, 한 번 수유 시 15~20분 정도 먹이고, 수유 횟수는 3~4시간 간격으로 6~7회 정도가 적당하다.

054 수유 시 우유가 기도로 넘어가 청색증이 나타나거나 토하는 경우 가장 먼저 엎드린 자세로 아이의 머리를 낮추어 주거나 머리를 옆으로(측위) 돌리거나 아이를 거꾸로 들어 우유가 흘러나오도록 해준 후 보고한다.

Testing
아동 간호

해 설

055 수유 시 온도는 팔목 안쪽에 몇 방울 떨어뜨려 보아 너무 뜨겁지 않고 따뜻한 정도가 좋다.

056 선천 기형 : 아이의 신체 어느 부분에서도 있을 수 있고 전체적으로 또는 부분적으로 이상 또는 기형이 있을 수 있으며, 우리나라에서 영아사망의 가장 주된 원인으로 볼 수 있다. 예 토순, 구개파열, 무항문(항문직장기형), 난쟁이, 소두증 등

057 파상풍
- 신생아 가정 분만 시 가장 오기 쉬운 질환이다.
- 외상 및 탯줄(제대)에 의해 감염된다.

058 신생아에게 가장 감염되기 쉬운 부위는 탯줄(제대) 절단 부위, 눈, 피부 등이다.

059 매독은 어머니의 태반을 통해 감염될 수 있고, 원인균은 트레포네마 팔리둠균(Treponema Pallidium)이다.

③ 아기를 흔들어 깨운 뒤 간호사의 도움을 요청한다.
④ 우유를 닦아 주고 간호사에게 보고한다.
⑤ 아기의 머리를 옆으로(측위나 복위) 돌린 후 간호사에게 보고한다.

055 신생아실 아기에게 인공 수유 시 우유의 적당한 온도 측정 방법으로 옳은 것은?

① 손바닥으로 우유병을 만져 본다.
② 조금 빨아 본다.
③ 팔꿈치로 온도를 확인한다.
④ 손바닥에 한두 방울 떨어뜨려 본다.
⑤ 팔목 안쪽에 한두 방울을 떨어뜨려 본다.

056 우리나라에서 영아사망의 가장 주된 원인으로 옳은 것은?

① 분만 시 손상　　　② 영양 결핍
③ 감염(성) 질환　　　④ 선천(적) 기형
⑤ 사고

057 가정 분만 시 불결한 환경으로 인해 발생할 수 있는 신생아 질환으로 옳은 것은?

① 폐렴, 기관지염증　　② 감기로 인한 부작용
③ 설사, 구토　　　　　④ 파상풍
⑤ 뇌 손상으로 인한 언어장애

058 만삭아로 태어난 신생아가 여러 가지 감염에 노출되어 감염성 질병을 얻을 수 있다면 주된 감염 통로로 옳은 것은?

① 제대(탯줄) 절단 부위, 눈, 항문
② 신장, 기관지, 눈
③ 제대(탯줄) 절단 부위, 눈, 피부
④ 위장, 기관지, 눈
⑤ 제대(탯줄) 절단 부위, 위장, 신장

059 모체의 태반을 통해 태아에게 감염될 수 있으며 트리포네마 팔리둠이 원인균인 질환으로 옳은 것은?

① 임질　　　　　　　② 결핵

③ 아구창 ④ 매독
⑤ 나병(한센병)

060 입이나 혀의 점막에 백태가 끼고 제거 시에 출혈 증상을 보이는 신생아 질환으로 옳은 것은?

① 신생아 매독 ② 구개 파열(구개열)
③ 토순(구순열) ④ 아구창
⑤ 신생아의 단독

061 생후 1년 된 민정이는 하루 6시간씩 어린이집에 머무르고 있는데 2일 전 아구창 진단을 받았다. 아구창의 치료 및 간호에 대한 설명으로 옳은 것은?

① 아구창 흰 반점은 면봉으로 제거한다.
② 음식을 먹을 때마다 칫솔로 닦고 양치시킨다.
③ 장난감으로 전염되지 않는다.
④ 다른 아기에게 감염됨을 방지하기 위해 젖꼭지 소독은 따로 한다.
⑤ 얼굴에 1% 젠티안 바이올렛(겐티아나 바이올렛)을 발라 준다.

062 3일 된 신생아에게서 저발육·반사반응 저하 등의 장애를 조기 발견할 수 있는 검사로 옳은 것은?

① 선천(성) 대사이상 검사 ② G-스캐닝 검사
③ 머리 모양 검사 ④ 황달 검사
⑤ 염색체 검사

063 태어날 때부터 신체의 생화학적인 대사 경로에 결함이 있어 발생하는 선천(성) 대사장애에 속하는 질환으로 옳은 것은?

① 페닐케톤뇨증 ② 장폐색증
③ 심근경색증 ④ 만성신부전증
⑤ 위폐색증

064 유전적 결함에 의한 특정 효소의 결핍으로 발생하는 선천(성) 대사이상의 검사 시 옳은 것은?

① 수유 후 일주일 이내에 검사 ② 이상 시 치료 금액 전액 보조
③ 고위험산모 아이만 검사 ④ 정상아는 48시간~7일 안에 검사
⑤ 금일 금식 후 채혈

해설

060 아구창 : 칸디다 알비칸스(Candida albicans)라는 곰팡이가 원인이며 입이나 혀의 점막에 우유와 비슷한 백태가 끼고 제거 시에 출혈, 우유를 빨기 싫어하는 증상을 보인다.

061 아구창 간호 : 감염의 전파를 방지하는 것과 처방된 약을 올바르게 도포하는데 주안점을 둔다. 그리고 1% 젠티아나 바이올렛을 발라주고 뜨거운 음식을 피한다. 좋은 개인 위생을 유지하고, 우유 조제 시 무균 조작을 실시하며, 다른 아이에게 감염됨을 방지하기 위해 젖꼭지와 젖병은 철저히 씻고 적어도 20분 이상 자비소독하며, 개별 기구를 사용한다. 또한 장난감 소독도 함께 하도록 한다.

062 선천 대사이상 질환 : 수유를 진행한 지 2~3일 후에 구토, 처짐, 경련, 혼수, 저발육, 반사 반응 저하 등과 같은 비특이적 증상이 나타나며, 신생아 시기 감염으로 인한 패혈증과 비슷한 양상을 보인다.

063 선천 대사이상 질환의 종류 : 페닐케톤뇨증, 단풍당뇨증, 호모시스틴뇨증, 갈락토스혈증, 갑상샘저하증, 부신항진증, 지능발달의 지연, 필수 아미노산 대사장애와 타이로신(tyrosine) 부족을 야기시키는 고페닐알라닌혈증

064 ① : 수유시간 24시간 지난 후 검사
② : 전액 보조가 아니고 일부 보조
③ : 모든 신생아가 검사 대상
⑤ : 수혈 전에 채혈

정답 55 ⑤ 56 ④ 57 ④ 58 ④ 59 ④ 60 ④ 61 ④ 62 ① 63 ① 64 ④

Testing
아동 간호

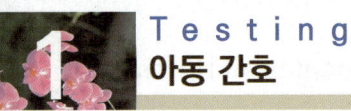

해설

065 미숙아(조산아)의 특징
- 매우 작고 야윈 외모와 신체에 비해 머리가 큼.
- 피부는 적색에서 분홍색, 정맥이 보임.
- 솜털이 많고, 피하지방이 적거나 없음.
- 손바닥·발바닥에 주름이 적거나 없고, 귀 연골의 발달 미약
- 활동적인 움직임이 거의 없고, 여아에서 음핵 돌출
- 체온 유지가 어렵고, 빈번한 무호흡
- 팔꿈치, 손목, 무릎, 발목이 개구리 모양을 하고 있음.
- 잡는 반사, 빨기 반사, 연하 반사가 없거나 약하거나 비효과적임.
- 남아에서 음낭 발달 미약, 고환 하강이 안됨.
- 희석된 소변, 주기적 호흡, 환기 저하 등

066 문제 65번 해설 참조

067 보육기의 관리
- 보육기의 점검은 적어도 2시간 간격으로(수시로) 체크해야 한다.
- 보육기의 청소는 소독수를 사용하여 매일 실시하도록 한다.
- 미숙아의 체온이 36.5~37℃가 되도록 보육기의 온도를 조절한다.

068 보육기에 습도를 공급해주는 것은 미숙아의 기관지 분비액의 건조를 막기 위해서이다.

069 보육기 내에서 고농도의 산소를 장기간 흡입했을 경우 미숙아는 망막증(수정체 뒤 섬유증식)으로 실명하게 되므로 특히 주의하며, 산소 공급 시 산소 농도 및 모니터링에 가장 우선을 두어야 하고, 최소한의 산소를 투여하도록 한다.

고위험 신생아 간호

065 제태기간 28주에 2.5kg으로 태어난 미숙아의 특징으로 옳은 것은?

① 태지가 감소되어 있고, 짙은 노랑 혹은 초록색이다.
② 신체에 비해 머리가 크고 야윈 모습이다.
③ 피하지방이 적거나 없고 솜털이 없다.
④ 체온 유지가 어렵고 호흡이 느리다.
⑤ 손바닥과 발바닥에 주름이 많다.

066 미숙아는 정상 신생아와 구별되는 여러 가지 특징을 가지고 있는데 그 특징으로 옳은 것은?

① 피하지방과 솜털이 많다.
② 손바닥과 발바닥 주름이 적거나 없다.
③ 피부가 붉고 정맥이 잘 보이지 않는다.
④ 태지가 감소되어 있고, 짙은 노랑 혹은 초록색이다.
⑤ 손톱이 길고 피부색이 창백하다.

067 보육기의 청소는 소독수를 사용하여 매일 실시해야 한다. 보육기 점검은 적어도 얼마 간격으로 하는가?

① 매시간 마다   ② 2시간 마다
③ 3시간 마다   ④ 4시간 마다
⑤ 6시간 마다

068 보육기에 있는 조산아에게 습도를 공급하는 이유로 옳은 것은?

① 피부의 건조를 막기 위해서
② 기관지 분비액의 건조를 막기 위해
③ 아기의 체온 상승을 위해서
④ 고 빌리루빈혈증의 예방을 위해서
⑤ 심율동(Cardiac rhythm) 증진을 위해서

069 미숙아 망막증(수정체 후부 섬유증식증)의 예방으로 가장 중요한 것은?

① 광선 자극을 줄인다.   ② 뇌압 상승을 억제한다.
③ 눈의 감염을 예방한다.   ④ 산소포화도를 유지한다.
⑤ 최소한의 산소를 투여한다.

Basic Skills for Fundamentals of Nursing

Nursing Examination

070 임신 36주에 태어난 미숙아에게 출생 즉시 우선적으로 취해 주어야 할 간호로 옳은 것은?

① 체중 조절
② 경련 예방
③ 교환 수혈
④ 체온 유지
⑤ 영양 공급

071 미숙아가 응급실로 왔을 때 제일 먼저 살펴야 할 사항으로 옳은 것은?

① 심기능 상태
② 제대(탯줄) 상태
③ 기형 여부
④ 기도 폐쇄 여부
⑤ 항문 폐쇄 여부

072 미숙아의 체온 조절이 잘 안 되는 이유로 옳은 것은?

① 빈혈이 심하기 때문이다.
② 순환기가 발달하여 중심에서 말단부로 열 전달이 원활하지 않기 때문이다. 피하지방층이 두껍기 때문이다.
③ 체중에 비해 체표면적이 넓어 불감성 수분 손실이 적기 때문이다.
④ 피하지방층이 두껍기 때문이다.
⑤ 체중에 비해서 체표면적이 상대적으로 넓기 때문이다.

073 보육기 안에서 치료를 받고 있는 미숙아의 체중을 측정하는 방법으로 옳은 것은?

① 대변을 본 후 측정한다.
② 수면 시에 측정한다.
③ 우유를 먹인 후에 측정한다.
④ 보육기에서 꺼내지 않고 보육기 채로 측정한다.
⑤ 보육기에서 꺼내서 잰다.

074 미숙아가 구강으로 수유하지 못하고 위관을 통해 영양을 섭취해야 하는 이유로 옳은 것은?

① 흡인(성) 폐렴의 위험이 있기 때문
② 수면 시간이 길기 때문
③ 태변 배설이 안 되었기 때문
④ 감염에 예민하기 때문
⑤ 소화 능력이 저하되었기 때문

해설

070 만삭아의 경우에는 일단 체온이 안정되면 보통 그것을 유지하는데 별 어려움이 없다. 하지만 고위험 신생아인 경우 신체 표면이 체중에 비해 매우 크고, 체온조절중추가 미숙하며 순환기 미숙으로 말단부로 열 전달이 부진하다.

071 미숙아의 기도 폐쇄 확인 : 미숙아가 병원에 왔을 때 가장 먼저 살펴야 할 사항은 기도 폐쇄 여부이다.

072 문제 70번 해설 참조

073 미숙아 보육기 간호 시 주의사항
• 생후 24~72시간은 금식한다.
• 황달, 기형, 경련, 구토, 설사 등은 속히 의사에게 보고한다.
• 조산아의 체중을 잴 때는 보육기 안에 넣은 채 재도록 한다.

074 32주 이하의 미숙아는 삼킴 반사(연하 반사)가 미숙하고 수유 중 쉽게 지칠 수 있으며 흡인 폐렴의 위험이 있기 때문에 가능한 한 코위관 영양을 한다.

정답 65② 66② 67② 68② 69⑤ 70④ 71④ 72⑤ 73④ 74①

Testing
아동 간호

해 설

075 미숙아가 호흡곤란과 흉부 함몰을 보이면 우선적으로 기도를 확보하고 기관지 분비물을 제거해 준다.

076 미숙아는 위장 기능 역시 미숙하여 장 괴사가 쉽게 올 수 있으므로 갑자기 우유 농도를 높이는 것은 바람직하지 않다. 이외에 지용성 비타민 A와 D 그리고 비타민 C나 혈액응고 과정을 돕기 위한 비타민 K를 준다.

077 태아적혈모구증(Rh 부적합증, 태아적아구증) : 어머니와 태아가 같은 Rh형이거나 어머니가 Rh(+), 태아가 Rh(-)인 경우 문제가 발생되지 않으나 어머니가 Rh(-), 태아가 Rh(+)인 경우에 문제가 발생한다. 즉, 첫 아이는 영향을 미치지 않으나 둘째 아이부터는 태아의 저산소증, 심부전, 전신 부종, 심한 호흡 장애, 사산을 유발한다.

078 태아적혈모구증(신생아적아구증의 교환수혈 : 태아적혈모구증 환아의 교환수혈 시에는 배꼽정맥(제대정맥)을 사용한다.

079 수정체 뒤 섬유 증식(수정체 후부 섬유증식증, 미숙아 망막증) : 고농도의 산소를 장기간 흡입한 신생아에서 흔히 나타난다. 따라서 산소의 과잉 공급을 막는다.

---

075 태어난 지 2시간이 된 미숙아가 호흡곤란과 흉부 함몰이 있을 때 우선적으로 시행해야 할 간호로 옳은 것은?

① 자주 만지지 말고 고칼로리 영양을 제공한다.
② 호흡 자극을 위해 흉곽을 마사지한다.
③ 보온을 하고 적절한 자극을 준다.
④ 기도를 확보하고 기관지 분비물을 제거해 준다.
⑤ 보육기에서 습도를 올리고 산소를 공급한다.

076 제태기간 37주 이전에 출생한 조산아에게 비타민 K를 주사하는 이유로 옳은 것은?

① 황달을 방지하기 위해서
② 영양분을 보충하기 위해서
③ 혈구의 생성을 촉진하기 위해서
④ 혈액응고 과정을 돕기 위해서
⑤ 감염을 예방하기 위해서

077 모체의 적혈구와 태아의 적혈구가 항원·항체 반응을 일으킴으로써 용혈성 빈혈을 나타내는 신생아적아구증(태아적혈모구증)의 요인으로 옳은 것은?

① 아기 Rh^-, 어머니 Rh^+ ② 아기 Rh^+, 아버지 Rh^-
③ 아버지 Rh^-, 어머니 Rh^- ④ 아버지 Rh^-, 어머니 Rh^+
⑤ 아기 Rh^+, 어머니 Rh^-

078 신생아적아구증(태아적혈모구증)으로 태어난 Rh^+ 신생아에게 교환수혈을 하고자 할 때 사용하는 혈관으로 옳은 것은?

① 관상동맥   ② 요골정맥
③ 상박동맥   ④ 제대정맥(배꼽정맥)
⑤ 경정맥

079 조산아가 보육기에서 오랫동안 고농도의 산소를 과잉 공급받았을 경우 실명이 나타날 수 있는 질환으로 옳은 것은?

① 폐렴   ② 산소중독증
③ 무기폐   ④ 초자양막증
⑤ 수정체 후부 섬유증식증(미숙아 망막증)

Basic Skills for Fundamentals of Nursing
Nursing Examination

080 신생아에게 파상풍이 감염되는 주요 통로로 옳은 것은?

① 항문 ② 입
③ 제대 ④ 코
⑤ 눈

081 태어난 지 7일 된 신생아가 제대(탯줄)를 통해 감염된 파상풍으로 병원에 입원하였다. 파상풍 환아의 간호 내용으로 옳은 것은?

① 방안을 밝게 하여 자극을 준다.
② 2시간마다 체위 변경을 한다.
③ 광선요법을 시행한다.
④ 방안을 어둡게 하고 호흡근의 마비를 방지한다.
⑤ 경련 시 골절 예방을 위해 팔, 다리를 압박한다.

082 파상풍 치료 시에는 항독소나 항생제를 투여한다. 파상풍 환아 간호 시 어둡게 해주는 이유로 옳은 것은?

① 외상 방지 때문에 ② 더운 환경을 만들어 주기 위해
③ 전해질 균형 때문에 ④ 눈에 자극을 주지 않기 위해
⑤ 경련 발생 때문에

083 크레데(Crede)씨 점안법으로 예방할 수 있는 신생아 임균성 안염(임균 눈염증)에 대한 설명으로 옳은 것은?

① 심하면 사망에까지 이른다.
② 테트라사이클린이나 에리스로마이신 연고는 절대로 사용할 수 없다.
③ 예방으로 출생 직후 질산은액을 점안하고 생리식염수로 세척한다.
④ 적당한 치료를 하지 않으면 경련을 일으킨다.
⑤ 태반을 통해 산모에게서 전염된다.

영아 간호

084 태어날 때 체중이 3.5kg이고 신장 50cm인 신생아의 1년 후 성장 상태로 옳은 것은?

① 7kg, 75cm ② 9.5kg, 100cm
③ 10.5kg, 75cm ④ 12kg, 100cm

해설

080 파상풍 : 주로 탯줄(제대)를 통해서 감염되며 잘 소독되지 않은 클램프나 칼로 탯줄(제대)을 절단하여 생기는 경우가 많다. 출생 후 수 시간~12일쯤 사이에 생긴다.

081 파상풍 환아 간호 시에는 특히 호흡 상태를 주의깊게 관찰하고 경련 발생 때문에 방안을 어둡게 하며 호흡근의 마비를 예방하도록 한다. 치료 시 항생제나 항독소 및 진정제를 투여하고 산소를 공급해 준다.

082 문제 81번 해설 참조

083 임균 눈염증(임균성 안염) : 출생 직후에 1% 질산은($AgNO_3$)액을 점안하고 곧 생리식염수로 세척하거나 질산은액 대신 테트라사이클린이나 에리스로마이신 연고를 사용하여 예방하며 치료는 항생제를 투여한다.

084 출생 시 체중은 1년 후에 3배, 출생 시 신장은 1년 후에 1.5배 증가한다.

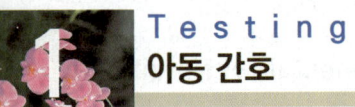

Testing 아동 간호

해설

085 치아가 날 때 아기들이 많이 보채고, 잇몸을 문지르고 잇몸이 벌겋게 부어 올라 있을 수 있다. 수유 후에는 매번 깨끗한 헝겊을 물에 약간 적셔서 아기의 치아와 잇몸을 마사지하듯 부드럽게 닦아 주는 것이 좋다.

086 영아는 손에 잡히는 대로 입으로 가져가거나 삼키려 하므로 이물질 흡인 유발 가능성이 높으며, 질식 증상이 보이면 1세 이하의 아동은 흉부에 압박을 가하여 등을 두드려 이물질을 제거한다.

087 영아기 대근육 발달
- 1개월 : 대부분의 행동은 반사운동이다.
- 2개월 : 엎드린 자세에서 턱을 든다.
- 3개월 : 엎드린 자세에서 가슴을 들고 어깨를 펴며, 목을 가눌 수 있다.
- 4개월 : 혼자서 몸을 뒤집고 받쳐 주면 앉아 있을 수 있다.

088 끌기 : 정상적으로 성장한 18개월된 영아는 장난감 등을 끌고 다닐 수가 있다.

089 ② : 싫어하는 음식은 억지로 먹이지 않는다.
③ : 이유 시기는 생후 6~12개월이다.
④·⑤ : 곡물 → 고기 → 야채 → 과일 순으로 먹인다.

⑤ 14kg, 100cm

085 태어난 지 7개월 반이 된 영아의 엄마가 요즘 아기가 유난히 침을 많이 흘리고 자주 보채며 젖 먹을 때 젖꼭지로 잇몸을 자주 문지른다고 이야기한다. 이때 간호조무사가 교육해야 할 내용으로 옳은 것은?

① 물에 적신 헝겊으로 치아와 잇몸을 마사지하여 닦아 준다.
② 자연적인 현상이므로 그대로 둔다.
③ 즉시 아기를 병원에 데리고 간다.
④ 아기에게 자주 칫솔질을 해주도록 한다.
⑤ 아스피린을 아기에게 먹여 보도록 한다.

086 11개월 된 수민이가 갑자기 '켁켁'소리를 내며 청색증을 보일 때 대처 방법으로 옳은 것은?

① 우유를 마시게 하여 구토를 유발한다.
② 이물질을 빼내기 위해 토하게 한다.
③ 물을 마시게 한다.
④ 손가락으로 삼킨 물질을 빼낸다.
⑤ 영아를 무릎 위에 엎어 놓고 등을 두드린다.

087 정상적으로 출생한 신생아가 스스로 목을 가눌 수 있는 시기로 옳은 것은?

① 생후 4주 ② 생후 6주
③ 생후 8주 ④ 생후 10주
⑤ 생후 12주

088 정상적으로 성장한 18개월 된 영아가 할 수 있는 것은?

① 장난감을 끌고 다닌다. ② 계단을 오르내린다.
③ 자전거를 탄다. ④ 뒤로 걷는다.
⑤ 원을 그린다.

089 이상적인 이유 시기는 생후 6개월에 시작해서 12개월에 완료한다. 이유식에 대한 설명으로 옳은 것은?

① 새로운 음식을 추가할 때는 4~5일 간격을 둔다.
② 싫어하는 음식이더라도 억지로 먹이는 것이 좋다.
③ 생후 1개월부터 가능한 한 빨리 시작한다.
④ 여러 음식을 섞어 주어 음식에 적응하도록 한다.

⑤ 성장을 촉진시키기 위해 영양이 풍부한 육류부터 시작한다.

090 이유 방법에 대한 설명으로 옳은 것은?

① 흘리지 않도록 반드시 엄마가 먹여 준다.
② 달콤하고 짭짤하게 조리한다.
③ 싫어하는 음식이라도 계속 먹여 본다.
④ 새로운 음식은 한 번에 한 가지씩만 준다.
⑤ 우유를 먹고 포만감이 있을 때 이유식을 준다.

091 영아의 영양 공급에 있어서 6개월 된 영아에게 고형 식사를 주는 가장 근본적인 이유로 옳은 것은?

① 지방의 부족을 보충하기 위해
② 철분 부족을 보충하기 위해
③ 열량을 충분히 보충하기 위해
④ 단백질 부족을 보충하기 위해
⑤ 고형 식사를 어떻게 먹는지를 가르쳐 주기 위해

092 신생아나 영아의 딸꾹질을 멈추게 하기 위한 간호로 옳은 것은?

① 발바닥을 간지럽혀 계속 웃게 한다.
② 차가운 얼음물을 한 번에 마시게 한다.
③ 억지로 우유를 계속 마시게 한다.
④ 따뜻한 보리차 물을 조금씩 마시게 한다.
⑤ 신생아나 영아에게 강한 자극을 주어 울린다.

093 7개월 된 영아의 어머니가 이유식 때문에 고민하다가 어떻게 해야 하느냐는 질문을 했을 때 간호조무사의 대답으로 가장 적절한 것은?

① "모유나 우유의 양을 줄여 먹인 후 이유식으로 보충하세요."
② "첫 이유식은 일단 부담이 없는 고기류로 시작해 보세요."
③ "아직 빠르니까 2~3개월 더 있다가 천천히 시작하세요."
④ "이유식을 강요할 필요는 없고, 아기가 건강한 상태에서 한 번에 한 가지씩 먹여 보세요."
⑤ "영아가 받아먹는 대로 좋아하는 음식의 맛을 볼 기회를 주세요."

094 15개월 된 여아의 MMR 접종이 가능한지에 대해 문의해 왔을 때 적절한 대답으로 옳은 것은?

해설

090 이유의 원칙
- 싫어하는 것을 억지로 먹이지 않는다.
- 자극이 심한 조미료는 절대 금한다.
- 이유 시 유쾌한 분위기를 조성해 준다.
- 곡물, 고기, 야채, 과일 순으로 먹인다.
- 젖이나 우유를 먹이기 전에 이유식을 먼저 제공한다.
- 경제적이며 쉽게 구할 수 있는 것을 재료로 한다.
- 4시간 간격으로 이유식을 먼저 주고 나중에 우유를 준다.
- 새로운 음식을 추가할 때는 알레르기 여부를 파악하기 위해 4~7일 정도의 간격을 두고 1가지씩 시도해야 하며 소량씩 주다가 점차 양을 늘려야 한다.
- 이유식을 젖병에 혼합하여 구멍이 큰 젖꼭지로 먹여서는 안 된다. 이는 영아에게 새로운 맛을 배우는 즐거움과 미각의 발달을 저해하기 때문이다.

091 6개월 정도 되면 태아기 때 저장되어 있던 철분이 고갈되고 성장속도가 빨라지기 때문에 고형식이를 준다. 이때 고형식사는 한 번에 한 가지의 음식만 먹인다.

092 딸꾹질을 할 때는 따뜻한 보리차 물을 조금씩 주어 멈추게 한다.

093 문제 90번 해설 참조

094 영유아 예방접종
- 예방접종의 이유를 어머니들에게 자세히 설명해 준다.
- 접종 시기를 지키는 것이 중요하다는 것을 가르쳐 준다.
- 산모의 지식 정도에 따라 이해할 수 있게 설명해 준다.
- 산모에게 접종 종류에 대해 설명해 준다.
- 아이의 건강 상태가 좋은 날 오전에 오게 한다.

정답 85① 86⑤ 87⑤ 88① 89① 90④ 91② 92④ 93④ 94②

Testing
아동 간호

해 설

095 문제 94번 해설 참조

096 예방접종 후의 주의사항
- 접종 후 20~30분간 접종기관에 머물러 관찰한다.
- 귀가 후 적어도 3시간 이상 주의 깊게 관찰한다.
- 접종 당일과 다음 날은 과격한 운동을 삼간다.
- 접종 당일은 목욕을 시키지 않는다.
- 접종 부위는 청결하게 한다.
- 접종 후 최소 3일은 특별한 관심을 가지고 관찰하며, 심하게 보채고 울거나 구토, 고열증상이 나타날 때는 즉시 의사의 진찰을 받는다.

097 생후 6개월 된 아이에게 실시되었을 예방접종 : 파상풍, 폴리오, b형 헤모필루스 인플루엔자, 폐렴구균, BCG, 백일해, B형 간염, 디프테리아

098 출생 후 바로 B형 간염 1차를 접종해야 한다.

---

① 집에서 미리 체온을 측정하지 마세요.
② 아이 건강 상태가 좋은 날 오전에 데려오세요.
③ 설사해도 접종 가능합니다.
④ 접종 전날 목욕하시면 안 됩니다.
⑤ 열이 있어도 데려오세요.

095 산모에게 아기의 예방접종에 관한 설명을 할 때 포함시켜야 하는 내용으로 옳은 것은?

① 열이 있더라도 반드시 접종 일자를 지킬 것을 설명한다.
② 집에서 미리 체온을 측정하지 말라고 교육한다.
③ 접종 전날 목욕시키지 말라고 교육한다.
④ 접종 당일 설사를 해도 무관하다고 설명한다.
⑤ 접종 이유와 종류에 대해서 산모의 지식 정도에 맞추어서 설명한다.

096 신생아는 출생 직후부터 예방접종을 통해 면역을 획득하게 되는데 일반적인 예방접종 후 주의사항으로 옳은 것은?

① 귀가 후 고열, 구토 증상이 있는 경우 의사의 진찰을 받는다.
② 주로 오후에 접종한다.
③ 정기 예방접종의 경우 의사의 진료는 필요치 않다.
④ 감기 증상이 있어도 예방접종과는 상관이 없다.
⑤ 접종 후에는 반드시 목욕을 시킨다.

097 생후 6개월 된 아이에게 실시되었을 예방접종끼리 묶인 것은?

① 인플루엔자, A형 간염, 세균성 이질
② 홍역, 디프테리아, 장티푸스
③ 파상풍, 장티푸스, 일본뇌염, 홍역
④ 소아마비(폴리오), 일본뇌염, 수두, 홍역
⑤ BCG, 백일해, B형 간염, 디프테리아

098 생후 4주 된 영아가 BCG 접종을 하기 위하여 병원에 왔을 때 이미 받았어야 할 예방접종으로 옳은 것은?

① MMR ② 폴리오
③ B형 간염 ④ DTaP
⑤ 수두

099 최초의 예방접종은 신생아기에 시작되어 유아기에 완성된다. 보건

소에서 예방접종할 수 있는 것은?

① 황열
② C형 간염
③ 파상풍
④ 임질
⑤ 콜레라

100 우리나라 국가예방접종 중 폴리오(소아마비)와 DTaP의 예방접종 시기로 옳은 것은?

① 생후 2개월부터 1개월 간격으로 2회 실시한다.
② 생후 2개월부터 2개월 간격으로 3회 실시한다.
③ 생후 6개월 이내에 언제든지 3회 실시한다.
④ 생후 2주부터 2주 간격으로 3회 실시한다.
⑤ 생후 1개월에 1회 실시한다.

101 생후 2개월에 시작하여 2개월 간격으로 3회 접종해야 하는 DTaP 접종으로 예방이 가능한 질환으로 옳은 것은?

① 디프테리아, 소아마비(폴리오), 백일해
② 디프테리아, 소아마비(폴리오), 파상풍
③ 디프테리아, 소아마비(폴리오), 결핵
④ 디프테리아, 파상풍, 백일해
⑤ 디프테리아, 결핵, 파상풍

102 출생 후 가장 먼저 시행해야 하는 예방접종으로 옳은 것은?

① 뇌염
② 홍역
③ 소아마비(폴리오)
④ 디프테리아
⑤ B형 간염

103 예방 주사약은 감염병을 예방하기 위하여 혈청 속에 항원을 형성하는 주사액을 의미한다. 이러한 예방 주사약의 관리방법으로 옳은 것은?

① 남은 약물은 즉시 폐기 처분한다.
② 종류에 따라 보관 온도를 달리한다.
③ 유통기한이 지난 약물은 한 달까지 사용할 수 있다.
④ 2~5℃의 냉암소에 보관한다.
⑤ 자주 사용하지 않는 약물은 냉동 보관한다.

104 생후 6개월 된 아기가 열이 나면서 귀를 베개에 대고 자꾸 비벼 대며 울고 있을 때 그 이유로 짐작할 수 있는 것은?

해설

099 보건소에서의 예방접종 : A형 간염, B형 간염, BCG, 디프테리아, 파상풍, 백일해, 폴리오, b형 헤모필루스 인플루엔자, 폐렴구균, 인플루엔자, 홍역, 볼거리(유행성 이하선염), 풍진, 수두, 일본뇌염, 로타바이러스, 그 밖에 질병관리청장이 감염병의 예방을 위하여 필요하다고 인정하여 지정하는 감염병(장티푸스, 신증후군출혈열)

100 폴리오 예방접종 : 생후 2개월부터 2개월 간격으로 3회 실시한다.

101 DTaP 접종 : 디프테리아, 파상풍, 백일해를 생후 2개월에 시작하여 2개월 간격으로 3회 접종하도록 한다.

102 B형 간염은 출생 후 가장 먼저 시행해야 하는 예방접종이다.

103 예방접종 약 사용 시 주의점
- 유효기간을 잘 확인한다.
- 약병을 잘 흔들어 사용한다.
- 직사광선을 피해 냉장 상태(2~5℃의 냉암소)에서 보관한다.
- 철저한 무균술을 지켜야 한다.

104 생후 5개월 이상 된 아기가 감기에 열이 나면서 귀를 베개에 대고 자꾸 비벼대는 것은 중이염에 감염되었기 때문이다.

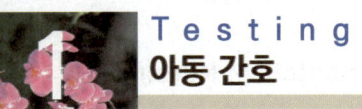

Testing
아동 간호

| 해 설 |

① 이하샘염　　② 아토피
③ 상악동염　　④ 중이염
⑤ 열이 나서 보채는 것

105 태어난 지 4개월이 된 아토피(성) 피부염이 심한 영아의 피부 간호로 옳은 것은?

① 손을 옷소매 밖으로 내주어 자유롭게 해준다.
② 팔꿈치 보호대를 해준다.
③ 피부 자극을 피하기 위해 마로 된 옷을 입힌다.
④ 목욕 시 알칼리성 비누를 사용한다.
⑤ 피부를 따뜻하게 보온해 준다.

105 아토피 영아의 간호
- 목욕 시에는 알칼리성이 아닌 중성의 습윤 비누를 사용한다.
- 손을 옷소매에 넣고 안전핀으로 소매를 고정한다.
- 팔꿈치 보호대를 해준다.
- 피부 자극을 피하기 위해 면으로 된 옷을 입힌다.

106 치아의 위생은 유치(젖니)가 나기 시작하자마자 시작되는데, 영·유아의 구강 관리로 옳은 것은?

① 치아 첫 검진은 만 4세부터 시작한다.
② 이가 나는 초기에는 젖은 헝겊에 물을 묻혀 이와 잇몸을 닦아 준다.
③ 혼자 칫솔을 사용하는 시기는 7세가 적절하다.
④ 3~4세까지는 아동에게 불소를 주어 치아의 부식을 예방한다.
⑤ 칫솔은 생후 36개월이 지나야 이용할 수 있다.

106 치아 위생 및 칫솔 사용 시기 : 치아 위생은 젖니(유치)가 나기 시작하자마자 시작되어야 하는데, 깨끗한 젖은 수건이나 부드러운 칫솔로 치아와 잇몸을 부드럽게 닦는다. 이후의 치아 문제를 예방하기 위해서는 양치를 일찍 시작하는 것이 중요한데, 어린 영아도 칫솔을 사용할 수 있고 그렇게 하도록 격려해야 한다.

유아 간호

107 유아기 때 손가락 빠는 습관을 교정하는 방법으로 옳은 것은?

① 손가락에 쓴맛이 나는 약을 발라 준다.
② 영양제를 먹인다.
③ 맛있는 음식을 많이 준다.
④ 당분간 손에 신체 보호대(억제대)를 해준다.
⑤ 관심을 가지고 돌봐 주되 문제시하여 혼내지 않는다.

107 유아들은 욕구불만이나 정서적으로 불안정할 때 손가락을 빠는 습관이 있는데, 이러한 손가락 빠는 습관을 고쳐주기 위해서는 잘 관찰하고 유아를 만족하게 해준다.

108 유아의 사회 정서적 발달에 대한 설명으로 옳은 것은?

① 인공 젖꼭지를 사용한다.
② 독감, 중이염 등 질병에 걸릴 확률이 높다.
③ 신체 손상에 대한 두려움이 뚜렷해져서 조심하게 된다.
④ 스트레스의 자극으로 정서가 발달된다.

108 사회 정서적 발달 : 이 시기에 흔히 관찰되는 행동 특성으로는 거절증, 떼 쓰는 것, 의식적인 행동, 양가감정 등이 있다. 또한 이 시기에 심리적 요인으로 인하여 유아에게 야뇨증이 자주 발생한다.

⑤ 유아기에 나타나는 행동특성은 거절증, 떼쓰는 것, 의식적인 행동, 양가감정, 분리 불안 등이 있다.

109 정상 유아(1~3세)의 행동 특성으로 옳은 것은?

① 여러 가지 물건을 골고루 사용한다.
② 타인과의 관계에서 친화감을 나타낸다.
③ 분노 발작을 보이며, 분리 불안이 유지된다.
④ 친구와 함께 있는 것을 더 좋아한다.
⑤ 이 시기에 보존 개념이 완성된다.

110 수두에 걸린 3세 된 환아가 병원에 입원한 첫날부터 불안 증세를 보이고 있다. 이 입원 환아에게 불안을 불러일으키는 가장 큰 원인으로 옳은 것은?

① 부모로부터의 격리
② 가정의 경제적 빈곤
③ 죽음에 대한 두려움
④ 낯선 간호사에 대한 공포감
⑤ 친구들과 놀이를 못하게 되는 것

111 엄마를 따라 병원을 방문한 어린아이가 병원 로비에서 떼를 쓰며 울고 있는 경우의 대처법으로 옳은 것은?

① 병원 밖으로 데리고 나간다.
② 아이가 말하는 것을 무엇이든지 들어준다.
③ 관심 끌기 위한 것이니 잘 관찰한다.
④ 울음을 그치게 하도록 가서 달래 준다.
⑤ 떼는 쓰는 아이의 부모에게 주의를 준다.

112 백화점에서 장난감을 사달라고 분노 발작을 일으키는 3세 아동의 부모가 취할 태도로 옳은 것은?

① 진정될 때까지 무시하고 안전한지 살핀다.
② 달래고 안아 주어 진정시킨다.
③ 장난감 대신 과자를 사 준다.
④ 구석으로 데리고 가 체벌한다.
⑤ 자존심을 살려 주기 위해 빨리 사준다.

113 대소변 가리기 훈련을 시작할 수 있는 시기로 옳은 것은?

① 이유식의 시작부터
② 생후 6개월

해설

109 유아의 특성: 퇴행, 분리 불안, 분노 발작, 신체 기능 조절 능력의 달성, 자존감 발달, 유분증, 거절증, 고집, 야뇨증, 낙상

110 분리 불안: 유아가 모친(또는 그 대리인물)에서 처음으로 떨어질 때에 나타내는 반응(예 흥분, 울음) 등이다.

111 분노 발작: 아이가 무엇인가에 불만(예 피로한 경우, 배고플 때, 아플 때)이 있거나 불안할 때 울며 떼를 쓰다가 지쳐 쓰러지는 현상으로, 병적인 경기나 발작과는 달리 큰 위험은 없다. 이때는 관심을 끌기 위한 것이니 잘 관찰한다.

112 문제 111번 해설 참조

113 대소변 가리기 훈련의 시기: 대변은 12개월쯤에 시작하여 18개월 정도에 가릴 수 있게 되고, 소변은 16~18개월에 시작하여 24개월 정도에 완성된다. 단, 밤에 소변 가리기는 3~4세가 되어야만 가능하다.

정답 105 ② 106 ② 107 ⑤ 108 ⑤ 109 ③ 110 ① 111 ③ 112 ① 113 ③

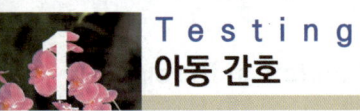

Testing
아동 간호

③ 12~18개월   ④ 24개월
⑤ 24개월 이후부터

해설

114 문제 113번 해설 참조

114 대소변 훈련에 대한 설명으로 옳은 것은?

① 소변 훈련은 18개월까지 완성시켜야 한다.
② 밤에 소변 가리기는 3~4세 때 가능하다.
③ 대변 훈련은 24개월까지 완성시킨다.
④ 소변 훈련은 대변 훈련보다 먼저 시킨다.
⑤ 대소변 훈련은 영아기에 하게 된다.

115 대소변 훈련은 영아기를 지나 유아기에 하게 된다. 대변 훈련을 소변 훈련보다 먼저 시키는데 훈련 과정은 아동의 성격 형성에 영향을 미친다.

115 대소변 가리기는 아이가 자율적인 근육 조절 능력을 키워 나가는 최초의 과정으로 배변 훈련이 실패하면 여러 가지 행동장애로 나타날 수 있다. 대소변 훈련과 관련된 사항으로 옳은 것은?

① 대소변 가리기 훈련은 엄격해야 한다.
② 훈련 과정은 아동의 성격 형성에 영향을 끼친다.
③ 밤에 소변을 못 가리는 것은 신체적 이상이다.
④ 대변보다 소변 가리기 훈련을 먼저 실시한다.
⑤ 발달과 상관없이 일정한 연령에 실시한다.

116 대소변 가리기 훈련은 전적으로 유아의 발달 상태가 준비되어 있을 때 하는 것이 바람직함을 부모가 알고 있어야 한다. 즉, 일반적으로 척수의 수초화로 항문과 요도 조임근의 수의적 조절 능력이 가능해지는 시기(아동이 소변을 참고 어머니의 말에 협조할 수 있는 시기)에 시작한다.

116 18개월 된 아이를 둔 어머니가 자신의 아이가 대소변을 가리지 못한다고 말하며, 옆집 아이는 15개월인데 대소변 가리기 훈련을 한다고 하였다. 이때 간호조무사가 말할 수 있는 내용으로 옳은 것은?

① 당신 아이도 훈련을 시작할 수 있다.
② 옆집 아이가 훈련을 빠르게 시작한 것이다.
③ 성장 발달 검사를 위해 소아과 방문을 권한다.
④ 개별적인 차이가 있으므로 걱정하지 않아도 된다.
⑤ 아동의 신체적·정서적 상태가 준비되어야 훈련할 수 있다.

117 낙상과 사고 : 우리나라에서 유아기의 가장 주된 사망 원인으로서, 유아의 사망률과 불구를 야기시키는 중요한 원인이다.

117 영유아기는 주위 환경에 대한 호기심과 빠른 운동 및 감각적인 발달을 보이는 시기이다. 이러한 영유아의 부모가 받아야 할 교육 내용으로 가장 옳은 것은?

① 신장의 길이   ② 특성 개발
③ 낙상과 사고 방지   ④ 성에 대한 지식
⑤ 불소 배제 이유

118 유아가 알 수 없는 약을 먹었을 경우 가장 먼저 기도 유지를 해준다.

118 아동이 무엇인지 모르는 약을 먹었을 때 제일 먼저 취해야 할 행동으로 옳은 것은?

① 설사약을 먹인다. ② 병원으로 데리고 간다.
③ 물을 먹인다. ④ 기도 유지를 시킨다.
⑤ 숯가루를 물에 타서 먹인다.

119 영유아 구강건강관리 시 불소를 사용하는 이유로 옳은 것은?

① 치주 질환 예방 ② 치아우식증(충치) 예방
③ 풍치 예방 ④ 치아 모형의 기형 방지
⑤ 반상치

120 아이의 아버지가 위협적인 말로 아동을 비난하고 있다. 이 학대의 유형으로 옳은 것은?

① 유기 ② 방임
③ 신체적 학대 ④ 정서적 학대
⑤ 성적 학대

121 아동이 구걸하면서 음식 쓰레기를 주워 먹으면서 학교에 가지 않고, 옷이 지저분하고 아픈데 부모가 그대로 두는 것을 무엇이라 하는가?

① 가정 폭력 ② 자기 방임
③ 정신적 학대 ④ 방임
⑤ 유기

입원한 어린이의 간호

122 3세 입원 환아가 X선 촬영을 위해 간호조무사와 촬영실에 함께 들어가는 것을 거부하며 불안해 하며 울고 있다. 그 이유로 옳은 것은?

① 친구들과의 놀이에 대한 불안
② 가정의 경제적 빈곤
③ 낯선 사람에 대한 공포
④ 죽음에 대한 두려움
⑤ 부모로부터의 격리

123 소아 환자의 분리 불안을 고려하여 소아 병실을 꾸밀 때 고려해야 할 점으로 옳은 것은?

해설

119 충치(치아우식증) 예방을 위해 불소를 사용한다.

120 정서적(심리적) 학대 : 아동의 건강 또는 복지를 해치거나 정상적 발달을 저해할 수 있는 정신적 폭력이나 가혹 행위를 의미한다. 예 원망적·적대적·경멸적인 언어폭력, 잠을 재우지 않는 것, 벌거벗겨 쫓는 행위, 가족 내에서 왕따 행위

121 방임 : 아동의 보호자가 아동을 방치하는 것을 의미한다. 예 기본적인 의식주를 제공하지 않는 행위, 불결한 환경이나 위험한 상태에 아동을 방치하는 행위

122 분리 불안(separative anxiety) : 학령기 이전의 아동들은 이 시기 이후의 아동보다 분리의 스트레스를 이기는 힘이 결여되어 있으며, 부모와의 분리, 낯선 사람들, 바뀐 일상생활, 공포 등으로 성장, 발달이 저해될 수 있다.

123 입원 아동의 간호
- 입원에 대해 미리 알려 준비시킨다.
- 분리 불안의 행동이 나타나면 부모 이야기를 자주 해줘서 아동이 기억할 수 있게 해준다.
- 부모가 자주 방문하도록 한다.
- 집과 비슷한 환경을 만들어준다.
- 간호사는 되도록이면 바꾸지 말고 같은 사람이 맡도록 한다.

정답 114 ② 115 ② 116 ⑤ 117 ③ 118 ④ 119 ② 120 ④ 121 ④ 122 ⑤ 123 ③

Testing
아동 간호

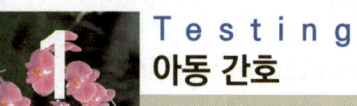

해 설

124 38℃ 이상의 고열이 있는 경우 미온수 또는 얼음베개를 해주며 발은 따뜻하게 한다. 미온수로 닦아 주는 경우 처음에는 체온보다 2℃ 정도 낮은 미온수로 시작하며 적어도 15~20분 동안 실시한다. 이 외 35~50% 알코올 용액을 사용하여 알코올 마사지를 하기도 한다.

125 문제 124번 해설 참조

126 설사로 인한 탈수 간호
- 끓인 물에 설탕을 첨가하여 식혀서 먹인다.
- 수분 및 전해질을 충분히 공급하여 전해질 균형을 맞춰 준다.
- 주요 증상의 세밀한 관찰, 격리 및 피부 간호를 한다.
- 피부의 청결과 규칙적인 체위 변경을 시키도록 한다.

127 아이가 탈수 상태로 되면 기면 상태가 되고 팔, 다리가 창백해지며 입술이나 피부 및 점막이 건조하면서 거칠어진다. 또한 힘 없이 울고 갈증이 나며 빠르고 약한 호흡과 맥박, 체온이 상승하게 된다. 그리고 천문(특히 대천문)과 눈 주위가 움푹 들어가고 근육의 탄력성(피부 긴장감)이 적으며, 체중이 감소하고 소변이 농축되며 요량이 줄어든다[요감소(핍뇨)].

① 보호자 출입을 제한하도록 한다.
② 아름답고 화려하게 꾸민다.
③ 가정과 같은 분위기로 만들도록 한다.
④ 문은 아이들이 마음대로 열 수 있게 한다.
⑤ 가능하면 노출면을 적게 한다.

124 8개월 된 영아의 열이 39℃로 높은 상태에서 응급실에 실려 왔을 때 환아에 대한 간호로 옳은 것은?

① 열을 내리기 위해 페니실린을 먹인다.
② 체온보다 2℃ 낮은 미온수로 닦아 준다.
③ 구강으로 정확하게 체온을 잰다.
④ 75% 알코올 솜으로 마사지한다.
⑤ 해열제 투여 시 구토를 할 경우 재투약하고 의사에게 보고한다.

125 소아 병실에서 환아의 활력 징후를 체크하던 중 체온이 38.5℃인 환아를 발견하였다. 이때의 간호 방법으로 옳은 것은?

① 처음에는 체온보다 2℃ 높은 미온수로 닦는다.
② 경련 예방을 위해 설압자로 혀를 누른다.
③ 의사 지시 없이 해열제를 투여한다.
④ 75% 알코올 솜으로 마사지한다.
⑤ 얼음베개를 대어 주고 발을 따뜻하게 한다.

126 잦은 설사로 탈수가 예상되는 환아에게 치료 전에 세심하게 살펴야 하는 사항으로 옳은 것은?

① 고단백 · 고칼로리 음식을 먹인다.
② 가능한 한 지사제를 먹이도록 한다.
③ 설사 횟수와 양상을 관찰한다.
④ 피부를 청결히 하고 같은 자세로 눕힌다.
⑤ 미지근한 보리차를 많이 먹이도록 한다.

127 설사와 구토로 인해 탈수가 심한 영아에게서 관찰되는 증상으로 옳은 것은?

① 구열, 무뇨, 서맥, 부종
② 천문 함몰, 피부 긴장도 저하, 핍뇨(요감소)
③ 창백증, 체중 감소, 빈맥, 천문 팽창
④ 손실된 칼로리량

⑤ 매일의 체중 변화

128 7세 아동이 지난밤에 다음과 같은 증상으로 응급실에 실려 왔다. 의심해 볼 수 있는 질환으로 옳은 것은?

- 팔, 다리 창백
- 소변 농축
- 건조한 입술과 거친 피부
- 체온 39℃, 호흡 24, 맥박 126

① 경련　　　　　　② 구토
③ 고열　　　　　　④ 황달
⑤ 탈수

129 침대에 똑바로 누워 있던 환아가 구토를 시작할 때 취할 수 있는 응급처치로 옳은 것은?

① 등을 두드려 준다.　　② 고개를 옆으로 돌려 준다.
③ 청색증 유무를 확인한다.　　④ 산소마스크를 착용해 준다.
⑤ 체위 변경을 시켜준다.

130 심한 구토나 설사로 인해 탈수가 있는 어린이를 위한 가정에서의 응급처치로 옳은 것은?

① 물을 끓여 따뜻하게 해서 먹인다.
② 설사가 중증인 경우는 반나절 가량 젖이나 음식을 먹이지 않는다.
③ 전해질 용액(소금물이나 설탕물·주스)을 조금씩 먹인다.
④ 약국에서 지사제를 사다 먹인다.
⑤ 많은 양의 물을 자주 마시도록 한다.

131 소아는 성인에 비해 급성적으로 탈수가 오기 쉽다. 심한 설사를 하는 아이에게 탈수를 예방하기 위해 보충해야 할 사항으로 옳은 것은?

① 단백질, 무기질 공급　　② 철분, 열량 공급
③ 수분, 전해질 공급　　　④ 단백질, 전해질 공급
⑤ 염분, 지방 공급

해 설

128 문제 127번 해설 참조

129 구토(Vomitting) : 먼저 토한 것이 기도로 들어가 막히지 않도록 옆으로 눕히거나 고개를 옆으로 돌려 주고 아동의 얼굴을 관찰한다. 토한 후 아무렇지도 않을 때는 별 문제가 없지만 되풀이해서 토하는 경우 다른 원인이 있는지 확인하기 위해 담당 간호사에게 보고한다. 구토를 한 후에는 바로 음식을 먹이지 말고 적어도 5~10분 이상 지난 후 물이나 엷은 우유 등을 먹이며, 특별한 원인이 있다면 3~6시간 동안 금식시킨다.

130 문제 126번 해설 참조

131 설사로 탈수가 심하고 수분과 전해질이 불균형한 아동 간호

- 변기 사용 전후에 손 씻기를 하도록 교육한다.
- 어느 때라도 감염병에 전염될 우려가 있기 때문에 환아의 대변 배설물은 따로 격리 처리한다.
- 탈수 증상이 나타나면 의사에게 보고한다.
- 설사 횟수 및 활력징후, 피부 상태 등을 관찰하고, 정해진 시간마다 같은 사람이 체중을 측정한다.
- 절대안정시키고 고섬유식사를 금지한다.
- 섭취량과 배설량의 기록을 정확히 한다.
- 처방된 수액을 주입하도록 한다.

Testing
아동 간호

해 설

132 설사로 입원한 영아의 간호 중재에서 가장 중요한 것은 매일의 체중 변화이다. 이때는 정해진 시간마다 같은 사람이 체중을 측정한다.

133 일반적으로 고열 시에 경련이 일어나는데, 경련 시 발작한 시간이나 양상들을 잘 관찰하고 일단 혀가 기도 뒤로 말려들어 기도를 막을 수 있으므로 손수건이나 거즈로 말아둔 설압자 등으로 혀를 눌러 준다(기도 유지).

134 경련 시 의복의 끈, 허리띠, 단추 등을 풀어 눕히고 편안한 상태에 있도록 안정시킨다. 주위에 위험한 물건(예 날카로운 기구)이 없는지 확인하고, 만약 구강에 분비물이 있는 경우 기도로 흡입될 수 있으므로 잘 닦아 주며, 병실을 어둡고 조용하게 해준다.

135 문제 133번 해설 참조

136 천식의 예방을 위해서는 심한 일교차에 노출되지 않도록 하고 알레르겐(allergen)에 대한 노출을 최소화하며, 악화 인자(예 음식 등)를 회피하는 것이 최고이다.

137 일반적으로 통증을 감소시켜 주기 위해 아세트아미노펜과 이부프로펜이 널리 쓰이며, 머리를 상승시키고 아프지 않은 귀 쪽으로 눕혀 주는 것이 통증을 최소화할 수 있다.

---

132 설사로 입원한 영아의 간호 중재에서 가장 중요한 것은 무엇인가?
① 손실된 칼로리량 ② 매일의 체중 변화
③ 체온 ④ 피부 통합성
⑤ 공급된 수액량

133 원인 불명의 경련을 간헐적으로 보이는 유아를 간호할 때 주의해야 할 사항으로 옳은 것은?
① 찬물마사지 ② 경련 부위 마사지
③ 기도 유지 ④ 밝은 환경 제공
⑤ 정서적 지지

134 의자에 앉아서 창밖을 바라보며 웃고 있던 환아가 갑자기 경련을 일으켰다. 이 환아에 대한 간호로 옳은 것은?
① 정신을 차리도록 찬물을 먹인다.
② 주변에 위험한 물건을 치운다.
③ 진정제를 투여하여 안정시킨다.
④ 보호대(억제대)를 사용하여 몸을 고정시킨다.
⑤ 마사지를 적용하여 안정감을 주도록 한다.

135 소아과 병동에 입원한 5세 환아가 체온이 39℃로 오르면서 열성경련을 보이고 있다. 이 환아에 대한 적절한 간호로 옳은 것은?
① 머리를 반듯하게 하여 똑바로 눕힌다.
② 경련 부위를 마사지해 준다.
③ 치아 사이에 억지로라도 딱딱한 물체를 물려준다.
④ 경련 시 발작한 시간, 양상들을 잘 관찰한다.
⑤ 신체적 손상을 방지하기 위해 억제한다.

136 소아 천식 환아에 대한 간호로 옳은 것은?
① 기침 발작 시에는 앙와위를 취한다.
② 기침 억제제를 투여한다.
③ 기도 분비물을 제거하기 위해 구강으로 수분을 섭취한다.
④ 100% 산소를 흡입한다.
⑤ 알레르기를 유발시키는 음식과 환경을 피한다.

137 3세 미만의 아동에게서 감기 합병증으로 빈번히 발생하는 중이염으로 인한 통증을 완화시키는 방법으로 옳은 것은?

① 기침을 하게 하여 분비물을 배출시킨다.
② 항히스타민제를 투여한다.
③ 청력검사를 받도록 한다.
④ 생리식염수로 이강 내를 닦고 건조시킨다.
⑤ 머리를 상승시키고 아프지 않은 귀 쪽으로 눕도록 한다.

138 감기를 앓은 영아에게 중이염이 잘 오는 근본적인 이유로 옳은 것은?

① 영아는 장시간 침대에 누워 있기 때문이다.
② 영아는 합병증이 더 많기 때문이다.
③ 영아의 중이는 성인보다 미숙하며 감염에 예민하기 때문이다.
④ 영아의 유스타키오관(귀관)이 넓고 짧으며 곧기 때문이다.
⑤ 영아는 기도에 있는 분비물을 기침으로 배출시키지 못하기 때문이다.

139 지속적인 음식 거부와 식욕부진을 나타내고 있는 5살 여자아이가 소아과 병동에 입원하였다. 신경성 식욕부진 아동 간호로 옳은 것은?

① 아동이 표현하는 부정적 감정을 억누르는 교육을 시킨다.
② 자존심 강화를 위한 교육활동 계획을 세운다.
③ 증상의 개선을 위하여 완고한 태도로 교육한다.
④ 간호의 치료 과정에 가족의 참여를 제한한다.
⑤ 식욕 촉진제를 투여한다.

140 주의력 결핍 과잉행동장애(주의력 결핍 과다활동장애) 환아에게 설정할 수 있는 간호 목표로 옳지 않은 것은?

① 아동과 대화를 할 때는 '왜?'라는 질문을 사용하여 의사소통을 한다.
② 긍정적인 대인관계를 경험한다.
③ 긍정적인 자아 존중감을 발달시킨다.
④ 효과적으로 의사소통하는 방법을 학습한다.
⑤ 아동의 정서적인 욕구를 충족시켜서 정서적인 긴장을 감소시킨다.

141 급성 사구체신염으로 입원한 환아에게 제공할 간호로 옳지 않은 것은?

① 저염 식사, 저단백 식사, 고탄수화물 식사를 제공한다.
② 상기도 감염 환자와의 접촉을 금한다.

해설

138 중이염은 아동기에 흔한 질환 중 하나로써 3세 이하의 아동은 나이든 아동과 성인에 비해 귀관(유스타키오관, 이관, 중이관)이 넓고 짧으며 곧기 때문에 중이염에 걸릴 확률이 높다.

139 식욕부진 아동을 간호 시에는 부드럽고 교육적이지만 단호한 태도로 임해야 하며, 아동의 자존감과 자기 가치감을 증진시키는 간호는 아동이 자신을 좋아하고, 믿도록 배우고, 마른 몸을 넘어서서 정체감을 발달시키는 데 도움이 된다.

140 주의력 결핍 과다활동장애(ADHD) 아동들은 부모나 교사로부터 자주 꾸지람을 듣기 때문에 만성적으로 자존감이 낮다. 그러나 무조건적인 칭찬보다는 행동에 대한 분명한 지침을 주고 일관성 있게 기대에 부응했을 때 긍정적인 피드백을 주며 가능한 한 긍정적인 말로 아동의 감정을 격려하고 칭찬하도록 가족을 교육시킨다.

141 급성 사구체신염 치료 및 간호 : 대증요법, 침대 안정, 부종 부위의 피부 마찰을 예방하기 위한 자세 변경, 식욕부진 시 영양 증진, 부종이 심한 경우 수분 제한(하루 1,000cc 이하) 및 매일(적어도 2~4시간 마다) 정확한 수분 섭취량과 배설량 측정, 활력징후 체크, 저염식사, 저단백식사, 고탄수화물식사, 약물 투여(항생제, 혈압강하제, 이뇨제, 코르티코스테로이드제 등), 상기도 감염 환자와의 접촉 금지, 구강 간호, 하루에 한 번씩 소변의 비중 검사, 매일 일정한 시간에 아동을 같은 저울로 같은 옷을 입은 상태에서 체중을 측정한다.

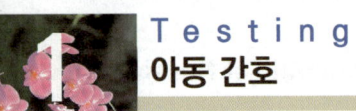

Testing
아동 간호

해설

142 급성 사구체신염 환아는 수분 축적에 대한 이차성으로 저나트륨혈증과 고칼륨혈증이 발생할 수도 있다.

143 구개열(구개 파열, 입천장갈림증)이 있는 영아의 수유 시 간호 : 수유 시 간호는 수술 전 구개 파열 환아 영양 공급 시 청색증을 관찰하고 질식 예방과 관찰을 위해 요구되며, 수유 후는 상체를 높인 자세로 약간 옆으로 눕힘으로써 흡인을 예방할 수 있다.

144 백혈병 환아 치료 시에 가장 중요한 것은 감염 예방에 최선을 다해야 하며, 고열량·고단백 식사를 하도록 한다.

145 카타르기 : 전염력이 강한 시기(3~5일)로서 발열(38~40℃), 식욕 감퇴, 기침, 결막염의 증세가 나타난다, 특징은 이때 입안의 점막에 좁쌀만한 크기의 수포성 코플릭 반점(Koplik spot)이 나타난다.

146 간호 돕기 : 격리실은 조용하며 경련 예방을 위하여 밝은 조명을 피하거나 커튼을 쳐서 어둡게 만들어준다. 호흡 곤란을 감소시키도록 충분한 습도를 유지시키고, 병실에 들어갈 때 마스크(HEPA나 N-95마스크)를 착용한다.

---

③ 하루에 한 번씩 소변 비중을 측정한다.
④ 배설량과 섭취량, 활력 징후 등을 매일 체크한다.
⑤ 환아에게 수분 섭취를 증가시키도록 한다.

142 급성 사구체신염으로 입원한 아동은 수액 균형에 대한 세심한 관찰이 요구된다. 필요한 간호로 옳은 것은?

① 일주일마다 체중을 측정한다.
② 4시간마다 체온을 측정한다.
③ 섭취량과 배설량을 일주일마다 기록한다.
④ 부종 경감을 위해 절대 침상안정을 취하도록 한다.
⑤ 고칼륨혈증이 있는지 주의 깊게 관찰하도록 한다.

143 구개 파열(구개열)이 있는 신생아의 수유 시 필요한 간호로 옳은 것은?

① 청색증을 관찰하고 수유 시 트림을 금지시킨다.
② 흡인을 예방하기 위해 천천히 수유한다.
③ 수유 후 반듯하게 눕혀 편한 자세를 유지한다.
④ 구멍이 작고 부드러운 젖꼭지로 수유한다.
⑤ 상처에 닿지 않게 빨대를 이용하여 수유한다.

144 백혈병 환아 간호에서 가장 중요한 사항으로 옳은 것은?

① 항암제 치료의 부작용   ② 적절한 영양 공급
③ 부모와의 상담   ④ 정상적인 성장과 발달
⑤ 감염 예방

145 홍역의 전염력이 가장 강한 시기이며 코플릭 반점(Koplik spot)이 나타나는 시기로 옳은 것은?

① 잠복기   ② 발진기
③ 회복기   ④ 카타르기
⑤ 아무 때나 나타날 수 있다.

146 홍역 아동을 간호할 때 감염을 예방하기 위한 간호방법으로 옳은 것은?

① 장갑을 끼고 들어간다.
② 병실에서 가운을 벗고 나올 때는 안이 겉으로 나오게 한다.

③ 병실에 들어갈 때 N-95 마스크를 착용한다.
④ 마스크는 하루 한 번 교환하는 것이 원칙이다.
⑤ 가운은 벗은 채로 그대로 둔다.

147 홍역은 그 증상을 살펴 합병증을 최소화시키기 위한 간호를 시행해야 한다. 홍역 환자 간호 시 수명증(눈부심)이 나타날 때 제공하는 간호 방법으로 옳은 것은?

① 조명을 밝게 해준다.
② 습도를 낮추어 건조하게 한다.
③ 산동제를 투여한다.
④ 빛을 싫어하므로 커튼을 쳐서 어둡게 만들어 준다.
⑤ 안대를 해주어 심적 안정감을 유지시켜 준다.

148 발열과 함께 몸통에서 발진이 시작되어 점차 사지로 번지는 특성이 있는 감염성 질환으로 옳은 것은?

① 성홍열　　　　② 수족구
③ 수두　　　　　④ 홍역
⑤ 풍진

149 수두 환아가 환부를 긁지 못하도록 하기 위한 간호로 가장 옳은 것은?

① 손가락에 쓴 약을 발라 둔다.
② 홑이불로 전신을 고정한다.
③ 플라스틱 시트를 사용한다.
④ 팔꿈치 보호대를 사용한다.
⑤ 재킷 보호대를 사용하도록 한다.

150 디프테리아로 인한 편도 절제수술을 받은 아동이 수술 부위 통증으로 인한 식욕부진을 호소할 때 제공할 수 있는 적절한 식사로 옳은 것은?

① 따뜻한 유동식 또는 연식　② 일반식사
③ 고단백 식사　　　　　　　④ 찬 유동식 또는 연식
⑤ 고탄수화물 식사

151 유행성 이하선염(볼거리, 유행귀밑샘염)은 타액선 중 이하선에 잘 생긴다. 남아가 이하선염(이하샘염)을 앓은 후 올 수 있는 합병증으로 옳은 것은?

해 설

147 문제 146번 해설 참조

148 수두 : 수두-대상포진 바이러스(varicellazoster virus)에 의한 급성 바이러스성 질환이다. 증상은 급성 미열로 시작되고 신체 전반이 가렵고 발진성 수포(물집)가 생긴다.

149 수두 환아 간호 돕기 : 2차 감염 예방을 위해 긁지 못하도록 팔꿈치 보호대와 손에 장갑을 끼워 주고 헐렁한 옷을 입힌다. 또한 손톱을 짧고 깨끗하게 유지하도록 한다.

150 디프테리아의 치료
- 디프테리아로 인한 편도 절제수술을 받은 아동이 통증으로 식욕부진이 왔을 때는 찬 유동식이나 연식을 제공하도록 한다.
- 독소를 중화시키기 위해 정맥으로 항독소를 주입하는데 항독소를 사용하기 전에 피내주사를 시행하여 과민성 유무를 확인한다.
- 항균제를 항독소와 병행하여 투여한다.

151 볼거리(유행귀밑샘염, 유행성 이하선염)의 합병증 : 고환염, 난소염, 췌장염

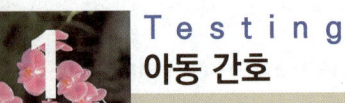

Testing
아동 간호

해설

152 일본뇌염의 후유증
- 어린아이일수록 후유증이 많이 나타난다.
- 정신장애가 많다.

153 백일해 환자의 간호 돕기
- 기도 분비물을 제거하고 신선한 공기나 산소를 공급한다.
- 발작 사이에 조금씩 자주 음식물(영양식)을 공급해 주고 처방에 따라 조기에 항생제를 투여한다.
- 실내 온도의 조절과 적당한 습도를 공급해 준다.

154 전염(성) 간염(A형 간염) 환아의 간호 시 유의사항 : 수분 섭취 증가, 사용한 주삿바늘의 폐기, 식기의 분리 사용, 음식을 같이 먹지 않을 것

① 뇌염   ② 고환염
③ 난소염   ④ 기관지폐렴
⑤ 관절염

152 일본뇌염의 매개체는 모기이다. 일본뇌염의 후유증으로 올 수 있는 합병증으로 옳은 것은?

① 홍역   ② 간염
③ 디프테리아   ④ 폐렴
⑤ 정신장애

153 백일해 환아에게 간호를 실시하는 데 있어서 간호조무사가 해야 할 일로 옳은 것은?

① 항생제 처방은 반드시 금해야 한다.
② 매일 온수 목욕으로 피부를 청결히 한다.
③ 실내 온도의 조절과 적당한 습도를 공급한다.
④ 구토를 하게 되면 음식물을 주지 않는다.
⑤ 다량의 음식물을 보통 사람보다 자주 준다.

154 소아과 병동에 입원하여 치료를 받고 있는 전염(성) 간염 환아를 간호할 때 유의해야 할 사항으로 옳은 것은?

① 활동이나 놀이는 제한하지 않는다.
② 고단백, 고탄수화물, 고지방 식사를 준다.
③ 염화나트륨(염화소듐) 섭취를 증가시킨다.
④ 사용한 주삿바늘은 바늘뚜껑을 잘 닫아 버린다.
⑤ 식기를 구별하고 음식을 같이 먹지 않는다.

정답 152 ⑤ 153 ③ 154 ⑤

노인 간호

노인 간호의 이해

001 노년기에는 신체기능이 감퇴되고 배우자와의 사별 등으로 고독감을 느끼게 된다. 노인 문제로 옳은 것은?

① 국가보조금으로 생활안정 ② 주 사망 원인은 사고
③ 강한 자신감 ④ 급성 질환 유병률 증가
⑤ 사회적 소외로 인한 고독감

002 우리나라는 고령화 사회로 들어서게 되면서 많은 현실적인 문제점을 드러내고 있다. 우리나라 노인 문제의 특징으로 옳은 것은?

① 노인부양비 증가 ② 재취업의 증가
③ 의료 시설의 증가 ④ 급성 질병의 증가
⑤ 노인 교육열의 증가

003 현대사회에서 나타나는 노년기 가족관계 변화의 특징으로 옳은 것은?

① 성 역할의 구분이 명확해지고 있다.
② 노년기 부부간의 관계가 중요해지고 있다.
③ 고부갈등은 참고 견디는 것이 미덕으로 여겨지고 있다.
④ 핵가족화 현상으로 손자녀와의 관계가 친밀해지고 있다.
⑤ 자녀가 독립해 나간 '빈 둥지'기간이 점차 짧아지고 있다.

004 노인성 질환의 특성으로 옳은 것은?

① 노인성 질환은 만성 질환이 많으나 치료가 빠르다.
② 노인성 질환은 대부분 급성 퇴행성 질환이다.
③ 노인성 질환은 전형적으로 특정 질환과 관계가 있다.
④ 대부분 노인 질환은 재발하지 않는다.
⑤ 검사 기준을 적용할 수 없는 질환이 많아 초기 진단이 어렵다.

005 노인성 질병의 특성에 대한 설명으로 가장 옳은 것은?

① 잔류 공기량과 기능적 공기량이 감소한다.
② 폐활량이 증가하게 된다.
③ 두 가지 이상의 질병을 가지고 있다.
④ 질병이 빠르게 회복된다.
⑤ 급성으로 질병이 발생한다.

해설

문제 동영상 강의

001 노년기에 두드러지게 나타나는 특징으로는 육체의 쇠퇴 및 사회적 소외로 인한 고독감, 배우자와의 사별 등으로 인한 고독감, 경제적 기반의 약화 등을 들 수 있다.

002 현재 우리나라는 출산력이 크게 저하되고 노인 인구가 증가하면서 노년 인구 부양비가 증가되는 문제점을 안고 있다. 또한 전체 국가 예산에서 의료비의 부담이 증가하고 있으며, 산업구조에서도 노인을 대상으로 하는 산업이 점차 증가하고 있다.

003 노년기의 발달상의 과제
- 체력 및 건강의 쇠퇴에 적응해 나가는 것
- 은퇴 및 수입의 감소에 적응해 나가는 것
- 배우자의 죽음에 적응해 나가는 것
- 비슷한 연령층의 사람들과 친밀한 관계를 유지하는 것
- 만족한 주거 환경을 유지하는 것
- 노년기 부부간의 관계를 잘 유지시키는 것

004 ① : 만성 질환이 많으나 치료가 빠르지 않다.
② : 대부분 만성 퇴행성 질환이다.
③ : 특정 질병과 관련성이 없다.
④ : 보통 재발률이 높다.

005 노년기 질병의 특성으로는 ⅰ) 생리적 항상성의 유시능력 저하, ⅱ) 질병에 대한 개인차 증가, ⅲ) 동시에 여러 가지 질병 보유, ⅳ) 질병의 조기 발견 어려움, ⅴ) 질병 양상과 과정이 특이하게 나타남, ⅵ) 질병의 치료과정에서 합병증이 많이 생김, ⅶ) 질병의 경과가 길어지고 재발되기 쉬움 등이 있다.

정답 01 ⑤ 02 ① 03 ② 04 ⑤ 05 ③

Testing

1 노인 간호

노화에 따른 변화

006 노화로 인한 성의 변화로 옳은 것은?
① 성적 욕구 양상은 일생 동안 지속된다.
② 성에 대한 인식은 개인차가 없다.
③ 생리적 성적 반응이 증가한다.
④ 신체적 성기능 저하로 성에 관심이 없어진다.
⑤ 호르몬 변화로 인한 성생활에 어려움이 없다.

007 노인은 노화에 의해서 신체의 여러 기능이 저하되고 여러 가지 곤란을 겪게 된다. 노화에 따른 신체적 변화의 내용으로 옳지 않은 것은?
① 심장의 판막이 점차 얇아지고 강한 심잡음이 청진된다.
② 노인의 외모는 머리와 고개가 앞으로 구부러지고 등이 휘며 손목과 무릎은 약간 굽어져 있다.
③ 노인은 관절운동의 저하로 보폭은 작고 끌면서 걷는 것처럼 보이며 발을 드는 높이가 낮다.
④ 노인의 맥박수는 청년기에 비해 변하지 않거나 약간 감소한다.
⑤ 나이의 증가와 함께 뼈의 손실과 골격량의 감소가 온다.

008 노화로 인한 변화 중 심혈관계에 미치는 영향으로 옳은 것은?
① 호흡이 감소하며 맥박이 증가한다.
② 혈압이 증가한다.
③ 수축기압만 낮아진다.
④ 수축기압만 증가한다.
⑤ 호흡수와 맥박수가 동시에 증가한다.

009 노화의 신체적 변화에 따른 특성으로 옳은 것은?
① 기초대사량 증가 ② 낮잠과 밤잠의 증가
③ 요량의 증가 ④ 피부의 지성화
⑤ 폐환기 능력 감소

010 근골격계의 노화에 따른 신체적 변화 사정 내용으로 옳은 것은?
① 호흡곤란 ② 연하곤란(삼킴곤란)
③ 눈물 분비량 ④ 요로감염
⑤ 관절의 가동 범위

해설

006 성호르몬 감소 : 성호르몬은 감소하지만 성적인 욕구나 관심은 변하지 않고 일생 동안 지속된다.

007 심장의 판막은 점차 두꺼워지고 경화되어 약한 심잡음이 청진되기도 한다.

008 혈압이 증가하고 심박출량은 노화에 따라 심근의 강도와 효율성이 감소됨에 따라 감소한다. 맥박수는 거의 변하지 않거나 약간 감소되며 스트레스원이 있을 때 증가하지만 반응이 늦고, 청년보다 증가 정도가 적고, 스트레스원이 사라졌을 때 정상으로 돌아오는 속도가 느리다.

009 노인의 신체적 변화에 따른 특징 : 혈관 저항 증가, 기초대사량 감소, 기침 반사 및 호흡 능력 감소, 1회 심박출량과 심박동수 감소, 고환의 크기 감소, 면역 능력 감소, 동맥경화증 증가, 혈압 상승 등

010 운동 범위(관절 가동 범위)의 변화는 인생의 초기, 즉 20~30세에 이미 시작되어 관절 동통과 강직성이 나타나며, 그 퇴행의 속도가 매우 빠르다. 이러한 관절 가동 범위의 변화는 상해나 비만에 의해 촉진될 수 있으며, 이로 인한 관절 운동성의 저하로 보폭은 작고 끌면서 걷는 것처럼 보이며, 발을 드는 높이가 낮다.

011 노화로 인한 심혈관계 변화에 대한 설명으로 옳은 것은?
① 동맥경화증 발생률 저하
② 말초혈관 저항 감소
③ 1회 심박출량 증가
④ 심박동수 증가
⑤ 혈압 상승

012 노화에 따른 호흡계 변화로 옳은 것은?
① 기침반사가 증가한다.
② 폐의 크기가 감소한다.
③ 호흡기 감염이 감소한다.
④ 기관지 분비물이 감소한다.
⑤ 호흡 근육의 근력이 감소한다.

013 65세의 김노인은 나이가 들어감에 따라 몸의 변화를 느끼고 있다. 노화에 따른 신체적 변화에 대한 설명으로 옳은 것은?
① 고환의 크기 증가
② 심박출량 증가
③ 혈관 저항 증가
④ 기초대사량 증가
⑤ 기침반사 증가

014 노화에 따른 신체적 변화와 함께 나타나는 불편감에 대한 설명으로 옳은 것은?
① 노화로 근시가 진행되어 시력이 저하된다.
② 전체 수면시간이 짧아지며 특히 NREM(비렘)이 짧아져서 수면 장애가 나타난다.
③ 여성 노인의 경우 질 점액 분비가 증가하여 질염이 발생한다.
④ 부적절한 식사습관으로 잦은 설사가 동반된다.
⑤ 타액분비 기능이 항진되어 구내염이 발생한다.

015 노인 환자 수술 후 가장 흔히 오는 합병증으로 옳은 것은?
① 인후염
② 당뇨병
③ 늑막염
④ 기관지염
⑤ 무기폐

016 노인 환자의 요실금에 대한 간호로 옳은 것은?
① 노인들에게 흔한 증상이므로 노인 삶의 질에 영향을 주진 않는다.
② 베타딘으로 회음부 소독을 실시한다.
③ 다른 사람으로부터 격리시킨다.
④ 수분 섭취를 제한한다.

해 설

011 문제 9번 해설 참조

012 ① : 기침반사가 감소한다.
② : 폐의 크기가 확장된다.
③ : 호흡기 감염이 증가한다.
④ : 기관지 분비물이 증가한다.

013 문제 9번 해설 참조

014 노화의 진행을 보면 일반적으로 숙면이 어렵게 되며 전체 수면 시간이 짧아지는데, 렘(REM) 수면 시간은 일정하게 유지되는 반면, 비렘(NREM) 수면 시간은 짧아진다.

015 노인의 수술 후 합병증 : 노인 환자의 수술 후 가장 흔히 발생하는 합병증은 무기폐, 폐렴이다.

016 노인 환자가 요실금 증상을 보일 때의 간호 : 가장 간단한 간호법은 일정한 간격으로 변기를 대어 주는 것으로, 이후 골반강근육운동(케겔 운동)을 시켰으나 더 심해지거나 욕창이 발생할 경우 정체 도뇨를 실시한다.

정답 06 ① 07 ① 08 ② 09 ⑤ 10 ⑤ 11 ⑤ 12 ⑤ 13 ③ 14 ② 15 ⑤ 16 ⑤

Testing 노인 간호

⑤ 와상 상태에서 요실금이 있을 경우 욕창으로 진행되었을 때 정체 도뇨를 한다.

017 노화가 되면 수면의 질이 떨어져 기억력 감퇴, 전신 무력감, 두통 등 다양한 증상을 동반하게 되는데 이러한 노인의 수면양상의 변화에 대한 설명으로 옳은 것은?

① NREM(비렘)수면이 증가한다.
② 숙면이 어렵다.
③ REM(렘)수면이 증가한다.
④ 낮수면이 감소한다.
⑤ 한 번 잠들면 잠을 깨기가 어렵다.

018 노인 환자에 있어 노화에 따른 안과적 눈의 변화로 옳은 것은?

① 동공의 축소 및 시야 확대
② 동공의 확대 및 피부 탄력 증가
③ 피부 탄력 증가 및 시야 축소
④ 안구건조 및 수정체 탄력 증가
⑤ 시력 저하 및 안구건조

019 노인의 시각변화를 고려한 간호법으로 옳은 것은?

① 무채색을 사용하여 안내표지판을 제작한다.
② 시력이 저하된 노인은 매우 예민하므로 혼자있게 한다.
③ 야간시력이 좋아지므로 야간에 활동하게 한다.
④ 중앙에 큰 조명을 하나 두기보다는 간접조명을 활용한다.
⑤ 글씨를 크게 쓰고 실내 눈부심을 피하기 위해 어둡게 한다.

020 노화로 인해 청각, 후각, 미각, 시각 등 감각기관에도 변화가 초래되는데 이에 적극적으로 대처할 수 있는 간호 방법으로 옳은 것은?

① 미각이 저하되므로 입맛을 돋우기 위해 자극적인 음식을 준비한다.
② 욕실 바닥에서 미끄러지지 않게 통목욕을 제한한다.
③ 식사 전에 간식을 제공한다.
④ 전화상의 목소리는 크고 정확한 발음으로 말한다.
⑤ 직사광선을 쏘이도록 교육한다.

021 노화에 따라 대부분의 노인이 경험하는 청각 소실에 대한 설명으로 옳은 것은?

해설

017 ① : 비렘(NREM)수면이 감소한다.
③ : 렘(REM)수면이 감소한다.
④ : 낮수면이 증가한다.
⑤ : 깊은 잠을 자지 못한다.

018 눈에 수분을 공급하는 누선의 수액 공급 감소로 눈이 건조해지고 상처가 생기기 쉬우며, 이로 인해 안질환도 증가하며 아울러 시력 장애를 초래할 수 있다. 망막의 위축 또는 신혈관 생성으로 노인성 황반 퇴행이 나타나며, 특히 당뇨성 신혈관이 진행되면 시력을 잃을 수 있다.

019 글씨를 크게 쓰고 중앙에 큰 조명을 하나 두기보다는 간접 조명을 활용한다. 주변 환경은 구분이 잘 되는 대비색을 이용한다.

020 간호사나 간호조무사는 소음을 방지하여 소음이 없는 환경에서 대화하도록 하고, 전화상의 목소리는 크고 분명하게 하며, 대면하고 이야기할 때는 천천히, 또박또박 하고 낮은 음으로 한다. 가족에게 환자의 청각 장애에 대해 알려줌으로써 환자의 행동 변화에 대해 이해할 수 있도록 한다.

021 문제 20번 해설 참조

① 이야기할 때는 천천히 또박또박하고 낮은 음으로 한다.
② 소음이 없는 환경에서 대화하고 전화상의 목소리는 조용하고 분명하게 해야 한다.
③ 노인성 난청의 특징은 특히 낮은 음을 감지하는데 장애가 있다.
④ 노인에게 흔한 고혈압과 폐렴은 청각장애를 촉진할 수 있다.
⑤ 노인성 난청은 주로 7번 뇌신경 퇴행이 문제가 된다.

022 노인의 지각 및 정신기능의 변화에 대한 설명으로 옳은 것은?

① 경직성의 증가
② 조심성의 감소
③ 의존성의 감소
④ 수동성의 감소
⑤ 우울증 경향의 감소

023 노화에 따라 노인에게는 다양한 변화가 나타난다. 노인의 노화에 따른 신체적 변화의 특징으로 옳은 것은?

① 각질이 감소한다.
② 머리카락이 두꺼워진다.
③ 피부의 탄력이 증가한다.
④ 표피가 얇아진다.
⑤ 손톱이 얇아진다.

024 노화가 되면 피하지방이 얇아지고 피부는 건조하여 쉽게 상처가 나고 가려움 등 피부질환에 이환된다. 노인 피부에 대한 설명으로 옳은 것은?

① 발톱은 온수에 담가 부드러워진 다음에 일자로 깎는다.
② 노인은 비누를 많이 사용해야 한다.
③ 자주 목욕하면 피부가 더욱 윤기가 난다.
④ 피부가 두터워지고 늘어진다.
⑤ 햇빛에 노출되면 피부에 화상을 입는다.

025 75세의 김노인은 피부 건조증으로 피부 균열과 소양증(가려움증)이 심하다. 이러한 노인 환자의 피부 건조를 방지하기 위한 방법으로 옳은 것은?

① 한 달에 한 번 목욕을 실시한다.
② 등 마사지에는 알코올을 사용한다.
③ 비누를 사용하여 깨끗이 씻는다.
④ 목욕 후 오일, 크림, 로션, 올리브기름을 피부에 바른다.
⑤ 목욕 시 미지근한 물은 피하도록 한다.

026 노인이 매일 통목욕을 하는 것은 피부 건강상 권장할 만한 일이 안

해 설

022 노인의 지각 및 정신 기능의 변화 : 우울증 경향의 증가, 수동성의 증가, 경직성의 증가, 의존성의 증가, 친근한 사물에 대한 애착심

023 ① : 각질이 증가한다.
② : 머리카락이 가늘어진다.
③ : 피부의 탄력이 감소한다.
⑤ : 손톱이 두꺼워진다.

024 ② : 지방이 많은 중성 비누를 사용한다.
③ : 목욕은 일주일에 한 번이 좋다.
④ : 피부층이 얇아진다.
⑤ : 햇빛에 노출되면 노인성 반점이 나타난다.

025 ① : 일주일에 한 번 목욕을 실시한다.
② : 등 마사지에는 크림(로션)을 사용한다.
③ : 지방이 많은 중성 비누를 사용한다.
⑤ : 목욕 시 미지근한 물을 사용한다.

정답 17 ② 18 ⑤ 19 ④ 20 ④ 21 ① 22 ① 23 ④ 24 ① 25 ④ 26 ④

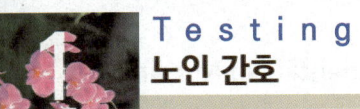
Testing
노인 간호

해설

026 매일 목욕을 하게 되면 피부의 땀샘과 피지선의 분비 기능이 저하되기 때문에 주의해야 한다.

027 노인 환자의 간호
- 보온에 유의하며 수분 섭취를 장려한다.
- 구강 청결에 유의하고, 칼슘 함유 식이를 해준다.
- 장시간 누워 있을 때에는 2시간 마다 체위 변경을 시켜 주도록 한다.

028 사회적으로는 정년퇴직이나 전직 등으로 사회 전체가 일에 대한 의욕을 앗아가 버리거나 해보려는 기분을 없애 늙음을 자각시키며, 할 일이 없어져서 소외감이 증가되고 교우 관계를 축소시키는 계기가 된다.

029 노인성 질환의 특성
- 질환의 원인이 명확하지 않아 치료가 어렵고, 만성질환이 대부분이어서 지속적인 관리가 필요하다.
- 질환의 경과가 길고 재발률이 높다.
- 원인의 다중성, 반응의 취약성을 갖고 있다.
- 수분과 전해질의 균형, 즉 항상성을 유지하기가 어렵다.
- 사회적으로 소외되거나 경제적 생활이 어려운 경향이 있다.
- 체력과 예비능력이 위축되어 있는 경우가 많다.

030 투약에 관련된 노인의 생리적·심리적 특성
- 간 기능의 저하에 의해 해독작용이 저하되어 있다.
- 신장의 약물 배설 능력 저하로 부작용(약물 중독)이 많이 발생한다. 즉, 신장 기능 저하로 약물의 혈중 농도가 높은 상태로 오래 지속된다.
- 세포 내 액체량의 감소에 의해 탈수를 초래하기 쉽다.

된다. 그 이유로 옳은 것은?

① 노인은 목욕하는데 힘이 들기 때문에
② 대부분의 노인은 체취가 없으므로
③ 대부분의 노인이 목욕을 좋아하지 않으므로
④ 피부의 땀샘과 피지선의 분비 기능이 저하되어
⑤ 젊은이보다 비활동적이므로

027 교통사고를 당해 다리에 부목을 대고 있는 노인 환자에게서 천골(엉치뼈) 부위에 발적이 나타났다. 이 때 취해야 할 간호로 옳은 것은?

① 2시간마다 체위변경을 시켜 준다.
② 발적 부위에 고무링을 대어 준다.
③ 발적 부위에 압박 드레싱을 한다.
④ 침대의 머리 부분을 45° 높여 준다.
⑤ 발적 부위를 마사지해준다.

028 노인은 자신이 늙고 있다는 것을 자각하게 되면서 여러 변화를 겪게 된다. 노화에 따른 심리적·사회적 변화로 옳은 것은?

① 우울증의 감소
② 소외감 증가
③ 외향성 및 능동성 증가
④ 조심성의 감소
⑤ 가족과의 원활한 관계 증진

노년기의 건강관리

029 노인성 질환의 특성에 대한 설명으로 옳지 않은 것은?

① 특정 질병에 수반되는 증상이 없거나 비전형적인 경우가 많다.
② 정상적 노화와 병리적 노화를 정확하게 구분하기 어렵다.
③ 특정 질병과 위험인자 사이에 관련성이 없다.
④ 질환에 걸렸을 때 원인을 명확히 알 수 있다.
⑤ 의식장애나 정신장애를 일으키기 쉽다.

030 노인은 약물을 복용하거나 과량으로 복용할 경우 성인보다 약물중독이 쉽게 발생하는데 그 주된 이유로 옳은 것은?

① 지방량의 감소
② 심장의 수축력 증가
③ 간의 대사능력 증가
④ 위장의 위산분비 증가
⑤ 신장의 배설능력 감소

031 나이가 들어감에 따라 약물에 대한 반응이 민감해진다. 특히 노인에서 약물의 혈중농도가 높은 상태로 오래 지속되는 경향은 주로 무엇 때문인가?

① 말초혈관의 탄력 저하
② 혈장 단백 저하
③ 신장기능 저하
④ 위의 산도 저하
⑤ 장의 연동운동 지연

032 노인에게 진통 진정제를 투약할 때 자세를 자주 변경하도록 권하는 이유로 옳은 것은?

① 욕창 방지를 위해
② 부동으로 인한 골격의 칼슘 소실을 경감시키기 위해
③ 호흡기의 기능을 증진시키기 위해
④ 소변 생성을 자극하기 위해
⑤ 정신적 혼란을 최소한으로 줄이기 위해

033 투약에 관련된 노인의 생리적, 심리적 특성으로 옳은 것은?

① 동맥경화로 인해 위장관 장애가 있다.
② 데메롤 주사 투여 전 반드시 호흡 수를 측정한다.
③ 혈액량의 감소로 인해 탈수가 초래되기 쉽다.
④ 심장기능의 저하로 인해 해독작용이 지연된다.
⑤ 간기능이 저하되어 약물이 축적된다.

034 노인 환자에게 모르핀을 주지 않는 이유로 옳은 것은?

① 쇼크를 일으키므로
② 호흡중추를 억제하기 때문
③ 출혈을 유발하기 때문
④ 동통을 유발하기 때문
⑤ 횡격막 운동이 저하되기 때문

035 노인 환자가 전과는 달리 입맛이 없다고 말한다. 가장 큰 이유로 옳은 것은?

① 정신적 소외감과 불안감
② 위액 분비의 감소
③ 소화효소 분비의 감소
④ 냄새 감각의 감퇴로 식욕 상실
⑤ 맛봉오리 수의 감소

036 삼키는 능력이 부족한 나이 든 70세 노인이 섭취하기 좋은 음식의 형태로 옳은 것은?

① 인두를 통과할 때 변형되지 않은 음식

해설

031 문제 30번 해설 참조

032 진정제를 줄 경우에는 보통 성인용량의 1/3, 1/2을 주며, 호흡기 기능의 증진을 위해 자세를 자주 변경하도록 한다.

033 노인 환자에게는 데메롤이나 모르핀이 호흡중추를 억제하는 작용을 하기 때문에 되도록이면 이를 투여하는 것을 금하도록 하고, 투여할 경우에는 투약 전후에 호흡을 측정하도록 한다.

034 문제 33번 해설 참조

035 노인 환자가 전과는 달리 입맛이 없어지는 가장 큰 이유는 맛봉오리의 수가 감소하기 때문이다.

036 삼킴 곤란이 있는 노인 환자가 섭취하기 좋은 음식 (예 연두부)은 스스로 삼키는 능력을 조절할 수 있는 점도가 있는 음식이 적합하다.

Testing
노인 간호

해설

037 변비를 예방하기 위해서는 적당한 섬유질과 수분의 섭취, 활동 유지, 규칙적인 배변 습관 형성 등이 중요하다.

038 노인 변비의 원인 : 불충분한 섬유소와 수분의 섭취, 운동 부족, 약물 복용[예 변 완화제(하제)의 과도한 사용] 등은 변비를 일으키는 요인이 된다.

039 노인에게 칼슘이 요구되는 이유
- 골절합병증을 예방하기 위해
- 골연화증을 예방하기 위해
- 골다공증을 예방하기 위해
- 허리가 굽는 체위를 예방하기 위해

040 골다공증의 예방은 걷거나 조깅 등의 체중 부하 운동이나 비타민 D를 섭취하도록 하며, 특히 폐경기 이후 여성과 60세 이후 남성은 칼슘 섭취를 1,000~1,500mg/일 이상 섭취하도록 하고 칼슘 함유 식사를 섭취하여 칼슘 부족증을 예방하도록 한다.

041 칼슘 섭취 및 흡수의 부족은 물론 폐경기 여성에 있어서 에스트로젠 부족, 운동 부족, 부갑상샘 증진 등에 의해 골다공증이 생길 수 있다.

042 노인 와상 환자의 요실금을 조절하는 간단한 간호법 : 일정한 간격으로 변기를 대어 준다.

---

② 연두부 정도의 점도가 있는 음식
③ 건조하고 끈적임이 없는 음식
④ 밀도가 일정하지 않은 음식
⑤ 맑은 국 형태의 음식

037 변비가 있는 노인 환자를 돕는 방법으로 옳은 것은?
① 식사량을 줄인다.   ② 활동을 제한한다.
③ 금식하게 한다.   ④ 수분 섭취를 제한한다.
⑤ 섬유질이 많은 음식을 제공한다.

038 노인이 되면 변비를 쉽게 경험하는 이유로 옳은 것은?
① 섬유질과 수분 섭취 제한   ② 규칙적인 운동
③ 근육 긴장도 증가   ④ 충분한 수분 섭취
⑤ 장운동 증가

039 나이가 많아짐에 따라 어떠한 영양소의 소실로 뼈에 변화가 오는가?
① 단백질   ② 비타민 A
③ 마그네슘   ④ 비타민 C
⑤ 칼슘

040 걷기나 조깅 등의 체중 부하 운동을 통해서도 골다공증은 예방된다. 골다공증 예방에 도움이 되는 비타민으로 옳은 것은?
① 비타민 A   ② 비타민 B
③ 비타민 D   ④ 비타민 E
⑤ 비타민 K

041 폐경기 여성에 있어 갱년기가 시작되는 처음 5년간 심한 뼈 손실이 일어나는 골다공증이 발생하는 주요 원인으로 옳은 것은?
① 에스트로젠 감소   ② 프로락틴 감소
③ 단백질 감소   ④ 비타민 부족
⑤ 철(분) 감소

042 노인 와상 환자의 요실금을 조절하는 간단한 간호법으로 옳은 것은?
① 엄하게 주의를 환기시킨다.

② 일정한 간격으로 변기를 대어 준다.
③ 침요가 젖는 것을 방지하기 위해 기저귀를 사용한다.
④ 정체도뇨관(정체도관)을 삽입한다.
⑤ 항상 변기를 대어 준다.

043 대부분의 노인 환자들은 비뇨기 문제로 고민하고 있다. 노인 환자들이 가지고 있는 비뇨기 문제를 해결하기 위한 방법으로 옳은 것은?

① 갈증이 나지 않는 한 수분 섭취를 제한하여 요실금을 예방한다.
② 요실금이나 긴박뇨를 예방하기 위해 수분을 1일 1000cc 이내로 제한한다.
③ 알코올, 커피 등은 오전 중에 다량 섭취하게 한다.
④ 취침 전 2시간 이내에 충분하게 수분을 섭취하게 한다.
⑤ 규칙적으로 소변을 보게 한다.

044 부동 노인 환자가 유치도뇨관(유치도관) 제거 후 갑자기 실금을 하기 시작했을 때 간호로 옳은 것은?

① 기저귀를 착용시켜 준다. ② 좌욕을 시켜준다.
③ 정체도뇨를 한다.   ④ 단순도뇨를 한다.
⑤ 시간에 맞춰 규칙적으로 변기를 대어 준다.

045 노인의 우울증에도 관련이 있는 노인기의 심리적·사회적 변화에 대한 특징으로 옳은 것은?

① 신경증이나 우울증의 감소
② 자기 할 일이 없어져서 소외감 증가
③ 금전적·경제적 곤란의 축소
④ 퇴직으로 인한 교우관계의 확대
⑤ 연장자로서의 가장의 역할 증가

046 배우자와 사별한 노인에게서 처음으로 나타나는 정서적 반응으로 옳은 것은?

① 상실감   ② 소외감
③ 정체감   ④ 책임감
⑤ 유대감

047 노인의 심리적 상태에서 불안, 절망감, 식욕저하 등의 증상을 보이는 이유로 옳은 것은?

해설

043 ① : 수분 섭취를 제한해서는 안 된다.
② : 하루 2,500cc 정도의 수분을 섭취시킨다.
③ : 알코올, 커피 등을 제한한다.
④ : 잠자기 2시간 전에는 수분 섭취를 금한다.

044 부동 노인 환자가 유치도관 제거 후 갑자기 실금을 하기 시작했을 때 시간에 맞춰 규칙적으로 변기를 대어 준다.

045 노인은 심신의 기능 저하(예 갑상샘 저하 등)와 더불어 이를 심각하게 느낄 때의 허무감, 무능력감, 존재의 무가치함, 가족이나 배우자와의 사별에서 처음으로 나타나는 정서적 반응인 상실감, 가정과 사회에서의 역할 감소(예 자기 할 일이 없어져서 소외감 증가), 경제 능력의 약화, 주변 사람의 질병과 사망, 죽음에 대한 두려움과 고독감 등이 원인 요소로 작용하며, 흔히 직접적인 계기는 자녀의 독립을 계기로 겪게 되는 울분과 분노인 경우가 많다.

046 문제 45번 해설 참조

047 노인 우울증의 특징 : 심한 경우에는 식욕 감퇴와 체중 감소 또는 과식과 체중 증가, 수면 부족 또는 과다 수면, 불안, 절망감, 변비, 직업이나 취미 혹은 섹스에 대한 흥미나 즐거움의 상실, 집중력이나 기억력 곤란 등이 있게 된다.

Testing 1 노인 간호

① 조심성 감소 ② 경직성 감소
③ 의존성 감소 ④ 능동성 증가
⑤ 우울증 경향 증가

상해 및 수면·의사소통

048 노인의 시력을 감안하여 노인 병실의 환경을 조성할 때 참고해야 할 사항으로 옳은 것은?

① 푹신한 쿠션 사용
② 야간 시 전체 소등
③ 직접조명 대신 간접조명 사용
④ 18~20℃ 정도의 실내 온도
⑤ 심리적 안정을 위한 무채색 벽지

049 골 관절염 노인 환자의 간호로 옳은 것은?

① 장시간 같은 자세를 취하도록 한다.
② 자세를 자주 바꾸지 않도록 한다.
③ 가급적 수영을 금지시킨다.
④ 일어섰다 앉았다를 반복시킨다.
⑤ 쭈그려 앉거나 무릎을 꿇지 않도록 한다.

050 관절염으로 무릎 통증을 호소하는 노인에게 심폐기능과 근력 강화를 위해 가장 권장되는 운동으로 옳은 것은?

① 고전무용   ② 수중운동
③ 조깅   ④ 맨손체조
⑤ 관절 가동 범위(운동 범위) 운동

051 노인 환자는 낙상과 그에 따른 합병증 발생 가능성이 큰 환자군이다. 그 중에서도 낙상 가능성이 가장 높은 대상군으로 옳은 것은?

① 위염이 있는 환자
② 매일 산책하는 환자
③ 낙상 경험이 있는 환자
④ 대상포진을 앓고 있는 환자
⑤ 규칙적으로 운동을 하는 환자

해설

048 ① : 적당한 정도의 쿠션 사용
② : 야간 시 비상등 켜 둠.
④ : 22℃ 정도로 실내 온도 유지
⑤ : 심리적 안정을 위한 유채색 사용

049 골관절염(퇴행성 관절염)
• 계단 오르내리기, 장거리 걷기, 등산 등의 활동으로 관절을 많이 사용할수록 통증이 심해진다.
• 관절의 부담을 완화시키기 위해 체중 조절을 하고, 쭈그려 앉거나 무릎을 꿇지 않도록 하고 관절에 부담을 주지 않는 규칙적인 운동(예 수영, 걷기, 체조 등)을 한다.

050 문제 49번 해설 참조

051 노인의 낙상 위험 요인으로는 ⅰ) 시각·청각의 손상, ⅱ) 낙상의 경험, ⅲ) 우울증, ⅳ) 흥분, ⅴ) 배뇨 장애, ⅵ) 현기증, ⅶ) 높은 굽의 구두나 미끄러운 바닥과 신발, ⅷ) 약물 복용(예 이뇨제, 최면제, 항우울제, 항불안제, 항고혈압제, 저혈당제 등)을 들 수 있다.

Basic Skills for Fundamentals of Nursing

Nursing Examination

052 뇌졸중으로 오른쪽 편마비(반신마비)가 온 노인 환자의 낙상을 예방하기 위한 활동으로 옳은 것은?

① 간병인을 24시간 상주시킨다.
② 침대에서 휠체어로 환자를 이동시킬 때 바퀴잠금장치를 풀어놓는다.
③ 침대 난간을 항상 올려준다.
④ 신고 벗기 편리한 슬리퍼를 가까운 곳에 둔다.
⑤ 노인 환자의 낙상 예방을 위해 침대를 높여준다.

053 73세의 김노인은 8년간 신부전증을 앓고 있다. 최근 항고혈압제와 수면제를 복용하고 있고, 누웠다가 일어나면 어지러움을 호소한다. 김노인에게 낙상예방을 위한 간호로 옳은 것은?

① 반드시 억제대(신체 보호대)를 적용한다.
② 신기 용이하도록 슬리퍼를 권장한다.
③ 간호사 호출기를 손 가까이에 설치한다.
④ 휠체어 사용 시 바퀴의 잠금장치를 푼다.
⑤ 반드시 침대 난간을 내려서 활동을 돕는다.

054 노인에게 낙상을 초래하는 신체적 변화로 옳은 것은?

① 시야가 넓어진다.
② 온도 변화에 민감해진다.
③ 뼈와 근육의 크기가 증가한다.
④ 무게 중심이 뒤로 기울어진다.
⑤ 신경반사에 대한 반응이 증가한다.

055 70세의 최씨 할아버지는 잦은 현기증을 호소하고, 화장실에서 몇 번이나 넘어질 뻔 하였다. 이때 환자를 보호하기 위한 간호로 가장 옳은 것은?

① 취침 시 수분 섭취량을 제한한다.
② 쉽게 손이 닿는 곳에 변기를 놓아둔다.
③ 규칙적인 배뇨시간을 정해서 화장실 갈 때 돕는다.
④ 매 30분마다 병실에 들러 체크한다.
⑤ 침대에서 일어나지 못하도록 보호대(억제대)를 한다.

056 노인의 낙상예방 방법으로 옳은 것은?

① 정상 보행이 어려운 경우 침대에만 누워 있게 한다.
② 욕조와 샤워실 바닥에 타일을 붙인다.

해 설

052 반신마비(편마비) 환자 등에게는 침대 난간을 항상 올려 주도록 하고, 호출기를 손 가까이에 설치해 준다.

053 입원실 일상생활에서의 낙상 예방
- 앉고 일어날 때 천천히 움직이고 보행기나 지팡이 등을 사용한다.
- 무거운 물건이나 큰 물건을 들지 않도록 한다.
- 규칙적인 배뇨 시간을 정해 놓고 화장실 갈 때 돕는다.
- 간호사 호출기를 손 가까이에 설치한다.
- 뒷굽이 낮고 폭이 넓으며 미끄러지지 않는 편안한 신발을 신는다.
- 날씨가 추울 때는 옷을 많이 입고, 근력 강화를 위해 규칙적인 운동을 한다.

054 낙상의 원인 : 노인의 경우 척추가 굳어져 무게중심이 뒤로 이동하기 때문에 주로 뒤로 넘어지게 된다. 예 엉덩방아찧기

055 문제 53번 해설 참조

056 노인의 낙상 예방법
- 욕조와 샤워실 바닥에 미끄럼 방지용 깔판을 깐다.
- 식사 시 의자는 등받이가 있고 팔걸이가 있는 것으로 한다.
- 목욕탕에는 타일 때문에 미끄러지지 않도록 매트를 깔아 준다.
- 카펫 가장자리는 테이프를 붙여 바닥에 고정한다.
- 미끄러운 바닥, 손잡이 없는 목욕탕 시설 등을 점검하고 개선한다.

노인 간호

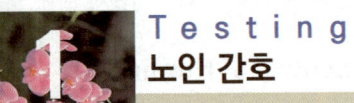

Testing
노인 간호

해 설

057 노인을 위한 수면 교육
- 매일 규칙적이고 적절한 양의 운동을 하되, 잠자기 전에 운동하는 것을 피하고, 수면을 방해하는 성분이 먹는 약 중에 들어 있는지 확인한다.
- 정규적으로 수면제를 복용하는 것을 금지시키고 수면 습관을 조정하여 아침 기상 시간을 일정하게 유지시킨다.

058 노인의 수면 교육
- 낮잠을 피하고 오랜 시간 동안 자는 것을 조절하도록 한다.
- 과도한 카페인·알코올·담배를 제한시킨다.
- 밤에 수분 섭취를 제한하고, 잠자기 전에 소변을 보게 한다.
- 배가 고파 잠이 오지 않을 경우에는 간단한 먹거리를 제공한다.
- 침실의 조도를 낮추고 환경 자극을 최소화한다. 예 소음 방지다.

059 문제 58번 해설 참조

060 주의력 장애가 있는 대상자에게는 명확하고 간단하게 단계적으로 말한다.

③ 앉고 일어날 때 빠른 동작으로 움직이게 한다.
④ 식사 시 의자는 등받이가 있고 팔걸이가 있는 것으로 한다.
⑤ 가사활동 시 높은 조도로 조명을 해준다.

057 72세의 최노인은 매일 밤 수면장애로 잠을 이루지 못하고 있다. 최노인이 수면장애를 느낄 때 간호해야 할 사항으로 옳은 것은?

① 잠자기 전에 수분을 충분히 섭취하게 한다.
② 경쾌한 음악을 들려주고 직접 조명으로 밝게 해준다.
③ 카페인 성분이 들어 있는 음료수를 마시게 한다.
④ 잠자기 전 운동을 하여 근육을 피로하게 한다.
⑤ 수면을 방해하는 성분이 들어 있는 약을 복용하고 있는지 확인한다.

058 나이가 들게 되면 노인들은 숙면을 취하는데 어려움을 겪게 된다. 숙면을 취하지 못하는 노인 환자를 위한 간호로 옳은 것은?

① 등 마사지를 해준다.
② 취침 전 운동을 시킨다.
③ 낮잠을 30분 이상 자도록 한다.
④ 직접조명을 하여 밝게 해준다.
⑤ 경쾌한 음악을 들려준다.

059 노화가 되면 수면의 질이 떨어져 기억력 감퇴, 전신 무력감, 두통 등 다양한 증상을 동반하게 되는데 이러한 노인의 수면 간호에 대한 설명으로 옳은 것은?

① 야간 수면이 감소하므로 낮잠을 충분히 자도록 한다.
② 침실의 조도를 낮추고 환경 자극을 최소화한다.
③ 수면부족을 호소할 경우 알코올 섭취를 권장한다.
④ 자기 전 운동을 하여 근육을 피로하게 한다.
⑤ 환자에게 정규적으로 수면제를 복용하도록 한다.

060 주의력 장애가 있는 환자와의 의사소통 시 방법으로 옳은 것은?

① 추상적 용어를 사용하여 말하도록 한다.
② 메시지를 빠르고 큰 소리로 전달한다.
③ 외부의 환경적 자극을 최대한 높인다.
④ 명확하고 간단하게 단계적으로 말한다.
⑤ 사람이 많이 있는 공간에서 이야기한다.

Basic Skills for Fundamentals of Nursing

Nursing Examination

061 관절염으로 고생을 하다가 최근에 수술한 시각장애 노인 환자와의 의사소통 방법으로 옳은 것은?

① 지시대명사를 사용한다.
② 촉각만으로 의사소통을 한다.
③ 정면에서 큰소리로 이야기한다.
④ 사물의 위치를 시계방향으로 설명한다.
⑤ 복잡한 언어를 사용하고 빠르게 말한다.

062 골다공증으로 이틀 전에 수술을 한 시각장애인 노인 환자와의 의사소통으로 옳은 것은?

① 의견을 묻지 않고 편하게 알아서 처리해준다.
② 손을 잡고 이야기한다.
③ 큰 음성으로 언어적 의사소통을 주도한다.
④ 신체접촉은 절대 하지 않도록 한다.
⑤ 병실에 들어왔음을 알리고 자기소개를 한다.

치매 노인 간호

063 치매 환자에게 식사제공 시 다음과 같은 상황에서의 대처 방법으로 옳은 것은?

> 치매 환자 : "누가 날 죽이려고 내 밥에 독약을 넣었어! 안 먹어. 치워!"
> 간호조무사 : _____

① "그럼 우리 빨리 경찰에 신고할까요?"
② "왜 독약을 넣었다고 생각하세요?"
③ "그래요? 누가 넣었는지 보셨어요?"
④ "제가 먼저 밥을 먹어볼 테니 같이 드세요."
⑤ "또 그러시네요. 그러면 앞으로 밥 안 드릴거에요."

064 83세의 철수 할아버지는 5년 전부터 치매를 앓고 있다. 치매 환자의 식사를 돕는 방법으로 옳은 것은?

① 그릇은 투명한 유리제품을 사용한다.
② 식탁 위에 소금이나 간장을 놓아둔다.
③ 딱딱한 사탕이나 땅콩 등의 음식을 제공한다.

해 설

061 시각장애 대상자와 이야기하는 방법
- 대상자의 정면에서 이야기한다.
- 여기, 이쪽 등의 지시대명사를 사용하지 않고 사물의 위치를 정확히 시계방향으로 설명한다.
- 대상자를 중심으로 오른쪽, 왼쪽을 설명하여 원칙을 정하여 두는 것이 좋다.
- 대상자를 만나면 먼저 말을 건네고 악수를 청하고 헤어질 때도 먼저 말을 건넨다.
- 대상자가 이해할 수 있는 언어를 사용하고 천천히 정확하게 말한다.
- 이미지가 잘 떠오르지 않는 형태나 의류 등은 촉각으로 이해시킨다.
- 대상자와 보행 시에는 요양보호사가 반 보 앞으로 나와 대상자의 팔을 끄는 듯한 자세가 좋다.
- 대상자가 읽고 싶어 하는 것을 읽어주고 고유명사 등은 자세히 설명한다.
- 병실에 들어왔음을 알리고 자기를 소개한다.

062 문제 61번 해설 참조

063 치매 노인의 식사 시 간호
- 음식을 잘게 잘라서 부드럽게 조리하여 치매 노인이 쉽게 먹을 수 있도록 한다.
- 물을 마실 때 흘릴 경우에는 빨대와 플라스틱 덮개가 부착된 컵을 사용한다.
- 밥에 독약을 넣었다고 우길 경우 먼저 밥을 먹어 보인다.

064 ① : 색깔이 있는 플라스틱 제품이 좋다.
② : 소금, 간장 등은 식탁에 두지 않는다.
③ : 작고 딱딱한 사탕이나 땅콩은 삼간다.
⑤ : 졸려하거나 초조해 하는 경우 식사를 제공하지 않는다.

정답 57⑤ 58① 59② 60④ 61④ 62⑤ 63④ 64④

Testing
노인 간호

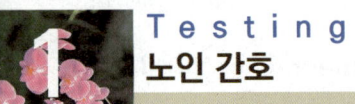

해설

065
①: 목욕의 필요성을 주입하지 않는다.
②: 물을 먼저 받은 후에 환자를 욕조에 들어가게 한다.
④: 목욕물의 온도는 간호조무사가 미리 확인한다.
⑤: 운동 실조증이 있는 경우 샤워보다는 통목욕을 하게 한다.

066
①: 부드러운 칫솔을 사용한다.
③: 의치는 하루에 6~7시간 정도 빼 놓는다.
④: 생리식염수로 헹구어도 치석은 제거되지 않는다.
⑤: 양치질을 거부할 경우 물치약이나 2% 생리식염수로 닦아준다.

067 요실금이 있으면 가능한 지정된 배뇨 스케줄에 따라 계획된 배뇨 훈련을 시행해 본다. 초기에는 매 2시간마다 배뇨하도록 하고, 점차 시간을 늘려 가며 낮에는 2시간, 밤에는 4시간 간격으로 배뇨하게 한다.

068 치매 노인의 옷 입기 간호
- 몸에 꼭 끼지 않고, 빨래하기 쉬운 옷을 제공한다.
- 시간이 걸려도 가능한 한 혼자 입도록 격려한다.
- 치매 노인의 안전을 위해 옆에서 지켜보고, 앉아서 입도록 한다.

069 매일 같은 시간대에 같은 길을 걸으면서 일정한 순서대로 풍경들을 말해 주면 혼란을 막고 초조감을 줄일 수 있다.

④ 사레가 자주 걸리면 좀 더 걸쭉한 액체음식을 제공한다.
⑤ 졸려하거나 초조해 하는 경우에도 식사를 제공한다.

065 3년 전부터 치매를 앓고 있는 75세의 여성 노인 치매 환자의 목욕을 돕는 방법으로 옳은 것은?
① 목욕의 필요성을 자세하게 설명한다.
② 환자를 욕조에 앉힌 후 물을 채운다.
③ 목욕할 때는 환자를 혼자 두지 않는다.
④ 목욕물의 온도는 환자가 확인하도록 한다.
⑤ 운동 실조증이 있는 경우 통목욕보다는 샤워를 하게 한다.

066 치매 환자의 구강 위생을 돕는 방법으로 옳은 것은?
① 칫솔모가 단단한 칫솔을 사용한다.
② 삼켜도 상관없는 어린이용 치약을 사용한다.
③ 의치가 있는 경우 이틀에 한번 빼어 놓는다.
④ 치석 제거를 위해 생리식염수로 입안을 헹군다.
⑤ 양치질을 거부하더라도 정해진 시간에 칫솔로 닦아준다.

067 치매 환자가 실금한 경우 대처방법으로 옳은 것은?
① 바로 기저귀를 채워준다.
② 변기 위에 오래 앉아 있도록 한다.
③ 이동식 변기를 항상 옆에 놓아둔다.
④ 잘못에 대해 강하게 말하며 야단친다.
⑤ 배뇨 스케줄에 따라 배뇨 훈련을 시도한다.

068 치매 환자의 옷 입기를 돕는 방법으로 옳은 것은?
① 서서 입도록 한다.
② 꼭 끼는 옷을 제공한다.
③ 장식이 많은 옷을 제공한다.
④ 간호조무사가 옷을 선택해준다.
⑤ 가능한 한 혼자서 입도록 격려한다.

069 치매 환자의 운동을 돕는 방법으로 옳은 것은?
① 한꺼번에 많은 운동량을 요구한다.
② 처음부터 뛰는 동작을 많이 하도록 한다.
③ 운동 중 문제가 있어도 계속 진행시킨다.

④ 매일 일정한 시간에 운동하도록 한다.
⑤ 운동 전·후 변화 상태를 살피지 않는다.

070 치매 환자가 아들한테 전화해 달라고 반복적으로 말할 때, 간호조무사의 대처로 옳은 것은?

① "이제 그만 말씀하세요."
② "지금 도대체 몇 번째예요?"
③ "자꾸 전화하면 아드님 일 못해요."
④ "어르신, 좋아하시는 노래 부를까요?"
⑤ "네, 전화할게요." 말하고 전화하지 않는다.

071 치매 환자가 밥을 먹은 직후 또 배가 고프다며 밥을 달라고 한다. 대처방법으로 옳은 것은?

① 식사한 것을 알 수 있도록 먹고 난 식기를 보여준다.
② 배고픔을 달래기 위해 고칼로리 간식을 제공한다.
③ 하루의 식사 횟수를 4회 이상으로 늘려 준다.
④ 기억력 감소로 인해 나타나는 증상이므로 반응하지 않는다.
⑤ 밥을 먹었음을 말해주고, 자꾸 먹으면 소화가 안 된다고 설명한다.

072 치매 환자가 배회할 때 대처방법으로 옳은 것은?

① 증상이 심하면 방에 가두고 불을 끈다.
② 라디오를 크게 틀고 집 안을 어둡게 한다.
③ 치매 환자 능력 이상의 복잡한 일거리를 준다.
④ 창문이나 기타 출입구의 문을 항상 열어놓는다.
⑤ 집안에서 배회하는 경우 배회코스를 만들어준다.

073 영희 할아버지는 6개월 전 치매로 판정받아 집에서 가족들이 돌보고 있다. 영희 할아버지에 대한 간호로 옳은 것은?

① 주위 환경을 새롭게 자주 바꾸어 준다.
② 독립성을 키우기 위해 혼자 둔다.
③ 취침 전 수분을 공급해 준다.
④ 간결하고 짧은 언어를 사용한다.
⑤ 한 번에 여러 가지 정보를 준다.

074 82세의 최씨 할머니는 치매로 인해 1년 전 요양원에 입소하였다. 치매 환자 최씨 할머니와 의사소통하는 방법으로 옳은 것은?

해설

070 반복적 질문이나 행동에 대한 대처
- 크게 손뼉을 쳐서 관심을 바꾸는 소음을 내거나 치매 노인이 좋아하는 음식을 제공한다.
- 좋아하는 노래를 함께 부르거나 과거의 경험 또는 고향과 관련된 이야기를 나눈다.

071 치매 노인이 식사를 했음에도 밥을 달라고 하는 경우 "방금 드셨는데 무슨 말씀이세요."라고 대상자의 말을 부정하면 혼란스러워 하므로 "지금 준비하고 있으니까 조금만 기다리세요."라고 친절하게 말하거나 금방 식사한 것을 알 수 있도록 먹고 난 식기를 그대로 두거나 매 식사 후 달력에 표시하도록 한다.

072 치매 환자 배회 시 간호 돕기
- 단순한 일거리를 주어 배회 증상을 줄이거나 집안에서 배회하는 경우 배회 코스를 만들어 둔다.
- TV나 라디오를 크게 틀어 놓지 않으며 집안을 어둡게 하지 않는다.

073 치매 노인 의사소통의 기본 원칙
- 치매 노인이 이해할 수 있게 낮은 목소리로 치매 노인의 속도에 맞춰 말한다.
- 어린아이 대하듯 하지 않고 간단 명료하게 반복 설명하며 인격적으로 대한다.
- 간결하고 짧은 언어 및 이해할 수 있는 표현을 사용하도록 한다.
- 대상자의 이름을 부르며 대화하고, 한 번에 한 가지씩 일을 하도록 설명한다.
- 일상적인 어휘를 사용하고 과거를 회상하도록 한다.
- '예, 아니오.'로 대답할 수 있도록 질문한다.

074 문제 73번 해설 참조

정답 65③ 66② 67⑤ 68⑤ 69④ 70④ 71① 72⑤ 73④ 74②

Testing
노인 간호

해 설

075 문제 73번 해설 참조

076 의심·망상·환각 시의 간호 돕기
- 잃어버린 물건에 대한 의심을 부정하거나 설득하지 말고 함께 찾도록 한다.
- 동일한 물건을 잃어버렸다고 자주 의심하는 경우, 미리 같은 물건을 준비해 두었다가 잃어버렸다고 주장할 때 내어 놓아 안심시킨다.
- 치매 노인이 물건을 두는 장소를 파악해 놓는다.

077 석양 증후군 시 간호 돕기
- 해질녘에는 간호조무사가 충분한 시간을 가지고 치매 노인과 함께 있는다.
- 치매 노인이 좋아하는 소일거리나 애완동물과 함께 즐거운 시간을 갖게 한다.
- 낮 시간 동안 활동하게 하고 치매 노인을 밖으로 데려가 산책을 시킨다.

078 심한 욕설 및 파괴적 행동 시 간호 돕기
- 이상행동 반응을 보이면 질문하거나 일을 시키는 등의 자극을 주지 말고 조용한 장소에서 쉬도록 한다.
- 여유를 가지고 치매 환자의 관심을 돌리도록 한다.
- 치매 노인이 당황하고 흥분되어 있음을 이해한다는 표현을 한다.
- 일상적인 생활에 대하여 자상하게 설명을 반복하고 신체적인 요양 보호 기술을 적용할 때마다 도와주는 행동을 말로 표현한다.

① 새로운 물건을 활용해서 대화를 시도한다.
② 낮은 목소리로 환자의 대화속도에 맞춘다.
③ 환자의 행동을 해석하며 의미를 파악한다.
④ 환자가 반응이 없을 경우 바로 다른 질문으로 전환한다.
⑤ "할머니, 제 이름이 뭐예요?"와 같은 답을 요구하는 질문을 한다.

075 치매 환자와의 의사소통 방법으로 옳은 것은?
① 귀에 대고 큰 목소리로 이야기하도록 한다.
② 환자의 이름을 부르며 대화하도록 한다.
③ 한 번에 여러 가지 말을 하도록 한다.
④ 말을 사용하지 않고 다른 신호를 쓴다.
⑤ 어린아이에게 이야기하듯 말한다.

076 치매 환자가 자기 물건을 다른 사람이 훔쳐갔다고 의심하며 화를 낸다. 대처법으로 옳은 것은?
① 환자의 물건과 유사한 다른 물건을 건네주도록 한다.
② 나중에 찾아 주겠다고 설명하면서 달래도록 한다.
③ 아무도 가져간 사람이 없다고 단호하게 말한다.
④ 의심하는 것을 부정하거나 설득하지 말고 함께 찾아본다.
⑤ 누가 가져갔다고 생각하는지 묻고 그 사람을 만나게 해준다.

077 최씨 할머니는 낮에는 유순하지만 저녁 8~9시만 되면 갑자기 침대 밖으로 뛰쳐나오거나 방을 왔다갔다 하면서 불안해 한다. 이 때 간호조무사의 대처방법으로 옳은 것은?
① 해질녘에는 치매 환자 혼자 있게 만들어 준다.
② 저녁 무렵에 환자가 좋아하는 활동을 함께 한다.
③ 신체적 제재를 가하여 돌아다니지 못하게 한다.
④ 낮 시간에 낮잠을 잘 수 있는 환경을 만들어 준다.
⑤ 텔레비전을 끄고 조용하게 안정을 취하게 한다.

078 치매 환자가 심한 욕설을 하며 난폭한 행동을 할 때 대처방법으로 옳은 것은?
① 절대로 반응을 보이지 않는다.
② 여유를 두고 치매 환자의 관심을 돌린다.
③ 진정된 후 왜 그랬는지 질문하고 상기시킨다.
④ 행동이 오랫동안 지속되므로 혼자 있도록 한다.

⑤ 방으로 데려가 수면을 취하게 하고 문을 잠근다.

079 노인 치매에 대하여 국가가 실시하고 있는 내용으로 옳은 것은?
① 노인장기요양보험에 적용되지 않는다.
② 보건소와는 무관하다.
③ 약값은 무료이다.
④ 치매 검사를 동네의원에서 무료로 해준다.
⑤ 국가적으로 노인 치매를 상담·계획·관리해주는 체계적인 프로그램이 있다.

080 의료급여 수급자인 67세 노인이 전반적인 건강 상태 확인 및 치매 조기 검진을 받기 위하여 보건소를 방문하였다. 이 노인이 이용할 수 있는 보건서비스는?
① 돌봄 서비스
② 재활요양 서비스
③ 치매 관리 서비스
④ 개인 수술 서비스
⑤ 방문 건강 관리 서비스

노인 학대

081 노인 학대에 대한 간호 사정 시 고려할 사항으로 옳은 것은?
① 학대에 있어서 혼자 사는 노인이 배우자가 있는 노인에 비해 안전하다.
② 여성 노인의 학대가 남성 노인의 학대보다 더 적다.
③ 나이가 많을수록 노인 학대의 피해자가 증가한다.
④ 자녀, 자신을 돌보는 사람으로부터의 신체적 학대를 숨기려고 하여 간호중재가 어렵다.
⑤ 대다수 노인이 전화를 가지고 있어 학대받은 노인이 적극적으로 신고하기 때문에 접근하기가 쉽다.

082 사업에 실패한 박노인의 외아들은 박 노인의 통장에서 동의 없이 돈을 인출해갔다. 이후 박 노인은 극심한 생활고를 겪으며 최근에는 공과금 납부 독촉까지 받고 있다. 이 경우 노인 학대의 유형으로 옳은 것은?
① 정서적 학대
② 유기
③ 방임
④ 재정적 학대
⑤ 신체적 학대

해설

079 ① : 노인장기요양보험과 연계되어 있다.
② : 보건소에서 치매관리 서비스를 받고 있다.
③ : 약값은 전액 무료가 아니고 본인 부담이 있다.
④ : 치매 검사는 병원에서 무료 서비스 항목이 아니다.

080 치매 관리 서비스 사업의 목적 : 치매 예방, 조기 발견, 재활 등 진행 단계별 적정 관리를 체계적이고 지속적으로 제공함으로써 치매 유병률을 감소시키고, 중증 치매를 예방하여 본인 및 가족의 사회적 부담을 경감시키고 삶의 질을 향상시키고자 한다.

081 노인 학대의 문제는 잘 신고되지 않기 때문에 학대를 받거나 방치, 착취당하는 노인의 통계에 큰 차이가 있다. 사회적 고립상태에 있는 노인들이 가족에 의한 재정적인 착취나 외부인에게 사기를 당할 가능성이 더 크며, 여성 노인의 학대가 남성 노인의 학대보다 더 많다.

082 재정적 학대 : 노인의 자산을 당사자의 동의 없이 사용하거나 부당하게 착취하여 이용하는 행위 및 노동에 대해 합당한 보상을 하지 않는 행위 예 노인의 허락 없이 부동산(재산)을 사고 팖 등

정답 75② 76④ 77② 78② 79⑤ 80③ 81④ 82④

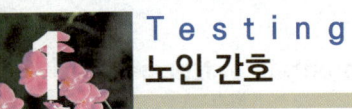

Testing
노인 간호

> **해 설**
>
> **083 유기** : 스스로 독립할 수 없는 노인을 격리하거나 방치하는 행위 **예** 노인을 길·시설 및 낯선 장소에 버림, 거동이 불편한 노인을 시설에 맡기고 연락을 두절
>
> **084** 노인 학대의 방지 및 예방에 대해서는 「노인복지법」에 명시되어 있다. 「노인복지법」에서는 노인 학대 신고의무와 절차를 정하고 있다. 누구든지 노인 학대를 알게 된 때에는 노인보호전문기관 또는 수사기관에 신고할 것을 의무화하고 있다.

083 아들이 1년 전 노인요양시설에 늙은 아버지를 맡기고는 연락을 끊었고, 현재 보호자 분담금이 수 개월 밀려 있다. 이러한 노인 학대의 유형으로 옳은 것은?

① 신체적 학대 ② 자기방임
③ 재정적 학대 ④ 유기
⑤ 언어적 학대

084 길을 걸어가다가 대낮에 도로상에서 노인 남성이 아들로부터 신체적 학대를 당하고 있는 것을 보았을 때 대처방법으로 옳은 것은?

① 가정상담소에 연계하도록 한다.
② 기관장에게만 보고하도록 한다.
③ 주민자치센터에 연락한다.
④ 사적인 일이므로 모른 체한다.
⑤ 노인 보호 전문기관에 신고한다.

응급 간호

Basic Skills for Fundamentals of Nursing

응급의료서비스체계

001 보건의료체계에서 응급의료체계(응급의료서비스체계)가 필요한 이유로 옳은 것은?

① 응급환자 발생 시 신속한 후송을 위해서
② 응급환자의 정신건강을 위해서
③ 응급의료종사자들의 편의를 위해서
④ 응급사고를 미리 예방하기 위해서
⑤ 응급의료에 관한 법률을 체계화시키기 위해서

002 우리나라 응급의료체계(응급의료서비스체계)에서 응급의료의 정의로 옳은 것은?

① 응급환자의 가족력 확인
② 응급환자의 입원치료
③ 응급의료에 관한 홍보 활동
④ 응급환자에 대한 행정 업무
⑤ 응급환자에 대한 상담 · 구조 · 이송 · 응급처치 및 진료

응급처치의 개요

003 응급환자에게 응급처치를 하는 목적으로 가장 옳은 것은?

① 병원으로의 이송을 수월하게 한다.
② 의사가 시행하는 즉각적인 치료이다.
③ 동통(통증)을 절감하고 재활을 촉진한다.
④ 적절한 도구 사용으로 상처 감염을 예방한다.
⑤ 환자의 생명을 구하고 유지한다.

004 응급처치 구명 4단계의 순서로 옳은 것은?

① 쇼크 예방 — 기도 유지 — 지혈 — 상처 보호
② 지혈 — 기도 유지 — 쇼크 예방 — 상처 보호
③ 기도 유지 — 지혈 — 쇼크 예방 — 상처 보호
④ 기도 유지 — 지혈 — 상처 보호 — 쇼크 예방
⑤ 지혈 — 기도 유지 — 상처 보호 — 쇼크 예방

005 응급처치에 대한 정의로 옳은 것은?

해설

문제 동영상 강의

001 응급의료서비스체계가 필요한 이유 : 응급환자 발생 시 신속히 후송하기 위해서이다.

002 응급의료의 정의 : 응급환자의 발생으로부터 생명의 위험을 회복하기까지의 과정에서 응급환자를 위해 행해지는 상담, 구조, 이송, 응급처치 및 진료 등의 조치를 뜻한다.

003 응급처치의 목적 : 응급처치를 하는 목적은 환자를 가치 있는 하나의 개인으로써 의미 있는 삶을 영위할 수 있도록 회복시키기 위하여 통증(동통)을 가능한 한 경감시키는 것에서부터 질병이나 손상이 더욱 악화되는 것을 방지하고 나아가 환자의 생명을 구하는 것이다.

004 응급처치 구명 4단계 : 기도 유지 – 지혈 – 쇼크 예방 – 상처 보호

005 응급처치의 정의 : 응급처치란 갑자기 발생한 외상이나 질환에 대해서 주로 발생한 장소 또는 반송된 의료기관에서 최소한도의 치료를 행하는 것 즉, 의사에게 치료를 받기까지의 즉각적이며 임시적인 처치를 의미한다.

정답 01① 02⑤ 03⑤ 04③ 05④

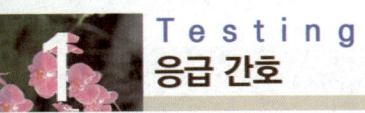

Testing
응급 간호

해설

006 기도 유지 : 부상자의 기도가 개방되도록 하여 질식을 예방하고 호흡이 곤란한 경우 상체를 45° 올려 준다.

007 직접 압박 : 손바닥으로 상처를 압박하여 출혈을 막고 소독된 거즈나 깨끗한 헝겊을 두껍게 접어서 상처 바로 위에 대고 붕대를 단단히 감는다. 손을 댐으로써 상처에 병균이 들어갈 경우가 있지만 상처 감염의 위험성이 있더라도 출혈을 막아서 부상자의 생명을 구하는 것이 우선이다. 예 심한 출혈 환자

008 출혈이 심한 부상자의 응급처치는 즉시 출혈을 막고 부상자가 안정되도록 눕혀 둔다. 그리고 대출혈이 있으면 우선 상처를 직접 압박한다. 지혈 방법에는 직접 압박과 지압법, 지혈대 사용 등 크게 3가지가 있다.

009 지혈대 사용
- 지혈대 사용은 팔이나 다리에 심한 출혈이 있을 때 또는 직접 압박이나 지압을 사용해도 출혈이 멎지 않을 경우에 최후로 사용한다. 오랫동안 지혈대로 묶어 두면 지혈대를 사용한 말초 부분이 괴사로 인해 절단해야 하는 경우가 생길 수 있으므로 매 20분마다 풀어 주고 2~3분 후에 다시 묶으며, 될수록 상처로부터 가까운 곳에 지혈대를 맨다.
- 지혈대를 사용할 때 지혈대를 사용하는 것이 중대한 문제라는 점을 인식하고 팔(다리)을 절단하느냐 또는 생명을 구하느냐에 관한 신속한 판단을 내려야 한다. 우리 체내에서 체중의 1/13이 정상 혈액의 양이며 이 중 1/2이 출혈하면 사망을 초래하게 된다.
- 심한 출혈일 경우에는 쇼크 상태가 되기 쉽기 때문에 우선 출혈 부위를 높여 주고 쇼크에 대한 처치를 하여야 한다. 또한 출혈이 멎추기 전에 음료를 주어서는 안 되는데, 그 이유는 병원에 가서 수술을 받게 될 수도 있기 때문이다.

010 문제 9번 해설 참조

① 평상시처럼 아주 차분하게 처치하는 방법이다.
② 회복기에 있는 환자에게 하는 처치방법이다.
③ 수술 중 환자에게 하는 신속한 처치이다.
④ 사고나 급한 병에 의한 즉각적·임시적인 처치이다.
⑤ 회복할 수 없는 환자의 임종 시 처치이다.

006 응급처치의 구명 단계에서 가장 먼저 시행해야 할 처치로 옳은 것은?

① 기도 유지 ② 수혈
③ 체온 측정 ④ 혈압 측정
⑤ 체위 교정

007 둔탁한 물질에 피부가 찢겨 대량의 출혈을 보이는 환자를 발견했다. 심한 출혈 시 가장 먼저 해야 할 처치로 옳은 것은?

① 지혈대 사용을 1시간 이상 하지 않는다.
② 의사가 오기 전까지 지혈대를 사용한다.
③ 환부를 심장보다 높게 상승시킨다.
④ 상처 부위를 직접 압박한다.
⑤ 지압봉을 사용하여 지혈한다.

008 출혈이 심한 부상자의 응급처치로 옳은 것은?

① 지혈대 사용, 마취제 복용, 심장 부위보다 낮은 상처 부위 자세
② 수액 공급, 맥박 측정, 기도 유지
③ 혈관 결찰, 체위 교정, 기도 유지
④ 기도 유지, 혈압 측정, 지혈대 사용
⑤ 출혈 부위 압박, 지혈대 사용, 수액 공급

009 출혈을 멈추고자 할 때 최후로 사용되는 방법으로 옳은 것은?

① 주사액 투여 ② 지압법
③ 지혈대 사용 ④ 패킹(Packing) 사용
⑤ 상처 직접 압박

010 팔이나 다리에 심한 출혈이 있을 때 지혈대 사용법으로 옳은 것은?

① 지혈대는 매 60분마다 15분간씩 풀어준다.
② 지혈대를 오래 매고 있을 경우는 매 20분마다 풀어 주고 2~3

분 후에 다시 묶는다.
③ 음료수를 주어 수분을 보충한다.
④ 출혈 부위를 낮추어 준다.
⑤ 될수록 상처로부터 먼 곳에 지혈대를 맨다.

011 쇼크(Shock)환자에 대한 응급처치법으로는 머리와 몸을 수평으로 눕히고 다리를 높이도록 한다. 쇼크환자의 증상으로 옳은 것은?

① 혈압 하강, 빈뇨, 발한, 빈혈
② 안면 창백, 서맥, 핍뇨, 의식불명
③ 혈압 상승, 핍뇨, 의식불명, 발한
④ 빈맥, 혈압 하강, 다뇨, 피부는 차고 축축
⑤ 빈맥, 발한, 의식불명, 안면 창백, 심계항진

012 항원-항체 면역 반응이 원인이 되어 발생하는 급격한 전신 반응인 아나필락시스(급성중증과민증)의 원인 물질로 옳은 것은?

① 수세미, 고추, 땅콩, 아몬드   ② 페니실린, 호박, 무, 양배추
③ 오이, 알코올, 벌침, 양파   ④ 호박, 땅콩, 아몬드, 오이
⑤ 혈청, 페니실린, 벌침, 땅콩

013 출혈이 심하지 않은 상처에서 특히 유의해야 할 사항으로 옳은 것은?

① 의식상실   ② 감염 방지
③ 심정지   ④ 호흡곤란
⑤ 쇼크(shock)

014 의식이 없는 환자에게 구강으로 물이나 음료수 또는 약물을 주어서는 안 되는 이유로 옳은 것은?

① 물을 원하지 않으므로
② 물이 기도로 흡인되어 질식할 수 있으므로
③ 물을 삼키지 못하고 밖으로 흘리기 때문에
④ 의식이 없는 환자는 언제든지 수술이 예정되므로
⑤ 호흡이 용이해지지 않기 때문에

015 대형사고로 인해 인명 피해가 심각하게 발생한 현장에서 가장 먼저 응급처치를 시행해야 할 대상으로 옳은 것은?

① 감염이 심한 환자
② 출혈이 심하고 호흡이 중지된 환자

해설

011 쇼크 예방
- 쇼크 환자인지 아닌지는 활력 증상(vital sign)을 점검해 보는 것이 가장 확실하다.
- 쇼크는 전신의 순환 부전이 원인이며 쇼크 시 안면 창백, 발한, 오심, 구토, 빠르고 약한 맥박(빈맥), 빠르고 얕은 호흡 등의 증세를 보인다.
- 갑자기 환자가 쇼크에 빠졌을 때는 상체를 편평하게 하고 다리를 올려 준다(Shock Position=T-Position).
- 간호 : 매 5분마다 BP 측정, 맥박 및 호흡은 10분 간격으로 재고, 환자의 전반적인 상태를 관찰한다.

012 급성중증과민증(아나필락시스)의 원인 물질 : 급성중증과민증은 항원-항체 면역 반응이 원인이 되어 발생되는 급격한 전신 반응이다. 급성중증과민증의 원인 물질에는 혈청, 땅콩, 페니실린, 벌침 등이 있다.

013 상처 보호 : 출혈이 심하지 않은 상처에서는 특히 세균 침입으로 오는 감염을 방지한다.
- 상처는 손이나 깨끗하지 못한 헝겊으로 함부로 건드리지 말고 혈액이 응고된 부위는 만지지 않는다.
- 경우에 따라서 깨끗한 물로 상처를 씻어 준다.
- 소독 거즈를 상처에 대고 붕대로 맨다.

014 의식불명 환자에게 물·음료수를 금지시키는 이유 : 이는 물·음료수 등이 기도로 들어가 질식될 우려가 있기 때문이나.

015 응급처치의 우선순위
- 응급처치의 우선순위는 생명의 위해 정도에 따라 분류된다.
- 1급 환자는 대출혈과 심정지 환자이다.
- 응급환자가 많을 경우 처치의 순서는 환자의 생명을 중심으로 경중에 따라 결정해야 한다.

정답 06 ① 07 ④ 08 ⑤ 09 ③ 10 ② 11 ⑤ 12 ⑤ 13 ② 14 ② 15 ②

Testing
1 응급 간호

해 설

016 교통사고로 인해 다발성 손상 환자가 발생했을 때 응급처치 우선순위 : 의식 – 호흡 – 출혈 – 쇼크 – 골절 – 후송

017 환자의 의식 상태를 사정할 때 첫 번째로 사용하는 방법은 의식 상태(언어적 자극)를 관찰하는 것이다.

018 응급환자 치료 시의 일반 원칙
- 순환, 기도 유지, 호흡이 정상적인지 관찰한다.
- 사고 현장에서는 대출혈 및 호흡 정지 환자를 가장 먼저 처치한다.
- 두부 손상이 있는 경우 의식 상태의 변화를 주의 깊게 확인한다(언어로 사정하거나 동공 크기와 불빛 반사를 본다).
- 출혈 및 이로 인한 문제를 중재한다.
- 동공 관찰 시 동공의 크기와 반응, 대광반사 및 그 속도를 유의해서 확인한다.
- 필요시 심장 모니터를 지속적으로 관찰한다.
- 목 근처에 개방성 창상이 있다면 즉시 막아서 공기 색전을 방지하여야 한다.
- 척추 손상 가능성이 있는 환자는 척추와 목을 고정하여야 한다.
- 흉부는 불안정한 움직임이 있는지를 촉진으로 확인한다. 만약 불안정한 부분이 있다면 움직이지 않도록 고정하여야 한다.

019 문제 18번 해설 참조

020 의식이 없는 환자의 처치 : 의식이 없는 환자는 기도 유지를 위하여 반복와위나 측위 또는 앙와위를 취한 후 고개를 옆으로 돌려 놓으며 호흡 유지가 되는지 확인한다.

③ 심한 약물중독으로 쇼크에 빠진 환자
④ 심한 화상으로 의식이 불분명한 환자
⑤ 출혈이 심하고 혈압이 떨어지는 환자

016 대형 교통사고로 인해 다발성 손상환자가 발생하였다. 병원으로 후송하기 위하여 응급처치의 우선순위를 정하고자 할 때 관찰해야 할 순서로 옳은 것은?

① 의식 – 출혈 – 쇼크 – 호흡 – 골절 – 후송
② 출혈 – 의식 – 골절 – 쇼크 – 호흡 – 후송
③ 호흡 – 출혈 – 의식 – 골절 – 쇼크 – 후송
④ 호흡 – 의식 – 쇼크 – 출혈 – 후송 – 골절
⑤ 의식 – 호흡 – 출혈 – 쇼크 – 골절 – 후송

017 병원 응급실로 이송되어 온 환자의 의식 상태를 점검하려고 한다. 환자의 의식 상태를 사정할 때 첫 번째로 사용하는 방법으로 옳은 것은?

① 반사 자극
② 심한 통증 자극
③ 가벼운 통증 자극
④ 촉각적 반응
⑤ 언어적 자극

018 동시다발적 집단사고 시 우선적으로 처치해야 할 대상자로 옳은 것은?

① 골관절 골절
② 흉부 손상
③ 쇄골 골절
④ 개방(성) 대퇴 골절
⑤ 내부 장기 돌출 환자

019 두부외상환자가 응급실에 실려 들어왔다. 이 환자 간호 시 가장 중요한 간호로 옳은 것은?

① 머리를 상승시킨다.
② 잦은 체위 변경과 마비를 예방한다.
③ 의식 상태와 활력 증상을 세심히 관찰한다.
④ 경련 예방을 위해 진정제를 사용한다.
⑤ 안전을 위해 보호대(억제대)를 사용한다.

020 의식이 없는 환자 발견 시 가장 먼저 실시하는 응급처치로 옳은 것은?

① 혈압을 측정한다.
② 신분을 확인한다.

③ 호흡을 확인한다.   ④ 맥박을 확인한다.
⑤ 청색증 유무를 관찰한다.

021 길거리에 쓰러져 의식이 없는 상태로 응급실로 이송된 대상자에게 우선적으로 제공해야 할 간호로 옳은 것은?

① 고열량 식사   ② 체위 변경
③ 기도 유지   ④ 수액 공급
⑤ 혈압 측정

022 병원에 의식을 잃고 실려 온 산업근로자 A씨가 병실에 도착했다. 의식이 없는 환자 A씨의 기도 유지를 위한 응급처치 간호로 옳은 것은?

① 몸을 고정시켜 준다.
② 얼음주머니로 마사지를 해준다.
③ 구강으로 물을 공급해 준다.
④ 목에 베개를 높이 대어 준다.
⑤ 반듯이 눕히고 고개를 옆으로 돌려 준다.

023 응급환자 발생 시 119에 전화하여 알려주어야 할 사항으로 옳지 않은 것은?

① 환자를 발견한 시각   ② 환자의 가족 사항
③ 도움이 필요한 환자의 수   ④ 응급상황의 내용
⑤ 환자의 위치와 상태

024 환자에게 질식증이 나타났을 때 해야 할 간호로 옳은 것은?

① 인공호흡을 금지한다.
② 고개를 반듯하게 하여 눕힌다.
③ 산소를 공급한다.
④ 흉부 압박(가슴 압박)을 실시한다.
⑤ 머리기울이고 턱들기를 한다.

025 질식을 방지하기 위한 처치로 옳지 않은 것은?

① 머리기울이고 턱들기를 한다.
② 호흡을 자유롭게 해준다.
③ 기도 내의 이물질을 제거한다.
④ 기도 유지를 해준다.
⑤ 얼음주머니로 마사지를 시킨다.

해설

021 문제 20번 해설 참조

022 문제 20번 해설 참조

023 응급환자 발생 시 119에 전화하여 알려주어야 할 사항
- 환자의 위치와 상태
- 도움이 필요한 환자의 수
- 환자를 발견한 시각
- 응급상황의 내용
- 필요한 응급처치 도구
- 시행한 응급처치의 내용
- 연락하는 사람의 신원 및 연락받을 수 있는 전화번호

024 질식의 처치법
- 기도 내 이물질을 제거한다.
- 기도 유지를 해준다. ▶ 머리기울이고 턱들기
- 호흡을 자유롭게 해준다.
- 흡인(Suction)을 해준다.

025 문제 24번 해설 참조

정답 16 ⑤ 17 ⑤ 18 ② 19 ③ 20 ③ 21 ③ 22 ⑤ 23 ② 24 ⑤ 25 ⑤

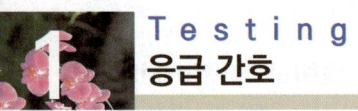

Testing 응급 간호

해설

026 기도 폐쇄
- **완전 기도 폐쇄**: 완전 기도 폐쇄(complete airway obstruction)는 즉시 사정해야 한다. 호흡이 정지되고 청색증이 나타나며, 명백한 원인 없이 의식이 소실된다.
- **부분적 기도 폐쇄**: 부분적 기도 폐쇄(partial airway obstruction)는 공기 흐름을 방해한다. 근심스런 표정, 흡기와 호기 시 협착음(stridor), 호흡 보조 근육을 사용하는 힘든 호흡, 콧구멍이 벌름거림, 불안 증가, 불안정과 혼돈 등의 증상이 나타난다.

027 무의식 환자가 응급실에 왔을 때의 관찰 사항: 의식 수준의 변화, 활력 증상, 동공의 크기, 사지의 근긴장도의 변화

028 이물에 의한 기도폐쇄 시의 응급처치
- **의식이 있는 경우**: 가장 먼저 대상자에게 스스로 기침을 하도록 한다. 그러나 대상자가 효과적으로 기침을 하지 못하면 5회의 등두드리기를 시행하고, 시행 후에도 효과가 없을 경우 대상자의 몸 뒤에 서서 대상자의 명치와 배꼽 중간 지점에 주먹 쥔 한쪽 손의 엄지손가락이 배에 닿도록 위치시키고 다른 한쪽 손으로는 주먹 쥔 손을 감싼 다음 양손으로 복부의 윗부분 후상방으로 힘차게 밀어 올린다. 한번에 이물질이 빠지지 않으면 반복 시행한다.(하임리히법)
- **의식을 잃은 경우**: 성인 환자가 의식을 잃으면 환자를 바닥에 눕히고 즉시 심폐소생술을 시행한다.

029 상처(창상)라 함은 피부나 점막이 외부의 어떤 힘에 의해서 손상된 상태를 말한다. 가볍게 피부가 긁히는 정도에서 피부 전체는 물론 혈관, 신경, 근육까지 파괴되는 등 그 정도와 유형이 매우 다르다.

기도 폐쇄 및 이물질 제거

026 인절미를 먹다가 기도가 막혀 심각한 기도폐쇄 징후를 보이는 환자에게 응급처치를 실시할 때 가장 먼저 해야 할 일로 옳은 것은?

① 경동맥으로 맥박수를 측정한다.
② 머리를 하지보다 낮게 눕힌다.
③ 환자에게 측위를 취해 준다.
④ 환자에게 등두드리기를 시행한다.
⑤ 몸을 따뜻하게 보온시킨다.

027 무의식환자가 병원 응급실로 왔을 때 관찰해야 할 사항으로 옳은 것은?

① 사지의 근긴장도의 변화   ② 발가락의 민감도 변화
③ 입술의 모양과 활력 증상   ④ 피부 청결 정도
⑤ 체온의 변화 정도

028 떡을 먹다가 목에 걸려 호흡곤란을 호소하다 의식을 잃은 채로 쓰러진 대상자를 발견하였다. 이에 대한 응급처치로 옳은 것은?

① 손가락을 대상자의 입에 넣어 이물질이 있는지 없는지 확인하도록 한다.
② 대상자를 바닥에 엎드리게 하여 등을 아주 세게 치도록 한다.
③ 뒤에 서서 주먹을 쥐고 복부의 윗부분을 후상방으로 힘차게 밀어 올린다.
④ 이물질이 육안으로 보이는 경우 물을 주어 삼키도록 한다.
⑤ 가슴압박과 인공호흡을 하도록 한다.

상처(창상)

029 창상(상처)이란 피부나 점막이 외부의 어떤 힘에 의해서 손상된 상태를 말한다. 창상(상처)관리의 기본원칙 중 가장 중요한 것은?

① 기형   ② 기능장애
③ 지혈과 쇼크 예방   ④ 감염
⑤ 흉터

Basic Skills for Fundamentals of Nursing
Nursing Examination

030 피부가 긁히거나 마찰에 의하여 피부 또는 점막 표면이 떨어져 나간 상처로 옳은 것은?

① 타박상
② 자상
③ 열상
④ 절상(벤상처)
⑤ 찰과상

031 적합한 처치를 신속히 수행하지 않음으로 인해 상처 감염의 위험이 가장 높은 경우는?

① 인위적인 자상
② 부종을 동반한 염좌
③ 둔기로 맞아 멍이 든 상처
④ 오염된 피부의 손상
⑤ 상처 부위의 출혈

032 파상풍 혐기성 세균인 파상풍균의 침입이 가장 쉬운 상처로 옳은 것은?

① 화상으로 인한 상처
② 깊고 좁은 상처
③ 산소가 존재하는 상처
④ 창구가 넓은 상처
⑤ 수술 부위 상처

033 혐기성 클로스트리듐 테타니 감염에 의해 발생하는 파상풍과 관련이 깊은 상처로 옳은 것은?

① 좌상
② 열상
③ 관통상
④ 자상
⑤ 절상(벤상처)

교상

034 사람에게 물려서 생기는 상처(교상)의 응급처치로서 옳은 것은?

① 심장 부위의 심첨맥박 상태를 관찰한다.
② 환부(병소, 병터)의 세균 배양검사는 필요하지 않다.
③ 광범위 항생제를 투여하며 필요시 파상풍 예방 접종을 한다.
④ 죽은 조직을 제거하고 상처는 봉합하도록 한다.
⑤ 상대방의 타액으로 상처를 철저히 세척한다.

035 개에게 물렸을 때 광견병(공수병) 의심 시 물린 상처와 개에 대한 관리로 옳은 것은?

해설

030 개방성 상처의 상태에 따른 종류
- 찰과상(abrasion) : 마찰에 의하여 피부 또는 점막 표면이 떨어져 나가거나 긁힌 상처
- 열상(laceration) : 끝이 둔한 기구 또는 물체로 조직이 찢어지고 그 면이 불규칙한 상처
- 벤상처(절상, incised wound) : 예리한 기구(예 칼, 유리, 면도기 등)에 의하여 조직을 단순히 분리한 상처
- 자상(puncture wound) : 예리하고 좁은 기구 또는 물체(예 못, 철사 등)로 표면에서 깊게 찔린 것으로 손상의 크기가 작은 상처
- 관통상(penerating injury) : 실탄이 몸의 깊은 기관 및 조직을 통과하여 뚫고 나간 상처
- 박리(결출, avulsion) : 살이 찢겨져 떨어진 상태

031 오염된 피부의 손상 : 손상된 피부가 오염되었을 경우 신속하게 처치를 하지 않으면 상처 감염의 위험이 매우 높다.

032 자상의 특징
- 환자의 상처를 드레싱하여 감염가능성을 줄인다.
- 깊고 좁은 상처로써 파상풍[3대 증상 : 입벌림장애(아관긴급), 연축미소(조소), 활모양강직(후궁반장)]의 감염률이 가장 높은 편이다.

033 문제 32번 해설 참조

034 사람에게 물려서 생기는 상처(교상)의 응급처치
- 말초 부위의 신경혈관 상태를 관찰한다.
- 환부의 세균 배양 검사를 시행한다.
- 상처를 철저히 세척하고 청결하게 한다.
- 죽은 조직을 제거하고, 광범위 항생제를 투여하며, 필요시 파상풍 예방 집종을 한다. 이때 일굴의 싱서를 제외한 나머지 상처는 봉합하지 않는다.

035 개에 의한 교상
- 사람에 대한 응급처치 : 즉시 비눗물 또는 70%의 벤잘코늄클로리이드액(benzalkonium chloride)을 가지고 상처를 깨끗이 닦고 식염수로 다시 닦아 낸다. 환측 부위의 액세서리를 제거하고 부목을 댄 후 즉시 병원에 후송하고 필요시 공수병 예방접종을 한다.
- 개에 대한 처치 : 개를 가두어 놓고 1주일 이상 관찰하도록 한다.

Testing
응급 간호

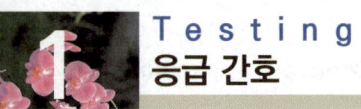

해설

036 뱀에 의한 교상 시 응급처치
- 몸을 움직이면 독이 빨리 퍼지므로 되도록 움직이지 않게 하고 물린 부위를 심장보다 아래쪽으로 위치시키고, 물린 부위를 부목으로 고정시킨 다음 병원으로 이송한다.
- 입으로 독을 빨아내지 않도록 주의한다. 뱀에 물린 지 15분 이내에 상처를 입으로 빨아내게 되면 독의 30% 정도가 제거되지만 입안에 상처가 있는 경우(예 치주염, 발치 후)에는 오히려 독이 구조하는 사람에게 퍼져 위험할 수 있기 때문이다.
- 독이 전신에 퍼지는 것을 예방하기 위해 가능한 물을 금하도록 한다.
- 독을 제거하기 위해 칼로 절개하지 않도록 한다.
- 통증을 완화시키고 적으나마 독이 퍼지는 것을 지연시키기 위해 얼음을 수건에 싸서 냉찜질한다.

037 문제 36번 해설 참조

038 문제 36번 해설 참조

039 벌에게 물린 경우의 처치
- 피부에 침이 박혀 있으면 즉시 제거하도록 한다.
- 물린 부위에 냉찜질을 하여 독이 퍼지는 것을 감소시킨다.
- 베이킹파우더나 암모니아를 반죽해 부위에 붙이면 독을 중화시키며, 벌레의 독을 빨아들여서 가려움과 부종을 완화시킨다.
- 알레르기 반응의 징후가 보이면 적어도 30분 동안은 부상자를 자세히 관찰해야 한다.

---

① 상처를 물로 닦고 개는 즉시 광견병(공수병) 예방접종을 실시한다.
② 상처를 소독약으로 닦고 환자는 격리하며 개는 죽인다.
③ 상처를 소독약으로 닦고 개는 묶어 놓고 관찰한다.
④ 물린 상처를 알코올로 닦고 개는 죽이도록 한다.
⑤ 물린 상처를 깨끗한 물로 닦고 개는 바로 죽인다.

036 뱀의 독이 체내 순환이 덜 되게 하려고 한다. 이때의 처치로 옳은 것은?

① 환부(병소, 병터)의 순환은 모두 차단한다.
② 온습포를 하면서 안정시킨다.
③ 다량의 물을 공급한다.
④ 환부(병소, 병터)를 심장보다 높이고 혈압이 떨어지지 않게 한다.
⑤ 환부(병소, 병터)를 심장보다 낮게 하고 가만히 누워 있게 한다.

037 농사일을 하던 농부 김씨는 풀섶에서 잠깐 쉬던 중 뱀에게 물렸다. 이때 농부 김씨에게 취할 수 있는 응급처치로 옳은 것은?

① 물을 많이 마시게 하여 독을 희석시킨다.
② 물린 즉시 되도록 많이 움직이게 한다.
③ 상처 부위의 독은 입으로 빨아내지 않는다.
④ 다친 부위 아래를 천으로 단단히 묶는다.
⑤ 가능한 한 환부(병소, 병터)를 심장보다 높게 한다.

038 뱀에 의한 교상환자에게 해야 할 응급처치로서 옳은 것은?

① 물린 부위를 심장보다 위쪽에 위치시킨다.
② 입속에 충치가 있을 경우 입으로 피를 빨아내는 것은 위험하다.
③ 되도록이면 물을 마시게 하여 독을 희석시킨다.
④ 환자를 되도록 많이 움직이게 한다.
⑤ 칼로 재빨리 환부(병소, 병터)를 절개한다.

039 벌초를 하다가 산에서 벌에 쏘여 발적, 동통(통증)과 함께 심하게 부어오른 환자에게 제공해야 할 간호로 옳은 것은?

① 알레르기 반응이 일어나는지 확인한다.
② 침이 산성이니까 알칼리성으로 중화한다.
③ 핀셋으로 즉시 침을 제거한다.
④ 쏘인 곳 위를 묶어서 혈류를 차단한다.
⑤ 따뜻한 물주머니를 대어 준다.

화상·열 손상·동상

040 대형화재로 응급실에 실려 온 화상환자가 있다. 이 화상환자 사망에 가장 큰 영향을 미칠 수 있는 요인으로 옳은 것은?

① 출혈의 유무
② 혈액의 형태
③ 골절의 유무
④ 화상의 도수
⑤ 화상의 범위

041 심한 화상을 입은 환자에 있어서 처치 시 유의할 사항이나 사망의 주 원인으로 옳은 것은?

① 쇼크와 출혈
② 감염과 출혈
③ 고통과 감염
④ 쇼크와 감염
⑤ 쇼크와 고통

042 양팔과 하지 전체에 화상을 입은 환자가 응급실에 내원하였다. 다음 중 즉각적으로 시행해야 할 간호로 옳은 것은?

① 얼음주머니를 적용한다.
② 산소를 공급한다.
③ 호흡을 사정한다.
④ 수분과 전해질을 공급한다.
⑤ 기도를 확보한다.

043 40세 남자 환자가 머리와 목, 팔 한쪽 전부 그리고 가슴과 배에 화상을 입었다. 몇 % 화상인가?

① 9%
② 18%
③ 27%
④ 36%
⑤ 45%

044 끓고 있는 식용유에 화상을 입은 40세의 여성 화상환자에 대한 응급처치로 옳은 것은?

① 신체의 장신구는 피부가 벗겨지기 때문에 그대로 둔다.
② 상처를 우선 찬물에 담그거나 찬물 찜질을 한다.
③ 화상 부위에 달라붙은 의복이 잘 벗겨지지 않는 경우 억지로 잡아당겨서 제거한다.
④ 물집이 생기면 빨리 물집을 터뜨린다.
⑤ 병원에 옮기기 전에 화상연고나 바셀린, 항생제 등을 발라준다.

해 설

040 화상이란 건열, 습열, 방사선, 전기, 화학물질로 인한 신체 조직의 손상을 말한다. 화상의 정도와 범위(체표면적)를 확인하여 치료한다.

041 화상의 증상 및 사망의 주원인
- 증상 : 홍반, 물집(수포), 괴사, 부종 등
- 사망의 주원인 : 쇼크와 감염으로, 심한 화상환자의 처치 시 가장 먼저 탈수로 인한 쇼크를 예방해야 하며, 멸균된 홑이불을 덮어 준다.

042 화상
- 넓은 부분의 화상은 더 많은 부분 모세혈관들이 노출되어 혈관 벽의 투과성이 증가함에 따라서 물, 소듐(나트륨), 혈장 단백질 등 간질 공간과 주변 조직으로 이동한다. 또한 피부에서의 증발로 인해 불감성 소실이 나타날 수 있어서 수분 전해질의 불균형이 심해진다.
- 심한 화상을 입은 후에는 저혈량 쇼크 예방을 위하여 상해 입은 한 시간 이내에 체액 보충을 시작해야 한다.

043 9의 법칙(rule of nines) : 이 법칙은 신속하게 추측할 수 있는 이점이 있는데 정확도에는 한계가 있고 성인에게만 사용이 가능하다. 두경부를 9%, 체부(몸통) 전면을 18%, 체부 후면을 18%, 상지를 9%, 하지를 18%, 회음부를 1%로 계산한다.

044 화상환자에 대한 응급처치
- 신체를 압박하는 모든 장신구는 부종이 생기기 전에 조심스럽게 제거한다.
- 상처를 우선 찬물에 담그거나 찬물 찜질을 한다.
- 화상 부위에 달라붙은 의복을 억지로 떼어 내지 말고 상처에 얼음을 대면 안 된다.
- 물집을 터뜨리지 말아야 하며 화상 부위의 수포나 너덜한 조직 파편을 제거해서는 안 된다.
- 화상연고나 바셀린, 소독제 등을 금한다.
- 식초나 마가린, 식초, 간장 등을 발라서는 안 된다.

정답 36 ⑤ 37 ③ 38 ② 39 ① 40 ⑤ 41 ④ 42 ④ 43 ④ 44 ②

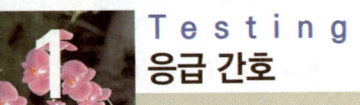

Testing 응급 간호

해설

045 문제 44번 해설 참조

046 화상면이 넓을수록 수분과 전해질 손실이 많아서 화상면이 체표면 1/2 이상이면 사망, 1/3 정도이면 위험하고 어린아이들은 더 작은 면적에서도 사망할 수 있다.

047 2도 화상의 응급처치
- 일반적인 화상 시에는 화상 부위를 찬물에 담그고 건조한 멸균된 천으로 덮어서 상처를 보호하며, 안면(얼굴) 부위 화상은 우선적으로 기도 유지를 취해 준다.
- 이후 쇼크를 예방하고 이를 치료하며 중증인 경우 의사의 치료를 받아야 한다.
- 물집을 터뜨리지 말아야 하며 화상 부위의 수포나 너덜한 조직 파편을 제거해서는 안 된다.
- 바셀린 연고, 화상 연고, 소독제 등을 사용하지 말아야 한다.

048 화상을 입은 환자의 응급처치
- 화염 화상의 경우 환자를 눕혀서 담요나 융단으로 덮어 준다.
- 화상의 상처는 깨끗한 마른 수건이나 드레싱으로 덮어 준다.
- 광범위한 화상의 경우 멸균된 포에 싸서 병원으로 후송한다.

049 산 또는 화학약품으로 인한 화상의 처치법
- 가능한 한 빠른 시간 안에 모든 산, 알칼리, 부식성 제제를 다량의 물로 닦아 내는 것이 중요하다.
- 산이나 알칼리 물질에 접촉한 후 3분 이내에 실질적인 피부 손상이 진행되므로 이들 화학물에 접촉한 후 1~2분 이내에 물을 부어 화학물질을 씻어 내면 조직 손상을 최소화할 수 있다.
- 물 세척은 가능한 한 오래 한다(20분 이상).
- 가능한 한 수압을 낮게 유지하고 호스나 수도꼭지를 사용하여 장시간에 걸쳐 오랫동안 물 세척한다.
- 화학물질을 절대로 중화시키려고 해서는 안 된다.

---

045 용접공으로 일하는 A씨는 철판 용접 작업 중 불꽃이 심하게 튀어 팔에 적지 않은 화상을 입었다. 이때 가장 먼저 취해야 할 조치로 옳은 것은?

① 흐르는 차가운 수돗물에 팔을 대어 준다.
② 팔에 붙어 있는 옷을 제거한다.
③ 장을 상처 부위에 골고루 바른다.
④ 상처 부위에 맥주를 천천히 부어준다.
⑤ 상처 부위에 연고를 골고루 바른다.

046 좁은 범위의 3도 화상을 입은 박씨와 넓은 부위의 2도 화상을 입은 최씨가 병원 응급실에 실려 왔다. 박씨보다 최씨의 화상이 더욱 위험한 이유로 가장 옳은 것은?

① 상처가 넓어서 치료가 부실하기 때문이다.
② 통증과 조직 괴사가 많기 때문이다.
③ 출혈 범위가 넓기 때문이다.
④ 수분과 전해질 손실이 많기 때문이다.
⑤ 체온 조절 이상이 있기 때문이다.

047 대형 식당에서 조리사가 조리과정 중 기름이 튀면서 코와 입 주위에 2도 안면화상을 입었다. 이때 우선적으로 취해야 할 조치로 옳은 것은?

① 수액 준비   ② 멸균드레싱
③ 흉부 압박(가슴 압박)   ④ 기도 확보
⑤ 인공호흡

048 간밤에 일어난 화재로 인하여 광범위한 화상을 입은 환자의 응급처치로 옳은 것은?

① 흐르는 물에 화상 부위를 식힌다.
② 물집을 터트리고 즉시 배액시킨다.
③ 환자를 안정시킨 후 심폐소생술을 한다.
④ 화상 입은 자리에 바셀린을 바른다.
⑤ 멸균된 포에 싸서 병원으로 데려간다.

049 눈에 산 또는 화학약품이 들어갔거나 손등에 화학약품으로 인해 화상을 입은 경우의 처치법으로 옳은 것은?

① 국부마취제를 투여하여 안정을 취하게 한다.
② 식염수나 흐르는 물로 빨리 씻어 내리도록 한다.

③ 옥시풀로 씻어 내고 눈을 감고 있게 한다.
④ 안과의사에게 보일 때까지 손수건을 대고 있는다.
⑤ 손등에 드레싱을 한 후에 바셀린을 발라준다.

050 직장인 A씨는 업무 도중 눈에 화학물질이 들어가게 되었다. 이 때 눈을 세척하는 방법으로 옳은 것은?

① 외안각에서 내안각으로 용액이 흐르게 한다.
② 보통 생리식염수나 알코올을 사용한다.
③ 환측 부위를 아래로 향하게 한다.
④ 눈동자에 정확하게 세척액을 떨어뜨린다.
⑤ 안구에 압력을 가한다.

051 더운 여름 햇빛이 강할 때 장시간 야외활동을 하던 중 두통, 메스꺼움, 피로, 어지러운 증상이 나타나는 일사병이 발생하였다. 우선적으로 취해야 할 처치로 옳은 것은?

① 대상자에게 설탕물을 마시게 한다.
② 머리를 낮추고 얼음찜질을 해준다.
③ 시원한 곳으로 옮기고 안정시킨다.
④ 대상자에게 혈압 상승제를 투여한다.
⑤ 찬물을 대상자에게 마시게 한다.

052 고온 작업장에서 장시간 동안 열에 노출되어 체온조절중추의 손상으로 두통과 어지러움을 호소하는 등 열사병의 증상을 보일 때 시행하는 응급처치로 옳은 것은?

① 열 램프로 등 마사지를 한다.
② 호흡곤란 시 심폐소생술을 실시한다.
③ 옷을 꽉 조여 보온해 준다.
④ 더운물주머니를 대어 준다.
⑤ 신속하게 서늘한 곳으로 이동하여 옷을 느슨하게 풀어 준다.

053 용광로에서 직업하던 인부가 갈증과 어지럼을 호소하며 열사병으로 의식을 잃었다. 이 경우 대처법으로 옳은 것은?

① 포도당 용액을 주입한다.   ② 피부의 케라틴을 제거한다.
③ 다리를 내리고 쉬게 한다.   ④ 얼음물 마사지를 해준다.
⑤ 뜨거운 물주머니를 대어 준다.

해 설

050 눈에 화학물질이 들어갔을 때의 응급처치
- 화학물질이 한쪽 눈에만 들어갔을 때는 감염되지 않은 눈에 화학물질이 들어가지 않도록 감염된 눈만 흐르는 물이나 생리식염수로 씻어 낸다.
- 환측 부위를 아래로 향하게 하여 세척한다.

051 일사병의 특징
- 증상 : 열 손상 중 가장 흔히 발생하는 것으로, 더운 곳에서 열심히 운동을 하였거나 장시간 햇볕을 쬐면 일어나는 것으로, 토할 것 같은 느낌과 어지럼, 두통, 경련 등의 증상을 나타낸다.
- 응급처치 : 시원한 장소로 옮긴 후 편안한 자세로 누이고 옷을 벗겨 준다. 부채질을 해주거나 이온 음료 또는 물을 준다. 단, 의식이 없으면 입으로 아무 것도 주지 않는다.

052 열사병의 응급처치
- 환자를 시원하고 그늘진 곳에 눕혀서 머리를 약간 높여 주고 다리를 올려준다.
- 실온에서 찬물로 닦아 주고, 수분 공급 및 혈액순환을 돕는다.
- 찬 식염수로 관장하거나 얼음찜질이나 얼음물 마사지를 한다.
- 냉수 욕조에 눕혀서 마사지한다.
- 필요하면 심폐소생술을 시행한다.
- 의복을 제거하고 젖은 타월이나 시트로 환자를 덮고 바람을 불어 준다(부채, 선풍기).
- 병원으로 신속히 이송한다.

053 문제 52번 해설 참조

Testing 1
응급 간호

해설

054 열경련 시의 응급처치
- 0.9~1.0% 식염수나 이온음료를 마시게 한다.
- 경련이 일어난 종아리 근육을 당겨 주고 지압을 해준다.
- 바람이 잘 통하는 서늘한 곳에 눕히고 쉬게 한다.
- 짠 음식과 이온 음료를 공급한다.

055 동상에 대한 응급처치
- 하지 손상 시는 걷지 못하게 하고, 궤양이 생겼을 경우 파상풍 예방주사를 맞도록 한다.
- 조이는 옷을 풀어주고 호흡 상태에 따라 인공호흡을 한다.
- 침해된 부위는 상승시키고 마사지나 압력은 피하도록 한다.
- 동상 걸린 부위를 체온으로 따뜻하게 해준다. 손이면 환자의 겨드랑에, 발이면 치료자의 겨드랑에 넣는 것이 좋다.
- 귀나 코, 안면 등은 따뜻한 손을 얹어 피부 색깔과 감각이 돌아올 때까지 계속 놓아 둔다.
- 따뜻한 물이 있으면 사용할 수 있으나 건조한 열이나 전열구 등에 의한 방사열을 사용하는 것은 좋지 않다.
- 혈액의 순환을 원활하게 하고, 세포 사이의 결빙을 풀어주기 위해 동상 부위를 즉시 38~40℃ 정도의 따뜻한 물에 20~40분간 담근다.
- 젖은 의복을 벗기고, 따뜻한 담요로 몸 전체를 감싸 준다.

056 문제 55번 해설 참조

057 문제 55번 해설 참조

058 단순 골절 혹은 복합 골절이 의심되는 경우 구조자는 그 이상의 손상을 방지하도록 특히 주의한다. 단순 골절에 있어서 가장 중요한 처치는 그것이 복합 골절이 되지 않게 예방하는 일이다.

---

054 고온 환경에서 심한 육체적 노동을 하다가 동통을 수반하는 수의근의 경련발작을 일으켜 쓰러진 열경련 환자의 응급처치로 옳은 것은?

① 0.1% 식염수를 마시게 한다.
② 따뜻한 곳에 눕히고 쉬게 한다.
③ 설탕물을 마시게 한다.
④ 이온 음료를 공급한다.
⑤ 머리를 낮추어 준다.

055 한 겨울 야간 등반을 마치고 돌아온 김씨가 동상에 걸리게 되었다. 김씨의 동상에 대한 응급처치로서 옳은 것은?

① 하지 손상 시는 강직 예방을 위해 조금씩 걷도록 유도한다.
② 2도 동상 수포 시는 수포가 터졌을 경우 바셀린을 바른다.
③ 옷을 단단히 조여주고 호흡 상태에 따라 인공호흡을 한다.
④ 침해된 부위는 상승시키고 마사지나 압력은 피하도록 한다.
⑤ 궤양이 생겼을 경우에는 파상풍 예방주사를 피하도록 한다.

056 영하 15℃ 정도의 겨울 날씨에 일주일 넘게 바깥에서 작업을 하던 사람이 동상에 걸렸을 때의 응급처치로 옳은 것은?

① 조이는 옷을 제거한다.
② 동상에 걸린 부위를 마사지한다.
③ 뜨거운 물주머니를 대어 준다.
④ 5~10℃의 미지근한 물에 담근다.
⑤ 동상에 걸린 부위를 탄력 붕대로 감는다.

057 겨울철 오랜 시간 추위에 노출되어 발가락에 발적이 보이면서 감각이 저하되는 동상에 걸렸을 때 제공해야 할 간호로 옳은 것은?

① 궤양 시 파상풍 접종을 금한다.
② 마사지를 계속 해준다.
③ 가벼운 담요를 덮어준다.
④ 부종이 오지 않도록 다리를 하강시킨다.
⑤ 젖은 옷은 마를 때까지 그대로 둔다.

골절·탈구·염좌·강직

058 골절환자를 될 수 있으면 움직이지 않게 하는 이유로 옳은 것은?

① 골절 부위가 부어오르기 때문에
② 복합골절을 만들지 않게 하려고
③ 환자가 움직이는 것을 거부하기 때문에
④ 환자가 매우 고통스러워 하기 때문에
⑤ 환자의 운반이 매우 어렵기 때문에

059 골절상을 당한 환자에게 움직이기 전에 부목을 대어 주는 목적으로 옳은 것은?

① 부러진 뼈에 의한 신경 자극을 촉진시켜 주기 위함이다.
② 골절 뼈의 위치를 고정하여 상해의 악화 방지, 고통 경감, 혈액 순환을 증대시키기 위함이다.
③ 골절 부위의 피부가 수축되는 것을 막기 위함이다.
④ 통증을 없애기 위함이다.
⑤ 양쪽 하지의 배열을 적절하게 유지하기 위함이다.

060 골절환자의 응급처치 시 가장 중요한 것은?

① 동통(통증)을 감소시키기 위하여 신속히 진통제를 투여한다.
② 골절된 뼈를 신속히 맞추어 준다.
③ 골절 부위가 외부로 노출되었을 경우 세균 감염을 방지하기 위해 즉시 소독을 실시한다.
④ 부종을 감소시키기 위해 골절 부위에 얼음찜질을 해준다.
⑤ 부득이한 경우를 제외하고는 부목을 대기 전에 절대 이동하지 않는다.

061 교통사고로 대퇴 골절을 입은 38세의 A씨를 병원으로 이송하려고 준비하고 있다. 이 때 환자 A씨에 대한 응급처치로 옳은 것은?

① 부목을 대기 전에 얼음주머니로 부종을 예방한다.
② 골절 부위를 확인하고 부러진 골절 편을 맞춘다.
③ 골절환자를 안전하게 옮기고 환측을 높인다.
④ 출혈을 확인하고 움직이기 전에 부목을 대어 준다.
⑤ 부목을 대기 전 더운물찜질을 하여 부종을 예방한다.

062 두개골 골절을 입은 직장인 최씨가 병원에 입원하였다. 이때 가장 중요시되는 증상으로 옳은 것은?

① 정신이상 현상이 온다.
② 동공이 같지 않으면 반신불수(반신마비) 상태가 나타난다.
③ 신체의 마비현상을 볼 수 있다.

해설

059 부목 사용의 목적
- 부러진 뼈를 움직이지 않도록 한다.
- 부러진 뼈에 의한 신경 자극을 줄여 통증 유발을 감소시킨다.
- 근육, 신경, 혈관 등의 더 이상의 손상을 방지하고 혈액 순환을 증대시킨다.

060 부목의 사용 시 주의 사항
- 생명이 위험한 상황 때문에 부목을 할 수 없는 경우를 제외하고는 환자를 옮기기 전에 부목을 대어 주도록 한다.
- 부목은 손상 부위와 상·하부를 모두 포함하여야 하고 신경혈관계 상태는 부목 고정 전·후에 반드시 검사해야 한다.
- 부목 고정 후 손상된 사지를 거상하고, 냉찜질을 하여 종창을 감소시켜야 한다.
- 손상 부위를 건드리거나 환자를 함부로 옮김으로써 부러진 뼈끝이 신경, 혈관, 또는 근육을 손상케 하거나 피부를 뚫어 복합 골절이 되게 하는 일이 없도록 한다.

061 문제 60번 해설 참조

062 두개골 골절의 증상 : 의식을 잃을 수 있으며, 동공의 크기가 다르고 반신마비 상태를 보인다. 가장 중요시되는 증상은 귀, 코 혹은 입으로 출혈이 있고 뇌압 상승이 오는 것이다.

정답 54 ④ 55 ④ 56 ① 57 ③ 58 ② 59 ② 60 ⑤ 61 ④ 62 ④

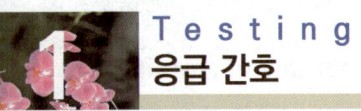

Testing
응급 간호

④ 귀나 코로 출혈이 있고 뇌압 상승이 온다.
⑤ 안면 홍조, 부종이 나타나며 의식불명이 될 수 있다.

해설

063 문제 62번 해설 참조

063 귀, 코 등에 출혈이 있고 동공의 크기가 다르고 반신불수(반신마비) 상태이며 무의식 상태를 보이는 골절로 옳은 것은?

① 늑골　　　② 대퇴
③ 하악골　　④ 두개골
⑤ 비골(코뼈)

064 ①: 전신부목 위에 바로 눕히고 삼각건으로 매어 고정시킨다.
②: 전신부목 위에 바로 눕히고 삼각건으로 매어 고정시킨다.
③: 판자처럼 단단한 침상을 사용하도록 한다.
④: 출혈로 인한 쇼크를 방지하고 전신부목 위에 바로 눕히도록 한다.

064 인체 부위에 따른 골절 시 응급처치로 옳은 것은?
① 흉추 골절 – 고개를 돌려 목운동을 시킨다.
② 경추 골절 – 전신부목을 금한다.
③ 척추 골절 – 충격을 예방하고 일으켜 앉힌다.
④ 골반 골절 – 8자형으로 붕대를 감는다.
⑤ 두개골 골절 – 머리와 어깨를 약간 높여서 안정되게 눕힌다.

065 척추 골절의 응급처치
• 척추 골절 시는 처치보다 우선적으로 구조를 요청한다.
• 몸을 똑바로 눕히고, 척추 쇼크를 예방한다.
• 부상자의 머리를 들거나 일으켜 앉히거나 세우거나 걷게 하여서도 안 되며 음료수를 먹이기 위하여 목을 높이는 것은 금물이다.

065 척추 손상을 입은 환자를 운반할 때 가장 우선시해야 할 행동으로 옳은 것은?
① 들것으로 운반한다.
② 가능한 한 환자를 걷게 한다.
③ 무릎을 구부리게 하고 머리를 앞으로 수그리게 한다.
④ 환자를 앉은 자세로 한다.
⑤ 몸을 똑바로 눕혀(앙와위) 등과 목을 반듯하게 유지하고 잘 받쳐준다.

066 문제 65번 해설 참조

066 골절환자 중 머리를 들거나 앉혀서는 안 되며, 처치보다 우선적으로 구조를 요청해야 하는 환자로 옳은 것은?
① 흉부골절환자　　② 골반골절환자
③ 척추골절환자　　④ 두개골골절환자
⑤ 늑골골절환자

067 척추 골절 환자는 판자처럼 단단한 침대를 사용하도록 한다.

067 28세의 청년이 자갈밭에서 뒤로 넘어지면서 큰 돌에 허리를 부딪혀 척추 골절로 3주간 침대 안정이 필요하다고 한다. 이때의 침대 간호로 옳은 것은?
① 목을 높여 주어 안정되게 해준다.
② 침요 위에 편평한 판자를 깔아 준다.

③ 변압침요를 침대 밑에 깔아 준다.
④ 크래들(요람) 침대를 사용하도록 한다.
⑤ 구토를 대비해 복위(복와위)를 취해 준다.

068 다리를 건너가다가 50m 아래로 떨어져 꼼짝 못하고 있는 척추 골절환자를 발견하였다. 이 골절환자의 응급처치 시 가장 중요한 것은?

① 동통(통증)을 감소시키기 위하여 신속히 진통제를 투여한다.
② 골절된 뼈를 신속히 맞추어 준다.
③ 골절 부위가 외부로 노출되었을 경우 세균 감염을 방지하기 위해 즉시 소독을 실시한다.
④ 부종을 감소시키기 위해 골절 부위에 얼음찜질을 해준다.
⑤ 부득이한 경우를 제외하고는 부목을 대어 주기 전에 절대 이동하지 않는다.

069 대퇴골 골절 시 피부가 찢기면서 골절된 뼈의 일부가 외부로 돌출되어 상처 감염이 예측되는 환자의 응급처치로 옳은 것은?

① 조직 손상 부위를 손대지 말고 그대로 개방해 둔다.
② 돌출된 뼈를 원래 상태로 넣어준다.
③ 부목을 사용해서는 안 된다.
④ 멸균거즈로 상처를 덮어준다.
⑤ 대퇴부를 당겨서 반듯하게 펴준다.

070 뼈에는 이상이 없고 뼈를 지지하는 인대가 지나치게 늘어난 상태를 무엇이라고 하는가?

① 경련   ② 골절
③ 강직   ④ 염좌
⑤ 탈구

071 회사에 다니는 30대 여성 A씨가 계단을 내려오다가 발목을 삐끗하여 통증을 겪고 있다. 발목 염좌를 당한 경우의 응급처치로 옳은 것은?

① 찬 습포나 얼음주머니를 대어 준다.
② 관절을 좌우로 움직여 유동성을 높인다.
③ 다친 발목을 하강시켜 준다.
④ 미지근한 물에 발을 담가 둔다.
⑤ 마사지를 통해 통증을 감소시킨다.

해설

068 척추 골절 환자는 머리가 흔들리거나 고개를 들면 신경계 손상의 정도가 심해질 수 있으므로 전신 부목을 사용하여 몸을 똑바로 눕혀서 운반한다.

069 대퇴골 골절 : 대퇴골은 인체의 뼈 가운데 가장 강하고 무거운 뼈이다. 골절이 발생하면 출혈에 의한 쇼크를 예방한다. 또한 뼈가 돌출되어 조직 손상이 있을 경우 멸균거즈로 상처를 덮어 주고, 긴 견인 부목을 사용하여 고정한다.

070 염좌(삠, sprain) : 근육운동 또는 무거운 것을 들거나 떨어졌을 때 관절을 지지하고 있는 곳이 부분적으로나 전반적으로 터져 갈라지는 수가 있다. 뼈에는 이상이 없으며 뼈를 지지하는 인대 등이 지나치게 늘어난 상태를 말한다.

071 염좌 시 응급처치
• 염좌된 부분을 높여 준다.
• 얼음찜질을 해준다.
• 체중을 지탱하지 않는다.
• 마사지를 금하고 안정시킨다.
• 손상 24시간 후에 열치료를 해주도록 한다.
• 손상 부위를 고정시킨다.

정답 63 ④ 64 ⑤ 65 ③ 66 ③ 67 ② 68 ⑤ 69 ④ 70 ④ 71 ①

Testing
응급 간호

중독 및 이물(질)

072 경구 약물중독에 대한 응급처치로서 옳은 것은?
① 수면제를 복용했을 시는 구토를 금기한다.
② 병원에 갈 때는 환자의 가족력을 체크해 가지고 간다.
③ 독극물인 경우 구토를 유도하여 신속하게 환자의 위장을 비운다.
④ 중독 원인 물질, 중독 시간, 중독 물질의 섭취량을 확인한다.
⑤ 즉시 심폐소생술을 실시하여 호흡을 유지시킨다.

073 독약을 마신 환자를 병원에 데리고 갈 때 반드시 챙겨가야 할 가장 중요한 것은?
① 환자의 유서를 주의해서 가져간다.
② 환자의 소지품을 유의해서 챙겨간다.
③ 사용한 해독제를 가지고 간다.
④ 독약이 들어 있던 용기나 토물(구토물)을 가지고 간다.
⑤ 토물(구토물)을 챙겨서 병원에 가지고 간다.

074 수면제 등 경구 약물중독으로 인한 의식이 있는 환자의 가장 우선적 처치로 옳은 것은?
① 각성 효과를 위해 중추신경 흥분제를 먹인다.
② 약물을 희석시키고 중화시킨다.
③ 위를 깨끗하게 세척하도록 한다.
④ 가능한 한 빨리 병원으로 옮기도록 한다.
⑤ 금기사항이 아니면 구토를 유도하여 신속하게 환자의 위장을 비운다.

075 강한 알칼리나 산에 의해 중독이 되었을 경우 우선 해야 할 처치로 옳은 것은?
① 위세척을 한다.
② 물로 희석시킨다.
③ 엷게 탄 식초물을 마시게 한다.
④ 구토 반사를 자극하여 토하게 한다.
⑤ 달걀 흰자위를 구강으로 먹게 한다.

076 약물중독이라고 생각되는 응급환자가 병원에 왔을 때 우선 시행해야 할 간호로 옳은 것은?

해설

072 중독에 대한 응급처치의 일반 원칙
- 무의식 환자인 경우 우선 기도를 유지시키고, 독성물질인 경우 내장 손상 방지를 위해 구토를 금지시킨 후 기도 유지를 하여 병원으로 이송하여 위세척을 한다.
- 중독 원인 물질, 중독 시간, 중독 물질의 섭취량을 확인한다.

073 독약을 마신 환자를 병원에 데려갈 때 토물 및 독약이 들어 있던 약병을 가지고 가는 것이 중요하다.

074 경구 중독의 응급처치
- 기도를 유지한다.
- 중독 원인 물질, 중독 시간, 중독 물질의 섭취량을 확인한다.
- 금기 사항이 아니면 구토를 유도하여 신속하게 환자의 위장을 비운다(수면제 등의 경구 약물중독 시 우선적인 처치).

075 강한 알칼리나 산의 중독 시 처치 : 강한 알칼리나 산에 의해 중독된 환자를 발견 시 우선적으로 물로 희석시키도록 한다.

076 약물중독으로 병원 응급실에 왔을 때의 우선적 간호 : 응급 환자가 병원에 왔을 때 약물중독이라고 생각될 때는 우선적으로 활력징후(Vital signs)를 측정, 관찰한다.

① 위세척을 실시하도록 한다.
② 활력 징후(Vital signs)를 측정·관찰한다.
③ 절대안정하고 잠들게 한다.
④ 소변과 대변을 철저하게 관찰한다.
⑤ 대상자의 토물을 모두 모아두도록 한다.

077 일산화탄소 중독환자에게 저산소증이 나타나는 이유는 일산화탄소의 어떤 성질 때문인가?

① 기도 폐쇄
② 조직호흡 방해
③ 가스교환(기체교환) 방해
④ 세포에 대한 독성
⑤ 헤모글로빈의 산소운반 능력

078 공장에서 일산화탄소 누출 사고로 근로자 K씨가 쓰러졌다. 일산화탄소 중독환자에게 실시할 수 있는 우선적인 처치로 옳은 것은?

① 흉부 압박을 시도한다.
② 환기 및 인공호흡을 해준다.
③ 개구기를 입에 넣어 준다.
④ 혀를 잡아당겨 준다.
⑤ 턱을 신전시킨다.

079 산동네에 사는 환경미화원 김씨가 연탄가스를 마신 채 발견되었다. 일산화탄소(CO) 중독 시 가장 우선적인 간호로 옳은 것은?

① 중독 장소에서 밖으로 옮겨 신선한 공기를 마시게 하고 옷을 느슨하게 한다.
② 대상자에게 고농축 산소를 직접 주입하도록 한다.
③ 인공호흡을 하고 영양 섭취를 해준다.
④ 호흡중추를 자극하는 약물을 주사한다.
⑤ 대상자의 옷을 느슨하게 풀어주도록 한다.

익수, 출혈, 손상

080 익수와 관련된 설명으로 옳은 것은?

① 익수의 경우 혈압 상승으로 사망하게 된다.
② 익수 시 저산소혈증, 호흡부전 등이 나타난다.
③ 의식이 있는 경우 얼음찜질을 해준다.
④ 구조자는 반드시 물 속에서도 인공호흡을 한다.
⑤ 익수 환자에게는 자동심장충격기가 필요 없다.

해설

077 일산화탄소 중독(carbon monoxide poisoning): 일산화탄소는 산소를 운반하는 헤모글로빈(혈색소)과 결합력이 강하여 헤모글로빈의 산소 결합작용을 방해한다. 0.03% 정도의 낮은 일산화탄소 농도에도 위험하다.

078 일산화탄소 중독 시 응급처치
- 가장 먼저 중독 장소에서 밖으로 옮겨 신선한 공기를 마시게 한다.
- 고압산소탱크를 이용하여 100% 산소를 공급하는데 이는 혈액 내 일산화탄소 헤모글로빈이 줄어들고 호흡이 정상으로 회복될 때까지 계속한다.
- 인공호흡 실시, 혈압과 체온 유지, 뇌부종 감소를 위해 만니톨을 투여한다.

079 문제 78번 해설 참조

080 익수
- 바닷물에서의 익수는 3.3~3.5% 정도의 고농도 염화소듐(NaCl) 용액이 폐포 내에 흡입되므로 폐포 내에 물이 고이게 되어 산증, 저산소혈증으로 사망한다.
- 민물에서의 익수는 들이마신 물이 저장액이므로 삼투현상에 의해 폐 모세혈관 내로 수분이 흡수되어 적혈구 용혈반응(용혈현상)과 부종이 일어나고 폐포는 허탈되어 심한 호흡부전으로 사망하게 된다.

정답 72④ 73① 74⑤ 75② 76④ 77⑤ 78② 79① 80②

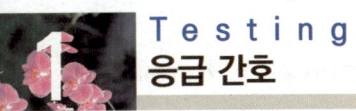

Testing 1
응급 간호

> **해 설**
>
> **081** ① : 골절환자는 부목을 대기 전에 움직이지 않도록 한다.
> ② : 연고는 열의 방출을 막기 때문에 바르지 않는다.
> ③ : 복막염환자에게는 냉요법을 실시한다.
> ⑤ : 코피(비출혈)환자에게는 코를 풀지 못하게 한다.
>
> **082** ① : 목덜미와 콧등에 얼음찜질을 해준다.
> ② : 구강호흡을 하도록 한다.
> ④ : 한동안은 코를 풀지 못하게 한다.
> ⑤ : 콧등을 엄지와 인지로 단단히 잡고 최소한 4~5분 이상 누른다.
>
> **083** 내출혈의 증상 : 위로부터 나오는 출혈은 음식물과 같이 나오며 커피 찌꺼기와 같이 보인다. 이에 반해 폐로부터 나오는 출혈은 기침과 동시에 나오며 선홍색이고 거품이 섞여 있다. 또한 빠르고 약한 맥박, 갈증, 불안, 피부 청색증 등의 증상을 보인다.
>
> **084** 안구에 심한 타박상을 입은 경우의 가장 중요한 응급처치 : 전방 출혈이 우려되기 때문에 절대안정을 취하도록 한다.
>
> **085** 복부 손상 응급처치
> • 환자는 반듯이 눕히고 내장이 몸 밖으로 노출되었을 때는 환자의 무릎을 세워 준다.
> • 노출된 내장은 몸 안으로 밀어 넣지 않는다.
> • 적당한 헝겊이나 수건을 소금물과 끓여서 식힌 후 노출된 내장을 덮어 내장의 건조를 막는다.
> • 쇼크에 대한 응급처치를 한다.
> • 병원에서의 수술에 대비하여 환자에게는 마실 것을 주지 않는다.

081 응급환자에 대한 대처방법으로 옳은 것은?

① 골절환자는 일단 안전한 곳으로 이동시켜 준다.
② 화상환자에게는 연고를 발라주도록 한다.
③ 복막염환자에게는 온열요법을 적용한다.
④ 익수자는 구조 즉시 인공호흡을 포함한 심폐소생술을 시행한다.
⑤ 비출혈(코피) 시 대상자에게 코를 풀게 한다.

082 기말고사 때문에 밤을 꼬박 새운 철이가 아침에 세수하던 중 코피를 흘리고 있다. 비출혈(코피) 시 응급처치로 옳은 것은?

① 목덜미와 콧등에 더운물찜질을 해준다.
② 안정을 취하게 하고 코로 숨을 쉬게 한다.
③ 우선적으로 코피가 비인두로 넘어가 기도 흡인되지 않도록 환자의 머리를 앞으로 숙이고 의자에 앉힌다.
④ 코를 풀어 코 안의 이물질을 제거한다.
⑤ 빨래집게로 코를 잡듯이 콧등을 엄지와 인지로 단단히 잡고 최소한 2~3분 정도 누른다.

083 혈액이 체표의 피하나 점막 안쪽에서 신체 내부로 유출되는 내출혈의 증상으로 옳지 않은 것은?

① 피부 청색증　　　② 갈증
③ 빠르고 약한 맥박　④ 경련 및 오한
⑤ 불안

084 회사원 정씨는 조기축구회에 나가 공을 차다가 안구에 심한 타박상을 입었다. 이 때 가장 중요한 응급처치로 옳은 것은?

① 타박상을 입었을 경우 안대를 대어 준다.
② 안구적출수술 준비를 시작하도록 한다.
③ 머리를 낮춘 자세를 취해주도록 한다.
④ 정씨에게 절대안정을 취하도록 해준다.
⑤ 대상자에게 기침을 하도록 격려한다.

085 가정주부 A씨는 자전거를 타고 가다가 넘어져 심한 복부 손상을 입었다. 이때의 응급처치로 옳은 것은?

① 쇼크에 대한 응급처치를 하고 마실 것은 금한다.
② 내장의 감염을 막기 위해 알코올을 발라준다.
③ 빠져나온 내장은 다시 밀어 넣도록 한다.
④ 쇼크를 예방하기 위하여 냉찜질해준다.

⑤ 내장이 빠져나오거나 노출된 복부창상환자는 무릎을 펴고 반듯하게 눕힌다.

심폐소생술 및 자동심장충격기

086 쓰러져 있는 성인 남자를 발견했을 때 의식을 확인하고 주변 사람들에게 119 신고 및 자동심장충격기를 요청한 후 심폐소생술을 시행할 때의 순서로 옳은 것은?

① 인공호흡 → 기도 유지 → 심장충격기 → 흉부(가슴)압박
② 흉부(가슴)압박 → 심장충격기 → 인공호흡 → 기도 유지
③ 심장충격기 → 기도 유지 → 인공호흡 → 흉부(가슴)압박
④ 기도 유지 → 인공호흡 → 흉부(가슴)압박 → 심장충격기
⑤ 흉부(가슴)압박 → 심장충격기

087 심폐소생술을 시행할 경우 가장 먼저 해야 할 사항으로 옳은 것은?

① 약물 투여　　② 인공호흡
③ 기도 개방　　④ 환자의 반응 확인
⑤ 호흡의 확인

088 호흡이 없는 소아(환자)의 경우 인공호흡 시행 시 제일 먼저 해야 할 일로 옳은 것은?

① 동공반사를 본다.　　② 자세를 반듯하게 해준다.
③ 활력 증상을 살핀다.　　④ 기도 유지를 한다.
⑤ 입 안에 이물이 보이면 이물질을 먼저 제거한다.

089 구강(입) 대 구강(입)의 인공호흡 시 환자의 머리를 뒤로 젓히는 이유로 옳은 것은?

① 기도에 이물이 들어가지 않게 하기 위해
② 음식물이 기도로 넘어가는 것을 막기 위해
③ 혀를 뒤로 당김으로써 혀가 기도를 폐쇄시키는 것을 막아 기도를 개방하기 위해
④ 흉부가 올라오는지 아닌지를 관찰하기 위해
⑤ 인공호흡 시 공기가 위로 들어가는 것을 막기 위해

090 전문의료인이 성인의 심폐소생술 시행 시 구강(입) 대 구강(입) 인공

해설

086 일반 구조자에 의한 성인 병원 밖 심폐소생술 순서

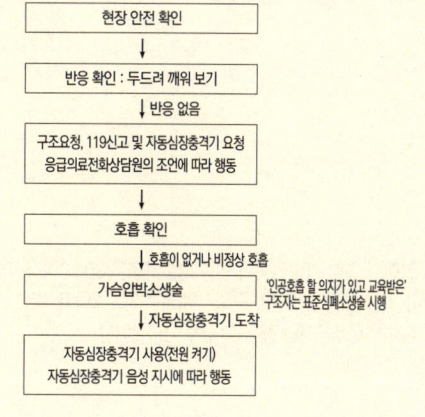

087 환자의 반응 확인 : 심폐소생술 시 가장 먼저 환자의 반응을 확인(의식 수준 사정)한다.

088 인공호흡을 하는 방법 : 먼저 입안에 이물이 보이면 손가락을 사용(물림보호대 사용 권고)하여 이물을 꺼내고 기도유지한다.

089 환자의 머리를 뒤로 젖히는 것은 혀를 뒤로 당김으로써 혀가 기도를 폐쇄시키는 것을 막아 기도를 개방하기 위해서이다.

090 기도를 유지한 상태에서 환자의 콧구멍을 엄지와 검지로 막아 시술자가 주입하는 공기가 새어 나가지 않게 한다.

Testing
응급 간호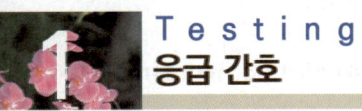

해 설

091 영아·소아·성인의 맥박 확인 방법 : 영아인 경우 상완동맥에서, 소아·성인의 경우 경동맥에서 촉진한다.

092 성인의 경우 가슴압박과 인공호흡 비율은 30 : 2이다. 영아 및 소아의 경우 1인 구조자의 경우 30 : 2이고, 2인 구조자(의료제공자만 해당)의 경우 15 : 2이다.

093 심장 리듬 분석
- 심장 리듬을 분석할 때 분석 중이라는 음성 지시가 나오면, 심폐소생술을 멈추고 대상자에게서 손을 떼고 접촉을 피한다.
- 세동제거(제세동)가 필요하면, "세동제거가 필요합니다."라는 음성 지시와 함께 자동심장충격기 스스로 설정된 에너지로 충전을 시작한다.

094 자동심장충격기는 심실세동으로 생명에 위협을 받거나 맥박 결손이 있으면서 심실 빈맥이 있는 경우 심실 빈맥으로 맥박이 없는 무의식 환자에게 잠깐 동안 흉벽에 전기를 방출시킴으로써 순간적으로 부정맥을 제거하여 정상 리듬으로 전환시키기 위한 즉각적이고도 응급적인 치료 방법이다.

호흡을 할 때 코를 막는 이유로 옳은 것은?

① 코로 공기가 빠져 나가는 것을 방지할 수 있다.
② 대상자가 점액을 흡입하는 것을 방지할 수 있다.
③ 혀에 의한 기도폐쇄를 예방할 수 있다.
④ 흉곽의 대칭적 팽창이 가능하다.
⑤ 대상자의 경동맥 촉진이 더욱 용이하다.

091 심폐소생술을 시행할 때 뇌순환 상태나 맥박을 확인하기 위한 일반적인 성인의 맥박 측정 부위로 옳은 것은?

① 심첨 부위   ② 대퇴동맥
③ 상완동맥   ④ 경동맥
⑤ 요골동맥

092 일반인이 심폐소생술을 실시할 때 영아 및 소아의 가슴압박과 인공호흡의 비율로 옳은 것은?

① 3 : 1   ② 1 : 5
③ 1 : 1   ④ 30 : 2
⑤ 5 : 1

093 지하철에서 40대 중반 여자가 쓰러져 있는 것을 발견하고 심폐소생술을 하던 중 주변 사람들이 자동심장충격기를 가져왔다. 적용방법으로 옳은 것은?

① "세동제거가 필요합니다."라는 음성 지시 후 바로 세동제거 버튼을 누른다.
② 심장리듬을 분석할 때 분석에 오류가 나지 않도록 환자와 접촉을 피한다.
③ 왼쪽 쇄골 아래와 오른쪽 가슴 아래에 패드를 붙인다.
④ 상의를 벗기고 정해진 자리에 패드를 붙인 후 전원을 켠다.
⑤ 먼저 "모두 물러나세요."라고 외치기 시작한다.

094 자동심장충격기를 사용해야 하는 경우로 옳은 것은?

① 혈압의 갑작스런 상승으로 약물로 조절되지 않을 때
② 심실빈맥이 계속될 때
③ 동성서맥을 보이는 환자에게
④ 급성 협심증 환자에게
⑤ 심근경색 환자에게

운반법 및 운반기구

095 들것으로 환자를 운반할 때의 일반원칙으로 옳은 것은?
① 기저면을 유지하기 위해 머리둘레만큼 양발을 벌리고 선다.
② 경사진 곳을 내려갈 때는 환자의 다리 쪽을 앞으로 한다.
③ 팔은 환자의 신체에 가능한 한 멀리 위치시킨다.
④ 허리를 사용하여 환자를 들어 올린다.
⑤ 옷을 단단히 채우고 손상의 처치를 한 후에 옮긴다.

096 2인이 들것으로 환자를 옮길 때 리더의 위치로 옳은 것은?
① 환자의 머리
② 환자의 무릎
③ 환자의 발치
④ 환자의 중간
⑤ 상관 없다.

쇼크 환자 응급처치

097 쇼크는 모든 신체에 영향을 주며 원인에 따라 빠르거나 느리게 진행될 수 있다. 일반적인 쇼크의 증상으로 옳지 않은 것은?
① 빠른 맥박
② 소변 배설량 감소
③ 체온 상승
④ 청색증
⑤ 혈압 하강

098 쇼크의 응급처치에 대한 설명으로 옳은 것은?
① 환자가 토하는 경우에는 몸을 옆으로 돌려서 입안의 물질이 기도로 넘어가지 않고 흘러나오도록 힌다.
② 환자를 눕히고 다리를 10cm 이상 올려 준다.
③ 출혈이 많을 경우에만 지혈을 하고, 골절 부위에는 부목을 대어 준다.
④ 환자의 몸을 되도록이면 가열기를 사용하여 뜨겁게 유지해 준다.
⑤ 30분마다 환자의 맥박을 재어 기록하고 관찰하도록 한다.

099 저혈량으로 인하여 쇼크가 발생한 환자에게 가장 먼저 해야 할 응급처치로 옳은 것은?

해설

095 들것 운반 시 원칙 : 평지를 갈 때는 일반적으로 환자의 다리를 앞으로 하고 걷는 것이 보통이고, 계단이나 언덕을 오를 때는 머리 쪽을 앞으로 하여 운반하고 내려갈 때는 반대로 한다. 리더는 환자의 머리 쪽에 선다.
※ 구급차나 스트레처카(운반차, 이동차)로 운반할 때 구급차는 환자의 머리를 앞으로 하고, 스트레처카(운반차, 이동차)는 환자의 다리를 앞으로 한다.

096 문제 95번 해설 참조

097 쇼크의 일반적인 증상으로 체온 하강, 혈압 하강, 청색증, 호흡 증가, 빠른 맥박(빈맥), 두근거림(심계항진), 중심정맥압 하강 등이 나타난다.

098 ② : 환자를 눕히고 다리를 30cm 이상 올려 준다. 머리, 목이나 가슴 등 척추 손상을 입은 것이라면 다리를 똑바로 해준다.
③ : 모든 출혈은 지혈을 하고, 골절 부위에는 부목을 대어 준다.
④ : 환자를 따뜻하게 보온하여야 하지만 뜨겁게 해서는 안 된다.
⑤ : 5분마다 환자의 맥박을 잰다.

099 저혈량으로 인하여 쇼크가 발생한 환자의 경우 가장 먼저 다리를 올려 주어야 한다.

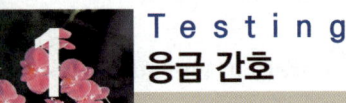

Testing 응급 간호

해설

100 쇼크를 초래할 수 있는 상황(예)
- 구토, 설사 등의 탈수 현상
- 25% 이상 혈액 손실
- 전신 마취로 인한 혈관 이온
- 벌에 쏘임

101 급성중증과민반응 쇼크(anaphylactic shock,)
- 증상 : 증상은 대부분 원인 물질에 노출된 후 즉각 나타나나 1~2시간 후에 나타날 수도 있다. 항생제 주사 직후 맥박이 빨라지고 혈압이 저하되며, 어지러움증을 호소한다.
- 응급관리 : 항생제나 이물질에 의한 급성중증과민반응 쇼크(아나필락틱 쇼크) 환자는 기도 개방을 한다.

102 문제 101번 해설 참조

---

① 머리를 높여 준다.　② 담요를 덮어 준다.
③ 다리를 올려 준다.　④ 수분을 공급한다.
⑤ 더운물주머니를 대어 준다.

100 쇼크를 초래할 수 있는 상황으로 옳지 않은 것은?
① 벌에 쏘임　② 전신마취로 인한 혈관 이완
③ 25% 이상 혈액 소실　④ 구토, 설사 등의 탈수 현상
⑤ 종아리 부근의 경련

101 항생제 주사 직후 맥박이 빨라지고 혈압이 저하되며 어지러움증을 호소하는 상황이 발생할 때 가장 염두에 두어야 할 것은?
① 황달 증상
② 뇌경색 증상
③ 내출혈 증상
④ 아나필락틱 쇼크(급성중증과민반응 쇼크)
⑤ 상승작용

102 항생제나 이물질에 의한 아나필락틱 쇼크(급성중증과민반응 쇼크) 환자의 응급관리로 옳은 것은?
① 구강 수분 섭취　② 구토유발제 투여
③ 기도 개방　④ 측와위
⑤ 지혈대 사용, 혈류 차단

정답　100 ⑤　101 ④　102 ③

기초 약리

Basic Skills for Fundamentals of Nursing

Nursing Examination

약물과 약물작용

001 약물은 그 사용하는 방법과 효과에 따라 다르게 나타난다. 약물의 구비 조건으로 옳은 것은?

① 어느 정도의 부작용은 있어야 한다.
② 값이 상대적으로 비싸야 한다.
③ 약물에 대한 선택성이 없어야 한다.
④ 반드시 발암 현상이 있어야 한다.
⑤ 안전성 및 치료 효과가 있어야 한다.

002 안전한 약물의 보관과 투약을 위해 BCG 백신이나 PPD 용액과 같은 예방접종약의 관리방법으로 옳은 것은?

① 건조 BCG는 희석 후 3일간 사용할 수 있다.
② 보관하는 동안 앰플을 자주 흔들어 준다.
③ 액체 백신은 4주 이상 보관하지 않는다.
④ 직사광선에 노출시켜 보관한다.
⑤ 2~5℃ 냉암소에 보관하도록 한다.

003 약품 관리 시 4℃ 이하의 온도에서 냉장 보관해야 하는 약품으로 옳은 것은?

① 포도당주사액, BCG, 생리식염수
② 예방백신, 생리식염수, 좌약
③ 헤파린, 포도당주사액, 좌약
④ 인슐린, 헤파린(백신), 혈청
⑤ 혈청, 생리식염수, 좌약

004 약물은 그 보관방법에 따라 유용하게 사용할 수 있다. 약물의 보관방법에 대한 설명으로 옳은 것은?

① 유효기간이 지난 것은 즉시 버리도록 한다.
② 기름 종류의 약물은 20℃ 내외로 보관한다.
③ 연고제나 소독제는 별도의 약장에 보관할 필요가 없다.
④ 가루로 된 약물은 증발을 방지하기 위해 뚜껑을 덮어 보관한다.
⑤ 약물은 가능하면 서늘하고 통풍이 잘되는 곳에 보관한다.

005 물약을 따르기 전에 물약을 흔들어 주어야 하는 이유로 옳은 것은?

해설

문제 동영상 강의

001 약물의 구비 조건
- 안전성·강도·효과가 있어야 한다.
- 치료 효과가 있고 부작용이 적어야 한다.
- 발암 현상이 없어야 한다.
- 선택성이 있어야 한다.
- 값이 싸야 한다.
- 인체에 해가 없어야 한다.

002 연고, 기름로션(리니멘트, liniment), 마사지용 알코올, 소독약 등은 약장의 다른 칸막이에 따로 둔다. 혈청, 예방약(예 BCG 용액, PPD 용액), 알부민, 간장 추출물 등은 2~5℃의 냉장고에 보관하며 기름 종류의 약품은 10℃ 전후로 보관하는 것이 좋으며, 유효기간이 지난 것은 간호사에게 보고하여 처리한다.

003 문제 2번 해설 참조

004 ① : 유효기간이 지난 것은 약국에 반납한다.
② : 기름 종류의 약품은 10℃ 전후로 보관한다.
③ : 연고제·소독제 등은 약장의 다른 칸막이에 따로 둔다.
④ : 액체 종류의 약물은 증발되기 때문에 뚜껑을 닫아 보관한다.

005 물약을 따르기 전에 액(물약)을 흔들어 주는 이유 : 농도를 맞추기 위해

정답 01 ⑤ 02 ⑤ 03 ④ 04 ⑤ 05 ③

Testing
기초 약리

해 설

006 물약(액)의 경우 용기에 입을 대고 먹이면 안 되는 이유 : 약이 변질될 수 있으므로

007 향정신성의약품이나 아편제제와 마약 종류는 별도의 약장에 보관하고 라벨을 부착하며, 이중 잠금장치를 해서 보관해야 한다. 약장을 잠그는 가장 중요한 이유는 약의 오용을 방지하기 위함이다.

008 약장 관리
- 마약은 반드시 잠궈 두고 항상(근무 교대 시마다) 수량을 확인하는 한편 열쇠는 책임 간호사가 보관한다.
- 마약을 투여하지 않을 경우 버리지 않고 약국에 반납해야 한다.

009 약(물) 용기의 종류
- 밀봉 용기 : 약을 취급하거나 저장 중에 내용물이 미생물 등의 침입으로 오염의 염려가 없도록 만든 용기 예 바이알, 앰플 등
- 기밀 용기 : 약(물) 내용이 액체, 고체인 것에 수분의 침입·손실이나 오염 방지를 위해 만든 용기로서 열었다가 다시 기밀로 할 수 있음 예 과산화수소
- 밀폐 용기 : 약(물)을 저장하는 동안 약품의 손실, 파손, 이물의 혼합을 막기 위한 용기
- 차광 용기 : 약(물)을 빛으로부터 차단하기 위한 목적의 갈색이나 청색, 기타 차광용 유리병

① 노폐물을 없애기 위해서이다.
② 변질을 막기 위해서이다.
③ 농도를 맞추기 위해서이다.
④ 온도를 맞추기 위해서이다.
⑤ 거품을 내기 위해서이다.

006 물약을 계량컵이나 숟가락을 사용하지 않고 용기에 입을 대고 먹이면 안 되는 이유로 옳은 것은?

① 약이 변질될 수 있기 때문이다.
② 거품이 생길 수 있기 때문이다.
③ 사레에 걸릴 수 있기 때문이다.
④ 색깔을 확인할 수 없기 때문이다.
⑤ 냄새를 확인할 수 없기 때문이다.

007 극약, 마약, 아편제제 등은 별도의 약장에 보관·관리하고 이중 잠금장치를 이용해 잠그는데, 이렇게 하는 가장 중요한 이유로 옳은 것은?

① 약의 파손을 방지하기 위함이다.
② 약의 오용을 방지하기 위함이다.
③ 약 위치의 혼돈을 방지하기 위함이다.
④ 약장의 오염을 방지하기 위함이다.
⑤ 약의 도난을 방지하기 위함이다.

008 마약을 투여하지 않거나 사용 후 남은 마약의 처리방법으로 옳은 것은?

① 간호조무사 두 명이 확인한다.
② 간호조무사가 보관한다.
③ 간호사 입회하에 폐기한다.
④ 남은 마약은 약국에 반납한다.
⑤ 간호사실 서랍에 보관한다.

009 약물을 빛으로부터 차단하기 위한 갈색이나 청색유리병의 약물 보관 용기로 옳은 것은?

① 기밀 용기   ② 밀폐 용기
③ 밀봉 용기   ④ 개방 용기
⑤ 차광 용기

Basic Skills for Fundamentals of Nursing
Nursing Examination

010 약물의 취급 저장 중에 의약품이 기체 또는 미생물의 침입으로 오염의 염려가 없도록 가장 효과적으로 만든 용기로 옳은 것은?

① 1회 용기
② 기밀 용기
③ 차광 용기
④ 밀봉 용기
⑤ 밀폐 용기

011 약물 내용액이 액체, 고체인 것을 수분 침입 및 손실이나 오염 등의 방지가 되도록 만든 용기로 옳은 것은?

① 1회 용기
② 차광 용기
③ 밀폐 용기
④ 기밀 용기
⑤ 밀봉 용기

012 변비로 수 년 간을 고생하고 있는 주부 박씨는 심한 경우 좌약을 사용하곤 한다. 좌약의 보관법에 대한 설명으로 옳은 것은?

① 10℃ 이하에 보관한다.
② 직사광선을 피하여 잠금장치에 반드시 보관한다.
③ 온도가 낮은 곳에서는 약의 효과가 더디므로 실온에 보관한다.
④ 2~5℃ 냉암소에 보관한다.
⑤ 체온에 녹도록 만들어진 것이므로 냉동실에 보관한다.

013 식전에 투약하라는 의미의 약어로 옳은 것은?

① t.i.d.
② po
③ sc
④ p.c.
⑤ a.c.

014 약어의 연결이 옳은 것은?

① q.i.d. – 1일 4회
② stat. – 경구로
③ po – 즉시
④ prn – 취침 시
⑤ hs – 금식

015 처방전에 사용하는 약어로 옳은 것은?

① t.i.d. – 하루에 두 번
② p.r.n. – 매 시간
③ hs – 필요시마다
④ npo – 금식
⑤ stat. – 현탁액

해 설

010 문제 9번 해설 참조

011 문제 9번 해설 참조

012 좌약
- 보통 체온에 녹게 만들어졌으며 실온에 보관한다.
- 냉장 보관했던 좌약은 실온에 두어 녹인 후에 사용한다.
- 좌제라고도 한다. 의약품을 기제(基劑)와 혼합하여 일정한 형태로 만들어 항문, 요도, 질 등에 삽입하는 고형의 외형제로써 드물게는 귀와 코에도 쓰인다.

013 ① : 하루에 세 번, ② : 경구로, ③ : 피하, ④ : 식후

014 p.r.n : 필요시마다

015 ① t.i.d. : 하루에 세 번 ② p.r.n. : 필요시마다
③ hs : 취침 시 ⑤ stat. : 즉시

정답 06 ① 07 ② 08 ④ 09 ⑤ 10 ④ 11 ④ 12 ③ 13 ⑤ 14 ① 15 ④

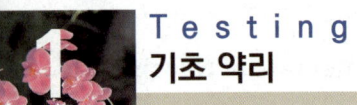

Testing
기초 약리

해 설

016 q.i.d. : 하루에 4번, a.c. : 식전, hs : 취침 시

017 ① IV : 정맥 내 ② p.r.n. : 필요시마다
③ OD : 우측 눈 ④ a.c. : 식전

018 ① : sos, ③ : q.o.d., ④ : po, ⑤ : Rx

019 금단 현상 : 정신 의존성 약을 중단할 경우 정신적으로 강한 불안감, 강박적 욕구가 발생한다. 신체적 의존이 생기면 약물 사용을 중단했을 때 약물 특유의 금단 증상이 나타난다.

020 선택 작용과 일반 작용 : 어떤 조직 장기와 특별한 친화성을 가지고 있어서 어떠한 방법으로 투여하든지 그 약물이 친화성이 있어서 그 조직 장기에서 약리 작용을 일으키는 것이 선택 작용이며, 선택 작용이 강할수록 그 약물의 사용 가치는 크다. 이에 반하여 어떤 약물은 모든 조직 장기에서 다소의 차이는 있으나 친화성이 있으므로 약리 작용이 나타나는데 이것이 일반 작용이다.

021 치료 작용, 부작용 및 독작용 : 약물의 여러 작용 중에서 질병 치료에 필요로 하는 작용을 치료 작용이라 하고, 필요하지 않은 작용을 부작용이라고 한다. 부작용 중 건강을 심히 해치거나 생명에 위험을 주는 작용을 독작용 또는 유해 작용이라고 한다.

---

016 약어에 쓰이는 q.i.d.−a.c.−hs의 뜻이 순서대로 맞게 연결된 것은?

① 하루걸러 한 번−식후−취침 시
② 하루에 4번−식전−취침 시
③ 하루에 3번−식전−취침 시
④ 하루에 2번−식후−취침 시
⑤ 하루에 1번−식후−취침 시

017 처방전에 사용하는 약어와 그 의미가 옳은 것은?

① IV−근육 내 ② p.r.n.−매 시간
③ OD−왼쪽 눈 ④ a.c.−식후
⑤ b.i.d.−하루 2회

018 약어 중 p.r.n.의 의미로 옳은 것은?

① 응급 시 ② 필요시마다
③ 격일로 ④ 경구로
⑤ 처방

019 약물을 오랫동안 사용하다가 끊었을 때 그 약물에 대한 갈망과 함께 심한 정신·신체 의존반응이 나타나는 것은?

① 상승현상 ② 저항현상
③ 전신현상 ④ 내성현상
⑤ 금단현상

020 어떠한 방법으로 투여하든지 그 약물이 친화성을 가진 조직 장기에 가서 약리작용을 일으키는 것을 무엇이라 하는가?

① 직접작용 ② 선택작용
③ 일반작용 ④ 전신작용
⑤ 국소작용

021 약물의 작용 중 치료 작용에 대한 설명으로 옳은 것은?

① 조직 장기에 대하여 다소의 차이는 있으나 거의 동일한 친화성을 가지고 있어서 동일한 약리작용을 나타내는 것
② 생명에 위험을 주는 작용
③ 약물이 직접 접촉되지 않는 장기에 나타나는 기능 변동
④ 직접 접촉한 장기에 일으키는 고유 약리작용
⑤ 약물이 가지고 있는 여러 작용 중에서 질병 치료에 필요로 하

는 작용

022 코데인(Codein)의 투여로 변비가 나타났다면 이는 의도하지 않았던 역효과이다. 이처럼 치료적인 목적으로 사용한 약물이 원하지 않은 작용을 나타내는 것은?

① 축적작용 ② 알레르기
③ 독작용 ④ 부작용
⑤ 치료적 효과

023 약물 배설(예 항생제)은 주로 어느 기관에서 이루어지는가?

① 신장 ② 담도
③ 장관 ④ 간
⑤ 폐

024 약물의 체내에서의 작용기전은 약동학의 원리에 의해 흡수·분포·생물학적 전환·배설의 과정을 거친다. 이 중 생물학적 전환과정은 대부분 어느 장기에서 일어나는가?

① 대장 ② 신장
③ 간 ④ 심장
⑤ 폐

025 약의 복용에 대한 설명으로 옳은 것은?

① 반드시 의사가 지시한 시간에 투여해야 한다.
② 빠른 전체작용을 기대할 때에는 식후에 복용해야 한다.
③ 항생물질이나 화학요법제는 필요시 언제든지 투여할 수 있다.
④ 위 내용물이 적을 때에는 약의 흡수는 늦으나 위에 대한 자극은 적다.
⑤ 약의 효과는 투여하는 사람에 따라 달라지는 수가 있다.

026 약물이 생체에 작용하여 나타나는 반응을 약물작용이라고 한다. 약의 작용에 영향을 미치는 요소끼리 묶인 것은?

① 성별, 신장, 투약 횟수, 환자의 성격
② 투약 경로, 신장, 성별, 용량
③ 용량, 용법, 성별, 신장
④ 체중, 신장, 성별, 연령
⑤ 연령, 체중, 용량, 투약 경로 및 시기

해설

022 문제 21번 해설 참조

023 배설은 대사산물과 약물이 체외로 배출되는 과정으로, 주로 신장을 통해 소변으로 배출되며 호흡, 발한, 침, 눈물 등으로 배출되기도 한다.

024 약물이 분산에 의해 상호작용하게 될 조직으로 이동하면 배설이 용이하도록 저활성 형태로 전환(생물학적 전환)되는데, 이를 해독 작용이라고 한다. 대부분 간에서 세포 내의 약물 대사성 효소들이 약물을 분해하며 이 과정에서 생긴 산물을 대사산물이라고 한다.

025 약의 복용에 따른 특성
• 반드시 의사가 지시한 시간에 투여해야 한다.
• 약의 효과는 투여하는 시간에 따라 달라진다.
• 위 내용물이 많을 때는 흡수는 늦으나 약의 위에 대한 자극은 적다.
• 빠른 전체 작용을 기대할 때는 공복 시에 복용한다.

026 약물작용에 영향을 미치는 요소 : 체중 및 연령, 성, 약물의 투여 시기와 투여 경로, 특이체질, 심리적 요인, 환경적 요인

정답 16② 17⑤ 18② 19⑤ 20② 21⑤ 22④ 23① 24③ 25① 26⑤

Testing 1 기초 약리

해 설

027
- ① : 헤파린은 응고시간(프로트롬빈 시간)을 확인한다.
- ③ : 디곡신은 맥박을 확인한다.
- ④ : 모르핀은 호흡수를 확인한다.
- ⑤ : 이뇨제는 포타슘을 체외로 배출시키므로 저칼륨혈증을 확인한다.

028 디곡신과 같은 디기탈리스 투여 시 관찰해야 할 사항은 맥박(서맥)으로, 서맥 시 의사에게 보고해야 한다.

029 모르핀이나 데메롤은 호흡 억제 작용이 있기 때문에 투약 전 반드시 호흡수를 확인한다.

030 하제의 특성
- 소장·대장의 운동을 촉진해 장 내용물을 배설시킨다.
- 임신 말기 임신부는 금한다.

031 문제 30번 해설 참조

032 약 복용 시 신체에서 배설이 늦게 되는 약을 사용할 때는 축적 작용에 유의한다. 예 디곡신

---

027 대상자에게 약물을 투여하기 전에 점검해야 할 사항으로 옳은 것은?
① 헤파린은 혈색소 수치를 확인한다.
② 쿠마딘은 혈액응고 시간을 확인한다.
③ 디곡신은 호흡수를 측정한다.
④ 모르핀은 맥박수를 측정한다.
⑤ 이뇨제는 혈중칼슘농도를 확인한다.

028 디기탈리스는 주로 강심제나 이뇨제로 사용된다. 환자에게 디기탈리스를 투여하기 전 측정해야 하는 것은?
① 체중   ② 체온
③ 호흡   ④ 맥박
⑤ 혈압

029 다음 중 투약 지침에 대한 설명으로 옳은 것끼리 묶인 것은?
① 강심제는 맥박이 100회/분 이하일 경우 투약을 금지한다.
② 인슐린은 주사 부위를 바꿔가면서 근육주사로 한다.
③ 좌약은 항문으로 삽입한 후 20분 정도 배변을 참아야 한다.
④ 모르핀을 투여하기 전에 맥박을 측정한다.
⑤ 약물의 용량 중 동물 실험에서는 30%가 치사량이다.

030 소장 또는 대장의 운동을 촉진하여 장 내용물을 배설시키는 약물로 옳은 것은?
① 진정제   ② 소화제
③ 제산제   ④ 지사제
⑤ 하제(변완화제)

031 약 복용 시 하제(변완화제)를 사용해서는 안 되는 대상자로 옳은 것은?
① 변비 환자   ② 한센병 환자
③ 임신 말기 임신부   ④ 결핵 환자
⑤ 성병 환자

032 신체에서 배설이 늦게 되는 약을 사용할 때 주의해야 할 사항으로 옳은 것은?
① 알레르기 반응   ② 축적작용
③ 배설장애   ④ 습관성

⑤ 내성

033 배설을 늦추는 약물(지사제)을 장기적으로 복용했을 때 야기되는 문제점으로 옳은 것은?

① 설사
② 중독성
③ 의존성
④ 변비
⑤ 습관성

034 환자에게 디곡신(Digoxin)을 투여하기 전에 주의깊게 사정해야 할 사항으로 옳은 것은?

① 프로트롬빈 시간
② 호흡 수
③ 맥박 수
④ 혈당
⑤ 혈압

035 실제 질병 치료와는 무관한 약물로 심리적 효과를 이용하여 증상을 완화시키기 위해 투여하는 약물로 옳은 것은?

① 교정약
② 보조약
③ 부형약
④ 위약
⑤ 주약

036 위약을 환자에게 사용할 때 지켜야 할 사항으로 옳은 것은?

① 환자가 위약임을 모르도록 한다.
② 시간, 용량, 반응은 환자에 따라 적당히 기록한다.
③ 위법 행위이므로 기록하지 않는다.
④ 특별한 목적에서 위약을 사용하는 경우 모든 간호조무사는 위약의 형태, 색, 크기와 맛이 다른 것으로 준비해야 한다.
⑤ 기대하는 약물의 효과를 설명해서는 안 된다.

037 약물 복용에 있어서 이뇨제와 소화제는 언제 복용해야 하는가?

① 취침 시 – 필요시
② 식후 30분 – 식전
③ 식간 – 식후
④ 식 직후 – 식간
⑤ 식전 – 식간

038 저혈압 환자에게 노르에피네프린(norepinephrine)을 투여했다면 이 약물은 어떤 목적으로 투여된 것인가?

해설

033 설사 시 배설을 늦추는 약물(예 지사제)을 장기간 복용했을 때는 배설 장애(예 변비)가 우려된다.

034 문제 28번 해설 참조

035 위약은 실제 질병 치료와는 무관한 약물로 심리적 효과를 이용하여 증상을 완화시키기 위해 투여하는 약물이다.

036 위약 사용 시 지켜야 할 사항
- 환자가 위약임을 모르게 한다.
- 기대하는 약물의 효과를 알려 준다.
- 시간, 용량, 반응을 정확히 기록한다.
- 특별한 목적에서 위약을 사용하는 경우 위약의 형태, 색, 크기와 맛이 같은 것으로 통일하도록 한다.

037 약의 특성과 복용 시간
- 식전 : 신속한 전체 작용을 기대할 때, 불쾌한 맛을 가지는 약일 때 예 강장제·건위제·식복승진제·고미제·진해제·구충제
- 식간 : 식사와 식사 사이에 먹는 약일 때 예 이뇨제, 강심제
- 식후 : 서서히 흡수되는 것을 목적으로 할 때, 자극성으로 위장을 해칠 우려가 있을 때 예 소화제

정답 27② 28④ 29③ 30⑤ 31③ 32② 33④ 34③ 35④ 36① 37③ 38①

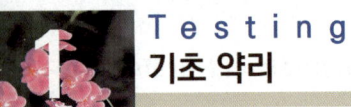

Testing
기초 약리

해설

038 지지제(supportive) : 다른 치료를 하기 전 신체반응이 회복되기까지 신체 기능을 지지해 주는 목적으로 사용된다. 예 아스피린(해열제), 노르에피네프린(혈압 상승)

039 ① : 약제를 희석시킬 경우에는 미지근한 물에 타서 주도록 한다.
② : 준비했다가 투여하지 않은 약은 다시 약병에 넣지 않는다.
③ : 환자의 투약 거부 시 간호사에게 그 사유를 보고하고 차트에 기록한다.
⑤ : 약은 변형시켜서 투여하지 않는다.

040 안전한 투약을 위해서는 투여하는 약물과 대상자를 반드시 투약 전에 확인해야 한다.

041 약물 투여 시 5가지 원칙(5 Right)
- 정확한 약물(Right drug)
- 정확한 용량(Right dose)
- 정확한 경로(Right route)
- 정확한 대상자(Right client)
- 정확한 시간(Right time)

042 ② 최소 유효량 : 인체 내에서 약효를 나타내는 최소의 양
③ 중독량 : 최대 유효량 이상의 양으로 투여하여 인체에 중독을 일으키는 양
④ 치사량 : 죽음에 이르는 양으로, 동물 실험에서는 50%가 치사량
⑤ 한량 : 인체에 아무 작용도 미치지 않는 최대량

---

① 지지제(supportive) ② 완화제(palliative)
③ 치료제(curative) ④ 강장제(restorative)
⑤ 대용제(substitutive)

039 경구투약은 가장 편리하고 경제적이며, 피부를 손상시키지 않는 안전한 투약 경로이다. 경구투약 시 주의 사항으로 옳은 것은?
① 약제 희석의 경우 약의 용해 속도를 높이기 위해 뜨거운 물을 사용한다.
② 준비했다가 투여하지 않은 약은 다시 약병에 넣어 둔다.
③ 환자가 투약을 거절할 경우는 침상테이블에 놓고 온다.
④ 약은 지시된 시간에 정확하게 투약하도록 한다.
⑤ 환자가 요구하면 정제약을 가루로 만들어 투약한다.

040 안전한 투약을 위해 가장 기본적으로 지켜야 할 사항으로 옳은 것은?
① 1일 투여되는 약을 한꺼번에 환자에게 주고 스스로 복용하도록 교육한다.
② 약을 투약하는 간호사가 조제한다.
③ 모든 경구약은 식사 후에 투약한다.
④ 근육주사보다는 가능한 정맥주사를 이용한다.
⑤ 투약하기 전에 환자를 반드시 확인한다.

041 입원 환자에게 경구약 및 주사제 투여 시에 지켜야 할 5가지 원칙으로 옳은 것은?
① 환자의 주소 · 유효날짜 · 시간 · 환자 · 경로
② 정확한 환자 · 용량 · 유효날짜 · 약 · 경로
③ 정확한 용량 · 환자 · 유효날짜 · 시간 · 약
④ 정확한 시간 · 회사 · 유효날짜 · 환자 · 경로
⑤ 정확한 약 · 시간 · 용량 · 환자 · 경로

042 약물의 용량에 대한 설명으로 옳은 것은?
① 치료용량 – 가장 보편적으로 치료에 필요한 용량
② 최소 유효량 – 중독을 일으키나 죽음에 이르지 않는 최대량
③ 중독량 – 생명을 빼앗을 최소량
④ 치사량 – 최대유효량 이상의 양으로 중독을 일으키는 양
⑤ 한량 – 인체에서 약효를 나타내는 최소량

043 약물의 병용 효과 중 상승작용의 정의로 옳은 것은?
① 약물을 계속 연용할 경우 같은 치료 효과를 얻기 위하여 사용량을 증가시켜야 하는 현상이다.
② 두 가지 이상의 약물 병용으로 인한 각 약물 작용의 감약 또는 상멸을 뜻한다.
③ 두 가지 이상의 약물 병용의 효과는 각 약물의 작용의 합보다 크다.
④ 두 가지 이상의 약물 병용의 효과는 각 약물의 작용의 합이다.
⑤ 약물을 치료의 목적으로 사용했을 때 목적한 작용 이외의 불쾌한 작용을 말한다.

044 약물의 병용 효과 중 길항작용(대항작용)의 정의로 옳은 것은?
① 약물을 계속 연용할 경우 같은 치료 효과를 얻기 위해 사용량을 증가시켜야 하는 현상을 의미한다.
② 약물이 가지고 있는 필요치 않은 작용을 의미한다.
③ 두 가지 이상의 약물을 병용하여 얻은 효과가 개개의 약물작용의 합보다 클 경우를 말한다.
④ 두 가지 이상의 약물을 병용하여 얻은 효과가 개개의 약물이 나타내는 작용의 합에 해당함을 말한다.
⑤ 두 가지 이상의 약물을 병용할 때 각 약물의 작용이 감약, 상쇄됨을 말한다.

045 흔히 투여한 약물의 작용과 전혀 성질이 다른 증상을 보이는 것은?
① 약물 알레르기　② 독작용
③ 일반작용　④ 부작용
⑤ 간접작용

046 약물을 계속 연용할 경우 같은 치료 효과를 얻기 위하여 사용량을 증가시켜야 하는 현상은?
① 내성　② 부작용
③ 상승작용　④ 상가작용
⑤ 길항작용(대항작용)

047 약물 투여 직후에 가쁜 호흡, 천명(쌕쌕거림), 저혈압, 빈맥의 심각한 증상이 나타났다면 이는 약물의 효과 중 어디에 해당되는 것인가?
① 아나필락틱 반응(급성중증과민반응)

해 설

043 협동작용의 분류: 병용 효과가 개개의 약물이 나타내는 작용의 합에 해당하는 경우인 상가 작용과 병용 효과가 개개의 약물이 나타내는 작용의 합보다 큰 경우인 상승 작용으로 나누어진다.

044 대항작용(길항 작용, antagonism): 두 가지 이상의 약물을 병용할 때 각 약물의 작용이 감소 또는 상쇄되는 것을 말한다.

045 약물 알레르기는 약물을 반복 투여한 경우 나타나는 병적인 반응으로, 약물에 의한 항원 항체 반응을 일으키는 과민성 반응이다. 약물 알레르기는 거의 모든 약물에서 나타나는데, 반응이 나타나는 속도에는 차이가 있다.

046 내성: 약물을 반복 투여할 경우 그 약물의 효과가 감소하게 되어, 같은 치료 효과를 얻기 위하여 사용량을 증가해야 하는 현상을 말한다. 내성이 생긴 균에 대해서는 동일한 약제로는 치유가 어려워진다.

Testing
기초 약리

해설

047 알레르기 반응은 경증에서 중증으로 나타나며 중증은 투약 후 즉시 일어나는 것이 보통이며 이를 급성중증과민반응(anaphylactic reaction)이라고 한다. 가쁜 호흡, 급격한 호흡수의 증가, 천명, 혈압 저하(저혈압) 및 빈맥, 갑작스런 기관지 근육의 수축, 인두·후두의 부종 등의 증상이 있다.

048 설하 투여제(나이트로글리세린) : 혀 밑 점막을 통해 투여하는 방법으로 약물이 녹을 때까지 혀 아래에 넣고 기다리도록 하며, 삼키지 않게 한다. 예 협심증 환자

049 뤼골 용액(Lugol Solution) : 요오드 1g에 옥화칼륨 2g을 탈이온수 300mL에 용해한 것으로 우유나 과일주스에 희석하여 빨대로 투여하는데, 이는 쓴 맛을 감추기 위함이다.

050 쓴 약 : 맛이 불쾌하거나 쓴 약을 먹이기 전에 얼음을 먹게 하면 불쾌감이 감소되거나 쓴 맛이 덜 난다.

051 치아에 착색되는 약(철분제) : 빨대를 구강 깊이 삽입하여 빨아먹는다.

052 경구적으로 약을 줄 때는 위가 비었을 때(식전) 복용시키면 약이 빨리 흡수된다.

---

② 길항 반응(대항 작용)
③ 내성작용
④ 독작용
⑤ 부작용

048 혀 밑에 니트로글리세린(나이트로글리세린) 약물을 투여할 때 환자에게 지시해야 할 사항으로 옳은 것은?

① 빨리 녹도록 반드시 물과 함께 투여한다.
② 약물로 입을 헹구고 삼키지 않는다.
③ 약물을 침대 옆에 두고 필요에 따라 먹게 한다.
④ 약물을 삼킨 후에 물 한 잔을 마신다.
⑤ 약물이 녹을 때까지 약물을 혀 아래에 넣고 있으며 삼키지 않는다.

049 뤼골액(Lugol Solution)을 과일주스나 우유에 섞어서 투여하는 이유로 옳은 것은?

① 흡수를 도우므로
② 쓴맛을 감추기 위하여
③ 치아의 요오드 착색을 방지하기 위하여
④ 수분의 섭취량을 증가시키기 위하여
⑤ 위 점막의 자극을 예방하기 위하여

050 맛이 불쾌한 물약을 투여하기 전 불쾌감을 감소시키기 위해 주어야 할 것은?

① 마른 빵 조각   ② 사탕
③ 레몬주스   ④ 얼음 조각
⑤ 뜨거운 차

051 약물투여 시 치아에 착색이 되는 약은?

① 철분제   ② 소화제
③ 진통제   ④ 최면제
⑤ 진해제

052 경구적으로 약을 줄 때 약이 빨리 흡수되길 원한다면 언제 투여해야 하는가?

① 취침 시 투여한다.
② 위액 분비가 시작될 때 준다.

③ 식전에 투여한다.
④ 약을 교갑에 넣어 준다.
⑤ 약을 음식물과 혼합해서 준다.

053 경구투약(oral medication)이 가능한 환자로 옳은 것은?
① 연하곤란(삼킴곤란)이 있는 환자
② 유동식 환자, 소아 환자
③ 무의식 환자, 전신마취 예정 환자
④ 계속 토하는 환자
⑤ 금식(npo)을 하고 있는 환자

054 만성적인 속쓰림과 소화불량 증상이 있는 환자가 적절한 진료나 검사를 받지 않고 스스로 위염이라 생각하여 증상이 심해질 때마다 약국에서 일반 약물을 구입해 복용하는 현상으로 옳은 것은?
① 심리적 의존성
② 약물습관성
③ 약물남용
④ 약물오용
⑤ 불법약물

약물의 실제

055 국소마취제이자 심실성 부정맥 치료제로 사용되는 약물로 옳은 것은?
① 드라마민
② 프리미돈
③ 리도케인
④ 와파린
⑤ 코케인

056 의사의 처방을 받아 사용해야 하는 마약성 진통제끼리 짝지어진 것은?
① 데메롤, 디아제팜, 코케인
② 코데인, 치오펜탈(싸이펜탈), 아스피린
③ 디아제팜, 데메롤, 페노바비탈
④ 아세트아미노펜, 펠페나진, 폰탈
⑤ 모르핀, 코데인, 데메롤

057 모르핀보다는 약효가 약하지만 진해작용이 강해서 모르핀 대신 사용하는 약은?

해설

053 유동식 섭취 환자나 소아 환자·설사 환자는 경구투여가 가능하나 금식 환자·무의식 환자·연하곤란 환자·구토 환자 등은 불가능하다.

054 약물 오용 : 약물 오용은 흔히 사용되는 약물을 대상으로 자가처방하여 부적절하게 사용함으로써 급만성 독 작용을 초래하거나 잠재된 질병이 심각한 상태로 진행될 때까지 방치하기도 하는 문제를 일컫는다.

055 리도케인(Lidocaine)의 효능 : 감각신경으로부터 전달되는 신경 자극을 억제함으로써 마취를 유도, 심실 부정맥 치료제

056 진통제는 마약성 진통제와 비마약성 진통제인 해열진통제로 구분하며, 마약성 진통제(예 모르핀, 코데인, 데메롤)는 의사의 처방을 받아 사용해야 한다.

057 코데인(codeine)
- 효능 : 진통제, 진해제, 지사제
- 작용 : 모르핀(morphine)에 비해 1/10 정도의 약한 진통 작용이 있으며 그 기전은 같고 진해 작용이 있다.
- 부작용 : 구역, 구토, 변비, 시력 장애, 발한, 호흡 억제, 혼수, 이명, 흥분, 경련, 대량 사용 시 의존성

Testing
기초 약리

해설

058 모르핀 투여 시 주의 사항 : 모르핀은 호흡 억제 작용을 하기 때문에 환자에게 모르핀을 투여하기 전후에는 반드시 호흡 수를 측정하도록 한다.

059 아세트아미노펜 : 아스피린에 과민한 사람에게 사용할 수 있는 해열진통제이다.

060 아스피린의 주의 사항 : 아스피린은 위장관 자극과 출혈을 일으킬 수 있으므로 아스피린에 대한 위장관 자극과 출혈의 경향이 있는 환자에게는 투여 전에 문진이나 검사 기록을 통해 확인하도록 한다. 비스테로이드 소염제 계열에 알레르기가 있는 환자에게도 주의하여 투여하여야 한다.

061 항히스타민(Antihistamine) : 히스타민 수용체를 차단하는 다양한 약물을 포함하며 히스타민의 생리적·약리적 효과를 감소시키는 모든 물질을 의미하는데, 급성 두드러기 환자가 항히스타민 주사를 맞은 후에는 어지러움증을 주의해야 한다.

062 디곡신의 작용 : 약물의 축적 작용, 느린 맥박, 심장박동 능력의 증가, 이뇨

063 혈압강하제 : 하이드랄라진(hydralazine), 미녹시딜(minoxidil), 프라조신(prazosin, minipress), 독사조신(doxazosin, cadura), 프로프라놀롤(propranolol, inderal), 아테놀롤(atenolol, tenormin), 가네티딘 설페이트(guanethidine sulfate, ismelin), 클로니딘(clonidine, catapress), 캡토프릴(Captopril, capril), 이뇨제, 칼슘차단제(칼슘길항제)

---

① 드라마민　② 베라파밀
③ 디곡신　④ 코데인
⑤ 데메롤

058 환자에게 모르핀을 투여하기 전에 반드시 측정해야 하는 것은?

① 소변 배출량　② 체온
③ 호흡 수　④ 맥박
⑤ 혈압

059 아스피린에 과민한 사람에게 사용할 수 있는 해열진통제로 옳은 것은?

① 부루펜　② 바랄긴
③ 설피린　④ 노발긴
⑤ 아세트아미노펜

060 아스피린을 투여하기 전 문진이나 검사기록을 통해 확인해야 할 아스피린의 부작용으로 옳은 것은?

① 오심(구역)과 구토　② 위장 출혈
③ 현기증　④ 경련
⑤ 고열

061 급성두드러기 환자가 항히스타민 주사를 맞고 귀가할 때 알려 주어야 할 주의사항으로 옳은 것은?

① 출혈 여부　② 체온 상승
③ 맥박수　④ 호흡수
⑤ 어지러움증

062 디기탈리스의 잎에서 추출한 강심배당체인 디곡신(Digoxin)의 작용으로 옳은 것은?

① 식욕부진　② 고혈압
③ 심장박동 능력의 감소　④ 빠른 맥박
⑤ 약물의 축적작용

063 혈액검사에서 혈소판 수치가 저하되어 있어 출혈 가능성이 높은 고혈압 환자에게 투여해서는 안 되는 약물은?

① 혈관이완제　② 칼슘길항제(칼슘통로차단제)

③ 항응고제 ④ 항고혈압제
⑤ 이뇨제

064 혈관 평활근에 작용하여 말초 저항을 감소시킴으로써 동맥을 직접 확장시키는 항고혈압제로 사용되는 약물은?

① 하이드라라진 ② 페니실린
③ 와파린 ④ 벤프린
⑤ 바륨

065 칼슘길항제(칼슘통로차단제)로 고혈압, 허혈성 심질환, 부정맥에 사용되는 항부정맥 약물로 옳은 것은?

① 드라마민 ② 베라파밀
③ 프로프라노롤 ④ 프로카나마이드
⑤ 퀴니딘

066 평활근 이완과 관상동맥 확장에 효과가 있으며, 혀밑 점막으로 투여해야 할 약품으로 옳은 것은?

① 아스피린
② 니트로글리세린(나이트로글리세린)
③ 엠피실린
④ 모르핀
⑤ 페니실린

067 협심증으로 인한 흉통 시에 사용하며 작용시간이 매우 빠른 혈관확장제인 니트로글리세린(나이트로글리세린)을 효과적으로 투여하는 방법으로 옳은 것은?

① 정맥 ② 근육
③ 피하 ④ 경구
⑤ 설하

068 아미노필린과 페노바비탈의 용도가 순서대로 바르게 연결된 것은?

① 기관지천식 – 진정제 ② 평활근수축 – 수면제
③ 진정작용 – 항고혈압제 ④ 혈압하강 – 이뇨제
⑤ 혈압상승 – 정온제

069 결핵 치료의 1차 약으로 스트렙토마이신과 병용해야 하는 약물로

해설

064 하이드랄라진(hydralazine)
- 작용: 혈관 평활근에 작용하여 말초 저항을 감소시킴으로써 동맥을 직접 확장시킨다.
- 효능: 고혈압, 신기능 부전
- 부작용: 두통, 빈박, 위장 장애

065 베라파밀(verapamil) : 칼슘통로차단제(칼슘길항제)로, 고혈압, 허혈(성) 심질환, 부정맥에 사용되는 항부정맥 약물이다.

066 나이트로글리세린의 특성
- 평활근 이완과 관상동맥 확장에 효과가 있다.
- 협심증의 예방이나 완화를 위해 처방한다.
- 혀밑(설하) 점막으로 투여해야 한다.
- 속효성으로 투여 1분만에 작용하며, 내성이 잘 생긴다.

067 문제 66번 해설 참조

068 아미노필린과 페노바비탈 : 아미노필린의 적응증은 기관지천식이고, 페노바비탈의 용도는 진정제이다.

069 항결핵 1차 치료 방법은 이소나이아지드(INAH), 리팜피신(RMP), 피라진아미이드(PZA), 에탐부톨(EMB)을 2개월간 사용한 후 4개월간 피라진아마이드를 뺀 3가지 약제를 투여하는 6개월 요법과 아이소나이아지드(INAH)·리팜피신(RMP)·에탐부톨(EMB)을 9개월간 투약하거나 이소나이아지드·리팜피신(9개월 투여)을 스트렙토마이신(6개월간 투약)과 병행하여 사용하는 9개월 단기 요법의 두 가지 방법이 흔히 이용된다.

정답 58 ③ 59 ⑤ 60 ② 61 ⑤ 62 ② 63 ⑤ 64 ① 65 ② 66 ② 67 ⑤ 68 ① 69 ④

Testing
기초 약리

해 설

070 아이소나이아지드(INAH)
- NAH는 말초신경염의 부작용이 있기 때문에 비타민 B6와 함께 복용한다.
- 폐·장·방광·피부의 결핵성 질환에 쓰인다. 결핵약 중 가장 효과 있고 내성이 생기지 않는다.

071 결핵약 투여 시 두 가지 이상의 약물을 사용하는 병행 요법은 ⅰ) 균의 혼합 감염 치료를 위해, ⅱ) 특수한 감염 질환에서 치료 효과를 높이기 위해, ⅲ) 내성이 생기는 것을 약화·지연시키기 위해, ⅳ) 부작용을 감소시키기 위해서 사용된다.

072 스트렙토마이신(SM)
- 그람양성균 및 그람음성균에 항균 작용을 한다.
- 두통, 현기증, 식욕 부진 등의 부작용이 있고 장기간 복용 시 평형 실조, 난청(제8뇌신경 장애)이 나타난다.

073 항생제는 투약 시 주사 전에 피부 반응을 검사하여 이상이 없는지 확인하는데, 일정한 시간마다 투여하는 이유는 혈중 농도를 일정하게 유지하기 위해서이다.

옳은 것은?

① KM과 RMP ② KM과 INAH
③ PZA과 RMP ④ INAH과 RMP
⑤ PZA과 INAH

070 연속 복용 시 말초신경염 등의 부작용이 올 수 있는 항결핵제로 옳은 것은?

① Pyrazinamide ② Ethambutol
③ PAS ④ SM
⑤ INAH

071 수년간 결핵을 앓고 있는 K씨는 결핵 치료제를 복용하고 있다. K씨가 결핵 치료제를 두 가지 약으로 병행하여 사용하는 이유로 옳은 것은?

① 위점막을 보호하기 위해서
② 내성을 지연시키고 약효 증진을 위해서
③ 결핵의 감염을 예방하기 위해서
④ 약효를 일정하게 유지하기 위해서
⑤ 환자의 체질을 개선하기 위해서

072 단백질 합성 억제약으로 그람양성균 및 그람음성균에 항균작용을 하며, 두통, 현기증, 식욕 부진 등의 부작용 및 장기간 복용 시 평형 실조, 난청(제8뇌신경의 장애)이 나타나는 항결핵제는?

① 파라아미노살리실산(PAS) ② 에탐부톨(EMB)
③ 스트렙토마이신(SM) ④ 피라진아마이드(PZA)
⑤ 아이소나이아지드(INAH)

073 미생물을 죽이거나 활성을 억제함으로써 감염증을 치료할 목적으로 사용되는 약물을 항생제라고 하는데, 항생제를 일정한 시간에 일정한 간격을 두고 투여하는 이유로 옳은 것은?

① 장내 세균을 번식시키기 위해
② 위에 대한 자극을 줄이기 위해
③ 혈중 농도를 일정하게 유지하기 위해
④ 부작용을 없애기 위해
⑤ 효과를 최대한 늘리기 위해

074 알루미늄 하이드로사이드(수산화 알루미늄), 칼슘 카보네이트(탄산 칼슘)와 같은 제산제는 위액의 pH 상승 작용을 한다. 제산제의 의

미로 옳은 것은?

① 소화를 촉진하여 장액을 활성화
② 이미 분비된 위산을 중화하여 위장 및 십이지장을 보호하는 것
③ 균을 죽여 궤양 부위를 치료하는 방법
④ 신경을 차단하여 위산에 의한 궤양 치료
⑤ 위산 분비를 촉진함으로써 위산에 의한 궤양을 치료하는 것

075 소변에 당분이 많이 섞여 나오는 당뇨병의 치료제로 옳은 것은?

① 경구용 혈당강하제
② 니트로글리세린(나이트로글리세린)
③ 옥시토신
④ 옥시토신
⑤ 글루카곤

076 임신 36주에 조기 파막이 된 후 48시간이 지난 임부에게 유도 분만을 위해 투여하는 약물은 무엇인가?

① 리도케인　　② 옥시토신
③ 아트로핀　　④ 글루카곤
⑤ 황산마그네슘

해설

074 제산제: 이미 분비된 위산을 중화하여 위장 및 십이지장 점막을 보호하기 위해 사용되는 약물로서, 위액의 pH가 상승하는 것이 특징이다. 제산제는 소화궤양 통증 완화에는 도움이 되지만 궤양 자체의 치유에는 도움이 되지 않는다.

075 당뇨병 치료제
- **인슐린**: 당뇨병에서는 인슐린 분비가 감소되어 있으므로 인슐린을 주사로 공급해주어야 한다.
- **경구용 혈당강하제**: 성숙기 발현형 당뇨병에서 식사요법으로 당뇨병이 조절되지 않는 경우 사용하는 약물이다.

076 자궁수축제: 자궁수축제란 정상 분만과 유사하게 자궁의 수축을 일으키기 위해 분만 전에 사용되는 약물로써 산모와 태아의 가장 좋은 조기 질 분만을 위해서 바람직하며, 대표적인 약물로 옥시토신, 에르고노빈을 들 수 있다.

기초 영양

영양과 영양소

001 영양소 중 구성소, 조절소, 열량소로 모두 작용할 수 있는 것은?
① 단백질 ② 물
③ 무기질 ④ 지방(지질)
⑤ 비타민

002 탄수화물의 최종 분해 산물로 옳은 것은?
① 펩톤 ② 포도당
③ 지방산 ④ 아미노산
⑤ 맥아당

003 섭취한 탄수화물이 소화된 후 남은 것은 간과 근육에 어떠한 형태로 저장되는가?
① 포도당 ② 갈락토스
③ 전분 ④ 맥아당
⑤ 글리코젠(당원)

004 탄수화물을 필요한 에너지양보다 과잉 섭취했을 경우 어떠한 형태로 복부에 저장되는가?
① 단백질로 변하여 저장된다.
② 혈당으로 저장된다.
③ 계속 글리코젠(당원)으로 저장된다.
④ 지방으로 변하여 저장된다.
⑤ 모두 몸 밖으로 배설된다.

005 단백질(protein)의 역할로 옳은 것은?
① 제1차적인 에너지 공급원
② 탄수화물 대사과정에 중요한 역할
③ 파괴된 조직을 수선하여 새로운 조직 형성
④ 포만감과 신경 및 혈관 보호
⑤ 에너지를 발생하지는 않으나 생물의 기능 유지에 꼭 필요

006 당질이나 지방이 충분한 열량원이 된다 하더라도 단백질을 대신할 수 없는 까닭으로 옳은 것은?
① 단백질은 당질이나 지방에 비해 분자량이 많기 때문이다.

해설

문제
동영상 강의

001 영양소의 분류
- 열량소 : 탄수화물, 지질(지방), 단백질
- 구성소 : 무기질, 단백질, 지질(지방), 물
- 조절소 : 비타민, 무기질, 단백질, 물

002 탄수화물은 흡수율이 높고, 섭취하여 이용될 때까지 시간이 짧아 매우 효과적인 에너지원으로써 탄수화물의 최종 분해산물은 포도당이다.

003 소화된 탄수화물은 소장에서 포도당, 과당, 갈락토스 등의 단당류로 흡수된 후 문맥을 통하여 간으로 가서 당원(글리코젠)으로 전환되어 간과 근육에 저장되고, 필요한 에너지양보다 과잉 섭취할 경우 과잉 탄수화물의 일부는 지방으로 전환되어 주로 복부에 저장된다.

004 문제 3번 해설 참조

005 단백질의 체내 작용 : 조직 세포의 생성과 보수, 혈청 단백질의 형성, 효소, 호르몬 합성, 에너지 발생, 수분 조절, 산과 알칼리의 평형, 체내 대사작용 조절

006 단백질에는 질소가 포함되어 있으므로 단백질이 분해되어 소모되면 탄수화물이나 지방이 대신할 수가 없다. 따라서 열량원으로써 탄수화물이나 지방이 충분하게 공급되어도 단백질 없이 인간은 생명을 유지할 수 없다.

정답 01① 02② 03⑤ 04④ 05③ 06⑤

Testing
기초 영양

해설

007 단백질의 특징
- 단백질의 배설물 : 요소, 요산, 크레아틴이 있다.
- 단백질의 흡수 : 아미노산으로 가수분해된 후 소장에서 흡수된다.
- 분해 시 노폐물인 암모니아가 요소로 전환되어 배출된다.
- 위액에 당단백질이 적으면 악성 빈혈증이 발생한다.
- 생체의 주성분으로 조직을 형성하고 파괴된 조직을 수선한다.
- 단백질이 결핍되면 단백질열량부족증(콰시오커 ; Kwashiorkor)라고 하여 발육 정지, 신체의 소모, 빈혈, 부종, 혈청 단백질의 감소, 머리색 변화, 피부 탄력성 감소 등이 나타난다.

008 트립신(tripsin) : 췌장에서 분비되어 단백질을 아미노산으로 전환시키는 작용을 한다.

009 문제 7번 해설 참조

010 단백질의 결핍 : 단백질열량부족증(콰시오커 ; 발육 정지, 빈혈, 부종, 혈청 단백질의 감소, 머리색의 변화, 피부의 탄력성 감소 등), 상처 치유가 잘 안 됨, 큰 수술 후 상처 치유가 지연된다.

011 문제 7번 해설 참조

---

② 지방이나 당질은 소화 흡수가 어렵기 때문이다.
③ 당질은 체내에서 산화, 분해가 어려워 신체에 많은 부담을 주기 때문이다.
④ 당질과 지방은 단백질에 비해 에너지 발생량이 적기 때문이다.
⑤ 당질이나 지방은 질소를 함유하고 있지 않기 때문이다.

007 분해 시 노폐물인 암모니아가 요소로 전환되어 배출하게 되는 영양소로 옳은 것은?

① 무기질   ② 탄수화물
③ 비타민   ④ 단백질
⑤ 지방

008 췌장에서 분비되어 단백질을 아미노산으로 전환시키는 소화효소로 옳은 것은?

① 리파아제(lipase)   ② 트립신(tripsin)
③ 아밀라아제(amylase)   ④ 인베르타아제(invertase)
⑤ 에렙신(erepsin)

009 악성빈혈증이 발생하는 주된 원인으로 옳은 것은?

① 단백질 섭취가 부족하기 때문에
② 철분 섭취가 부족하기 때문에
③ 위액에 당단백질이 부족하기 때문에
④ 장점막에 천공이 생기기 때문에
⑤ 비타민 B_{12}(코발라민)를 과잉 섭취하기 때문에

010 큰 수술 후 상처 치유가 지연되는 이유는 어떠한 영양소가 모자라기 때문인가?

① 무기질   ② 지방
③ 탄수화물   ④ 수분
⑤ 단백질

011 단백질의 구성단위는 아미노산이다. 단백질의 배설물로 옳은 것은?

① 아세톤, 요산, 질소   ② 요소, 아세톤, 크레아틴
③ 요소, 요산, 아세톤   ④ 아세톤, 요산, 크레아틴
⑤ 요소, 요산, 크레아틴

Basic Skills for Fundamentals of Nursing

Nursing Examination

012 창상(상처) 치유에 도움을 주는 영양소로 옳은 것은?
① 탄수화물, 지방
② 지방, 철
③ 철, 지방
④ 단백질, 비타민 C(아스코르브산)
⑤ 지방, 단백질

013 30대 초반 직장 여성인 K씨는 1년 사이에 체중이 10kg 이상 늘어났다. K씨의 비만으로 인한 다이어트 시 조절해야 할 식사로 옳은 것은?
① 단백질, 비타민
② 비타민, 탄수화물
③ 지방, 단백질
④ 단백질, 수분
⑤ 지방, 탄수화물

014 소장 내에서 주로 소화되는 지방의 기능으로 옳은 것은?
① 공복감을 크게 한다.
② 필수지방산의 공급을 억제시킨다.
③ 수용성 비타민의 흡수를 돕는다.
④ 장기를 보호하는 역할을 한다.
⑤ 타 장기와의 소통을 원활히 한다.

015 췌장액과 담즙은 어떤 영양소의 소화에 관여하는가?
① 단백질과 지방
② 탄수화물
③ 단백질
④ 지방
⑤ 탄수화물과 지방

016 지방의 소화에 중요한 역할을 하는 담즙 성분이며, 비타민 D의 합성 전 단계 물질로 체내 이상 저장 시 고혈압, 동맥경화증 등을 유발시키는 물질로 옳은 것은?
① 담즙
② 불포화지방산
③ 콜레스테롤
④ 스테로이드
⑤ 지방

017 성장을 촉진하고 소화기관의 정상적 작용을 도모하며 질병에 대한 저항력 증진과 무기질의 이용에 도움이 되는 영양소로 옳은 것은?
① 비타민
② 탄수화물
③ 단백질
④ 비타민 B 복합체
⑤ 미네랄

해 설

012 상처(창상)를 입었을 경우 상처 치유에 도움을 주는 영양소는 단백질과 비타민 C이다.

013 포화지방산과 비만증 환자
- 심장병, 동맥경화, 비만 등의 원인이 된다.
- 비만증 환자는 치료를 위해 지방과 탄수화물을 제한해야 한다.

014 체지방은 외부와의 절연체 역할을 하여 신체 온도를 유지시켜 주며, 체내의 장기를 둘러싸고 보호해 주는 충격 흡수의 역할을 한다.

015 지방의 소화는 췌장액과 담즙산을 이용하여 소장에서 이뤄지며 지방산과 글리세롤로 분해된다. 지방의 소화 흡수율은 90~99%에 달하나 노령자는 소화율이 약하므로 지방의 제한이 필요하다.

016 콜레스테롤은 스테로이드 호르몬이나 담즙산염 그리고 비타민 D의 합성 전 단계 물질로 없어서는 안 되는 것인데 체내에 과다한 경우 고혈압, 동맥경화증 및 각종 심질환과 관계가 있어 영양학적으로나 임상의학적으로 흥미로운 물질이다.

017 비타민의 기능
- 성장을 촉진시키고, 생식능력을 증진시킨다.
- 소화기관의 정상적 작용을 도모한다.
- 무기질의 이용을 돕고, 신경 안정을 돕는다.
- 에너지 영양소의 대사 과정을 돕는다.
- 조직의 건강 도모로 질병에 대한 저항력을 높인다.

기초 영양

Testing
기초 영양

해설

018 싸이아민(비타민 B₁)의 결핍증 : 각기병이 생긴다. 즉, 조직이 붓거나 마르고, 심장 장애를 일으키며, 다발성 신경염이 생긴다. 식욕 감퇴, 피로감, 불면 등을 일으킨다.

019 피리독신(비타민 B₆) : 결핵 치료제 아이소나이아지드(INAH)와 같이 섭취하면 좋은 비타민으로 단백질, 지방, 탄수화물의 대사 과정에서 중요한 역할을 한다.

020 코발라민(비타민 B₁₂)
- 특징 : 소장에서 흡수, 조혈 작용에 관여, 혈액순환과 혈액 생성을 조절, 코발라민(비타민 B₁₂)에서 내적 요인이란 위액과 함께 분비되는 당을 가진 단백질을 의미한다.
- 결핍증 : 악성빈혈

021 아스코르브산(비타민 C)의 결핍증 : 괴혈병, 점막·입·치은 등의 출혈, 빈혈증, 상처 치유 지연, 감염에 대한 저항력 감소, 멍이 잘 생김

022 문제 21번 해설 참조

023 아스코르브산(비타민 C)의 기능 : 모세관 벽의 수축, 세포간 물질의 형성(치아, 뼈, 혈관 등의 조직 사이의 중간 세포 물질 형성), 감염에 대한 저항력 강화, 빠른 상처 치유, 골수에서 철에 관여하여 혈액 형성이 잘 되게 한다.

---

018 쌀을 주식으로 하는 나라에서 많이 발생하는 각기병(Beriberi)과 다발성 신경염은 무엇의 결핍 때문인가?

① 비타민 B₁(싸이아민) ② 비타민 B₂(리보플라빈)
③ 비타민 B₆(피리독신) ④ 칼륨(포타슘)
⑤ 칼슘

019 결핵치료제 INAH(아이소나이아지드)와 같이 섭취하면 좋은 비타민으로 옳은 것은?

① 니아신(나이아신) ② 비타민 B₁(싸이아민)
③ 비타민 B₂(리보플라빈) ④ 비타민 B₆(피리독신)
⑤ 비타민 B₁₂(코발라민)

020 비타민 B₁₂(코발라민)는 생선, 조개, 육류, 유제품과 같은 식품에서 흔히 찾을 수 있는 필수적인 수용성 비타민이며 모든 세포에서 DNA를 만드는 데에 필요한데, 이 비타민 B₁₂(코발라민)의 결핍과 관련된 질환으로 옳은 것은?

① 각기병 ② 출혈성 질병
③ 괴혈병 ④ 구루병
⑤ 악성빈혈

021 신선한 과일이나 채소 등의 결핍 시 나타나는 점막 출혈 등의 괴혈병은 무엇의 결핍 때문인가?

① 니아신(나이아신) ② 비타민 B₆(피리독신)
③ 비타민 B₁₂(코발라민) ④ 비타민 A
⑤ 비타민 C(아스코르브산)

022 다음의 증상들은 어떤 영양소의 결핍 시 나타나는 현상들인가?

> 빈혈증, 잇몸 출혈, 상처 치유 지연, 멍이 잘 든다.

① 비타민 A ② 비타민 B
③ 비타민 C(아스코르브산) ④ 비타민 D
⑤ 비타민 E

023 인체의 기능과 건강 유지를 위한 미량 원소 중 하나인 비타민 C(아스코르브산)의 기능으로 옳은 것은?

① 프로트롬빈 형성　② 뼈에 칼슘 축적
③ 성장 촉진　　　　④ 세포간 물질 형성
⑤ 리놀레산 보호

024 임신 초기 태아가 급속하게 성장할 때 임부에게 절대적으로 필요한 영양소이며 부족 시 태아의 신경계에 악영향을 미치는 것으로 옳은 것은?

① 리보플라빈(비타민 B_2)　② 싸이아민(비타민 B_1)
③ 엽산(비타민 B_9)　　　　④ 코발라민(비타민 B_{12})
⑤ 피리독신(비타민 B_6)

025 음식으로부터의 섭취 부족 혹은 겨울철 아기에게 결핍되기 쉬운 자외선 부족 등 비타민 D가 결핍되어 발생하는 질환으로 옳은 것은?

① 구각염　② 야맹증
③ 구루병　④ 괴혈병
⑤ 각기병

026 체내에서 합성되어 사용될 수 있고, 노인들의 장 능력 감소와 피부 합성 능력 감소로 인해 섭취해야 할 비타민으로 옳은 것은?

① 비타민 A　② 비타민 C(아스코르브산)
③ 비타민 D　④ 비타민 E
⑤ 비타민 K

027 피부에 존재하는 콜레스테롤이 자외선을 받아 생성되는 비타민 D의 작용으로 옳은 것은?

① 칼슘과 인이 뼈의 석회화를 방해하도록 돕는다.
② 칼슘과 인이 재흡수되지 않도록 돕는다.
③ 칼슘과 인이 체내에서 합성되는 것을 도와준다.
④ 칼슘과 인이 뼈에 축적되는 것을 도와준다.
⑤ 칼슘(Ca)과 인(P)의 흡수를 저지시킨다.

028 머리, 가슴, 팔다리 뼈의 변형과 성장 장애를 일으키는 구루병을 예방할 수 있는 방법 중 가장 쉬운 것은?

① 비타민 D 공급　② 신선한 야채 섭취
③ 일광욕　　　　　④ 분식 장려
⑤ 지방 투여

해설

024 비타민 B_9(엽산)의 기능 및 영향 : 빈혈을 초래하고 혈구에 거대적아구성 이상이 생기며, 태아의 조산, 사산, 저체중아 출산, 신경계 결함의 기형아 출산 등 임신 결과에 나쁜 영향을 미친다.

025 비타민 D의 특성
- 비타민 D는 피부에 존재하는 콜레스테롤이 자외선을 받아 생성된다.
- 햇빛을 충분히 쬘 기회가 적은 유아나 노인들은 비타민 D가 보강된 우유나 계란, 간, 기름이 많은 생선 등을 섭취한다.
- 비타민 D의 결핍으로 인한 구루병은 일광욕으로 쉽게 예방할 수 있다.
- 노인들의 장 능력 감소와 피부 합성 능력 감소를 증진시키기 위해 섭취해야 한다.

026 문제 25번 해설 참조

027 비타민 D의 작용 : 칼슘과 인이 뼈에 축적되는 것을 도와준다.

028 문제 25번 해설 참조

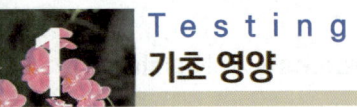

Testing 기초 영양

해설

029 비타민 A : 야맹증, 비타민 C(아스코르브산) : 괴혈병, 비타민 B₂(리보플라빈) : 구각염, 비타민 B₆(피리독신) : 빈혈

030 비타민 K
- 기능 : 프로트롬빈을 형성하여 혈액응고에 관여한다.
- 결핍증 : 혈액응고 시간의 연장, 출혈과 멍 유발, 신생아에게 출혈성 질환 유발

031 문제 30번 해설 참조

032 무기질의 기능
- 삼투압을 일정하게 유지
- 체액의 산성 또는 균형을 유지
- 체조직 형성
- 체내 수분 함량 조절
- 신경 전도 작용 및 근육 수축
- 혈액응고 작용(칼슘)
- 호르몬, 효소와 더불어 체내의 생리작용 조절 기능을 갖는다.

033 칼슘의 기능 : 뼈와 치아의 구성 성분으로, 부갑상샘호르몬에도 역할을 하며, 소장에서 흡수되어 혈액 내에 존재하면서 혈액응고에 관여한다. 임신, 수유부에게 특히 칼슘의 보급이 필요하다.

034 비타민 D
- 기능 : 칼슘과 인이 뼈에 축적되는 것을 도와준다.
- 결핍증 : 구루병으로 다리가 굽는 증상, 골연화증이나 골다공증, 새가슴, 기형아

---

029 비타민의 결핍증이 옳게 연결된 것은?

① 비타민 A – 신경장애
② 비타민 C – 다발성 신경염
③ 비타민 B₁(싸이아민) – 각기병
④ 비타민 B₂(리보플라빈) – 빈혈
⑤ 비타민 B₆(피리독신) – 구각염

030 식품에 널리 분포되어 있는 비타민 K의 작용으로 옳은 것은?

① 피브리노젠의 구성 성분이다.
② 피브리노젠이 피브린으로 되는 것을 돕는다.
③ 피브리노젠을 활성화시킨다.
④ 프로트롬빈의 형성에 도움을 준다.
⑤ 프로트롬빈의 구성 성분이다.

031 지용성 비타민으로써 신생아에게 이것이 결핍될 경우 혈액응고 시간이 연장되고 출혈과 멍을 유발하게 되며, 심한 경우 뇌에 치명적인 출혈을 일으킬 수 있는 등 출혈성 질환을 유발시키는 비타민으로 옳은 것은?

① 비타민 A   ② 비타민 C(아스코르브산)
③ 비타민 D   ④ 비타민 E
⑤ 비타민 K

032 무기질이 체내에서 작용하는 기능으로 옳지 않은 것은?

① 노폐물 배설작용   ② 혈액응고 작용
③ 호르몬과 효소 구성   ④ 생리작용 조절
⑤ 체조직의 합성

033 혈액 내에 존재하는 뼈와 치아의 구성 성분인 칼슘(Ca)의 작용으로 옳은 것은?

① 자극의 전달을 돕는다.
② 철의 이용을 돕는다.
③ 혈액응고를 돕는다.
④ 비타민 C(아스코르브산)의 흡수를 촉진시킨다.
⑤ 비타민 D의 운반을 돕는다.

034 비타민 K의 결핍증처럼 결핍 시 혈액응고를 지연시키는 칼슘(Ca)이 잘 흡수되기 위해 필요한 물질로 옳은 것은?

① 철 ② 리놀레산
③ 비타민 A ④ 비타민 C(아스코르브산)
⑤ 비타민 D

035 특별한 치료 없이 설사를 심하게 하는 상황에서 발생 가능성이 높은 전해질 불균형 물질로 옳은 것은?

① 마그네슘 ② 불소(플루오린)
③ 염소 ④ 칼륨(포타슘)
⑤ 칼슘

036 자체로는 존재하지 않고 자연계에서 화합물의 형태로 존재하는 불소(플루오린)와 가장 관계 깊은 신체 조직으로 옳은 것은?

① 근육 ② 치아의 에나멜(사기질)층
③ 골격 ④ 혈액
⑤ 내장

037 헤모글로빈의 구성 성분인 철분의 체내 작용으로 옳은 것은?

① 신경전도작용을 돕는다. ② 포도당의 저장을 돕는다.
③ 산소의 운반을 돕는다. ④ 머리털의 색소를 형성한다.
⑤ 뼈의 형성을 돕는다.

038 어린아이에게 부족하면 크레틴병이 생기고 성인에게 부족하면 점액수종(점액부종, Myxedema)이 생기는 무기질로 옳은 것은?

① 마그네슘 ② 불소(플루오린)
③ 구리 ④ 요오드(아이오딘)
⑤ 철분

039 철분의 흡수를 촉진시키는 요인으로 옳은 것은?

① 단백질 ② 섬유소
③ 물 ④ 비타민 C(아스코르브산)
⑤ 비타민 E

040 영양소 중 무기질의 기능이 바르게 연결된 것은?

① 인 — 갑상샘 기능조절 관여
② 나트륨(소듐) — 뼈와 치아에 관여
③ 철분 — 혈액 관여

해설

035 포타슘(칼륨)의 특성
- 포타슘은 세포 내에 가장 많은 전해질로, 세포 내 삼투성 농도를 조절하는데 중요한 역할을 한다.
- 포타슘은 특별한 치료 없이 설사를 심하게 하는 상황에서 발생 가능성이 높은 전해질 불균형 물질이다.

036 플루오린의 기능 : 치아의 사기질(법랑질, enamel)을 굳게 하고 치아를 보호하여 충치를 예방하는데, 함량이 많으면 오히려 치아에 장해(얼룩니)가 된다.

037 철의 특징
- 기능 : 세포 속에서 산소 운반, 체내에 미량 존재
- 결핍증 : 빈혈, 허약, 철 결핍 빈혈

038 아이오딘 특징
- 기능 : 갑상샘 호르몬의 구성 성분, 기초대사 촉진
- 결핍증 : 갑상샘 저하증(병감 혹은 불쾌감, 기초대사율 저하, 추위 민감증), 갑상샘종, 크레틴병(성장지연)

039 철의 기능 : 헤모글로빈의 구성 성분이고 비타민 C가 철의 흡수를 증가시킨다.

040 ① 인 : 칼슘과 함께 뼈의 구성성분으로 탄수화물 대사에 관여
② 소듐(나트륨) : 산염기 평형, 체액량 조절
④ 아이오딘(요오드) : 갑상샘 호르몬의 구성성분
⑤ 칼슘 : 뼈와 치아의 구성성분

Testing
기초 영양

> **해설**
>
> **041** 수분의 체내 역할 : 영양소와 노폐물의 운반, 분비액의 성분, 대사 과정의 촉매 작용, 체온 조절 작용, 내장 기관을 외부의 충격에 대해 보호, 뼈 관절에는 관절활액이 존재하며 뼈의 마찰을 방지, 체내에 존재하는 물질의 농도를 조절함으로써 대사 작용을 도와줌.
>
> **042** 영양학에서는 킬로칼로리(물 1kg을 1℃ 올리는 데 필요한 열량)를 사용하므로 식품 에너지의 양을 약자로 나타낼 때에는 kcal라고 쓴다. 1g의 생리적 열량가는 탄수화물과 단백질이 각각 4kcal이고 지방이 9kcal이다.
>
> **043** 기초대사의 정의 : 일정하게 체온을 유지하는 일, 심장박동과 호흡운동, 신장의 혈액 여과 작용, 모든 세포나 조직에서의 대사 회전 등 생체가 생존하기 위해 기본적으로 필요한 내부의 활동을 기초대사라 한다.
>
> **044** 기초대사량 측정
> • 기초대사율 측정 준비를 위해 간호조무사는 검사 전날 저녁에 잠을 잘 수 있도록 조용한 환경을 제공한다.
> • 소화작용이 전혀 진행되고 있지 않은 조기 공복 시에 측정한다.
>
> **045** 차이는 있으나 나이가 증가함에 따라 기초대사량이 차츰 줄어든다.

④ 요오드(아이오딘) — 삼투압 조절 관여
⑤ 칼슘 — 체액 조절 관여

041 수분은 영양소의 하나로서 체중의 약 60~70%를 차지한다. 수분의 체내에서의 역할로 옳은 것은?

① 빈혈 예방작용
② 산소 운반작용
③ 체온 조절작용
④ 혈액의 성분으로서 작용
⑤ 영양소로서의 작용

영양과 에너지 대사

042 현재 식품 에너지의 양을 표시하는 단위인 킬로칼로리(Kcal)의 정의로 옳은 것은?

① 1kg의 물을 10℃ 올리는 데 필요한 열량
② 1kg의 물을 1℃ 올리는 데 필요한 열량
③ 10kg의 물을 1℃ 올리는 데 필요한 열량
④ 10kg의 물을 10℃ 올리는 데 필요한 열량
⑤ 100g의 물을 10℃ 올리는 데 필요한 열량

043 생물체가 생명을 유지하는 데 필요한 최소한의 에너지 대사인 기초대사에 해당되지 않는 작용은?

① 신장의 혈액 여과작용
② 근육 활동
③ 순환작용의 계속성
④ 심장 근육의 수축과 이완
⑤ 호흡작용

044 기초대사율 측정 준비를 위해 간호조무사가 책임을 져야 할 사항으로 옳은 것은?

① 검사 시행날 가벼운 운동을 시킨다.
② 검사 전날 저녁에 맑은 국물만 준다.
③ 검사 전날 저녁과 아침에 안정제를 투여한다.
④ 검사 시행날 아침에 가벼운 식사를 하게 한다.
⑤ 검사 전날 저녁에 잠을 잘 수 있도록 조용한 환경을 제공한다.

045 기초대사율은 인간이 깨어 있으면서 휴식상태에서 필요한 에너지를 충족시키기 위해 신체가 음식물을 대사하는 비율이다. 기초대사율을 저하시키는 요인으로 옳은 것은?

① 근력 운동　　② 정서적 긴장
③ 노화　　　　④ 감염
⑤ 성장

046 기초대사에 영향을 미치는 요인에는 연령, 성, 체격, 계절, 체온, 호르몬 등이 있다. 기초대사량에 관한 설명으로 옳은 것은?

① 휴식 시간에 필요한 최소한의 열량
② 생명 유지에 필요한 최소한의 열량
③ 섭취한 음식물의 소화, 흡수에 소요되는 열량
④ 활동에 소요되는 열량
⑤ 일상생활의 열량 소요량 총계

047 기초대사율은 어떤 환자에게 측정하는가?

① 당뇨병 환자　　② 신장병 환자
③ 위궤양 환자　　④ 심장병 환자
⑤ 갑상샘 환자

048 혈액순환 및 호흡 유지를 위한 최소의 열량을 가리키는 기초대사량에 대한 설명으로 옳은 것은?

① 여름보다 겨울이 기초대사량이 낮다.
② 비만인 경우 기초대사량이 높다.
③ 갑상샘 호르몬은 기초대사량을 증가시킨다.
④ 같은 체중일 경우 남자가 여자보다 기초대사량이 낮다.
⑤ 명랑한 사람은 기초대사량이 낮다.

영양 상태 판정

049 비만과 극심한 저체중을 구분하는 비만지수로 옳은 것은?

① 100 이상, 50 이하　　② 110 이상, 80 이하
③ 111 이상, 85 이하　　④ 120 이상, 80 이하
⑤ 120 이상, 90 이하

050 체위조사에 필요한 자료로 옳은 것은?

① 비만은 체질량지수가 25 이상일 때이다.

해 설

046 기초대사량 : 혈액순환 및 호흡 유지를 위한, 즉 생명 유지에 필요한 최소의 열량을 기초대사량이라 한다.

047 기초대사는 체표면적에 비례한다. 체중이 같더라도 키가 큰 사람의 기초대사량이 크다. 열이 있으면 기초대사량이 상승한다. 갑상샘 호르몬인 타이록신이 많이 분해될수록 기초대사량은 증가한다.

048 문제 47번 해설 참조

049 비만도 판정

비만 여부	비만도 지수(%)
비만	〉120
과체중	111~120
정상	90~110
저체중	80~89
극심한 저체중	〈80

050 세계보건기구 아시아 태평양 지역과 대한비만학회에서는 과체중의 기준을 체질량 지수 23kg/m² 이상, 비만의 기준은 체질량 지수 25kg/m² 이상으로 정의하였다. 이러한 기준은 우리나라 성인에서 체질량 지수에 따른 비만 관련 질환 증가가 체질량 지수 25kg/m²를 시점으로 1.5~2배로 증가하는데 근거를 두고 있다.

Testing
기초 영양

해 설

② 체질량지수 = $\dfrac{신장^2(m)}{체중(kg)}$

③ 체중변화 백분율 = $\dfrac{현재체중}{표준체중} \times 100$

④ 비만도 = $\dfrac{평소체중 - 현재체중}{평소체중} \times 100$

⑤ 표준체중 = (키(cm) - 100) × 9

051 성인 남성 A씨의 체질량지수를 측정한 결과 28.5가 나왔다. 이때 진단내릴 수 있는 것은?

① 비만 ② 병적 비만
③ 정상 ④ 저체중
⑤ 과체중

051 문제 50번 해설 참조

병원 식사

052 결핵 환자, 임신수유부, 회복기 환자에게 특히 제공해야 하는 식사로 옳은 것은?

① 저단백 식사 ② 저열량 식사
③ 고단백 식사 ④ 고지방 식사
⑤ 염분제한 식사

052 결핵 환자, 임신 수유부, 회복기 환자에게는 특히 고단백 식사가 제공되어야 한다.

053 연식 환자에게 생으로 줄 수 있는 과실로 옳은 것은?

① 옥수수 ② 잘 익은 바나나
③ 배 ④ 참외
⑤ 감

053 연식으로는 섬유질이 많지 않은 음식이나 과일을 조리하지 않고 줄 수 있으며(예 잘 익은 바나나) 섬유질이 많은 음식은 통조림으로 준다.

054 연하 곤란(삼킴곤란)으로 삼키는 능력이 부족한 나이 든 70세 노인이 섭취하기 좋은 음식의 형태로 옳은 것은?

① 인두를 통과할 때 변형되지 않은 음식
② 연두부 정도의 점도가 있는 음식
③ 건조하고 끈적임이 없는 음식
④ 밀도가 일정하지 않은 음식
⑤ 맑은 국 형태의 음식

054 연식은 주로 소화계 질환이나 수술 후 소화 기능이 저하되었을 때, 구강과 식도에 장애가 있을 때(예 편도 절제 수술 환자), 식욕이 없을 때 이용되며, 삼키는 능력이 부족한 70세 노인에게는 삼키는 능력을 조절할 수 있도록 섭취하기 좋은 연두부 정도의 점도가 있는 음식을 제공하는 것이 좋다.

055 수술 후 금식이 해제되고 나서 처음으로 제공하는 유동식으로 적당한 것은?
① 잡곡죽
② 순두부
③ 야채죽
④ 맑은 국물
⑤ 전복죽

056 편도 절제 수술 후 환자의 식사요법으로 옳은 것은?
① 고단백 식사
② 고탄수화물 식사
③ 일반식
④ 따뜻한 음식
⑤ 찬 유동식

057 수술 후 1단계 식사로 많이 이용되며, 수술 후 음식을 삼키기 곤란한 환자, 급성 고열 환자에게 좋은 식사로 옳은 것은?
① 생식
② 일반식
③ 경식
④ 연식
⑤ 유동식

058 올바른 식생활의 방법인 식이요법의 정의로 옳은 것은?
① 일반식보다 특별 식사로 주는 것
② 건강인의 필요량보다 더 많이 주는 것
③ 환자가 음식을 전혀 못 먹을 경우 주는 음식
④ 환자가 약물치료로 안될 때 주는 음식
⑤ 질병을 호전시키기 위하여 음식을 주는 것

059 만성 신부전 시 가장 중요한 식사 조절 방법으로 옳은 것은?
① 지방(지질) 제한
② 열량 조절
③ 단백질 제한
④ 식염 제한
⑤ 수분 조절

060 질병 조절을 위한 특별 치료식사의 적응증으로 옳은 것은?
① 저잔여물 식사 – 당뇨, 비만
② 저염 식사 – 고혈압, 임신중독증
③ 고섬유질 식사 – 대장염, 결장염
④ 저열량 식사 – 화상, 결핵
⑤ 고단백 식사 – 간성뇌병변, 신부전

해 설

055 유동식(liquid diet) : 영양가가 많이 함유된 농축된 액체 음식을 말하며 주로 수술 후 환자, 삼키기 곤란한 환자(예 편도 절제 수술 환자에게는 찬 유동식), 급성 고열 환자 등에 좋은 식사이다. 하지만 에너지를 비롯한 모든 영양소가 부족하므로 단기간 급식하는 것이 바람직하다. 예로 맑은 국물, 미음, 과일주스 등이 있다.

056 문제 55번 해설 참조

057 유동식의 특징 : 수술 후 1단계 식사로 많이 이용되며 위장관 기능 감소, 급성 감염, 고열, 구강·인후 식도 장애 등이 있는 환자에게 제공된다.

058 식사요법 또는 다이어팅/다이어트(dieting/diet)는 어떠한 목적을 위해 정상 식사의 조절을 통해 소화나 영양 흡수를 돕도록 하는 것을 말하는 것으로, 어떤 종류의 질병을 적극적으로 치료하기 위해 의사의 지시에 따라 병과 상처를 고치는 중요한 보조 의료의 한 가지이다.

059 만성 신부전 환자의 식사 : 단백질 섭취 제한, 염분 제한, 수분 제한, 칼륨(포타슘)과 인의 섭취 제한

060 ① 저잔여물 식사 : 장관 내에 잔여물을 많이 남기는 음식물과 섬유질 제한 예 궤양성 장염, 위궤양 등
③ 고섬유질 식사 : 변비, 과민반응 장 환자
④ 저열량 식사 : 당뇨, 고혈압, 고지혈증
⑤ 고단백 식사 : 만성 간질환, 화상, 만성 소모성 질환

정답 51① 52③ 53② 54② 55④ 56⑤ 57⑤ 58⑤ 59④ 60②

Testing 기초 영양

해설
061 부종이 심한 환자에게 일반적으로 제한해야 하는 영양소는 수분과 소듐(나트륨)이다.
062 고혈압 환자 식사 : 비만 제한, 금연, 염분 섭취 제한, 칼륨 섭취, 고지방 섭취 제한, 식이섬유 섭취, 알코올 섭취 제한
063 고혈압 환자에게 좋은 음식 : 과일, 야채, 식품 섬유, 저지방 유제품, 칼륨, 마그네슘 등
064 심장질환과 고혈압의 식사요법 : 열량 조절, 술·담배 제한, 소듐(나트륨) 제한, 자극성 음식 제한
065 당뇨병 식사요법의 목표 • 가능한 한 혈당을 정상 범위에 오게 하는 것뿐 아니라 정상적인 지방 수준을 유지하기 위해 적당한 열량 섭취를 유지하는 것이다. • 식품 섬유는 음식의 소화·흡수를 늦추고, 급격한 혈당 상승을 막으므로 식이 섬유가 많이 든 음식을 섭취하도록 권장한다.
066 급성 간염 시의 식사요법 • 고단백질을 중심으로 고칼로리, 고탄수화물, 고비타민 (간성혼수일 때는 단백질 섭취 제한)을 권장한다. • 싸이아민(비타민 B₁), 리보플라빈(B₂), 나이아신(B₃) 등을 보강해 준다. • 열량을 많이 섭취하여 체내 단백질의 소모를 막는다.

061 부종이 심한 환자에게 일반적으로 제한해야 하는 영양소로 옳은 것은?

① 수분, 지방 ② 탄수화물, 단백질
③ 나트륨(소듐), 탄수화물 ④ 수분, 나트륨(소듐)
⑤ 단백질, 수분

062 고혈압이란 성인에서 수축기 혈압이 140mmHg 이상이거나 이완기 혈압이 90mmHg 이상일 때를 말한다. 고혈압 환자의 혈압 강하를 위한 식단으로 옳은 것은?

① 고지방 식사 ② 고탄수화물 식사
③ 저칼륨 식사 ④ 고단백질 식사
⑤ 저지방 · 저나트륨 식사

063 고혈압 환자가 피해야 할 음식으로 옳은 것은?

① 샐러리 ② 시금치
③ 커피 ④ 바나나
⑤ 토마토

064 심장질환과 고혈압의 식이요법으로 옳은 것은?

① 인 제한 ② 칼륨(포타슘) 제한
③ 나트륨(소듐) 제한 ④ 수분 제한
⑤ 식이섬유 제한

065 소변에 당분이 많이 섞여 나오는 당뇨병 환자의 치료법에서 가장 중요한 것은?

① 수술요법 ② 경구제요법
③ 인슐린요법 ④ 식사요법
⑤ 운동요법

066 간 질환자나 급성 간염 환자가 입원해 있는 병원에서 이들을 위해 준비해야 할 식사로 옳은 것은?

① 저단백질, 저탄수화물, 고지방, 저비타민
② 저단백질, 고탄수화물, 고지방, 고비타민
③ 고단백질, 고탄수화물, 저지방, 고비타민
④ 고단백질, 고탄수화물, 고지방, 저비타민
⑤ 고단백질, 고탄수화물, 고지방, 고비타민

067 소화(성) 궤양 시의 식사요법에 대한 설명으로 옳은 것은?
① 아침 일찍 냉수를 마시게 한다.
② 향신료는 가능한 한 많이 주는 것이 좋다.
③ 우유의 공급은 위산의 중화에 유효하다.
④ 지방은 포화지방산을 사용한다.
⑤ 손상된 조직의 회복을 위해 적절한 단백질 공급을 한다.

068 만성 설사의 식사요법 시 제한하지 않아도 되는 음식으로 옳은 것은?
① 냉음료
② 섬유소(셀룰로스)가 많은 야채
③ 해조류
④ 생선
⑤ 발효성 식품

069 만성 변비 환자의 식사요법으로 옳은 것은?
① 고탄수화물 식사를 한다.
② 과일류, 야채류 등 고섬유질을 섭취한다.
③ 매운 음식의 섭취로 장에 자극을 준다.
④ 모든 변비의 식사요법은 동일하다.
⑤ 단순당의 섭취를 증가시킨다.

070 환자별 식사가 바르게 연결된 것은?
① 신부전 환자 – 고칼륨 식사
② 위절제 환자 – 고단백질 식사
③ 위장관수술 환자 – 저염 식사
④ 고혈압 환자 – 고지방 식사
⑤ 당뇨병 환자 – 고열량 식사

071 결핵은 결핵균에 의해 발생되는 감염(성) 질환으로, 다른 감염(성) 질환에 비해 장기적으로 천천히 진행되거나 유지되는 특징이 있다. 이러한 결핵의 식사에 대한 설명으로 옳은 것은?
① 수분을 충분히 섭취한다.
② 지방은 절대적으로 제한한다.
③ 열량, 단백질, 무기질, 지방 등을 충분히 섭취한다.
④ 저장용 식품을 많이 이용한다.
⑤ 고단백질 식이를 하되 1/3 이상은 식물성 식품으로 한다.

해설

067 소화궤양 시의 식사요법 : 위궤양 시 식사요법의 원칙은 위내 정체 시간이 짧고 위벽 자극이 적어야 하며 영양가가 높아야 한다. 따라서 지방분이 많은 것, 짜고 매운 것, 향신료 및 알코올이나 커피는 피하는 것이 좋다. 손상된 조직의 회복을 위해 적절한 단백질 공급을 한다.

068 만성 설사에는 화학적·기계적으로 또 음식 온도에 따라 장 점막에 자극을 주는 것은 피한다. 즉, 냉음료, 셀룰로스(섬유소)가 많은 야채 등을 제한한다. 그리고 소화가 잘 되고 영양가가 풍부한 계란, 생선, 닭고기, 쇠고기, 기름기 없는 돼지고기를 권하며 기름진 음식은 피한다. 해조류, 발효성 식품도 피한다.

069 만성 변비의 식사요법 : 변비의 원인에 따라 식사요법이 다르며 일반적으로 양질의 지방질 섭취의 증가, 과일류·야채류 등의 고섬유질 섭취, 아침에 냉수를 마시는 것도 변비를 완화시키는 데 도움이 될 수 있으며, 규칙적인 식사 습관을 기른다.

070 위 절제 후 식사요법 : 상실된 체액과 전해질, 또 체단백질의 회복을 도모하기 위하여 고에너지, 고단백, 고비타민, 미네랄식으로 하지만, 위 절제로 소화 기능이 저하되어 있기 때문에 수술 후에는 유동식으로 시작하여 연식, 일반식으로 이행한다.

071 결핵 환자는 일반 보건식에 의하면 열량, 단백질, 무기질, 지방, 비타민 등 어느 것이나 충분히 섭취해야 하는데 그것은 건강과는 관계없이 소모된 조직을 보완하는 데 필요하기 때문이다.

정답 61 ④ 62 ⑤ 63 ③ 64 ③ 65 ④ 66 ⑤ 67 ⑤ 68 ④ 69 ② 70 ② 71 ③

Testing 기초 영양

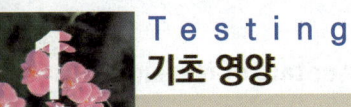

해설

072 비만증의 식사요법
- 저탄수화물 섭취
- 저칼로리 식품 섭취
- 섬유질이 많은 식품의 섭취
- 고단백질 식품의 섭취
- 저지방 단백질 섭취

072 비만증의 식사요법으로 옳지 않은 것은?
① 고탄수화물 식품의 섭취
② 저칼로리 식품의 섭취
③ 섬유질이 많은 식품의 섭취
④ 고단백질 식품의 섭취
⑤ 저지방 단백질 식품의 섭취

정답 72 ①

기초 치과

구강 해부학

001 치아(이)의 구조 중 가장 바깥층에 위치하며, 불소가 가장 잘 침착되는 치아 조직으로, 제일 단단하고 치아우식증(충치)을 예방해야 하는 부위로 옳은 것은?

① 치육
② 상아질
③ 법랑질(사기질)
④ 시멘트질
⑤ 치수

002 치아 내부의 구성 요소 중 가장 많이 차지하는 치아조직으로 옳은 것은?

① 치수
② 치근(이뿌리)
③ 상아질
④ 법랑질(사기질)
⑤ 치조골(이틀뼈)

003 치아의 조직 명칭과 특성이 바르게 연결된 것은?

① 치근막(이뿌리막) — 잇몸뼈 안에 있는 치아조직
② 치관(이머리) — 치아를 치조골(이틀뼈)에 붙이는 역할을 함.
③ 치근관(이뿌리관) — 치아의 맨 바깥층
④ 치근(이뿌리) — 치은(잇몸) 바깥으로 나와 있는 치아 부분
⑤ 상아질 — 신경 보호의 완충 지대

004 저작 및 소화 등 다양한 기능을 수행하고 있는 치아에 대한 설명으로 옳은 것은?

① 상아질은 경도가 강해 충치가 되더라도 쉽게 썩지 않는다.
② 일반적으로 법랑질(사기질)은 상아질보다 다소 무르다.
③ 치관(이머리)에는 혈관이나 신경이 존재한다.
④ 영구치(간니) 중 제일 먼저 나오는 치아는 하악 제1 대구치(큰어금니)이다.
⑤ 만 3세가 되면 영구치(간니)가 나오기 시작한다.

005 유치(젖니)는 영구치(간니)가 나올 수 있는 자리를 유지해 주는 역할을 담당하는데, 유치(젖니)의 형성 시기로 옳은 것은?

① 임신 7~8주
② 임신 5개월 이후
③ 임신 7개월 이후
④ 생후 3~4주
⑤ 생후 15~16주

해설

문제 동영상 강의

001 사기질(법랑질) : 치아의 맨 바깥층으로 먹거리를 씹는 기능을 하며, 충치(치아우식증)를 예방해야 하는 부위이다. 인체 조직 중 제일 단단하며 무색 반투명하다. 플루오린(불소)이 가장 잘 침착되는 조직이다.

002 상아질(Dentin)
- 사기질(법랑질)의 충격을 흡수하여 신경을 보호하는 완충 지대이다.
- 치아 내부의 구성 요소 중 가장 많이 차지하는 치아 조직이다.
- 상아질의 신경섬유는 지각이 예민하여 만약 상아질이 구강 내에 노출되면 통증을 느끼게 된다.

003 ①은 이뿌리(치근)에 대한 설명, ②는 치근막(치주인대)에 대한 설명, ③은 사기질(법랑질)에 대한 설명, ④는 이머리(치관)에 대한 설명이다.

004 ① : 상아질은 경도가 약해 충치가 되면 쉽게 썩는다.
② : 상아질은 사기질(법랑질)에 비해 무르다.
③ : 치수에는 혈관과 신경이 존재한다.
⑤ : 간니(영구치)는 만 6세부터 나오기 시작한다.

005 젖니(유치)의 치배는 태생 후 7~8주부터 형성되어 생후 6~7개월에 맹출이 되고 2세 반 정도가 되면 젖니(유치, 20개)가 모두 자라서 젖니치열이 완성된다.

정답 01 ③ 02 ③ 03 ⑤ 04 ④ 05 ①

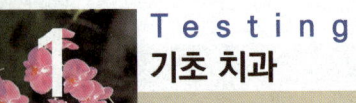

Testing 기초 치과

해설

006
① : 생후 6개월이면 처음으로 입안으로 나온다.
② : 젖니(유치)와 간니(영구치)가 같이 있는 시기를 혼합 치열기라고 한다.
③ : 만 6세부터 빠지기 시작하여 12세에 완전히 빠지게 된다.
④ : 간니(영구치)에는 앞니(절치), 송곳니(견치), 작은어금니(소구치), 큰어금니(대구치)가 있다.

007 간니(영구치)
- 간니(영구치) 중 가장 마지막에 나오는 치아는 사랑니(지치, 제3 큰어금니)이며, 간니(영구치)의 치배는 태생 20주에 형성된다.
- 생후 15~16년경이 되면 사랑니를 제외하고 모두 석회화가 종료된다.

008 만 6살이 되면 간니(영구치) 하악 제1 큰어금니(대구치)가 입안으로 나오게 되는데, 제1 큰어금니(대구치)는 나오는 시기가 매우 빠르기 때문에 젖니(유치)로 혼동할 수가 있으며, 6살에 나와서 평생 써야 할 중요한 치아이므로 충치 예방에 특별히 유의한다.

009 문제 8번 해설 참조

010 부정교합(맞물림장애)의 원인
- 사고로 인하여 턱뼈를 다친 경우
- 손가락을 빠는 경우
- 연필이나 볼펜으로 앞니를 장난하는 경우
- 위·아래 입술을 빠는 경우
- 손톱을 앞니로 자르는 경우
- 젖니(유치)를 충치로 인해 너무 일찍 뺀 경우

---

006 젖니(유치)라고도 하며 어린이 시절에 사용하는 유치(젖니)의 성장에 대한 설명으로 옳은 것은?

① 생후 3~4주부터 만들어지기 시작한다.
② 영구치(간니)와 유치(젖니)가 서로 분리되는 시기를 혼합 치열기라고 한다.
③ 만 6세부터 나오기 시작하여 12세 때 완전히 나온다.
④ 유치(젖니)에는 절치(앞니), 견치(송곳니), 소구치(작은어금니), 대구치(큰어금니)가 있다.
⑤ 어린이의 건강뿐 아니라 성격 형성 및 성장에 영향을 미친다.

007 사랑니라고도 하며, 영구치(간니) 중에서 가장 마지막에 나오는 치아로 옳은 것은?

① 지치
② 견치(송곳니)
③ 제2 소구치(작은어금니)
④ 제1 대구치(큰어금니)
⑤ 하악 유중절치(젖니 중심앞니)

008 맹출되는 시기가 너무 빨라 유치(젖니)와 혼동될 수 있고 충치 예방의 노력을 등한히 하게 되는 치아로 옳은 것은?

① 제1 소구치(작은어금니)
② 제2 소구치(작은어금니)
③ 하악 제1 대구치(큰어금니)
④ 상악 견치(송곳니)
⑤ 측절치

009 영구치(간니)는 만 6세부터 나오기 시작하여 18세에 완전히 나오며 32개의 치열이 완성된다. 영구치(간니) 중 맹출이 가장 빠른 것은?

① 측절치
② 중절치(중심앞니)
③ 제1 소구치(작은어금니)
④ 제2 소구치(작은어금니)
⑤ 제1 대구치(큰어금니)

010 부정교합(맞물림장애)은 다양한 원인에 의해 나타날 수 있다. 그 원인으로 옳지 않은 것은?

① 충치로 인해 유치(젖니)를 너무 일찍 뺄 경우
② 사고나 유전적인 요소
③ 손톱을 앞니로 자르는 습관
④ 칫솔질(양치질)이 불량한 경우
⑤ 위·아래 입술을 빠는 습관

Nursing Examination

011 뻐드렁니, 옥니, 상악 치아가 심하게 돌출한 사람의 부정교합 등급으로 옳은 것은?

① 1급 부정교합 ② 2급 부정교합
③ 3급 부정교합 ④ 4급 부정교합
⑤ 5급 부정교합

구강 생리학

012 사람에게 있어 영구치(간니)의 형성 시기로 옳은 것은?

① 태생 7~8주 ② 태생 20주
③ 출생 7~8주 ④ 출생 10주
⑤ 출생 20주

013 젖니와 영구치(간니)가 바뀌어 나는 것을 교환이라 한다. 젖니 중에서 영구치(간니)로 제일 먼저 교환되는 것은?

① 상악 견치(송곳니) ② 상악 측절치
③ 하악 견치(송곳니) ④ 하악 유중절치(젖니 중심앞니)
⑤ 하악 제1 유구치(젖니 어금니)

014 치아가 구강 내에 출현하는 것을 맹출(이돋이)이라 하는데, 보통은 아무 이상 없이 진행되지만 맹출 곤란을 겪을 때가 있다. 맹출 곤란에 관계되는 것은?

① 설사, 변비 등 수반 ② 치아의 석회화 불량
③ 부정교합치의 원인 ④ 영구치(간니)의 맹출 불능
⑤ 태생 때의 영향으로 맹출이 어려운 경우

015 일반적으로 치아에 분포되어 있는 신경으로 옳은 것은?

① 설인신경 ② 설하신경
③ 활차신경 ④ 삼차신경
⑤ 안면신경

016 사람의 치아는 다양한 기능과 관련을 가진다. 치아의 기능에 대한 설명으로 가장 옳은 것은?

① 음식물을 소화, 흡수시키는 것이 주기능이다.
② 주요 기능은 저작이며 발음 기능, 심미적 기능이 있다.

해 설

011 1, 2, 3급 부정교합(맞물림장애)
- 1급 : 윗니와 아랫니의 기준 교두선이 일직선상에 놓여 있다.
- 2급 : 1급에 비해 윗니의 기준 교두가 앞으로 나와 있다. 예 뻐드렁니, 옥니, 앞니가 돌출된 부정교합
- 3급 : 2급에 비해 아랫니의 기준 교두가 앞으로 나와 있다. 예 흔히 주걱턱처럼 아랫니가 앞으로 나온 부정교합

012 치아의 원기(原基)는 치배라 불리며 젖니(유치)는 태생 후 7~8주부터, 간니(영구치)는 태생 후 5개월경(20주)부터 형성된다.

013 치아의 교환은 하악 젖니 중심앞니(유중절치)부터 시작되어 제2 젖니 어금니(유구치)와 제2 작은어금니(소구치)의 교환으로 끝난다.

014 맹출(이돋이)은 생리 현상으로써 보통 아무 이상없이 진행된다. 그러나 허약한 아동에게서 가끔 젖니(유치) 맹출기에 식욕부진, 불쾌감, 설사, 변비 등을 일으키며 종종 38℃ 내외의 발열(생치열)을 나타내는 경우가 있다.

015 치아의 분포 신경 : 일반적으로 치아에는 삼차 신경이 분포되어 있다.

016 치아의 주요 기능은 저작으로, 특히 저작에 관해서는 상하악 송곳니(견치)가 음식물을 물어서 자르는 역할을 하며, 또한 발음에 있어서는 혀, 입술과 함께 자음계의 성음에 크게 관여하고 미용 기능과 공격 기능 및 방어 기능도 발휘한다.

정답 06 ⑤ 07 ① 08 ③ 09 ⑤ 10 ④ 11 ② 12 ② 13 ④ 14 ① 15 ④ 16 ②

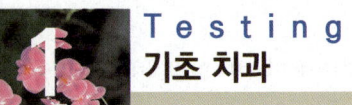

Testing
기초 치과

③ 씹는 작용만 한다.
④ 입모양을 만드는데 중요하다.
⑤ 대화 시 모음 발음을 정확하게 한다.

진찰실의 표준 기구 및 장비

017 구강 내에서 접근하기 힘든 부위가 손상되었을 때 감지해 볼 수 있는 기구로 옳은 것은?

① 브라케트(브래킷 테이블) ② 스푼 익스카베이터
③ 핀셋 ④ 탐침
⑤ 치경(이거울)

018 치과 기구 중 입 안의 어둡고 보이지 않는 부분을 밝게 하여 구강 내를 관찰하거나 쉽게 치료를 돕는 기구로 옳은 것은?

① 라이트 ② 치경(이거울)
③ 탐침 ④ 커튼 플라이어
⑤ 스푼 익스카베이터

019 치과의 주요 장비인 유닛 체어(치과치료의자)에 부속되어 있는 핸드피스를 사용하는 목적으로 옳은 것은?

① 구강 세척 ② 치아 광택
③ 치질 제거 ④ 치아 건조
⑤ 액체 흡인

020 유닛 체어(치과치료의자)에 부속되어 있는 것으로 석션기라고도 하는 진공 흡입기(진공흡인장치)의 정의로 옳은 것은?

① 치아 건조 기구이다.
② 치아의 세척 기구이다.
③ 배수 장치가 설치되어 있다.
④ 치아를 갈 때 사용하는 기구이다.
⑤ 진료 시 환자의 입안에 고인 액체나 찌꺼기를 누운 채 제거하기 위한 기구이다.

021 치과 진료 시 대상자가 진료 의자에 앉거나 내려올 때의 포지션으로 옳은 것은?

해설

017 탐침(익스플로러) : 접근하기 어려운 구강의 손상 부위를 감지하는 기구로써, 충치의 깊이나 치아의 동요도 등을 검사한다.

018 이거울(치경) : 진료 시 빛을 반사하여 구강을 직접 관찰하기 위한 기구로써, 소독 방법은 고압 증기 멸균이나 약품 소독을 이용한다.

019 핸드 피스(손잡이기구)
• 고속(하이 스피드) 핸드피스 : 고속 회전 절삭 기구, 치아의 썩은 부위를 깎아 냄, 물이 함께 분사되어 마찰열을 줄이도록 설계됨
• 저속(로우 스피드) 핸드피스 : 저속 회전 절삭 기구, 치질(齒質) 제거

020 진공흡인장치(석션기) : 구강 내에 고여 있는 물이나 침, 혈액 등의 액체를 흡인하여 제거하는 장비이다.

021 진료 시 환자가 진료 의자에 앉거나 진료 의자에서 내려올 때는 수직 자세를 취하게 한다.

① 앙와위 자세　　② 사선 자세
③ 수직 자세　　　④ 변형 수평 자세
⑤ 수평 자세

022 치과 진료실에서 청결 유지를 위해 가장 중요한 세면대 설치 위치로 옳은 것은?

① 환자대기실
② 유닛 체어(치과치료의자) 바로 옆
③ 출입구 바로 옆
④ 청소하기 쉬우며 환자가 볼 수 없는 곳
⑤ 환자가 손을 씻고 닦기에 편리한 곳

023 사전 준비용 접시에 기구들을 나열하는 방법으로 옳은 것은?

① 상황에 따라 다르다.
② 필요시마다 배열한다.
③ 앞쪽에서 뒤쪽으로 배열한다.
④ 우측에서 좌측으로 배열한다.
⑤ 좌측에서 우측으로 배열한다.

024 치과 진료 시 이용하는 아말감 충전 방법에서 은의 함유율로 옳은 것은?

① 50% 함유　　② 65% 함유
③ 75% 함유　　④ 80% 함유
⑤ 85% 함유

025 치조골(이틀뼈) 또는 악골 내에 인체 친화적인 매개체를 넣어서 교합력을 부담함으로써 자연치와 같은 역할을 하게 하는 것은?

① 치아 미백　　② 임플란트
③ 틀니　　　　④ 브릿지(가공의치)
⑤ 크라운

간호조무사의 기본 업무

026 치과 진료 시 치면·점막 및 피부 소독에 사용되는 용액으로 옳은 것은?

해설

022 세면대는 협소한 실내에서 장소를 작게 차지하고 청소하기가 쉬우며 환자에게 안보이는 가까운 곳에 설치하면 좋다.

023 치과 진료 시에 사전 준비용 접시는 시술에 사용되는 순서에 따라 좌측에서 우측으로 배열하여 작업 효과를 높일 수도 있다. 시술이 완료된 후에는 사용된 기구들을 접시에서 꺼내어 소독한다.

024 충치의 보존 치료 시 은 합금과 수은을 혼합하여 은 아말감을 만든다. 치과 진료 시 이용되는 충전 방법으로 이때 은의 함유율은 65% 정도이다.

025 임플란트는 이틀뼈(치조골) 또는 악골 내에 인체 친화적인 매개체를 넣어서 교합력을 부담함으로써 자연치와 같은 역할을 한다.

026 진료 전 점막의 소독제 : 과산화수소(H_2O_2)수, 아크리놀

정답 17④ 18② 19③ 20⑤ 21③ 22④ 23⑤ 24② 25② 26⑤

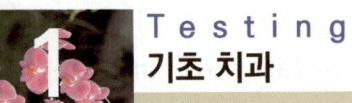

Testing
기초 치과

① 알코올　　　　　② 리도케인
③ 염산　　　　　　④ 암모니아(NH_3)수
⑤ 과산화수소(H_2O_2)수

027 치아 치료의 경우 수술 부위에 충전물을 고착시킬 때 계속되는 타액(침) 배출을 배제시키는 방법으로 옳은 것은?

① 전신마취법　　　② 마취법
③ 방습법　　　　　④ 흡입법
⑤ 양치법

028 치아 치료 시 타액(침)을 배제시킬 간이 방습법에서 솜이나 거즈를 삽입하는 부위로 옳은 것은?

① 치열과 협벽 사이와 혀 아래　② 입술 쪽과 혀 중간
③ 치열과 입술의 사이　　　　　④ 혀 아래 또는 혀 위
⑤ 치열과 협벽을 제외한 공간

029 치과 진료를 받으러 온 환자에 대한 진료 준비로 옳지 않은 것은?

① 환자의 머리와 어깨를 치과 의사 쪽으로 이동하면서 머리를 약간 올리거나 내려서 구강이 잘 보이게 한다.
② 진료 의자의 높이를 조절한다.
③ 환자를 의자에 앉혀 눕힌 후 어깨와 머리를 조정한다.
④ 준비된 의자에 환자를 앉히고 냅킨을 팔걸이 아래에 둔다.
⑤ 진료 의사의 의자를 머리받이와 평행하게 놓는다.

030 치과 진료를 돕는 치과 간호조무사의 기구 전달 방법으로 옳은 것은?

① 진료 도중 진공 흡입기(진공흡인장치)를 적절히 사용한다.
② 이동 기구함을 손이 닿지 않는 곳에 둔다.
③ 환자에게 사용되는 석션팁(흡인팁)은 갈아주지 않는다.
④ 기구 교환 시 환자가 불편하더라도 참아야 한다.
⑤ 기구는 오염 방지를 위해 미리 준비하지 않도록 한다.

031 치과 진료를 받으러 온 환자에 대한 진료 시 간호조무사의 업무에 대한 설명으로 옳은 것은?

① 이동 기구함은 불편하지 않도록 손이 닿지 않는 거리에 둔다.
② 진료 의사가 오른손으로 진료할 때는 진공 흡입기(진공흡인장치)를 왼손으로 조정한다.

해설

027 치아의 치료, 충전의 경우 계속되는 침(타액) 배출로 인해 진료 방해는 물론이거니와 수술 부분을 무균적으로 유지하기 곤란하며, 이로 인해 수술 부위 감염의 원인 또는 충전물의 고착을 방해하므로 침(타액)을 배제시킬 방습법이 필요하다.

028 간이 방습법 : 솜 또는 거즈 등을 상악에는 치열과 협벽과의 사이, 하악에는 혀 아래로 삽입해서 침(타액)을 흡수시킨다.

029 환자에 대한 진료 준비 : 치과 진료 시에는 환자와 진료 의사의 위치가 매우 중요하다. 간호조무사는 준비된 의자에 환자를 앉히고 냅킨을 팔걸이 아래로 둔다. 그리고 등받이를 뒤로 제쳐 환자를 편안하게 누인 후, 진료 의사가 구강을 관찰하기에 편리하도록 환자의 어깨와 머리를 조정해 준다. 또한 진료 시 진료 의사의 의자가 머리받이 밑으로 들어갈 수 있도록 진료 의자 높이를 조절한 후 진료 의사를 맞이하면 된다.

030 ② : 손이 닿는 거리 내에 이동 기구함을 둔다.
③ : 환자가 바뀔 때마다 석션 팁을 갈아준다.
④ : 기구 교환 시 환자에게 불편감을 주지 않도록 한다.
⑤ : 기구 교환을 위해 사용 순서에 따라 미리 기구를 준비해 둔다.

031 간호조무사는 진료 의사와 환자 사이에서 진료가 용이하도록 하는 역할을 하므로 간호조무사의 위치는 진료 의사와 환자의 위치가 정하여진 뒤 선정된다고 할 수 있다.

③ 간호조무사는 진료 시 의사의 진료를 방해하지 않도록 치과 의사와 적당한 간격을 유지해야 한다.
④ 치경(이거울)에 물기가 있을 때에는 핸드피스를 조정하여 공기를 뿜어 물기를 제거한다.
⑤ 기구를 교환할 때는 기구의 손잡이가 구강 내를 향하도록 한다.

032 치과 진료에서 간호조무사의 기본 업무에 대한 설명으로 옳은 것은?
① 진료 의사가 오른손으로 진료 시에는 간호조무사는 진공 흡입기를 왼손으로 잡고 조정한다.
② 진료 시 중간에 전체 세척을 하여 진료자의 시야를 밝혀준다.
③ 진료 시 통증을 없애기 위해서 국소 마취를 실시한다.
④ 보철 치료 등과 같은 경우에는 국소 세척을 한다.
⑤ 기구 교환 시는 기구의 사용 부위가 구강 내를 향하도록 방향을 잡아 전달한다.

033 수술 부위에 충전물을 고착시킬 때 진료에 방해가 되는 타액(침)을 배제하기 위해 사용되는 러버댐(고무댐) 방습법의 장점으로 옳은 것은?
① 눈의 피로를 방지한다.
② 원추형의 치아에 장착하기 쉽다.
③ 연조직(연부조직)을 강화시킬 수 있다.
④ 구강 호흡 환자에게 유리하다.
⑤ 치아의 통증을 매우 감소시킨다.

034 치과 진료 시 간호조무사의 업무로 옳지 않은 것은?
① 구강 치료
② 간단한 잇몸 소독 및 구강 세척
③ 진료 의자 위치 선정
④ 환자와의 다음 치료 약속
⑤ 진공 흡입기(진공흡인장치) 사용

035 치과에서 근무하고 있는 간호조무사의 기본 업무로서 옳은 것은?
① 충치 진료
② 필요에 따라 전신 마취 실시
③ 치아 충전물 제조
④ 진료 시 흡입기(진공흡인장치)로 타액(침) 흡입
⑤ 점막 및 피부 치료

해설

032 진료 시의 기구 교환 : 기구의 사용 부위가 구강 내를 향할 수 있도록 방향을 잡아 전달해야 한다.

033 고무댐 방습법의 장점
- 수분으로 인한 오염 방지, 진료 부분을 건조하고 청결하게 유지
- 시술 부위를 정확히 확인할 수 있게 도와준다.
- 우발적인 사고가 나도 환자에게 상해를 주지 않는다.
- 눈의 피로를 방지할 수가 있다.
- 치료 부분이나 그 주위 조직을 기계적으로 혹은 화학적 상해로부터 보호한다.
- 건조한 상태를 유지함으로써 좋은 치료 결과를 유발하여 치과 의사의 능력을 향상시킨다.

034 치과 간호조무사의 역할
- 치료 전 문진을 하며 이를 진료기록부에 기록한다.
- 입안을 시진하여 충치의 개수, 충치 정도, 기존 보철물을 기록한다.
- 진료 기구를 준비한다.
- 치료하기 전에 의사의 지시하에 해당 부위를 간단히 치석 제거하고 잇몸을 소독한다.
- 환자에 대한 진료를 준비한다.
- 진료 시 진료 기구를 교환한다.
- 다음 예약 날짜를 집아준다.
- 치료 후 주의 사항이나 올바른 구강 보건에 대한 교육을 한다.

035 문제 34번 해설 참조

Testing 1 기초 치과

해설

036 ② : 진공흡인장치의 팁을 치아에 가까이 대어 준다.
③ : 진공흡인장치는 치료 중에 사용한다.
④ : 치아의 설측을 삭제할 때는 순면에 평행하도록 한다.
⑤ : 진공흡인장치의 팁은 이거울(치경)을 가리지 않도록 한다.

037 진공흡인장치를 사용하는 일은 진료 중에 간호조무사가 하는 역할 중 가장 기본적인 임무라 할 수 있다. 진공흡인장치를 사용할 때에는 의사가 진료하는 손에 맞추어 왼손이나 오른손을 사용하며, 진공흡인장치를 잡는 법은 보통 두 가지를 사용하는데, 둘째 손가락이 코를 향하게 잡는 법과 변형된 연필잡는 법이 그것이다. 또한 진료 시에 진공흡인장치의 팁이 진료 의사의 진료에 장애가 되지 않도록 주의하여 조정하여야만 한다.

038 고압 증기 멸균(Autoclave) : 고압의 증기를 이용하여 살아 있는 모든 것을 멸균시킨다. 보통 135℃ 정도의 온도에서 3~5분 정도 하거나 121℃에서 20분 정도 한다. 이는 치과의 교정 기구[예] 이거울(치경), 유리 제품 등]의 소독에 가장 많이 이용되는 멸균법이다.

039 치과 진료실에서의 감염 방지
- 손 세척 후 일회용 종이 수건을 사용한다.
- 손 세척 시에는 시계와 반지를 빼고 씻는다.
- 수술 시에는 멸균된 수건을 사용한다.

040 ① : 발치 후에는 냉찜질을 한다.
③ : 침과 피는 삼키게 하여 지혈을 돕게 한다.
④ : 발치 당일에는 구강소독제로 양치시킨다.
⑤ : 금주·금연하도록 한다.

---

036 치과 진료 시 진료 의사를 보조하는 간호조무사의 진공 흡입기의 사용에 대한 설명으로 옳은 것은?

① 치과 의사가 오른손으로 핸드피스를 조정할 때에는 진공 흡입기(진공흡인장치)를 오른손에 잡고 조정한다.
② 진공 흡입기(진공흡인장치)의 팁은 치아에서 가능한 한 멀리 대주어야 한다.
③ 진공 흡입기(진공흡인장치)의 사용은 꼭 필요하므로 사용 시는 일체 치료를 중단한다.
④ 치아의 설측을 삭제할 때에는 순면에 수직이 되도록 한다.
⑤ 진공 흡입기(진공흡인장치)의 사용 시 진료 의사의 치경(이거울)을 가리도록 한다.

037 간호조무사 A씨는 치과에서 2년째 근무하고 있다. 치과에서 간호조무사 A씨가 하는 일 중 가장 기본적인 업무로 옳은 것은?

① 국소 마취
② 진료실 청결 유지
③ 에어콤프레셔 사용
④ 진료 의사 위치 선정
⑤ 진공 흡입기(진공흡인장치) 사용

치과 진료용 기구의 연마 및 소독

038 치과의 교정기구나 치경(이거울) 등의 유리제품 소독에 가장 많이 이용되는 소독 방법으로 옳은 것은?

① 비드 소독
② 불꽃 소독
③ 고압증기멸균
④ 고온유 소독
⑤ 건열 멸균

039 치과 진료실에서의 감염 방지법으로 옳은 것은?

① 수술 시에는 멸균된 수건을 사용한다.
② 기구를 멸균 소독할 때는 모두 모아 한꺼번에 실시한다.
③ 손 세척 후 반드시 일반 수건을 사용한다.
④ 교차 오염을 피하기 위해 고형 비누를 사용한다.
⑤ 손 세척 시 반지는 빼지 않아도 된다.

구강 외과학 및 소아 치과학

040 충치가 심하거나 잇몸이 지나치게 나쁜 치아는 발치해야 하는데, 발치 후 주의 사항으로 옳은 것은?

① 발치 후에는 더운물 찜질을 한다.
② 발치 당일에는 목욕하지 않는다.
③ 금주하되 금연은 하지 않아도 된다.
④ 구강 소독제의 사용을 금하도록 한다.
⑤ 입속의 솜은 한 두 시간 뒤에 뱉고, 침과 피는 수시로 뱉는다.

041 치과 진료를 위해 방문한 어린이 진료 시 주의 사항으로 옳은 것은?

① 아이가 무서워 할 경우 다음에 방문하도록 한다.
② 아이가 진통을 느낄 때마다 진통제를 먹이라고 부모에게 교육한다.
③ 마취를 할 때 귓볼을 꼬집지 않도록 한다.
④ 어린이의 이름을 자주 부르지 않도록 한다.
⑤ 주사나 주삿바늘, 이를 뽑는다라는 말을 사용하지 않는다.

예방 치의학

042 반상치(얼룩니)는 에나멜질(사기질)의 형성 시 이상이 생겨 치아 표면에 반점이나 줄무늬 모양이 나타나는 치아를 말하는데, 반상치(얼룩니)가 생기는 이유로 옳은 것은?

① 비타민을 소량 섭취했을 경우
② 탄수화물을 많이 섭취했을 경우
③ 비타민을 많이 섭취했을 경우
④ 불소(플루오린)를 과량으로 섭취했을 경우
⑤ 불소(플루오린)의 함량이 적은 음식물을 섭취했을 경우

043 불소가 섞인 음료수의 사용 목적으로 옳은 것은?

① 치아 모형의 기형 방지
② 치주 질환 예방
③ 연조직(연부조직) 질환 예방
④ 치아우식증(충치) 예방
⑤ 풍치(치주질환, 치주병) 예방

해 설

041 어린이를 진료할 때의 주의 사항
- '주사, 주사기, 주삿바늘, 이를 뽑는다' 등과 같이 공포감을 유발하는 말을 하지 않는다.
- 연필, 지우개 등을 선물로 준비하여 준다.
- 보호자를 교육하며, 아이가 아플 때마다 진통제를 먹이는 습관을 없앤다.
- 어린이의 이름을 자주 부름으로써 친근감을 준다.
- 어린이의 수준에 맞는 책을 많이 비치하고 빌려갈 수 있도록 한다.
- 흡인(석션)을 잘 하여 입안에 물이 고이지 않게 한다.
- 치과 의사가 마취를 할 때 귓밥을 꼬집어 정신이 다른 데 가도록 한다.

042 얼룩니(반상치)
- 얼룩니(반상치)란 사기질(에나멜질) 형성 부전의 일종으로 치아의 표면에 유백색의 줄무늬 모양이 나타나거나 치면 전체가 백색의 얼룩진 모양을 나타낸다. 일반적으로 음료수의 플루오린(불소) 함유량이 1ppm 이상의 과량 섭취일 때 발생한다.
- 플루오린(불소)이 섞인 음료수를 마시면 충치(치아우식증)를 예방할 수 있으나 이를 과량으로 섭취했을 시는 얼룩니(반상치)가 생기게 된다.

043 문제 42번 해설 참조

Testing
기초 치과

해 설

044 충치(치아우식증) 예방
- 양치질은 식후 3분 이내, 3분 이상, 하루에 3회 해야 좋다.
- 올바른 양치질은 구강 질환 예방·관리에 가장 기본 요소이다.
- 6개월마다 정기적인 구강 검진
- 플루오린(불소)화합물 이용 : 상수도 플루오린(불소) 사업
- 플루오린(불소) 도포 : 치아에 플루오린화나트륨을 반복 도포한다.
- 식사 조절법 : 저탄수화물 식사, 칼슘 성분이 많은 음식 섭취, 과일과 야채 등 치아 청정 작용을 하는 음식 섭취
- 물리적인 우식 예방법 : 치면 세마, 양치질, 치실을 사용한 치간 세척, 치아 홈 메우기(치면 열구 전색)

045 문제 44번 해설 참조

046 문제 44번 해설 참조

047 충치(치아우식증)를 감소시키는 요인 : 침(타액) 점성 감소, 침(타액) 분비 증가, 저작 운동 증가, 침(타액) 당질 감소, 적절한 플루오린(불소) 농도

048 치아 홈 메우기(치면 열구·소와 전색) : 교합면이 좁고 깊은 열구와 소와 사이에서 발생하는 충치(치아우식증)의 예방법이다.

049 양치질은 치태(치면 세균막)를 제거해주는 치주 질환(치주병, 풍치)과 충치를 예방하는 가장 기본적이고 효과적인 방법이다.

---

044 충치는 생긴 뒤에 치료하기보다는 예방이 먼저 중요하다. 충치 예방을 위한 적절한 방법으로 옳지 않은 것은?

① 치면 열구·소와 전색법(치아 홈 메우기)
② 고탄수화물 식사
③ 올바른 칫솔 사용법 교육
④ 상수도 불소(플루오린) 사업
⑤ 정기적인 치과 검진

045 구강 질환을 관리함에 있어 가장 기본이 되는 요소로 옳은 것은?

① 올바른 칫솔질(양치질)
② 개인 위생
③ 상수도의 불소(플루오린) 투입
④ 6세 이전 치아 불소(플루오린) 도포
⑤ 구강 질환 조기 발견, 조기 치료

046 구강 질환을 관리하는데 가장 기본이 되는 칫솔질(양치질)은 언제 하는 것이 가장 효과적인가?

① 생각날 때   ② 음식물을 먹은 후 10분 이내
③ 음식을 먹기 전   ④ 음식물을 먹은 후 3분 이내
⑤ 음식을 먹고 소화가 되기 전

047 치아우식증(충치)을 감소시키는 요인으로 옳은 것은?

① 타액(침) 점성 감소   ② 저작 운동의 감소
③ 타액(침) 당질 증가   ④ 타액(침) 분비 저하
⑤ 불소(플루오린) 농도 감소

048 교합면이 좁고 깊은 열구와 소와 사이에서 발생하는 치아우식증(충치)의 예방법으로 옳은 것은?

① 불소(플루오린)화법
② 전문 불소(플루오린) 도포법
③ 치실 사용
④ 치면 열구 전색(치아 홈 메우기)
⑤ 불소(플루오린) 용액 양치 사업

049 올바른 양치질로 예방할 수 있는 사항으로 옳은 것은?

① 치석 제거   ② 치면세균막(치태) 제거
③ 타액(침)분비량 증가   ④ 치주낭(잇몸낭)

⑤ 치면열구・소와의 청결

050 치아우식(충치) 발생과 관련이 적은 것은?
① 소금
② 전분(녹말)
③ 엿
④ 맥아당
⑤ 설탕

051 개인을 대상으로 하는 계속적인 구강 건강 관리 지도는 그 주기를 얼마로 하는 것이 이상적인가?
① 3개월
② 6개월
③ 1년
④ 2년
⑤ 5년

052 치아 주위 조직에 생기는 일체의 질병을 예방하기 위한 구강 관리 중 1차 예방으로 옳은 것은?
① 부정교합 차단
② 치주병 관리
③ 치은염(잇몸염) 관리
④ 주기적 검진
⑤ 칫솔질(양치질)

053 치아 주위 조직에 생기는 질환은 되도록 발생 이전에 예방하는 것이 가장 중요하다. 구강관리 중 2차 예방으로 옳은 것은?
① 치면 세마
② 치수병 치료
③ 치은염(잇몸염) 치료
④ 전문가 불소(플루오린) 도포
⑤ 식사 조절

054 구강 보건 진료 시 구강병 관리 원칙에 따라 실천해야 할 3차 예방으로 옳은 것은?
① 치아우식(충치) 병소의 충전, 치면 세마
② 치면 열구 전색, 칫솔질(양치질)
③ 칫솔질(양치질), 전문가 불소(플루오린) 도포
④ 식사 조절, 치면 세마
⑤ 의치(틀니) 보철, 치아 발거

055 치과 치료에서 기구를 이용하여 치석을 제거할 때 환자의 자세로 옳은 것은?
① 하악 시술 시에는 환자가 입을 벌리고 턱을 내린 상태에서 의

해 설

050 충치(치아우식증) 주요 요인 : 구강 내 세균, 음식물의 종류와 당분의 섭취(설탕, 맥아당, 엿, 전분), 침의 분비(침 분비 저하, 침의 당질과 점성 증가)

051 구강 건강 관리 지도 : 개인을 대상으로 하는 계속적인 구강 건강 관리 지도는 그 주기를 6개월로 하는 것이 이상적이다.

052 치주질환(치주병)의 예방
- 1차 예방 : 병원성의 구강병을 관리하는 구강 보건 진료 예 도시관 급수 플루오린화, 학교 집단 플루오린 용액 양치, 양치질 교습, 전문가 플루오린 도포, 식사 조절, 치아 홈 메우기(치면 열구 전색), 치면 세마
- 2차 예방 : 제반 구강 보건 진료 시 구강병 관리 원칙에 따라 2차적으로 실천하여야 할 구강 보건 진료 예 충치(치아우식) 병소의 충전과 잇몸염(치은염) 치료
- 3차 예방 : 제반 구강 보건 진료 시 구강병 관리 원칙에 따라 3차적으로 실천하여야 할 구강 보건 진료 예 기능 감퇴 제한이나 상실 기능 재활에 해당하는 치수병 치료, 진행 치주병 치료, 치아 발거, 틀니 보철 같은 구강 진료

053 문제 52번 해설 참조

054 문제 52번 해설 참조

Testing
기초 치과

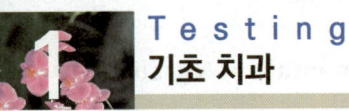

해설

055 치석 제거 시 환자 자세
- 환자의 높이는 환자가 개구한 상태에서 의사의 팔꿈치 높이와 같거나 좀더 낮게 위치시킨다.
- 환자의 몸이 목과 척추가 일직선이 되고 머리가 중앙에 오도록 한다.
- 시술 시 환자와 의사는 적절한 거리를 유지하여 기구 조작 시 발생하는 의사의 어깨나 팔의 근육 압박을 환자가 느끼지 않도록 해야 한다.

056 치아 교정의 목적 : 심미 장애·저작 장애·발음 장애 개선, 개개 치아의 위치·치열궁의 상하악 관계·악안면의 이상이나 기능 개선, 보철 치료를 위한 교정, 구강 질환의 예방이나 치아 주위 조직의 건강 증진, 부정교합에 따르는 각종 장애 제거

사의 팔이 가슴 높이에 있도록 한다.
② 상악 시술 시에는 환자가 입을 벌리고 턱을 든 상태에서 의사의 팔이 가슴 높이에 있도록 한다.
③ 시술 시 환자와 의사는 적절한 거리를 유지하여 기구 조작 시 발생하는 의사의 어깨나 팔의 근육 압박을 환자가 느끼도록 해야 한다.
④ 환자의 몸이 목과 척추가 일직선이 되고 머리가 중앙에 오도록 한다.
⑤ 환자의 높이는 환자가 개구한 상태에서 의사의 팔꿈치 높이보다 좀 더 높게 위치시킨다.

056 교정 치료를 통해 건강한 구강 조직을 만들어 주기 위한 치과 교정 치료의 목적으로 옳지 않은 것은?

① 아름다운 얼굴 형성
② 치아 주위조직의 건강 증진
③ 악안면의 이상이나 기능 개선
④ 부정교합에 따르는 각종 장애 제거
⑤ 심미 장애 · 저작 장애 · 발음 장애 개선

기초 한방

Basic Skills for Fundamentals of Nursing

한방 간호의 유래 및 내용

001 서양 의학과 구별되는 동양 의학의 주요 특징으로 옳지 않은 것은?

① 인체의 생리나 병변 현상을 전체적이며 종합적으로 관찰한다.
② 인체를 상호 연관과 유기적인 기능을 가진 통일체로 본다.
③ 생명 현상을 정신면과 육체면을 동시에 고찰하되 정신적 영향에 치중한다.
④ 인체에 나타나는 생리 현상이나 병적 변화 현상은 대자연의 운행 과정에서 생긴 것으로 생각한다.
⑤ 인간을 소자연에서 파생된 소우주로 관찰한다.

002 환자의 정신생활은 질병으로부터의 영향이 크다. 환자 간호 시 한방에서 가장 강조하는 측면으로 옳은 것은?

① 탕약과 복용 방법
② 휴식과 운동
③ 실내의 기온
④ 음식의 선택과 금기
⑤ 환자의 마음가짐

003 한방에 의하면 환자의 정신 상태는 질병에 막대한 영향을 주는데, 노(怒)는 인체의 어떤 장기를 상하게 하는가?

① 간
② 위
③ 신장
④ 폐
⑤ 심장

004 한방에 의하면 환자의 정신 상태에 따라 장기가 영향을 받게 되는데, 비(悲)는 인체의 어떤 장기를 상하게 하는가?

① 위
② 간
③ 폐
④ 신장
⑤ 심장

005 한방에 의하면 공(恐)은 인체의 어떤 장기를 상하게 하는가?

① 간
② 위
③ 심장
④ 간
⑤ 신장

006 미(味)의 면에서 영추(靈樞)의 「오미편」(五味篇)에 기록되어 있는 각 장기의 질병에 따른 주의음식으로 옳은 것은?

해 설

문제 동영상 강의

001 동양의학의 특징
- 생명 현상을 정신면과 육체면을 동시에 고찰하되 정신적 영향에 치중한다.
- 인간을 대자연에서 파생된 소우주로 관찰한다.
- 인체에 나타나는 생리 현상이나 병적 변화 현상도 대자연의 운행과정에서 생긴 것으로 생각한다.
- 인체의 생리나 병변 현상을 전체적이며 종합적으로 관찰한다.
- 인체는 상호 연관과 유기적 기능을 가진 통일체이다.

002 환자의 마음가짐 : 환자 간호 시 한방에서는 환자의 마음가짐을 가장 강조한다.

003 소문(素問)의 「음양응상대론편」(陰陽應象大論篇) : 노(怒)는 간(肝)을 상하게 하며 희(喜)는 마음(心)을 상하게 하고, 사(思)는 비(脾)를 상하게 하고 비(悲)는 폐(肺)를 상하게 하며 공(恐)은 신(腎)을 상하게 한다.

004 문제 3번 해설 참조

005 문제 3번 해설 참조

006 영추(靈樞)의 「오미편」(五味篇) : 간의 병은 신(辛)을 금하고, 마음의 병은 함(鹹)을 금하며, 비(脾)의 병은 산(酸)을 금하고, 신(腎)의 병은 감(甘)을 금(禁)하며, 폐(肺)의 병은 고(苦)를 금한다.

정답 01 ⑤ 02 ⑤ 03 ① 04 ③ 05 ⑤ 06 ①

Testing
기초 한방

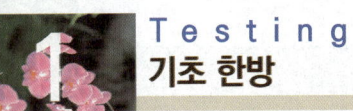

해 설

007 동양 의학 간호에서 중요시하는 특징 : 정신, 음식, 기후, 기거

008 탕제(湯劑, 煎劑) : 탕약관 또는 기타 용기 중에서 약물을 넣고 물을 부어 가열하여 성분을 삼출시키는 방법으로, 일반적으로 급성질환에 많이 응용되며 증상에 따라 용량을 가감할 수 있다.

009 산제(散劑) : 마른 약재를 균등한 세말(細末)로 하여 체로 쳐서 고르게 혼합한 것이다.

010 탕제의 복용 방법
- 약을 먹는 횟수는 보통 1일 3회로 한다.
- 위장에 자극을 주는 약은 식사 직후 복용한다.
- 구토할 때에는 조금씩 여러 차례에 걸쳐서 복용시킨다.
- 독성이 있는 약을 복용할 경우 처음엔 조금씩 먹는다.
- 일반적으로 따뜻하게 복용함이 좋다.
- 주로 급성질환에 사용한다.
- 복용 시 부작용(예 발열, 코피, 설사, 복통 등)이 나타나면 복용량·횟수를 줄이거나 중단하도록 한다.
- 약액은 냉장실에 보관하고 데워서 복용하며 달인 지 3일 지나면 폐기한다.

011 산제, 분제 약물은 벌꿀과 같이 물에 약을 타서 먹거나 캡슐에 채워 넣고 삼킨다. 산제나 분제는 한꺼번에 입안에 털어 넣어 삼켜서는 안 되는데, 이는 산제나 분제가 인두를 자극해 기침을 유발시키기 때문이다.

① 신의 병은 감(단맛)을 금한다.
② 마음의 병은 고(쓴맛)를 금한다.
③ 비의 병은 고(쓴맛)를 금한다.
④ 폐의 병은 신(매운맛)을 금한다.
⑤ 간의 병은 함(짠맛)을 금한다.

007 동양 의학 간호에서 중요시하는 특징으로 기본적인 것끼리 짝지어진 것은?

① 육체, 기거, 정신, 문화
② 음식, 정신, 문화, 기후
③ 인종, 기거, 음식, 육체
④ 육체, 문화, 인종, 기후
⑤ 정신, 음식, 기후, 기거

008 용기에 약물을 넣고 물을 부어 가열하여 성분을 삼출시키는 방법으로 급성 질환에 가장 많이 사용되는 제형으로 옳은 것은?

① 정제(錠劑)
② 고제(膏劑)
③ 탕제(湯劑)
④ 주제(酒劑)
⑤ 산제(散劑)

009 한방에서 마른 약재를 세말로 하여 체로 쳐서 고르게 혼합한 약재를 가리키는 것은?

① 주제
② 고제
③ 환제
④ 산제
⑤ 탕제

010 일반적으로 따뜻하게 복용하는 것이 좋은 탕제의 복용 방법으로 옳은 것은?

① 독성이 있는 약을 복용할 때에도 적응을 위해 한꺼번에 먹인다.
② 주로 만성 질환에서 사용한다.
③ 위장에 자극을 주는 약은 식사 직전에 복용한다.
④ 약을 먹는 횟수는 보통 1일 3회로 한다.
⑤ 구토를 할 때는 조금씩 여러 차례 걸쳐 복용시키지 말고 한 번에 먹인다.

011 산제나 분제를 한꺼번에 입속에 털어 넣어 삼키면 안 되는 이유로 옳은 것은?

① 소화 흡수가 너무 빠르기 때문에

② 목에 달라붙어 토할 수 있기 때문에
③ 약이 너무 써서 삼키기 어렵기 때문에
④ 혀에 달라붙어 약이 떨어지지 않기 때문에
⑤ 인두를 자극해 기침을 유발하기 때문에

012
오장육부의 기혈(氣血)과 음양(陰陽)의 부조화나 한열(寒熱)의 조절이 되지 않을 경우를 치료하는 데 이용되는 방법으로 옳은 것은?

① 한법(汗法) ② 토법(吐法)
③ 화법(和法) ④ 온법(溫法)
⑤ 청법(淸法)

013
인체 내부의 내장을 통틀어 이르는 오장육부 중 오장(五臟)에 속하는 것은?

① 삼초(三焦) ② 대장(大腸)
③ 위(胃) ④ 담(膽)
⑤ 심(心)

014
인체 내부의 간장, 심장, 비장, 폐장, 신장의 오장(五臟) 중 여성의 생식기와 관련이 깊은 것은?

① 신(腎) ② 폐(肺)
③ 비(脾) ④ 간(肝)
⑤ 심(心)

015
오장과 오축의 관계가 바르게 연결된 것은?

① 신(腎) – 돈(豚) ② 폐(肺) – 양(羊)
③ 비(脾) – 계(鷄) ④ 심(心) – 마(馬)
⑤ 간(肝) – 우(牛)

016
소문의 「생기통천론」에서 분류하고 있는 오축으로 옳은 것은?

① 닭, 양, 개, 돼지, 닭 ② 개, 소, 돼지, 밀, 닭
③ 말, 양, 개, 닭, 소 ④ 돼지, 개, 양, 말, 닭
⑤ 소, 양, 말, 닭, 돼지

017
인체 내부의 장기는 오장(五腸)육부(六腑)로 나눌 수 있다. 육부에 속하는 것은 어느 것인가?

해설

012 화법(和法) : 기능을 부드럽게 조화시킨다. 병의 사기가 몸의 속도 아니고 겉도 아닌 중간에 있을 경우 치료법으로, 오장육부의 기혈(氣血)과 음양(陰陽)의 부조화나, 한열(寒熱)의 조절이 되지 않을 경우를 치료하는 데 이용되는 방법이다. 예 응용 중화 해독제(시호)

013 오장(五臟)
- 심(心) : 피를 만들고 신(神)이 깃들어 있으며, 정신 사유 활동을 주관하고 모든 장부의 생리 활동 기능과 연관된다.
- 간(肝) : 심(心)에서 생긴 피를 간수하는 곳으로, 여성의 생식기와 관련이 깊다.
- 비(脾) : 피를 조정하고 순환을 총괄하는 곳이며, 또한 음식물에서 영양분을 받아들여 전신에 보내는 작용을 한다.
- 폐(肺) : 기(氣)를 다스리는 곳이다.
- 신(腎) : 인간의 정(精)에 관계되는 곳으로, 남성의 생식 기능과 관련이 깊다.

014 문제 13번 해설 참조

015 오축(五畜)
- 간(肝) = 계(鷄) : 간허(肝虛)에 좋다.
- 심(心) = 양(羊) : 심허(心虛)에 좋다.
- 비(脾) = 우(牛) : 비허(脾虛)에 좋다.
- 폐(肺) = 마(馬) : 폐허(肺虛)에 좋다.
- 신(腎) = 논(豚) : 신허(腎虛)에 좋나.

016 문제 15번 해설 참조

017 육부(六腑) : 육부란 위(胃), 소장(小腸), 대장(大腸), 방광(膀), 담(膽), 삼초(三蕉)를 가리킨다.

Testing 1 기초 한방

해설

018 오장육부의 표리 관계 : 간(肝) — 담(膽), 신(腎) — 방광(膀), 폐(肺) — 대장(大腸), 심(心) — 소장(小腸), 비(脾) — 위(胃)

019 어혈은 발생 부위에 따라 각기 다른 증상이 나타난다.

020 경혈은 신체표면에 있는 뜸·부항·침 치료의 자극점으로서 경락상에 있어서 침을 놓거나 뜸을 뜨기에 적당한 자리이다.

021 음증의 특징
- 기초대사가 약간 낮다.
- 체온이 낮은 경향
- 땀을 잘 흘리지 않는다.
- 수축기와 확장기 혈압이 낮은 경향
- 추위를 잘 탄다.
- 입안에 침이 잘 고이며 갈증이 별로 없다.
- 설사를 잘 한다.

022 양증의 특징
- 기초대사가 약간 높다.
- 체온이 높은 경향
- 땀을 잘 흘린다.
- 수축기와 확장기 혈압이 높은 경향
- 위의 소화 기능이 활발
- 더위를 잘 탄다.
- 안면이 붉은 경향
- 찬물 또는 찬 음식을 좋아함
- 변비가 잘 생긴다.

① 간　　② 신
③ 비　　④ 담
⑤ 폐

018 같은 기운이 되는 장과 부의 관계를 일컫는 오장육부의 표리관계가 바르게 연결된 것은?

① 간(肝) – 대장(大腸)　② 폐(肺) – 방광(膀)
③ 심(心) – 소장(小腸)　④ 신(腎) – 위(胃)
⑤ 비(脾) – 담(膽)

경락 및 음양오행 학설

019 축혈이라고도 부르는 어혈에 대한 설명으로 옳지 않은 것은?

① 외상어혈은 상한 부위에 청자색 혈종이 보인다.
② 어혈이 경맥을 막아 통하지 못하면 통증이 생긴다.
③ 전신의 혈액운행이 순조롭지 못한 것을 말한다.
④ 한열이 지나치게 왕성해도 어혈이 형성된다.
⑤ 어혈의 증후는 어혈이 생긴 부위에 따라 동일하게 나타난다.

020 침을 맞는 경락의 부위와 뜸을 놓는 자리로 적당한 곳은?

① 영혈　　　② 경혈
③ 유혈　　　④ 합혈
⑤ 정혈

021 음양의 개념 중 음증에 대한 설명으로 옳은 것은?

① 땀을 잘 흘린다.　　② 더위를 잘 탄다.
③ 변비가 잘 생긴다.　④ 안면이 붉은 경향이 있다.
⑤ 입안에 침이 잘 고인다.

022 음양의 개념 중 양증에 대한 설명으로 옳은 것은?

① 확장기 혈압이 낮은 경향이 있다.
② 미주신경 긴장형이다.
③ 찬 음식을 좋아한다.
④ 갈증이 별로 없다.

⑤ 소변이 맑고 설사를 잘 한다.

한방 병원 간호 관리의 실제

023 전승의학의 여러 가지 진단법 중에서도 가장 우위를 차지하고 경락의 허실을 파악하기 위한 결정적인 역할을 하는 것은?

① 보진(補診)
② 문진(問診)
③ 망진(望診)
④ 문진(聞診)
⑤ 맥진(脈診)

024 생체의 기능을 조정하고 질병을 치료하기 위한 자침에 대한 설명으로 옳은 것은?

① 자침·애구는 모두 내치법의 범위에 속한다.
② 발침 후 남은 침이 없는지 살핀다.
③ 침 치료 시에는 일반적으로 앉는다.
④ 간접적으로 차갑게 하여 치료효과를 얻는다.
⑤ 각종 침구를 써서 인체의 일정 부위를 마사지 하는 것이다.

025 맥진계는 어느 동맥의 측맥파를 기록하는 것인가?

① 대동맥
② 요골 동맥
③ 측골 동맥
④ 족배 동맥
⑤ 상완 동맥

026 심장 박동에 의해 생긴 파동이 동맥파를 따라 말초로 전파될 때 요골 동맥상에서 지두로 촉지하여 질병 상태를 판단하는 진단 행위로 옳은 것은?

① 초음파 진단
② 시진
③ 타진
④ 청진
⑤ 맥진

027 침 치료 시 현기증을 예방하기 위해 반드시 눕혀야 하는 환자로 옳지 않은 것은?

① 정신 과민자
② 허약한 환자
③ 편도염 환자
④ 체질 허약자
⑤ 초진의 예민한 환자

해 설

023 맥진(脈診)은 전승 의학의 여러 가지 진단법 중에서도 가장 우위를 차지하고 경락의 허실을 파악해 결정적인 역할을 한다.

024 ① : 자침·애구는 모두 외치법에 속한다.
③ : 침 치료 시에는 모두 편안히 눕게 한다.
④ : 따뜻하게 하여 치료 효과를 얻는다.
⑤ : 마사지가 아니라 침을 놓는다.

025 맥진계(脈診計) : 재래 맥진 방법을 의학 공학(ME, Medical Engineering)을 응용하여 객관화한 계기로 요골동맥 측맥파를 미분파로 기록하는 것이다.

026 맥진(脈診) : 심장박동에 의해 생긴 내압 파동이 동맥파를 따라 말초로 전파하는 것을 요골동맥상에서 지두(指頭)로 촉지하여 질병 상태를 판단하는 진단 행위를 말한다.

027 침 치료 시에는 일반적으로 눕는다. 특히 체질 허약자, 정신 과민자, 정신이 예민한 초진 환자는 현기증을 예방하기 위해 누워 있게 한다.

Testing
기초 한방

해설

028 환자 상태를 관찰하여 가슴이 답답하다고 불편함을 호소하거나 현훈 시 의사에게 즉시 알린다.

029 ① : 침을 놓는 시간은 15~30분 정도가 좋다.
② : 알코올 솜으로 닦아 고압증기멸균한다.
③ : 침체가 피부 위로 1/10~3/10 정도 노출되게 한다.
⑤ : 남은 침이 없는지 간호조무사가 확인한다.

030 삼릉침(三稜針) : 사열(瀉熱), 출혈(出血), 발설(發泄)의 목적으로 사용하며 고질(痼疾) 따위의 병에 쓰인다.

031 문제 28번 해설 참조

032 훈침(暈針)의 증상 : 다양한 증상이 나타나는데, 가벼운 경우는 어지럽고 얼굴색이 하얗게 되며, 가슴이 번거롭고 답답하며 토하려 하고, 심한 자는 졸도하고, 얼굴색이 창백하고 입술색이 파래지며, 온몸에 땀이 많이 난다.

---

028 침은 오장육부의 기와 혈의 기능을 조절해 줌으로써 질병을 치료한다. 침 시술을 받는 환자의 간호로 옳은 것은?

① 침 부위에 더운물 주머니를 대어 준다.
② 발침 후 남은 침이 없는지 환자에게 살펴보게 한다.
③ 발침 후 알코올솜으로 침공 부위를 닦고 출혈 시 멈출 때까지 침을 다시 놓는다.
④ 유침 시간 동안 환자의 체위를 자주 변경시켜준다.
⑤ 환자 상태를 관찰하여 현훈 시 의사에게 알린다.

029 침구 간호에 대한 설명으로 옳은 것은?

① 침을 놓고 1시간 정도 후에 발침한다.
② 사용한 침구는 알코올솜으로 닦아 소독한다.
③ 침체가 피부 위로 1/3~2/3 정도 노출되게 한다.
④ 침구 제거 후 소독솜을 이용하여 가볍게 문지른다.
⑤ 발침 후 남은 침이 없는지 환자에게 확인하게 한다.

030 침은 병의 종류에 따라 그 사용하는 종류가 여러 가지인데, 사열(瀉熱), 출혈(出血), 발설(發泄)의 목적으로 사용하는 침은?

① 피내침　　② 삼릉침
③ 호침　　　④ 피부침
⑤ 지침

031 침을 맞고 있는 환자가 가슴이 답답하다고 불편함을 호소할 경우 환자에 대한 간호로 옳은 것은?

① 인중을 가볍게 눌러준다.
② 침 부위에 출혈이 있는지 확인한다.
③ 의사에게 즉시 보고한다.
④ 침을 뺀 후 알코올 솜으로 닦는다.
⑤ 환자의 체위를 일정하게 유지시킨다.

032 한의원에서 침을 맞고 있던 환자가 어지럽고 가슴이 답답하다며 정신혼미로 쓰러졌다. 이 증상으로 옳은 것은?

① 혈종　　　② 만침
③ 훈침　　　④ 절침
⑤ 체침

Basic Skills for Fundamentals of Nursing

Nursing Examination

033 침은 각종 침구(鍼具)를 사용하여 인체의 일정 부위를 자극하고 각종 조작방법을 운용해서 경기를 돌발시킴으로써 생체의 기능을 조절하고 질병을 치료한다. 침요법의 적응증으로 옳은 것은?

① 위장관 질환 ② 내출혈
③ 급성 심장 질환 ④ 고환염
⑤ 폐질환

034 침 요법은 각종 침구를 사용하여 인체의 일정 부위를 자극해 생체의 기능을 조절하고 질병을 치료하는 것이다. 이러한 침 요법을 적용할 수 없는 경우는?

① 중풍 ② 관절염
③ 경련 ④ 근육통
⑤ 출혈

035 혈 부위를 뜨겁게 자극함으로써 쑥의 약효와 열을 가하여 질병을 예방하고 치료해주는 구법(뜸)의 작용에 해당되는 것은?

① 억제작용, 배출작용, 면역작용, 유도작용
② 배출작용, 유도작용, 항분작용, 면역작용
③ 반사작용, 면역작용, 항분작용, 배출작용
④ 억제작용, 반사작용, 유도작용, 배출작용
⑤ 면역작용, 반사작용, 유도작용, 중혈작용

036 혈 부위에 뜸을 사용하여 뜨겁게 자극하여 치료 효과를 얻는 뜸의 작용으로 옳은 것은?

① 신진대사 감소 ② 혈액 순환 감소
③ 통증의 증가 ④ 면역 기능 증가
⑤ 적혈구 감소

037 자연과 호흡하고 심신의 안정과 조화를 유지시켜 주는 것과 관련이 깊은 것은?

① 구법 ② 한증
③ 양생술 ④ 부항
⑤ 추나

해설

033 침요법의 내과적 적응증 : 호흡계의 감기, 편도염, 기관지염이나 합병증이 없는 경우의 천식, 소화계의 딸꾹질, 위하수, 급·만성 위염, 위산 과다, 만성 십이지장 궤양의 동통 완화, 급·만성 대장염, 변비, 설사, 장 마비, 과민 대장 증후군

034 침요법의 적응증 : 경기나 경련, 호흡계의 감기, 편도염, 기관지염이나 합병증이 없는 경우의 천식, 소화계의 딸꾹질, 위하수, 급·만성 위염, 위산 과다, 만성 십이지장 궤양의 동통 완화, 급·만성 대장염, 변비, 설사, 장 마비, 과민 대장 증후군, 우울 신경증, 불안 신경증, 수면 장애, 두통, 편두통, 삼차신경통, 류마티스 관절염, 소아마비 후유증, 메니에르(Meniere)병, 신경성 방광, 늑간 신경통, 오십견, 테니스 엘보, 좌골신경통, 요통, 각종 디스크 질환, 월경통이나 출산 시 진통을 완화시킬 뿐 아니라 분만 촉진과 태아의 위치 조정, 결막염, 눈다래끼, 합병증이 없는 백내장이나 어린이 사시 등의 눈의 질환과 부비동염, 비염 등의 비질환, 인후염과 같은 인후질환, 이명, 난청, 치통, 발치 후의 치통, 잇몸염(치은염), 중추신경 및 말초신경의 장애에 의한 마비 질환(중풍, 안면 신경 마비 등), 약물 남용

035 뜸의 작용 : 중혈 작용, 면역 작용, 반사 작용, 유도 작용, 신진대사 작용, 혈액순환 작용, 진통·진정 등의 억제 작용, 지각신경·운동신경·자율신경 등의 기능을 회복시키는 항분 작용 등

036 문제 35번 해설 참조

037 양생술(養生術)
- 자연과 호흡하고 심신의 안정과 조화를 유지시켜 주는 것과 관련이 깊다.
- 예방 의학에 해당하며 그 목적은 선도적(仙道的) 수련법과 아울러 질병이 생길 조건을 만들지 않는 데 있다.

Testing
기초 한방

자연요법 관리

해설

038 추나의 작용: 추나의 치료 작용은 통증을 경감시키고 음양을 조화시키며(음양 조절 기능), 경락을 소통시키고 기와 혈을 활성화시키며(혈액순환 촉진), 근육의 균형을 회복함으로써 근 경련 상태를 개선시켜 주고(체질 강화), 관절을 원활하고 부드럽게 하여 관절 운동 범위를 개선시킨다.

039 문제 38번 해설 참조

040 추나(수기)의 작용: 기혈(氣血)의 조화, 경락(經絡)의 소통, 신진대사 촉진, 저항력 증진, 국부 혈액 순환, 영양 상태의 개선, 정골(正骨) 작용, 관절 운동 범위 개선

041 자연요법: 수욕요법, 수기요법(추나요법), 한증요법, 부항요법

042 부항요법의 정의: 부항요법은 음압 펌프질로 관 속의 공기를 빼내어 경혈상 피부 표면에 흡착(흡입법)시키거나 간접적으로 화력을 이용(섬화법)하여 울혈을 하는 방법이다.

---

038 수기요법에서 수기는 추나, 안마, 지압이라고도 하는데 한의학에서는 외과적인 치료 방법 중 하나이다. 수기요법에 대한 설명으로 옳은 것은?

① 관절주위 조직을 수축시키는 효과를 갖는다.
② 관절기능 이상 시 관절의 운동 범위를 개선시킨다.
③ 근육의 균형을 회복함으로써 혈액의 생성을 촉진시킨다.
④ 관절의 염증 질환이나 골절 시에 효과가 있다.
⑤ 수기요법은 부항이라는 용어로 보편화되어 있다.

039 한의학에서 외과적인 치료 방법 중의 하나인 추나요법(수기요법)의 효과로 옳지 않은 것은?

① 혈액 순환 촉진 ② 음양 조절 기능
③ 통증 경감   ④ 식욕 부진
⑤ 체질 강화

040 수기요법은 양손가락이나 손바닥을 이용하여 환자의 질병 부위나 체질을 파악하여 치료하는 방법이다. 수기요법의 적용으로 옳은 것은?

① 관절 운동 범위 개선 ② 염증 질환
③ 종양   ④ 근육 수축
⑤ 임산부

041 자연요법은 화학요법이나 외과요법 등을 주류로 하는 현대 임상 의학과는 반대되는 요법이다. 자연요법으로 옳지 않은 것은?

① 수욕요법 ② 수기요법
③ 한증요법 ④ 자침
⑤ 부항요법

042 화력을 간접적으로 이용하며, 음압 펌프질로 관속의 공기를 빼내어 경혈상 피부표면에 흡착시켜 울혈을 하여 치료하는 것은?

① 지압요법 ② 기공요법
③ 부항요법 ④ 수기요법
⑤ 구법

Basic Skills for Fundamentals of Nursing
Nursing Examination

043 경혈상의 피부에 음압을 작용시켜 비생리적인 체액을 제거하여 체질을 정화시킨다는 부항요법의 적응증으로 옳은 것은?

① 월경통, 결막염, 심장 질환, 디스크
② 두통, 장 마비, 우울증, 심장 질환
③ 변비, 불임증, 심장질환, 뇌졸중
④ 뇌졸중, 관절염, 편도염, 대장염
⑤ 고혈압, 디스크, 불임증, 변비

044 한의학에서 사용되고 있는 부항요법을 적용할 수 있는 경우로 옳은 것은?

① 심계항진(두근거림)   ② 근육통
③ 정맥류   ④ 경련
⑤ 고열

045 한약을 처음 복용 시 나타나는 거부반응으로 일시적으로 증상이 악화되거나 원치 않는 효과가 나타나는 것은?

① 길항(拮抗)   ② 금단(禁斷)
③ 현훈(眩暈)   ④ 명현(瞑眩)
⑤ 득기(得氣)

046 혈액 순환을 촉진시켜 신진대사를 원활하게 해 주는 수욕요법의 치료적 작용으로 옳은 것은?

① 신진대사 촉진, 체질 강화   ② 해독작용, 중화작용
③ 저항력 증진, 골화작용   ④ 체중 조절, 소화작용
⑤ 음양 조절, 영양상태 개선

047 수욕요법의 치료적 작용으로 옳지 않은 것은?

① 순환촉진작용   ② 해독작용
③ 혈액정화작용   ④ 지혈작용
⑤ 자극과 진정작용

048 냉탕과 온탕에 교대로 들어가는 치료법인 냉온요법의 금기증으로 옳은 것은?

① 류마티스 질환   ② 중증 심장 질환
③ 당뇨병   ④ 비만증
⑤ 만성 소화기 질환

해 설

043 부항요법의 적응증
- 결핵성 질환 : 폐조직 울혈 제거, 감기
- 순환기 질환 : 고혈압, 동맥경화증, 중풍 등
- 신경계 질환 : 류마티스 질환, 좌골신경통, 디스크, 치통, 안면신경 마비, 견갑신경통, 근육통, 요통, 교상
- 부인과 질환 : 월경통, 월경 과다, 월경 장애, 대하증, 근종, 불임증
- 소화기 질환 : 변비, 장무력증, 하복부 냉감, 만성 소화장애, 충수염, 위염, 설사, 소화 불량

044 문제 43번 해설 참조

045 명현 : 약 복용 시 나타나는 거부반응으로 일시적으로 증상이 악화되거나 원치 않는 효과가 나타나는 것이다.

046 수욕요법(水浴療法)의 치료 의학적 작용으로는 ⅰ) 자극과 진정, ⅱ) 혈액 정화 및 혈액순환 촉진 ⅲ) 해독과 중화 작용 ⅳ) 산·염기의 조화를 들 수 있다.

047 문제 46번 해설 참조

048 수치료법의 적응증과 금기증
- 적응증 : 만성질환(만성 소화기 질환, 고혈압, 비만증, 노이로제, 당뇨병, 중풍, 신경통, 류마티스)
- 금기증 : 중증 심장 질환

정답 38② 39④ 40① 41④ 42③ 43⑤ 44② 45④ 46② 47④ 48②

Testing 1
기초 한방

해설

049 서양의학에서는 발한으로 체중 조절, 노폐물 배설 촉진 등의 목적으로 이용하지만 동양의학에서는 온보, 소염 등의 효과까지 곁들여 치료의 목적으로 이용되고 있다.

050 사상의학 이론은 우리나라 조선 말기 이제마(李濟馬, 1836~1900)에 의해 창안되었으며, 중국의 한의학과는 달리 사람을 태양인(太陽人), 태음인(太陰人), 소양인(少陽人), 소음인(少陰人)의 네 가지로 분류하여 질병 치료의 방법과 식이요법에 관하여 서술하고 있다.

051 사상의학의 원리 : 태양인은 폐대간소(肺大肝小), 태음인은 간대폐소(肝大肺小), 소양인은 비대신소(脾大腎小), 소음인은 신대비소(腎大脾小)

052 간(肝)계 병의 간호
- 기름기, 매운 자극성 등의 화기를 동하게 하는 음식은 피한다.
- 크게 노한 후 정신이 분명치 않게 되고 갑자기 현기증이 나 기절, 중풍 증세가 나타난다.
- 간호 원칙은 주로 정신 간호가 된다.
- 감정이 편안해야 하고, 우울하고 번뇌가 있으면 안 된다.

053 신(腎)계 병의 간호
- 너무 짠 음식은 신(腎)을 상하게 한다.
- 음식은 자양 보신하는 양, 돼지 신장, 척수, 자라 등이 좋다.
- 부부 관계를 절제한다.
- 피로가 적어야 하고 휴식에 주의한다.

---

049 땀을 나게 해서 병을 고치는 원리를 적용한 한증요법의 동양 의학상 목적으로 옳은 것은?

① 땀의 배설
② 소염, 온보
③ 신진대사 촉진
④ 노폐물 배설
⑤ 체중 조절

체질(사상, 四象)의 정의 및 원리

050 각 체질에 따라 생리 · 병리 · 약리를 설명하여 질병을 치료하는 의학인 사상의학 이론을 창안한 학자로 옳은 것은?

① 이익
② 김득신
③ 허준
④ 이제마
⑤ 정약용

051 사상의학에서는 사람의 체질에 따른 장기적 특성을 분류하고 있는데, 그 분류가 옳게 연결된 것은?

① 태음인 – 신대폐소(腎大肺小)
② 소음인 – 간대폐소(肝大肺小)
③ 소양인 – 신대비소(腎大脾小)
④ 태음인 – 비대신소(脾大腎小)
⑤ 태양인 – 폐대간소(肺大肝小)

052 한방에서 특히 유의해야 할 간(肝)계 병의 간호에 대한 설명으로 옳은 것은?

① 간호 원칙은 주로 '정신 간호'가 된다.
② 음식은 반드시 절제하여 정시에 정량을 들도록 한다.
③ 폭음, 폭식을 피한다.
④ 음식의 양과 횟수를 줄여 여러 번 먹는다.
⑤ 익혀서 부드럽고 물렁한 것으로 먹는다.

053 체질에 따라 한방 간호의 내용은 달라지는데, 신(腎)계 병의 간호에 대한 설명으로 옳은 것은?

① 채소와 과일을 많이 먹는다.
② 외계(外界)의 사기(邪氣)가 침입하는 것과 관계가 있다.
③ 매운 것, 담배, 술을 피한다.
④ 피로가 적어야 하고 휴식에 주의한다.

⑤ 너무 단 음식은 신(腎)을 상하게 한다.

054 체질은 개개인의 형태·기질의 생리 반응의 특성으로 나타난다. 한방에서 비(脾)계 병의 간호 시 가장 좋은 식품으로 옳은 것은?

① 경고
② 채소
③ 점체류 음식물
④ 유지
⑤ 동물의 간

해설

054 비(脾)계 병의 간호(위장, 소화계통의 질환)
- 변비일 때는 채소와 과일을 많이 먹는다.
- 유지, 경고, 점체류 음식물, 생냉한 과일은 피한다.
- 음식의 양과 횟수를 줄여 여러 번 먹는다.
- 폭음, 폭식을 피하고 평상시 보온에 주의한다.
- 익혀서 부드럽고 물렁한 것으로 먹는다.
- 음식은 반드시 절제하여 정시에 정량을 먹도록 한다.

Basic Skills for Fundamentals of Nursing

인체 구조와 기능

해부학의 용어 및 항상성

001 인체를 가로지르는 여러 개의 가상적 단면 중 인체를 앞뒤로 나누는 면을 무엇이라 하는가?

① 가로면 ② 시상면
③ 관상면 ④ 수평면
⑤ 정중면

002 인체의 위치 및 방향에 대한 용어와 그 의미의 연결이 옳은 것은?

① 저측(발바닥쪽)과 배측 – 속이 빈 기관 또는 강의 겉과 속
② 장측(손바닥쪽)과 배측 – 발바닥 쪽과 발등 쪽
③ 근위와 원위 – 몸의 앞면에 가까이 있는 곳과 그 반대쪽
④ 앞과 뒤 – 주로 상하지에서 몸통에 가까운 곳과 먼 곳
⑤ 내측과 외측 – 정중면에 가까운 곳과 먼 곳

003 관절운동을 나타내는 용어 중 (윤)활막성 관절 각도가 작아지는 가동성 운동으로 옳은 것은?

① 회전 ② 외전
③ 내전 ④ 굴곡
⑤ 신전

인체의 구성

004 인체를 구성하고 있는 세 가지 성분으로 옳은 것은?

① 체액, 기관, 세포사이물질 ② 기관, 호르몬, 세포
③ 호르몬, 세포, 체액 ④ 세포, 세포사이물질, 체액
⑤ 호르몬, 세포사이물질, 기관

005 세포의 종류에 따라 세포분열의 속도는 차이가 있지만 분열하는 양상은 모두 비슷하다. 세포분열의 단계로 옳은 것은?

① 간기 – 전기 – 중기 – 후기 – 종기
② 종기 – 간기 – 전기 – 후기 – 중기
③ 간기 – 후기 – 중기 – 종기 – 전기
④ 간기 – 전기 – 중기 – 종기 – 후기
⑤ 전기 – 간기 – 중기 – 후기 – 종기

해설

문제
동영상 강의

001 인체의 면
- 정중면 : 인체를 좌우로 나누는 면
- 가로면 : 인체를 수평 방향으로 지나면서 위아래 두 부분으로 나누는 면
- 관상면 : 인체를 앞뒤로 나누는 면
- 시상면 : 정중면에 평행한 면

002 인체의 위치 및 방향
- 내측(medial)과 외측(lateral) : 정중면에 가까운 곳을 내측, 먼 곳을 외측이라 한다. 예 오른쪽 눈은 오른쪽 귀보다는 내측이고 코보다는 외측이다.
- 앞(anterior)과 뒤(posterior) : 몸의 앞면(가슴 또는 배)에 가까이 있는 것을 앞이라고 하며, 그 반대쪽을 뒤라 한다.
- 위(superior)와 아래(inferior) : 머리가 있는 쪽을 위, 다리가 있는 쪽을 아래라고 하며, 두측(cranial) 및 미측(caudal)이라고도 한다.
- 근위(proximal)와 원위(distal) : 주로 몸통에 가까운 곳을 근위, 먼 쪽을 원위라고 한다.
- 손바닥(쪽)(palmar)과 배측(dorsal) : 손바닥 쪽을 장측, 손등 쪽을 배측이라 한다.
- 발바닥(쪽)(plantar)과 배측(dorsal) : 발바닥 쪽을 저측, 발등 쪽을 배측이라 한다.
- 안(inner)과 밖(outer) : 속이 빈 기관 또는 강의 겉과 속을 말할 때 쓰인다.
- 얕은(superficial)과 깊은(deeper) : 신체 표면과 심부(내부)를 나타낸다.
- 중심(central)과 말초(peripheral) : 중심부에서 뻗어나가는 것을 말초라 한다. 예를 들면 팔에 있는 신경은 말초신경계의 일부이다.

003 굴곡(flexion)과 신전(extension) : 관절은 굽히는 운동으로 관절을 이루는 두 뼈 사이의 각도가 해부학적 자세에서 원래 이루고 있던 각도보다 줄어드는 것[(윤)활막 관절 각도가 작아지는 것]을 굴곡, 그 반대로 다시 펴는 운동[(윤)활막 관절 각도가 커지는 것]을 신전이라 한다.

004 인체의 구성성분 : 우리 몸은 어느 부위를 막론하고 세포와 세포 사이 물질, 체액의 세 가지 성분으로 구성되어 있으며 이 중에서도 살아 있는 것은 세포뿐이고 세포 사이 물질이나 체액은 세포가 살아가는 데 적합한 환경과 영양을 공급하는 요소에 불과하다.

005 세포분열의 과정 : 간기–전기–중기–후기–말기(종기)

정답 01③ 02⑤ 03④ 04④ 05①

Testing 인체 구조와 기능

해설

006 그물(망상)내피세포
- 그물(망상)내피세포의 위치 : 그물내피세포는 림프절, 비장, 골수에 있다.
- 그물(망상)내피세포의 기능 : 포식작용(식균작용), 면역체 형성, 이물질 제거 등
- 그물(망상)내피세포와 관련된 질환
  - 빈혈 : 그물(망상)내피세포가 적혈구를 과도하게 파괴시켜서 일어난다.
  - 그물(망상)세포육종 : 국부적 또는 몸 전체에 퍼지는 것으로, 대개 림프절에 생긴다.

007 신경세포의 특징
- 한번 손상되면 재생이 불가능하다.
- 거의 일생 동안 살아 있고 일단 성숙되면 분열이 되지 않는다.
- 자극을 받아 흥분을 일으켜 다른 세포에 전달하는 기능을 한다.

008 방어적 장기 : 간, 골수, 림프절(임파절), 비장

009 뼈의 구조 : 우리 몸의 뼈는 총 206개이다.
- 골막 : 뼈를 보호, 혈관·림프관 및 신경을 통과시키는 바탕을 제공, 골절 시에 뼈를 재생시키는 중요한 역할을 한다.
- 골수 : 혈구를 생산한다.
- 골조직 : 해면골과 치밀골로 구분된다.

010 골막 : 뼈의 외면을 덮고 있는 결합조직으로 된 얇은 막으로 골수강을 덮고 있는 것은 골내막, 그 외 바깥쪽의 골막은 골외막이라 한다. 골막은 뼈를 보호하고, 혈관·림프관 및 신경을 통과시키는 바탕을 제공하며 근육이나 힘줄이 붙는 자리를 마련하고 골절 시에 뼈를 재생시키는 중요한 역할을 한다.

011 골수 : 해면골의 엉성한 조직과 골수강을 메우는 조직으로 이곳에서 혈구를 생산한다.

---

006 골수에 있는 전구세포로부터 만들어지는 망상(그물)내피세포의 역할로 옳은 것은?

① 식균작용(포식작용), 혈액 이송, 발열 억제
② 면역체 형성, 식균작용(포식작용), 영양소 운반
③ 영양소 운반, 이물질 제거, 혈액 이송
④ 발열 억제, 영양소 운반, 혈액 이송
⑤ 식균작용(포식작용), 이물질 제거, 면역체 형성

007 거의 일생 동안 살아 있고 일단 성숙되면 분열이 되지 않는 세포는?

① 혈액세포   ② 백혈구
③ 상피세포   ④ 근육세포
⑤ 신경세포

008 방어적 장기로 옳지 않은 것은?

① 비장   ② 심장
③ 림프절   ④ 골수
⑤ 간

골격계의 구조와 기능

009 뼈는 우리 몸의 여러 기관 중 가장 단단한 구조이다. 뼈의 구조로 옳은 것은?

① 골막, 근육, 경골   ② 경골, 골수, 골조직
③ 골막, 연골, 골수   ④ 연골, 경골, 골수
⑤ 골막, 골조직, 골수

010 뼈의 외면을 덮고 있는 결합조직으로 된 얇은 막으로 골절 시에 뼈를 재생시키는 중요한 역할을 하는 것은?

① 골막   ② 연골
③ 골수   ④ 골조직
⑤ 치밀골

011 해면골의 엉성한 조직과 골수강을 메우는 조직 혈구를 생성하는 조혈작용이 이루어지는 곳으로 옳은 것은?

① 인대   ② 연골

③ 골막 ④ 골조직
⑤ 골수

012 뼈에 영향을 미치는 요소 중 뼈의 성장 및 대사와 관련 있는 것은?
① 철, 글루카곤, 칼슘
② 칼륨(포타슘), 칼시토닌, 비타민
③ 부갑상샘호르몬, 칼슘, 불소
④ 글루카곤, 인슐린, 비타민
⑤ 칼슘, 비타민, 칼시토닌

013 뼈가 우리 몸에서 하는 일은 매우 다양하다. 뼈의 주요 기능으로 옳은 것은?
① 저장, 순환, 대사, 보호 ② 순환, 대사, 운동, 조혈
③ 보호, 운동, 대사, 호흡 ④ 조혈, 운동, 순환, 저장
⑤ 지지, 보호, 조혈, 운동, 저장

014 형태에 따른 뼈의 분류 중 어깨 후상부의 삼각 모양의 근골 명칭으로 옳은 것은?
① 장골(엉덩뼈) ② 요골
③ 비골(코뼈) ④ 견갑골
⑤ 쇄골

015 두개골은 머리와 얼굴을 구성하는 뼈들로 이루어져 있다. 두개골의 구성요소로 옳은 것은?
① 요골 ② 사골
③ 척골 ④ 경골
⑤ 치골

016 우리의 몸은 많은 관절들로 구성되어 있다. 그 중 악관절(측두하악관절)을 이루고 있는 구성 요소로 옳은 것은?
① 구개골, 두정골 ② 상악골, 하악골
③ 전두골, 후두골 ④ 측두골, 하악골
⑤ 치조골, 하악골

017 관골(볼기뼈, hip bone)은 '넓은 뼈'라는 의미로 옛날에는 무명골 또는 무창골(무명뼈)이라고도 하였다. 이를 구성하는 뼈로 옳은 것은?

해설

012 뼈의 성장과 유지에 영향을 미치는 요인 : 뼈가 성장하는 데는 많은 유전자들이 관련되어 있고, 호르몬, 비타민, 칼슘, 칼시토닌, 인 등이 적절히 공급되어야 한다. 만약 이들 요소들이 부족하면 뼈의 성장이 느려지고 심한 경우 척추와 다리뼈 등이 구부러지는 구루병 등을 초래한다.

013 뼈의 기능 : 뼈가 우리 몸에서 하는 일은 매우 다양하나 주요 기능은 다음과 같다.
• 지지기능 : 신체를 지지하여 체격을 유지한다.
• 보호기능 : 체강 속의 내부 장기들을 보호한다.
• 조혈기능 : 골수에서 혈구를 생산한다.
• 운동기능 : 근육과 협력하여 운동을 한다.
• 저장기능 : 무기물(칼슘, 인산염) 등을 축적하였다가 필요에 따라 혈류를 통하여 공급한다.

014 견갑골(Scapula)의 특징
• 견갑골(어깨뼈, scapula)은 크고 납작한 골로서 역삼각형 모양으로 흉곽 후벽 제2~7늑골 사이에 위치하며, 상후벽 근육 속에 묻혀 있으나 전체를 촉지할 수 있다.
• 견갑골에는 3개의 돌기가 있는데 견갑골 후면을 비스듬히 가로질러 있다.

015 두개골 : 머리와 얼굴을 구성하는 뼈들로 이루어져 있으며 악관절만을 제외하고는 모두 봉합으로 연결되어 있다.
• 뇌두개골 : 전두골, 후두골, 접형골, 사골 등 4개의 뼈와 좌우 2개씩인 두정골, 측두골의 4개가 합쳐 모두 8개의 뼈로 구성되며 그 안에 뇌를 간직하여 보호한다.
• 안면골 : 얼굴을 구성하는 14개의 뼈들로 상악골, 관골, 코뼈(비골), 누골, 하비갑개, 구개골 등은 좌우 각각 2개씩이고 서골과 하악골은 각각 1개씩이다.
• 이소골 : 귓속뼈라고도 하며, 고막쪽으로부터 망치뼈(추골), 모루뼈(침골), 등자뼈(등골)로 이루어져 있다.
• 설골 : 혀의 뿌리에 붙어 있는 "V"자 모양의 작은 뼈로 턱 밑에 있다.

016 측두하악관절(턱관절) : 얼굴 부위의 유일한 관절로 측두골(관자뼈)과 하악골(아래턱뼈)이 만나 이루어진다.

017 볼기뼈(관골, hip bone)
• 볼기뼈는 골반을 형성하는 뼈로 장골(엉덩뼈, ilium), 좌골(궁둥뼈, ischium), 치골(두덩뼈, pubis)로 구성되어 있으며, 골반 안에는 방광, 자궁, 전립샘, 직장 등의 장기가 있다.
• 볼기뼈의 형태는 남녀가 뚜렷하며 한쪽은 척주, 다른 한쪽은 대퇴골에 의하여 하지골과 연결된다.

Testing 인체 구조와 기능

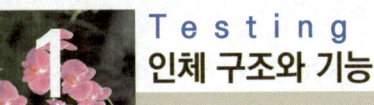

해 설

018 문제 17번 해설 참조

019 다리이음뼈와 다리(하지골)의 구성
- 다리이음뼈(하지대, hip girdle) : 관골(장골·좌골·치골)
- 다리뼈
  - 경골·비골
  - 대퇴 : 대퇴골·슬개골
  - 발 : 족근골(7개), 중족골(5개), 족지골(14개)

020 횡문근과 평활근
- 횡문근 : 가로무늬를 나타내는 근육으로, 운동신경으로 지배되고 대부분 골격에 붙는다(골격근). 의지에 따라서 움직일 수가 있으므로 수의근이라고 한다. 특이하게 심근(心筋)은 가로무늬가 있어도 수의근은 아니다.
- 평활근 : 척추동물의 경우, 주로 내장의 벽을 구성하는 근육으로, 내장근(육)이라고도 하며, 불수의근이다. 수축·이완의 속도가 완만한데, 횡문근(橫紋筋)이 0.1초쯤 걸려 수축하는 데 비해, 평활근은 수초에서 수십초 걸린다. 수축의 지속성이 높아 좀체로 피로하지 않기 때문에 내장근으로서의 기능에 적응해 있다. 식도 중간 부위에서 항문에 이르기까지의 소화관, 방광, 혈관 등 내장의 벽들은 모두 이 근육들로 구성되어 있다.

021 문제 20번 해설 참조

022 근육의 기능
- 근육의 수축으로 몸 전체는 효율적으로 움직이게 되며, 혈액의 순환, 소화관의 음식물 통과, 비뇨계(통)의 소변 형성과 배출 그리고 호흡을 할 때 흉부, 복부 및 횡격막의 운동이 가능해진다.
- 기타 자세의 유지, 열의 생산 등의 작용이 있다.

① 좌골, 슬개골, 치골　② 장골, 대퇴골, 척골
③ 좌골, 요골, 척골　　④ 장골, 좌골, 치골
⑤ 치골, 대퇴골, 척골

018 골반 안에 있는 장기로 옳지 않은 것은?
① 직장　　② 비장
③ 전립샘　④ 자궁
⑤ 방광

019 하지골(다리이음뼈와 다리뼈)에 해당되는 것으로만 옳게 조합된 것은?
① 경골, 요골, 대퇴골　② 경골, 대퇴골, 슬개골
③ 요골, 쇄골, 비골　　④ 슬개골, 척골, 요골
⑤ 대퇴골, 요골, 비골

근육계의 구조와 기능

020 인간의 신체는 600개 이상의 근육이 있는데, 이러한 근육의 분류와 종류가 알맞게 짝지어진 것은?

① 횡문근 – 불수의근 – 심장근　② 평활근 – 수의근 – 골격근
③ 평활근 – 불수의근 – 심장근　④ 횡문근 – 수의근 – 소화관
⑤ 횡문근 – 불수의근 – 골격근

021 평활근에 대한 설명으로 옳은 것은?
① 자율신경에 의해 지배되지 않는 불수의근이다.
② 심장은 평활근이다.
③ 의지대로 움직일 수 있는 수의근이다.
④ 소화관, 방광, 혈관 등 내장의 벽들을 구성한다.
⑤ 현미경으로 관찰하였을 때 가로무늬가 있다.

022 근육은 몸무게의 40~50%를 차지하며, 수축과 이완을 통해 여러 가지 일을 한다. 이러한 근육의 기능으로 옳은 것은?
① 신체 유지, 음식물 이동, 운동, 열 생산
② 산소 운반, 노폐물 방출, 열 생산, 심장박동
③ 신체 유지, 산소 운반, 노폐물 방출, 운동
④ 운동, 음식물 이동, 산소 운반, 노폐물 방출

⑤ 내장 보호, 산소 운반, 움직임, 열 생산

소화계의 구조와 기능

023 장운동은 장벽을 이루고 있는 평활근의 수축과 이완에 의하여 일어나며 연동운동과 분절운동이 있다. 이 중 연동운동에 대한 설명으로 옳은 것은?

① 소장에서만 볼 수 있는 운동이다.
② 소화관의 어느 부위에서나 일어나는 운동이다.
③ 화학적 소화작용에 해당된다.
④ 음식물을 아래로 내려보내는 작용을 한다.
⑤ 수축과 이완이 일정한 거리를 두고 위로 향하여 일어난다.

024 분절운동에 대한 설명으로 옳은 것은?

① 평활근의 수축작용에 의해서 일어나는 운동이다.
② 소장은 분절운동만을 하기 때문에 소화의 일부 과정에 기여한다.
③ 소장 내의 내용물을 더 잘게 부수고 소화액과 잘 혼합시킨다.
④ 장의 몇 부분에서 움추렸다 폈다 하는 운동이 연속적으로 일어난다.
⑤ 대장에서만 볼 수 있는 운동이다.

025 소화기능을 수행하는 소화관과 소화를 돕는 분비샘 등 일련의 기관을 소화계라 한다. 소화계에 속하는 장기로 옳은 것은?

① 간, 비장, 심장
② 비장, 심장, 췌장
③ 담낭, 췌장, 심장
④ 간, 비장, 담낭
⑤ 췌장, 간, 담낭

026 췌장액에 들어 있는 소화효소로 옳은 것은?

① 녹말분해효소(아밀라아제)
② 에렙신
③ 젖당분해효소(락타아제)
④ 침녹말분해효소(타이알린)
⑤ 엿당분해효소(말타아제)

027 소화액을 분비하는 부속 장기 중 소장에서 분비되는 소화효소이자 소화산물이 포도당인 소화효소끼리 묶인 것은?

① 펩신, 아밀라아제(녹말분해효소), 염산

해 설

023 연동운동
- 수축과 이완이 일정한 거리를 두고 아래로 향하여 일어난다.
- 음식물을 아래로 내려보내는 작용을 한다.
- 물리적 소화작용에 해당된다.

024 분절운동
- 사람을 포함한 포유류의 소장에서 볼 수 있는 운동으로, 수축과 이완이 일정한 거리를 두고 아래로 향하여 일어나기 때문에 음식물을 아래로 내려보내는 작용에 적합하다.
- 환상근의 수축으로 장의 군데군데에 몇 개의 마디가 생겨 내용물은 각각 몇 개의 분절로 나뉜다. 다음에 각 분절의 중간부가 잘록하게 되고 내용물은 반씩으로 나뉘어 각각 이웃의 반과 함께 섞여 하나의 분절이 된다. 이런 반복작용이 분절운동이며 몇 분에서 몇 십분 동안 계속한다.

025 소화계의 종류 : 위, 간, 담낭, 췌장, 십이지장, 소장, 대장, 직장, 식도, 인두, 구강, 항문관 등

026 소화효소 및 작용

소화액	소화효소	음식물 중의 성분	소화산물
타액	침녹말분해효소(타이알린)	전분(녹말)	맥아당
위액	펩신(pepsin)	단백질	펩톤
장액	에렙신(erepsin)	펩톤	아미노산
	녹선효소(인베르타아제)	수크로오스(설탕)	과당 및 포도당
	엿당분해효소(말타아제)	맥아당	포도당
	젖당분해효소(락타아제)	젖당	포도당
담즙	담즙산염(bile salt)	지방	지방유화
췌장액	녹말분해효소(아밀라아제)	전분	맥아당
	트립신(tripsin)	단백질	아미노산
	지방분해효소(리파아제)	지방	지방산과 글리세롤

※ 담즙에 있는 담즙산염은 소화효소가 아니라 지방의 소화를 돕는 작용을 함.

Testing
인체 구조와 기능

해 설

027 문제 26번 해설 참조

028 문제 26번 해설 참조

029 문제 26번 해설 참조

030 문제 26번 해설 참조

031 소화계의 경로 : 구강 → 인두 → 식도 → 위 → 십이지장 → 공장 → 회장 → 맹장 → 결장 → 직장 → 항문

032 소화관의 기능
- 입 : 소화관의 첫 부분으로 바깥으로 보이는 입술과 속의 구강을 모두 합쳐서 부르는 이름이다. 혀와 이를 이용하여 밖에서 들어온 음식물을 씹어서 작은 덩어리로 부수고 타액과 잘 섞어 혼합시킨다.
- 혀 : 음식물을 씹거나 삼키는 것을 돕고, 맛을 느끼는 미각기관이며 말을 하는 기능을 맡고 있다.
- 위 : 식도로부터 넘어온 음식물을 임시로 저장했다가 염산과 펩신 등의 위액(위산)을 분비하여 본격적인 소화의 첫 단계를 수행한다. 당분과 알코올만을 선택적으로 흡수하며 나머지는 소장으로 보내 다음 단계의 소화가 이루어지도록 한다.
- 소장 : 소화와 흡수가 본격적으로 이루어지며 마무리되는 곳으로 영양분을 분해·흡수한다.
- 대장 : 소화효소의 분비는 없고 주로 장 내용물의 수분 흡수가 일어나며 나머지는 반고체 상태인 대변으로 배설된다.

② 트립신, 락타아제(젖당분해효소), 염산
③ 아밀라아제(녹말분해효소), 리파아제(지방분해효소), 락타아제(젖당분해효소)
④ 락타아제(젖당분해효소), 염산, 말타아제(엿당분해효소)
⑤ 인베르타아제(역전효소), 말타아제(엿당분해효소), 락타아제(젖당분해효소)

028 지방 성분을 소화시키는 성분으로 옳은 것은?
① 염산, 펩신
② 담즙(산)염, 리파아제(지방분해효소)
③ 아밀라아제(녹말분해효소), 트립신
④ 담즙, 트립신
⑤ 펩신, 에렙신

029 음식물의 성분 중 단백질을 분해하는 위액의 소화효소로 옳은 것은?
① 말타아제(엿당분해효소) ② 담즙
③ 펩신 ④ 락타아제(젖당분해효소)
⑤ 에렙신

030 탄수화물 대사에 관여하며 타액의 소화효소로 옳은 것은?
① 리파아제(지방분해효소)
② 프티알린(타이알린, 침녹말분해효소)
③ 락타아제(젖당분해효소)
④ 에렙신
⑤ 펩신

031 소화계는 입에서 시작하여 항문에 이르는 튜브 모양의 근육성 소화관과 소화액을 분비하는 부속 장기들로 구성된다. 이러한 소화계 경로 순서로 옳은 것은?
① 공장 – 직장 – S상결장(구불결장) – 항문
② 맹장 – 하행결장 – 항문 – 직장
③ 공장 – 맹장 – 십이지장 – 직장
④ 십이지장 – 공장 – 회장 – 맹장
⑤ 회장 – 맹장 – 직장 – 상행결장

032 입에서 시작하여 항문에 이르는 긴 튜브 모양의 근육성 소화관의 기능에 대한 설명으로 옳은 것은?

① 대장은 소화된 음식물에서 포도당과 아미노산을 흡수한다.
② 소장은 음식물을 소화액과 혼합하여 각종 영양소를 배출한다.
③ 위는 연동운동으로 음식물과 위액이 잘 섞이도록 한 후 십이지장으로 이동시킨다.
④ 혀는 연동운동에 의해 구강에서 부서진 음식물을 위로 이동시킨다.
⑤ 구강은 잘게 부서진 음식과 타액을 분리해 낸다.

033 입은 소화관의 첫 부분으로 바깥으로 보이는 입술과 속의 구강을 모두 합쳐서 부르는 것이다. 입 속에서의 소화를 무엇이라 하는가?

① 수축운동
② 연하운동(삼킴운동)
③ 저작운동
④ 분절운동
⑤ 연동운동

034 음식물을 삼킬 때 관여하는 기관 중 음식물과 공기의 공동 통로로 옳은 것은?

① 후두
② 비강
③ 기관
④ 식도
⑤ 인두

035 타액에 들어 있는 탄수화물을 분해하는 소화효소로 옳은 것은?

① 리파아제(지방분해효소)
② 프티알린(침녹말분해효소)
③ 가스트린
④ 펩신
⑤ 트립신

036 음식물을 삼킬 때 관여하는 기관으로 옳은 것은?

① 후두, 식도, 인두
② 후두, 인두, 치아
③ 구개, 치아, 후두
④ 후두, 인두, 구개
⑤ 치아, 인두, 구개

037 인두에서 위까지 연동운동을 하는 긴 근육성 관으로 이루어져 있는 식도의 기능으로 옳은 것은?

① 윤활작용
② 청정작용
③ 공기의 통로
④ 저작작용
⑤ 음식물의 통로

해설

033 저작운동
- 저작운동은 혀, 입술, 턱 등의 협조적인 운동이 필요하며 주로 삼차신경에 의해 지배되고 있다.
- 입술과 뺨은 삼차신경, 혀는 설신경의 지배를 받는다.

034 인두(pharynx) : 음식물과 공기의 공동 통로인 인두는 비인두, 입인두(구강인두), 후두인두의 3부분으로 구분되며 음식물은 구강인두와 후두인두를 거쳐 식도로 들어가고 공기는 비인두, 입인두 및 후두인두를 거쳐 후두로 드나든다. 인두에서는 소화가 이루어지지 않으며, 삼킴반사(연하반사)를 통해 음식물이 후두로 넘어가지 않도록 한다.

035 침샘(타액샘)
- 침에는 효소인 침녹말분해효소(타이알린)가 있고 전분을 맥아당으로 분해한다.
- 타액샘 중 이하샘이 가장 크다.

036 음식물을 삼킬 때 관여하는 기관으로는 치아, 구개(입천장), 인두, 혀 등을 들 수 있다.

037 식도(esophagus) : 길이 약 25cm 가량의 긴 근육성관으로 인두에서 위까지 연동운동으로 음식물 및 수분을 운반하며, 이곳에서도 소화가 일어나지 않는다.

Testing
인체 구조와 기능

해 설

038 소장의 특징
- 소화관에서 가장 긴 부분으로서 길이가 약 7m에 이른다.
- 소화와 흡수가 본격적으로 이루어지며 마무리되는 곳으로 영양분을 분해·흡수한다.
- 소장에서 소화된 영양분이나 음식물을 흡수하는 곳은 장융모(융모)이다.
- **소장에서 주로 흡수되는 영양소** : 아미노산, 포도당, 비타민, 지방산 등

039 십이지장(샘창자, duodenum) : 담즙과 췌장액이 합류되는 소장의 첫부분으로 길이 약 25cm의 'C' 또는 말굽 모양을 하고 있다. 유문에서 8~10cm되는 곳에 큰 십이지장유두가 있어 총담관과 췌관이 공동으로 열리고 있다.

040 소장의 장융모는 소화된 영양분이나 음식물을 흡수한다.

041 소장(작은 창자) : 장액, 췌장액, 담즙이 분비되어 본격적인 소화작용이 일어나며 소화의 최종 산물은 혈액과 림프 내로 흡수된다. 소장에서 흡수되는 탄수화물의 최종 형태는 포도당(글루코오스)이다.

042 대장(large intestine) : 주로 수분만을 흡수한다. 장융모가 없으며 결장끈(잘록창자띠), 결장팽대, 복막주렁을 갖고 있으며 맹장, 결장, 직장, 항문관으로 구성된다.

043 간의 특징
- 복강의 위오른쪽에 치우쳐 있으며 바로 위에 횡격막이 있고, 갈비뼈에 둘러싸여 보호받고 있다.
- 인체 최대의 담즙을 분비하는 소화샘이며 재생성이 매우 풍부하다.
- 프로트롬빈과 섬유소원(피브리노젠)을 생산하며 혈액응고에 관여하고 헤파린 생성에도 관여하고 있다.

---

038 소장은 소화관에서 가장 긴 부분으로서 길이가 약 6~7m에 이르고, 소화와 흡수가 본격적으로 이루어지며 마무리된다. 소장에서 주로 흡수되는 영양소로 옳은 것은?

① 지방산, 포도당, 탄수화물, 불소
② 포도당, 비타민, 단백질, 나트륨(소듐)
③ 비타민, 수분, 칼륨(포타슘), 지방
④ 단백질, 포도당, 지방산, 수분
⑤ 아미노산, 포도당, 비타민, 지방산

039 소장의 첫 부분으로 총담관과 췌관이 공동으로 개구되는 부위이며, 담즙과 췌장액이 합류되는 소화계의 부분으로 옳은 것은?

① 맹장　　② 직장
③ 회장　　④ 공장
⑤ 십이지장

040 십이지장(소장)에서 소화된 영양분이나 음식물을 흡수하는 곳은?

① 융모(장융모)　　② 장선(장샘)
③ 근막　　④ 장막
⑤ 위벽

041 소장(작은창자)에서 흡수되는 탄수화물의 최종 형태로 옳은 것은?

① 아밀로스　　② 말토오스(엿당, 맥아당)
③ 글루코오스(포도당)　　④ 락토오스(젖당)
⑤ 수크로오스

042 맹장, 결장, 직장으로 구성되어 있는 대장은 소장에 이어지는 소화관의 마지막 부분이다. 대장의 특징으로 옳은 것은?

① 생리적 협착　　② 소화효소 분비
③ 복막수(복막주렁)　　④ 유문과 분문
⑤ 융모(장융모)

043 우상복부 횡격막 아래쪽에 위치하며 갈비뼈에 둘러싸여 보호받고 있는 신체 내부 기관 중 가장 큰 기관으로 옳은 것은?

① 폐　　② 심장
③ 간　　④ 위
⑤ 췌장

044 음식물을 소화하여 성장과 생명 유지에 필요한 영양분을 흡수하는 소화기관의 기관과 그 주요 기능으로 옳게 연결된 것은?

① 대장 – 십이지장, 공장, 회장으로 구성되어 있다.
② 소장 – 맹장, 결장, 직장으로 구분한다.
③ 간 – 담즙을 생산한다.
④ 위 – 식도와 연결된 문은 유문이라 칭한다.
⑤ 식도 – 길이는 약 70cm이다.

045 담즙산과 담즙색소, 콜레스테롤이 주성분이며 지용성 비타민과 철분 및 칼슘의 흡수를 촉진하는 담즙에 대한 설명으로 옳은 것은?

① 담낭에서 생성되어 십이지장으로 배설된다.
② 담낭에서 생성되며 지방을 소화한다.
③ 간에서 생성되며 지방을 소화한다.
④ 담즙은 소화효소를 가지고 있다.
⑤ 담즙은 단백질을 소화하는 기능을 가지고 있다.

046 간은 소화기관의 한 부속샘이며, 인체 내의 가장 큰 분비샘이다. 이러한 간의 기능으로 옳지 않은 것은?

① 응고인자 합성
② 영양분 저장
③ 대사기능 및 분비기능
④ 해독기능 및 담즙형성
⑤ 혈장단백 합성 및 타액분비

047 주머니 모양으로, 간관을 통하여 나온 담즙을 저장하고 농축시키는 역할을 하는 담낭의 위치로 옳은 것은?

① 흉강 내
② 간의 후면
③ 간의 상면
④ 간의 하면
⑤ 간의 전면

048 소화액을 분비하는 소화기(관)이면서 호르몬을 분비하는 내분비기관의 두 가지 기능을 가진 것은?

① 심장
② 인두
③ 간
④ 위
⑤ 췌장

해설

044 ① : 대장은 맹장, 결장, 직장으로 구분한다.
② : 소장은 십이지장, 공장, 회장으로 구성되어 있다.
④ : 위의 입구를 분문(들문), 출구를 유문(날문)이라 한다.
⑤ : 식도는 길이 약 25cm의 근육성 관으로 인두에서 위까지 연동운동으로 음식물 및 수분을 운반한다.

045 담즙의 특징
- 담즙은 간세포에서 생성되는 담즙산과 담즙색소, 콜레스테롤이 주성분으로, 담낭에 저장된 후 필요에 따라 총담관에서 십이지장으로 하루 500~800mL 정도 배출된다.
- 지방의 소화와 흡수를 촉진하고 지용성 비타민과 철분, 칼슘의 흡수를 촉진한다.

046 간의 기능 : 대사기능 및 배설기능, 조혈기능(태생기에만 조혈작용 : 적혈구를 생산), 분비기능(간세포는 담즙을 만들어 소화관 내로 분비함), 담즙 형성 및 신진대사, 해독작용 및 영양분 저장(당분, 철분), 응고인자 합성, 프로트롬빈의 형성, 혈장단백 합성, 지방대사 등이 있다.

047 담낭(쓸개) : 담낭은 길이 약 7~10cm 정도 되는, 간 아래쪽에 붙어 있는 주머니로, 간에서 분비된 담즙을 농축하고 저장하는 일을 한다.

048 췌장(pancreas) : 췌장은 췌장머리, 췌장목, 췌장몸통 및 췌장꼬리 등의 4부분으로 구성되는 길쭉한 모양의 기관이다. 췌장머리와 목은 십이지장의 만곡부에, 꼬리 부분은 좌측에 있는 비장에 닿고 있다. 췌장액을 생산하여 십이지장에 보내는 한편 랑게르한스섬(islands of Langerhans)이라는 세포무리에서 호르몬을 분비하므로 내분비샘의 역할도 겸하고 있는 복합샘이다. 췌장의 녹말분해효소(아밀라아제)는 전분을 맥아당으로, 지방분해효소(리파아제)는 유화된 지방을 지방산과 글리세롤로, 트립신은 폴리펩타이드를 펩타이드로 전환한다.

정답 38 ⑤ 39 ⑤ 40 ① 41 ③ 42 ③ 43 ② 44 ③ 45 ③ 46 ⑤ 47 ④ 48 ⑤

해설

049 문제 48번 해설 참조

050 췌장의 랑게르한스섬의 베타세포에서는 인슐린, 알파세포에서는 글루카곤을 분비하여 혈당 조절과 당분 대사에 관여한다.

051 비강 주위의 뼈들은 그 속이 비어 있어 이를 부비동(paranasal sinus)이라 하며, 부비동의 입구는 모두 비강에 열리고 있어 비강과 서로 교통함으로써 소리의 공명(resonance)작용을 하게 된다. 또한 비강 내의 염증이 쉽게 부비동에 파급될 수 있는데 특히 상악동에 염증이 생긴 것을 상악동염(축농증, maxillary sinusitis)이라고 한다.

052 호흡관련 용어
- 폐포 : 주변 폐 모세혈관 내의 이산화탄소를 산소로 교환해주는 컵 모양의 공간이다.
- 기침 : 기도 내의 이물질 배출을 위한 청결기전이다.
- 환기 : 호흡기관의 공기펌프작용에 의해 외기가 기도를 통해서 폐포에 출입하는 과정이다.
- 확산 : 폐포 공기와 혈액 내 산소 및 이산화탄소의 교환시에 폐포 내의 산소는 폐포벽을 감싸는 모세혈관의 혈액으로 확산되어 가고, 혈액 중의 이산화탄소는 폐포 내로 확산된다. 이들 기체 교환은 폐포 공기와 혈액 사이의 기체 분압(농도) 차이에 의해 이루어진다.
- 연수 : 호흡을 조절하는 중추이다.

053 후두(larynx) : 후두는 9개의 연골로 구성되는데 특히 갑상연골은 가장 크고 피부 밖으로 돌출되어 있으며 흔히 아담 사과(Adam apple)로 알려져 있다. 후두개(후두덮개)는 평소에는 열려 있어 공기의 유통이 자유로우나 음식물을 삼킬 때 후두로 들어가지 않도록 후두의 입구를 닫는 역할을 한다. 음식물을 삼킬 때 후두덮개가 닫히지 않으면 재채기가 유발된다.

---

049 췌장은 췌장액을 생산하여 십이지장으로 보내는 역할을 한다. 췌장에서 분비되는 소화효소로 옳은 것은?

① 트립신, 리파아제(지방분해효소), 에렙신
② 락타아제(젖당분해효소), 펩신, 프티알린(타이알린, 침녹말분해효소)
③ 프티알린(타이알린, 침녹말분해효소), 말타아제(엿당분해효소), 에렙신
④ 말타아제(엿당분해효소), 트립신, 락타아제(젖당분해효소)
⑤ 아밀라아제(녹말분해효소), 트립신, 리파아제(지방분해효소)

050 췌장에서 분비되어 혈당을 감소시키고 부족하면 당뇨를 일으키는 호르몬으로 옳은 것은?

① 융모생식샘자극호르몬　② 인슐린
③ 황체호르몬　　　　　　④ 에스트로젠
⑤ 갑상샘호르몬

호흡계의 구조와 기능

051 호흡기 중 소리의 공명기관으로서의 역할을 하는 곳으로 옳은 것은?

① 갑상연골　② 갑개
③ 인두　　　④ 후두
⑤ 부비동

052 호흡과 관련된 용어와 그에 대한 설명으로 옳은 것은?

① 폐포 - 주변 폐 모세혈관 내의 산소를 이산화탄소로 교환
② 하품 - 기도 내의 이물질 배출을 위한 청결기전
③ 환기 - 폐포와 적혈구 간에 산소와 이산화탄소의 이동
④ 연수 - 호흡을 조절하는 중추
⑤ 확산 - 공기가 폐로 유입되고 유출되는 기계적 이동

053 숨 쉴 때는 열려 있다가 음식물을 삼킬 때는 기도를 덮어 주어 음식물이 기도로 넘어가는 것을 방지하는 역할을 하는 기관으로 옳은 것은?

① 갑상연골　② 연상연골
③ 성대인대　④ 후두개
⑤ 성문

Basic Skills for Fundamentals of Nursing
Nursing Examination

054 후두는 9개의 연골로 구성되어 있는데, 이 중 아담 사과(Adam Apple)로 알려져 있는 연골로 옳은 것은?
① 피골연골 ② 늑연골
③ 검상연골 ④ 윤상연골
⑤ 갑상연골

055 후두개(후두덮개)에 관한 설명으로 옳은 것은?
① 후두덮개는 아담 사과(Adam apple)로 알려져 있다.
② 9개의 경골로 구성되어 있다.
③ 음식물을 삼킬 때 후두덮개가 열리지 않으면 재채기가 유발된다.
④ 음식물을 삼킬 때 후두로 들어가지 않도록 후두의 입구를 닫는 역할을 한다.
⑤ 평소에는 닫혀 있어 공기의 유통이 자유롭지 못하다.

056 폐포와 혈액 사이의 산소와 탄산가스(이산화탄소)의 교환은 어느 기전에 의해 일어나는가?
① 내호흡 ② 환기
③ 확산   ④ 관류
⑤ 전도

057 혈액 속에 이산화탄소(CO_2)가 증가할 경우 호흡수의 변화로 옳은 것은?
① 증가하다 감소한다. ② 증가한다.
③ 감소하다 증가한다. ④ 감소한다.
⑤ 변화없다.

058 기도의 말단을 이루는 포도송이 모양의 작은 공기주머니를 말하며 호흡을 통해 산소와 이산화탄소의 기체교환이 이루어지는 곳으로 옳은 것은?
① 비강   ② 후두
③ 세기관지 ④ 기관지
⑤ 폐포

059 자동적이고 규칙적인 자극을 일으켜 흡기(들숨)와 호기(날숨)를 유발하는 호흡중추가 위치하는 곳으로 옳은 것은?
① 소뇌   ② 시상하부

해 설

054 문제 53번 해설 참조

055 문제 53번 해설 참조

056 확산
- 폐포 공기와 혈액 내 산소 및 이산화탄소의 교환 시에 폐포 내의 산소는 폐포벽을 감싸는 모세혈관의 혈액으로 확산되어 가고, 혈액 중의 이산화탄소는 폐포 내로 확산된다.
- 이들 기체의 이동은 폐포 공기와 혈액 사이의 기체 분압 차이에 의해 이루어진다.

057 이산화탄소의 특징
- 혈액 속에 이산화탄소가 증가할 경우 호흡수가 증가한다.
- 이산화탄소는 혈장에 용해되거나 헤모글로빈에 의해서 운반되지만 대부분은 탄산수소염의 형태로 운반된다.

058 폐포
- 기도의 말단을 이루는 포도송이 모양의 작은 공기주머니를 말한다.
- 세기관지 끝 가지와 연결되며, 폐 내에서 기체교환이 이루어지는 기관이다. 쉽게 말하자면 폐포(허파꽈리)의 모세혈관을 지나는 혈액 속 적혈구는 체내에서 생산된 이산화탄소를 운반해 와 이 곳에서 버리고 산소를 취하여 온 몸으로 산소를 운반한다. 이러한 기체교환은 기체 분압 차이에 의한 확산으로 이루어진다.

059 뇌의 연수와 다리뇌(교뇌)에 위치한 호흡중추를 통해 자율적으로 호흡이 이루어진다. 연수에는 들숨중추와 날숨중추가 있는데, 들숨중추는 자동적이고 규칙적인 자극을 일으켜 흡기와 호기를 유발한다. 다리뇌(교뇌)에 있는 호흡중추들은 정상적인 호흡리듬을 만들기 위해 노력한다.

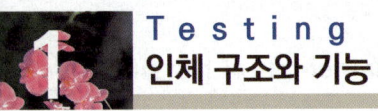

해설

060 늑간근과 횡격막
- 늑간근과 횡격막은 호흡을 일으키는 주된 근육이다.
- 늑간근에는 외늑간근과 내늑간근 두 가지가 있으며 두 근육이 달리는 방향은 서로 직각을 이루고 있다.

061 혈장 단백질은 알부민, 글로불린, 섬유소원(피브리노젠) 등이 있는데, 알부민은 혈액의 삼투압을 유지하여 정상적인 혈액량을 유지하게 한다. 알파와 베타 글로불린은 지방 운반작용을, 감마 글로불린은 항체로서 역할을 하고, 섬유소원(fibrinogen)은 혈액응고에 관여한다. 혈장에서 이 섬유소원을 제외한 나머지 성분을 혈청(serum)이라고 한다.

062 혈색소(헤모글로빈, hemoglobin)
- 척추동물의 적혈구 속에 다량으로 들어 있는 색소 단백질이다.
- 혈색소(血色素)라고도 부르며, 혈액의 색이 붉은 것은 적혈구 속 헤모글로빈의 색깔 때문이다.
- 철을 포함한 포르피린 고리와 단백질의 일종(글로빈)을 포함한 헴(heme)이라는 구조 4개가 모여 이루어지며, 생체 내에서 산소를 운반하는 일을 한다.

063 문제 62번 해설 참조

064 백혈구의 역할
- 죽은 조직의 처리
- 단백질 분해효소 분비로 균의 사멸
- 조직의 재생과 치유작용

③ 중(간)뇌 ④ 대뇌
⑤ 연수

060 정상적인 호흡운동에 관여하는 주요 근육으로 옳은 것은?
① 복근, 흉근(가슴근) ② 횡격막, 흉근(가슴근)
③ 늑간근, 횡격막 ④ 늑간근, 흉근(가슴근)
⑤ 복근, 횡격막

순환계의 구조와 기능

061 혈장 단백질 중 혈액응고에 관여하는 성분으로 옳은 것은?
① 헤모글로빈(혈색소) ② 알부민
③ 피브리노젠(섬유소원) ④ 베타 글로불린
⑤ 감마 글로불린

062 헤모글로빈(혈색소)에 대한 설명으로 옳은 것은?
① 철을 함유한 화합물이다.
② 이산화탄소만을 운반한다.
③ 이것 때문에 혈액이 푸르게 보인다.
④ 푸른색의 혈색소이다.
⑤ 백혈구 내에 들어 있다.

063 어류에서 포유동물에 이르는 척추동물의 적혈구 속에 널리 분포되어 산소를 운반하는 적혈구 내 색소단백질로 옳은 것은?
① 헤모글로빈(혈색소) ② 헤파린
③ 혈소판 ④ 혈장
⑤ 섬유소원

064 혈액의 대표 성분인 혈구는 적혈구, 백혈구, 혈소판으로 구성되어 있다. 이 중 백혈구의 역할로 옳은 것은?
① 전해질 균형작용 ② 산소운반작용
③ 영양소 축적작용 ④ 혈액응고작용
⑤ 식균작용(포식작용), 면역작용

Basic Skills for Fundamentals of Nursing

Nursing Examination

065 혈소판은 혈액의 혈구에 속하는 세포 성분으로 주로 골수에서 생성되며, 그 기능에 문제가 생기면 각종 질병을 일으키게 된다. 혈소판의 주요 작용으로 옳은 것은?

① 산소운반작용   ② 조직의 재생
③ 혈액응고   ④ 식균작용(포식작용)
⑤ 면역반응

066 혈액 내 혈구세포 중 하나로 생체 내 이물질 식균작용(포식작용)과 항체 형성을 통해 감염에 저항하여 신체를 보호하는 세포는?

① 백혈구   ② 혈소판
③ 혈색소   ④ 적혈구
⑤ 혈장

067 혈액의 기능으로 옳지 않은 것은?

① 타액생성기능   ② 산성도(pH) 유지
③ 신체 방어작용   ④ 체온 유지
⑤ 산소, 영양물질 운반

068 혈액응고 과정 중 피브리노젠(섬유소원)이 피브린(섬유소)으로 변화하여 지혈시키는 데 촉매작용을 하는 무기질로 옳은 것은?

① 구리(Cu)   ② 망간(Mn)
③ 칼슘(Ca)   ④ 마그네슘(Mg)
⑤ 철(Fe)

069 혈액응고 과정에 관여하는 인자끼리 묶인 항은?

① 간, 췌장, 칼륨(포타슘), 마그네슘
② 위, 간, 혈소판, 비타민 K
③ 혈소판, 간, 신장, 불소
④ 칼륨(포타슘), 신장, 혈소판, 마그네슘
⑤ 칼슘, 혈소판, 간, 비타민 K

070 심장 벽은 혈액을 박출해 내는 펌프 작용에 적합하도록 매우 두꺼운 근육성 벽으로 되어 있다. 심장에서 벽이 가장 두껍고 압력이 가장 높은 곳은?

① 승모판   ② 좌심실
③ 좌심방   ④ 우심방

해설

065 혈소판
- 혈소판은 혈관 내막에 작은 결함이 생겨 혈액이 유출될 때 지혈작용을 통해 혈액의 소실을 막는 혈액의 고형 성분이다.
- 혈소판은 혈액응고작용에 관여하는데, 이외에도 ⅰ) 칼슘, ⅱ) 비타민 K, ⅲ) 간장 등이 혈액응고에 관여하는 요소들이다.

066 백혈구
- 혈액세포의 한 종류로 외부 물질, 감염 질환에 대항하여 신체를 보호하는 면역기능을 수행한다.
- 백혈구는 체내에 들어온 세균을 처리하는 포식작용(식균작용)을 가지고 있어 병원균으로부터 우리 몸을 방어하는 기능을 가지고 있다. 즉, 백혈구 수의 증가는 감염이 있다는 것을 보여준다.

067 혈액의 기능 : 영양물질, 노폐물, 산소, 이산화탄소(탄산가스), 호르몬 등 각종 물질을 운반하는 역할을 하고 세포 환경을 일정하게 유지시켜 주며, 병원균으로부터 신체를 방어하고 체액의 pH 조절, 출혈 방지, 체온을 일정하게 유지시키는 기능을 한다.

068 혈액응고의 순서
- 트롬보플라스틴의 생성 : 트롬보플라스틴은 혈소판 인자 및 혈장 내의 항혈우병 글로불린 등과 Ca 이온이 관여하여 생성
- 트롬빈 생성 : 프로트롬빈은 Ca 이온 존재 하에서 프로트롬빈 활성체의 작용을 받아 트롬빈으로 변화
- 섬유소(피브린) 생성 : 트롬빈의 작용으로 불용성 섬유소로 변화

069 혈액응고인자
- 섬유소원(피브리노젠) : 간에서 생성되고, 트롬빈의 작용에 의해 섬유소로 전환한다.
- 프로트롬빈 : 비타민 K가 존재할 때 간에서 생성된다.
- 칼슘(calcium) : 효소 활성화를 위해 모든 응고 과정에서 필요한 무기성 이온이다.
- 혈소판 : 골수에서 거대핵세포의 조각이 떨어져 나온 것으로, 혈액응고에 관여한다.

070 심장 벽(cardiac wall) : 심장 벽은 혈액을 박출해 내는 펌프 작용에 적합하도록 매우 두꺼운 근육성 벽으로 되어 있다. 특히 좌심실 벽은 대동맥을 통하여 전신에 혈액을 보내므로 높은 압력에 견디는 가장 두꺼운 벽으로 되어 있다.

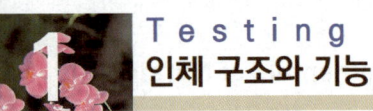

Testing 인체 구조와 기능

해설

071 문제 70번 해설 참조

072 심장은 4개의 방과 4개의 판막이 있다. 즉, 심장 중격에 의하여 좌우로 완전히 분리되고, 다시 위쪽의 심방(atrium)과 아래쪽의 심실(ventricle)로 나누어지는데, 심방과 심실 사이에는 판막(valvula)을 통해 교통한다. 우심방과 우심실 사이에는 삼첨판막이, 좌심방과 좌심실 사이는 승모판(또는 이첨판)이 각각 위치한다. 이 밖에도 폐동맥과 대동맥 입구에는 폐동맥판과 대동맥판이 각각 있다. 판막은 심방이 수축하면서 심방에 있던 피가 심실로 흘러 들어 갈 때는 열리지만 심실이 수축하는 경우 심방 쪽으로 역류하지 못하도록 하는 기능을 한다.

073 판막의 위치
- 폐동맥판은 폐동맥의 입구에 있다.
- 대동맥판은 대동맥의 입구에 있다.
- 승모판(이첨판)은 좌심방과 좌심실 사이에 있다.
- 삼첨판은 우심방과 우심실 사이에 있다.

074 정맥혈과 동맥혈 : 우심방과 우심실에는 정맥혈이 흐르고, 좌심방과 좌심실에는 동맥혈이 흐르고 있다.
- 폐정맥, 대동맥, 간동맥(좌심방 · 좌심실) : 동맥혈이 지나고 있다.
- 폐동맥 · 대정맥(우심방 · 우심실) : 정맥혈이 지나고 있다.

075 심장의 혈액순환
- 폐(허파)를 거쳐 산소가 풍부해진 혈액을 좌심실(원심실)로부터 온몸의 조직에 분포하는 모세혈관까지 전달하는 각종 혈관을 동맥이라고 하며, 동맥계를 거쳐 순환한 혈액이 다시 심장으로 돌아갈 때 지나는 혈관을 정맥이라고 한다.
- 온몸순환(전신순환, 체순환)의 경로는 좌심실 → 대동맥(동맥계) → 모세혈관(전신) → 대정맥(정맥계) → 우심방의 순이고, 폐순환(소순환)의 경로는 우심실 → 폐동맥 → 폐 → 폐정맥 → 좌심방의 순이다.
- 심장의 4개의 방 가운데 좌심실의 벽이 가장 두터우며 우심실의 3배나 된다.

⑤ 우심실

071 좌심실 벽이 우심실 벽보다 크고 두꺼운 이유로 옳은 것은?
① 혈액이 역류하는 것을 방지하기 위해서
② 삼첨판을 보호하기 위해서
③ 혈액을 생성해 내기 위해서
④ 피를 전신으로 보내기 위해서
⑤ 수축과 이완 시 마찰 방지를 위해서

072 이첨판(승모판), 삼첨판, 폐동맥판, 대동맥판 등 심장판막의 역할로 옳은 것은?
① 혈액의 역류 방지
② 식균작용(포식작용)
③ 산소 운반작용
④ 혈액응고작용
⑤ 노폐물 운반작용

073 심장은 4개의 방과 4개의 판막이 있다. 이 중 판막에 대한 설명으로 옳은 것은?
① 이첨판(승모판)은 좌심방과 좌심실, 삼첨판은 우심방과 우심실 사이에 있다.
② 대동맥판은 대정맥의 입구에 있다.
③ 대정맥판은 대동맥의 입구에 있다.
④ 이첨판(승모판)은 폐동맥의 입구에 있다.
⑤ 폐동맥판은 좌심방과 좌심실 사이에 있다.

074 혈관 중 동맥혈이 지나고 있는 것은?
① 간동맥, 폐동맥, 대동맥
② 대동맥, 대정맥, 폐동맥
③ 간동맥, 대정맥, 폐동맥
④ 폐동맥, 대동맥, 간동맥
⑤ 폐정맥, 대동맥, 간동맥

075 혈액순환의 원동력이 되는 동력기관인 심장에 대한 설명으로 옳은 것은?
① 심장으로부터 나가는 혈액의 통로를 정맥이라 한다.
② 폐정맥을 통해 심장으로 혈액이 들어온다.
③ 좌심실에서 폐동맥으로 혈액을 보낸다.
④ 우심실 벽이 좌심실 벽보다 3배 두껍다.
⑤ 우심실에서 혈액을 전신으로 보낸다.

Basic Skills for Fundamentals of Nursing

Nursing Examination

076 관상동맥에 이상이 생길 경우 그 영향으로 협심증이 생길 가능성이 높다. 이 관상동맥을 통하여 혈액을 공급받는 장기로 옳은 것은?

① 위 ② 심장
③ 폐 ④ 간
⑤ 뇌

077 전신에서 심장으로 돌아온 정맥혈액을 우심실을 통해 폐로 전달하는 혈관은 무엇인가?

① 상완정맥 ② 모세혈관
③ 상대정맥 ④ 폐동맥
⑤ 폐정맥

078 혈관은 정상적으로 3층으로 구성되어 있다. 그러나 한 층으로 구성되어 있어 실질적인 물질교환이 이루어지는 혈관은?

① 대정맥 ② 세정맥
③ 대동맥 ④ 세동맥
⑤ 모세혈관

079 혈액의 저장체제로서 쉽게 확장되어 총 혈량의 75%가 수용되어 있는 혈관인 정맥에 대한 설명으로 옳은 것은?

① 압력이 높다.
② 정맥은 동맥에 비하여 심층을 지난다.
③ 혈관 내에 판막을 가지고 있지 않다.
④ 벽이 두껍고 동맥에 비하여 탄력성이 적다.
⑤ 전신에 퍼져 있는 혈액을 심장으로 모아들이는 혈관이다.

080 위나 장에서 흡수된 영양물질이 풍부한 혈액을 간으로 운반하는 혈관으로 옳은 것은?

① 폐정맥 ② 문정맥(문맥)
③ 요정맥 ④ 신정맥
⑤ 간정맥

081 복강과 하지에 있는 정맥혈을 모아 심방으로 들어오는 혈관으로 옳은 것은?

① 쇄골하정맥 ② 경정맥
③ 신정맥 ④ 하대정맥

해 설

076 관상동맥(심장동맥) : 심장 벽에 분포되어 심장근육에 산소와 영양분을 공급하는 동맥 혈관으로 우관상동맥(오른심장동맥)과 좌관상동맥(왼심장동맥)으로 구성된다.

077 온몸순환(체순환)과 폐순환의 경로
• 온몸순환(체순환)의 경로 : 좌심실 → 대동맥(동맥계) → 모세혈관 → 대정맥(정맥계) → 우심방
• 폐순환의 경로 : 우심실 → 폐동맥 → 폐 → 폐정맥 → 좌심방

078 모세혈관(capillary) : 동맥과 정맥 사이를 잇는 것으로 혈관 중에서 가장 가는 관이며 적혈구가 겨우 통과할 수 있는 약 6~10㎛ 가량이다. 혈관 벽이 내피세포의 단일층으로만 되어 있어 산소나 영양분은 쉽게 조직 속으로 통과되고 조직 내의 이산화탄소(탄산가스)나 노폐물이 쉽게 혈액 내로 옮겨진다.

079 정맥의 특징
• 정맥 내에는 곳곳에 판막이 위치하여 정맥혈 복귀(정맥환류)를 촉진한다.
• 정맥계에는 75%의 혈액을 수용할 수 있기 때문에 수용혈관이라고도 한다.
• 전신에 퍼져 있는 혈액을 심장으로 모아들이는 혈관이다.

080 문맥(간문맥, 문정맥) : 복부의 소화기와 지라(비장)에서 나오는 정맥혈을 모아 간으로 운반하는 정맥이다. 척추동물에서는 정맥의 일부가 분지하여 많은 모세혈관으로 된 것인데 간문맥계와 신문맥계로 나뉜다.

081 하대정맥(아래대정맥) : 인체의 정맥계에서 가장 큰 정맥의 원줄기로 횡격막 이하의 하반신에서 오는 정맥의 혈액을 모아 우심방에 흘러들어가게 한다.

정답 71 ④ 72 ① 73 ① 74 ⑤ 75 ② 76 ② 77 ④ 78 ⑤ 79 ⑤ 80 ② 81 ④

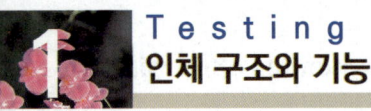

Testing 1 인체 구조와 기능

해 설

082 림프(lymph) : 림프는 림프관 속에서 흐르는 내용물로 모세관벽을 통하여 조직에서 스며 나온 혈액 성분의 하나이다. 무색이거나 누르스름한 투명액으로 혈장과 성분이 비슷하며 이 속에는 많은 백혈구 특히 림프구가 섞여 있다. 이것의 작용에는 세균이나 기타 이물질에 대한 림프의 포식작용(식균작용), 특수 면역작용, 사이질액(간질액)의 혈류로의 재유입으로 부종을 예방하는 기능 등이 있다.

083 비뇨계의 구조(배설과정) : 신장 → 요관 → 방광 → 요도
- **신장** : 신장 구성의 기본 단위는 신장단위이며 수분과 전해질 균형 유지, 산-염기 균형 조절, 질소성 노폐물 제거, 호르몬 생성(조혈 호르몬) 등
- **요관(수뇨관)** : 신우에서 방광까지 소변(요)을 운반하는 가늘고 긴 관
- **방광** : 골반강 내에 놓여 있는 주머니 모양의 근육성 기관으로 소변을 저장하였다가 체외로 배출시키는 역할을 한다.
- **요도** : 소변의 통로로 남성은 18~20cm인 데 비해 여성은 3~5cm로 요도의 길이가 짧아 방광염에 걸리기 쉽다.

084 문제 83번 해설 참조

085 신장의 기능
- 소변의 형성
- 전해질 조절
- 산-염기 균형
- 대사성 노폐물, 독소약물의 배설
- 혈압 조절
- 적혈구 생성인자(조혈 호르몬)의 생산
- 인과 칼슘 조절

086 문제 85번 해설 참조

⑤ 상대정맥

082 림프에 대한 설명으로 옳은 것은?
① 복강의 좌상부 내에서 위 뒤쪽, 횡격막 밑에 위치한다.
② 조직에서 스며나온 림프는 림프관 속을 흘러 심장에 가까운 동맥에 흡수된다.
③ 특수 면역작용 및 간질액(사이질액)의 혈류로의 재유입으로 부종을 예방한다.
④ 세균이나 이물질에 대하여 동화작용을 한다.
⑤ 모세관벽을 통하여 조직에서 스며나온 타액 성분의 하나이다.

비뇨계·생식계의 구조와 기능

083 비뇨계에서 소변의 생성 및 배설과정이 순서대로 나열된 것은?
① 신장 → 요관 → 방광 → 요도
② 요관 → 요도 → 신장 → 방광
③ 신장 → 요도 → 방광 → 요관
④ 신장 → 요관 → 요도 → 방광
⑤ 신장 → 방광 → 요관 → 요도

084 비뇨계는 신장, 요관, 방광, 요도로 구성된다. 이들 비뇨계의 기능에 대한 설명으로 옳은 것은?
① 방광 – 호르몬의 분비
② 요도 – 체내로 요를 운반
③ 요관 – 방광으로 요를 운반
④ 방광 – 요의 형성
⑤ 신장 – 요의 저장

085 혈액으로부터 노폐물을 제거하고 유독성 물질을 해독시키며, 소변을 형성하는 기관으로 옳은 것은?
① 간
② 요도
③ 방광
④ 요관
⑤ 신장

086 후복벽에 좌우 한 개씩 놓여 있는 신장의 기능으로 옳은 것은?
① 체액과 전해질 균형 유지
② 지용성 노폐물 배설
③ 수분 축적 작용
④ 타액의 생성

⑤ 신경세포의 지지

087 하복부의 등쪽에 강낭콩 모양으로 쌍으로 위치하는 신장의 기능에 대한 설명으로 옳지 않은 것은?

① 체액과 전해질 균형 유지 ② 산-염기 균형조절
③ 질소성 노폐물 제거 ④ 인과 칼슘 조절
⑤ 혈액과 호르몬의 생성

088 성인의 소변은 약산성으로 95%가 수분이며 나머지는 요소, 요산, 무기염류(무기염) 등으로 되어 있다. 성인의 1일 정상 소변 배출량으로 옳은 것은?

① 500~1,000mL ② 1,500~2,000mL
③ 2,000~3,000mL ④ 3,000~4,000mL
⑤ 4,000~5,000mL

089 신우에서 방광까지 소변을 운반하는 관으로 옳은 것은?

① 신소체(콩팥소체) ② 사구체
③ 세뇨관(콩팥세관) ④ 요관(수뇨관)
⑤ 요도

090 정자가 생성되고 호르몬이 분비되는 고환에 대한 설명으로 옳은 것은?

① 만들어진 정자는 부고환으로 가서 성숙이 이루어진다.
② 남성 호르몬인 에스트로젠을 생산한다.
③ 내부는 꼬불꼬불한 정세관들로 차 있고 여기서 요가 생성된다.
④ 후하방에 부고환이 부착되어 있다.
⑤ 좌우 2개가 음낭 속에 들어 있고 부채꼴 모양이다.

091 여성의 난소와 같은 역할을 담당하는 남성 생식기로, 나선형 모양인 정세관과 간질세포(사이질세포)로 구성되어 있는 것은?

① 전립샘 ② 정낭
③ 부고환 ④ 정관
⑤ 고환

092 호르몬은 성장, 생식, 항상성 등의 여러 생리적 활성을 조절한다. 남성의 2차 성징에 관여하는 호르몬으로 옳은 것은?

① 알도스테론 ② 테스토스테론

해설

087 문제 85번 해설 참조

088 성인은 1일 평균 1,500~2,000cc의 소변을 배설한다. 소변은 약산성으로 95%가 수분이며 나머지는 요소, 요산, 무기염(무기염류) 등으로 되어 있다. 신장의 여과기능에 이상이 생겨 소변을 배설하지 못할 경우 요 속의 물질들이 혈액 중에 계속 쌓이게 되어 위험한 요독증(uremia)과 부종(edema)을 초래한다.

089 요관(수뇨관) : 인체에서 요관은 근육이 있는 통으로써 연동운동으로 소변을 콩팥깔때기(신우)에서 방광까지 이동시킨다.

090 남성의 고환 : 고환은 음낭 속에 들어 있는 길이 3cm 가량의 달걀 모양의 생식샘(성샘)으로 좌우에 하나씩 있고 그 후상방에 부고환이 부착되어 있다. 음낭은 생존 가능한 정자 생산을 위해 체온보다 낮은 온도(약 35℃)를 유지하고 있다. 고환의 내부는 꼬불꼬불한 정세관들로 차 있는데 이 안에서 정자가 만들어지고, 부고환으로 가서 성숙이 이루어져 정관 및 요도를 통하여 체외로 배출된다. 또한 고환에서는 남성 호르몬(테스토스테론, testosterone)을 생산하여 정자 성숙을 돕고, 남성의 2차 성징을 유도하고, 단백질 합성과 골 근육을 증진시킨다.

091 문제 90번 해설 참조

092 테스토스테론
- 정소의 사이질세포(간질세포)로 뇌하수체의 생식샘자극호르몬의 지배하에 콜레스테롤에서 생성되는 스테로이드화합물로, 남성 호르몬의 하나이다.
- 남성의 2차 성징의 발현, 정자 형성의 촉진, 부고환(정소상체), 전립샘, 정낭 등의 발육작용을 갖는다. 또 단백질의 동화작용도 가지기 때문에 체내에 질소를 저류시키는 효과를 나타낸다.

정답 82③ 83① 84⑤ 85⑤ 86① 87⑤ 88② 89④ 90① 91⑤ 92②

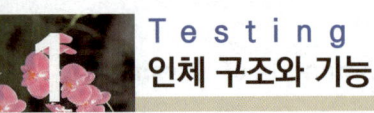

Testing 인체 구조와 기능

해설

093 남성 생식기의 구성 : 정자를 형성하고 남성 호르몬을 분비하는 고환, 정자를 저장하는 부고환, 고환과 부고환에 연결되어 정자를 요도로 유도하는 정관(精管), 정관의 윗부분 끝에서 정액을 첨가시키는 정낭, 특별한 분비물을 정액에 첨가하는 전립샘, 정자를 정관으로부터 몸 밖으로 유도하는 요도(尿道), 성적 흥분을 유발하는 귀두(glans), 여성의 강 내로 정자를 유도하며 발기하는 조직으로 요도를 둘러싸고 있는 음경(penis)으로 구성되어 있다.

094 중추신경계 : 중추신경계는 우리 몸의 여러 감각기관에서 받아들인 신경정보들을 모아 통합, 조정하는 중앙처리장치에 해당되는 부분으로 수많은 신경세포로 구성된 뇌와 척수가 이에 해당된다.

095 말초신경
- 뇌와 척수에서 나간 신경들을 말초신경계라 한다.
- 말초신경은 신체의 표면과 골격근, 각종 내부 장기로부터 수집된 감각을 중추신경으로 전달하고, 중추신경의 운동자극을 다시 이들에게 전달하는 통로 기관으로, 말초신경에는 감각을 전달하는 신경과 운동 신호를 전달하는 신경이 있다.

096 시상하부의 특징
- 시상하부는 대뇌 하부에 위치하며 뇌하수체가 붙어 있다.
- 시상하부에는 신경핵이 모여 있으며, 시상하부 신경핵에서는 뇌하수체에 신경섬유를 보낸다.
- 수분, 전분, 지방대사에 관여하고 성장과 성적 성숙 및 체온, 맥박, 혈압, 수면에도 영향을 끼친다.
- 시상하부에는 체온조절중추가 있다.

097 소뇌의 특징
- 후두부에 위치하며 대뇌의 운동중추를 도와서 골격근의 운동을 조절하고 몸의 평형을 유지한다.
- 외상·뇌졸중 또는 뇌성마비와 같은 소뇌의 질환은 골격근의 기능장애의 원인이 된다.
- 근육기능장애는 경직성과 운동실조 상태로 나타나고 평형감각이 손실되어 걷기 어렵고 술에 취한 듯 조정이 안 되는 몸의 움직임과 비슷하다.

③ 타이록신 ④ 프로제스테론
⑤ 에스트로젠

093 남성 생식기는 고환, 부고환, 정관, 정낭, 전립샘, 요도, 귀두, 음경으로 구성되어 있다. 이에 대한 설명으로 옳은 것은?

① 정세관 – 정자가 소멸되는 곳이다.
② 정낭 – 정자가 성숙되는 곳이다.
③ 정관 – 정자가 지나가는 통로이다.
④ 부고환 – 정액을 분비하는 곳이다.
⑤ 고환 – 요를 배출하는 곳이다.

신경계의 구조와 기능

094 중추신경계에 속하는 기관끼리 묶인 것은?

① 뇌, 뇌신경 ② 척수신경, 뇌신경
③ 척수, 척수신경 ④ 뇌신경, 척수
⑤ 뇌, 척수

095 신경계는 그 위치나 기능에 따라 분류된다. 뇌와 척수를 중추신경계라고 하고 뇌와 척수에서 나가는 신경을 무엇이라 하는가?

① 동안신경 ② 척수신경
③ 말초신경 ④ 자율신경
⑤ 중추신경

096 외부 기온이 높아지거나 낮아지더라도 일정한 체온을 유지하는(항상성) 체온조절중추의 위치로 옳은 것은?

① 뇌교(교뇌) ② 시상하부
③ 연수 ④ 소뇌
⑤ 중뇌

097 20대의 김군은 얼마 전 오토바이 사고가 크게 났다. 그 후 김군은 몸의 균형 유지인 중심을 제대로 잡지 못하고 계속 넘어지는 경우가 잦다. 이는 어디에 문제가 있는 것인가?

① 시상 ② 소뇌
③ 중뇌 ④ 대뇌

⑤ 연수

098 대뇌를 도와서 평형 유지와 운동 조절을 담당하는 기관으로 옳은 것은?

① 시상하부
② 연수
③ 중뇌
④ 소뇌
⑤ 대뇌

099 생명에 직접 관여하는 중추(심장, 혈관 운동, 연하, 구토)가 있는 뇌의 부분은 어디인가?

① 시상하부
② 시상
③ 연수(숨뇌)
④ 대뇌
⑤ 소뇌

100 뇌교(교뇌)와 척수 사이에 위치하며, 구토 및 호흡중추가 있는 뇌간의 한 부분으로 옳은 것은?

① 소뇌
② 연수
③ 시상하부
④ 교뇌
⑤ 간뇌

101 뇌에서 생성되며 척수의 지주막하강(거미막밑공간)을 흐르고 있는 액체로 옳은 것은?

① 수막액
② 뇌수
③ 연수
④ 뇌척수액
⑤ 골수

102 제7 뇌신경으로 안면근육의 운동과 혀의 앞 2/3 미각을 담당하는 뇌신경으로 옳은 것은?

① 동안신경
② 부신경
③ 안면신경
④ 설인신경
⑤ 3차 신경

103 자율신경계는 교감신경과 부교감신경으로 구성된다. 이 중 교감신경을 자극했을 때 일어나는 생리현상으로 옳은 것은?

① 누선(눈물샘) 분비 억제, 심장박동 저하, 동공 수축
② 누선(눈물샘) 분비 촉진, 혈관 수축, 동공 확장

해설

098 문제 97번 해설 참조

099 연수(숨뇌, medulla oblongata) : 교뇌(뇌교)와 척수 사이에 있으며 뇌의 가장 아랫 부분이다. 뇌와 척수를 연결하는 신경로가 있으며, 생명에 직접 관여하는 중추[심장, 혈관 운동, 연하(삼킴), 구토]가 있는 뇌의 부분으로서 호흡, 심박동, 위장작용 등을 조절하는 자율신경의 핵이 있다.

100 문제 99번 해설 참조

101 뇌척수액
- 뇌에서 생성되어 뇌실과 거미막밑공간(지주막하강)을 따라 뇌와 척수를 순환하는 액체로 무색투명하다.
- 뇌의 맥락얼기에서 1일 약 500mL 정도가 생성되며 같은 양이 거미막밑공간의 거미막과립에서 분해, 흡수되어 항상 일정한 양(성인에서 100~150mL 정도가 정상)이 유지된다.
- 뇌와 척수 주위를 순환하면서 외부의 충격에 대한 완충작용을 하고 호르몬과 노폐물 등의 물질 운반 역할을 한다.

102 안면(얼굴)신경
- 12개의 뇌신경 중 7번째 뇌신경으로 대부분은 안면근육의 움직임을 담당하는 운동신경으로써의 역할을 수행하고 일부는 감각신경[미각, 얼굴의 일부와 바깥귀길(외이도) 주변의 감각]으로서의 역할을 수행한다.
- 가장 주된 기능은 얼굴근육(눈꺼풀 근육 포함)을 움직이는 것이며 일부 가지인 중간신경은 운동기능이 아닌 미각기능(혀의 앞 2/3 부분), 감각기능(바깥귀길 주변 피부의 감각신경 담당) 및 분비기능(침샘, 눈물샘)의 일부를 담당한다.

103 교감신경과 부교감신경

기관	교감신경	부교감신경
동공	확장	수축
눈물샘(누선)	분비 억제나 정상	분비 촉진
섬모체근육	이완(멀리 봄)	수축(가까이 봄)
침샘	분비 억제	분비 촉진(물같은 침 분비)
땀샘	분비 촉진	—
털세움	수축(털 세움)	—
소화부비샘	분비 억제	분비 촉진
소화관 연동운동	억제	촉진
심장박동	촉진(빨라짐)	억제(느려짐)
기관지	확장	수축
방광	이완(배뇨 억제)	수축(배뇨 촉진)
조임근	수축	이완
혈관	수축(피부, 내장)	확장(침샘, 생식기)

정답 93③ 94⑤ 95③ 96② 97② 98④ 99③ 100② 101④ 102③ 103⑤

Testing
인체 구조와 기능

> **해 설**
>
> **104** 문제 103번 해설 참조
>
> **105** 호르몬
> - 우리 몸의 한 부분에서 분비되어 혈액을 타고 표적기관으로 이동하는 일종의 화학물질이다.
> - 인체의 발육과 성장 및 생체의 내부 환경을 조절하고 스트레스와 감염에 반응하여 생식에 영향을 미친다.
>
> **106** 우리 몸에는 순수 내분비 기능만을 가진 내분비기관도 있고 한 기관 속에 외분비샘과 내분비샘이 섞여 있는 기관도 있다. 뇌하수체, 부신, 갑상샘, 부갑상샘, 송과체(솔방울샘)는 대표적인 단독 내분비샘이고, 췌장(이자)은 소화계, 고환 또는 난소는 남녀 생식계에 속하는 기관으로 일부 내분비 기능을 가지고 있는 혼합형의 분비샘이다.
>
> **107** 성장호르몬(growth hormone) : 성장호르몬은 혈당의 농도를 증가시키고 뼈의 형성과 성장을 촉진하여 인체의 성장을 촉진한다. 성장기에 성장호르몬이 과잉 분비되면 거인증(giantism)이, 분비가 부족하면 왜소증(난쟁이, dwarf)이 된다. 한편, 성인에게 연골접합이 일어난 후 성장호르몬이 과잉 분비되면 말단비대증(acromegaly)이 된다.
>
> **108** 문제 107번 해설 참조

③ 소화기운동 촉진, 혈관 확장, 동공 확장
④ 혈관 확장, 동공 축소, 소화기운동 억제
⑤ 동공 확장, 혈관 수축, 누선(눈물샘) 분비 억제

104 교감신경 자극 시 나타나는 신체의 변화로 옳은 것은?
① 소화관 연동운동 증가   ② 말초혈관 확대
③ 기관지 수축   ④ 심장박동 촉진
⑤ 동공 축소

내분비계의 구조와 기능

105 내분비기관에서 발생하는 것으로 생식에 영향을 미치고 생체의 내부 환경을 조절하는 것은?
① 신경원(신경세포)   ② 림프
③ 척수액   ④ 송과체(솔방울샘)
⑤ 호르몬

106 우리 몸에는 순수 내분비 기능만을 가진 내분비기관도 있고 한 기관 속에 외분비샘과 내분비샘이 섞여 있는 기관도 있다. 이 중 순수 내분비 기능을 가진 기관끼리 묶인 것은?
① 갑상샘, 송과선(송과체, 솔방울샘), 고환, 췌장
② 송과선(송과체, 솔방울샘), 갑상샘, 부신, 고환
③ 뇌하수체, 송과선(송과체, 솔방울샘), 고환, 난소
④ 췌장, 송과선(송과체, 솔방울샘), 고환, 부신
⑤ 뇌하수체, 갑상샘, 송과선(송과체, 솔방울샘), 부신

107 성장기에 난쟁이(왜소증)와 거인증은 무엇의 부족과 과잉으로 초래되는 질환인가?
① 무기질   ② 단백질
③ 성장호르몬   ④ 칼슘
⑤ 비타민

108 내분비계 주분비샘(Master Gland)인 뇌하수체 전엽 호르몬 중 성인에서 성장호르몬이 과다 분비되었을 때 나타나는 증상으로 옳은 것은?
① 수두증   ② 쿠싱증후군

③ 말단비대증 ④ 요붕증
⑤ 거인증

109 뇌하수체에서 분비되는 호르몬으로 옳은 것은?

① 코티솔 ② 항이뇨호르몬
③ 부갑상샘호르몬 ④ 칼시토닌
⑤ 알도스테론

110 난소에서의 프로게스테론 분비를 촉진하고, 고환에서의 테스토스테론의 분비를 촉진하는 호르몬으로 옳은 것은?

① 안드로젠 ② 갑상샘자극호르몬
③ 황체형성호르몬 ④ 옥시토신
⑤ 난포자극호르몬

111 갑상샘호르몬인 티록신(타이록신)과 관련된 요오드(아이오딘)와 밀접한 관련이 있는 식품으로 옳은 것은?

① 과일 ② 우유
③ 육류 ④ 생선
⑤ 해조류

112 분만 시 자궁벽을 수축하여 분만을 용이하게 하는 호르몬으로 옳은 것은?

① 황체형성호르몬 ② 난포자극호르몬
③ 유선자극호르몬(프로락틴) ④ 성장호르몬
⑤ 옥시토신

113 뇌하수체 후엽은 신경계의 일부라고 할 수 있다. 뇌하수체 후엽에서 분비되며 이 호르몬의 분비가 저하되면 요붕증이 발생하는 호르몬으로 옳은 것은?

① 난포자극호르몬 ② 항이뇨호르몬
③ 갑상샘자극호르몬 ④ 부신피질자극호르몬
⑤ 성장호르몬

114 임신부에게 결핍될 경우 태아에게 크레틴병이 발생하게 되어 성장이 지연되고, 선천(성) 기형이 초래되는 호르몬으로 옳은 것은?

① 성장호르몬 ② 갑상샘호르몬

해 설

109 뇌하수체에서 분비되는 호르몬
- 뇌하수체 전엽 호르몬 : 성장호르몬, 갑상샘자극호르몬, 부신피질자극호르몬, 프로락틴(젖분비호르몬), 멜라닌세포자극호르몬, 생식샘자극호르몬
- 뇌하수체 후엽 호르몬 : 옥시토신, 항이뇨호르몬

110 황체형성호르몬(luteinizing hormone) : 여성에서는 배란 및 황체 형성 그리고 난소에서의 프로게스테론의 분비를 촉진하고, 남성에서는 고환에서의 테스토스테론의 분비를 촉진한다.

111 갑상샘(Thyroid gland)의 특징
- 갑상샘은 가장 큰 내분비샘의 하나로 협부로 연결된 두 엽의 갑상샘 조직으로 이루어지며 후두 바로 아래 기관의 양쪽에 존재한다.
- 갑상샘 호르몬인 타이록신과 관련된 아이오딘(요오드)이 많이 함유된 식품에는 대표적으로 해조류를 들 수 있다.

112 옥시토신(oxytocin) : 평활근의 근육 섬유를 수축시키는 기능이 있어 분만할 때 자궁벽을 수축하여 분만을 용이하게 한다. 또 수유기에는 젖샘에 작용하여 샘세포에서 만들어진 젖을 분비관으로 방출시키는 기능도 가지고 있다.

113 항이뇨호르몬(ADH : antidiuretic hormone) : 소동맥을 수축시켜 혈압을 상승시키고 콩팥소체(신세관, 세뇨관)의 수분 재흡수를 촉진시켜 혈액량을 증가시키고 소변양을 감소시켜 혈압을 유지한다. 이 호르몬의 분비가 저하되면 요붕증이 유발된다.

114 갑상샘(Thyroid gland) : 갑상샘은 목에서 기관(trachea)의 바로 앞에 있으며 좌우 2엽으로 구성된다. 이 곳에서는 세포의 대사율을 조절하는 타이록신과 혈액 내의 칼슘과 인의 농도를 조절하는 칼시토닌이 분비된다. 출생 시에 타이록신이 부족하면 성징이 징체되는 크레틴병(cretinism)이 유발되고, 성인에서는 점액부종(점액수종)이라고 불리우는 병적 상태가 유발된다. 과잉 분비될 경우 바세도 갑상샘종(Basedow's disease, 그레이브스병)에 걸려 따뜻하고 축축한 피부, 체중 감소, 안구 돌출과 같은 증상이 나타난다.

정답 104 ④ 105 ⑤ 106 ⑤ 107 ③ 108 ③ 109 ② 110 ③ 111 ⑤ 112 ⑤ 113 ② 114 ②

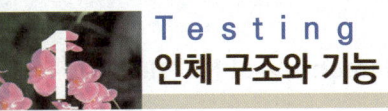

Testing
인체 구조와 기능

해설

115 인슐린 : 혈당량이 일정 이상으로 높아지면 이것이 분비되어 혈액 내 포도당을 세포 내로 유입하여 당원(글리코젠)의 형태로 저장함으로써 결국 혈당량을 조절하는 역할을 한다.

116 혈당의 농도를 증가시키는 호르몬 : 글루카곤, 코티솔, 성장호르몬, 에피네프린

117 문제 115번 해설 참조

118 생식샘(성선, sex gland)
- 남성의 고환에서는 남성 호르몬인 테스토스테론을 분비하는데 이 호르몬은 남성의 2차 성징을 나타나게 하며 성적 자극, 남성 생식기의 발육 등을 맡고 있다.
- 여성의 난소에서는 여성 호르몬인 에스트로젠과 프로제스테론을 생산한다. 에스트로젠의 분비는 여성의 2차 성징을 발현시키지만 감소될 경우 폐경기 여성에 있어 뼈 손실이 일어나는 골다공증의 발생 원인이 된다. 프로제스테론은 임신을 지속시켜 주는 기능을 가진다.

119 문제 118번 해설 참조

③ 췌장호르몬 ④ 부갑상샘호르몬
⑤ 옥시토신

115 췌장에서 분비되며 혈당을 감소시키고, 이것이 부족하면 당뇨병을 일으키는 호르몬으로 옳은 것은?

① 프로락틴(젖분비호르몬) ② 옥시토신
③ 테스토스테론 ④ 안드로젠
⑤ 인슐린

116 인슐린이나 글루카곤 이외의 호르몬도 혈당에 영향을 줄 수 있는데 혈당을 증가시키는 호르몬으로 옳게 조합된 것은?

① 코티솔, 에스트로젠, 성장호르몬
② 인슐린, 성장호르몬, 옥시토신
③ 성장호르몬, 옥시토신, 안드로젠
④ 코티솔, 성장호르몬, 에피네프린
⑤ 인슐린, 옥시토신, 에피네프린

117 혈당량이 일정 이상으로 높아지면 이것이 분비되어 혈액 내 포도당을 세포 내로 유입하여 글리코젠(당원)의 형태로 저장함으로써 결국 혈당량을 조절하는 역할을 하는 호르몬은 무엇인가?

① 인슐린 ② 리파아제(지방분해효소)
③ 티록신(타이록신) ④ 가스트린
⑤ 옥시토신

118 성선(생식샘)에서 분비되는 호르몬으로 옳은 것은?

① 프로제스테론, 멜라토닌, 티록신(타이록신)
② 코티솔, 옥시토신, 에피네프린
③ 티록신(타이록신), 칼시토닌, 글루카곤
④ 인슐린, 티록신(타이록신), 에피네프린
⑤ 에스트로젠, 프로제스테론, 테스토스테론

119 남성의 제2차 성징을 나타나게 하며 성적 자극, 남성 생식기의 발육 등을 맡고 있는 호르몬으로 옳은 것은?

① 알도스테론 ② 테스토스테론
③ 티록신(타이록신) ④ 프로제스테론
⑤ 인슐린

120 폐경기 여성에 있어 갱년기가 시작되는 처음 5년간 심한 뼈 손실이 일어나는 골다공증이 발생하는 주요 원인으로 옳은 것은?

① 에스트로젠 감소　② 프로락틴(젖분비호르몬) 감소
③ 단백질 감소　　　④ 비타민 부족
⑤ 철분 감소

피부의 구조와 기능

121 피부는 인체의 표면을 덮고 있는 중요한 기관이다. 피부층을 피부 표면에서 안쪽으로 순서대로 나열한 것은?

① 피하조직 ― 진피 ― 표피　② 피하조직 ― 표피 ― 진피
③ 표피 ― 진피 ― 피하조직　④ 표피 ― 피하조직 ― 진피
⑤ 진피 ― 표피 ― 피하조직

122 피부는 인체의 표면을 덮고 있는 역할 외에도 많은 기능을 가지고 있다. 이러한 피부의 기능으로만 묶인 것은?

① 유즙(젖) 분비작용, 운동 조절, 체온 조절, 방호작용
② 호르몬 분비작용, 체온 조절, 감각작용, 뼈의 성장 촉진
③ 시각 조절, 배설작용, 소화액 분비작용, 호르몬 분비작용
④ 운동 조절, 감각작용, 배설작용, 소화액 분비작용
⑤ 보호작용, 감각작용, 체온 조절, 배설 및 분비작용

감각기관의 구조와 기능

123 인체 내에 있는 감각기관은 일반 감각기관과 특수 감각기관의 두 가지로 분류된다. 이러한 감각기관에 대한 설명으로 옳은 것은?

① 일반 감각기관은 눈, 귀, 혀 등을 말한다.
② 일반 감각기관은 시각, 후각, 미각, 청각을 담당한다.
③ 특수 감각기관은 전신, 피부에 분포한다.
④ 일반 감각기관은 온도, 동통, 압력, 접촉 등을 받아들인다.
⑤ 특수 감각기관은 전신에 두루 분포되어 있다.

124 공막의 내면을 덮고 있는 얇은 막으로 멜라닌 색소가 많이 있어 암갈색을 띠는 곳은?

해설

120 문제 118번 해설 참조

121 피부의 구조 : 피부는 표피와 진피, 그 아래에 지방이 많은 결합조직인 피하조직(피부밑조직)의 세 층으로 구성되어 있다.

122 피부의 기능
- 체표면을 덮어 외력이나 세균으로부터 신체 보호
- 감각작용(촉각, 압각, 통각, 온각, 냉각 감지)
- 비타민 D의 생성
- 발한에 의한 체온 조절
- 배설 및 분비작용
- 영양소 저장작용

123 ① : 일반 감각기관은 촉각, 온도, 통증 및 고유 감각 같은 감각을 말한다.
② : 특수 감각기관은 시각, 청각, 후각, 미각 등을 말한다.
③ : 일반 감각기관은 전신에 특히 피부에 주로 분포한다.
⑤ : 특수 감각기관은 머리의 일부 장소에 국한되어 분포한다.

124 맥락막(choroid) : 공막의 내면을 덮고 있는 얇은 막으로 멜라닌 색소가 많이 있어 암갈색을 띠고 내면은 망막의 색소 상피층과 밀착되어 있다.

정답　115 ⑤　116 ④　117 ①　118 ⑤　119 ②　120 ①　121 ③　122 ⑤　123 ④　124 ④

Testing
인체 구조와 기능

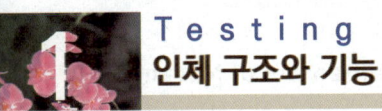

해설

125 홍채(iris) : 모양체의 말단부에 붙어 있는 근육성의 격막으로 각막과 렌즈 사이에 위치한다. 홍채의 한 가운데 열려진 부분을 동공(pupil)이라 하며, 카메라 렌즈의 조리개와 같은 역할을 하고, 빛의 양에 따라 동공의 크기를 조절할 수 있다. 색소성 결합조직이며 종족 및 개인에 따라 빛깔이 다양하다.

126 수정체(lens) : 전면과 후면이 불룩 나온 투명한 구조물로서 인대에 의해 홍채 뒤쪽에 고정되어 있다. 투명하고 탄력성 단백질로 이루어져 있고 혈관이 분포되어 있지 않다. 수정체는 빛을 굴절하고 망막에 상을 맺는 작용을 한다.

127 귀관(중이관, 이관) 은 유스타키오관이라고도 하며 인두와 관통되어 있어 고실 내의 압력을 조절한다. 또한 귀관은 중이와 비인두를 연결하며 어린이 감기 시에 중이염이 잘 발생되게 하는 부분이다.

128 고막 : 외부로부터 들어온 소리를 진동시키는 곳으로 외이와 중이의 경계를 이루는 부위이다.

129 내이(속귀)
- 전정 : 난원창 안쪽에 위치하여 앞으로 달팽이관(청각신경 감수체), 뒤로 반고리관(평형감각 감수체)과 통한다.
- 달팽이관 : 청각을 수용하는 코르티기관이 있어 음파가 신경성 흥분으로 전환된다.
- 반고리관(반규관, 세반고리관, 삼반규관) : 평형감각을 담당한다.

① 공막 ② 황반
③ 망막 ④ 맥락막
⑤ 각막

125 눈의 빛깔을 나타내고 카메라 렌즈의 조리개와 같은 역할을 하며, 빛의 양에 따라 동공의 크기를 조절할 수 있는 눈의 구조로 옳은 것은?

① 망막 ② 모양체(섬모체)
③ 홍채 ④ 수정체
⑤ 각막

126 홍채의 뒤쪽에 고정되어 있으며 빛을 굴절하고 망막에 상을 맺는 작용을 하는 것은?

① 수정체 ② 공막
③ 각막   ④ 모양체
⑤ 맹점

127 인두와 고실(중이)을 연결하며 어린이 감기 시 이 곳을 통해 바이러스나 세균이 침입하여 중이염을 일으키는 부위로 옳은 것은?

① 기관 ② 후두
③ 구강 ④ 귀관(중이관)
⑤ 비강

128 외부로부터 들어온 소리를 진동시키는 곳으로 외이와 중이의 경계를 이루는 부위로 옳은 것은?

① 전정   ② 귀관(중이관)
③ 달팽이관 ④ 이소골
⑤ 고막

129 귀는 크게 외이, 중이, 내이로 구분할 수 있는데, 내이에 속하며 평형감각을 담당하는 기관으로 옳은 것은?

① 귓바퀴   ② 고막
③ 반고리관 ④ 이소골
⑤ 달팽이관

정답 125 ③ 126 ① 127 ④ 128 ⑤ 129 ③

간·호·국·가·시·험·문·제·집

Basic Skills for Nursing Practice

2 기초 간호 임상 실무

- 기본 간호
- 성인 간호

EUNHA PUBLISHING CO.

자격시험대비특강

p·o·i·n·t·s

이 단원에서는 활력징후 및 신체검진, 감염관리와 침상 만들기, 개인위생과 식사 및 배변·배뇨 돕기, 체위 유지, 억제대, 섭취량과 배설량 측정, 증기흡입과 산소호흡·기도 흡인, 상처간호와 수술간호, 투약간호, 임종간호, 암 환자의 간호, 쇼크환자의 간호, 만성질환자의 간호, 경련 환자 간호, 근골격계 질환, 호흡기 질환, 내분비계 질환, 혈액질환, 소화기질환, 심혈관계 질환, 뇌혈관계 질환, 비뇨생식기계 질환, 눈·귀 질환의 구조와 기능 및 관련질환에 대하여 교과서를 통해 학습한 내용을 문제로 풀어봄으로써 실전 학습에 임할 수 있도록 하였다.

Basic Skills for Nursing Practice
기본 간호

병원 환경 조성 돕기

001 병원 환경에서 환자에게 불안감을 조성시키는 요소로 옳지 않은 것은?

① 논리적 사고의 장애 ② 낯선 기구와 소음
③ 병원 용어의 이해 부족 ④ 가까운 사람들과의 격리
⑤ 건강관리요원들의 비인간적 태도

002 62세의 박씨는 위암 수술을 받기 위해 입원하였다. 자료 수집을 위한 면담 도중 박씨는 갑자기 말을 멈추고 침묵하기 시작하였다. 이때 간호조무사의 반응으로 옳은 것은?

① "몹시 불안하시군요. 불안하신 이유를 말해주실 수 있나요?"
② "당신은 초기에 발견했으니 좋아질 겁니다."
③ "걱정하지 마세요. 담당하시는 의사 선생님은 아주 능력이 있답니다."
④ "말을 하세요. 빨리 면담을 끝내야 합니다."
⑤ "병에 대해 너무 모르고 계시는군요. 우리 다른 이야기를 할까요?"

003 입원 환자에게 심리적 안정을 제공하고 신뢰를 형성하는 방법으로 옳은 것은?

① 건강관리요원들의 완고하고 절제적인 행동
② 환자와 개인적인 비밀을 터놓고 교환
③ 간호 및 처치에 대한 자세한 설명
④ 환자와 개인적 관계 형성
⑤ 건강관리요원들의 침착성과 과묵한 태도

004 여러 환자가 입원하고 있는 병동에서 편안하고 쾌적한 환경을 조성하는 데 가장 중요한 요소로 옳은 것은?

① 소음 방지 ② 온도
③ 광선 ④ 습도
⑤ 환기

005 입원 환자의 정서적 안정을 위해 편안함을 증진시키기 위한 병원 환경 관리에 대한 설명으로 옳은 것은?

① 햇빛이 병실에 직접 들어오게 커튼을 걷는다.

해설

문제 동영상 강의 (1~120번)

001 **입원 환자의 불안 요소** : 규격화된 병원 규칙, 비인격적인 대우, 주위 사람으로부터의 격리, 프라이버시의 결여, 낯선 환경, 각종 소음들, 간호 및 처치 시 사전 설명 부족, 불친절하고 신뢰감 없는 태도, 어려운 의료 용어 등은 환자에게 불안을 유발시킬 수 있는 요인이다.

002 **불안감 요인의 극복** : 수많은 환자들은 병원을 방문하게 되면 일단 불안감을 갖게 되는데, 이러한 불안감을 제거하기 위해서는 간호 및 처치에 대하여 자세히 설명을 해주고, 환자와 함께 있어 주면서 환자의 말을 경청해 주며, 불안을 유발시키는 병원 환경 요인을 찾아 이를 극복하도록 도와주어야 한다.

003 문제 2번 해설 참조

004 **환기** : 환기는 편안한 환경을 위해 가장 중요한 요소로서, 실내의 공기와 실외의 공기를 바꾸는 것을 말하는데 더운 공기는 가벼워 위로 올라가고 찬 공기는 아래로 내려가는 원리를 이용하여 환기를 한다.

005 **소음 방지** : 큰 소리는 환자를 화나게 하거나 흥분시킬 수 있으며 신체의 피로와 각종 신경 및 감정적 질환의 원인이 되기도 한다. 직원들의 부주의로 소음이 발생하지 않도록 주의를 요한다. 드레싱 카트나 휠체어 등에서 마찰로써 생기는 소음은 윤활제를 칠하여 예방하고, 환자 운반차나 드레싱 카트 등의 바퀴는 고무를 사용하도록 한다.

정답 01 ① 02 ① 03 ③ 04 ⑤ 05 ⑤

Testing 기본 간호

해 설

006 청결한 환경
- 바닥 청소 시에는 비질을 하지 않는다.
- 병실 바닥에 물이나 용액을 엎질렀을 때 빨리 닦아야 하는 이유 : 사고의 원인이 되기 때문

007 단백질(피나 점액)이 묻으면 먼저 찬물에 헹군 다음 더운 비눗물로 씻는다. 더욱 엄격한 감염 관리를 위해서는 마스크와 장갑을 착용한 후 소독제로 닦아 내고 헹군다. 과산화수소(H_2O_2)수는 응혈된 혈괴를 제거하는 데 효과적이다.

008 물품 보관법
- 소독한 날짜가 최근의 것일수록 뒤쪽에 보관한다.
- 소독한 차례대로 물품을 사용하도록 배치한다.
- 소독 물품 중 먼저 사용해야 할 물건은 손이 닿기 쉬운 쪽에 보관한다.
- 환자별로 약물을 분류하여 보관한다.

009 물품 관리
- 고무 제품 관리 시 주의 사항
  - 장시간 열에 접촉하거나 차게 하면 고무가 상할 수 있다.
  - 기름, 산성(acid), 비누, 햇빛에 약하므로 주의한다.
  - 고무 제품은 응달에서 물기 없이 완전히 말려서 둔다.
  - 고무포는 둥근 막대기에 걸어 두어 꺾이지 않게 한다.
- 거즈나 솜의 처리 : 거즈나 솜은 일반 의료 폐기물 통에 처리한다.

② 환기시킬 때 맞바람이 환자에게 직접 닿게 한다.
③ 젖은 걸레로 닦고 물기는 그대로 마르게 둔다.
④ 진공청소기를 사용한 후 비질을 하도록 한다.
⑤ 소리가 나지 않도록 이동차에 고무바퀴를 달아준다.

006 병실이나 복도 바닥에 용액이나 물이 엎질러졌을 경우 곧바로 닦아야 하는 이유로 옳은 것은?

① 특별한 이유없이 당연하게 닦아야 하므로
② 미관상 보기 흉하므로
③ 병균이 번식하기 쉬우므로
④ 낙상 사고의 원인이 되기 쉬우므로
⑤ 병실 바닥이 상하기 쉬우므로

007 병실의 유리 테이블에 혈액과 점액이 묻어 있는 경우 관리 방법으로 옳은 것은?

① 따뜻한 물로 먼저 헹군 다음 찬물로 씻어 낸다.
② 찬물로 씻어 낸 후 따뜻한 비눗물이나 소독수로 다시 세척한다.
③ 종이로 먼저 닦은 다음 물로 씻어 낸다.
④ 먼저 젖은 걸레로 닦은 다음 찬물에 헹군다.
⑤ 물로 씻어 일광소독한다.

008 병원에서 사용하는 모든 물품은 사용 목적이나 재질에 따라 의료기관 자체에서 제정한 규정에 맞게 관리되어야 한다. 그 방법으로 옳은 것은?

① 소독 물품은 대부분 7일간 유효하다.
② 소독한 날짜가 최근의 것일수록 앞쪽에 보관한다.
③ 소독한 순서대로 물품을 사용하도록 배치한다.
④ 소독 물품은 장시간이 경과해도 소독력이 유지된다.
⑤ 소독 물품은 먼저 사용해야 할 물건을 소독장의 맨 위 칸에 보관한다.

009 병원에서 사용하는 모든 물품 및 치료 재료는 그 종류에 따라 별도로 구분되어 관리해야 하는데 그 관리법으로 옳은 것은?

① 고무제품은 100℃ 이상에서 끓여서 말려 보관한다.
② 감염 병실에서 사용한 물품은 깨끗이 씻어 말린 후 일반 병실에서 사용한다.
③ 고막 체온계 커버는 재사용한다.

④ 더운물 주머니는 깨끗이 헹군 후 찬물을 넣어 보관한다.
⑤ 거즈나 솜은 일반 의료 폐기물 통에 처리하도록 한다.

010 병동에서 시행하는 약물 관리에 관한 설명으로 옳은 것은?
① 가능한 구두 처방을 받은 후 투약을 실시한다.
② 환자별로 약물을 분류하여 보관한다.
③ 모든 약물은 냉장 보관한다.
④ 유통기한이 지난 약은 약국에서 교환한다.
⑤ 투약이 중단된 약은 즉시 버린다.

011 병원 물품의 재고를 관리하는 이유로 가장 옳은 것은?
① 일률적으로 고정주문기간 시스템을 운용한다.
② 원가를 절감할 수 있는 최종 단계이다.
③ 재고와 관련된 비용을 최대화시킨다.
④ 위생적으로 사용할 수 있다.
⑤ 낭비를 줄여 아껴 쓸 수 있다.

012 A병동에 40대 중반의 남성 환자가 갑상선 절제수술을 위해 입원하였다. 환자가 입원할 경우에 간호조무사가 제공해야 할 첫 번째 업무로 옳은 것은?
① 병원의 역사에 대해 설명하기
② 병실 정돈과 병실 안내하기
③ 체온, 맥박, 호흡, 혈압 측정하기
④ 환자 목욕시키기
⑤ 환자의 귀중품 원무과에 맡기기

013 간염병 환자가 가지고 있던 물품은 입원 시 어떻게 취급하고 보관하여야 하는가?
① 파일 박스에 보관하여 둔다.
② 가족 편에 그냥 집으로 보낸다.
③ 비눗물에 담갔다 보관한다.
④ 소독이 불가능하므로 환자에게 보관토록 한다.
⑤ 고압증기 멸균법으로 소독한 후 봉투에 넣어 보관한다.

014 감염병 환자가 퇴원한 후 병실과 침대를 소독하는 목적으로 옳은 것은?

해설

010 문제 8번 해설 참조

011 재고가 불충분하면 진료가 원활히 이루어지지 못하고 적시에 이루어질 수 없는 반면, 과다한 재고는 병원의 수익성과 유동성에 악영향을 미치므로 적정 재고 유지로 재고 관련 비용을 최소화하기 위한 재고 관리가 요구된다.

012 입원 환자에 대한 간호
- 간호조무사는 가장 우선적으로 환자 방이 준비되었는지 확인하고 환자를 맞아들여 지정된 병실로 안내한다(병실 준비).
- 병원 환의로 바꿔 입도록 하고 환자 상태를 관찰한다.
- 입원 시 체중과 신장을 측정하고 기록한다.
- 귀중품 및 옷가지는 집으로 보내거나 환자의 가족이 책임지도록 한다.

013 감염병 환자가 가지고 있던 물품은 고압증기 멸균 소독법으로 소독한 후 봉투에 넣어 보관한다.

014 퇴원 환자의 병실 관리 · 환자가 병실을 떠난 후에는 질병의 전염을 예방하기 위하여 병실을 청소하고 침대를 소독한다. 즉, 다른 환자를 받기 위해 시트를 교환하여 침대를 준비하고 침대 옆 탁자나 식탁 등을 깨끗이 닦아서 새로운 환자를 받는 데 불편 없이 해둔다. 또한 병실 안의 모든 물품은 다시 소독하거나 소독수로 닦는다.

정답 06 ④ 07 ② 08 ③ 09 ⑤ 10 ② 11 ⑤ 12 ② 13 ⑤ 14 ②

2 Testing 기본 간호

해설

015 입·퇴원, 전동 시 간호
- 입원 시 검사 및 앞으로의 치료에 대해 설명하여 환자의 불안을 감소시킨다.
- 퇴원 시 환자가 가지고 갈 약물 등 모든 필요한 물품이 준비되어 있는지 간호조무사가 확인한다.
- 다른 병동으로 전동 시 의무기록지는 정리하여 해당 병동으로 보낸다.
- 다른 병동으로 전동 시 환자의 기록 상태와 기록 사항을 검토하며 전실 이유, 환자 상태 등을 기록한다.

016 간호 기록의 목적
- 전체 의료 요원이 기록한 환자 정보로부터 적절한 간호 계획을 세우는 데 도움이 됨으로써 환자에게 일관되고 지속적인 치료를 제공할 수 있다.
- 환자, 질병, 치료에 대한 임상 교육 자료로 활용된다.
- 병원 행정 및 국가 보건 정책에 기여하는 통계 자료가 된다.
- 기록에 포함된 정보는 연구를 위한 자료로 사용된다.
- 환자에 대한 기록은 법정에 증거물로 제출될 수 있으며 병원, 의사, 간호사, 환자를 보호하고 보험 관계상 중요한 증거 자료로 이용된다.
- 기록은 건강 요원들 간에 이루어지는 의사소통의 수단으로 사용되며 건강 요원 간에 중복되는 치료 및 간호를 없앨 수 있다.

017 일반적인 기록의 규칙
- 모든 기록은 잘 변하지 않도록 검정색의 펜을 이용하며, 밤번 근무자는 붉은색 볼펜으로 쓴다(연필 사용 불가).
- 모든 기록은 활자체로 쓰되 단정하고 또렷하게 쓴다.
- 기록 후에는 반드시 작성한 사람이 정자로 성명을 다 써서 서명한다. 또한 같은 시간에 일어난 일을 서술할 때는 끝에 한 번만 서명한다.
- 한번 기록한 것은 지우개로 지우면 안 되고 기록이 잘못된 경우 붉은색 볼펜으로 한 줄 또는 두 줄을 긋고 error라고 쓴 다음 정확한 기록을 다시 한다.
- 여백은 남기지 않도록 하며 남는 경우 선을 긋고 끝에 서명한다.
- 약 이름 등 외국어나 약어를 사용할 경우 철자 표기를 올바르고 정확하게 기록한다. 특히 약어를 사용할 경우에는 공식적인 것만 사용한다.
- 각 기록에는 날짜와 시간을 적는다.
- 과거와 현재시제만 사용하고 미래시제는 사용하지 않는다.

018 문제 17번 해설 참조

---

① 의료진을 기분 좋게 하기 위함이다.
② 감염을 예방하기 위함이다.
③ 미관상 아름답게 보이기 위함이다.
④ 주위를 깨끗하게 하기 위함이다.
⑤ 안정된 분위기를 만들기 위함이다.

015 환자의 입·퇴원 및 전동 시 제공할 간호로 가장 옳은 것은?
① 다른 병동으로 전동 시 의무기록지는 정리하여 해당 병동으로 보낸다.
② 환자가 집에 가지고 갈 약물은 환자가 확인한다.
③ 입원 시 환자가 불안을 느끼면 검사 및 앞으로의 치료에 대한 설명을 생략한다.
④ 환자가 퇴원을 원할 경우에는 의사의 동의 없이도 가능하다.
⑤ 환자의 개인 소지품은 병원에서 처리한다.

간호 기록과 간호 계획의 기록 돕기

016 간호 기록의 목적과 중요성에 관한 설명으로 옳지 않은 것은?
① 교육과 연구의 중요한 근거 자료가 된다.
② 법적 문제가 발생했을 경우 의료인 보호의 근거를 제공한다.
③ 건강 요원들 간에 환자 정보를 교환할 수 있는 의사소통의 매개이다.
④ 대상자에게 제공된 치료나 간호의 질을 점검하고 평가하는 근거 자료이다.
⑤ 의료수가의 결정 기준이나 병원 수익을 위한 진료비 산정의 근거 자료이다.

017 간호 기록에 대한 설명으로 옳은 것은?
① 약어 사용 시에는 공식적인 약어를 사용한다.
② 서명할 때는 이름의 첫 자로 서명한다.
③ 간호, 치료 및 투약에 관한 기록은 처치 전에 기록한다.
④ 잉크 색에는 관계 없이 한 가지 색만으로 통일하여 기록한다.
⑤ 기록에 환자라는 말을 쓰며 경어를 사용하여 기록한다.

018 간호 기록 작성 지침으로 옳은 것은?

① 처치 전에 기록한 후 실시한다.
② 환자의 반응에 대한 관찰을 기록할 때는 그 의미를 해석하여 기록한다.
③ 기록지마다 환자의 이름을 기입할 필요는 없다.
④ 기록지에는 빈 칸이나 부분적 빈 칸을 남겨 추후에 보완한다.
⑤ 같은 시간에 일어난 일을 서술할 때는 끝에 한번만 서명한다.

019 입원 환자의 상태와 투약 및 처치, 예후, 경과 등을 기록하는 의무기록 중 간호기록의 작성 지침으로 옳은 것은?

① 각 기록에는 날짜와 시간을 제외한다.
② 전화로 지시한 것은 기록하지 않는다.
③ 해석함이 없이 객관적인 내용을 기록한다.
④ 잘못 기록했을 때는 깨끗이 지우고 다시 쓴다.
⑤ 기록할 때는 현재시제와 미래시제를 사용한다.

활력 징후 돕기

020 활력 징후는 신체 기능 파악에 매우 중요한 지표이다. 활력 징후 측정이 필요한 상황으로 옳은 것은?

① 수면 시
② 투약 시
③ 대변 배설 후
④ 식사 전후
⑤ 수술 전이나 입원 시

021 체온에 영향을 미치는 요인에 대한 설명이다. 그 내용으로 옳은 것은?

① 수면 시에는 체온이 떨어진다.
② 여성의 경우 월경 시 체온이 0.3~0.6℃ 정도 상승한다.
③ 운동으로 체온이 하강된다.
④ 노인은 더운 환경에서 체온이 쉽게 내려간다.
⑤ 스트레스는 체온을 하강시킨다.

022 체온은 여러 가지 요인에 의해 변화한다. 체온을 상승시키는 요소로 옳은 것은?

① 신경계의 억압
② 분노
③ 낮은 기온
④ 찬 음료 섭취
⑤ 수면

해설

019 문제 17번 해설 참조

020 활력 징후의 측정이 필요한 경우
- 의료기관에 진료 및 입원했을 때
- 의사의 처방에 의한 정규적인 절차일 때
- 위험한 진단적 검사 전과 후
- 모든 수술의 전과 후
- 심맥관 및 호흡 기능에 영향을 주는 약물 투여의 전과 후
- 전신적인 신체 상태가 갑자기 악화되었을 때
- 활력 징후에 변화를 가져올 수 있는 간호 수행 전과 후
- 신체적인 고통이나 이상 증상을 호소할 때

021 열 생산 요소로는 운동, 떨기(전율), 음식물 섭취, 흥분, 스트레스, 분노, 환경적 고온 등이 있고, 열 생산을 저하시키는 요소로는 기아, 활동 저하, 수면, 월경 시, 연령 증가(노인), 낮은 기온, 찬 음료 섭취, 신경계의 억압 등이 있다

022 문제 21번 해설 참조

정답 15① 16⑤ 17① 18⑤ 19③ 20⑤ 21① 22②

Testing
2 기본 간호

해설

023 이마 체온계 : 체온이 가장 낮게 측정되는 것으로, 탐색자(탐침) 부분을 이마 중앙에 밀착하고, 측정 버튼을 누른 상태에서 관자놀이까지 문지르듯 3~5초간 재는데 이마에 땀이 나면 정확도가 떨어진다. 이때는 뒤쪽 귓볼을 따라 아래 위로 움직이며 잰다.

024 활력 징후 측정
- 겨드랑(액와) 체온의 정상 범위는 35.7~37.3℃이다.
- 정상 성인의 경우 분당 60~100회 정도의 맥박 수를 보인다.
- 건강한 성인은 평균 1분간에 15~20회 정도 호흡하며 맥박 4회당 1회의 호흡을 보인다.
- 정상인의 평균 혈압은 120/80mmHg이다.

025 측정 부위별 체온의 정상 범위
- 구강(입안) : 36.5~37.5℃
- 겨드랑(액와) : 35.7~37.3℃
- 직장(항문) : 36.6~37.9℃

026 고막 체온계 : 고막 체온계는 성인의 경우 귀를 후상방으로, 소아의 경우는 후하방으로 잡아당겨 체온계의 끝 외이도의 전방향으로 삽입하면 고막과 고막을 둘러싼 피부에서 발생하는 적외선을 이용하여 체온이 측정된다.

027 활력 징후 측정 후 의무기록지에 작성하는 방법
- 겨드랑(액와) 체온은 A라고 명시한다.
- 직장 체온은 R이라고 명시한다.
- 맥박은 붉은색으로 표시한다.
- 혈압은 수축기 혈압/이완기 혈압으로 표시한다.

023 환자에 따른 체온 측정 기구의 선택과 기록 방법으로 옳은 것은?
① 이마 체온계는 이마를 깨끗이 하고, 탐침(탐색자) 부분을 이마 중앙에 밀착하여 3~5초간 잰다.
② 전자 체온계는 적외선을 이용하여 측정하는 것이다.
③ 수은 체온계를 이용하는 경우 구강(입안) 체온 측정 시에는 R로 표기한다.
④ 전자 체온계를 사용하는 경우 구강(입안) 체온 측정 시에는 R로 표기한다.
⑤ 일반적으로 항문 수은 체온계를 사용한다.

024 30세 여자 환자가 입원하여 활력 징후를 측정한 결과 액와(겨드랑) 체온 37.9도, 맥박수 80회/분, 호흡수 35회/분, 혈압 105/70mmHg 이었다. 이 중 즉시 보고해야 할 비정상적인 활력 징후로 옳은 것은?
① 체온과 호흡
② 혈압과 호흡
③ 호흡과 맥박
④ 체온과 혈압
⑤ 체온과 맥박

025 체온 측정에 대한 설명으로 옳은 것은?
① 구강(입안) 체온이 직장 체온보다 높다.
② 구강(입안) 체온이 액와(겨드랑) 체온보다 낮다.
③ 구강(입안) 체온이 액와(겨드랑) 체온보다 높다.
④ 구강(입안) 체온과 직장 체온은 다르지 않다.
⑤ 구강(입안) 체온과 액와(겨드랑) 체온은 다르지 않다.

026 비침투적이고 적외선을 이용하며 심부 체온을 손쉽고 가장 정확하게 측정하는 고막 체온의 측정방법으로 옳은 것은?
① 소아는 후하방, 성인은 후상방으로 귓바퀴를 잡아당겨 삽입한다.
② 삼출성 중이염이 있는 경우 단시간에 측정이 가능하다.
③ 고막 체온을 측정하기 전에 외이도를 알코올 솜으로 닦는다.
④ 1분간의 측정 시간이 필요하므로 환자 옆에서 지킨다.
⑤ 노인의 경우 전하방으로 귓바퀴를 잡아당겨 삽입한다.

027 활력 징후를 측정한 후 이를 의무기록지에 작성하는 방법으로 옳은 것은?
① 호흡은 막대그래프로 나타낸다.
② 맥박은 붉은색으로 표시한다.

③ 액와(겨드랑) 체온은 R이라고 명시한다.
④ 항문 체온은 A라고 명시한다.
⑤ 혈압은 이완기(확장기)압/수축기압으로 표시한다.

028 병원을 찾은 성인 남성 A씨의 활력 징후가 혈압 80/ 45mmHg, 맥박 114회/분, 호흡 24회/분, 체온 38.5℃로 나타났다. 환자 A씨의 상태로 옳은 것은?

① 고혈압, 빈맥, 빈호흡, 발열
② 저혈압, 서맥, 빈호흡, 저체온
③ 저혈압, 빈맥, 빈호흡, 발열
④ 저혈압, 서맥, 서호흡, 정상 체온
⑤ 고혈압, 빈맥, 정상 호흡, 고열

029 3시간 전에 측정한 체온이 정상이었으나 방금 측정한 체온이 38도로 높게 측정되었다면 어떤 방법을 취하는 것이 옳은가?

① 가족에게 알리고 환자를 안정시킨다.
② 다른 체온계로 재어 확인한 후 보고한다.
③ 얼음주머니를 대어 준다.
④ 즉시 알코올 목욕을 시켜 안정시킨다.
⑤ 비상용 해열제를 준다.

030 액와(겨드랑) 체온 측정 방법은 비교적 긴 시간 동안의 측정 시간을 요하는 것이 단점이나, 무의식 환자에게는 안전하게 체온을 측정할 수 있다. 액와(겨드랑) 체온 측정 방법으로 옳은 것은?

① 체온계의 버튼을 눌러 디지털 화면에 "1"이 나타났는지 확인한다.
② 5분 간 겨드랑이에서 측정한다.
③ 전자 체온계로는 액와(겨드랑) 체온을 잴 수 없다.
④ 가장 부정확하나 무의식 환자의 체온을 정확히 측정할 수 있다.
⑤ 심부 체온을 가장 정확하게 잴 수 있다.

031 구강온 가장 편리하고 용이한 체온 측정 부위로서, 표준 체온이라 할 수 있다. 구강(입안) 체온이 가능한 대상자로 옳은 것은?

① 복부 수술 환자   ② 무의식 환자
③ 호흡곤란 환자   ④ 간질(뇌전증) 환자
⑤ 금방 뜨거운 음식을 먹은 환자

해설

028 문제 24번 해설 참조

029 체온 측정 시 갑자기 열이 높은 환자를 발견 시 체온계에 이상이 없는지 확인한 후 이상이 없으면 잠시 후 체온을 다시 측정하고, 이상이 있을 경우 다른 체온계로 다시 측정하여 보고한다.

030 겨드랑(액와) 체온 측정 방법
- 물과 비누를 사용하여 손을 깨끗이 씻는다.
- 손을 씻고 대상자를 확인한 후 전자 체온계의 버튼을 눌러 디지털 화면에 "0"이나 "---"가 나타났는지 확인한다.
- 마른 수건으로 겨드랑부(액와부)를 닦고 체온계의 측정 부위가 겨드랑부 중앙에 놓이게 하고 팔을 꼭 껴서 빠지지 않게 한다. 상완(위팔)은 옆구리에 붙이고 전완(아래팔)은 가슴 위에 얹는다.
- 종료 음이 울리면 대상자에게서 탐색자(탐침)를 제거하고, 체온계에 나타난 숫자를 읽는다.
- 사용 후 체온계를 소독하여 건조시킨 후 전자 체온계 보관 용기에 넣는다.
- 손을 씻은 후 간호 기록지에 기록 시 (A)라고 기록한다. 이상이 있으면 보고한다.
- 가장 부정확하나 무의식 환자의 체온을 정확히 측정할 수 있다.

031 입안(구강) 체온 측정: 가장 편리하고 용이한 측정 부위로서 표준 체온이라 할 수 있으며, 복부 수술 환자나 위염 환자, 충수 절제술 환자 등에게 사용할 수 있다.

정답 23① 24① 25③ 26① 27② 28③ 29② 30④ 31①

Testing 기본 간호

해 설

032 입안(구강) 체온 측정 시 유의점 : 음식물 섭취(예 담배, 껌을 씹은 경우) 후 10분이 지나면 구강 측정이 가능하며, 찬 것이나 뜨거운 음식을 먹었을 때에는 30분이 지난 후에 측정한다.

033 문제 32번 해설 참조

034 고막 체온 측정 방법
- 대상자별로 매 측정 시마다 탐색자(탐침) 커버를 교환함으로써 교차감염을 예방한다.
- S자로 굽어져 있는 외이도를 곧게 하여 측정 오차를 줄이기 위하여 성인은 귓바퀴를 후상방으로, 3세 미만의 소아는 귓바퀴를 후하방으로 당긴다.
- 체온을 측정한 후에는 세균의 전파를 감소시키기 위해 1회용 탐색자(탐침) 커버를 벗긴 후 정리함에 넣어 둔다.

035 체온을 재기 전 음식을 먹었는지, 흡연을 하였는지 체크하도록 한다.

036 직장 체온을 측정할 수 없는 환자
- 직장이나 회음부 수술 환자 및 염증이 있는 환자
- 직장이 변으로 차 있거나 설사 환자, 출혈 환자
- 경련 환자, 심근경색증 환자, 직장 종양이나 치핵(치질) 환자

---

032 병원을 방문한 환자에게 구강(입안) 체온을 측정하려고 한다. 구강(입안) 체온 측정 전 환자가 아이스크림을 먹었을 경우 측정 방법으로 옳은 것은?

① 30분 후에 다시 측정한다.
② 측정 후 측정치에서 0.5℃를 가산한다.
③ 다른 활력 징후를 먼저 측정한 후 마지막으로 체온을 측정한다.
④ 따뜻한 물을 마시게 한 후 측정한다.
⑤ 아무런 영향을 미치지 않으므로 그냥 측정한다.

033 간호조무사 최씨는 환자 A씨의 활력 징후를 측정하기 위해 병실을 찾았다. 그런데 환자 A씨가 음식물을 섭취했다고 할 경우 구강(입안) 체온 측정 방법으로 옳은 것은?

① 다음 업무(duty)에 측정한다.
② 상관없이 바로 측정한다.
③ 바로 측정한 뒤 0.5℃ 감산한다.
④ 10분 후에 측정한다.
⑤ 1시간 후에 측정한다.

034 전자 체온계인 고막 체온계를 사용하여 체온을 측정할 때 주의 사항으로 옳은 것은?

① 대상자별로 매 측정 시마다 탐색자 커버를 교환해 교차 감염을 예방한다.
② 체온계의 신호음이 15초 정도 울리는지 확인한다.
③ 측정 전에 윤활유를 바른다.
④ 체온계의 물기를 완전히 제거했는지 확인한다.
⑤ 지난 번에 측정한 체온을 확인한다.

035 병원을 찾은 대상자의 체온을 측정하려고 한다. 구강(입안) 체온을 재는 방법으로 옳은 것은?

① 체온 재기 전 "흡연을 하셨습니까?"라고 묻는다.
② 아이스크림 먹은 뒤 3분 후에 잰다.
③ 체온계의 수은이 20℃ 이하로 내려갔는지 확인한다.
④ 구강(입안)에서 10분간 재도록 한다.
⑤ 치아로 체온계를 물고 있게 한다.

036 항문 체온(직장 체온)으로 측정할 경우, 측정이 불가능하거나 측정 결과를 신뢰할 수 없는 상황으로 옳은 것은?

① 소화불량 환자　② 구내염 환자
③ 상복부 수술 환자　④ 영아
⑤ 직장이나 회음부 수술 환자

037 항문 체온(직장 체온)의 주의점 및 특성에 대한 설명으로 옳은 것은?

① 심장질환 환자는 반드시 항문으로 체온을 잰다.
② 직장, 회음부 수술 환자일 경우는 항문 체온을 잰다.
③ 체온 측정 시에 대상자에게 배에 힘을 주게 한다.
④ 항문 체온을 측정하여 기록할 때는 기입장에 H라고 쓴다.
⑤ 반드시 정확한 체온을 재야 할 경우에만 항문으로 잰다.

038 정상적인 성인에 있어 맥박 측정에 가장 간편하고 쉽게 사용하는 동맥으로 옳은 것은?

① 족배동맥　② 대퇴동맥
③ 관상동맥　④ 경동맥
⑤ 요골동맥

039 입원 중인 환자 A씨의 맥박을 측정하였는데 맥박 수가 분당 88회였다가 1시간 후 분당 60회로 측정되었다. 그 이유로 추정될 수 있는 요인으로 옳은 것은?

① 체온 상승　② 수면 중
③ 급성통증　④ 천식
⑤ 불안

040 맥박 측정에 대한 설명으로 옳은 것은?

① 디지탈리스 투여는 맥박 수를 감소시키며, 아트로핀과 에피네프린은 맥박 수를 증가시킨다.
② 빈맥은 맥박 수가 60회/분 이상인 것을 말하며 서맥은 100회/분 이하인 것을 말한다.
③ 대체로 맥박 수가 증가하면 호흡수는 감소한다.
④ 조절되지 않은 심한 통증과 만성 통증은 교감신경을 자극하여 맥박 수가 증가한다.
⑤ 맥박을 측정할 때 간호조무사는 반드시 엄지 손가락을 사용하여 잰다.

041 맥박률을 증가시키는 요인으로 옳은 것은?

해설

037 직장 체온(항문 체온) 측정 : 직장 체온은 반드시 정확한 체온을 측정해야 하거나 구강 체온을 할 수 없을 때 사용한다.

038 맥박 촉지가 가능한 동맥 : 하악동맥, 측두동맥(두개골), 경동맥, 요골동맥, 족배동맥, 슬와동맥, 대퇴동맥, 척골동맥, 후경골동맥(보통 임상에서는 가장 간편하고 쉽게 요골동맥에서 맥박을 측정하지만 쇼크 상태에서 맥박이 잘 잡히지 않으면 경동맥에서 측정하도록 한다.)

039 맥박의 증가와 감소 요인
- 맥박의 증가 요인 : 운동, 음식의 섭취, 흥분·공포, 체온의 상승(발열), 심장 질환이나 갑상선 장애, 저혈압·체위(서 있는 경우에 상승), 연령이 적은 경우(성인보다 소아에서 맥박 수 증가), 교감신경의 자극, 스트레스, 출혈(혈액 소실), 통증, 약물(아트로핀이나 에피네프린)
- 맥박의 감소 요인 : 부교감신경(미주신경)의 자극, 연령의 증가, 수면, 저체온, 약물(Digitalis), 고혈압, 자세(앉아 있는 자세) 등

040 급성 통증과 만성 통증
- 급성 통증 : 동통 지속 시간이 6개월 미만으로, 교감신경계를 자극하면 혈압 상승 혹은 저하, 맥박 상승, 호흡수 증가, 동공 확대, 발한, 창백, 불안정, 집중 저하, 두려움 등의 증상이 나타난다.
- 만성 통증 : 동통 지속 시간이 6개월 이상으로, 부교감신경계를 자극하면 혈압 정상, 맥박 정상, 호흡 정상, 정상 동공, 피부 건조, 부동, 우울, 위축, 절망 등의 증상이 나타난다.

041 문제 39번 해설 참조

정답 32 ① 33 ④ 34 ① 35 ① 36 ⑤ 37 ⑤ 38 ⑤ 39 ② 40 ① 41 ⑤

2 Testing 기본 간호

해설

042 문제 39번 해설 참조

043 요골맥박이 불규칙할 경우 정확한 맥박 측정을 위해 심첨부위에서 1분간 측정하여 비교하도록 한다.

044 심첨맥박 : 신생아나 심장에 이상이 있는 환자에게 정확한 맥박을 측정하기 위해 시행한다. 측정 시에는 맥박의 강도와 규칙성 등을 평가하며, 건강한 사람은 요골동맥과 심첨맥박의 수가 같다.

045 맥박과 호흡의 관계 : 호흡 1회에 맥박 4회 정도이다. 맥박 수가 증가하면 호흡수도 증가한다. 심장박동이 빨라져 맥박이 증가하면 이에 따른 가스 교환도 증가하여 호흡수도 함께 증가하게 된다.

046 호흡에 변화를 주는 요인
- 연령, 성별 : 나이가 어리면 호흡이 대체로 빠르고, 여성은 남성보다 약간 빠른 경향이 있다.
- 운동 : 근육 운동은 일시적으로 호흡수를 증가시킨다.
- 소화 : 음식물을 소화시키는 동안 호흡수가 약간 증가한다.
- 감정 : 쇼크, 공포나 정식적 흥분은 대체로 호흡수를 증가시킨다.
- 약품 : 모르핀·데메롤 등은 호흡을 느리고 깊게 하며, 카페인과 아트로핀은 호흡을 자극하므로 빠르고 얕은 숨을 쉬게 한다.
- 체온 : 체온이 증가(발열)하면 호흡이 증가한다.
- 출혈 : 혈액이 감소되면 혈액 내의 산소가 감소되고 이산화탄소가 증가되어 호흡이 증가한다.
- 쇼크 : 복부 큰 동맥이 울혈되며, 호흡은 증가한다.
- 기압 : 낮은 기압에서는 산소의 양이 부족해지므로 호흡이 증가한다.
- 신진대사율 : 신진대사율이 증가하면 호흡이 증가한다.
- 통증 : 통증이 심할 경우 호흡이 증가한다.

---

① 앉아 있는 자세, 운동 ② 디기탈리스
③ 노령화, 고혈압 ④ 수면, 저체온
⑤ 출혈, 공포

042 맥박 수가 감소되는 요인으로 옳은 것은?

① 교감신경 흥분 ② 디기탈리스
③ 서 있는 자세 ④ 운동
⑤ 발열

043 요골동맥에서 맥박을 측정한 결과 약한 맥박과 강한 맥박이 불규칙하게 촉지될 경우 정확한 맥박 수를 측정하기 위한 방법으로 옳은 것은?

① 손을 씻고 난 후 잰다.
② 경동맥에서 다시 측정한다.
③ 동맥 부위에 올려놓은 손가락에 힘을 주면서 잰다.
④ 60초 후에 다시 잰다.
⑤ 심첨 부위에서 1분간 재어 비교한다.

044 심장질환이 의심되어 입원한 환자의 요골맥박 측정 결과 맥박이 불규칙하고 맥박 수는 110회/분이었다. 이 경우 간호조무사가 취할 행동으로 가장 옳은 것은?

① 부정맥이므로 즉시 의사에게 보고한다.
② 심첨맥박을 측정하여 맥박 결손을 확인한다.
③ 대퇴맥박을 측정하여 맥박 결손을 확인한다.
④ 에피네프린을 투여한다.
⑤ 체온과 호흡수를 주의 깊게 관찰한다.

045 맥박 수와 호흡수의 관계로 옳은 것은?

① 맥박 수가 증가하면 호흡수는 감소된다.
② 맥박 1회에 호흡은 약 4회 정도 한다.
③ 맥박 수가 증가하면 호흡수도 증가한다.
④ 맥박 수와 호흡수는 아무 관계 없다.
⑤ 맥박 수가 감소하면 호흡수는 증가한다.

046 호흡을 증가시키는 요인으로 옳은 것은?

① 신진대사율의 증가 ② 수면 시

③ 혈압의 상승　　　④ 마약 진통제 사용
⑤ 혈중 산소 농도의 상승

047 호흡이란 흡기(들숨)에 의해서 산소를 받아들이고 호기(날숨)에 의해 탄산가스(이산화탄소)를 배출시키는 과정을 의미한다. 호흡이 감소하는 상황으로 옳은 것은?

① 38℃의 고열 환자　　　② 흡연 직후
③ 계단을 걸어 올라온 환자　　　④ 빈혈
⑤ 마약 진통제 투여 후

048 호흡을 측정할 때는 대상자가 호흡수를 측정하는 것을 눈치채지 못하게 해야 한다. 호흡 측정 후 즉시 보고해야 할 대상자로 옳은 것은?

① 생후 10일 된 여아 60회　　　② 6세 남아 30회
③ 45세 여자 20회　　　④ 70세 노인 16회
⑤ 데메롤이나 모르핀을 투여한 65세 남자 10회

049 무호흡과 빠른 호흡이 주기적으로 반복되는 호흡을 체인스톡스 호흡이라 한다. 케톤성 당뇨병 시 호흡에서 과일 냄새가 나는 것이 특징인 호흡은?

① 쿠스마울 호흡　　　② 기좌호흡
③ 체인스톡스 호흡　　　④ 호흡곤란
⑤ 과다호흡

050 성인 여자의 혈압이 110/60mmHg, 액와체온 37.0℃, 맥박 90/분, 호흡 26/분일 때 간호사에게 응급으로 보고해야 할 사항으로 옳은 것은?

① 빈호흡　　　② 빈맥
③ 고혈압　　　④ 저혈압
⑤ 체온

051 환자가 인식하지 않도록 측정해야 하는 활력 징후는?
① 혈압　　　② 맥박
③ 맥압　　　④ 체온
⑤ 호흡

해설

047 문제 46번 해설 참조

048 의사에게 보고해야 할 호흡 양상 : 빠르고 힘든 호흡, 얕고 조용하고 느린 호흡, 무호흡, 쿠스마울 호흡, 서호흡, 약물 투여 후 호흡 변화 ◎ 데메롤이나 모르핀을 투여한 후의 호흡수가 10회인 경우

049 쿠스마울 호흡(Kussmaul respiration) : 호흡 리듬은 규칙적이나 비정상으로 깊고 호흡수가 증가하는 것이 특징으로 케톤성 당뇨병 혼수 시 볼 수 있으며, 호흡할 때 과일 냄새가 난다.

050 빈호흡(빠른 호흡, tachypnea) : 1분간 호흡수가 20회 이상인 경우를 말한다.

051 호흡수의 측정 방법 : 맥박을 측정한 후 환자에게 호흡을 측정한다는 말을 하지 않고 환자의 손목을 잡은 채로 가슴의 움직임으로 호흡의 깊이, 호흡수(호흡률), 리듬의 특성(규칙성) 등을 측정한다.

정답　42② 43⑤ 44② 45③ 46① 47⑤ 48⑤ 49① 50① 51⑤

Testing 2 기본 간호

해설

052 혈압의 정의 : 혈압은 순환계의 순환 상태를 확인하기 위한 것으로, 좌심실이 수축할 때 혈액이 대동맥 혈관벽을 지나가며 생기는 압력을 수축기압(최고압)이라고 하며, 우심방이 최고로 이완되었을 때의 압력으로 심장의 수축과 수축 사이에 생기는 휴식기 혈압을 확장기압(최저압)이라 한다. 혈압은 '수축기압/확장기압'으로 표시하며, 그 차이를 맥압이라고 한다.

053 문제 52번 해설 참조

054 상완동맥 : 측정띠(커프)의 줄이 두 개 있는 곳의 중앙이 상완동맥 위에 위치해야 한다. 상박에서 혈압을 가장 많이 측정하므로 상완동맥(상박동맥)이 가장 많이 사용된다.

055 혈압의 상승과 하강
- 혈압 상승의 경우 : 식후 즉시, 운동 후, 흡연 후, 방광 팽만 시, 나이가 증가할수록, 스트레스 상황, 혈관벽의 탄력성 감소 시, 질병(만성 신부전 등), 혈압계의 측정띠(커프)가 좁은 경우 등
- 혈압 하강의 경우 : 출혈 시 또는 금식 중이거나 수면 중일 때, 탈수 시, 항고혈압제나 이뇨제, 진정제, 전신마취제 사용 시, 혈압계의 측정띠(커프)가 넓은 경우 등

056 혈압 측정 시에 흔히 나타나는 오류와 결과
- 측정띠(커프) 크기가 너무 좁은 경우 : 실제보다 혈압이 높다.
- 측정띠(커프) 크기가 너무 넓은 경우 : 실제보다 혈압이 낮다.
- 팔을 심장 높이로 지지하지 않은 경우 : 실제보다 혈압이 높다.
- 혈압 측정 전에 충분히 안정이 안 된 경우 : 실제보다 혈압이 높다.
- 반복 측정 시 충분히 휴식하지 않은 경우 : 실제보다 수축기압은 높고 확장기압(이완기압)은 낮다.
- 측정띠(커프)를 느슨하게 감은 경우 : 실제보다 혈압이 높다.
- 측정띠(커프)의 공기를 지나치게 빨리 뺄 경우 : 실제보다 수축기압은 낮고 확장기압은 높다.
- 팔의 높이가 심장보다 높은 경우 : 실제보다 혈압이 낮다.
- 식사 직후나 흡연 직후에 혈압을 측정한 경우 : 실제보다 혈압이 높다.

---

052 우심방이 최고로 이완되었을 때의 압력을 말하며 심장의 수축과 수축 사이에 휴식기 혈압을 일컫는 말로 옳은 것은?

① 수축기 혈압(수축기압) ② 이완기 혈압(확장기압)
③ 고혈압 ④ 평균압
⑤ 맥압

053 좌심실이 수축되었을 때 혈액이 동맥벽을 향해서 밀고 나가는 가장 높은 압력은?

① 제1 이완기(확장기) 혈압 ② 제2 이완기(확장기) 혈압
③ 정맥압 ④ 맥압
⑤ 수축기 혈압

054 상박에서 혈압 측정 시는 상완동맥에, 대퇴에서 혈압 측정 시는 슬와동맥에 청진기가 닿도록 한다. 혈압을 측정할 때 가장 많이 사용되는 동맥으로 옳은 것은?

① 경동맥 ② 대퇴동맥
③ 족배동맥 ④ 상완동맥
⑤ 슬와동맥

055 혈압은 순환계의 순환 상태를 확인하기 위한 것이다. 혈압을 높이는 요인으로 옳은 것은?

① 수면 ② 이뇨제 복용
③ 탈수 ④ 운동
⑤ 출혈

056 혈압은 순환계의 순환 상태를 확인하기 위한 것이다. 혈압 측정에 관한 설명으로 옳은 것은?

① 커프(측정띠)를 너무 느슨하게 감으면 혈압이 낮게 측정된다.
② 혈압계 커프(측정띠)의 폭이 넓으면 혈압이 낮게 측정된다.
③ 서거나 앉으면 수축기압이 낮게 측정된다.
④ 혈압계의 커프(측정띠)의 폭은 상박의 직경보다 100% 넓은 것을 사용한다.
⑤ 양쪽 팔의 혈압의 차이는 15mmHg까지는 정상이다.

057 혈압을 정확하게 측정하기 위해 가장 중요시해야 할 점으로 옳은 것은?

① 환자를 편하게 눕거나 앉도록 하고 팔을 심장과 같은 높이로 놓아 준다.
② 혈압을 측정하는 동안 환자의 팔을 잘 지지해 주어야 한다.
③ 혈압을 잴 때 염분기가 많거나 매운 자극성 있는 음식은 주지 않는다.
④ 커프(측정띠)의 공기를 완전히 제거한다.
⑤ 혈압기 커프(측정띠)의 공기를 빼기 전에 적어도 2분 동안 공기를 넣은 상태로 유지한다.

058 혈압은 혈액이 혈관벽을 지나가며 생기는 압력을 말하는 것으로, 수축기압과 이완기압(확장기압)이 있는데, 이때 수축기압이 낮게 측정되는 요인으로 옳은 것은?

① 좁은 커프(측정띠)
② 청진 동안 공기 재주입
③ 흡연이나 식사 직후
④ 운동 직후
⑤ 커프의(측정띠) 공기를 빨리 뺀 경우

059 같은 부위에서 혈압을 반복 측정할 때 2~5분의 시간 간격을 두고 다시 측정하는 이유로 옳은 것은?

① 정맥울혈을 정상 순환 상태로 회복시키기 위해
② 수축기압이 저하되는 것을 막기 위해
③ 환자의 불편을 감소시키기 위해
④ 팔이 저리는 것을 예방하기 위해서
⑤ 이완기(확장기)압이 저하되는 것을 막기 위해

건강 사정 돕기

060 복부 진찰을 위한 환자의 준비로 옳은 것은?

① 다리를 곧바로 펴게 한다.
② 진찰 시 환자에게 복압을 주게 한다.
③ 상체 및 하체가 노출된 상태에서 실시한다.
④ 가벼운 촉진 전에 심부 촉진을 먼저 한다.
⑤ 진찰 전에 대상자에게 소변을 보게 한다.

061 신체 검사는 신체의 각 조직이나 기관의 상태를 확인하는 과정이다. 신체 검사의 일반적인 순서로 옳은 것은?

① 촉진 → 청진 → 시진 → 타진

해설

057 혈압을 정확하게 측정하기 위해서는 환자의 팔을 심장과 같은 높이로 놓는 것이 가장 중요하다.

058 문제 56번 해설 참조

059 같은 부위에서 혈압을 반복 측정할 때 정맥울혈을 정상 순환 상태로 회복시키기 위해 2~5분 정도의 시간 간격을 두고 측정하도록 한다.

060 복부 진찰의 방법
- 진찰 전에 방광을 비우고 실내를 따뜻하게 한다.
- 복부 진찰 시에는 문진, 시진, 청진, 타진, 촉진 순서로 하는데 이는 타진과 촉진에 의해 장운동과 장음의 변화를 줄 수 있기 때문이다.
- 대상자는 다리를 약간 구부린 앙와위로 누인 후 검진 방법과 이완 방법에 대해 설명 후 복부 전체를 노출하여 사정한다.

061 신체 검사의 일반적인 순서는 시진, 촉진, 타진, 청진의 순이다.

Testing 2 기본 간호

해 설

062 체중 측정 방법
- 체중은 항상 같은 시간에 같은 체중계로 같은 옷을 입고 재야 한다. 병원환경에서는 보통 아침 식사 전에 동일한 시간에 측정한다.
- 부종이 있는 환자(예 간경화증 등)는 상태를 파악하기 위하여 매일 체중을 측정해야 한다.

063 환자의 건강 사정 시 주관적·객관적 자료
- 주관적 증상(자료): 대상자인 환자에 의해서만 기술·입증될 수 있는 증상으로, 환자 자신이 느끼는 전반적인 건강 상태를 의미한다. 예 복통, 두통, 가려움증, 고통, 열감, 속쓰림, 현기증, 식욕부진, 기침 등
- 객관적 증상(자료): 관찰 및 신체 사정에 의해 얻어질 수 있는 명백한 징후로서, 의사나 상대방이 눈으로 판단할 수 있는 객관적인 건강 상태를 의미한다. 예 입술의 색깔, 부종, 기형, 활력 징후, 청색증, 기침, 39℃의 고열, 피부 발진, 홍조, 황달, 기좌호흡, 흉식호흡, 검사결과(예 혈액검사에서 헤모글로빈 수치가 10mg/dl) 등

064 문제 63번 해설 참조

065 문제 63번 해설 참조

066 중복 감염: 중복 감염이란 감염병을 앓고 있는 데 또다른 감염병에 걸린 경우를 말한다.

② 시진 → 청진 → 타진 → 촉진
③ 시진 → 촉진 → 타진 → 청진
④ 타진 → 청진 → 촉진 → 시진
⑤ 청진 → 타진 → 촉진 → 시진

062 간경화증으로 입원한 K씨에게 매일 아침 8시에 체중을 측정하라는 지시가 있었다. 매일 체중을 측정하는 이유로 옳은 것은?
① 부종 상태를 파악하기 위해
② 조직단백의 파괴 정도를 알기 위해
③ 전해질 불균형 상태를 알기 위해
④ 간, 비장의 비대 정도를 알기 위해
⑤ 영양 결핍 상태를 파악하기 위해

063 질병에 대한 증상 중 주관적 호소(자료)에 해당하는 항목은?
① 복부 통증   ② 기좌호흡
③ 피부 발진   ④ 39℃의 고열
⑤ 청색증

064 환자의 건강 사정 시 주관적 자료로 옳은 것은?
① 활력 징후, 얼굴의 홍조   ② 기형, 변형
③ 피부색, 부종   ④ 안색, 입술의 색깔
⑤ 식욕부진, 식간의 상복부 통증

065 간호 사정 자료 중 객관적 자료로 옳은 것은?
① 가려움증   ② 속쓰림
③ 복통   ④ 청색증
⑤ 두통

감염 관리와 무균술 돕기

066 감염병을 앓고 있는데 또 다른 연관된 감염병에 걸렸다. 이때 감염을 무엇이라고 하는가?
① 중복 감염   ② 교차 감염
③ 재발 감염   ④ 산발성 감염
⑤ 유행성 감염

Basic Skills for Nursing Practice

Nursing Examination

067 장기간 자연 배뇨가 불가능한 40대 여성 환자가 일주일 동안 정체 도뇨관을 삽입하고 있다. 오늘 아침부터 체온이 39.5℃, 맥박이 105회/분, 호흡이 26회/분, 백혈구는 14,800/mm³이었다. 감염이 우려되어 균주 배양 결과 포도상구균이 발견되었으며, 회음 부위를 살펴보니 도뇨관(도관)이 삽입된 부위의 발적이 보인다. 의심될 수 있는 감염으로 옳은 것은?

① 병원 감염
② 창상(상처) 감염
③ 자연 감염
④ 감염 위험성
⑤ 호흡기 감염

068 환자의 질병이나 감염 상태와 관계 없이 병원의 모든 환자에게 적용하는 감염 관리 방법으로 옳은 것은?

① 표준예방지침
② 절대안정
③ 멸균술
④ 격리법
⑤ 무균법

069 표준주의지침(표준예방지침)에 대한 설명으로 옳은 것은?

① 환자와 접촉 시에는 승인되지 않은 피부 소독제라도 사용하여 손을 청결히 한다.
② 오염이 의심스러운 약품이나 소독제는 일단 사용 후 폐기한다.
③ 병원에 입원한 모든 환자에게 적용되는 감염 관리의 기본 원칙을 의미한다.
④ 혈액 감염은 병원 감염 중에서 가장 흔한 형태로 전체 병원 감염의 40% 정도를 차지한다.
⑤ 손에 혈액이 묻었을 경우 손소독제를 사용한다.

070 종합병원에서 근무하는 간호사 A씨는 환자에게 사용한 주삿바늘에 찔렸다. 이때 주사침 자상을 통해 감염될 수 있는 질환으로 옳은 것은?

① 일본뇌염
② 폐결핵
③ 파상풍
④ B형 간염
⑤ 장티푸스

071 간호사 및 간호조무사가 간호 처치 및 행위를 통하여 감염되는 것을 예방하기 위해 지켜야 할 예방지침으로 옳은 것은?

① 환자와 환자 간 처치 전에 반드시 손을 씻는다.

해설

067 병원 감염의 정의 : 병원 감염은 병원의 환경이나 의료기구를 통하여 유발되는 감염으로, 입원 중에 발생한 모든 감염증을 의미하며 이때 잠복 기간 중에 입원하여 발병한 경우는 제외된다. 대표적인 병원 감염으로는 상처(창상) 감염, 폐렴, 패혈증 등을 들 수 있다.

068 표준예방지침 : 표준예방지침이란 질병이나 감염 상태와는 관계없이 병원에 입원한 모든 대상자에게 적용되는 감염 관리의 기본 원칙을 의미한다. 의료진은 감염원으로부터 자신과 대상자를 보호하고 안전을 위하여 무균술을 포함한 기본 감염 관리 원칙을 준수하여야 한다.

069 문제 68번 해설 참조

070 주삿바늘에 찔리는 사고는 병원 직원에게 발생하는 사고 가운데 가장 흔한데, 이는 B형 간염을 유발하는 원인이 된다.

071 표준예방지침
- 만일 손이 눈에 띄게 오염되지 않았으면 알코올이 첨가된 손 소독제를 사용한다.
- 환자와 접촉하기 전, 환자와 접촉한 후, 소독 장갑을 끼기 전과 사용 후 손을 깨끗하게 한다.
- 환자 주변 물품을 만진 후, 청결 부위에서 오염 부위로 손을 옮길 때 손을 닦는다.
- 체액, 점막, 손상된 피부, 상처 드레싱과 접촉할 때도 손을 깨끗하게 한다.

정답 62 ① 63 ① 64 ⑤ 65 ④ 66 ① 67 ① 68 ① 69 ③ 70 ④ 71 ①

Testing 2 기본 간호

해설

072 반코마이신 내성 장알균(장구균) 환자 간호 격리 지침 중 손 씻기 : 환자의 방을 나서기 전에 장갑과 가운을 벗고 반드시 손을 씻는다. 손을 닦을 때는 반드시 소독제가 포함된 항균 비누를 사용하거나 항균 용액(아이소프로필 알코올, 베타딘, 클로로헥시딘, 팅크제)으로 환자의 병실을 떠날 때 씻도록 권하고 있다.

073 소독(disinfection) : 무생물의 표면에 있는 특정한 바이러스, 세균, 병원성 진균을 파괴하거나 비가역적으로 불활성화시킬 수 있으나, 세균의 아포는 파괴하지 못한다. 즉, 대부분의 소독제는 효과적인 멸균제는 아니다.

074 멸균(sterilization) : 무생물의 표면에 있는 모든 미생물, 즉 바이러스, 세균, 100℃에서도 죽지 않는 진균의 아포 형성균(spore)을 완전히 제거하거나 파괴하는 것을 멸균이라고 한다. 건열 멸균, 고압 증기 멸균, 에틸렌 옥사이드(EO) 가스 멸균, 화학물 멸균 등이 가장 많이 쓰이는 멸균법이다.

075 방부 : 직접 세균을 죽이지 않고 세균의 생활 환경이나 서식을 불리하게 하여 유해한 미생물의 증식이나 발육을 저지한다. 예 붕산수

---

② 감염 환자 접촉 시 장갑을 사용하지 않아도 되나, 분비물 접촉 시에는 반드시 손 소독제를 사용한다.
③ 혈액이나 배설물이 묻은 리넨은 일반 세탁물 통에 넣는다.
④ 사용한 주삿바늘은 뚜껑을 씌워서 버린다.
⑤ 주삿바늘, 칼날 등은 별도의 비닐 용기에 모아 버린다.

072 반코마이신 내성 장구균(장알균) 환자에 대한 감염 관리 방법으로 옳지 않은 것은?
① 1인실 사용이 불가능한 경우 동일한 균에 노출된 환자들과 같은 병실을 사용하게 한다.
② 설사나 실금을 하는 환자의 경우 병실에 들어갈 때 가운을 착용한다.
③ 의료기구 사용 시 직접 접촉 부위는 비닐로 감싼 후 사용한다.
④ 재사용할 기구들은 환자의 방에 둔다.
⑤ 환자의 병실을 나선 후에 장갑과 가운을 벗는다.

073 소독과 멸균은 각각 다른 정의를 가지고 있는데 그 중 전염성 병균을 죽이는 소독의 정의로 옳은 것은?
① 아포를 제외한 표면에 있는 모든 미생물을 파괴하는 것이다.
② 악취를 없애거나 방지하기 위해 쓰이는 약제이다.
③ 이물질을 제거하는 것이다.
④ 아포를 포함한 모든 미생물을 파괴시키는 것이다.
⑤ 미생물의 성장을 억제시키는 것이다.

074 아포를 생성하는 세균을 사멸할 수 있는 멸균 방법을 옳게 조합한 것은?
① 자비 소독법, E.O 가스 멸균법
② 멸균법, 저온 소독법
③ 자비 소독법, 건열 멸균법
④ 고압증기 멸균법, 저온 소독법
⑤ E.O 가스 멸균법, 고압증기 멸균법

075 직접 세균을 죽이지 않고 세균의 생활 환경이나 서식을 불리하게 하여 세균의 증식이나 발육을 저지시키는 것은?
① 방부   ② 자비
③ 방취   ④ 멸균
⑤ 소독

Basic Skills for Nursing Practice
Nursing Examination

076 70~75%의 알코올이 무수알코올보다 소독력이 강한 이유로 옳은 것은?

① 알코올에 수분이 첨가되면 낮은 농도에서도 세균이 더 잘 응고되어 사멸되기 때문이다.
② 포함된 수분에 의해 세균이 응고하여 표면에 피막을 형성해 주기 때문이다.
③ 수분이 세균의 세포막을 쉽게 투과하기 때문이다.
④ 수분은 소독제를 위한 이상적인 매질이 되기 때문이다.
⑤ 수용액은 아포형성균까지 죽일 수 있기 때문이다.

077 의료기구를 고위험, 준위험, 비위험 기구로 구분한 종류와 소독처리 방법으로 옳은 것은?

① 비위험 기구 — 직장 체온계 — 멸균
② 고위험 기구 — 기관지 튜브 — 멸균
③ 준위험 기구 — 청진기 — 중간 수준의 소독
④ 고위험 기구 — 수술 기구 — 높은 수준의 소독
⑤ 준위험 기구 — 내시경 — 높은 수준의 소독

078 소독과 멸균법의 원리에 대한 설명이다. 그 내용이 옳은 것은?

① 에틸렌 옥사이드 가스(E.O 가스)는 인체에 독성이 없고 모든 미생물과 아포를 죽인다.
② 고압 증기 멸균법은 모든 병원균과 아포를 죽인다.
③ 아이소프로필 알코올은 아포 및 곰팡이를 사멸한다.
④ 자비 소독은 세균의 포자와 바이러스를 모두 죽이는 완전한 멸균법이다.
⑤ 건열 멸균은 섭씨 100℃에서 30분 동안 소독해야 한다.

079 감염병 환자 간호 후 손을 씻는 방법으로 옳은 것은?

① 대야에 담긴 뜨거운 물로 씻는다.
② 소독수가 들어 있는 대야의 물에 씻은 후 흐르는 물에 다시 씻는다.
③ 강한 비누로 씻는다.
④ 흐르는 물에 씻는다.
⑤ 소독수가 담긴 대야를 사용한다.

080 수술 시에 사용되는 기구나 주사기를 멸균하고자 한다. 옳은 것은?

해설

076 일반적으로 가열 소독할 때는 건열보다 습열이 더 효과적이며, 무수알코올보다는 70~75% 알코올 정도의 유수 알코올이 살균력이 더 높다. 그 이유는 알코올에 수분이 첨가되면 낮은 농도에서 세균(단백질)이 더 잘 응고되기 때문이다.

077 물품 분류와 처리 방법
- 고위험 기구 : 이식물, 외과용 칼, 주삿바늘, 수술 기구 등(멸균)
- 준위험 기구 : 내시경, 기관지경, 기관지 삽관 튜브, 기타 유사한 기구들(높은 수준의 소독), 구강 및 직장 체온계, 수치료 욕조(중간 수준의 소독)
- 비위험 기구 : 청진기, 탁자, 곡반 등(낮은 수준의 소독)

078 고압증기 멸균
- 120℃의 고온을 이용한 병원에서 가장 많이 쓰이고 가장 이상적인 물리적 멸균 방법으로 보통 20~30분의 짧은 시간이 소요되며 독성이 없고 습열이 침투되어 모든 병원균과 아포를 포함한 모든 미생물을 사멸시킨다.
- 외과용 수술 기구나 주사기, 방포, 가운, 면직류(섬유), 거즈, 스테인리스 곡반, 드레싱 세트, 리넨류, 직물 등 열과 습기에 강한 물품 멸균에 이용하며 가장 안전하고 실질적이며 경제적인 멸균 방법이다.

079 감염병 환자 간호 후 손 씻는 법 : 소독수가 들어 있는 대야의 미지근한 물에 손을 씻은 후 흐르는 물에 다시 씻는다.

080 문제 78번 해설 참조

Testing 2 기본 간호

해설

081 감염병 환자의 객담, 대소변, 토물 등 배설물의 소독 : 약물소독으로는 3% 석탄산수, 3% 크레졸 2시간 소독, 자비소독(30분), 소각 소독법

082 가압증기멸균기에서 멸균된 소독품 일체는 보통 14일간 (약 1~2주) 유효하므로 2주가 지나면 사용하지 않았어도 다시 소독해야 한다.

083 문제 78번 해설 참조

084 가압증기멸균기를 사용하지 않을 때는 습기로 인해 녹스는 것을 방지하기 위하여 완전히 잠그지 않아야 한다.

085 고압증기 멸균법의 특징
- 품명과 날짜를 방포 겉에 기입하고 멸균 표시지를 방포에 붙이는데, 멸균이 잘 된 꾸러미의 멸균 표시지는 검은 색의 선이 나타난다.
- 물건들을 차곡차곡 채우지 않고 증기가 침투할 수 있게 쌓는다.
- 겸자는 끝을 벌려서 싸고, 날이 날카로운 기구는 날이 무뎌지는 것을 방지하기 위해 끝을 거즈로 싸거나 기구를 완전히 거즈에 싸서 넣는다.
- 물이 고일 수 있는 기구는 거꾸로 놓아 물이 고이지 않게 한다.

---

① 저온 살균법 ② 고압증기 멸균법
③ E.O 가스 멸균법 ④ 여과 멸균법
⑤ 자비 멸균법

081 감염병 환자의 배설물 소독법으로 가장 이상적인 방법으로 옳은 것은?

① 수몰 ② 고압증기 멸균
③ 증기 소독 ④ 매몰
⑤ 소각

082 고압증기 멸균품의 멸균 유효기간으로 옳은 것은?

① 1~2주 ② 2~3주
③ 3~4주 ④ 4~5주
⑤ 5~6주

083 고압증기 멸균은 고온과 고압을 이용한 병원에서 가장 많이 쓰이는 물리적 멸균 방법으로 보통 20~30분의 짧은 시간이 소요된다. 고압증기 멸균을 활용할 수 있는 물품으로 옳은 것은?

① 방포, 드레싱 세트 ② 바셀린, 연고
③ 고무제품, 외과용 주사기 ④ 유리제품
⑤ 휴지, 서적 등 종이

084 고압(가압)증기 멸균기를 사용하지 않을 때는 완전히 잠그지 않아야 한다. 그 이유로 옳은 것은?

① 수술 시에 사용하기 쉽게 하기 위함이다.
② 모든 면이 잘 소독되도록 하기 위함이다.
③ 소독 시간을 단축시키기 때문이다.
④ 잠그면 습기로 인하여 소독기 내부가 녹이 슬기 때문이다.
⑤ 날이 있는 기구는 날이 상하기 때문이다.

085 아포형성균의 사멸에 가장 효과적인 고압증기 멸균을 이용하여 의료용품을 멸균하고자 할 때 포장 방법으로 옳은 것은?

① 나사가 있는 기구는 완전히 조인 후 포장한다.
② 뚜껑이 있는 경우 반드시 잠그어 넣는다.
③ 멸균 표시지를 방포 안쪽에 붙인다.
④ 품명과 날짜를 방포 겉에 기입한다.

⑤ 날이 있는 기구는 기름종이에 싸서 넣는다.

086 고압증기 멸균 시 소독포를 쌀 때 주의 사항으로 옳지 않은 것은?
① 기구끼리 맞닿지 않게 소독포나 종이를 끼운다.
② 멸균 표시지 테이프를 소독포 겉에 붙인다.
③ 날이 있는 기구는 거즈에 싸서 넣는다.
④ 빈틈없이 싸고 나사 있는 기구는 꼭 조여서 싼다.
⑤ 소독포에는 핀을 꽂지 않도록 한다.

087 고압증기 멸균을 마친 각종 소독품을 관리하는 내용으로 옳은 것은?
① 꾸러미에 날짜와 품명이 기입되어 있는지 확인한 후 사용한다.
② 고압증기 멸균품을 개봉하여 사용하지 않을 경우 24시간 안에 재사용이 가능하다.
③ 멸균 표시지의 색깔이 불확실하게 변했을 경우에도 멸균된 것으로 간주한다.
④ 소독 제품은 약간 젖어 있어도 사용에 문제가 없다.
⑤ 고압증기 멸균품은 일반적으로 1달간 유효하다.

088 감염병 환자의 식기 소독 시 가장 손쉽고 안전한 방법은 끓인 후 씻는 것이다. 자비 소독 시 지켜야 할 사항으로 옳은 것은?
① 소독할 유리 제품들은 물이 끓을 때 넣는다.
② 날카로운 칼이나 바늘은 자비 소독하지 않는다.
③ 100℃에서 5분 정도 시행한다.
④ 소독할 물품이 물에 완전히 잠겨야 한다.
⑤ 기포가 생기지 않도록 소독기 뚜껑을 열고 끓인다.

089 유리제품의 자비 소독 방법에 대한 설명으로 옳은 것은?
① 찬물에 넣은 다음 끓기 시작 후 3분간 끓임.
② 끓는 물에 넣은 다음 20분간 끓임.
③ 찬물에 넣은 다음 끓기 시작 후 10분간 끓임.
④ 끓는 물에 넣은 다음 3분간 끓임.
⑤ 끓는 물에 넣은 다음 10분간 끓임.

090 열에 민감한 제품이나 플라스틱으로 된 자 또는 고무제품을 멸균할 때 사용해야 하는 에틸렌 옥사이드 가스(E.O gas) 멸균에 대한 설명으로 옳은 것은?

해설

086 고압증기 멸균 시 소독포를 쌀 때 주의 사항
- 기구끼리 맞닿지 않게 소독포나 종이를 끼운다.
- 멸균 표시지 테이프를 소독포 겉에 붙인다.
- 날이 있는 기구는 거즈에 싸서 넣는다.

087 고압증기 멸균된 소독품을 사용할 때는 꾸러미에 날짜와 품명이 기입되어 있는지 확인한 후 사용한다.

088 자비 소독법의 특징
- 감염병 환자의 식기 소독(끓인 후 씻는다)에 적합하다.
- 95℃ 이상의 뜨거운 물에 10분 이상 담그어 둔다.
- 기포가 생기지 않도록 소독기 뚜껑을 꼭 밀폐한다.
- 물품이 물에 완전히 잠기도록 하고 물이 완전히 끓기 시작해서 10~20분간 끓인다.
- 유리 제품은 처음부터 찬물에 넣은 다음 끓기 시작 후 10분간 소독하고 유리 제품이 아닌 것은 물이 끓기 시작할 때 소독기에 넣는다.

089 문제 88번 해설 참조

090 에틸렌 옥사이드 가스(E.O gas) 멸균 : 에틸렌 옥사이드 가스를 이용한 화학적 멸균 방법으로 고압증기 멸균과 달리 낮은 온도(38~55℃)에서 멸균하므로 냉멸균(cold sterilization)이라 한다. 고열이나 습도에 민감하고 섬세한 물품이나 예리한 기구, 내시경, 플라스틱, 고무제품 등의 멸균에 적합하나 가격이 비싸고 멸균 시간이 길며 충분한 통기(aeration) 후에 사용해야 한다. 통기 시간은 물품에 따라 차이가 있지만 최소 8~16시간 이상 소요된다. 최근에는 이 가스의 유해성에 대한 논란이 많아 사용을 제한하는 경향을 보이고 있다.

정답 81 ⑤ 82 ① 83 ① 84 ④ 85 ④ 86 ④ 87 ① 88 ④ 89 ③ 90 ①

2 Testing
기본 간호

해설

091 끝이 날카로운 기구는 자비 소독하지만 응급으로 사용할 경우 70~75% 알코올에 소독하도록 한다.

092 내과적 무균술의 손 씻기
- 손끝이 항상 아래로 가도록 한다.
- 물과 비누를 이용하여 비벼 씻는다.
- 환자와 접촉 전후, 오염된 기구에 닿거나 식사하기 전, 기록이나 투약 전 등 모든 간호 업무 시작과 끝에는 반드시 씻는다.

093 내과적 무균술이 요구되는 경우 : 코위관(비위관) 삽입, 관장액 주입, 배액관 비우기, 직장 튜브 삽입, 장루 교환, 귀 점적 투여, 역격리 시

094 문제 93번 해설 참조

095 외과적 무균술
- 모든 비병원성균과 병원성균을 제거한다.
- 멸균적인 것은 오직 멸균적인 것과 접촉되었을 때에만 멸균 상태가 유지된다.
- 멸균된 물건이라도 시야를 벗어나거나 허리선 밑으로 갔을 경우 멸균적이지 않은 것으로 간주한다.
- 멸균 물품이 멸균되지 않은 물품과 접촉하면 오염된 것이다.
- 젖은 물건은 멸균적이지 않다고 본다.
- 멸균 영역의 가장자리는 균이 있다고 간주한다.
- 습기는 모세관 현상으로 멸균 물품을 오염시킨다.
- 가운 착용 시 가슴에서 허리 위 전면은 멸균된 것으로 본다.

---

① 인체에 유해하여 멸균 후에 충분하게 통기를 시켜야 한다.
② 멸균 후 바로 사용할 수 있다.
③ 멸균 보존 기간은 2주에서 1달 사이이다.
④ 보통 140℃에서 3시간 정도 소요된다.
⑤ 경제적이고 안전하여 가장 선호되는 멸균법이다.

091 날이 있는 예리한 기계를 응급으로 사용해야 할 때에 적절한 소독 방법으로 옳은 것은?

① 70~75% 알코올에 소독한다.
② 끝만 살짝 소독한 후에 사용한다.
③ 고압(가압)증기 멸균기에 소독한다.
④ 0.1% 승홍수에 담구어서 소독한다.
⑤ 끝을 거즈에 싸서 넣고 자비 소독한다.

092 내과적 무균술을 지키기 위한 방법으로 옳지 않은 것은?

① 목욕물이나 양칫물 같은 버려야 할 액체는 튀지 않게 주의하며 하수구에 붓는다.
② 교차 감염을 피하기 위해 신체의 분비물과 접촉할 때마다 매번 장갑을 교환한다.
③ 손 씻기를 할 때 손끝을 팔꿈치보다 높게 한다.
④ 솔질할 때, 먼지를 털 때, 물건을 세척할 때 기구를 신체로부터 멀리 놓는다.
⑤ 오염된 드레싱을 제거하기 위해 장갑을 낀다.

093 무균술에는 내과적 무균술과 외과적 무균술이 있다. 내과적 무균술이 요구되는 상황으로 옳은 것은?

① 직장 튜브 삽입　　② 흉곽 배액관 교환
③ 정맥 주사　　　　④ 피내 주사
⑤ 개방 창상 드레싱 교환

094 내과적 무균법이 적용되는 경우로 옳은 것은?

① 역격리 시　　　　② 수술 부위 드레싱 시
③ 개방 창상 소독 시　④ 드레싱 교환 시
⑤ 제왕절개 수술할 때 마스크, 장갑 착용 시

095 치료와 간호 시 멸균된 물품의 사용으로 무균 상태를 유지하는 무

Basic Skills for Nursing Practice

Nursing Examination

균술에 대한 지침으로 옳은 것은?

① 멸균된 물품이 젖어 있다 하더라도 멸균포를 개방하지 않았으면 멸균 상태로 간주한다.
② 멸균 물품과 오염된 물품이 접촉했을 때는 소독 상태로 간주한다.
③ 무균 상태란 소독된 상태를 말한다.
④ 멸균 물품과 멸균품이 접촉했을 때만 멸균 상태로 간주한다.
⑤ 멸균품과 깨끗하게 소독된 물품이 접촉했을 때는 멸균 상태로 간주한다.

096 멸균적인 외과적 시술을 위해 마스크, 가운, 모자, 보안경, 장갑을 착용하는 순서로 옳은 것은?

① 보(호)안경 → 멸균 장갑 → 멸균 가운 → 모자 → 마스크
② 멸균 장갑 → 멸균 가운 → 모자 → 마스크 → 보(호)안경
③ 보(호)안경 → 멸균 가운 → 멸균 장갑 → 모자 → 마스크
④ 모자 → 마스크 → 보(호)안경 → 멸균 가운 → 멸균 장갑
⑤ 멸균 가운 → 모자 → 멸균 장갑 → 마스크 → 보(호)안경

097 수술실에 근무하는 김 간호사가 수술 전 손 소독을 마치고 양손을 올린 채로 양 손바닥을 간호사의 얼굴을 향하게 들고 있는 이유로 옳은 것은?

① 다른 사람이 손을 닦게 하기 위하여
② 손의 오염을 방지하기 위하여
③ 손 소독이 끝났다는 것을 알리기 위해
④ 손을 말리기 위해
⑤ 소독 가운을 입기 위하여

098 외과적 무균술이 요구되는 상황으로 옳은 것은?

① 침대 정리 시   ② 유치 도뇨관(도관) 삽입 시
③ 역격리 환자 간호 시   ④ 24시간 소변 수집 시
⑤ 경구 투약 준비 시

099 외과적 무균술이란 모든 비병원성균과 병원성균을 제거하는 것이다. 외과적 무균술을 적용해야 하는 경우로 옳은 것은?

① 위관 영양   ② 위관 삽입 시
③ 개방 창상(상처) 드레싱   ④ 관장할 경우
⑤ 결장루 주머니 교환

해 설

096 보호 장비 착용 순서
- 내과적 무균술 : '손 씻기 → 모자 → 마스크 → 가운 → 장갑 → 보안경' 또는 '손씻기 → 모자 → 마스크 → 보안경 → 가운 → 장갑'의 두 가지 방법이 있다.
- 외과적 무균술 : 모자 → 마스크 → 보안경 → 손 씻기 → 멸균 가운 → 멸균 장갑

097 외과적 무균술의 손 씻기 : 손의 오염을 피하기 위해 팔꿈치가 항상 아래로 가도록 손을 위로 올린다.

098 외과적 무균술이 요구되는 경우 : 도관 삽입(인공 도뇨 시), 주사약 준비과정 시, 멸균 물품을 다룰 때, 주사 시(예 항생제 주사 시), 수술 시, 침습적 행위 시, 요추천자 시, 수술 부위나 개방 창상의 드레싱 교환, 흉곽 배액관 교환, 드레싱, 수술복 착용, 수술 기구 소독

099 문제 98번 해설 참조

정답 91 ① 92 ③ 93 ① 94 ① 95 ④ 96 ④ 97 ② 98 ② 99 ③

Testing
기본 간호

해 설

100 문제 95번 해설 참조

101 ① : 멸균 물품이 젖어 있으면 무조건 오염 상태로 간주한다.
② : 멸균 물품과 오염된 물품이 접촉했을 때는 오염 상태로 간주한다.
④ : 멸균 물품과 멸균 물품이 접촉했을 때에만 멸균으로 간주한다.
⑤ : 멸균 물품과 깨끗하게 소독된 물품이 접촉했을 때는 오염된 것으로 간주한다.

102 수술실에서 소독 가운을 입은 사람끼리 통과할 때는 서로의 손과 가운의 앞면이 불결해지지 않도록 서로 등을 향하게 하고 지나간다.

103 드레싱 세트가 젖어 있는 것을 발견했을 때는 멸균적이지 않다고 보고 새 것으로 교체한다.

---

100 무생물의 표면에 있는 미생물, 즉 바이러스, 세균, 100℃에서도 죽지 않는 진균의 아포(spore)를 완전히 제거하거나 파괴하는 것을 멸균이라고 한다. 멸균의 개념에 관련하여 설명한 내용으로 옳은 것은?

① 멸균이 되었더라도 확실치 않으면 오염된 것으로 간주한다.
② 멸균된 물품이 젖어 있어도 멸균포를 개방하지 않았으면 멸균된 것으로 본다.
③ 외과적 멸균술에서 가운은 가슴에서 허리 아래 부분이 멸균된 것으로 본다.
④ 멸균 물품과 깨끗하게 소독된 물품이 접촉했을 때는 멸균 상태로 간주한다.
⑤ 멸균 물품이 공기 속의 미생물에 장시간 노출되었어도 멸균 상태로 본다.

101 중앙공급실에서 멸균품을 다룰 때 멸균 상태의 유지기준에 대한 설명으로 옳은 것은?

① 멸균 물품이 젖어 있다 하더라도 멸균포를 개방하지 않았으면 멸균 상태로 간주한다.
② 멸균 물품과 오염된 물품이 접촉했을 때는 멸균 상태로 간주한다.
③ 멸균된 물품에 멸균 증류수가 엎질러져 젖은 경우 오염된 것으로 본다.
④ 멸균 물품과 멸균 물품이 접촉했을 때만 소독 상태로 간주한다.
⑤ 멸균 물품과 깨끗하게 소독된 물품이 접촉했을 때는 멸균 상태로 간주한다.

102 수술실에서 손 소독을 마치고 가운을 입기 위해 좁은 통로를 두 사람이 지나가야 할 때 지켜야 할 사항으로 옳은 것은?

① 옆으로 피해 걷는다.
② 등을 마주 향하게 하고 지나간다.
③ 오른쪽으로 돌려 걷는다.
④ 닿아도 상관없다.
⑤ 마주 보고 거리를 두고 걷는다.

103 상처 간호를 위해 드레싱 세트를 준비하는 도중 드레싱 세트가 젖어 있는 것을 발견했을 때 취해야 할 행동으로 옳은 것은?

① 유효일자를 확인한다. ② 젖은 상태 그대로 사용한다.
③ 건조시켜 다시 사용한다. ④ 새것으로 교체한다.
⑤ 약간 젖은 경우는 상관이 없다.

Basic Skills for Nursing Practice

Nursing Examination

104 무균 상태를 유지해야 하는 외과적 무균술에 대한 설명으로 옳은 것은?

① 손 씻기를 할 때는 손끝을 팔꿈치보다 낮게 한다.
② 멸균 물품과 소독 물품의 접촉 시 멸균 상태로 본다.
③ 멸균 물품과 오염된 물품의 접촉 시 멸균 상태로 본다.
④ 젖은 멸균포는 다시 멸균시킨다.
⑤ 멸균 물품의 가장자리는 멸균된 것으로 본다.

105 무균 거즈를 다룰 때 주의 사항으로 옳지 않은 것은?

① 미리 포장을 풀어 사용하기 편리하게 한다.
② 무균적 거즈를 다룰 때는 말하거나 웃지 않는다.
③ 사용 직전에 소독된 겸자로 꺼내 사용한다.
④ 조명을 밝게 한다.
⑤ 무균적인 거즈를 펴놓은 위로 손이 지나가지 않도록 한다.

106 수술실에서처럼 엄격한 무균술을 적용해야 할 경우 멸균 및 오염 영역을 결정하는 방법으로 옳은 것은?

① 소독포의 외면과 시야에서 보이지 않는 부분은 오염된 것으로 간주한다.
② 멸균된 거즈에 습기가 스며들었을 때 멸균된 것으로 간주한다.
③ 소독포를 폈을 때 가장자리에서 늘어진 부분은 멸균된 것으로 간주한다.
④ 소독 가운을 착용했을 때 가운의 앞면 전체는 멸균 영역으로 간주한다.
⑤ 소독 가운을 벗었을 때 가운의 앞면 전체는 멸균 영역으로 간주한다.

107 수술실에서의 외과적 손 씻기 방법에 대한 설명으로 옳은 것은?

① 팔꿈치 → 전박 → 손 순으로 씻고 말린다.
② 손을 씻은 후 모자와 마스크, 신발을 착용한다.
③ 손을 씻은 후 시계, 반지 등은 제거한다.
④ 소독력이 있는 적절한 항균비누나 알코올 함유 손소독제를 이용한다.
⑤ 손끝은 팔꿈치보다 낮게 유지한 채 손을 씻는다.

108 환자의 혈액을 다루다가 간호조무사의 손에 혈액이 묻었을 경우 감염 예방을 위한 적절한 손 위생 방법으로 옳은 것은?

해설

104 ① : 손 씻기를 할 때는 손끝을 팔꿈치보다 높게 한다.
② : 멸균 물품과 소독 물품의 접촉 시 오염상태로 본다.
③ : 멸균 물품과 오염된 물품의 접촉 시 오염된 것으로 본다.
⑤ : 멸균 물품의 가장자리는 오염된 것으로 본다.

105 외과적 소독 물품을 다룰 때 주의 사항
- 조명을 밝게 하며, 무균적 거즈를 펴놓은 위로 손이 가지 않도록 한다.
- 멸균 유효 날짜(소독 후 2주)가 경과된 거즈는 다시 멸균해야 하며, 사용 직전에 꺼낸다.
- 무균적 거즈를 다룰 때는 말하거나 웃지 않아야 한다.
- 무균적 거즈는 소독 겸자로 꺼내 사용, 거즈통은 사용 후 바로 닫는다.
- 소독 물품을 미리 풀어 놓아야 할 경우에는 멸균포로 덮어 놓는다.
- 멸균 물품의 소독 날짜가 최근인 것은 뒤로 배치하여 놓는다.

106 문제 95번 해설 참조

107 ① : 손 → 전박 → 팔꿈치 순으로 씻는다.
② : 모자와 마스크, 신발을 착용한 후에 손을 씻는다.
③ : 손 씻기 전에 손톱은 짧게 자르고, 손과 팔에서 보석 장신구를 모두 제거한다.
⑤ : 팔꿈치가 항상 아래로 가도록 한다.

108 간호조무사의 손에 혈액이 묻었을 경우에는 흐르는 물에 비누를 사용하여 15초간 씻는다.

정답 100 ① 101 ③ 102 ② 103 ④ 104 ④ 105 ① 106 ① 107 ④ 108 ⑤

Testing
기본 간호

> **해 설**
>
> **109 내과적 무균법에 의한 손 씻는 법**
> - 세면대에 옷이 닿지 않도록 주의하여 씻는다.
> - 비누 거품이나 물이 유니폼에 튀지 않도록 한다.
> - 손을 씻은 후에는 수도꼭지를 손으로 직접 만지지 않도록 하고 만져야 할 경우 타월로 감싼 후 만져야 한다.
> - 손을 씻는 동안 물이 팔에서 전박으로 흐르도록 한다(세균이 팔에 오염되지 않도록 손을 팔꿈치 아래에 둔다).
> - 적어도 1분 동안 흐르는 물에서 문지르며 비누 거품을 충분히 낸다(비누로 거의 모든 단기균 제거).
>
> **110 멸균 장갑 적용 대상**
> - 직원의 손에 상처가 있거나 손상되었을 때
> - 열린 상처나 점막, 신체 내강을 손으로 만질 때
> - 배설물, 분비물, 혈액, 체액 등의 전염 물질을 만질 때
> - 정맥천자를 하거나 침습적인 시술을 할 때
> - 접촉 격리 중인 환자를 간호할 때
> - 소독포(멸균포) 안의 거즈를 손으로 집을 때
>
> **111 전달 집게(이동 겸자, transfer forceps) 사용법** : 한 용기(jar)에 겸자는 오염 방지를 위하여 하나씩만 꽂아야 한다.
>
> **112 전달 집게(이동 겸자, transfer forceps) 사용법**
> - 멸균 영역의 가장자리는 오염된 것으로 간주하므로 용기에서 겸자를 꺼낼 때는 용기의 옆이나 가장자리에 닿지 않게 주의한다.
> - 겸자(집게)를 손에 들 때는 겸자(집게)의 끝이 항상 손목보다 아래로 향하게 하며, 허리 높이나 그 이상의 보일 수 있는 위치에 둔다.
> - 멸균된 물건을 소속된 부위에 놓을 때 겸자(집게)를 그면에 대지 않고 살짝 떨어뜨리며, 전달 집게(이동 겸자)는 24시간마다 멸균해준다.
> - 용기에 소독액을 부어 전달 집게(이동 겸자)의 2/3 이상이 잠기게 한다.
> - 소독솜을 주고 받을 때 겸자(집게)끼리 서로 닿지 않아야 하고, 소독된 물품은 반드시 소독된 겸자(집게)로 꺼낸다.
> - 겸자통(집게통)에서 꺼낼 때 겸자 끝의 양쪽 면을 맞물린 상태로 꺼낸다.

① 소독제 묻은 솔로 2분간 문지른 후 손을 씻는다.
② 1분간 흐르는 물로 씻어 낸다.
③ 소독수에 손을 1시간 정도 담궈 둔다.
④ 소독솜으로 그냥 닦아낸다.
⑤ 흐르는 물에 비누를 사용하여 15초간 씻는다.

109 내과적 무균술 시에 사용하는 손 씻기 방법으로 옳은 것은?

① 세면대에 옷이 닿지 않도록 주의하여 씻는다.
② 비누를 사용해 손가락 끝에서 팔꿈치 방향으로 손을 씻는다.
③ 손을 닦은 후 가슴 이하로 내리지 않는다.
④ 5초간 깨끗하게 씻는다.
⑤ 손을 팔꿈치보다 높게 들고 있는다.

110 멸균 장갑을 착용해야 하는 경우로 옳은 것은?

① 멸균포 안의 거즈를 겸자(forcep)로 꺼낼 때
② 멸균포를 맨 처음 개봉할 때
③ 멸균포 사용이 끝난 후 정리할 때
④ 멸균포 안의 거즈를 손으로 집을 때
⑤ 멸균포 안으로 거즈를 떨어뜨릴 때

111 드레싱 카트에 비치되어 있는 이동 겸자통(집게통, Transfer forcep jar)에 이동 겸자(전달 집게)를 한 개씩만 넣는 이유로 옳은 것은?

① 겸자통(집게통)보다 이동 겸자가 길기 때문에
② 겸자통(집게통)의 넓이가 좁으니까
③ 서로 부딪치면 상할 염려가 있으므로
④ 사용 시 서로 오염되는 것을 방지하기 위해
⑤ 간편하기 때문에

112 멸균된 드레싱 세트를 풀어 소독솜과 멸균 거즈를 채워 넣을 때 사용하는 이동 겸자(전달 집게)의 사용 방법으로 옳은 것은?

① 겸자의 끝이 위쪽을 향하도록 해서 물품을 잡는다.
② 멸균된 물품을 소독된 부위에 놓을 때는 겸자를 바닥에 닿게 놓는 것이 안전하다.
③ 이동 겸자(전달 집게)는 6시간마다 멸균해준다.
④ 하루에 사용할 겸자를 멸균하여 겸자통 안에 여러 개 꽂아 놓는다.

⑤ 겸자통 입구 가장자리는 오염된 것으로 간주한다.

113 이동 겸자(전달 집게)는 24시간마다 멸균해준다. 소독된 스펀지(sponge)를 의사에게 건네줄 때 겸자(집게, forcep)의 방향으로 옳은 것은?

① 겸자(forcep)의 방향에 상관없이 건네준다.
② 겸자(forcep)를 옆으로 해서 전한다.
③ 겸자(forcep) 끝이 45° 위로 가게 한다.
④ 겸자(forcep) 끝이 아래로 향하게 한다.
⑤ 겸자(forcep) 끝이 위로 향하게 한다.

114 소독 용액이 담겨 있는 뚜껑이 있는 용기를 멸균적으로 다루는 방법으로 옳은 것은?

① 용액을 따를 때는 튀지 않게 하며 바로 따라서 쓴다.
② 멸균된 용액을 용기에 따랐다가 사용하지 않을 경우에 다시 병에 붓는다.
③ 뚜껑을 바닥에 놓아야 할 경우 멸균된 내면이 위로 가게 한다.
④ 사용 예정인 경우에는 뚜껑을 미리 열어 놓는다.
⑤ 뚜껑을 열어서 뚜껑의 멸균된 내면이 위를 향하게 잡는다.

115 격리병동 병실 관리에 대한 설명으로 옳은 것은?

① 간호조무사가 감염병 환자 방에 들어갈 때는 마스크와 장갑을 착용하지 않는다.
② 감염병 환자가 쓰던 매트리스는 폐기물 처리시킨다.
③ 전염성이 강한 감염병 환자이더라도 이동에는 제한이 없다.
④ 감염병 환자 사망 후 병실과 침구 등을 소독제로 소독한다.
⑤ 개인 소지품과 귀중품은 도난 방지를 위해 간호사실에 보관한다.

116 활동(성) 결핵 환자가 입원하고 있는 격리병실에서 감염 예방을 위해 의료인이나 요양보호사가 지켜야 할 수칙으로 옳은 것은?

① 격리병실 안에 격리가운을 걸어 누어야 할 때는 가운의 내면을 겉으로 나오게 한다.
② 격리병실에서 사용된 쓰레기는 이중 포장법을 이용해 처리한다.
③ 결핵 환자는 역격리가 필요하다.
④ 손을 씻은 후 수도꼭지를 알코올로 닦는다.
⑤ 격리병실에서 사용하는 매트리스는 재사용하지 않는다.

해 설

113 문제 112번 해설 참조

114 소독 용액 따르기
- 필요할 때에만 열고 가능한 한 빨리 닫는다.
- 뚜껑을 열어 멸균된 내면이 아래로 향하게 잡는다.
- 뚜껑을 놓아야 할 경우에는 멸균된 내면이 위로 향하게 놓는다.
- 라벨이 붙은 쪽을 위로 가게 하여 병을 잡은 후 병이나 병마개의 가장자리는 오염된 것으로 간주하므로 용액을 조금 따라 버린 후 쓴다.
- 일단 따른 것은 오염된 것으로 간주하므로 멸균된 용액을 용기에 따랐다가 다시 부어 채우지 않는다.
- 뚜껑이 열린 소독 용기 위로 물건을 건네지 않는다.

115 격리 환자용 방과 가구도 다른 환자의 방과 같은 방법으로 청소하고 소독한다. 오염균의 종류와 양이 많을 경우 청소원은 개인 보호구를 착용하여 특별히 주의한다. 감염병 환자가 사망한 후에는 병실과 침구 등을 철저히 소독한다.

116 격리병실의 오염된 물품은 폐기용 봉투에 넣어 분리수거하며 주위 환경을 오염시킬 가능성이 있는 쓰레기 등은 이중백(이중 포장법)을 한다.

2 Testing 기본 간호

해설

117 역격리(보호적 격리) : 감염에 민감한 사람을 위해 주위 환경을 무균적으로 유지하는 것으로, 일반 격리와는 달리 역으로 환자가 저항력이 낮아서 다른 환자나 병원 직원으로부터 감염되는 것을 막기 위해 적용되는 것이다.

118 교차 감염을 예방하기 위해 손을 씻어야 할 경우
- 근무 시작 전후
- 가운 및 마스크 사용 전후
- 환자와 직접 접촉한 후
- 환자 붕대나 대소변을 만지고 난 후
- 처치나 투약 전

119 교차 감염 방지를 위한 주의 사항
- 간호하기 전후 30초~1분 이상 흐르는 물에 손을 씻거나 손 소독제로 10~15초간 씻는다.
- 손톱 밑을 조심해서 씻는다.
- 손에 상처가 있을 때 반드시 소독액을 바른 후 장갑을 끼고 간호한다.
- 간호 처치 시에는 고무장갑이나 멸균 장갑을 착용한다.
- 환자의 질병의 특성을 이해하고 전염의 가능성에 대해 고려한다.
- 분비물이나 드레싱 등을 위생적으로 처리한다.

120 일반 격리(표준 격리) : B형 간염이나 결핵 등과 같은 질환이 환자와 의료진 간에 전파될 위험성이 증가되면서 질병의 종류나 감염 질환의 유무에 관계없이 환자의 가족 및 방문객·의료진을 보호하기 위해 환자에게 적용하는 것이다. 혈액, 체액이나 분비물, 손상된 피부, 점막 등의 접촉 시에는 항상 이 격리를 적용해야 한다.

문제
동영상 강의
(121~240번)

121 가운과 장갑 및 멸균 부위
- 가운을 입은 경우에는 가운 소매를 덮도록 장갑을 올리고, 가운을 입지 않은 경우에는 손목까지 덮도록 장갑의 목을 끌어올린다.
- 멸균된 가운 및 가운의 가슴 부분이나 허리 사이, 멸균 기구를 싼 포의 안 부분, 소독된 장갑은 멸균 부위이다.

---

117 병원균의 출구보다는 입구를 통제하는 개념으로써 백혈병 환자를 역격리(보호적 격리)시키는 목적으로 옳은 것은?

① 감염에 민감한 사람을 위해 주위 환경을 무균적으로 유지하는 것이다.
② 감염병 환자나 보균자로부터 감염병이 전파되는 것을 막는 것이다.
③ 건강한 사람이 스스로 감염을 관리하는 것이다.
④ 외과적 무균법의 하나이다.
⑤ 세균을 일정한 범위 밖으로 나가지 못하게 하는 것이다.

118 교차 감염을 예방하기 위해 손을 씻어야 하는 경우로 옳지 않은 것은?

① 가운이나 마스크를 착용하기 전후
② 환자의 붕대나 대·소변기 등을 만진 후
③ 멸균 물품을 다룬 후
④ 근무 시작 전후
⑤ 환자와 직접 접촉 전후

119 전염 병동에 근무하는 간호조무사가 교차 감염을 예방하기 위해서 유의할 점으로 옳지 않은 것은?

① 손에 상처가 있을 때는 반드시 소독약을 바른 후 장갑을 끼고 간호한다.
② 손을 씻을 때는 특별히 손톱 밑을 조심해서 씻는다.
③ 환자에게 접촉할 때마다 외과적 손 씻기를 한다.
④ 간호를 하기 전후 30초 이상 흐르는 물에 반드시 손을 씻는다.
⑤ 간호 처치 시에는 가능한 한 고무장갑을 착용하는 것이 좋다.

120 감염 예방을 위해 일반 병실에서 격리실(표준 격리)로 이동시켜야 할 환자로 옳은 것은?

① 뇌출혈 환자   ② 심장질환자
③ 결핵 환자   ④ 고혈압 환자
⑤ 당뇨병 환자

121 외과적 무균법에서 정의하는 멸균 부위로 옳은 것은?

① 장갑의 손목 부분
② 멸균된 기구를 싼 포의 안 부분

③ 소독 용기의 가장자리 부분
④ 멸균 소독포를 깐 상의 옆 부분
⑤ 멸균된 가운의 가슴 이하

122 외과적 무균법을 엄격하게 지켜야 하는 수술실에서 손 소독과 가운 및 장갑 착용을 끝낸 상황일 경우 멸균된 부위로 생각할 수 없는 부위는?

① 소독된 마스크를 착용한 얼굴
② 소독된 장갑
③ 소독포를 씌운 부분
④ 소독된 가운
⑤ 소독된 가운을 입은 사람의 가슴과 허리 사이

123 격리실에서 사용 중인 가운을 격리실 밖에 걸어 두고자 한다. 감염 관리 차원에서의 보관 방법으로 옳은 것은?

① 가운을 벗어 세탁실에 넣어 둔다.
② 오염된 부분을 안으로 들어가게 하여 걸어 둔다.
③ 가운의 안쪽은 오염된 것으로 간주한다.
④ 가운을 잘 접어 서랍에 넣어 둔다.
⑤ 오염된 부분을 밖으로 나오게 하여 걸어 둔다.

124 VRE 환자 병실에 출입할 때마다 가운과 장갑 및 마스크를 착용한 상태에서 환자와 접촉하여야 한다. 사용한 가운을 걸어 두는 방법으로 옳은 것은?

① 가운은 반드시 병실 안에만 걸어 두어야 한다.
② 병실 밖에 가운을 걸어 둘 때는 바깥쪽이 밖으로 나오게 하여 걸어 둔다.
③ 가운은 반드시 병실 바깥에만 걸어 두어야 한다.
④ 병실 밖에 가운을 걸어 둘 때는 안쪽이 바깥으로 나오게 하여 걸어 둔다.
⑤ 병실 안에 가운을 걸어 둘 때는 안쪽이 바깥으로 나오게 하여 걸어 둔다.

125 격리실에서 환자 간호를 마치고 나서 보호장비를 벗으려 한다. 보호장비를 벗는 순서로 옳은 것은?

① 장갑 → 손 씻기 → 마스크 → 가운
② 장갑 → 가운 → 마스크 → 손 씻기

해설

122 문제 121번 해설 참조
※ 소독된 마스크를 착용한 얼굴은 멸균 부위가 아니다.

123 격리실 밖에 걸어 둔 가운의 사용 : 격리실 밖에 걸어 둔 가운은 오염된 면(가운의 바깥 면)이 밖으로 노출되지 않도록 함으로써 일반 환경을 보호하게 한다. 가운에서 깨끗하다고 간주하는 부분은 가운의 안쪽 면과 목 부분이며, 가운을 입을 때는 목 끈을 먼저 매고 허리끈을 맨다. 반대로 풀 때는 허리끈을 먼저 풀고 손을 씻은 후 목 끈을 푼다.

124 격리 병실에서 지켜야 할 지침
- 격리 병실 안에 격리 가운을 걸어두어야 할 때는 가운의 외면(오염 부분)을 겉으로 나오게 한다.
- 격리 병실 밖에 격리 가운을 걸어두고자 할 때는 가운의 외면(오염 부분)을 안으로 들어가게 한다.

125 격리실에서 보호장비 다루기 : 격리실에 들어갈 때는 모자 → 마스크 → 격리 가운 → 장갑 순서로 착용하고, 격리실에서 나갈 때에는 장갑 → 격리 가운 → 마스크 → 모자의 순으로 벗는다.

Testing
기본 간호

해설

126 마스크 교환 시기: 감염병 환자 간호 시 i) 마스크를 쓴 지 2시간 이상 경과했을 때, ii) 환자가 간호사의 얼굴에 대고 기침을 했을 때, iii) 발한으로 마스크가 축축해지거나 습기가 있을 때, iv) 감염병 환자와 가까이 접촉했을 때, V) 간호를 마친 후는 반드시 마스크를 교환해야 한다.

127 전염경로에 따른 감염관리
- 공기감염 : 음압병실 사용 HEPA 통해 외기 교환, 방문 닫기, N-95 마스크 착용(출입 전에 착용) 예 홍역, 결핵, 수두
- 비말감염 : 독방 사용 또는 코호트 격리(같은 집단끼리 사용), 일회용 마스크 착용 예 디프테리아, 인두염, 폐렴, 성홍열, 인플루엔자, 뇌막염, 이하샘염, 백일해

128 마스크 착용 방법
- 손을 씻는다.
- 코와 입이 가려지게 한 후 마스크의 위쪽 가장자리를 콧마루 위에 놓고, 윗끈부터 머리 뒤에서 단단히 묶는다.
- 아래쪽 가장자리는 턱 밑까지 내려오게 하고 아랫끈은 목뒤로 묶는다.
- 다시 코와 입이 완전히 가려지도록 한다.
- 마스크를 모두 착용한 후 가운을 입는다.

129 손상성 폐기물 : 주삿바늘, 봉합바늘, 수술용 칼날, 한방 침, 치과용 침, 파손된 유리재질의 시험기구(최대 보관기간 30일)

---

③ 가운 → 마스크 → 장갑 → 손 씻기
④ 마스크 → 장갑 → 손 씻기 → 가운
⑤ 마스크 → 장갑 → 가운 → 손 씻기

126 감염병 환자를 간호할 때 마스크를 바꿔 써야 할 경우로 옳은 것은?

① 병실에 들어갈 때마다
② 간호사가 마스크의 외면을 멸균 장갑 낀 손으로 만졌을 때
③ 비활동성 결핵 환자와 접촉했을 때
④ 마스크를 쓴 지 2시간 이상 경과했을 때
⑤ 간호사가 마스크를 착용한 채 기침했을 때

127 결핵균이 의심되는 환자를 간호하려고 한다. 이때 효과적인 개인 보호장비로 옳은 것은?

① 안면 보호대　　　　② 장갑
③ HEPA 마스크　　　④ 덧가운
⑤ 보안경

128 신생아실에서 근무하는 간호조무사 A씨가 신생아실에 들어가기 전에 마스크를 착용하려고 한다. 마스크 착용 순서로 옳은 것은?

> 가. 마스크의 아래 끈을 맨다.
> 나. 마스크의 위 끈을 맨다.
> 다. 마스크가 코와 입이 완전히 가려지도록 한다.
> 라. 손을 씻는다.
> 마. 가운을 입는다.

① 다 → 라 → 마 → 나 → 가
② 라 → 다 → 나 → 가 → 마
③ 라 → 다 → 마 → 나 → 가
④ 마 → 나 → 가 → 다 → 라
⑤ 라 → 나 → 가 → 라 → 다

129 주삿바늘, 수술용 칼날, 한방 침, 파손된 유리재질의 시험기구 등을 버리는 폐기물로 옳은 것은?

① 조직물류 폐기물　　② 격리 의료폐기물

③ 일반 의료폐기물 ④ 병리계 폐기물
⑤ 손상성 폐기물

검사 돕기

130 환자의 상태를 진단하고 확인하기 위해서는 여러 가지 검사를 하게 되는데, 이 중 금식이 필요한 검사로 옳은 것은?

① 두개골 X선 검사 ② 흉부 X선 검사
③ 심전도 ④ 위내시경 검사
⑤ 유방 촬영술(Mammography)

131 병원에 입원한 직장인 A씨는 소변 배양 검사를 받기 위해 병실에서 검체를 받으려고 한다. 소변 배양을 위한 검체 수집 방법으로 옳은 것은?

① 멸균적 인공 도뇨를 이용하여 멸균 시험관에 채취한다.
② 24시간 동안 모은 소변을 이용한다.
③ 소변 주머니와 유치 도뇨관(도관)의 연결 부위를 분리하여 소변을 받는다.
④ 중간뇨를 채취한다.
⑤ 검체물은 30mL 이상이라야 한다.

132 직장인 J씨는 최근 몇 달째 지속적인 소화불량으로 종합검진을 받던 중 일반 소변검사가 시행되었다. 이때 일반 소변 검사물 채취 방법으로 옳은 것은?

① 검사물 채취 후 다른 검사물과 함께 모아 다음에 보낸다.
② 중간 물병의 1/2 정도 받는다.
③ 아침에 일어나서 첫 소변을 받는다.
④ 마지막 소변 60~100cc 가량을 용기에 받는다.
⑤ 처음 50cc 정도 소변을 보다가 중간뇨 30~50cc를 받는다.

133 소변 색이 탁하고 거품이 나며, 소변 볼 때마다 타는 듯한 통증이 있고 체온이 38℃ 이상일 경우 소변 배양 검사가 필요하다. 정확한 검사를 위해 알아야 할 사항으로 옳은 것은?

① 마지막 소변을 용기의 1/10쯤 받는다.
② 검사물 채취 후 운반이 지연될 경우에는 냉장 보관하도록 한다.

해 설

130 환자의 상태를 진단하고 확인하기 위해 여러 가지 검사를 하게 되는데, 위내시경 검사, 기관지경 검사, 정맥신우촬영술, 상부위장관촬영술(위관조영술), 간기능 검사, 공복 시 혈당검사(FBS), 기초신진대사율 측정 시에는 반드시 금식을 요하나 혈액검사의 대부분과 심전도나 흉부 X선 촬영 시에는 금식을 요하지 않는다.

131 소변검사
- 일반 소변검사용 소변을 받는 경우 환자에게 처음 소변 50cc 정도를 배뇨하다가 소변 컵에 중간뇨 30~50cc 받게 하고, 생리중인 여자는 검사물에 생리중임을 표시한다.
- 요배양용 소변검사인 경우 필요시 인공 도뇨하여 도뇨관으로부터 소변이 흘러나오게 한 후 멸균 시험관에 소변을 받는다.

132 문제 131번 해설 참조

133 소변검사 : 검사물 채취 후 되도록 빨리 검사실로 보내고, 운반이 지연될 때는 냉장 보관한다.

정답 126 ④ 127 ③ 128 ② 129 ⑤ 130 ④ 131 ① 132 ⑤ 133 ②

Testing 기본 간호

해 설

134 대변검사
- 세균성, 아메바성 이질 등 대변에 점액이 섞여 나올 때는 점액 부분을 채취하도록 한다.
- 배변 전에 화장실에서 배뇨하도록 한다.
- 아메바 검사를 위한 대변은 받는 즉시 검사실로 보낸다.

135 24시간 소변검사의 방법
- 검사실에서 병을 가져와 환자의 이름과 24시간 소변이라는 표지를 병에 붙이고 편리한 곳에 놓은 후 환자에게 받는 방법을 설명한다.
- 방광을 비운 정확한 시간을 검사 시작 시간으로 간주한다.
- 화장실에 "24시간 소변(요)검사물 채뇨 중"이라는 표시를 달아 둔다.
- 검사가 시작되면 소변을 보게 하고 첫 소변은 버린다.
- 그 이후로 보는 소변을 모아서 병 속에 부어 둔다.
- 검사물은 검사실과 상의해 보관 방법(차광용 용기나 소변 수집용)을 정하고 채취물은 검사실로 보낸다.

136 대변검사 시 주의 사항 : 잠재성 출혈 검사인 경우 3일 전부터 붉은색 야채, 철분 제제, 육류 식사는 피하며 채변 시 소변, 혈액 등이 섞이지 않게 한다. 검사실로 검체 운반이 지연될 경우에는 냉장 보관한다.

137 대변 잠혈 검사(잠재성 출혈 검사) : 뚜껑 있는 채변 용기에 2~3g의 대변을 받아 뚜껑을 닫고 마르지 않게 한 후 즉시 검사실로 보낸다.

---

③ 아침 일찍 첫 소변을 받는다.
④ 방광을 완전히 비우고 물 한 컵 마신 후 소변을 볼 때 검사물을 받는다.
⑤ 요의를 강하게 느낄 때 첫 소변을 받는다.

134 각종 검사는 정확한 방법으로 검체를 채취하고 검체마다 요구되는 과정으로 관리되어야 한다. 이에 옳은 사항은?

① 아메바 검사를 위한 대변은 받는 즉시 검사실로 보낸다.
② 사고로 인한 검사물 손실 시 다시 받지 않는다.
③ 24시간 소변검사는 검사가 시작된 시간의 소변부터 모은다.
④ 소변은 처음 나오는 소변이 좋다.
⑤ 검사물은 받아서 병실에 두었다가 가져온다.

135 직장인 A씨는 유행성출혈열이 의심되어 병원을 찾았는데, 정확한 진단을 위해 24시간 소변검사를 실시하기로 하였다. 그 방법으로 옳지 않은 것은?

① 특수용기인 차광용 용기나 소변 수집용 용기를 사용한다.
② 검사가 시작되면 소변을 보게 하고 첫 소변은 버린다.
③ 화장실에 24시간 요검사물 채뇨 중이라는 표시를 달아 둔다.
④ 방광을 비운 정확한 시간을 검사 시작 시간으로 간주한다.
⑤ 채집한 검사물은 냉장실에 하루 보관한다.

136 직장인 J씨에게 장출혈의 유무(잠혈 유무)를 검사하기 위해 대변검사를 하려고 한다. 옳지 않은 것은?

① 검사 전날 자정부터 금식해야 한다.
② 채취 시 소변이나 혈액이 섞이지 않아야 한다.
③ 검사 3일 전부터 육류의 섭취를 금한다.
④ 검사 3일 전부터 붉은색 야채를 금한다.
⑤ 철분 제제가 든 것은 무엇이나 금해야 한다.

137 결장암의 가족력이 있는 43세의 남성 환자가 최근 대변을 볼 때마다 소량의 혈액이 배출되는 것을 보고 병원을 방문하여 대변 잠혈 검사를 받고자 한다. 대변 검사물 채취에 대한 내용으로 옳은 것은?

① 24시간 동안 냉장고에 보관 후 검사실로 보낸다.
② 받는 즉시 검사실로 보낸다.
③ 멸균된 곳에 보관한다.

④ 검사 전날 관장을 한다.
⑤ 검사하는 날 아침에 관장을 한다.

138 객담(가래)검사 시 객담(가래) 채취는 하루 중 언제 하는 것이 가장 좋은가?

① 체위 배액 후에
② 구강간호 후에
③ 이른 아침에
④ 점심 식사 후
⑤ 잠자기 전에

139 식도, 위, 십이지장의 병변을 알아보기 위해 상부 위장관 조영사진술을 실시해야 할 환자 김씨가 검사 시행 전 간식을 먹었다. 환자 김씨에게 취해야 할 조치로 옳은 것은?

① 검사를 연기한다.
② 30분 후 촬영한다.
③ 관장 후 촬영한다.
④ 그대로 촬영한다.
⑤ 물을 많이 마신 후 촬영한다.

140 복수천자는 복수 성분의 검사 및 복강 내의 이상 액체를 제거하기 위해 실시한다. 복수천자를 시행할 때 주의할 점으로 옳은 것은?

① 무균적으로 시행한다.
② 심스위(심즈 자세)를 취한다.
③ 천자 전에 금식시킨다.
④ 엎드려 눕게 한다.
⑤ 다리를 올려준다.

141 요추천자를 시행하기 위해 침대에 누울 경우 어떤 자세를 취해 주어야 하는가?

① 앙와위로 눕는다.
② 배횡와위로 누운 자세에서 다리를 올려 새우등처럼 구부린다.
③ 엎드려 눕는다.
④ 절석위(골반내진 자세)를 취한다.
⑤ 측위로 누운 후 새우등처럼 구부린다.

142 요추천자 후 척수액의 유출을 막기 위하여 환자에게 취해 주어야 할 자세로 옳은 것은?

① 머리를 15° 정도 올린다.
② 다리를 올려준다.
③ 옆으로 누워 구부리게 한다.
④ 머리를 30° 정도 올린다.
⑤ 머리와 다리가 수평이 되게 앙와위를 취해 준다.

해설

138 가래(객담) 채취 시기 : 이른 아침 첫기침을 하여 받은 것이 밤새 농축된 병원체를 많이 보유하고 있기 때문에 가장 정확하다.

139 위 X선 촬영과 흉부 X선 촬영
- 위 X선 촬영을 하기 위해 금식이 필요한 환자가 검사 전 음식을 먹었을 경우에는 검사를 연기해야 한다.
- 흉부 X선 촬영은 금식이 필요하지 않다.

140 복수천자 시 주의 사항
- 환자에게 천자를 할 것임을 알린다.
- 방광·장관의 손상을 막기 위해 시행 전에 환자에게 배설·도뇨하게 한다.
- 무균적으로 시행하며, 시행 전·후에 복부 둘레를 측정하여 비교한다.
- 환자의 체위를 적절히 유지하도록 도와준다. 좌위나 반좌위가 이용된다.
- 시행 후 현기증이 있으면 복대를 착용시켜 주고, 천자 시 나타날 수 있는 쇼크 증상을 관찰한다.
- 배액이 역류될 수 있으므로 환자 밑에 방수포를 깔아 침대가 젖지 않도록 한다.

141 요추천자 시행의 자세는 제3~4 요추 사이 간격을 최대로 넓히기 위해 가능한 한 턱을 향하여 무릎을 붙이고 등을 굴곡시킨다(측와위로 누운 후 새우등 자세).

142 요추천자 시 주의 사항
- 척수액을 갑자기 다량 제거 시 쇼크 증상이 나타날 수 있다.
- 천자 후 환자에게 척수액의 유출을 막기 위하여 머리와 다리가 수평(앙와위)이 되게 자세를 취해 준다.
- 천자 후 24시간 안정시켜 주고 불안감이 있으면 표현하게 하며, 식사 및 수분을 적당하게 준다.

해 설

143 기관지내시경 검사 시 주의 사항 : 기관지내시경 검사 후 환자의 호흡 상태(호흡 곤란)를 자세히 관찰하도록 한다.

144 MRI 시 주의 사항
- 검사실에 들어가기 전 모든 금속 물질, 자성 물질(머리핀, 장신구, 시계, 동전, 틀니, 보청기, 신용카드) 등을 제거하고 들어가야 하며, 실제가 아닌 허상을 만들 수 있으므로 화장도 지워야 한다. 자기장을 변화시킬 가능성이 있기 때문이다.
- 보통 잠재적인 위험성이 높아 보이는 임신한 환자에게는 초기 3개월 이내에는 가급적 검사를 하지 않거나 검사 전 환자의 서면 동의서를 받아야 한다.

145 요람(크래들, Cradle) : 윗침구의 무게가 가해지지 않도록 하기 위해 사용 **예** 화상 환자

146 대전자 두루마리(Trochanter roll) : 다리의 외회전(external rotation)을 방지하기 위하여 사용

147 문제 146번 해설 참조

---

143 기관지확장증으로 병원에 입원한 환자 A씨가 기관지내시경술을 받고 병실로 돌아왔다. 이 환자 A씨를 간호할 때 특히 관찰해야 할 사항으로 옳은 것은?

① 호흡곤란이 나타나는지 관찰한다.
② 침대에서 절대안정시킨다.
③ 체위 배액으로 객담(가래) 배출을 용이하게 한다.
④ 출혈 시 기관 절개한다.
⑤ 충분한 수분 섭취를 권장한다.

144 MRI는 비전리 방사선인 고주파를 이용하는 검사이므로 인체에 아무런 해가 없다. 이러한 MRI(자기공명영상) 촬영 전 준비해야 할 사항으로 옳은 것은?

① 신용카드는 전자파와 관련이 없기 때문에 괜찮다.
② 임신한 환자에게는 초기 3개월 이내에 검사를 한다.
③ 틀니나 보청기는 착용해도 좋다.
④ 인공심장박동기를 체내에 이식한 사람을 우선시한다.
⑤ 몸에 부착되어 있는 금속물을 모두 제거한다.

침대 만들기 돕기

145 침대 이외의 침대 보조기구에 대한 설명이나 그 용도가 잘못 연결된 것은?

① 침대판 — 허리 지지 유지
② 침대난간 — 이동 시 낙상 방지
③ 손 두루마리 — 손가락의 굴곡 상태 유지
④ 크래들(요람) — 엄지발가락의 욕창 및 족저굴곡(발처짐) 예방
⑤ 발지지대(발받침대) — 신체 선열 유지

146 무의식 환자에게 침대에 바로 누운 자세를 취해 줄 때 대전자 두루마리를 대퇴부로부터 슬와부까지 적용하는 이유는 무엇인가?

① 낙상의 방지
② 하지의 외회전 방지
③ 하지의 내회전 방지
④ 척추 손상의 방지
⑤ 족저굴곡(발처짐, 굽힘) 방지

147 척수 손상으로 인한 하반신 마비 환자에게 족저굴곡(발처짐) 예방을 위해 발판 형태의 발지지대(발받침대)를 대어 주었다. 간호조

간호사가 병실을 순회하면서 환자의 자세를 관찰해 보니 발목은 90°를 유지하고 있으나 양 발끝은 각각 좌·우측을 향한 채 다리가 벌어져 있었다. 이 문제를 해결하기 위해 이 환자에게 필요한 보조기구로 옳은 것은?

① 삼각대
② 손 두루마리
③ 크래들(요람)
④ 대전자 두루마리
⑤ 모래주머니

148 침대 보조기구 중 하수족(발처짐, 족저굴곡, foot drop)을 예방하기 위해 사용하는 것으로 옳은 것은?

① 대전자 두루마리
② 손 두루마리
③ 삼각대
④ 골절용 판자
⑤ 발지지대(발받침대)

149 침대의 밑침구가 구김이 생겼을 때에는 욕창이 발생하지 않도록 하기 위하여 팽팽하게 당겨야 한다. 그 이유로 옳은 것은?

① 압력 방지
② 피부 청결
③ 침대 정돈
④ 수면 활동 강화
⑤ 경축 방지

150 입원 환자를 위하여 빈 침대를 준비하려고 할 때 방수포가 필요하지 않은 경우로 옳은 것은?

① 요실금 환자
② 설사 환자
③ 전신마취 수술 후 환자
④ 홍역 환자
⑤ 수술 후 상처 배액 환자

151 입원 환자가 X선 촬영을 위해 검사실에 갔다. X선 촬영 후 이동차(운반차)를 타고 병실로 돌아올 때 준비해야 할 침대로 옳은 것은?

① 개방 침대
② 골절 침대
③ 크래들 침대(요람 침대)
④ 수술 환자 침대
⑤ 사용 중 침대

152 전신 화상 환자의 윗침구의 무게로 인한 고통을 덜어 주기 위해 준비하는 침대로 옳은 것은?

① 수술 환자 침대
② 골절 환자 침대
③ 사용 중 침대
④ 크래들 침대(요람 침대)

해 설

148 발받침대(발지지대, Foot Board) : 발처짐(족저굴곡, foot drop)의 예방(예 무의식 환자의 등마사지를 위해 엎드려 눕힌 후 무릎 아래와 발등 사이에 쿠션을 넣어주는 경우)과 신체 선열 유지를 위하여 사용

149 밑침구를 침요 밑으로 접어 넣는 이유 : 밑침구를 팽팽히 당겨 침요 밑에 접어 넣는 이유는 밑침구가 구겨져 있으면 압력이 생겨 욕창의 원인이 되기 때문이다.

150 빈 침대를 준비할 때 방수포가 필요한 환자는 분만 후의 산모, 설사 환자, 요실금 환자, 관장 환자, 수술 후 분비물이 많은(상처 배액) 환자, 전신마취 수술 후 환자 등으로, 방수포는 침대 중앙에 깔며 환자가 누웠을 때 어깨에서 무릎까지 위치하도록 한다.

151 개방 침대 만들기(open bed making)
- 정의 : 개방 침대는 흔히 보게 되는 것으로 환자가 입원하여 사용 중인 침대를 말한다.
- 목적 : 침대의 홑이불이 더러워지거나 X선 촬영이나 검사실에 가고 잠깐 동안 방을 비울 때 침대를 정리하여 준비해 놓기 위함이다.

152 요람 침대(크래들 침대) 만들기의 목적
- 윗침구를 무겁게 느끼는 환자에게 사용하기 위함이다.
- 윗침구의 무게가 환자에게 가해지지 않도록 하기 위함이다.
- 피부나 개방 상처가 심한 환자, 화상 환자에게 주로 사용된다.

정답 143 ① 144 ⑤ 145 ④ 146 ② 147 ④ 148 ⑤ 149 ① 150 ④ 151 ① 152 ④

2 Testing 기본 간호

해설

153 골절 환자 침대 만들기(fracture bed making)의 목적
- 환자의 척추나 등의 근육을 반듯하게 유지하기 위하여 딱딱한 침대를 준비하기 위함이다.
- 골절된 부위(예 척추 골절, 다리 골절, 회붕대 한 곳)를 지지하기 위함이다.

154 수술 후 환자 침대 만들기 중 고무포를 깔아 주는 이유 : 구토 시 토물로 침구가 더러워지지 않도록 하기 위함이다.

155 침대 목욕의 순서 : 눈 안쪽 – 눈 바깥쪽 – 코 – 볼 – 입 – 이마 – 턱 – 귀 – 목 – 손, 팔 – 가슴 – 복부 – 발, 다리 – 등 – 음부 – 손톱, 발톱 손질

156 문제 155번 해설 참조

---

⑤ 개방 침대

153 골절 환자의 침대를 준비할 때 매트리스가 딱딱한 것을 사용해야 하는 이유로 옳은 것은?
① 널빤지의 넓이를 약간 좁게 하여 침대를 위에 올라 앉도록 해야 한다.
② 침대 만들기 전에 용수철 아래에 널빤지를 깐다.
③ 가능하면 푹신한 매트리스를 제공한다.
④ 환자의 척추나 등 근육을 반듯하게 유지하기 위한 목적이다.
⑤ 침대를 만들기 전에 보통 침요는 스프링이 든 침요로 바꾼다.

154 수술 후 침대 만드는 절차 중 머리 쪽에 고무포를 깔아 주는 이유로 옳은 것은?
① 균의 침입을 막아 수술 부위의 감염을 예방하려고
② 고무 냄새를 맡으면 마취가 쉽게 깨므로
③ 수술 환자를 옮길 때 잡기 편하므로
④ 환자가 춥지 않게 보온을 하려고
⑤ 구토 등으로 침요가 더러워지는 것을 막으려고

개인위생 돕기

155 침대 목욕의 목적은 피부의 혈액순환 촉진을 위함이다. 침대 목욕 시 씻는 순서로 옳은 것은?
① 얼굴 – 목 – 가슴 – 복부 – 다리 – 양팔 – 등 – 음부
② 얼굴 – 목 – 가슴 – 복부 – 양팔 – 다리 – 등 – 음부
③ 얼굴 – 목 – 양팔 – 가슴 – 복부 – 다리 – 등 – 음부
④ 얼굴 – 목 – 가슴 – 복부 – 양팔 – 등 – 음부 – 다리
⑤ 얼굴 – 목 – 가슴 – 양팔 – 등 – 복부 – 다리 – 음부

156 침대에 누워 있는 환자의 세수를 도울 때 닦는 순서로 옳은 것은?
① 눈 → 코 → 입 → 귀
② 눈 → 입 → 코 → 귀
③ 입 → 눈 → 귀 → 코
④ 코 → 입 → 눈 → 귀
⑤ 입 → 귀 → 눈 → 코

157 침대에 오랫동안 누워 생활하는 환자의 오른쪽 눈에 눈곱이 끼어

Basic Skills for Nursing Practice

Nursing Examination

있을 때 눈을 닦는 순서로 옳은 것은?

① 왼쪽 눈부터, 눈의 바깥쪽에서 안쪽으로
② 오른쪽 눈부터, 눈의 바깥쪽에서 안쪽으로
③ 왼쪽 눈부터, 눈의 안쪽에서 바깥쪽으로
④ 눈곱에 상관없이, 눈의 안쪽에서 바깥쪽으로
⑤ 오른쪽 눈부터, 눈의 안쪽에서 바깥쪽으로

158 환자의 눈을 닦을 때 눈의 안쪽에서 바깥쪽으로 닦는 이유로 옳은 것은?

① 각막에 닿지 않게 하기 위해
② 눈꺼풀 처짐을 예방하기 위해
③ 눈에 상처가 나는 것을 예방하기 위해
④ 비루관의 감염을 방지하기 위해
⑤ 눈의 자극을 감소하기 위해

159 무의식 환자가 장기간 침대에 누워 있을 때 규칙적으로 침대 목욕을 시켜 줌으로써 피부 혈액순환을 증진시키고 청결을 도모하게 되는데, 이때의 침대 목욕 방법으로 옳은 것은?

① 상지를 닦을 때는 팔에서 어깨 쪽으로 씻는다.
② 움직일 수 있는 환자에 한하여 실시한다.
③ 간호조무사의 가까운 쪽의 신체부터 씻는다.
④ 하지부터 시작하여 상지, 얼굴의 순서로 씻긴다.
⑤ 외음부를 비눗물로 깨끗이 씻겨 준다.

160 침대에 누워 있는 환자에게 침대 목욕을 실시하는 방법으로 옳은 것은?

① 상지는 겨드랑이에서 손 쪽으로 닦는다.
② 복부는 배꼽을 중심으로 시계 방향에 따라 마사지하듯 문지른다.
③ 얼굴은 이마, 눈, 코, 입의 순으로 닦는다.
④ 회음부는 항문에서 요도 방향으로 닦는다.
⑤ 하지는 허벅지에서 발 쪽으로 닦는다.

161 침대 목욕 중 배꼽을 중심으로 시계 방향으로 닦아 주는 이유로 옳은 것은?

① 체온을 따뜻하게 전달한다.
② 오른손으로 씻어 주기가 편하다.
③ 복식호흡에 도움을 준다.

해 설

157 침대 목욕 시 비루관의 감염 방지를 위해 눈은 안쪽에서 바깥쪽으로 닦되 눈곱이 끼어 있을 경우에는 눈곱이 끼지 않은 쪽부터 닦는다.

158 문제 157번 해설 참조

159 침대 목욕 시 상지를 닦을 때는 팔에서 어깨 쪽으로 닦고, 팔은 목욕수건을 반대쪽 팔 밑에 깔고 하박에서 상박으로 씻어 내린 후 잘 말리며, 하지는 발끝에서 허벅지 쪽으로 닦는다.

160 침대 목욕 시 목욕담요를 밑으로 접어 내린 뒤 장운동을 활발하게 하여 배변에 도움이 될 수 있도록 배꼽을 중심으로 시계 방향에 따라 마사지하듯 복부를 씻고 목욕담요로 가슴과 복부를 덮어 준다.

161 문제 160번 해설 참조

2 Testing 기본 간호

해설

162 좌욕의 목적
- 회음부의 염증 감소 및 울혈을 예방하기 위함이다.
- 골반강 내의 충혈 및 염증을 완화하기 위함이다.
- 자연 배뇨를 돕고 부위의 불편함을 완화하기 위함이다.
- 치질로 인한 상처 치유(염증 부위의 혈류 증진) 촉진과 소염 작용을 위해서이다.
- 방광경 검사 후의 동통을 제거하기 위함이다.

163 좌욕의 방법
- 세숫대야에 1/2쯤 물을 담고 대야째 끓이거나 수돗물을 끓여 손으로 만져서 따끈하게 느낄 정도(약 40~43℃)로 식힌 후 넓은 세숫대야에 2/3 정도 채운 다음 낮은 의자 위에 올려놓고 엉덩이를 충분히 담근다.
- 이때 주의할 것은 재래식 변기에 변을 보듯이 세숫대야에 쪼그려 앉지 말고 그대로 걸터앉아야 하는데, 쪼그려 앉는 자세는 피가 아래로 몰려 혈액순환에 방해가 되기 때문이다.
- 좌욕은 1회 5~10분 정도가 적당하고, 하루 3~4회씩 꾸준히 해야 한다.
- 좌욕을 하는 동안 대상자의 허약감과 피로감을 주의해서 관찰한다.

164 문제 163번 해설 참조

165 반신마비(편마비) 환자가 통목욕 시 욕조에 들어가고 나올 때는 건강한 쪽부터 움직이게 한다.

166 통목욕 중 어지러운 증세를 일으키거나 실신케 되면 통의 물을 빼고 머리는 수평으로 유지하거나 낮추어 주고 다리는 높여 준다.

④ 장운동을 활발하게 하여 배변에 도움을 준다.
⑤ 안위를 촉진하여 수면에 도움을 준다.

162 치질(치핵) 수술 후 좌욕을 적용하는 이유로 가장 옳은 것은?
① 소염 작용
② 냉각 효과
③ 연동운동 억제
④ 수면 증진
⑤ 악취 제거

163 배뇨 곤란 시 자연배뇨를 유도하거나 치질(치핵) 수술 후 수술 부위의 치유를 위해 좌욕을 실시하고자 한다. 그 방법으로 옳은 것은?
① 상, 하의를 다 벗긴다.
② 쭈그리고 앉은 자세를 취한다.
③ 좌욕 시 1회 1시간 정도로 제한한다.
④ 프라이버시를 위해 혼자 둔다.
⑤ 온도는 40~43℃로 한다.

164 회음부 절개 상처 간호를 위해 좌욕을 실시하고자 한다. 주의 깊게 살펴야 할 점으로 옳은 것은?
① 좌욕을 하는 동안 대상자의 허약감과 피로감을 주의해서 관찰한다.
② 환자의 사생활 보호를 위해 혼자 있게 한다.
③ 좌욕 중 물이 차갑게 식어도 더운물을 보충하지 않는다.
④ 좌욕은 1시간 이상 실시한다.
⑤ 대야에 하반신을 담그고 한다.

165 편마비(반신마비) 환자가 통목욕을 할 때 넘어질 수 있는데, 이를 예방할 수 있는 방법으로 옳은 것은?
① 편마비(반신마비) 환자는 등받이 없는 의자에 앉힌다.
② 목욕 후 남은 비눗물은 바닥에 그대로 놔둔다.
③ 환자를 일어서게 하여 옷을 입힌다.
④ 이동 시 마비가 없는 쪽을 지지하며 이동해야 한다.
⑤ 욕조에 들어가고 나올 때 건강한 쪽부터 움직인다.

166 통목욕 시 환자가 어지러운 증세를 일으키거나 졸도했을 때의 처치로 옳은 것은?
① 앉은 자세로 환자를 부축하여 준다.

② 환자의 머리가 물 밖에 나오도록 받쳐 주고 물속에서 쉬게 한다.
③ 환자를 물통에서 나오게 하여 바닥에 있게 한다.
④ 통의 물을 빼고 머리를 높여 준다.
⑤ 통의 물을 먼저 빼고 머리를 낮추어 주고 다리를 높여 준다.

167 미온수 스펀지 목욕을 실시해야 하는 경우로 가장 옳은 것은?
① 배뇨 곤란 시
② 부종 경감 시
③ 혈관 수축 시
④ 소양증 시
⑤ 고열 환자 해열 시

168 미온수 스펀지 목욕 시 고열로 인해 모세혈관이 수축하게 되어 복통 및 설사를 유발할 수 있기 때문에 제외되는 부위로 옳은 것은?
① 복부
② 팔
③ 다리
④ 얼굴
⑤ 손

169 미온수 스펀지 목욕의 간호 수행 방법이 옳은 것은?
① 물수건으로 복부를 문지른 후 복부 위에 젖은 물수건을 놓아 둔다.
② 피부를 세게 문질러 닦아 시원함을 느끼게 한다.
③ 전체 목욕 시간은 약 20~30분 정도가 적당하다.
④ 목욕을 실시하는 동안 오한이 발생하더라도 계속 지속한다.
⑤ 혈관의 분포가 적은 피부 위에 물수건을 대어 준다.

170 남녀 생식기 간호에 대한 내용으로 옳은 것은?
① 항문 부위에서 치골 쪽으로 닦아 준다.
② 포경수술을 하지 않은 사람은 포피를 뒤집어 닦아 준다.
③ 생식기 간호 시 소독솜은 3회 이상 사용하지 않는다.
④ 소음순, 대음순 순서로 닦아 준다.
⑤ 남성은 치골에서 음경, 귀두 순서로 닦는다.

171 등 마사지 시 천골(엉치뼈) 부위가 붉게 변하여 발적된 것을 발견했을 때 간호로 옳은 것은?
① 과산화수소수로 소독한다.
② 조직 손상을 방지하기 위해 마찰을 금한다.
③ 치료용 램프로 직접 쬐어 준다.

해설

167 미온수 스펀지 목욕
- 주로 고열 환자에게 해열의 목적으로 이용되며 간혹 소양증 완화를 위해서도 시행된다.
- 미온수 목욕 시 고열로 인해 모세혈관이 수축하게 되어 복통 및 설사를 유발할 수 있기 때문에 복부는 제외한다.
- 체온이 내려갈 때까지 세 번까지 반복 시행하며, 세 번 이상 시 오히려 역효과가 나타나기 때문에 환자가 오한을 호소할 경우 중단한다.
- 손발 끝에서부터 시작하여 사지말단부에서 중앙 쪽으로 서서히 닦아 준다(특히 열이 가장 잘 전달되기 때문에 겨드랑이나 사타구니를 잘 닦아 준다).
- 물의 온도는 체온보다 낮은 30~33℃ 정도로 20~30분간 시행한다.
- 미온수 마사지 시 서혜부, 겨드랑이, 경정맥 등 큰 혈관이 지나가는 곳을 집중적으로 한다. 단, 말초 혈관인 손발은 오히려 따뜻하게 하는 것이 열을 떨어뜨리는 효과(혈액순환을 증진시켜 중심부에 있는 열을 떨어뜨림)가 있다.

168 문제 167번 해설 참조

169 문제 167번 해설 참조

170 남녀 생식기 간호
- 생리를 하는 여성과 도뇨를 하는 대상자에게는 물수건을 사용하여 닦는다.
- 매번 닦을 때마다 새로운 면솜으로 갈아 준다
- 회음부는 '요도 → 질 → 항문'의 순서로 닦아 준다.
- 포경수술을 하지 않은 남성은 포피를 뒤집어 닦아 준다.
- 남성은 귀두, 음경, 치골, 항문의 순으로 닦는다.

171 등 마사지 시 뼈 돌출 부위나 엉치뼈(천골) 부위가 붉게 변할 경우 조직 손상의 방지를 위해 마사지를 중지하거나 측위를 취해 주어 체위 변경을 시켜 준다.

2 Testing 기본 간호

> **해 설**
>
> **172** 등 마사지를 해서는 안 되는 경우
> - 염증이나 악성종양 세포가 주위 조직으로 퍼질 염려가 있을 때
> - 급성 전염성 질환이나 전염 가능성이 있는 피부조직일 때
> - 골수염 환자나 심하게 허약한 사람일 때
> - 혈전 정맥염이 있어 색전의 위험이 있을 때
> - 늑골 골절 환자, 화농 피부염 환자
> - 심근경색증 환자·고혈압 환자(장기간 적용 시)
>
> **173** 문제 172번 해설 참조
>
> **174** 칫솔은 부드럽고 털이 많은 것이 좋으며 구강의 모든 부분에 충분히 닿을 수 있는 크기여야 한다. 칫솔을 쥐는 힘이 감소된 노인에게는 손잡이가 큰 것이 좋다. 치실은 양치질 전에 사용하는 것이 더 바람직하다. 그 이유는 양치질 전에 치실을 먼저 하면 치아 사이의 공간을 털어주게 되어 양치질 시 그 공간을 더 닦아줄 수 있어 치간 치석량이 더 감소하게 되고, 또한 치아 사이에 치약의 불소성분이 더 높은 농도로 유지되어 양치질 효율이 더 좋아지기 때문이다.
>
> **175** 과산화수소(H_2O_2)수는 가장 많이 사용되는 구강 용액으로써 마르고 백태가 낀 혀의 죽은 조직을 제거하는 데 효과적이며 구취의 원인을 제거해 준다. 장시간 사용하면 치아의 에나멜질이 손상되기 때문에 철저히 헹구어 내도록 한다. 생리식염수와 과산화수소수를 4:1의 비율로 섞어서 사용해야 한다.
>
> **176** 특수 구강 간호는 무의식 환자와 반신마비(편마비) 환자의 경우이거나, 산소요법을 받고 있거나 안면 마비가 있는 경우, 탈수, 기관 내 삽입 환자(코위관을 삽입하고 있는 대상자), 장기간 금식 환자 등에게 필요하다.

④ 체위 변경을 금지하고 고정시킨다.
⑤ 등 마사지 시 보통 1시간 정도 적용한다.

172 등 마사지를 시행해서는 안 되는 경우로 옳은 것은?
① 당뇨 환자
② 백내장 환자
③ 간염 환자
④ 늑골 골절 환자
⑤ 장기 입원 환자

173 혈전(성) 정맥염 환자에게 등 마사지를 금해야 하는 이유로 옳은 것은?
① 피부가 자극될 수 있기 때문이다.
② 색전의 위험이 있기 때문이다.
③ 환자가 싫어하기 때문이다.
④ 환자가 통증을 호소하기 때문이다.
⑤ 정맥염이 확산될 수 있기 때문이다.

174 치아 건강을 증진하기 위해 치실을 사용하는 시기로 옳은 것은?
① 치석 제거에 효과가 없으므로 사용을 피한다.
② 양치질 전에 치실을 사용하는 것이 바람직하다.
③ 양치질과 치실 둘 중 한 가지만 사용하도록 한다.
④ 식사 전에 치실을 사용하는 것이 바람직하다.
⑤ 양치질 후에 치실을 사용하는 것이 바람직하다.

175 구강 간호 시 과산화수소수는 그 사용에 있어 유의하여야 한다. 과산화수소수를 자주 사용하면 안 되는 이유로 옳은 것은?
① 타액의 분비를 지나치게 억제하기 때문에
② 치아의 근조직을 약화시키기 때문에
③ 타액과 화학반응을 일으켜서 인체에 유해하기 때문에
④ 미각 기능을 감소시키기 때문에
⑤ 치아의 에나멜질을 손상시키기 때문에

176 구강 문제를 초래할 위험성이 높은 특수 구강 대상자로 옳지 않은 것은?
① 탈수 환자나 무의식 환자
② 비위관(코위관) 및 기관 내 삽입 환자
③ 장기간 금식 환자

④ 의치 사용 환자나 정신질환자
⑤ 안면 마비가 있는 환자

177 의식 없는 환자에게 구강으로 음료수나 약물을 주면 안 되는 이유로 옳은 것은?

① 긴급히 수술을 받아야 하기 때문에
② 복부 팽만이 생기기 때문에
③ 실금을 하기 때문에
④ 흡인의 우려가 있기 때문에
⑤ 환자가 먹을 수 없기 때문에

178 마르고 백태가 낀 혀의 죽은 조직을 제거하는 데 효과적인 용액으로 옳은 것은?

① 붕산수
② 과산화수소수
③ 생리식염수
④ 베타딘
⑤ 알코올

179 구강 간호에 대한 설명으로 옳은 것은?

① 이동겸자(전달 집게) 사용 시는 치아에 직접 닿게 한다.
② 알코올을 사용하여 간호를 하도록 한다.
③ 양치질을 할 때는 어금니 안쪽을 먼저 닦은 후 치아의 바깥쪽을 닦는다.
④ 백태를 부드러운 솔로 닦는다.
⑤ 거즈를 물에 적셔서 입술에 대어 준다.

180 병실에 입원해 있는 60대의 의치 착용 환자에게 수술 전에 의치(틀니)를 제거하는 이유로 옳은 것은?

① 고가이고 깨지기 쉬우므로
② 의사의 시술을 원활하게 하기 위해
③ 환자가 불편해 하고 빼기를 원하므로
④ 카테터나 개구기 삽입 시 불편하므로
⑤ 기도로 넘어가 기도를 상하게 하거나 기도를 막아 질식할 우려가 있으므로

181 의치(틀니) 취급법에 대한 설명으로 옳은 것은?

① 의치(틀니)는 더운 물로 닦고 소독수에 담가둔다.

해설

177 특수 구강 간호 시에 흡인을 예방하기 위해 상반신을 약간 올리든지, 침대머리를 낮추고 옆으로 눕힌다. 또한 의식 없는 환자에게는 흡인(질식) 예방을 위해 구강으로 음료수나 약물을 주지 않도록 한다.

178 문제 175번 해설 참조

179 특수 구강 간호
- 잇몸이 상했을 때는 칫솔 대신 면봉이나 설압자로 준비한 구강 간호 약에 적셔 치아의 안팎, 혀와 잇몸, 볼 안쪽을 닦아 준다.
- 입가의 물기를 닦고 구강 점막이 마르지 않도록 입술에 글리세린이나 바셀린 크림, 미네랄 오일을 발라 주거나 거즈에 물을 적셔 입술에 대어 준다.
- 전달 집게(이동겸자, forceps) 사용 시 이것이 환자 치아에 직접 닿지 않도록 한다.

180 수술실에 갈 때 무의식·경련 환자일 경우 틀니(의치)가 기도로 넘어가 질식할 우려가 있기 때문에 틀니(의치)를 반드시 빼놓는다. 이 틀니(의치)는 세척한 후 컵에 담고 이름표를 붙이도록 한다.

정답 172 ④ 173 ② 174 ② 175 ⑤ 176 ④ 177 ④ 178 ② 179 ⑤ 180 ⑤ 181 ⑤

Testing 2 기본 간호

해설

181 틀니(의치) 간호
- 빼낸 틀니(의치)는 흐르는 미온수(찬물)에서 세정제와 칫솔을 사용해 닦고, 닦는 동안 싱크대에 수건을 깔아놓아 떨어져도 파손되지 않도록 한다.
- 틀니(의치)를 보관할 때에는 변형 예방을 위하여 틀니(의치)가 청결할 수 있도록 깨끗한 컵에 찬물(미온수)을 부어 축축한 상태로 뚜껑을 덮어 두어야 한다.

182 문제 181번 해설 참조

183 침대 세발 시 환자의 눈과 외이도에 비눗물이 들어가지 않게 작은 수건으로 덮어주거나 외이도를 솜으로 막아 준다.

184 일상적인 식사 돕기
- 환자가 음식을 먹기 위해 준비하는 것을 도와준다(원한다면 용변을 보게 하고 손을 씻고 양치질을 하도록 한다).
- 환자의 식욕 촉진을 위해 물로 입안을 헹구어 주도록 한다.
- 식사 시간에 고통이 없도록 해준다(식사 전 불유쾌한 시술·드레싱 금지).
- 식사를 위해 주위 환경을 정돈해 주고, 방문객은 제한하도록 한다.
- 마비된 쪽을 지지하여 바른 자세에서 식사하도록 하고, 저작이 편한 쪽으로 식사를 하게 한다.
- 음식·물의 온도를 알기 위해 처음 간호조무사 손등에 조금만 떨어뜨려 본다.

185 문제 184번 해설 참조

② 보관할 때는 뚜껑이 없는 투명한 컵에 수돗물을 담고 보관한다.
③ 음식을 먹은 후에는 치약으로 닦아준다.
④ 수면 중이거나 수술 전에 특별히 제거할 필요가 없다.
⑤ 의치(틀니)를 씻을 때는 대야나 싱크대에 수건을 깔아 의치(틀니)를 떨어뜨렸을 때의 파손을 예방한다.

182 의치(틀니)를 보관할 때 의치(틀니) 세정제나 물에 담가 보관하는 가장 큰 이유로 옳은 것은?

① 분실을 예방하기 위해
② 냄새를 제거하기 위해
③ 소독을 하기 위해
④ 의치(틀니)의 변형을 막기 위해
⑤ 색상의 변화를 막기 위해

183 전신 마비로 인하여 누워 있는 시간이 많은 대상자의 머리를 감기려고 한다. 침대에서 머리를 감길 때의 방법으로 옳은 것은?

① 최대한 천천히 시행한다.
② 외이도를 솜으로 막아 준다.
③ 간호사의 허락을 받을 필요가 없다.
④ 환자를 침대 가운데로 옮긴다.
⑤ 목에 높은 베개를 대어 준다.

식사 돕기

184 식사를 제공하기 전에 환자의 입안을 헹구어 주는 이유로 옳은 것은?

① 식욕 촉진
② 과식 예방
③ 치석 제거
④ 식도 역류 예방
⑤ 위액 분비 억제

185 병실에 장기간 입원해 있는 환자에 대한 식사 보조 방법으로 옳은 것은?

① 구강 청결에 도움을 주고 손 씻는 것은 관여치 않는다.
② 방문객을 찾아오게 해 식사 분위기를 밝게 해준다.
③ 음식물의 온도를 확인하기 위해 미리 간호조무사가 먹어 본다.
④ 마비된 쪽을 지지하여 바른 자세로 저작이 편한 쪽으로 식사를 하게 한다.

⑤ 불유쾌한 처치나 드레싱은 식사 전에 하도록 한다.

186 연하(삼킴) 곤란 환자의 사레(흡인) 예방을 위해 주의할 점으로 옳은 것은?

① 식사 중 환자에게 말을 자주 시키도록 한다.
② 작고 딱딱한 음식을 여러 번 나눠서 먹게 한다.
③ 환자에게 한 번에 많은 양의 음식물을 제공한다.
④ 상체를 일으켜서 소량씩 천천히 제공한다.
⑤ 삼키기 쉽도록 환자가 누워서 먹도록 한다.

187 두 달 전에 병원에 입원하여 치료 중인 환자 K씨는 비위관(코위관)을 삽입하고 있다. 비위관(코위관) 삽입 환자 K씨에게 편안함을 제공하는 간호로 옳은 것은?

① 산소 공급
② 구강·비강 간호
③ 운동 격려
④ 전신 목욕
⑤ 전신 마사지

188 54세의 산업근로자인 최씨는 뇌졸중으로 인하여 연하 곤란(삼킴 곤란)을 겪고 있다. 이때 간호조무사가 취해야 할 간호로 옳은 것은?

① 흡인 위험을 감소시키기 위해 식사 시 좌위나 반좌위를 취하도록 한다.
② 흡인(성) 폐렴 예방을 위해 고형 음식을 제공한다.
③ 반드시 비위관(코위관)을 통해 영양을 공급한다.
④ 음식을 삼키기 쉽게 하기 위해 좌위에서 머리를 뒤로 젖혀 준다.
⑤ 식사 전에 구강 간호를 실시하여 식욕을 증가시킨다.

189 위관(코위관) 영양 시 영양액의 온도는 체온보다 약간 높게 해야 하는데, 영양액이 너무 빠르게 주입될 경우 나타날 수 있는 증상으로 옳은 것은?

① 설사
② 혈변
③ 점액변
④ 지방변
⑤ 변비

190 위관(코위관) 영양이 필요하지 않은 경우로 옳은 것은?

① 구개 파열(구개열)이 있는 영아

해설

186 삼킴 곤란(연하 곤란)이 있는 환자에게는 타액 분비가 증가하여 흡인(사레)을 유발하기 때문에 신맛이 강한 음식을 제한하고, 상체를 일으켜 음식을 소량씩 천천히 제공해야 흡인(사레)을 예방할 수 있다.

187 코위관(비위관) 삽입 환자에 대한 간호
- 코위관이 위내에 있으면 유문조임근의 기능이 저하되어 위식도 역류의 위험이 증가하므로 머리를 상승시키는 자세를 취해 준다.
- 분비물과 가스 제거 시 코위관 끝에 튜브를 이어 빈병에 꽂아 배액하거나 간헐적 흡인기에 연결한다.
- 코위관 삽입 환자에게는 구강 간호와 비강 간호를 자주 해주도록 한다.
- 코위관이 흔들리거나 빠지지 않게 비강 위쪽에 반창고로 고정한다.
- 비정상적 폐음, 기침, 호흡곤란 등은 흡인을 의미한다.

188 코위관 영양 : 구개반사가 불완전한 경우나 정상적인 방법으로 음식물을 섭취할 수 없는 경우(예 삼킴 곤란) 위 내로 위관을 통해서 음식을 넣어 주기 위함이다. 흡인 위험을 감소시키기 위해 환자를 일어나 앉게 한다(좌위). 앉을 수 없으면 침매머리를 적어도 45° 정도 높이고 반듯하게 눕게 한다(반좌위 ; 파울러 자세).

189 코위관 영양 방법
- 식사 시 좌위나 반좌위를 취하도록 한다.
- 위관의 위치를 확인하기 위해 위 내용물을 흡인해 본다. 흡인한 내용물이 100mL 이상 나왔을 때 간호조무사는 영양액 주입을 연기하거나 내용물을 다시 밀어 넣고 간호사에게 보고해야 한다.
- 위관에 처방된 유동식을 주입할 영양백을 연결한다.
- 처방된 유동식(체온보다 약간 높거나 실온 정도의 유동식)을 천천히 주입한다. 너무 빠르게 주입될 경우 설사 증상이 나타날 수 있으므로 1분에 50cc 이상 주입되지 않도록 조절기를 조정한다.
- 음식물이 중력에 의해 아래로 내려가도록 한다.
- 물과 영양액을 주입하는 사이에 공기가 들어가지 않도록 한다.

Testing 기본 간호

해설

190 코위관 영양 대상자 : 무의식 환자, 구개열(구개 파열)이 있는 영아, 식도에 이상이 있는 환자, 구강에 큰 상처가 있는 환자, 삼킴 곤란(연하 곤란)이 있는 환자

191 문제 189번 해설 참조

192 문제 189번 해설 참조

193 환자에게 코위관(비위관) 영양액을 주입하던 중 구토와 청색증이 나타나면 영양액 주입을 중단하도록 한다.

194 코위관(비위관)의 제거
- 수술 후 위장 감압을 위해 코위관을 삽입할 경우 장 운동이 회복되면 코위관을 제거한다.
- 위장 출혈의 정도를 측정하기 위해 코위관을 삽입할 경우 더 이상의 출혈이 없으면 코위관을 제거한다.
- 장폐쇄의 징후가 없어지고 흡인되는 위액의 양이 감소한 경우 코위관을 제거한다.
- 비강점막의 손상이나 위벽 손상으로 비위관의 위치를 바꿀 필요가 있을 경우 코위관을 제거한다.

② 연하(삼킴) 곤란이 있는 경우
③ 의치를 사용하는 노인
④ 식도에 이상이 있는 경우
⑤ 무의식 상태인 경우

191 위관(코위관) 영양의 방법과 절차에 대한 설명으로 옳지 않은 것은?
① 영양액 주입 후 비위관(코위관)을 조절기로 막아준다.
② 영양액을 주입하는 동안 공기가 들어가지 않도록 한다.
③ 비위관(코위관)의 위치를 확인하기 위해 위 내용물을 흡인해 본다.
④ 대상자가 앙와위로 누운 상태에서 실시한다.
⑤ 영양액을 중력에 의해 천천히 들어가게 한다.

192 위관(코위관) 영양 전에 위관 위치를 확인하기 위해 내용물을 흡인해 본 결과 흡인액이 100mL 이상 나왔을 때 취해야 할 간호조무사의 태도로 옳은 것은?
① 공기를 주입시킨 후 간호사에게 보고한다.
② 정상이므로 간호사에게 보고할 필요가 없다.
③ 물을 30~60mL 주입시킨 후 간호사에게 보고한다.
④ 흡인한 내용물을 버리고 간호사에게 보고한다.
⑤ 흡인한 내용물을 다시 넣고 간호사에게 보고한다.

193 환자에게 비위관(코위관) 영양액을 주입하던 중 구토와 청색증이 나타났다. 가장 먼저 시행해야 할 사항으로 옳은 것은?
① 비위관(코위관)을 즉시 제거한다.
② 영양액 주입을 중단한다.
③ 영양액을 교체한다.
④ 비위관(코위관)이 위 내에 있는지 확인한다.
⑤ 영양액 주입 속도를 줄인다.

194 수술 후 합병증 없이 회복 중인 환자의 위관 튜브를 제거하는 시기로 옳은 것은?
① 장운동이 회복되었을 때
② 소변 배설량이 정상일 때
③ 기침을 원활히 할 수 있을 때
④ 오심(구역), 구토가 없을 때
⑤ 수분과 전해질 균형이 회복되었을 때

배변 돕기

195 배변 곤란이 있는 환자의 배변을 돕기 위해 따뜻한 변기를 제공하는 이유로 옳은 것은?

① 장운동 감소를 위해
② 복부 근육 이완을 위해
③ 복압 증가를 위해
④ 항문 괄약근(조임근) 이완을 위해
⑤ 둔부 근육 수축을 위해

196 병원에 입원하여 오랜 동안 침대에 누워 혼자 움직일 수 없는 대상자에게 침대 변기를 제공하는 방법으로 옳은 것은?

① 낙상 예방을 위해 침대의 양쪽 난간을 올린 후 변기를 대어 준다.
② 앙와위로 눕힌 후 엉덩이 밑으로 변기를 밀어 넣어 준다.
③ 변기를 대어 준 후 금기가 아니라면 침대머리를 30° 정도 올려 준다.
④ 손을 씻고 멸균 장갑을 낀다.
⑤ 금속으로 된 변기는 차가운 상태로 대어 준다.

197 이동용 변기를 사용할 때 침대 높이와 이동용 변기 높이를 같게 하는 이유로 옳은 것은?

① 감염 방지
② 변비 예방
③ 낙상 방지
④ 사생활 보호
⑤ 배변 촉진

198 성인의 경우 관장액의 온도는 40.5~43℃이다. 성인의 청정 관장 시 방법으로 옳은 것은?

① 관장 후 변의가 있으면 즉시 배변하게 한다.
② 관장촉을 5cm 정도 삽입한다.
③ 두 다리를 일직선으로 반듯하게 펴도록 한다.
④ 좌측 심즈 자세를 취해 준다.
⑤ 관장통을 항문에서 70cm 높이에 둔다.

199 복부 수술을 앞두고 있는 환자 52세 남성 K씨에게 관장을 시행하려고 한다. 관장 방법에 대한 내용으로 옳은 것은?

해설

195 항문 조임근(괄약근) 이완을 위해 변기를 따뜻하게 하여 침대 곁으로 가져간다(남자 환자는 소변기도 함께 가져간다). 커튼을 치고 사생활을 보호해 준다.

196 환자가 엉덩이를 스스로 들어 올릴 수 없는 경우라면 환자가 간호조무사 쪽으로 등을 대고 옆으로 눕는 자세를 취하게 한 후 엉덩이에 대변기를 대준다. 한 손은 변기에 대고 다른 손은 환자 엉덩이를 완전히 감싸듯이 환자 몸을 앞쪽으로 넣어 반대쪽 엉덩이에 밀어 넣는다. 변기를 대어 준 후 금기가 아니라면 침대머리를 30° 정도 올려 주고, 침상 난간을 올려 준다.

197 이동 변기 사용 시 낙상 방지를 위해 침대 높이와 이동 변기 높이를 같게 해준다.

198 배변 관장(청정 관장) 시 환자가 좌측으로 누운 자세에서 아래쪽에 있는 다리는 일직선으로 하거나 무릎을 약간 구부리게 하고, 위쪽에 있는 다리는 무릎을 많이 구부리게 하는 심즈 자세를 취하도록 하고, 목욕담요로 싸준다.

199 관장액을 주입하는 동안 배에 힘을 주지 말고 '아' 하며 입을 벌리고 숨을 쉬어(심호흡) 복부 근육의 긴장을 예방하고 신체가 이완되도록 한다.

정답 191④ 192⑤ 193② 194① 195④ 196③ 197③ 198④ 199⑤

2 Testing 기본 간호

> **해설**
>
> **200 배변 관장 방법**
> - 관장 시 심즈 자세(심스 체위)를 취하도록 한다.
> - 관장통에 지시된 용액을 담고 연결관에 직장관(관장촉)을 연결한 후 직장관 끝에 10cm 정도 수용성 윤활제를 발라 곡반 위에 놓는다.
> - 직장관에 있는 공기를 제거하기 위해 조절기를 열어 직장관까지 용액이 약간 흘러나오게 한 후 다시 잠근다.
> - 왼손으로 윗둔부를 벌려 항문을 노출시키고 오른손으로 직장관을 항문에 조심스럽게 넣는다. 배꼽 쪽을 향하게 하여 부드럽고, 천천히 직장 내로 삽입한다.
> - 저항없이 직장관이 삽입되면 조절기를 열고 관장통을 적당한 높이로 올려 용액이 중력에 의해 천천히 내려가게 한다.
> - 장내로 공기가 들어가는 것을 막기 위해 관장통에 용액이 약간 남아 있을 때에 조절기를 잠그고 직장관(관장촉)을 뽑는다.
>
> **201** 문제 200번 해설 참조
>
> **202** 문제 200번 해설 참조
>
> **203** 관장약 주입 시 복통을 호소하면 약 30초 정도 용액 주입을 일단 멈춘 후 다시 서서히 주입하거나 조절기로 용액의 흐름을 늦추어 보거나 관장통의 높이를 조금 낮추어 (40~45cm) 보면서 상태를 살핀다.

① 체위는 앙와위가 이상적이다.
② 오른쪽으로 눕는다.
③ 1시간 동안 관장액을 넣는다.
④ 20℃ 용액을 넣는다.
⑤ 용액이 주입될 때 '아' 하면서 심호흡을 시킨다.

200 배변 관장을 실시하려고 한다. 관장 방법으로 옳은 것은?

① 앙와위를 취하게 한다.
② 관장촉을 배꼽을 향해 삽입한다.
③ 공기 제거를 위해 조절기를 잠그도록 한다.
④ 비눗물 온도를 32℃로 한다.
⑤ 배에 힘을 준다.

201 관장 시 관장통에 용액이 약간 남아 있을 때 조절기를 잠그는 이유로 옳은 것은?

① 빨리 환자를 화장실로 보내기 위하여
② 공기가 장 내에 들어가는 것을 막기 위하여
③ 압력이 증가하는 것을 막기 위하여
④ 환자가 용액이 다 들어감을 싫어하므로
⑤ 용액의 양이 너무 많기 때문에

202 전신 마취 수술 전날 환자 A씨에게 위장관 준비를 위해 관장을 실시하려고 한다. 환자 A씨에 대한 관장 실시 방법으로 옳은 것은?

① 관장촉에 수용성 윤활제를 사용한다.
② 관장 시 심호흡을 금하도록 한다.
③ 관장 용액의 온도는 낮을수록 좋다.
④ 관장통의 높이는 높을수록 좋다.
⑤ 관장에 적절한 체위는 반좌위이다.

203 관장 용액 주입 시 대상자가 갑자기 어지럽고 힘들다며 심한 복통을 호소하면서 얼굴이 창백해졌을 때 간호조무사의 대처 행동으로 옳은 것은?

① 환자에게 조금만 더 참으라고 격려한다.
② 용액이 남아 있을 때 잠근다.
③ 환자에게 배에 힘을 주라고 한다.
④ 관장 용액 주입을 즉시 중단한다.
⑤ 남은 용액을 주사기로 밀어넣는다.

204 인공항문 세척 때 1회 세척 용액은 500cc를 넘지 않도록 한다. 인공항문을 매일 세척하는 이유로 옳은 것은?

① 복부에 감염이 되지 않게 하기 위하여
② 인공항문 부위에 유착을 예방하기 위하여
③ 불결한 냄새를 제거하기 위해서
④ 직장에 대변이 없게 하기 위하여
⑤ 일정한 시간에 규칙적으로 배변하는 습관을 들이기 위하여

205 장루 환자의 배설물을 처리할 때 간호사에게 보고하지 않아도 되는 것은?

① 황금색의 굵은 대변
② 점액질이 섞인 대변
③ 장루의 색깔이 보라색인 경우
④ 피가 섞여 선홍빛인 대변
⑤ 장루의 색깔이 적갈색인 경우

206 장루 환자 간호 시 간호사에게 보고해야 할 상황으로 옳은 것은?

① 장루주머니에 가스가 차서 팽창된 상태
② 장루 하부에 반고형 변이 묻은 상태
③ 장루의 색깔이 적갈색, 보라색, 검은색으로 변한 상태
④ 장루가 습하고 촉촉한 상태
⑤ 장루가 복벽 밖으로 돌출된 상태

배뇨 돕기

207 소변이 잘 나오지 않아 화장실에 있는 시간이 길고 화장실 가기가 두렵다고 호소하던 환자에게 정상 배뇨 돕기 교육을 실시하였다. 이 환자에게 교육이 효과적이었다고 평가할 수 있는 진술로 옳은 것은?

① "최대한 물을 조금 마시려고 해요."
② "소변을 최대한 참았다가 보러 가요."
③ "샤워보다는 통목욕을 주로 해요."
④ "하복부에 더운물 주머니를 대고 소변을 봐요."
⑤ "소변 볼 때는 차가운 변기를 사용해요."

208 80세 여자 환자 정씨는 소변을 본 후에도 개운하지 않고 한 시간마다 요의를 느낀다고 호소하여 잔뇨량을 측정하기로 하였다. 잔뇨량을 측정하는 방법으로 옳은 것은?

해설

204 인공항문 환자의 간호
- 영구적인 인공항문을 가진 환자는 일정한 시간에 스스로 세척할 수 있도록 격려한다. 이렇게 세척하는 이유는 일정한 시간에 규칙적으로 배변하는 습관을 들이기 위해서이다.
- 영구적인 인공항문을 가진 환자들도 일상생활을 할 수 있다고 격려한다.

205 장루 환자 간호 시 주의 사항 : 점액질이나 피가 섞인 대변, 장루의 색깔이 적갈색, 보라색, 검은색으로 변한 상태에는 장루 괴사가 의심되기 때문에 즉시 간호사에게 보고한다.

206 문제 205번 해설 참조

207 자연 배뇨를 유도하는 방법
- 의사 허락이 있다면 구강으로 수분 섭취를 격려한다.
- 하복부에 더운 물주머니(hot bag)를 적용한다.
- 따뜻한 변기를 제공하고, 손이나 발을 따뜻한 물로 씻어주거나 담가 준다.
- 남자환자의 경우에 금기 사항이 아니라면 침대 옆에 서서 요 배설을 하도록 해본다.

208 잔뇨량을 측정하는 방법 : 소변을 본 후 즉시 단순 도뇨를 실시하여 측정하도록 한다. 일반적으로 자연 배뇨 후에 잔뇨량이 50mL 이상이면 요정체와 감염을 일으키기 쉽다.

정답 200② 201② 202① 203④ 204⑤ 205① 206③ 207④ 208②

Testing 2 기본 간호

해설

209 환자가 소변을 보지 못하는 경우 우선 자연 배뇨를 하도록 유도한다.

210 외음부 및 음경의 소독 방법
- 외음부를 닦을 때는 엄지와 중지 두 손가락으로 소음순을 벌린 다음 요도구 위쪽에서 항문을 향하여 닦는다.
- 유치도관 삽입 환자인 경우에는 물에 적신 솜을 사용하여 회음부 간호를 실시한다.
- 소독 솜은 1회만 사용한다.
- 남자는 음경을 둥글게 닦는다.
- 생리 기간이어도 철저히 소독한다.

211 유치 도뇨의 목적
- 치료 목적으로 방광을 간헐적 또는 계속적으로 세척하거나 약물을 주입하기 위함이다.
- 회음부 수술 후 상처 부위가 소변으로 오염되는 것을 막기 위함이다.
- 장기간 자연 배뇨를 못하는 경우, 또 다른 방법으로 요 정체 및 실금이 조절되지 않을 때 이를 돕기 위함이다.
- 수술 시 방광의 팽창을 막고 배뇨를 돕기 위함이다.
- 자주 소변량을 측정해야 하는 중환자에게 정확한 요배설량을 측정하기 위함이다.

212 인공 도뇨 시 요로 감염 예방을 위한 방법
- 도뇨하기 전 반드시 손을 씻는다.
- 카테터에서 소변을 모으는 소변배액 주머니까지는 폐쇄적으로 유지되도록 한다.
- 소변 배액 주머니는 소변 역류에 의한 방광 감염을 예방하기 위해 방광보다 낮게 유지한다.
- 유치도관의 주기적인 교체는 권장되지 않는다. 임상적 판단(예 감염 등)에 의해 교체한다.
- 유치도관은 가능한 한 빨리 제거하여 합병증으로 가장 흔히 올 수 있는 비뇨계 감염에 주의한다.

---

① 아침 일찍 요의를 느낄 때 단순 도뇨로 측정한다.
② 소변을 본 후 즉시 단순 도뇨를 하여 측정한다.
③ 요의가 있을 때마다 단순 도뇨로 측정한다.
④ 유치 도뇨관(도관)을 삽입하여 측정한다.
⑤ 소변을 본 후 다시 소변을 보라고 권유하여 측정한다.

209 배뇨 곤란이 있을 경우 가장 먼저 시도해야 하는 방법으로 옳은 것은?

① 이뇨제를 투여한다. ② 유치 도뇨를 실시한다.
③ 수분 섭취를 증가시킨다. ④ 단순 도뇨를 실시한다.
⑤ 정상 배뇨 시처럼 자연 배뇨를 유도한다.

210 배뇨장애가 있어 소변줄(유치 도뇨)을 삽입하고 있는 여성 노인에게 회음부 간호를 실시할 때 옳은 것은?

① 복위 자세를 취하게 하여 다리 사이로 닦는다.
② 요도에서 항문 쪽으로 닦는다.
③ 유치도뇨관(유치도관) 환자는 반드시 소독솜으로 닦는다.
④ 소독솜 하나로 모두 닦는다.
⑤ 반드시 소독수로 씻는다.

211 수술을 앞둔 대상자에게 유치 도뇨를 삽입하였다. 삽입하는 목적으로 옳은 것은?

① 잔뇨량을 측정하기 위함이다.
② 검사 목적으로 소변을 무균적으로 받기 위함이다.
③ 분만 전 방광을 비우기 위함이다.
④ 수술 중 배뇨를 돕기 위해서이다.
⑤ 멸균 도뇨를 위함이다.

212 유치도뇨관(유치도관)을 삽입하고 있는 환자에게 역류성 방광염의 합병증을 예방하기 위해 주의해야 할 것으로 옳은 것은?

① 도뇨관(유치도관)은 꺾어지지 않게 플라스틱 재질을 사용한다.
② 소변 배액 주머니는 항상 열어 놓는다.
③ 도뇨관(유치도관)은 종류에 따라 다르나 보통 3일마다 교환해 준다.
④ 소변 배액 주머니는 방광보다 아래에 위치하도록 한다.
⑤ 유치도뇨관(유치도관)은 가능한 한 늦게 제거하도록 한다.

Basic Skills for Nursing Practice

Nursing Examination

213 주치의에게 보고해야 할 24시간 소변량의 경우로 옳은 것은?

① 500cc 이하
② 1,000cc 이하
③ 1,200cc 이하
④ 1,500cc 이하
⑤ 2,000cc 이하

214 전립선 수술 후에 한동안 유치 도뇨관을 지니고 있게 되는데 이때 주의해야 할 사항으로 옳은 것은?

① 도뇨관(도관)을 잠그지 않는다.
② 수집통을 바닥에 내려 놓는다.
③ 도뇨관(도관)이 약간 꺾이게 한다.
④ 대변을 보게 한다.
⑤ 감염이 되지 않도록 움직이지 않게 한다.

215 유치 도뇨관을 삽입하고 있는 환자가 "아랫배가 불편하고, 오줌이 마려워."라고 하였다. 가장 우선적인 대처 방법으로 옳은 것은?

① 환자가 배에 힘을 주도록 한다.
② 소변주머니를 비워주도록 한다.
③ 환자가 움직이지 않도록 한다.
④ 따뜻한 물주머니를 복부에 대어 준다.
⑤ 연결관이 눌렸는지 확인한다.

216 최씨 할머니는 4명의 자녀를 두었는데 막내를 출산한 후부터 기침을 하거나 크게 웃을 경우에 요실금이 있어 불편감을 호소한다. 적절한 간호로 옳은 것은?

① 적당한 운동과 골반 근육 운동을 하게 한다.
② 24시간 동안 매일 기저귀를 착용시켜 준다.
③ 요의가 없으면 규칙적인 소변을 권장할 필요 없다.
④ 유치 도뇨관(도관)을 삽입하고 수분 섭취를 제한한다.
⑤ 회음부를 공기에 노출시키지 않도록 한다.

217 요실금이 있는 62세 여성 환자에게 정상 배뇨 증진을 위한 교육을 실시하였다. 이 교육이 효과적이었음을 나타내는 진술로 옳은 것은?

① "요의가 있을 때마다 배뇨를 하려 해요."
② "소변 보는 게 귀찮아서 물을 안 먹으려 해요."
③ "하루에 3~4회 정도 질 회음 강화 운동을 열심히 하고 있어요."
④ "잠들기 전에 숙면을 취하기 위해 물을 많이 먹어요."

해설

213 정상 성인의 1일 평균 배뇨량은 1,500~2,000cc로서, 하루 배뇨량이 400~500cc 이하이면 의사에게 보고한다.

214 요로 감염을 예방하기 위해 적절한 회음부 위생을 유지하도록 하며, 도관을 잠그지 않도록 한다.

215 유치 도관 삽입 환자의 복부가 팽만되어 있거나 소변 수집통에 소변이 고여 있지 않을 경우 도관이 꺾이거나 꼬이지 않았는지 확인해 본다.

216 요실금 환자의 간호
- 배뇨를 다시 조절하도록 돕는다.
- 심리적 치료 및 적절한 골반 근육 운동(케겔 운동)을 하게 한다.
- 피부 자극에 의해 생기는 욕창 등 2차적인 합병증을 예방한다.
- 회음부를 자주 공기에 노출시켜 준다.
- 요의가 없더라도 규칙적으로 소변을 보게 한다.
- 방광을 확실히 비우도록 배뇨 후 허리를 앞으로 구부리게 한다.

217 문제 216번 해설 참조

2 Testing 기본 간호

해설

218 체위 유지의 목적
- 환자의 진찰, 치료 및 간호에 적합하며 환자에게 편한 체위를 만들어 준다.
- 정맥혈 귀환, 피부 통합성 유지, 폐와 순환기의 합병증을 예방하기 위함이다.
- 바른 자세를 유지하고 배액을 촉진시키기 위함이다.
- 근육의 수축 방지, 욕창 예방과 호흡을 용이하게 하기 위함이다.
- 체위 저혈압 예방, 하부 폐의 분비물 정체를 예방하기 위함이다.

219 문제 218번 해설 참조

220 체위 저혈압: 장기간 누웠다가 일어났을 때 수축기 혈압이 20mmHg 이상 감소하거나 확장기압이 10mmHg 이상 감소하는 것을 의미한다. 누워 있거나 앉아 있다가 갑자기 일어나는 경우 혹은 장시간 서 있는 경우에 혈액이 자연적으로 하반신에 모이게 된다. 이때, 심장으로 들어가는 혈액량이 감소하여 혈압이 갑자기 내려가는 현상이다. 젊고 건강한 사람은 갑자기 자세를 변경하더라도 신경반사가 작동하여 정상 혈압이 유지되지만 노인이나 임신부들은 저혈압이 잘 생긴다.

221 앙와위의 특징
- 모든 체위의 기본이 되는 것으로 척추 마취 및 요추 천자 후에 취한다.
- 요추 골절 환자 시 적합한 체위이다.
- 앙와위는 하지정맥류 검사를 위한 트렌델렌부르크 자세 시 취하는 체위로써, 정맥이 비워질 때까지 다리를 올리고 있어야 한다.

222 심스 체위(심즈 자세, Sim's position, 측와위)의 목적
- 무의식 환자의 구강 내 분비물의 배액을 촉진하기 위함이다.
- 마비 환자의 천골(엉치뼈)이나 대전자 부위의 압박을 감소하기 위함이다.
- 관장, 항문 검사 시에 적절한 자세를 유지하기 위함이다.

---

⑤ "콜라, 커피 등의 음료수를 많이 먹고 있어요."

체위 유지 돕기

218 무의식 환자 혹은 전신 마취 수술 후 환자들에 적용하는 체위 변경을 통해 얻을 수 있는 효과로 옳은 것은?

① 창구 감염 예방   ② 병원 감염 예방
③ 폐와 순환기 합병증 예방   ④ 환자의 능동 운동
⑤ 피부질환 예방

219 침대에 오랜 기간 누워 있는 장기 부동 환자에게는 세심한 관찰이 필요하다. 〈보기〉와 관련이 깊은 것은 무엇인가?

> 정맥혈의 귀환, 피부 통합성 유지, 체위(성) 저혈압 예방, 하부 폐의 분비물 정체 예방

① 비타민 흡수   ② 이뇨 촉진
③ 변비 예방   ④ 체위 유지
⑤ 탄력 스타킹 착용

220 장기간 와상 상태로 누워 있던 환자가 상태가 좋아져 움직이려고 할 때나 휠체어로 옮겨서 운동시키려고 할 때 고려해야 할 사항으로 옳은 것은?

① 맥박 상태   ② 정체(성) 요도염
③ 욕창   ④ 피하지방 증가
⑤ 체위 변경으로 인한 저혈량

221 척추에 이상이 생겼을 때나 요추 골절 환자 운반 시 사용되며, 모든 체위의 기초가 되는 체위로 옳은 것은?

① 심스위(심즈 자세)   ② 절석위(골반내진 자세)
③ 트렌델렌부르크 자세   ④ 복위(복와위)
⑤ 앙와위

222 환자의 체위가 서로 옳게 연결된 것은?

① 심즈 자세 – 관장, 항문 검사

② 측위 – 방광·질 검사
③ 배횡와위 – 분만 시
④ 슬흉위(무릎가슴 자세) – 관장 시
⑤ 파울러 자세 – 요추천자 후

223 상체가 수평에서 45°의 경사로 양 무릎을 약간 올려 골반부가 제일 낮은 체위로써 심장 수술 후 환자에게 취해 주어야 할 체위로 옳은 것은?

① 슬흉위(무릎가슴 자세) ② 배횡와위
③ 절석위(골반내진 자세) ④ 앙와위
⑤ 파울러 자세

224 간경화 환자가 호흡곤란을 호소하거나 폐울혈 소견을 보이는 노인이 숨이 차다고 호소할 경우 취해야 할 체위로 옳은 것은?

① 쇄석위(골반내진 자세) ② 반좌위
③ 배횡와위 ④ 심즈 자세
⑤ 슬흉위(무릎가슴 자세)

225 환자의 관장, 자세 변경, 항문 검사 시 주로 취해 주는 체위로 옳은 것은?

① 측와위(심즈 자세) ② 슬흉위(무릎가슴 자세)
③ 골반고위 ④ 절석위(골반내진 자세)
⑤ 배위

226 슬흉위(무릎가슴 자세, knee-chest position)가 적용되는 경우로 옳은 것은?

① 복부 촉진 시 ② 월경통 완화
③ 쇼크 시 ④ 관장 시
⑤ 인공 도뇨관(도관) 삽입 시

227 자궁근종이 의심되어 산부인과를 찾은 여성이 부인과 내진을 위한 체위로 옳은 것은?

① 반좌위 ② 슬흉위(무릎가슴 자세)
③ 횡와위 ④ 복위(복와위)
⑤ 절석위(골반내진 자세)

Basic Skills for Nursing Practice

Nursing Examination

해설

223 파울러 자세(Fowler's position, 반좌위) : 상체가 수평에서 45°의 경사로 양 무릎을 약간 올려 골반부가 제일 폐 확장을 최대로 하여 호흡곤란 환자, 흉부 수술 또는 심장 수술 후에 환자를 편안하게 하고, 자궁의 산후질분비물 배출을 촉진하기 위한 체위이다.

224 문제 223번 해설 참조

225 문제 222번 해설 참조

226 무릎가슴 자세(슬흉위)의 목적 : 관절 부위의 압력을 감소시키고, 골반 내 장기를 이완시키는 체위로 산후 자궁후굴을 예방하는 운동, 자궁 내 태아 위치 교정, 월경통 완화, 직장이나 대장 검사 시에 적절한 자세를 유지하기 위함이다.

227 골반내진 자세(절석위) : 산부인과 진찰대를 사용하여 환자를 똑바로 눕히고 둔부를 진찰대 하단에 오게 하여 환자를 배횡와위로 해 주고, 진찰대 양편에 있는 발걸이에 환자의 다리를 올려 고정시켜 주는 자세이다.

해설

228 부동의 생리적 위험
- 근골격 : 뼈의 탈무기질화, 근육의 부피와 힘의 감소, 관절 경직(발처짐, 족중 굴곡, 하수족), 가동 범위 감소
- 심혈관 : 기립성 저혈압, 혈전 형성 위험의 증가, 심장의 부담 증가, 말초 맥박 약화, 말초 부종
- 호흡기 : 호흡 근육의 움직임 감소로 인한 호흡의 효율성 감소, 분비물의 배출 감소로 인한 높은 정체성 폐렴 위험성, 호흡근의 약화
- 위장관 : 식욕 부진, 복부 팽만, 장음 감소, 배변 습관의 변화 예 변비
- 비뇨기 : 신우 내에 소변의 정체, 신장결석의 형성, 소변 정체, 배뇨 횟수 감소, 잔뇨량 증가
- 피부 : 박리, 욕창 형성
- 심리 : 고독, 지루함, 우울, 감각 결핍
- 대사 : 상처 치유 지연, 피하지방 감소

229 문제 228번 해설 참조

230 등척성 운동(isometric exercise) : 관절을 움직이지 않고 특정 근육을 강화시키는 운동이다. 이 운동은 부동적인 환자의 다리에 석고붕대를 했을 때 손상된 다리의 근육 힘을 유지하도록 돕는 것(예 근육의 탄력 및 긴장도 유지)으로, 근육을 몇 초간 조였다가 이완시킴으로써 작용한다. 등척성 운동은 가벼운 운동으로, 의사들이 관절염 환자들에게 근력 강화를 위해 1차적으로 추천하고 있다. 예 물건을 들고 있을 경우, 벽을 밀 때, 골다공증 환자의 근육 수축 운동

231 등척성 운동의 효과 : 부동적인 환자의 다리에 석고붕대를 했을 때 등척성 운동은 손상된 다리의 근육 힘을 유지하도록 돕는다. 또한 근육 크기와 운동 부위의 순환을 증가시키고 뼈를 재생시키는 효과가 있으며, 정맥울혈을 예방할 수 있다.

232 문제 230번 해설 참조

233 문제 230번 해설 참조

운동과 이동 돕기

228 움직이지 못하고 장기간 누워서 지내는 환자에게 나타날 수 있는 비뇨계의 변화로 옳은 것은?

① 방광 내 잔뇨량 증가
② 소변 내 칼슘농도 감소
③ 방광근육의 긴장성 증가
④ 소변 배설량 증가
⑤ 소변의 산성화

229 장기간 누워 있는 부동 환자에게 나타날 수 있는 증상으로 옳은 것은?

① 팔저림
② 당뇨
③ 류마티스 관절염
④ 발처짐(하수족, foot drop)
⑤ 고혈압

230 석고붕대를 한 환자에게 적절한 근육의 긴장과 강도를 유지할 수 있는 운동은?

① 수동 운동
② 등척성 운동
③ 능동 운동
④ 저항 운동
⑤ 유산소 운동

231 직장에 다니는 35세의 회사원 정씨는 교통사고로 왼쪽 다리에 석고붕대를 하고 있는데 침대에서 틈틈이 왼쪽 다리 등척성 운동을 하고 있다. 기대되는 효과로 옳은 것은?

① 정맥울혈 예방
② 심폐기능 증진
③ 관절의 가동성 향상
④ 유연성 증가
⑤ 욕창 예방

232 왼쪽 대퇴관절에 견인장치를 한 환자의 왼쪽 다리에 근육의 힘과 긴장도를 유지시키기 위한 간호로 옳은 것은?

① 수동 운동
② 능동 운동
③ 등척성(isometric) 운동
④ 등장성(isotonic) 운동
⑤ 유산소 운동

233 73세의 박씨 할머니는 골다공증이 너무 심해 병원을 찾았다. 이때 골다공증 환자인 박씨 할머니에게 병원에서 권유할 수 있는 근육 수축 운동으로 옳은 것은?

① 능동 운동
② 수동 운동
③ 위축·경축 운동
④ 등장성 운동
⑤ 등척성 운동

234 침대안정 중인 와상 환자에게 근력을 유지하기 위해 격려할 수 있는 가장 좋은 운동으로 옳은 것은?

① 저항 운동
② 등배 운동
③ 수동 운동
④ 등장성 운동
⑤ 등척성 운동

235 능동적 관절운동(관절 가동 범위 운동)에서 어깨 관절 운동에 포함되지 않는 것은?

① 내회전
② 외전
③ 굴곡
④ 신전
⑤ 회내

236 방문 손잡이를 돌릴 때 통증이 느껴졌다. 이때 사용한 손목의 관절 가동 범위로 옳은 것은?

① 내전
② 회외
③ 외전
④ 굴곡
⑤ 신전

237 능동적 관절 범위 운동이란 관절의 가동 범위를 사정하고 관절의 가동성을 유지하기 위한 것이다. 능동적인 관절의 정상 가동 범위로 옳은 것은?

① 어깨 신전 90°
② 목 굴곡 90°
③ 손목 신전 30°
④ 족저굴곡(발처짐) 90°
⑤ 무릎 관절 굴곡 120°

238 관절 범위 운동에는 능동적 관절 범위 운동과 수동적 관절 범위 운동이 있다. 수동적 관절 범위 운동 방법으로 옳은 것은?

① 부종이나 염증이 있을 경우 부드럽게 운동하도록 한다.
② 머리부터 발끝의 순서로 작은 근육에서 큰 근육을 운동시킨다.
③ 근육 경련이 발생했을 경우 주사를 투여해 풀어준다.
④ 관절 가동 범위 이상으로 무리하게 움직이지 않는다.
⑤ 경축이나 강직이 나타나면 운동을 무조건 금지시킨다.

해설

234 등장성 운동(isotonic exercise) : 등장성 운동은 관절이 움직여서 근육의 길이는 변하지만 근육에 걸리는 힘(장력)은 변하지 않는다. 대부분의 신체 운동과 일상생활 활동, 능동적 가동 범위 운동은 등장성 운동이다. 등장성 운동은 근육의 힘과 인내력을 증가시키고, 심호흡 기능을 증진시키며 심박동수와 심박출량이 증가된다. 예 수영, 조깅, 자전거 타기 등

235 어깨 운동 범위(관절 가동 범위, range of motion, ROM) 운동 : 굴곡, 신전, 과신전·외전, 내회전, 외회전, 외전, 내전, 수평외전, 수평내전

236 회외 : 전완을 외측 회전하여 손바닥을 앞쪽으로 돌려 요골과 척골이 나란히 되도록 하는 운동 예 무거운 물체를 들고 방문 손잡이를 돌릴 때 통증이 느껴지는 경우

237 능동적 관절의 정상 가동 범위
- 목의 굴곡(45~50°)
- 어깨의 신전(180°)
- 무릎의 굴곡(120~130°)
- 발목의 발처짐(45~50°)
- 손목의 신전(80~90°)

238 수동적 운동 범위(관절 가동 범위) 운동의 주의 사항
- 관절에 부종이나 염증이 있거나 관절 주위 근골격계에 손상을 입은 경우 관절 범위 운동을 실시하지 않는다.
- 머리부터 발끝까지 순서로 큰 근육에서 작은 근육들을 운동시킨다.

정답 228 ① 229 ④ 230 ② 231 ① 232 ③ 233 ⑤ 234 ④ 235 ⑤ 236 ② 237 ⑤ 238 ④

Testing 2 기본 간호

해설

239 무거운 물건이나 환자 이동 시 자세
- 양 발을 약간 벌려 기저면을 넓히고, 무게중심을 낮추어 기저면에 가까이 한다.
- 물건을 들어 올리거나 움직일 때에는 엉덩이와 배의 근육을 이용한다.
- 무거운 물체를 들어 올릴 때 등(허리)을 펴고 무릎을 구부린다.
- 물체를 잡아당기거나 밀 때 체중을 이용한다.
- 허리높이에서 일을 하며 침대를 이 수준에 맞추도록 한다.

240 문제 239번 해설 참조

문제
동영상 강의
(241~390번)

241 환자를 오른쪽이나 왼쪽으로 이동시키는 방법
- 환자를 이동하고자 하는 쪽에 선다.
- 환자의 두 손을 가슴 위에 포갠다.
- 상반신과 하반신을 나누어 이동시킨다.

242 파울러 자세를 하고 있거나 오래 누워 있는 환자의 경우 침대 발치 쪽으로 미끄러져 내려가기 쉽다. 이때 신체 선열 유지로 안위를 증진하기 위해 침대 머리 쪽으로 올려주어야 한다.

243 침대에서 의자나 휠체어에 앉는 것을 돕는 법
- 순환기 계통의 변화로 어지러움증을 예방하기 위해 침대가에 잠시 일어나 앉게 한다. 가능한 침대를 낮춰 환자의 발이 땅에 닿도록 먼저 늘어뜨린다.
- 휠체어의 앞이 침대 머리 쪽에, 뒤는 발치 쪽으로 가게 하고 환자의 건강한 쪽에 휠체어가 오도록 침대에 붙여 놓고 바퀴를 고정시킨다.

---

239 무거운 물건을 들어 올리거나 환자를 이송침대(운반차)로 옮길 때 간호조무사의 신체를 보호하는 자세로 옳은 것은?

① 무게중심점을 기저면에서 멀리한다.
② 무릎을 펴고 등을 구부린다.
③ 환자와의 거리를 바싹 붙인다.
④ 허리 근육을 이용한다.
⑤ 양다리를 벌리고 무게중심을 낮춘다.

240 물건을 이동시킬 때 신체를 보호하기 위해 알아두어야 할 사항으로 옳은 것은?

① 물건을 들어 올리거나 움직일 때는 허리 근육을 이용한다.
② 물체를 잡아당기거나 밀 때 허리 근육을 사용한다.
③ 물건을 들어 올릴 때는 허리를 펴고 무릎을 구부린 상태에서 일어난다.
④ 기저면을 넓게 하거나 무게중심점을 기저면에서 멀리하여 신체의 안정을 증가시킨다.
⑤ 허리 높이에서 일을 하며 침대를 이 수준 아래로 맞추도록 한다.

241 누워 있는 환자를 왼쪽으로 이동시키고자 할 때 간호조무사의 위치로 옳은 것은?

① 환자의 왼쪽　　② 환자의 발 쪽
③ 환자의 머리 쪽　④ 환자의 오른쪽
⑤ 어느 쪽이든 상관없다.

242 침대에 누워 있는 환자가 발치 쪽으로 미끄러져 내려가 있을 때 머리 쪽으로 올려 주어야 하는 이유로 옳은 것은?

① 하지부종의 완화　　② 정맥류 발생의 감소
③ 환자의 낙상 예방　　④ 신체 선열 유지로 안위 증진
⑤ 다리 근육의 위축 방지

243 침대에 누워 있던 환자를 휠체어로 이동시켜야 할 때 침대 난간에 잠시 앉히는 과정을 두는 이유로 옳은 것은?

① 호흡계의 변화 예방　② 근골격계의 변화 예방
③ 비뇨계의 변화 예방　④ 순환계의 변화 예방
⑤ 신경계의 변화 예방

Basic Skills for Nursing Practice

Nursing Examination

244 오른쪽 편마비(반신마비) 환자를 침대가에 걸터앉게 하기 위하여 돕고자 한다. 이때의 간호로 옳은 것은?

① 환자 앞쪽에 서서 부축한다.
② 환자 뒤쪽에 서서 부축한다.
③ 스스로 하도록 옆에서 지켜보도록 한다.
④ 환자의 오른쪽 어깨를 부축한다.
⑤ 환자의 왼쪽 어깨를 부축한다.

245 오른쪽 편마비(반신마비)로 누워 있는 환자를 침대에서 휠체어로 이동할 때 휠체어를 놓는 위치로 옳은 것은?

① 환자의 머리 쪽에 둔다. ② 환자의 아래쪽에 둔다.
③ 환자의 오른쪽에 둔다. ④ 환자의 왼쪽에 둔다.
⑤ 위치와는 아무런 상관없다.

246 오른쪽 편마비(반신마비) 환자를 침대에서 휠체어로 이동시킬 때 간호로 옳은 것은?

① 넘어지지 않게 뒤에서 등을 잡아 준다.
② 벗기 편한 슬리퍼를 준비한다.
③ 왼쪽 손가락을 깍지 낀 채 일으켜 세운다.
④ 왼쪽이나 중앙에서 환자를 받쳐 준다.
⑤ 침상에서 이동 시 다리를 먼저 늘어뜨린다.

247 하반신 마비 환자가 관절 운동에 문제가 생겼을 때 간호조무사의 태도로 옳은 것은?

① 더운물 주머니를 대어 준다. ② 얼음주머니를 대어 준다.
③ 운동 강도를 줄여 준다. ④ 간호사에게 보고한다.
⑤ 다리를 주물러 준다.

248 환자를 침대에서 휠체어로 옮길 때 안전을 위해 가장 중요하게 확인해야 하는 것은?

① 휠체어 손잡이 ② 공기압
③ 발 받침대 ④ 휠체어 시트 상태
⑤ 휠체어 잠금장치

249 보행기로 이동할 때 보행기 높이는 환자의 어느 위치로 조절해 주어야 하는가?

해설

244 침대가로 이동시키거나 앉도록 돕는 방법 중 상반신을 이동시킬 때는 환자의 아픈 쪽 어깨 밑에, 하반신을 이동시킬 때는 환자의 아픈 쪽 허리와 대퇴부에 팔을 놓는다.

245 문제 243번 해설 참조

246 침대에서 휠체어로 옮기는 순서 : 대상자에게 휠체어로 옮겨 앉는 것에 대하여 설명을 한다. → 대상자의 건강한 쪽 침대난간에 휠체어를 붙인(또는 30~45° 비스듬히 놓은) 다음 반드시 잠금장치를 잠근다. → 발 받침대는 다리가 걸리지 않도록 젖혀 놓는다. → 대상자의 다리를 침대에서 늘어뜨린 후 양 발이 휠체어 앞쪽 바닥을 지지하도록 한다. → 간호조무사의 무릎으로 대상자의 마비측 무릎을 지지하여 준다. → 대상자가 건강한 쪽 손으로 고정된 휠체어 팔걸이를 잡도록 한다. → 간호조무사 쪽으로 허리를 굽히면서 양발을 축으로 하여 몸을 회전시켜 휠체어에 앉힌다("일어섭니다. 또는 하나, 둘, 셋" 등의 말을 한다). → 대상자의 뒤에서 겨드랑 밑으로 간호조무사의 손을 넣어 의자 깊숙이 앉힌다(또는 상체와 골반을 좌·우 교대로 기울여 엉덩이를 교대로 옮긴다). → 앉은 후 발 받침대를 펴고 발을 받침대에 올려놓는다.

247 간호조무사는 하반신 마비 환자가 관절 운동에 문제가 생길 경우 간호사에게 즉시 보고해야 한다.

248 휠체어 잠금 장치 : 잠금 장치는 환자를 침대에서 휠체어로 옮길 때 안전을 위해 가장 중요하게 확인해야 할 항목이다.

249 보행기 이동 시 보행기는 환자의 팔꿈치가 약 30°로 구부러지도록 환자 둔부 높이로 조절한다.

2 Testing 기본 간호

해설

250 환자의 지팡이 보행을 도울 때 환자의 안전을 위하여 지팡이의 고무 받침이 닳지 않았는지, 손잡이가 안전한지를 확인한다.

251 반신마비(편마비) 환자의 평지 이동 보행 돕기 : 보조 지팡이를 사용하는 경우 이동 방법은 '지팡이 → 마비 쪽 다리 → 건강한 다리'의 순서이다.

252 반신마비(편마비) 환자가 지팡이로 계단 이동 시의 순서
- 계단 오를 때 : 지팡이 → 건강한 쪽 다리 → 마비된 쪽 다리
- 계단 내려갈 때 : 지팡이 → 마비된 쪽 다리 → 건강한 쪽 다리

253 목발 보행의 원칙
- 목발 보행 시에도 정상 보행 시의 신체 선열을 유지하기 위해 머리를 들고 앞을 보면서 걸으며 등은 곧게 펴고 발목과 고관절은 구부린다.
- 겨드랑(액와)이 아닌 손목(팔목)이나 손바닥으로 몸무게를 지탱한다.

254 3점 보행
- 이 방법은 한쪽 하지가 약해서 체중 부하를 할 수 없고 다른 한쪽 하지는 튼튼하여 전체 체중 유지가 가능할 때 사용한다.
- 양쪽 목발로 환측 다리를 지탱하면서 동시에 나가고 그 다음 강한 쪽 다리를 내딛는다.
- 좌측 목발, 우측 목발, 환측 발, 건측 발의 순이며, 점차적으로 좌측 목발과 우측 목발을 동시에 내고 환측 발, 건측 발의 순으로 훈련시킨다. 나중에는 좌측, 우측 목발과 환측 발을 동시에 내고 건측 발의 순으로 한다.

---

① 무릎　　② 허리
③ 가슴　　④ 팔꿈치
⑤ 둔부

250 환자의 지팡이 보행을 도울 때 안전을 위해 지팡이에서 확인해야 할 사항으로 옳은 것은?

① 재질　　② 청결 상태
③ 색상　　④ 손잡이 끈의 위치
⑤ 고무 받침

251 한쪽 다리가 마비된 환자의 지팡이를 이용한 평지 보행 순서로 옳은 것은?

① 건강한 다리 → 마비된 다리 → 지팡이
② 건강한 다리 → 지팡이 → 마비된 다리
③ 마비된 다리 → 지팡이 → 건강한 다리
④ 지팡이 → 마비된 다리 → 건강한 다리
⑤ 지팡이 → 건강한 다리 → 마비된 다리

252 왼쪽 다리가 불편한 환자가 지팡이를 짚고 계단을 내려가는 순서로 옳은 것은?

① 왼발 → 지팡이 → 오른발　　② 오른발 → 왼발 → 지팡이
③ 오른발 → 지팡이 → 왼발　　④ 지팡이 → 왼발 → 오른발
⑤ 지팡이 → 오른발 → 왼발

253 목발로 걸을 때 힘(체중)이 가해지는 부위로 옳은 것은?

① 전박　　② 상박
③ 겨드랑　　④ 손목
⑤ 골절되지 않은 다리

254 왼쪽 다리를 못쓰는 환자의 3점 보행법 시 가장 처음 내딛어야 하는 것은?

① 왼쪽 목발　　② 오른쪽 목발과 건측 발
③ 양쪽 목발과 왼쪽 발　　④ 왼쪽 발
⑤ 오른쪽 발

Basic Skills for Nursing Practice

Nursing Examination

255 한쪽 다리가 마비되어 지팡이를 짚는 환자가 있다. 이 환자의 3점 보행법을 이용한 평지 보행 순서로 옳은 것은?

① 건강한 다리 → 지팡이 → 마비된 다리
② 건강한 다리 → 마비된 다리 → 지팡이
③ 지팡이 → 마비된 다리 → 건강한 다리
④ 지팡이 → 건강한 다리 → 마비된 다리
⑤ 마비된 다리 → 지팡이 → 건강한 다리

256 왼쪽 편마비(반신마비)가 있는 환자에게 티셔츠를 입힐 때의 순서로 옳은 것은?

① 왼쪽 팔 → 오른쪽 팔 → 머리
② 왼쪽 팔 → 머리 → 오른쪽 팔
③ 오른쪽 팔 → 왼쪽 팔 → 머리
④ 오른쪽 팔 → 머리 → 왼쪽 팔
⑤ 머리 → 왼쪽 팔 → 오른쪽 팔

257 한쪽이 불편한 편마비(반신마비) 환자에게 옷을 입히거나 벗기려고 한다. 그 방법으로 옳은 것은?

① 상의는 양쪽 다 동시에 손을 넣어준다.
② 상의는 불편한 쪽을 먼저 벗긴다.
③ 하의는 불편한 쪽부터 벗긴다.
④ 상의는 건강한 쪽을 먼저 벗긴다.
⑤ 하의는 건강한 쪽부터 입힌다.

신체 보호대 적용 돕기

258 신체 보호대 사용 시 가장 주의해서 살펴야 할 점으로 옳은 것은?

① 매듭 상태 관찰　　② 맥박 관찰
③ 정신 상태 관찰　　④ 활동 정도 관찰
⑤ 피부 관찰 및 혈액순환

259 신체 보호대는 의사의 처방을 토대로 환자에게 사용 설명을 충분히 하고, 동의서를 받아야 한다. 환자에게 신체 보호대를 적용하려고 할 때 고려해야 할 사항으로 옳은 것은?

① 혼돈이 있는 환자에게는 반드시 신체 보호대를 적용한다.
② 신체 보호대는 쉽게 풀 수 없도록 매듭을 단단히 사용한다.

해설

255 문제 251, 254번 해설 참조

256 상의 갈아입히기(단추 없는 옷) : 환자의 마비된 쪽 손을 모아 잡고 환자의 마비된 쪽 손부터 상의를 입힌다. → 상의의 머리 부분을 크게 벌려 입기에 편리하도록 하여 머리 쪽을 입힌다. → 환자의 건강한 쪽 손이 머리 방향으로 향하게 하여 팔꿈치를 구부리게 한다. → 건강한 쪽 팔을 뻗으면서 한쪽 소매를 입힌다.

257 상의 벗기기(단추 없는 옷) : 환자의 건강한 쪽 팔꿈치를 구부려(V자) 머리방향으로 올리게 한다. → 건강한 쪽 상의를 허리 쪽에서 겨드랑이까지 모아 쥐어 벗긴다. → 마비된 쪽 상의를 어깨 → 팔꿈치 → 손목 순으로 옷을 벗긴다.

258 신체 보호대 사용의 지침
- 신체 보호대는 반드시 의사의 지시를 받아 시행한다.
- 환자 및 보호자에게 신체 보호대 사용 목적을 분명히 설명하고 동의서를 받는다.
- 신체 보호대를 사용하는 부위가 아닌 곳의 움직임은 자유롭게 한다.
- 상하지의 신체 보호대를 너무 끼게 하여 혈액순환 장애를 일으켜서는 안 된다. 적어도 2시간마다 30분 간 풀고 관절 운동과 피부를 자주 관찰한다.

259 문제 258번 해설 참조

정답 250 ⑤ 251 ④ 252 ④ 253 ④ 254 ④ 255 ③ 256 ② 257 ④ 258 ⑤ 259 ③

2 Testing 기본 간호

> **해설**
>
> **260 신체 보호대 사용 시 관찰할 사항**
> 신체 보호대를 사용할 때 가장 주의해서 관찰해야 하는 것이 피부 상태이다.
> - 사지의 창백함
> - 차가움
> - 저림증
> - 저하된 감각
>
> **261 장갑 보호대의 목적** : 혼돈된 환자가 자신의 손으로 긁거나 손상을 입히는 것을 방지하기 위함이다. 이는 손과 손가락의 움직임만을 제한할 뿐 팔의 움직임은 제한하지 않아 팔을 자유롭게 움직일 수 있다.
>
> **262 팔꿈치 보호대의 목적** : 영아나 어린아이에게 주로 적용(예 소아에게 정맥주사 후 또는 구개 수술 후 사용)되며 수술 상처나 피부 병변을 긁지 못하도록 팔꿈치를 구부리는 것을 방지하기 위함이다. 무릎을 구부리지 못하게 할 필요가 있을 경우 무릎에도 적용할 수 있다.
>
> **263 열과 냉의 효과(열 / 냉)**
> - 국소 순환 반응 : 혈관 확장 / 혈관 수축
> - 모세혈관(투과력) : 증가 / 감소
> - 세포 대사 : 증가 / 감소
> - 염증 과정 : 증가 / 감소
> - 근육 : 이완 / 수축
> - 신경 : 신경 전도율 증가 / 신경 전도율 감소
> - 결체조직 : 팽창력 증가 / 팽창력 감소
> - 관절 활액 : 점도 감소 / 점도 증가
> - 동통 : 편안감 증가 / 초기에 불편감(점점 무감각)
>
> **264** 문제 263번 해설 참조

③ 기관의 방침에 따라 적어도 매 2시간마다 30분간 신체 보호대를 풀어 놓는다.
④ 신체 보호대는 반드시 필요시 처방으로 적용하도록 한다.
⑤ 신체 보호대는 다 나을 때까지 지속적으로 적용되어야 한다.

260 신체 보호대를 사용 중인 환자에게 주의 깊게 관찰해야 할 증상으로 옳은 것은?

① 소양증(가려움증)   ② 충혈
③ 저혈압   ④ 사지의 창백함
⑤ 열감

261 아토피 피부염이 있는 아동이 얼굴을 긁으려고 할 때나 아동이 주삿바늘·삽입한 튜브를 제거하려고 할 때 이를 억제하기 위해 사용되는 신체 보호대로 옳은 것은?

① 전신 보호대   ② 재킷 보호대
③ 장갑 보호대   ④ 사지 보호대
⑤ 벨트 보호대

262 구개 수술을 시행한 어린아이가 수술 상처나 피부 병변을 긁지 못하게 하는 신체 보호대로 옳은 것은?

① 홑이불 보호대   ② 팔꿈치 보호대
③ 손목 보호대   ④ 클로브 히치
⑤ 재킷 보호대

더운 것과 찬 것의 적용 돕기

263 냉 요법 및 열 요법을 신체에 적용하면 생리적인 변화가 나타나게 된다. 이 중 열 요법을 적용하여 얻을 수 있는 효과로 옳은 것은?

① 대사 활동 감소   ② 근육 긴장 증가
③ 근경련 강화   ④ 혈관 수축
⑤ 순환 증가

264 더운 것과 찬 것은 신체에 대해 서로 다른 효과를 가지고 있다. 온열 요법의 적용 시 치료 효과로 옳은 것은?

① 출혈 시 혈관을 수축시키기 위해

② 대사 과정 증진, 화농 과정 촉진을 위해
③ 국소 부위 신경 말단 일시 순간 마취를 위해
④ 지혈이나 부종 경감을 위해
⑤ 울혈 상태를 증진시키기 위해

265 정상 분만 후 체온은 정상이지만 춥다고 호소하는 임산부에게 더운물 주머니를 적용하고자 한다. 환자의 안전을 위해 확인해야 할 사항으로 옳은 것은?

① 더운물 주머니의 새는 곳을 조사하기 위해 거꾸로 들고 흔들어 본다.
② 더운물 주머니를 그대로 환부에 대어 준다.
③ 더운물 주머니에 물을 가득 채워 계속 사용한다.
④ 준비하기 전 물의 온도가 24℃가 되는지 확인한다.
⑤ 더운물 주머니에 물을 넣을 때는 주머니의 3/4 정도 물을 채운다.

266 더운물 주머니나 온열 치료가 가능한 경우로 옳은 것은?

① 개방 상처 환자   ② 충수염 환자
③ 치질(치핵) 환자   ④ 치주염 환자
⑤ 원인을 알 수 없는 복통 환자

267 더운물 주머니는 대사 활동의 증가, 혈관 확장, 화농(고름 형성) 과정의 촉진, 통증 및 근육 경련을 덜기 위해 사용한다. 더운물 주머니를 적용해서는 안 되는 환자는?

① 변비로 인한 치질(치핵) 환자
② 회음절개 환자
③ 복막염(충수염) 환자
④ 생리통 환자
⑤ 요통 환자

268 디박상을 입었거나 관절이 삐었을 때, 즉 발목에 염좌가 있는 환자에게 냉요법에 해당하는 찬물 주머니를 적용하는 이유로 옳은 것은?

① 염좌 부위의 혈액순환 촉진으로 회복을 증진시키기 위함이다.
② 조직의 대사를 증가시키기 위함이다.
③ 대사 활동을 증진시켜 주기 위함이다.
④ 근육을 이완시켜 주기 위함이다.

해설

265 더운물 주머니의 특징
- 더운물 주머니는 최소한 2시간마다 물을 바꿔 준다.
- 상처 부위에는 직접 대어 주지 않으며, 물주머니를 수건에 잘 싸서 적용한다.
- 더운물 주머니를 발치에 넣어줄 때는 2/3만 채우고, 다른 부분에 넣을 때는 1/3~1/2만 채운다.
- 공기를 빼기 위해 입구까지 물이 올라오게 한 후 마개를 클램프로 잠근다.
- 46~52℃ 정도의 물을 담고 수건으로 물주머니의 물기를 닦고 물주머니를 거꾸로 들고 흔들어 새는 곳이 있나 다시 한번 확인한다.

266 더운물 주머니의 사용 금지 : 충수염 및 치주염, 이염(귀의 염증), 원인 모를 복통, 화농을 지연시켜야 할 경우, 출혈 시 피부장애, 개방 상처, 순환장애, 의식장애, 감각장애나 감각 소실 부위

267 문제 266번 해설 참조

268 얼음주머니의 목적
- 체온을 내리고 통증을 완화시키기 위함이다.
- 출혈 시 혈관 수축을 돕기 위함이다(지혈 목적).
- 두통을 없애고 근육 긴장도를 증가시키기 위함이다.
- 염증이나 화농을 덜어 주고 대사 활동을 감소시키기 위함이다.
- 타박상이나 관절이 삐었을 때(염좌 시) 부종을 덜기 위함이다.

정답 260 ④ 261 ③ 262 ② 263 ⑤ 264 ② 265 ① 266 ③ 267 ③ 268 ⑤

Testing 2 기본 간호

해설

269 얼음주머니 사용 금지 : 혈액순환 장애의 증상이 있는 환자, 외상으로 조직이 파괴된 자, 감각 소실 부위, 빈혈 환자, 소아 및 노인 환자, 개방 상처 환자에게는 얼음주머니 사용을 금한다.

270 얼음주머니 사용 시 주의 사항
- 얼음을 큰 덩어리로 사용하지 않는다.
- 30분 정도 대어 주고 1시간 정도의 회복 시간을 갖는다.
- 작열감, 무감각, 수포, 얼룩점, 발적, 심한 창백 등이 나타나면 즉시 중지하고 보고하도록 한다.

271 얼음 칼라(Ice collar)의 목적 : 편도 절제 수술 후의 출혈 방지와 염증 방지 및 동통을 경감시키기 위해 사용한다.

272 섭취량의 측정 : 섭취란 신체 내로 들어오는 모든 수분, 즉 물, 우유, 주스, 음료수, 아이스크림, 젤라틴, 수프, 유동식을 비롯하여 정맥으로 투여되는 주사액이나 혈액(수혈), 항문으로 투여되는 용액으로 되돌아 나오지 않는 세척 용액 및 위관 영양 시 주입된 용액(코위관으로 주입된 용액)을 말한다. 섭취의 기본적인 근원은 물을 마시는 것이다.

---

⑤ 부종 방지나 부종을 감소시키기 위함이다.

269 얼음주머니 사용을 금해야 할 경우로 옳지 않은 것은?
① 소아 및 노인 환자
② 빈혈 환자
③ 외상으로 조직이 파괴된 경우
④ 혈액순환 장애의 증상이 있는 경우
⑤ 편도샘 수술 후 염증이 있는 경우

270 넘어져서 심하게 타박상을 입은 대상자에게 얼음주머니를 적용하려고 한다. 얼음주머니 사용법으로 옳은 것은?
① 개방 상처 환자나 빈혈 환자에게 주로 적용한다.
② 얼음주머니를 피부에 직접 대어 준다.
③ 피부에 이상이 있을 때 즉시 중단하고 보고한다.
④ 얼음주머니를 50분 적용하고 10분 쉰다.
⑤ 얼음주머니에 물을 가득 채우도록 한다.

271 냉요법으로 아이스 칼라(Ice collar)를 효과적으로 사용할 수 있는 치료적 상황으로 옳은 것은?
① 기관절개 수술 후 점액의 배출
② 편도 절제 수술 후 통증과 출혈 완화
③ 충수염 수술 후 점액의 배출
④ 두부 수술 후 두통 완화
⑤ 기관지염 환자의 염증 완화

섭취량과 배설량 측정 돕기

272 급성신염으로 입원한 최씨 부인은 전신 부종과 혈압 상승으로 절대 안정을 취하고 있으며 섭취량과 배설량의 균형을 치료하는 것이 매우 중요한데 섭취량과 배설량 측정 시 섭취량으로 계산해야 하는 것으로 옳은 것은?
① 식사 시 마신 물은 포함되지 않는다.
② 정맥으로 주입한 것은 모두 섭취량에 해당된다.
③ 신진대사에 의해 생기는 수분도 섭취량에 포함시킨다.
④ 약 복용 시 물은 제외한다.

⑤ 위관으로 주입하는 물은 섭취량에서 제외한다.

273 섭취량과 배설량 측정 및 기록에 관한 설명으로 옳은 것은?

① 혈액은 투약의 한 부분이므로 섭취량에 포함시키지 않는다.
② 심한 발한은 정확하게 측정하기 어려우므로 배설량에 포함시키지 않는다.
③ 밥, 반찬 등은 구강 섭취에 포함시키지 않는다.
④ 위장관 흡인을 실시하는 경우 흡인된 양을 측정하여 섭취량 항목에 기입한다.
⑤ 섭취량, 배설량은 매 근무번마다 합산하여 기록하고 밤번 간호사가 총합산한다.

274 배설량 측정 시 포함시켜야 할 것끼리 짝지어진 것은?

① 소변, 구강 호흡, 설사, 발한
② 소변, 출혈, 정상 대변, 발한
③ 소변, 대변, 호기 시 수분, 출혈
④ 소변, 위장관 흡인액, 정상 대변
⑤ 소변, 구토, 설사, 상처 배액, 젖은 드레싱, 출혈

275 심한 설사로 인해 탈수와 구강 섭취의 제한을 받고 있는 입원 환자 박씨는 수분 섭취량과 배설량을 측정하고 있다. 배설량을 측정할 때 포함시켜야 할 항목으로 옳은 것은?

① 구강 호흡, 설사
② 설사, 심한 발한
③ 발한, 구강 호흡
④ 설사, 발한
⑤ 구강 호흡, 가래 배출량

습도 유지 및 산소호흡 돕기

276 산소 공급을 받고 있는 환자 방에서 간호조무사가 지켜야 할 주의 사항으로 옳은 것은?

① 성냥이나 라이터를 사용하도록 한다.
② 병실의 온도를 측정하고, 실내 이산화탄소의 농도를 측정한다.
③ 가스·전기기구를 사용하지 않도록 주의시킨다.
④ 환기를 시키지 않도록 주의시킨다.
⑤ 면담요의 사용을 금하도록 한다.

해설

273 섭취량과 배설량 측정 시 주의점
- 유치 도뇨를 한 환자는 각 근무 시간 끝에 소변 주머니를 비워서 소변의 양을 기록한다. 24시간 총량 계산은 밤번 간호사가 한다.
- 구토, 설사 등 각종 배액량을 정확히 측정한다.
- 섭취량에는 경구적, 비경구적 섭취량을 모두 기록한다.

274 배설량 측정 시 배설량에 포함되는 사항 : 배설량에는 소변, 설사, 젖은 드레싱, 심한 발한(땀), 상처 배액량, 흉관(C-tube) 배액, 출혈, 구토 등이 포함되는데, 정상 대변이나 호흡 시 수분 소실량, 발한 등은 배설량의 측정이 불가능해서 배설량에 포함시키지 않는다.

275 문제 274번 해설 참조

276 안전한 산소요법을 위한 지침
- 병실문, 침대, 산소통에 금연 또는 산소 사용 중이라는 표시를 붙인다.
- 침대에서 성냥이나 라이터 등을 사용하지 않는다.
- 기름이나 가스 기구를 사용하지 않고 병실에서는 금연한다(금연판 부착).
- 전기장판, 라디오, TV 등의 전기용품을 치우거나 적절한 장소에 보관한다.
- 모, 합성섬유 등 정전기를 일으키는 물건을 치우고, 면담요를 사용한다.
- 기름, 유지, 알코올이나 에테르 등 휘발성 또는 가연성 물질을 치우고, 폭발성, 인화성이 있는 물건의 반입을 금한다.
- 전기 감시 기구, 흡인기, 휴대용 진단 기계 등은 접지하여 환자 반대쪽 침대 곁에 두며, 소화기의 위치를 알아 두고 사용 훈련을 받는다.
- 화재 시 행동 수칙과 비상구 통로를 알아 둔다.

2 Testing 기본 간호

해 설

277 산소 투여 시 가습을 하는 이유
- 호흡 시 기관지 점막 건조를 예방하기 위해서이다.
- 기관의 섬모 손상을 예방하기 위해서이다.
- 기관지 점막 자극을 완화하기 위해서이다.
- 기관 내 분비물을 액화시켜 배출을 용이하게 하기 위해서이다.

278 산소 마스크의 산소 투여 목적
- 산소를 안전하고 효과적인 방법으로 투여하기 위함이다.
- 코삽입관(비강 캐뉼라)과 비강 카테터로 공급되는 것보다 고농도의 산소와 습도를 제공한다.

279 정상적인 동맥혈 기체분압의 결과 : 다음 사항의 범위에서 벗어나는 경우 반드시 의사에게 보고한다.
- pH : 7.35~7.45
- PaO_2 : 80~100mmHg
- $PaCO_2$: 35~45mmHg
- HCO_3 : 22~26mEq/L
- 산 혈증 : 7.35 이하
- 알칼리 혈증 : 7.45 이상
- 호흡성 산증 : $PaCO_2$가 45mmHg 이상
- 호흡성 알칼리증 : $PaCO_2$가 35mmHg 이하
- 대사성 산증 : HCO_3가 22mEq/L 이하
- 대사성 알칼리증 : HCO_3가 26mEq/L 이상

280 동맥혈 기체분석(ABGA)의 천자 부위 및 방법 : 보통 요골동맥, 상완동맥, 대퇴동맥에서 채혈하는데 요골동맥이 접근하기 쉽고 잘 만져지기 때문에 가장 많이 이용된다. 동맥혈 기체분석을 할 필요가 있을 때는 요골동맥에 도관을 삽입하여 유치해 두고 채혈하기 위한 입구는 헤파린으로 주사기를 한번 통과시킨 후 채혈한다. 채혈 검사물에 공기가 섞이면 기체분석 결과가 틀리게 나오므로 채혈 후 바늘 끝에 고무마개를 하여 공기를 차단시킨다. 보통 2.5mL의 혈액이면 충분히 검사할 수 있고 검사물은 채혈 즉시 얼음 상자 안에 넣어 검사실로 보내야 한다.

281 흡인 시간의 제한 : 흡인 시간은 1회에 10초 이내, 총 5분을 초과해서는 안 된다. 그 이유는 흡인 시간이 길어지면 저산소증을 초래할 수 있으므로 흡인 시간을 제한한다.

---

277 산소 투여 시 가습을 하는 이유로 옳지 않은 것은?
① 기관의 섬모 손상을 예방하기 위해
② 기관 내 분비물을 액화시켜 배출을 용이하게 하기 위해
③ 기관지 점막 자극을 완화하기 위해
④ 일정한 산소 농도를 유지하기 위해서
⑤ 기관지 점막 건조를 예방하기 위해서

278 중환자실에 누워 있는 저산소증 환자의 간호에 대한 내용으로 옳은 것은?
① 증류수 병에 물방울이 생기면 비정상이다.
② 비강 캐뉼라(코삽입관) 사용 시 비강 배관은 1시간마다 제거하고 깨끗이 한다.
③ 비강 카테터는 카테터 끝에 윤활제를 바른 후 재빨리 밀어 넣는다.
④ 산소 마스크에 습기가 차더라도 그대로 둔다.
⑤ 산소 마스크가 비강 캐뉼라(코삽입관)보다 고농도의 산소를 줄 수 있다.

279 동맥혈의 가스(기체)분석 결과이다. 반드시 보고해야 할 경우로 옳은 것은?
① HCO_3 – 50mEq/L
② pH – 7.35
③ pH – 7.40
④ $PaCO_2$ – 35mmHg
⑤ PaO_2 – 90mmHg

280 호흡곤란의 증상을 보이는 환자에게 산소 포화도 검사를 시행하려 한다. 정확한 동맥혈 가스(기체) 분압 검사 결과를 위해 검체 관리 시 주의할 점으로 옳은 것은?
① 얼음 상자에 넣어 검사실로 바로 보낸다.
② 실온에 보관하도록 한다.
③ 수분을 많이 섭취하게 한다.
④ 24시간 냉장 보관 후 검사실로 보낸다.
⑤ 24시간 금식시키도록 한다.

기도 흡인과 기관 절개 간호 돕기

281 흡인 시간을 1회 10초 이내, 총 5분을 초과해서는 안 되는 이유로

옳은 것은?

① 흡인을 자주 하면 부종으로 기도 폐쇄가 일어나므로
② 흡인 시간이 길어지면 점막의 손상으로 염증이 발생하므로
③ 흡인을 자주 하면 환자가 심리적으로 불안하므로
④ 흡인 시간이 길어지면 저산소증의 위험이 있기 때문에
⑤ 흡인을 자주 하면 점막의 자극으로 분비가 증가되므로

282 기관지 흡인을 필요 이상 자주 실시하는 것은 좋지 않다. 그 이유로 적절한 것은?

① 사지 경련이 일어나면서 혈압이 높아진다.
② 기관지 점막을 손상시키고 기침 반사를 억제시킨다.
③ 산소 공급 장애를 초래하고 감염의 위험이 높아진다.
④ 기도 분비물의 증가로 호흡이 느려진다.
⑤ 카테터의 미주신경 자극으로 하품을 자주 한다.

283 수술 후 분비물과 이물을 제거시켜 기도를 유지할 목적으로 기관 내 삽관을 가지고 있는 환자에게 흡인을 시행하는 방법으로 옳은 것은?

① 부드럽게 회전시키며 흡인한다.
② 한 번에 30초 이상 흡인한다.
③ 흡인과 흡인 사이에 심호흡과 기침을 금지시킨다.
④ 카테터는 수돗물이나 증류수에 담가 윤활시킨다.
⑤ 카테터 삽입과 동시에 흡인기를 작동시킨다.

284 기도 흡인의 간호에 대한 설명으로 옳은 것은?

① 흡인과 흡인 사이에 환자에게 기침과 심호흡을 시킨다.
② 성인의 경우 흡인 카테터의 길이는 약 20cm이다.
③ 흡입기 압력은 일반적으로 성인은 120~150mmHg, 영아는 20~30mmHg, 아동은 95~110mmHg이다.
④ 흡인 카테터는 하루에 한번 교환한다.
⑤ 1회 흡인 시간은 총 30초까지 가능하다.

285 호흡곤란이 심한 환자들에게서 볼 수 있는 증상에 대한 설명으로 옳지 않은 것은?

① 청색증과 활동량 저하
② 차고 축축한 피부
③ 과다하고 빠른 호흡
④ 비강 기관지 축소
⑤ 불안감과 안절부절 못함

해 설

282 기관지 흡인의 제한 이유 : 기관지 흡인을 필요 이상 자주 실시하게 되면 ⅰ) 산소 공급 장애, ⅱ) 높은 감염의 위험, ⅲ) 기관지 점막의 손상을 가져올 수 있다.

283 기도 흡인의 방법
- 성인의 흡인압은 100~120mmHg, 아동은 95~110mmHg, 영아는 50~95mmHg를 유지한다.
- 카테터를 생리식염수에 담그고 흡인기를 켠다.
- 꺾였던 부분을 열어 흡인압이 걸리면 부드럽게 카테터를 돌리면서 분비물을 흡인한다. 5~10초 동안 흡인을 하고 카테터를 제거한다.
- 1회 흡인 시간은 보통 10초 이내로 한다.
- 흡인과 흡인 사이에 휴식 기간을 가져야 하고 산소를 공급해야 한다.
- 일반적으로 석션 시마다 카테터와 용액을 교환한다.
- 총 흡인 시간은 5분을 넘지 않도록 한다.
- 흡인 사이에 환자에게 심호흡과 기침을 하도록 권한다.

284 문제 283번 해설 참조

285 일반적인 저산소증의 주요 증상
- 혈액 내의 부적당한 기체교환으로 인한 청색증
- 호흡곤란(과다하고 빠른 호흡)
- 호흡의 깊이와 수의 증가
- 맥박수의 증가(빈맥)
- 흉골하의 함몰과 늑간의 확장
- 근심·불안감과 안절부절못함
- 비강 기관지 확장
- 차고 축축한 피부
- 활동량 저하
- 집중 능력 및 의식 수준의 감소
- 심장의 부정맥, 혈압 상승

2 Testing 기본 간호

해설

286 혈액 내의 부적당한 기체교환으로 인해 손끝, 입술, 발가락 등 신체의 말초 부위가 파란색을 띠는 청색증이 발생하게 된다.

287 기도 흡인 간호 시 주의 사항
- 흡인은 저산소혈증, 카테터의 미주신경 자극에 의한 심부정맥으로 심실빈맥, 심실세동, 심정지 등이 초래될 수 있다.
- 상기도에 문제가 있는 경우 우선적으로 기도를 유지시켜 준다.
- 카테터가 기도로 들어갔을 때 환자가 기침을 하거나 구토·구역질을 하게 되면 카테터가 식도로 들어간 것이기 때문에 제거해야 한다.

288 기관절개관이 빠져 있는 경우의 처치 : 기관 절개를 시행한 환자의 기관절개관이 빠져 있는 것을 발견했을 때 간호조무사는 의사가 올 때까지 멸균된 겸자로 기관 절개 부위를 벌리고 있어야 한다.

289 저산소증의 정의 및 특색
- 저산소증이란 동맥혈 내의 산소분압이 낮은 것을 말한다.
- 보통 기관 절개한 환자가 무의식 상태에서 불안해 하며 요동치는 것은 저산소증 때문이다.

290 상처 닦아 내는 방향 : 일반적으로 깨끗한 곳에서 더러운 곳으로 상처를 닦는다.

286 손끝, 입술, 발가락 등 신체의 말초 부위가 파란색을 띠는 청색증이 발생하는 원인으로 옳은 것은?

① 혈액 내의 부적당한 삼투현상
② 혈액 내의 부적당한 가스(기체)교환
③ 혈액 내의 부적당한 노폐물 축적
④ 혈액 내의 부적당한 이물질
⑤ 혈액 내의 부적당한 독소

287 상기도 문제가 있는 환자의 흡인 간호 시 우선적으로 고려되어야 할 사항으로 옳은 것은?

① 생리식염수로 입안을 헹구어 청결하고 상쾌하게 유지시킨다.
② 기도를 유지시켜 주어야 한다.
③ 바른 자세를 취해 주어 호흡을 용이하게 해준다.
④ 수분 섭취를 권장하도록 한다.
⑤ 필요할 때마다 흡인을 해준다.

288 기관 절개를 시행한 환자에게 캐뉼라(코삽입관)가 빠진 것이 발견되었다. 이 때의 처치로 옳은 것은?

① 의사가 올 때까지 멸균 겸자로 기관 절개 부위를 벌리고 있는다.
② 거즈로 기관 절개 부위를 막아 준다.
③ 상체를 높여 주어 환자를 안심시킨다.
④ 캐뉼라를 다시 삽입한다.
⑤ 의사에게 보고하고 의사가 올 때까지 기다린다.

289 기관 절개한 환자가 무의식 상태에서 불안해 하며 요동치는 이유로 옳은 것은?

① 답답하여 체위 변경을 요구하기 때문에
② 실내 공기가 건조하기 때문에
③ 삽관이 기관벽을 자극하기 때문에
④ 불안함과 동통 때문에
⑤ 저산소증 때문에

상처 간호 돕기

290 고관절 치환술을 받고 4일째되는 환자에게 수술 부위의 드레싱을 교환할 때 상처 소독 방법으로 옳은 것은?

① 오른쪽에서 왼쪽으로   ② 밖에서 안으로
③ 중력의 방향으로   ④ 아래에서 위로
⑤ 깨끗한 곳에서 더러운 곳으로

291 수술 부위나 상처 부위를 소독솜으로 닦고 거즈를 교체해 주는 드레싱의 목적으로 옳은 것은?

① 쇼크를 예방하기 위해서   ② 통증을 완화하기 위해서
③ 혈액순환을 돕기 위해서   ④ 욕창을 예방하기 위해서
⑤ 상처 부위의 감염을 예방하기 위해서

292 상처 치유에 필요한 영양소로 옳은 것은?

① 지방, 비타민 C   ② 탄수화물, 지방
③ 탄수화물, 비타민 C   ④ 단백질, 지방
⑤ 단백질, 비타민 C

293 치킨 집을 운영하는 50세의 김씨는 닭을 튀기다가 손등에 3도 화상을 입게 되었다. 김씨에게 적용할 수 있는 드레싱으로 옳은 것은?

① wet to dry 드레싱   ② dry to wet 드레싱
③ wet to damp 드레싱   ④ dry to dry 드레싱
⑤ wet to wet 드레싱

294 감염의 위험을 감소시켜 주고 친수성 분자가 배액을 흡수하고 젤을 형성하여 상처 표면을 습하게 유지시켜 주는 드레싱으로 옳은 것은?

① 친수성 젤(수화 젤) 드레싱
② 거즈 드레싱
③ 투명 드레싱
④ 친수성 콜로이드(수성 교질) 드레싱
⑤ 칼슘 알지네이트 드레싱

295 드레싱의 종류 중 정맥주사 부위, 수술 부위가 작거나 표재성 상처 또는 괴사조직 제거가 필요하지 않은 경우에 이상적으로 사용할 수 있는 드레싱으로 옳은 것은?

① 친수성 젤(수화 젤) 드레싱
② 투명 드레싱
③ 친수성 콜로이드(수성 교질) 드레싱

해설

291 상처 드레싱의 목적
- 소독된 거즈 기타 물품을 수술 또는 상처 부위에 덮어 보호하기 위함이다.
- 미생물 감염으로부터 상처의 오염을 방지하며 병원균을 방어하기 위함이다.
- 부위를 고정하여 상처의 가장자리를 서로 가까이 하기 위함이다.
- 상처 부위에 압박을 주고 상처의 배설물 흡수를 돕기 위함이다.
- 상처 부위로부터의 배액 흡수와 상처 표면의 열 차단을 증진하기 위함이다.

292 피부가 손상되면 상처가 생기고 상처 치유라는 복잡한 과정의 신체 반응이 나타나게 되는데, 이때 상처 치유에 필요한 영양소에는 단백질과 비타민 C가 있다.

293 습기 대 건조(wet to dry) : 상처 부위에 생리식염수나 소독 용액에 적신 넓은 면 거즈를 덮고, 그 위에 건조한 드레싱을 덮는다. 2차 유합의 상처를 덮는데 사용한다.
예) 정맥류의 궤양, 욕창, 3도 화상 환자 드레싱

294 수성 교질(친수성 콜로이드, Hydrocolloid) 드레싱 : 친수성 분자가 삼출물을 흡수하고, 젤을 형성하여 상처 표면을 촉촉하게 유지하며, 소수성 폴리머 성분이 병원균의 침투를 예방하여 감염 위험을 감소시켜 준다.

295 투명(Transparent) 드레싱 : 구멍이 작으므로 세균 침입을 막아 주지만 흡수력이 없어 삼출물이 있을 경우 상처 주위 피부에 손상을 줄 수 있고 감염된 상처에 사용하면 안 된다. 투명해서 상처 관찰에 용이하나 괴사조직 분해 능력은 없다. 수술 부위가 작거나 표재성 상처, 정맥주사 부위 또는 괴사조직 제거가 필요하지 않은 경우에 이상적이다.

정답 286 ② 287 ② 288 ① 289 ⑤ 290 ⑤ 291 ⑤ 292 ⑤ 293 ① 294 ④ 295 ②

2 Testing 기본 간호

해설

296 깨끗한 상처를 소독할 때에는 상처 안쪽에서 바깥쪽으로 원을 그리면서 닦는다.

297 체위에 따른 욕창 호발 부위
- 앙와위 : 두부 후면(후두골), 견갑골(어깨뼈), 팔꿈치, 천골(엉치뼈), 발꿈치, 미골(꼬리뼈), 등뼈(척추)
- 측위 : 견갑골(어깨뼈), 늑골, 장골능, 두부 옆면, 귀, 어깨, 대전자, 무릎 과(malleolus), 발목 과(malleolus)
- 복위 : 전두골(이마뼈), 하악골(아래턱뼈), 상완골(위팔뼈), 흉골(가슴뼈), 경골(정강이뼈), 뺨과 귀, 견봉돌기, 유방, 생식기(남자), 무릎, 발가락
- 반좌위 : 천골(엉치뼈), 좌골결절, 발꿈치

298 욕창 예방 간호
- 자세를 변경하여 한 곳에 2시간 이상씩 압력을 받지 않도록 하여야 한다.
- 엉치뼈(천골) 부위에 발적이 생겼을 경우 측위를 취해 주며 30° 각도로 비스듬하게 침대에 눕히고 무릎 사이에 베개를 끼워 준다.
- 등 마사지를 자주 실시하며 의자에 앉힐 때는 미끄러지지 않도록 주의한다.
- 상처 배액물이나 요실금 등 습기로부터 피부를 보호해 준다.
- 피부에 가해지는 압력을 완화시키기 위해 변압침요, 진동침요, 공기침요나 물침요를 사용할 수 있다.

299 침대의 주름과 습기는 피부를 자극하는 요인이므로 자극을 제거하기 위해 침대를 바꿀 때는 밑홑이불에 주름진 곳이 없도록 팽팽하게 잡아당겨 피부 압력이나 마찰을 감소시켜 주고, 침대가 젖었는지 자주 확인한다.

300 문제 298번 해설 참조

---

④ 칼슘 알지네이트 드레싱
⑤ 거즈 드레싱

296 수술 후에 수술 부위를 소독하거나 사고로 인한 상처 부위를 소독할 경우 일정한 방향으로 소독솜을 문질러야 한다. 깨끗한 상처에 적용하는 소독 방법으로 옳은 것은?

① 상처 안 → 바깥
② 상처 바깥 → 안
③ 오른쪽 → 왼쪽
④ 가장자리 → 중심
⑤ 아래 → 위

297 앙와위를 유지하고 있는 환자에게 욕창 예방을 위해 특히 신경써야 하는 신체의 욕창 호발 부위로 옳은 것은?

① 무릎 부위
② 대전자 부위
③ 발가락
④ 견갑골, 천골
⑤ 귀, 흉선

298 80세의 여자 환자가 위관 튜브로 영양을 공급받고 있으며 요실금으로 인해 기저귀를 사용하고 있다. 이 환자의 욕창 예방을 위해 실시할 수 있는 간호로 옳은 것은?

① 등 마사지를 자주 실시하며 의자에 앉힐 때는 미끄러지지 않도록 한다.
② 변압침요나 공기침요의 사용은 피하도록 한다.
③ 천골(엉치뼈) 부위의 습기를 제거하기 위해 75% 알코올로 닦아 준다.
④ 움직이지 않도록 부동 자세를 유지시키도록 한다.
⑤ 요실금이 있는 환자는 정체 도뇨관(도관)을 삽입한다.

299 침요의 밑 침구를 구김없이 팽팽하게 하는 이유로 옳은 것은?

① 피부 청결
② 통증 완화
③ 숙면 유지
④ 경축 방지
⑤ 피부 압력 감소

300 45세 여성 환자 A씨는 와상 상태로 누워 있는데, 간호조무사 B씨가 여성 환자 A씨의 천골(엉치뼈)에 발적을 발견하였다. 이때의 간호로 옳은 것은?

① 모든 뼈 돌출 부위에 패드를 대어 준다.
② 2시간마다 체위변경을 해준다.

③ 1시간마다 천골(엉치뼈) 부위를 마사지한다.
④ 침대머리 쪽을 올려 준다.
⑤ 발적 부위에 쿠션을 대어 준다.

301 장시간 누워 있는 환자의 욕창을 예방하는 방법으로 옳은 것은?
① 몸에 꼭 맞는 옷을 입힌다.
② 하루에 두 번 체위를 변경한다.
③ 움직임을 제한하기 위해 수분 섭취를 제한한다.
④ 옆으로 누울 경우 무릎 사이에 베개를 끼워 준다.
⑤ 천골(엉치뼈) 부위에 도넛 모양의 베개를 대어 준다.

302 지속적인 눌림(press)으로 인해 욕창이 발생하여 피부가 발적될 경우 더 이상의 진전을 막기 위해 취해야 할 간호로 옳은 것은?
① 치료용 램프(가열등)를 쬐어 준다.
② 얼음주머니를 대어 준다.
③ 반좌위를 취해 준다.
④ 발적된 피부 부위를 마사지해 준다.
⑤ 피부가 발적된 부위에 압력을 방지한다.

303 상처의 치유를 지연시키는 요인으로 옳지 않은 것은?
① 노령　　　② 빈혈
③ 성별　　　④ 단백질 부족
⑤ 부종

304 모든 붕대법의 처음 시작과 마지막에 적용하는 붕대법으로 옳은 것은?
① 회귀대(되돌이붕대)　　② 나선대(나선붕대)
③ 팔자대(8자붕대)　　　④ 환행대(돌림붕대)
⑤ 사행대(경사붕대)

305 관절이나 돌출 부위에 주로 사용하는 붕대법으로 옳은 것은?
① 회귀대(되돌이붕대)　　② 나선절전대(나선역행붕대)
③ 팔자대(8자붕대)　　　④ 환행대(돌림붕대)
⑤ 맥수대(수상대)

해설

301 문제 298번 해설 참조

302 욕창 치료 간호
- 작은 궤양이 더 이상 커지지 않도록 하면서 욕창 예방법을 병행한다.
- 매 2시간마다 체위를 변경시키고 욕창 부위에 압력이 가지 않게 한다.
- 궤양의 초기에는 증류수와 과산화수소수로 상처를 닦아 준다.

303 상처 치유에 영향을 미치는 요소 : 연령, 영양 상태, 비만, 상처의 범위, 산소, 흡연, 면역 억제, 당뇨, 방사선 요법, 상처의 압박, 스테로이드 투여, 빈혈, 부종 등

304 돌림붕대(환행대, circular turns) : 이마, 목, 손목, 발목 등의 드레싱을 고정할 목적으로 이용되며 어떤 붕대법이든 처음 시작과 마지막은 환행대를 한다. 동일 부위를 수차 돌려 감는다.

305 8자대(8자붕대, figure-eight turns) : 드레싱 고정, 압박 고정, 부분고정, 보조 목적으로 이용하며 손과 손가락, 몸과 사지의 연결점, 발꿈치, 팔꿈치 등 관절이나 돌출부에 이용한다.

정답　296 ①　297 ④　298 ①　299 ⑤　300 ②　301 ④　302 ⑤　303 ③　304 ④　305 ③

2 Testing 기본 간호

해 설

306 붕대 감을 때의 주의점
- 목적에 맞는 붕대를 골라 말단부로부터 체간을 향해 감는다.
- 붕대를 감을 부위 중 말단 부위(예 손가락, 발가락), 색깔, 감각, 온도, 부종을 관찰하기 위하여 노출시킨다(청색증은 순환장애를 의미한다).
- 압박이 균등하게 가해지도록 감으며 뼈돌출 부위와 오목한 부위는 솜을 대어 주어 균일한 압박이 가해지도록 한다.
- 가능한 한 체간보다 높게 하거나 든 상태에서 붕대를 적용하여 정맥울혈과 부종을 경감시킨다.
- 특히 상처 위에서 붕대를 감기 시작하거나 끝내지 않도록 한다.
- 붕대는 고루 감되 너무 단단하거나 느슨하게 감지 않는다.

307 바인더 사용 시 주의해야 할 일반적 지침
- 바인더는 견고하고 균일한 압박이 가해지도록 착용한다.
- 바인더는 움직이거나 적용 피부 표면에 마찰이 없도록 고정시켜야 한다.
- 바인더 밑의 피부 표면을 자주 관찰하여야 한다.
- 바인더 말단 부위의 신경, 맥관 상태는 자주 사정하여야 한다.
- 바인더가 불편을 주면 즉시 제거하거나 다시 고쳐 착용하여야 한다.

308 석고 붕대를 적용할 때 뼈 돌출 부위를 솜·스펀지 등으로 감싸 주는 일차적인 이유는 환부의 압박을 예방하기 위해서이다.

309 석고 붕대 환자의 간호 시 의사나 간호사에게 보고해야 할 증상 : 석고 붕대 징후로 장기적인 오심, 반복되는 구토, 복부 팽만, 막연한 복통이 나타나는데, 특히 발톱의 청색증, 동통 및 부종, 피부의 차고 저리는 증상, 피부의 무감각증 등은 의사나 간호사에게 바로 보고해야 한다. 또한 석고 붕대 주위에 열감이 있거나 이상한 냄새가 나면 감염을 의심해 보도록 한다.

---

306 붕대법 적용 시 특히 주의할 사항으로 옳은 것은?
① 상처 위에서 붕대를 감기 시작하거나 끝내지 말아야 한다.
② 안전성을 위해 붕대의 폭은 가능한 한 넓은 것이 좋다.
③ 상처 부위는 더욱 두껍게 감는다.
④ 붕대를 감기 시작할 때는 굵은 부분부터 시작한다.
⑤ 붕대는 단단히 여러 번 감아 풀어지는 일이 없어야 한다.

307 상처를 입은 환자에게 바인더를 사용할 때 주의해야 할 사항으로 옳지 않은 것은?
① 바인더가 움직이거나 피부 표면에 마찰이 없도록 고정시켜야 한다.
② 피부 표면을 자주 관찰하고 말단 부위의 감각을 자주 사정한다.
③ 견고하고 균일한 압박이 가해지도록 착용한다.
④ 한 번 착용하면 동일한 압박을 주기 위하여 고쳐 착용하지 않는다.
⑤ 바인더가 불편하면 즉시 제거하도록 한다.

골절 간호 돕기

308 석고 붕대를 적용할 때 먼저 뼈 돌출 부위에 스펀지나 솜으로 감싸 주는 일차적인 이유로 옳은 것은?
① 환부의 동통(통증)을 완화시키기 위함이다.
② 돌출 부위의 압박을 예방하기 위함이다.
③ 환자에게 정신적 안정을 주기 위함이다.
④ 그 부위를 건조하게 유지하기 위함이다.
⑤ 환자에게 안위를 제공하기 위함이다.

309 석고 붕대를 한 환측에 말단 무감각증을 호소할 때 간호조무사 역할로 옳은 것은?
① 영양을 공급시킨다.
② 혈액순환을 돕기 위해 마사지나 보온을 한다.
③ 석고가 마르면 곧 없어진다고 말한다.
④ 적당히 석고를 받쳐 주고 체위 변경을 시킨다.
⑤ 간호사나 책임간호사에게 보고한다.

Basic Skills for Nursing Practice

Nursing Examination

310 척추 골절로 인해 체간부 석고를 한 환자에게 주의 깊은 관찰과 문진을 통해 확인해야 할 증상으로 옳은 것은?

① 부종
② 체온 상승
③ 감각 이상
④ 복부 팽만
⑤ 두통

311 하지에 석고 붕대를 한 환자에게 순환장애가 예상되는 발가락의 부종을 감소시키기 위한 간호로 옳은 것은?

① 석고 붕대 위에 얼음주머니를 놓아 준다.
② 가느다란 도구로 피부를 긁어 준다.
③ 석고 붕대한 부위의 혈액순환을 원활히 하기 위해 더운물에 담근다.
④ 석고 붕대한 부위를 심장 부위보다 높게 한다.
⑤ 손가락이나 발가락을 움직이지 못하게 한다.

312 고속도로 상에서 추돌사고로 경추 손상을 입어 입원하여 견인하고 있는 회사원 A씨에게 필요한 간호로 옳은 것은?

① 근육 위축의 예방을 위해 목의 능동운동 장려
② 붕대법으로 손상 부위 고정
③ 장의 연동운동 촉진 및 욕창 예방을 위한 피부 간호
④ 골절 시 발가락을 못 움직이게 고정시킴
⑤ 목을 높여줌

313 내부 고정(Internal fixation)에 대한 설명으로 옳은 것은?

① 금속판 핀이나 나사를 이용하여 정복된 골절을 고정하는 것이다.
② 부동이 불가피하므로 욕창이 발생할 수 있다.
③ 연조직을 부동시키는 것이다.
④ 단순 골절 시에 시행한다.
⑤ 내부 고정 후에는 골격 견인이 필요하다.

수술 간호 돕기

314 환자 및 의사나 병원 측을 보호하기 위하여 수술 동의서를 작성하여야 한다. 이 수술 동의서에 포함되는 내용으로 옳지 않은 것은?

해 설

310 척추 골절로 인해 체간부 석고를 한 환자에게는 석고로 인해 복부가 조여서 장 운동이 원활하지 않아 복부 팽만이 올 수 있기 때문에 주의 깊게 관찰해야 한다.

311 석고 붕대 적용 후 관리
- 석고 붕대한 후 뼈가 돌출된 부위는 베개를 대어 주고, 석고 붕대한 부위를 심장보다 높게 한다.
- 석고 붕대한 부위의 근력 강화운동과 모든 관절의 관절 운동 범위 내에서 운동을 시행하고 가능한 한 혼자서 일상생활을 하도록 한다.
- 석고 붕대 주변의 피부를 깨끗이 하고 로션 등을 발라 피부를 보호하며, 석고 붕대를 깨끗이 유지하고 물에 젖지 않도록 한다.

312 경추 손상 견인 환자의 간호
- 욕창 예방을 위한 피부 간호
- 장의 연동 운동 촉진을 위한 복부 마사지 실시
- 배설 간호 시 상행성 감염에 주의
- 섬유질과 수분 섭취로 변비를 예방
- 핀이 꽂힌 부위를 잘 관찰하고 부분적으로 관리

313 내고정(내부 고정)의 정의 : 골절 부위의 고정만으로는 접골(union)이 불가능할 경우 금속판 핀을 이용하여 골격을 지지하는 것이다.

314 수술 동의서의 포함 내용 : 환자의 현재 상태, 수술의 목적 및 효과, 수술 과정 및 방법, 수술 부위 및 추정 소요 시간, 발현 가능한 합병증(후유증)의 내용 및 대처 방법, 수술 관련 주의 사항(수술 후 건강 관리에 필요한 사항), 수술 방법 변경 및 수술 범위 추가 가능성, 대안적 치료

Testing
기본 간호

해설

315 수술 전 환자 교육의 이유 : 수술 전 환자 교육을 하는 가장 큰 이유는 수술 후 합병증을 예방하여 효과적인 간호를 하기 위해서이다(금식교육, 수술 후 조기 이상 교육 등).

316 수술 전 진단적 검사 : 진단을 위한 검사로서 혈액 검사, X선 촬영, 조직 검사, Bun/cr 검사(신장 기능 검사) 대소변 검사 등 여러 가지가 있다. 간호사(간호조무사)는 검사에 대한 일반적 지식을 가지고 환자에게 검사의 목적을 설명하고 검사물을 정확한 방법으로 채취하게 한다.

317 수술 전 환자 교육 : 수술 후 합병증을 예방하고 빨리 회복할 수 있도록 수술 전에 환자에게 여러 가지를 교육(예 금식, 수술 후 조기 이상 등)한다.

318 수술 전날 저녁의 식사 : 보통 소화되기 쉬운 음식을 제공한다. 수술 전날 밤 10시 이후부터는 수분이나 음식을 구강으로 섭취하는 것을 일체 금한다. 마취 중이나 수술 도중에 구토로 인해 위 내용물이 기도로 넘어가 폐합병증의 원인이 되기도 하며 토물이 기도를 막아 질식할 우려가 있기 때문이다.

① 대안적 치료　　　② 수술 합병증
③ 수술 범위와 관련 위험성　④ 담당 간호사의 서명
⑤ 환자의 현재 상태

315 수술 전 환자 교육을 하는 가장 큰 이유로 옳은 것은?

① 수술로 인한 불안감을 제거하기 위해
② 병원과 의료팀에게 신뢰감을 갖도록 하기 위해
③ 의료진을 믿게 하기 위해
④ 수술 후 합병증 예방과 효과적인 간호를 위해
⑤ 수술에 관한 충분한 지식을 갖도록 하기 위해

316 수술 전에 수술 대상자의 신장 기능을 확인하기 위한 검사로 옳은 것은?

① BUN / cr 검사　　② 공복 혈당 검사
③ 프로트롬빈 시간 검사　④ 전혈구 검사
⑤ 혈청, 전해질 검사

317 수술 전날에는 관장, 삭모 등을 실시해야 한다. 수술 전 환자 지도로 옳은 것은?

① 수술 중 위험성에 대한 설명을 한다.
② 화장실 사용법 등 입원 안내를 한다.
③ 수술비 수납이나 의무기록 발행 절차에 대해 설명한다.
④ 48시간 절대안정을 설명한다.
⑤ 조기 이상에 대하여 설명을 한다.

318 50대 중반의 직장인 J씨는 수술 전날 저녁 10시부터 금식(NPO)이 시행되었다. 환자 J씨에게 금식을 시키는 이유로 옳은 것은?

① 수술 중 대변이 배설될 우려가 있기 때문이다.
② 전신 마취의 영향으로 위궤양이 올 수 있기 때문이다.
③ 수분 섭취를 제한하여 체중을 감량시켜야 하기 때문이다.
④ 마취나 수술 중에 구토물이 기도로 흡인될 우려가 있다.
⑤ 수술 중에는 소화가 지연되기 때문이다.

319 수술 전에는 청결(배출) 관장을 실시하는데, 수술 전 관장에 대한 설명으로 옳은 것은?

① 보통 금식시키고 바로 실시한다.
② 수술 전날 저녁에 차가운 비눗물 관장을 한다.
③ 관장 시 슬흉위(무릎가슴 자세)를 취한다.
④ 마취로 인해 괄약근(조임근)이 이완되어 수술 중에 배변되는 것을 방지한다.
⑤ 보통 좌약을 사용한다.

320 수술 전 삭모 시 면도날의 방향은 털의 방향과 동일한 방향으로 한다. 수술 부위 삭모에 대한 설명으로 옳지 않은 것은?

① 수술 부위 감염 예방을 위하여 삭모한다.
② 절개할 부위만 삭모하도록 한다.
③ 삭모 부위를 정확하게 알아 둔다.
④ 면도기는 30~45° 각도로 피부에 대고 삭모한다.
⑤ 삭모 시 따뜻한 물과 비누를 이용한다.

321 수술 전 환자의 의치는 제거 후 보호자가 관리하는데 수술 전에 의치를 제거하는 이유로 옳은 것은?

① 수술 전 입안 소독을 위해서
② 기도로 넘어가 질식할 우려가 있기 때문
③ 마취 후 분실되기 쉬우므로
④ 의치가 파손되기 쉬우므로
⑤ 개구기 삽입 시 불편하므로

322 수술 당일 환자 준비로 옳은 것은?

① 프라이버시를 위해 속옷을 얇게 입고 그 위로 수술 가운을 입는다.
② 의치를 제거하여 휴지에 싸서 보관한다.
③ 머리핀을 꽂아 머리를 가지런히 정돈한다.
④ 귀중품은 분실하지 않도록 몸에 지니도록 한다.
⑤ 손톱이나 발톱의 매니큐어를 지우도록 한다.

323 위암으로 입원한 남성에게 수술을 위해 전신 마취를 실시하였다. 수술 전 후 알맞은 간호 보조 방법은?

① 수술 시 삭모는 최대한 넓은 부위를 준비한다.
② 수술 후 회복을 위해 짧은 호흡을 하도록 한다.
③ 부종 예방 탄력 스타킹을 24시간 착용하게 한다.
④ 통증 감소를 위해 체위 변경은 삼간다.

해설

319 수술 전 관장 : 관장은 보통 수술 수시간 전에 시행하며 수술 중 마취로 인해 조임근이 이완되어 배변함으로써 수술 부위를 오염시키는 것을 막아 준다. 비눗물이나 수용성 윤활제 관장 시 체위는 심즈 자세가 이상적이며 관장액의 온도는 40.5℃로 준비하되 튜브 삽입 동안 입을 벌리고 숨을 쉬게 한다.

320 수술 전 삭모(피부 준비) 시 유의 사항
- 수술 환부의 감염 위험을 줄이기 위해 삭모를 실시한다.
- 피부 준비 부위는 수술 부위보다 넓고 길게 잡아야 한다.
- 면도기는 30~45° 각도로 피부에 대고, 털이 난 방향으로 민다.
- 상처가 나지 않도록 주의하며 따뜻한 물과 비누를 사용한다.

321 수술 전 의치 제거 : 의치나 부분적 의치는 제거하여 그릇에 넣어 귀중품과 같이 보호자가 보관한다. 이것은 목에 의치가 막혀 호흡 기능의 장애(기도로 넘어가 질식할 우려)가 나타날 수 있기 때문에 이를 막기 위함이다.

322 수술 날 아침의 간호
- 피부 준비가 끝나면 손톱에 매니큐어를 지운다.
- 의치는 제거하여 그릇에 넣어 귀중품과 같이 보호자가 보관한다.
- 금식을 확인하고 속옷을 벗긴 뒤 수술 가운을 입힌다.
- 수술 부위 감염 예방을 위해 베타딘으로 피부 소독을 실시한다.
- 머리핀은 빼고, 긴 머리는 갈라 묶어 단정하게 해준다.

323 수술 전 배뇨 : 수술실로 옮겨가기 직전에 전신 마취 시에는 유치 도관(유치 도뇨관)을 삽입하고, 국소 마취 시에는 소변을 보아 방광을 비우도록 한다. 수술 중 소변을 보아 주변 조직을 오염시키지 않게 하는 것은 물론 복강 내 수술을 하는 경우 수술하는 의사의 시야를 넓혀 주며 방광이 소변으로 팽창되어 있어 수술할 때 방광이 손상받을 위험을 예방하기 위함이다.

정답 315 ④ 316 ① 317 ⑤ 318 ④ 319 ④ 320 ② 321 ② 322 ⑤ 323 ⑤

Testing 2 기본 간호

해설

324 수술을 위한 준비로 투약은 의사의 지시에 따라 선택된다. 대체로 데메롤 또는 모르핀은 환자를 이완시키고 졸음이 오게 하여 긴장감을 완화시키고, 아트로핀은 구강 및 호흡기의 점액 분비를 감소시키고 기관지 근육의 이완을 위하여 사용한다.

325 수술 전 투약
- 아트로핀의 투약 목적 : 호흡기계 분비물 억제와 호흡기계 합병증을 예방하기 위함이다.
- 리도카인의 투약 목적 : 국소 마취를 위해 사용되는 약품이다.
- 모르핀·데메롤의 투약 목적 : 수술 전 불안, 공포, 스트레스를 제거하고 마취 상태를 쉽게 유도하기 위함이다.

326 수술 날 환자 운반 : 운반차로 운반하되 간호조무사는 환자의 머리 쪽에 선다.

327 전신마취 : 신체 부분의 조작을 쉽게 하기 위해 대상자의 근육을 이완시키며, 모든 감각과 의식을 상실시킨다. 넓은 부위의 조직을 다루는 복잡한 시술을 할 때 이용한다. 전신마취제 투여 시는 반드시 환자의 기도 유지를 우선 확보한다.

328 수술 후 기구를 세어 보는 이유 : 수술이 끝나고 기구를 확인해 보는 이유는 수술 중에 기구나 거즈 등이 실수로 인해 복강 내로 들어가 위험을 초래할 수 있기 때문이다.

⑤ 수술실로 가기 전에 유치 도뇨관(도관)을 삽입한다.

324 흡입 마취를 시행할 때 구강 및 호흡기관의 점액 분비, 즉 기관지 분비물의 억제, 장 연동운동의 감소, 기관지 근육의 이완을 위하여 사용하는 약물로 옳은 것은?

① 리도케인
② 모르핀
③ 코케인
④ 데메롤
⑤ 아트로핀

325 수술 전 투약 시 데메롤(Demerol)을 사용하는 이유로 옳은 것은?

① 세균을 억제하기 위해
② 활력 징후를 안정시키기 위해
③ 마취 사고를 예방하기 위해
④ 금식으로 인한 배고픔을 완화시키기 위해
⑤ 외과적 마취 상태를 쉽게 유도하기 위해

326 전신 마취 수술 환자 김씨를 병동에서 수술실로 이동시키고자 한다. 이 때의 이동 방법으로 옳은 것은?

① 걸을 수 있으면 혼자 걸어도 된다.
② 운반차에 태워 보호자와 같이 보낸다.
③ 운반차로 운반하되 간호조무사는 환자의 머리 쪽에 선다.
④ 바퀴의자로 운반한다.
⑤ 부축하여 함께 걸어간다.

327 전신 마취 환자에게 가장 중요한 간호로 옳은 것은?

① 소화기 합병증의 예방
② 봉합 부위의 빠른 회복
③ 순환기 합병증의 예방
④ 환자의 안정
⑤ 기도 유지, 호흡기 합병증의 예방

328 수술이 끝나고 기구를 세어 보는 이유로 옳은 것은?

① 가끔 수술 기구를 잘 잃어버리기 때문이다.
② 수술 중에 사용한 기구나 거즈가 인체 내에 남아 있는지 확인하기 위해서이다.
③ 사용된 기구와 물품을 절차에 따라 처리하기 위해서이다.
④ 분실되면 변상해야 하기 때문이다.

⑤ 수술 기구의 이상 유무를 파악하기 위해서이다.

329 수술 후 회복실에서 병실로 돌아온 환자의 순환 상태가 회복되는지를 관찰할 수 있는 자료로 옳지 않은 것은?

① 체온
② 소변
③ 혈압
④ 의식 상태
⑤ 맥박

330 마취 회복기 수술실에서 환자가 돌아왔을 때 기도를 유지하는 방법으로 옳은 것은?

① 상체를 올린다.
② 트렌델렌부르크 자세를 취한다.
③ 산소를 주입시킨다.
④ 아래 턱을 바짝 잡아올려 앞으로 밀어 올린다.
⑤ 카테터를 삽입시킨다.

331 수술 후 의식이 없는 환자의 머리를 한쪽으로 돌려 눕히는 이유로 옳은 것은?

① 심호흡을 용이하게 하기 위해
② 기침을 하게 하기 위해
③ 편안을 도모하기 위해
④ 마취에서 빨리 깨게 하기 위해
⑤ 분비물 흡인을 예방하기 위해

332 마취 회복기 때는 호흡곤란, 수술 부위의 출혈, 활력징후를 관찰해야 한다. 전신 마취 수술 후의 간호로 옳은 것은?

① 하루 동안은 수면을 취하게 한다.
② 움직임을 최소화한다.
③ 심호흡과 체위 변경을 실시한다.
④ 활력징후를 1일 4회 측정한다.
⑤ 보리차부터 시작하여 미음, 죽 순서로 제공한다.

333 수술 후 의식이 완전히 돌아온 후에 가장 많이 쓰이는 환자의 체위로 옳은 것은?

① 심스위
② 복위(복와위)

해 설

329 수술 후 환자의 순환 회복이 잘 되고 있는지 관찰하기 위한 지표로는 혈압, 체온, 소변, 피부색, 맥박, 중심정맥압(CVP) 등이 있다.

330 수술실에서 회복실로 환자가 돌아왔을 때 기도를 여는 방법은 아래턱을 바짝 잡아 올려 앞으로 밀어내면 된다.

331 수술 후 의식 상태 : 회복실에서 어느 정도 의식이 깬 상태로 돌아오는 것이 일반적이지만 간단한 수술인 경우 회복실을 거치지 않고 바로 병실로 올 수 있다. 이 경우 환자가 의식이 있는지 확인하기 위해 현재 환자가 있는 곳, 이름 등을 질문해 본다. 특히 의식이 불완전한 상태에서는 입안에 든 분비물을 흡입하여 기도를 막을 수 있으므로 환자의 머리를 옆으로 돌려 놓아주며 고여 있던 점액을 입 밖으로 흘러나오게 한다.

332 전신마취 수술 후 간호
- 기침과 심호흡 연습 : 수술 후 허탈된 폐를 팽창시키는 데 도움이 되고 수술 후 합병증인 폐렴이나 무기폐를 예방한다.
- 체위 변경 : 정맥울혈과 호흡계 합병증을 예방하는 데 도움을 준다.
- 사지 운동 : 혈전 정맥염 같은 순환계 합병증과 소화계 가스 팽만을 감소시킬 수 있다.
- 기타 : 활력징후의 측정, 금식 상태 유지, 의식 상태 확인 등

333 수술 후 체위 : 수술 후 환자가 의식이 없는 동안은 앙와위를 취해 주고 머리는 옆으로 돌려 놓도록 한다. 환자가 의식을 회복하면 보통은 반좌위(파울러 자세)를 취해 준다.

Testing 2 기본 간호

해설

334 수술 후 합병증 예방: 환자가 완전히 의식을 회복한 후에는 심호흡과 병 불기, 기침, 체위 변경 등을 하게 하여 무기폐나 호흡계 합병증을 예방하고 가래(객담)가 잘 배출되도록 해준다.

335 수술 후 환자에게 심호흡을 권장하고 수분 섭취를 장려하는 이유는 가래(객담) 배출을 위해서이다.

336 문제 334번 해설 참조

337 수술 후 심호흡 격려: 전신마취 후 환자 간호의 가장 중요한 점은 호흡계 합병증을 예방하는 일이다. 심호흡은 기체 교환을 촉진시켜 순환을 증가시키고 폐 확장을 도울 뿐 아니라 효과적인 기침을 유도하여 가래 배출에 유용하며 무기폐와 폐렴과 같은 폐 합병증을 예방한다.

338 수술 후 조기 이상: 대개 외과 환자(예 위 및 복부 수술 환자)는 수술 후 24~48시간 내에 침대에서 일어나도록 권장하고 있다. 조기 이상을 장려하는 이유는 수술 후 호흡계·순환계 합병증을 예방하기 위함이다. 조기 이상은 장운동을 증진시키고 기관지 분비물 배출에 도움을 준다. 또한 신체 활동을 활발하게 함으로써 복부 팽만증, 폐렴, 혈전 정맥염 등을 예방할 수 있다.

---

③ 절석위(골반내진 자세)　　④ 파울러 자세
⑤ 앙와위

334 전신 마취로 수술을 받은 환자의 호흡기 합병증 예방에 도움이 되는 방법으로 옳은 것은?

① 부동 자세, 절대안정, 금식
② 심호흡, 고탄력 양말 착용
③ 식사요법, 조기 이상, 케겔 운동
④ 심호흡, 병 불기, 기침, 체위 변경
⑤ 하지 운동, 기침, 절대안정

335 수술 후 환자에게 수분 섭취와 심호흡을 권장하는 이유로 옳은 것은?

① 동통 완화를 위해　　② 혈압을 낮추기 위해
③ 의식 회복을 위해　　④ 객담(가래) 배출을 위해
⑤ 심장의 기능을 촉진시키기 위해

336 위 절제술을 한지 3일 된 50세의 여성이 수술 부위 통증으로 인해 전혀 움직이지 않고 얕은 호흡을 하고 있으며, 구강 체온이 38.3℃로 측정되었다. 이에 대한 간호로 옳은 것은?

① 심호흡 및 기침을 통해 객담(가래) 배출을 증가시킨다.
② 감염 징후가 있다는 것을 의사에게 알려서 항생제를 처방하게 한다.
③ 적어도 2시간마다 다리 운동을 격려한다.
④ 삽입된 비위관(코위관)을 제거한 후 구강으로 수분을 공급한다.
⑤ 정맥으로 수액 공급을 증가시킨다.

337 전신 마취로 수술한 환자에게 심호흡과 조기 이상을 강조하는 이유로 옳은 것은?

① 심폐혈관계의 빠른 회복을 위함이다.
② 소화를 돕기 위함이다.
③ 환자의 기분 전환을 위해서이다.
④ 환자의 안정을 도모하기 위함이다.
⑤ 수술 부위 감염을 예방하기 위함이다.

338 조기 이상(early ambulation)이 가능한 환자로 옳은 것은?

① 심장 수술 환자　② 복부 수술 환자
③ 쇼크 환자　④ 내출혈 환자
⑤ 수술 봉합이 불완전한 환자

339 최 간호조무사는 수술 환자들의 병실을 방문하면서 환자들의 간호를 돕고 있다. 이때 조기 이상을 격려하여 혈전(성) 정맥염과 호흡계 합병증을 예방할 수 있는 환자로 옳은 것은?

① 양안 안구적출술 환자　② 위 수술 환자
③ 봉합이 불완전한 환자　④ 뇌종양 환자
⑤ 뇌출혈 환자

340 편도 절제술 환자의 식사로 옳은 것은?

① 일반 식사　② 고단백질 식사
③ 찬 유동식 또는 연식　④ 고탄수화물 식사
⑤ 따뜻한 유동식 또는 연식

341 충수(돌기)염 환자 수술 후 심호흡을 권장하는 이유로 옳은 것은?

① 통증을 완화시켜 주기 위하여
② 가스(기체) 교환으로 폐 확장을 돕기 위하여
③ 혈전(성) 정맥염을 예방하기 위하여
④ 장운동을 촉진시켜 주기 위하여
⑤ 수술 부위의 상처 회복 촉진을 위하여

342 수술 후 환자에게 체위 변경과 조기 이상을 격려하는 가장 큰 이유로 옳은 것은?

① 소화를 돕기 위함　② 환자의 안정 도모
③ 수술 부위 감염 예방　④ 환자의 기분 전환
⑤ 수술 후 호흡계·순환계 합병증 예방

343 위 절제술을 받은 53세 남성에게 적어도 2시간마다 다리 운동을 하도록 권장하고 있다. 어떤 합병증을 예방하기 위한 것인가?

① 마비(성) 장폐색　② 탈수
③ 혈전(성) 정맥염　④ 무기폐
⑤ 방광 팽만

해설

339 문제 338번 해설 참조

340 편도 절제술 환자는 찬 유동식이나 연식을 먹이도록 하며, 수술 부위 출혈과 부종을 줄이기 위해 얼음 칼라를 적용한다.

341 문제 337번 해설 참조

342 수술 후 체위 변경 : 적어도 매 2시간마다 체위 변경을 해야 하며 그 목적은 동통 및 욕창 방지와 조속한 회복, 폐와 순환계 합병증을 예방하기 위해서이다. 체위 변경 시에 환자의 전신 상태를 관찰하고 마사지 등의 간호를 한다.

343 수술 후 합병증 예방
- 금식 : 마비성 장폐색 예방
- 수화 : 탈수 예방
- 조기 이상 : 호흡계, 순환계, 비뇨계, 위장관계, 근골격계 합병증 예방
- 다리 운동 및 항혈전 스타킹 착용 : 혈전 정맥염 예방
- 심호흡 및 기침 : 호흡계 합병증 예방

정답　334 ④　335 ④　336 ①　337 ①　338 ②　339 ②　340 ③　341 ②　342 ⑤　343 ③

Testing 2 기본 간호

해설

344 수술 후 호흡기계 합병증과 간호
- 주 합병증 : 무기폐, 기관지염, 기관지폐렴, 대엽성 폐렴, 침강성 폐렴, 늑막염, 폐색전증
- 예방적 간호 중재 : 체위 변경, 기침, 심호흡, 기도 유지, 적당한 수분 투여, 조기 이상

345 내출혈 : 내출혈은 수술 후 환자의 피부가 창백해지고 맥박이 빨라지며 혈압이 떨어지는 증상을 보인다. 예 맥박이 112회/분, 혈압이 80/50mmHg인 경우

346 섬유소에 의한 방어벽 형성 : 백혈구 증가나 포식작용(식균작용)과 마찬가지로 섬유소는 방어벽 또는 그물을 형성하여 감염과 염증이 더욱 확대되는 것을 저지하는 중요한 역할을 한다.

347 국소 증상으로는 4대 증상인 열감(국소적 발열), 발적, 동통(통증), 종창(부종, 부기)과 기능상실(기능장애) 및 수의적 운동 제한이 있다.

348 의사소통을 방해하는 요인 : 허위로 안심시키기, 판단적 설명, 방어적인 반응, 비판적인 반응, 의견 제고, 탐색적이고 시험적 및 도전적인 반응, 주제의 부적절한 변경, 환자와 동의하지 않음 등

349 난청 환자와 대화하는 방법
- 밝은 방에서 입술을 천천히 움직이면서 입 모양을 볼 수 있도록 환자의 눈을 보며 정면에서 간단히 이야기한다.
- 어깨를 두드리거나 눈짓으로 신호를 주면서 이야기를 시작한다.
- 입 모양으로 이야기를 알 수 있도록 입을 크게 벌리며 정확하게 말한다.
- 몸짓, 얼굴 표정 등으로 이야기 전달을 돕는다.
- 말의 의미를 이해할 때까지 되풀이하고 이해했는지 확인한다.
- 보청기를 착용할 때는 입력은 크게, 출력은 낮게 조절한다.
- 환자의 의사소통 유형을 미리 숙지하고, 차분하게 말을 알아듣도록 한다.

---

344 전신 마취로 수술한 환자의 호흡계 합병증 예방을 위한 간호로 옳은 것은?
① 절대안정, 기침, 조기 이상 ② 심호흡, 금식, 기침
③ 조기 이상, 금식, 심호흡   ④ 기침, 심호흡, 조기 이상
⑤ 조기 이상, 금식, 절대안정

345 수술 후 환자의 피부가 창백해지고 맥박이 빨라졌으며 혈압이 떨어졌을 때 의심할 수 있는 것은?
① 종창   ② 염증
③ 종양   ④ 내출혈
⑤ 감염

346 방어벽 또는 그물을 형성하여 감염과 염증이 더욱 확대되는 것을 저지하는 중요 역할을 하는 것은?
① 방어세포   ② 백혈구
③ 적혈구   ④ 삼출액
⑤ 섬유소

347 인체의 손상으로 인하여 우리 몸 조직에서 나타나는 국소 반응 염증 시에는 국소적 증상과 전신적 증상이 있다. 염증의 국소적 4대 증상으로 옳은 것은?
① 두통, 발열, 발적, 종창   ② 기능 장애, 발열, 발적, 종창
③ 종창, 발진, 발열, 통증   ④ 발열, 종창, 통증, 괴저
⑤ 발적, 발열, 종창, 통증

348 의사소통을 방해하는 요인으로 옳은 것은?
① 반영적 질문의 사용   ② 개방적 질문과 진술 사용
③ 대화의 실마리를 제공 ④ 대화 내용 요약
⑤ 판단적 설명

349 청각 장애가 있는 환자와의 의사소통 방법으로 옳은 것은?
① 빠른 속도로 정확하게 말한다.
② 소리치듯 크게 말한다.
③ 환자의 뒤에서 크게 말한다.
④ 정면에서 눈을 보며 또박또박 말한다.

⑤ 조용한 목소리로 속삭이듯 말한다.

350. 시각 장애 환자와의 의사소통 방법으로 옳은 것은?
① 촉각만으로 의사소통을 한다.
② 환자의 정면에서 큰소리로 이야기한다.
③ 지시대명사를 사용하여 말한다.
④ 복잡한 언어를 사용하고 빠르게 말한다.
⑤ 사물의 위치를 시계 방향으로 설명한다.

351. 주의력 장애 환자와의 의사소통 방법으로 옳은 것은?
① 빠르게 큰소리로 반복한다.
② 가능한 한 눈맞춤을 피한다.
③ 추상적 용어를 사용하여 말한다.
④ 사람이 많이 있는 공간에서 이야기한다.
⑤ 명확하고 간단하게 설명한다.

352. 치매 환자와 의사소통 시 지켜야 할 기본원칙으로 옳은 것은?
① 간단하고 명료하게 반복적으로 설명한다.
② 말 이외의 다른 신호는 사용하지 않도록 한다.
③ 한 번에 여러 가지 내용을 전달하도록 한다.
④ 난폭한 행동에 대비해 멀리 떨어져서 대화한다.
⑤ 인지기능이 저하된 상태이므로 어린아이 대하듯 한다.

투약 돕기

353. 투약을 실시할 때는 약의 특성에 따른 투약 지침을 반드시 지켜야 한다. 투약 지침에 대한 사항으로 옳은 것은?
① 모르핀 투여 전 맥박을 측정한다.
② 헤파린은 피하주사 후 문지른다.
③ 인슐린은 주사 부위를 바꿔가며 피하주사한다.
④ 인슐린 바이알 혼합 시 손으로 흔들어준다.
⑤ 강심제 투여 후 호흡수를 측정한다.

354. 경구약 처방을 투약하려 할 때 속이 안 좋다며 투약을 거부한다면

해설

350 시각 장애 환자와 대화하는 방법
- 환자의 정면에서 이야기하며, '여기, 이쪽' 등의 지시대명사를 사용하지 않고 사물의 위치를 정확히 시계 방향으로 설명한다.
- 환자가 이해할 수 있는 언어를 사용하고 천천히 정확하게 말한다.
- 이미지가 잘 떠오르지 않는 형태나 의류 등은 촉각으로 이해시킨다.

351 주의력 장애 환자와 대화하는 방법
- 환자와 눈을 맞추고, 메시지를 천천히, 조용히 반복한다.
- 명확하고 간단하게 단계적으로 제시한다.
- 목표를 인식하고 단순한 활동을 먼저 제시한다.
- 주의력에 영향을 주는 환경적 자극을 최대한 줄인다.
- 환자의 특성에 대하여 주위 사람들을 이해시킨다.

352 치매 환자와 대화하는 방법
- 환자의 신체적 상태를 파악하고, 존중하는 태도와 관심을 갖는다.
- 환자의 속도에 맞추고 어린아이 대하듯 하지 않는다.
- 이해 못할 때는 반복적으로 설명하고 환자를 인격적으로 대한다.
- 간단한 단어 및 이해할 수 있는 표현을 사용하도록 한다.
- 환자에게는 한 번에 한 가지씩 일을 하도록 설명한다.
- 가까운 곳에서 얼굴을 마주보고 말하며, 환자가 이해할 수 있도록 말한다.
- 환자와 논쟁을 하지 않도록 한다.

353 투약 지침
- 약물은 항상 적절한 음료와 함께 투약한다.
- 거품이 이는 분말이나 정제는 물이나 주스에 녹인 후 투약한다.
- 시럽 투약 후 바로 음료를 주지 않는다(시럽은 구강 점막에 국소적 효과를 지님).
- 강심제 투여 시 맥박수(60회 이하)의 변화를 측정한다.
- 인슐린은 투여 부위를 바꿔 가며 주사해야 한다.

354 환자가 약을 거부하였거나 투여할 수 없을 때는 간호사와 의사에게 그 사유를 보고하고 차트에 기록한다.

Testing
2 기본 간호

해설

355 약물 투여 시 5가지 원칙(5 Right) : 정확한 약물(Right drug), 정확한 용량(Right dose), 정확한 경로(Right route), 정확한 대상자(Right client), 정확한 시간(Right time)

356 투약 시 일반적인 주의 사항
- 한 병에서 다른 병으로 약을 옮기지 않도록 한다.
- 물약은 정확하게 따르고, 약을 너무 많이 따랐을 경우 약병에 다시 붓지 않는다.
- 약은 준비한 사람이 투여하고 꼭 지시된 시간 전후 30분 내에 투여한다.
- 약제를 희석시킬 경우 약의 용해 속도(약의 체내 흡수)를 증가시키기 위해서는 미지근한 물에 타서 주도록 한다.

357 경구투약의 장점
- 가장 편리하다.
- 경제적이다.
- 피부를 손상시키지 않는다.
- 안전하다.

358 물약 투여 : 하부 결막낭의 중앙이나 외측 1/3 부위에 처방된 방울수의 약을 떨어뜨린다. 이 때, 눈에 점적기 끝이 닿지 않게 조심한다. 약이 비루관으로 흐르는 것을 방지하기 위해 왼쪽 식지로 눈의 내각을 30~60초 정도 가볍게 눌러 준다.

어떤 조치가 필요한가?

① 의사에게 문의하라고 한다.
② 그대로 두고 나온다.
③ 환자를 위하여 억지로 먹게 한다.
④ 투약을 보류하고 거부하는 이유를 보고한다.
⑤ 처방전을 보여주도록 한다.

355 투약 시 지켜야 할 5가지 원칙으로 옳은 것은?

① 정확한 환자 · 용량 · 유효 날짜 · 약 · 경로
② 정확한 용량 · 환자 · 유효 날짜 · 시간 · 약
③ 환자의 주소 · 유효 날짜 · 시간 · 환자 · 경로
④ 정확한 약 · 시간 · 용량 · 환자 · 경로
⑤ 정확한 시간 · 회사 · 유효 날짜 · 환자 · 경로

356 경구투약 시 주의 사항으로 옳은 것은?

① 준비했다가 투여하지 않은 약은 다시 약병에 넣어 둔다.
② 환자가 투약을 거절할 경우는 침대 테이블에 놓고 온다.
③ 약제를 희석할 경우 약효를 증가시키기 위해 뜨거운 물로 한다.
④ 환자가 요구하면 알약을 가루로 만들어 투약한다.
⑤ 약은 지시된 시간 전후 30분 내에 투약한다.

357 경구투약은 가장 많이 사용하고 있는 투약 방법이다. 이 경구투약의 장점으로 옳은 것은?

① 가장 효과가 빠르다.
② 위장관에 자극을 촉진해 준다.
③ 약물의 치료적 혈중농도를 유지할 수 있다.
④ 피하주사보다 약물의 작용이 빠르다.
⑤ 가격이 저렴하고 투약이 편리하며 안전하다.

358 눈에 물약을 넣을 때의 점적 위치로 옳은 것은?

① 안구 중앙에 떨어뜨린다.
② 상안검의 외각에 떨어뜨린다.
③ 하부 결막낭의 외측 2/3지점에 떨어뜨린다.
④ 하부 결막낭 내각에 떨어뜨린다.
⑤ 하부 결막낭 중앙에 떨어뜨린다.

Basic Skills for Nursing Practice

Nursing Examination

359 결막염으로 안과를 내원한 25세 여성 K씨는 치료를 받은 후 눈 세척 방법에 대하여 설명을 듣고 있다. 눈 세척 방법의 내용으로 옳은 것은?

① 눈 바깥쪽에서 안쪽으로 흐르게 한다.
② 눈동자에 정확하게 세척액을 떨어뜨린다.
③ 눈을 서너번 깜박이게 한 후 시행한다.
④ 안구에 압력을 가하도록 한다.
⑤ 안검을 벌리고 눈 안쪽에서 바깥쪽으로 용액이 흐르게 한다.

360 모유 수유하는 경우 안약 성분이 전신으로 흡수되는 것을 예방하기 위한 방법으로 옳은 것은?

① 안약 점안 후 눈을 감고 있도록 한다.
② 안약 점안 후 비루관을 30~60초 눌러준다.
③ 안약 점안 후 눈을 감고 눈알을 굴리도록 한다.
④ 반드시 식전에 점안한다.
⑤ 안약 점안 전에 수분을 충분히 섭취한다.

361 안연고를 바를 때는 하부 결막낭의 안쪽에서 바깥쪽으로 투여한다. 안연고 바를 때 주의점으로 옳은 것은?

① 약이 골고루 퍼지도록 약간 문질러 준다.
② 연고를 눈에 넣을 때 눈을 자주 깜빡이게 한다.
③ 연고의 튜브 입구가 눈에 직접 닿도록 한다.
④ 안연고 튜브 입구가 직접 닿지 않게 하고 연고 점안 후 눈을 감고 눈알을 굴려 흡수시킨다.
⑤ 눈동자는 자극을 피하기 위해 굴리지 않도록 한다.

362 3세 미만 소아의 귀에 약물 투여 시 이도를 곧게 하기 위해 귀를 잡아당기는 방향으로 옳은 것은?

① 수평 방향
② 전 상방
③ 전 하방
④ 후 상방
⑤ 후 하방

363 52세의 여성이 귀가 붓고 통증이 심해 이비인후과를 방문하였다. 간호조무사가 처방된 귀 점적 약을 투약할 때 고려할 사항으로 옳은 것은?

① 처방된 약물을 차가운 물에 담가 두어 데워서 점적한다.

해설

359 눈 세척의 방법
- 용액을 37℃로 준비한다.
- 보통 생리식염수나 지시된 세척액을 사용한다.
- 안검을 벌리고 눈 안쪽(내안각)에서 바깥쪽(외안각)으로 용액이 흐르게 한다.

360 문제 358번 해설 참조

361 안연고 바를 때 주의점
- 눈에 연고를 집어넣기 전에 튜브에서 연고를 조금 짜내서 소독솜으로 닦아 버린다.
- 튜브 입구가 눈에 닿지 않게 튜브에서 연고를 길게 짜내면서 하부 결막낭의 내각에서 외각으로 가로 1~2cm 정도 연고를 바르고, 튜브의 방향을 살짝 돌려서 약을 끊는다.
- 환자에게 연고가 골고루 퍼지도록 눈을 감고 안구를 굴리라고 일러 준다.

362 외이도를 똑바르게 하기 위하여 이개를 잡아당겨야 하는데, 아동의 경우 3세 미만은 이수(lobe)를 후 하방(귓바퀴를 아래쪽 뒤쪽으로 잡아당겨서)으로 잡아당기고, 3세 이상 아동과 성인은 후 상방으로 잡아당긴다.

363 점적기 끝을 외이도에 대고 약물을 점적하면 이도를 막고 고막에 손상을 줄 수 있으므로 이도의 1cm 정도 위에서 점적한다.

Testing
기본 간호

해 설

364 코에 약을 넣는 법
- 필요하면 투약 전 코 안의 모든 이물을 제거한다.
- 앙와위로 눕히고 베개를 어깨 밑에 괴어 주어 머리가 침상에 닿게 한다.
- 약을 다 넣을 때까지 삼키지 말라고 환자에게 일러 준다.
- 지시된 양의 약을 사골 상비갑개 중앙을 향해 점적한다.
- 약물이 비강 저부로 떨어지면 입으로 숨을 쉬게 한다.
- 투약 후 약 5~10분간 머리를 낮게 하는 자세로 있게 한다.
- 만약 약이 목으로 흘러내려 쓴맛이 느껴지면 뱉도록 한다.

365 질약 삽입 후 주입된 약이 질 후원개로 잘 흡수되도록 하기 위해서 둔부를 올리고 있도록 한다.

366 주사기 사용 후 처리 방법
- 주사기는 사용 후 곧 빼놓는다.
- 응혈로 달라붙은 주사기는 용혈제에 담가 둔다.
- 피묻은 주사기는 먼저 찬물로 씻는다.
- 손을 다치지 않게 주의한다.

367 주사 투약 시 효과가 빠른 순서 : 정맥주사 → 근육주사 → 피하주사 → 경구투약

---

② 약물을 점적한 후에 면봉으로 이도 내에 있는 귀지를 닦아 낸다.
③ 점적 후 손가락으로 이주(tragus) 부위를 부드럽게 압박하면서 마사지해준다.
④ 약물이 흘러내리지 않도록 점적기 끝을 외이도에 대고 안전하게 점적한다.
⑤ 아픈 귀가 아래쪽으로 가게 한 후에 반듯하게 눕힌다.

364 부비동염으로 입원 치료 중인 환자에게 코약을 점적할 때 옳은 방법은?

① 투약 후 20~30분간 그대로 누워 있게 한다.
② 약물이 비강저부에 떨어지면 코로 숨을 쉰다.
③ 약을 다 넣을 때까지 삼키거나 들이마시지 않는다.
④ 사골의 상비갑개 우측을 향해 점적한다.
⑤ 사골동에 점적할 경우 머리를 과신전시킨 후 약간 머리를 옆으로 돌린 자세를 취한다.

365 질에 약물을 투여한 후 둔부를 올리고 있어야 하는 이유로 옳은 것은?

① 질의 병원균을 한쪽으로 모이게 하기 위해
② 요통을 감소시키기 위해
③ 주입된 약이 질 후원개로 잘 흡수되도록 하기 위해
④ 대상자를 편안하게 해주기 위해
⑤ 대상자의 어지러움증을 완화시키기 위해

366 재사용을 해야 하는 주사기를 사용한 후 처리하는 방법으로 옳은 것은?

① 피묻은 주사기는 더운물로 먼저 씻는다.
② 응혈로 달라붙은 주사기는 용혈제에 담가 둔다.
③ 주사기는 사용 후 생리식염수로 씻는다.
④ 주사기는 사용 후 버리도록 한다.
⑤ 피묻은 주사기는 더운물로 씻은 후 비눗물로 닦는다.

367 주사투약 시 효과가 빠른 순서로 나열된 것은?

① 피하주사 → 정맥주사 → 경구투약 → 근육주사
② 경구투약 → 근육주사 → 피하주사 → 정맥주사
③ 정맥주사 → 피하주사 → 근육주사 → 경구투약
④ 정맥주사 → 근육주사 → 피하주사 → 경구투약
⑤ 근육주사 → 정맥주사 → 경구투약 → 피하주사

Basic Skills for Nursing Practice

Nursing Examination

368 피하주사의 목적으로 옳은 것은?

① 중증 상태나 응급 상태 시 호전을 위해서
② 질병의 진단을 위해서
③ BCG 접종 시 사용하기 위해서
④ 정맥주사보다 신속하게 작용하도록 하기 위해서
⑤ 인슐린 경구약을 투여할 수 없는 환자에게 투약하기 위해서

369 피하주사 후 주사 부위에 마사지를 금지해야 하는 약물로 옳은 것은?

① 헤파린   ② 아트로핀
③ 모르핀   ④ 풍진 백신
⑤ 간염 백신

370 근육주사는 약의 빠른 효과를 기대하면서 정맥으로 주사할 수 없는 약을 주고자 할 때 사용된다. 아동의 근육주사 부위로 흔히 사용되는 곳은?

① 견갑골 부위   ② 삼각근 부위
③ 이두박근 부위   ④ 복부 전면
⑤ 대퇴의 전측면

371 근육주사 부위로 가장 많이 이용되고 있으며 근육이 커서 반복 주사할 수 있는 부위는?

① 대퇴직근   ② 외측광근
③ 복직근   ④ 둔근
⑤ 삼각근

372 소아과 병동에 입원한 4개월 된 영아에게 근육주사를 놓으려고 한다. 이 영아의 근육주사 부위로 옳은 것은?

① 대퇴직근   ② 둔근의 배면
③ 둔근의 복면   ④ 외측광근
⑤ 삼각근

373 주사를 놓으려는 부위에 냉요법을 먼저 실시하고 주사하였다. 냉요법을 실시하는 이유로 옳은 것은?

① 피부 깊숙이 순환을 촉진하기 위해서
② 피부를 무감각하게 하기 위해서

해설

368 피하주사의 목적 : 경구 섭취를 못하는 환자, 소화효소로 인해 약물이 영향받는 것을 방지하고 예방주사, 인슐린, 헤파린 주사 등에 사용하기 위함이다.

369 피하주사의 방법
- 왼손 엄지와 검지로 주사할 부위를 잡아 피하조직을 근육으로부터 집어올린다.
- 피하주사는 45° 각도로 주삿바늘을 삽입한다.
- 바늘이 혈관 속으로 들어갔는지 확인하기 위하여 내관을 뒤로 잡아 당겨 본다.
- 약을 천천히 주입한 후 바늘을 속히 잡아 뺀다.
- 주사한 부위에 소독 솜을 대고 30~60초 동안 가볍게 마사지한다(인슐린이나 헤파린 주사 시에 마사지 하지 않고 눌러 준다).

370 근육주사 부위 : 둔근의 배면과 복면, 삼각근의 중간, 대퇴의 외측광근(주로 영아의 주사 부위)

371 둔근이 근육주사 부위로 가장 많이 이용되는 이유 : 둔근은 근육주사 부위로 가장 많이 이용되고 있는데, 그 이유는 근육이 커서 반복 주사할 수 있고, 신경과 혈관의 분포가 많으며 혈액순환에 자극을 주어 약의 흡수가 잘 되기 때문이다.

372 문제 370번 해설 참조

373 주사 시 냉요법 적용 : 냉요법을 피부에 적용하였을 때 혈관 확장에 의해 야기되는 통증을 경감시켜 피부를 무감각하게 만든다. 근육 이완이나 순환 촉진은 온요법의 효과이다.

2 Testing 기본 간호

해설

374 근육주사의 통증을 줄이기 위한 방법
- 약물은 가능한 한 서서히 주입한다.
- 주사침은 빨리 찌르고 빨리 뽑는다.
- 약물을 뽑은 주사기의 침은 새 것으로 교환한다.
- 주사 부위는 반흔조직이 없는 부위여야 하며, 충분히 문질러 준다.
- 주사 후 통증이나 단단함은 더운물 주머니를 대어 줌으로써 완화시킬 수 있다.

375 근육주사 시 주의 사항
- 근육주사 시 좌골신경, 혈관, 힘줄, 뼈 등에 주의하고 근육 발달 부위를 우선적으로 주사해야 한다.
- 주사 시 피부 소독을 위한 알코올의 농도는 70% 알코올을 사용한다.
- 주삿바늘이 혈관으로 들어가지 않았는지 확인하며, 그 확인 방법은 주사기 내관을 약간 뽑아본다.

376 문제 374번 해설 참조

377 주사 부위에 알코올 솜을 대고 약의 흡수를 위해 문질러 준다. 기관의 규정에 따라 주사기와 바늘을 안전하게 처리한 후 주사한 것을 기록한다.

378 피내주사의 목적: 투베르쿨린 반응이나 알레르기 반응 등 질병의 진단 또는 항생제 등 약물의 과민 반응 검사를 하기 위함이다.

---

③ 혈관 축소로 인해 야기되는 통증을 감소시키기 위해서
④ 주사를 정확한 부위에 놓기 위해서
⑤ 근육을 수축시키기 위해서

374 근육주사 후 환자가 주사 부위의 통증과 주사 부위가 단단하게 뭉쳐 있음을 호소할 때에 가장 먼저 시행해야 할 간호로 옳은 것은?

① 처방을 중지하고 마사지를 하지 말 것을 교육한다.
② 주사 부위에 부목을 대어 준다.
③ 주사 후 나타나는 정상 반응이라고 설명한다.
④ 얼음 주머니를 대어 준다.
⑤ 더운물 주머니를 대어 준다.

375 근육주사 시 주사기 내관을 약간 뽑아 본 후 약물을 주입하는 이유로 옳은 것은?

① 주사기의 내관을 부드럽게 움직이게 하기 위함이다.
② 공기를 집어 넣어 약물이 잘 주입되도록 하기 위함이다.
③ 주삿바늘이 혈관에 들어갔는지 확인하기 위함이다.
④ 주삿바늘이 막혔는지 확인하기 위함이다.
⑤ 주사기 안의 액체를 잘 혼합하기 위함이다.

376 환자에게 근육주사를 주고자 한다. 통증을 줄이기 위한 방법으로 옳은 것은?

① 주사 부위는 살짝 때려 근육이 수축한 상태에서 주사한다.
② 주사침은 서서히 찌르도록 한다.
③ 주사 부위는 절대 문지르지 않는다.
④ 주사 시 환자에게 말을 시키면서 주사한다.
⑤ 약물을 가능한 한 서서히 주입하도록 한다.

377 근육주사 후 주사 놓은 부위를 가볍게 문질러 주는 이유로 옳은 것은?

① 물집이 생기지 않도록 하기 위함이다.
② 지혈시키기 위함이다.
③ 주사가 끝났다는 것을 알리기 위함이다.
④ 약의 흡수를 돕기 위함이다.
⑤ 통증을 줄여 주기 위함이다.

378 페니실린 부작용의 여부, 알레르기 반응 등 약물에 대한 과민 반응 검사, 투베르쿨린 반응 검사, BCG 접종 시에 적용할 수 있는 주사

는?

① 피내주사 ② 피하주사
③ 척수강내주사 ④ 정맥주사
⑤ 근육주사

379 링거주사를 맞으면서 주삿바늘 꽂은 손등 부근이 당기고 따끔거리면서 통증이 나타났다. 정맥주사로 인해 발생된 정맥염의 원인으로 옳은 것은?

① 주사 부위에 모세혈관이 많아서
② 주위의 피하조직으로 약물이 새서
③ 주삿바늘 삽입으로 인한 기계적 손상으로 인해서
④ 주사 부위 세균 감염에 의해
⑤ 약물 주입 속도가 너무 빨라서

380 정맥으로 약물을 주입할 때 IV 세트 내 공기를 배출시키는 이유로 옳은 것은?

① 공기로 인한 색전증을 예방하기 위함이다.
② 공기로 인한 감염을 예방하기 위함이다.
③ 약물의 농도를 맞추기 위함이다.
④ 약물이 잘 주입될 수 있게 하기 위함이다.
⑤ 공기로 인한 폐울혈을 예방하기 위함이다.

381 정맥으로 약물을 주입한 환자에게서 관찰해야 할 사항으로 옳지 않은 것은?

① 부작용이 빠르게 나타남. ② 주변 피하조직 손상
③ 위장 장애의 발현 정도 ④ 정맥염
⑤ 체액과 수액 과잉 부담

382 정맥주사 바늘을 제거한 환자를 돕는 방법으로 옳은 것은?

① 주사 부위를 문질러 마사지한다.
② 바늘 제거 후에 즉시 물로 씻어준다.
③ 주사 부위를 가볍게 두드린다.
④ 주사 부위를 알코올 솜으로 눌러준다.
⑤ 주사 부위를 심장보다 낮게 유지한다.

해설

379 정맥주사 시 침윤은 주삿바늘이 혈관벽이나 주위 조직에 부주의하게 유치되거나 혈관 내에서 빠짐으로 수액이 정맥으로 주입되지 않고 주위 조직에 침윤되어 국소 종창과 창백하고 차가운 피부, 통증을 수반하는 것이다.

380 정맥주사 시 IV 세트 내 공기를 배출시키는 이유 : 정맥으로 약물을 주입할 때 IV 세트 내 공기를 배출시키는 이유는 공기로 인한 색전증을 예방하기 위함이다.

381 정맥주사의 단점
- 국소적 및 전신적 감염 발생
- 부작용의 급속한 발생
- 계속적인 수액 주입과 관련된 수액 과잉 부담이나 전해질 불균형 발생
- 혈관, 신경 및 조직의 손상

382 정맥주사 바늘을 제거한 후에는 주사 부위를 알코올 솜으로 눌러 준다.

임종 간호 돕기

해설

383 임종의 단계 : 부정 – 분노 – 협상 – 우울 – 수용 단계를 거친다.

383 임종 간호는 최후의 순간까지 환자의 요구를 충족시키려는 노력이 필요하다. 임종 단계로 옳은 것은?

① 부정 – 협상 – 분노 – 우울 – 수용
② 부정 – 분노 – 협상 – 우울 – 수용
③ 분노 – 협상 – 우울 – 부정 – 수용
④ 부정 – 협상 – 우울 – 분노 – 수용
⑤ 분노 – 부정 – 우울 – 협상 – 수용

384 임종의 단계 중 부정 단계(denial stage) : "나는 아냐", "거짓이야" 등으로 자신의 죽음에 대해 강하게 부정하며, 받아들이지 않고 다른 병원을 찾아다니며 재확인하고 누군가의 도움과 기적을 오랫동안 포기하지 않는다.

384 암 선고를 받은 환자가 진단을 받아들이지 않고 여러 병원을 찾아다니며 자신의 상태를 재확인하려는 노력을 보이는 죽음의 단계로 옳은 것은?

① 우울 단계　　② 분노 단계
③ 협상 단계　　④ 수용 단계
⑤ 부정 단계

385 임종의 단계 중 협상 단계(bargaining stage) : "하지만 왜 나에게", "왜 하필 지금" 등으로 조금은 인정하나 자신의 과거의 죄의 대가라고 생각한다. 이에 대해 후회하고 회개하며 조금만 더 연장(예 "막내 결혼이나 시킨 후에 죽으면 한이 없겠어요.")시켜 주기를 바란다.

385 임종을 앞둔 환자가 "막내 아들 결혼이나 시킨 후 죽으면 한이 없겠어요."라고 말하는 임종 심리 단계는?

① 우울　　　　② 협상
③ 수용　　　　④ 부정
⑤ 분노

386 임종을 앞둔 환자의 간호
• 시력이 약해지므로 방은 밝게 해 준다.
• 청각은 늦게까지 남아 있으므로 조용히 하고 모든 이야기는 함부로 하지 않도록 하며, 정상 음성으로 명확하게 한다.

386 임종을 앞둔 환자에게 마지막까지 남아 있는 감각으로 옳은 것은?

① 미각　　　　② 후각
③ 온도감각　　④ 청각
⑤ 시각

387 사후 처치의 목적 : 의사의 사망 선언이 있은 후 사후 처치를 시작한다.
• 사망한 환자의 외모를 가능한 한 깨끗하게 하기 위함이다.
• 사체가 경직되기 전에 적당한 자세로 만들기 위함이다.
• 유가족을 돕고 죽은 사람을 존중하고 법적으로 정확한 내용을 명확하고 신속하게 처리하기 위함이다.

387 의사의 사망 선언이 있고 나서 사후 처치를 시작하는데, 사후 처치의 목적으로 옳은 것은?

① 병실에 오래 머물지 않게 하기 위해서
② 장례식장으로 빨리 보내기 위해서
③ 가족에게 인계하기가 쉬우므로
④ 일반 면회인에게 잘 보이기 위해서
⑤ 사체가 경직되는 사후강직이 나타나므로

388. 임종 직후 환자의 얼굴색이 검게 변하는 것을 예방할 수 있는 사후 관리로 옳은 것은?

① 침대의 발치를 높인다.
② 코와 귀를 솜으로 막는다.
③ 의치를 끼워 준다.
④ 베개를 넣어 머리와 어깨를 올린다.
⑤ 솜을 적셔 양 눈 위에 올려놓는다.

389. 환자의 임종 후 사후 관리로 옳은 것은?

① 의치는 임종 즉시 빼서 보관한다.
② 비위관(코위관)은 제거하여 간호사에게 전달한다.
③ 개인 물품은 임의로 처리한다.
④ 둔부 밑에 패드를 대어 주고 어깨까지 시트를 덮어 준다.
⑤ 입이 벌어진 경우는 베개를 빼고 바로 눕힌다.

390. 임종을 앞둔 환자에게 시행하는 호스피스 간호의 목적으로 옳은 것은?

① 환자의 질환을 치료하기 위함이다.
② 통증을 잊게 하기 위함이다.
③ 병원에서 제공해 주는 서비스 간호로써 환자의 환경을 안정시켜 주기 위함이다.
④ 환자에게 편안감을 주고 환자의 가족을 지지하기 위함이다.
⑤ 수명을 연장하기 위함이다.

해설

388 사후 처치로 가장 먼저 환자를 반듯이 눕히고 환자의 얼굴색이 검게 변하는 것을 예방하기 위해 베개를 베게 하여 머리와 어깨를 높여 준다. 또한 둔부 밑에 패드를 대어 주고 어깨까지 시트를 덮어 준다.

389 문제 388번 해설 참조

390 호스피스의 간호 목적
- 통증을 경감시킨다.
- 질병의 증상을 조절하거나 경감시키는 지속적 간호를 제공한다.
- 신체적인 안위를 제공한다.
- 환자, 가족 및 친구들에 대한 사회적·정서적·영적인 지지를 한다.
- 임종 환자의 존엄성을 인정하고 평화롭고 안정된 삶을 살다가 죽음을 준비할 수 있게 돕는다.
- 환자로 하여금 가능한 평안하고 위엄 있는 자연스러운 죽음을 경험하도록 돕고 가족과 함께 있도록 해준다.
- 사후에 가족의 대응을 돕는다.

정답 383 ② 384 ⑤ 385 ② 386 ④ 387 ⑤ 388 ④ 389 ④ 390 ④

성인 간호

일반적인 간호 돕기

001 어떤 질병이나 수술 후 절대안정을 취해야 하는 경우가 있는데, 절대안정(ABR, Absolute Bed Rest)의 의미로 옳은 것은?

① 침대에서 안정하고 있고 모든 일을 의료 요원들이 해준다.
② 환자 스스로의 화장실 출입은 허용된다.
③ 침대에만 있되 어느 정도 일을 해도 된다.
④ 바깥 출입을 하되 지나친 운동은 삼가도록 한다.
⑤ 환자가 할 수 있는 일은 할 수 있도록 허용한다.

002 직장인 K씨는 하루 전에 뇌출혈 수술을 받고 의사로부터 절대안정하라는 지시를 받았다. 절대안정이라 함은 어느 정도의 활동 제한을 의미하는가?

① 식사는 유동식을 하며 가벼운 산보는 허락한다.
② 여러 환자가 같이 사용하는 병실은 사용해선 안 된다.
③ 산책, 독서 등이 금지된다.
④ 식사, 돌아눕기, 이 닦기가 금지된다.
⑤ 가족, 친척 등의 면회가 금지된다.

003 통증에 대한 내용으로 옳은 것은?

① 내성에 따라 통증을 느끼는 강도가 다르다.
② 성격의 외향성, 내향성과 신경쇠약 등은 통증에 영향을 미치지 않는다.
③ 진통제를 많이 사용할수록 통증을 많이 느낀다.
④ 노인이 젊은이에 비해 통증을 느끼는 강도가 더 낮다.
⑤ 개인의 정서 상태 중 불안과 공포는 통증에 대한 반응을 감소시킨다.

004 위험을 알리는 일종의 인체 방어기전인 동통(통증)에 대한 설명으로 옳은 것은?

① 두 번째 수술을 하는 환자는 첫 번째 수술을 하는 환자보다 통증이 덜하다.
② 심한 부상을 입은 병사는 전사한 동료를 보면서 통증을 더 느낀다.
③ 수술 후에는 통증에 대한 강도가 약해진다.
④ 주의를 다른 곳으로 돌렸을 때 통증이 더 심하다.
⑤ 피로하면 통증에 대한 감수성이 높아진다.

해설

문제 동영상 강의

001 절대안정의 특성
- 열량 소모량을 최소화하기 위해 식사, 이 닦기, 돌아 눕기 등이 금지되고 말하는 것도 의사 표시 정도만 허락된다.
- 면회객 제한이 필요하다.
- 침대에서 안정하고 있고 모든 일을 의료 요원들이 해준다.
- 대사 소모를 최대한 억제한다.

002 문제 1번 해설 참조

003 통증(동통)이란 실제적 또는 잠재적 조직 손상이나 이와 관련하여 표현되는 감각적이고 불쾌한 경험을 의미한다. 통증은 내성에 따라 느끼는 강도가 각각 다르다. 노인은 젊은이에 비해 면역체계가 약해 통증을 느끼는 강도가 더 크고, 진통제를 복용할 경우 통증이 약해진다. 또한 성격의 외향성과 내향성 및 신경쇠약 등도 통증에 영향을 미치며, 개인의 정서 상태 중 불안과 공포는 통증에 대한 반응을 증가시킨다.

004 ① : 두 번째 수술 환자는 통증을 더 느낀다.
② : 심한 부상을 입은 병사는 통증을 덜 느낀다.
③ : 수술 후 암시로 통증의 강도가 심화된다.
④ : 주의를 다른 곳으로 돌렸을 때 통증이 덜하다.

2 Testing 성인 간호

해 설

005 급성 통증 : 통증 지속 시간이 6개월 미만으로, 교감신경계를 자극하면 혈압 상승 혹은 저하, 맥박 상승, 호흡수 증가, 동공 확대, 발한, 창백, 불안정, 집중 저하, 두려움 등의 증상이 나타난다.

006 통증의 양상 사정 시 방법 : 통증의 질(양상)을 사정할 때 간호조무사는 말을 묘사하지 말아야 하며, 정확한 묘사를 얻기 위해 직접 혹은 개방질문을 하여 환자가 묘사 선택을 자유롭게 할 수 있도록 해야 한다. 예 "통증이 어떻게 느껴지는지 자세하게 말씀해 주시겠어요."

007 방사 통증(연관통) : 통증 원발 부위에서 멀리 떨어진 다른 부위에서 통증을 느끼는 것이다. 예 추간판 탈출로 하부 요통을 가진 환자가 대퇴 아래까지 통증을 호소하는 경우

008 환상통 : 이미 절단해서 상실한 팔다리가 아직 있는 것처럼 느끼고 그곳에 통증을 느끼는 것을 말한다. 절단지의 신경 말단부에 순환 장애나 유착 반흔이 있으면 생기기 쉽다.

009 암의 조기 진단이란 암이 다른 곳으로 전이되지 않고 처음 발생된 부위에만 국한된 상태에서 진단하는 것을 말한다. 암의 조기 진단이 특히 중요한 이유는 인체의 다른 부위로 암이 전이되는 것을 막을 수 있기 때문이다.

---

005 통증은 크게 만성 통증과 급성 통증으로 구분된다. 급성 통증이 나타났을 때의 반응으로 옳은 것은?

① 혈압 상승, 동공 축소, 근육 강직
② 맥박 상승, 발한, 동공 확대
③ 맥박 저하, 호흡수 증가, 신음소리
④ 집중력 증가, 호흡수 증가
⑤ 근육 이완, 졸음

006 환자가 느끼는 통증의 질을 사정하려고 할 때 간호조무사가 해야 할 질문으로 가장 적합한 것은?

① "통증이 어떻게 느껴지는지 자세하게 말씀해 주시겠어요?"
② "통증이 지속적입니까, 아니면 간헐적입니까?"
③ "숨을 잠시 동안 참으면 덜 아프시지요?"
④ "욱죄는 듯이 그렇게 심하게 아픕니까?"
⑤ "찌르는 것 같습니까? 아니면 무딘 통증입니까?"

007 추간판 탈출로 인해 하부 요통을 가진 환자가 대퇴 아래까지 뻗치는 통증을 호소할 때 해당하는 통증의 종류는?

① 심인성 통증   ② 표재 통증
③ 삼차 신경통   ④ 방사통
⑤ 환상통

008 오래된 당뇨로 인해 우측 발목을 절단한 환자가 이미 절단되어 버린 발가락이 아프다고 호소할 때 이 통증을 무엇이라고 하는가?

① 작열통   ② 시상통
③ 암성 통증   ④ 삼차 신경통
⑤ 환상통

009 조기 진단은 치료에 직접적 영향을 줄 수 있는 중요한 요소이다. 암의 조기 진단이 특히 중요한 이유로 옳은 것은?

① 방사선 치료는 절대 필요하지 않기 때문이다.
② 인체의 다른 부위로 암이 전이되는 것을 막을 수 있기 때문이다.
③ 이 질병의 치유를 보증해 주기 때문이다.
④ 수술하지 않아도 되기 때문이다.
⑤ 이 질병이 다른 사람에게 전파되는 것을 예방하기 때문이다.

010 유방암 자가 검진 시 염두에 두어야 할 사항으로 옳은 것은?

① 유두를 부드럽게 짜서 붉은색의 분비물이 나오면 의사에게 알린다.
② 목욕 중에는 유방암 자가 검진을 피하도록 한다.
③ 월경에 상관 없이 검사를 실시하도록 한다.
④ 되도록이면 매달 월경 중에 실시하도록 한다.
⑤ 가능하다면 1년에 1회씩 실시하도록 한다.

011 항암제 투여를 받고 있는 암환자를 돌볼 때 가장 중요한 사항으로 옳은 것은?

① 운동량 증가　　② 환경 자극 최소화
③ 고칼로리 섭취　　④ 수분 섭취
⑤ 감염 예방

012 저혈량으로 인한 쇼크가 일어난 환자에게 가장 먼저 해야 할 응급조치로 옳은 것은?

① 머리를 높여 준다.　　② 수분을 공급한다.
③ 다리를 올려 준다.　　④ 담요를 덮어 준다.
⑤ 더운물 주머니를 대어 준다.

013 페니실린 투여 30분 후에 호흡 곤란과 두통 및 혈압 저하, 어지러운 증상이 나타나는 현상으로 옳은 것은?

① 저칼륨 혈증　　② 불면증
③ 청각 장애　　④ 심계 항진(두근거림)
⑤ 아나필라틱 쇼크(급성중증과민증)

014 벌초를 하다가 산에서 벌에 쏘여 발적, 동통과 함께 심하게 부어오른 환자에게 제공해야 할 간호로 옳은 것은?

① 알레르기 반응이 일어나는지 확인한다.
② 알코올을 발라주면 통증을 감소시켜 줄 수 있다.
③ 핀셋으로 즉시 침을 제거한다.
④ 쏘인 곳 위를 묶어서 혈류를 차단한다.
⑤ 해당 부위에 따뜻한 물주머니를 대어 준다.

015 쇼크의 신체 부위별 변화 양상은 다양하다. 일반적인 쇼크 증상으로 옳은 것은?

해설

010 유방암 자가 검진
- 유방암 자가 검진은 가능한 매달 1회 실시한다. 월경중이라면 그 기간이 끝난 후에 하고, 폐경기 여성인 경우 기억하기 쉬운 날을 정해 실시한다.
- 유두를 부드럽게 짜서 분비물을 확인한다. 약간의 분비물이 나올 수 있지만 붉은 색의 분비물이면 의사에게 알리도록 한다.

011 암 환자 간호 : 항암제 치료를 받는 대상자는 면역 억압으로 인한 감염 가능성의 심각한 위험에 빠질 수 있으므로 대상자에게 일반적인 감염 예방법에 대해 교육한다. 사람이 많이 모여 있는 곳이나 감기나 감염이 있는 자와의 접촉은 피하고 기침·발적·부종·압통 등의 감염 증상을 관찰하도록 한다.

012 쇼크 시 간호 : 환자가 갑자기 쇼크에 빠졌을 때에는 가장 먼저 편평한 바닥에 눕히고 다리를 올려준 후 체온을 보존해준다.

013 급성중증과민증(아나필락시스, anaphylaxis, 과민반응)
- 비정상적인 면역 반응으로, 과민성 쇼크라고도 하며 인체가 항원에 노출됨으로써 일어나는 항원 항체 반응에 의하여 생명에 위험을 받게 되는 심각한 응급 상황이다.
- 벌에 쏘이거나 주사약(페니실린), 음식물을 잘못 섭취했을 때도 나타난다.

014 벌에게 물린 경우의 처치
- 피부에 침이 박혀 있으면 즉시 제거하도록 한다.
- 물린 부위에 냉찜질을 하여 독이 퍼지는 것을 감소시킨다.
- 베이킹파우더나 암모니아를 반죽해 부위에 붙이면 독을 중화시키며, 벌레의 독을 빨아들여서 가려움과 부종을 완화시킨다.
- 알레르기 반응의 징후가 보이면 적어도 30분 동안은 부상자를 자세히 관찰해야 한다.

015 쇼크의 일반적 증상은 차고 창백한 피부, 건조한 점막, 혈압 및 체온의 저하, 두근거림(심계 항진), 중심 정맥압 하강, 청색증, 오심, 구토, 대사성 산독증, 빠른 맥박(빈맥), 소변 배설량 감소, 전신 허약증, 빈호흡, 의식 변화 등이 있다.

Testing 2 성인 간호

① 중심 정맥압 상승　② 맥박 감소
③ 심계 항진(두근거림)　④ 체온 상승
⑤ 혈압 상승

해설

016 문제 15번 해설 참조

016 쇼크는 모든 신체에 영향을 주며 원인에 따라 빠르거나 느리게 진행될 수 있다. 일반적인 쇼크의 증상으로 옳지 않은 것은?

① 빠른 맥박　② 소변 배설량 감소
③ 체온 상승　④ 청색증
⑤ 혈압 하강

017 재활 간호의 목표는 개인의 능력이 되는 범위 내에서 가장 높은 신체적, 정신사회적 기능을 수행할 수 있도록 지지하고 돕는 것이다. 따라서 재활 환자는 재활 훈련을 받을 때 최대한 몸을 움직일 수 있는 범위까지 훈련에 적극적이어야 한다.

017 신체적 장애를 가진 환자가 재활 훈련을 받을 때 알아야 할 사항으로 옳은 것은?

① 최대한 몸을 움직일 수 있는 범위까지 훈련한다.
② 반드시 잠자기 전에 훈련을 하도록 한다.
③ 훈련 시간을 스스로 조정하여 편하게 한다.
④ 아침에 일어나자마자 훈련을 시작한다.
⑤ 몸이 힘들면 즉시 훈련을 그만 두도록 한다.

018 근력 상실이나 관절 경축은 일상생활 활동에 장애를 가져오는 기형(deformity)을 만들 수 있으므로 입원하여 의사에게 진단을 받아 수술을 계획할 때부터 재활 계획을 세우거나 그렇지 못한 경우 입원과 동시에 재활 계획을 세워 기형 발생을 미리 예방해야 한다.

018 외과 입원 환자의 재활을 위한 간호 계획은 언제부터 하면 좋은가?

① 수술 전 환자 교육 시
② 입원 후 수술을 계획할 때부터
③ 퇴원 명령이 내려질 때부터
④ 회복기가 시작될 때부터
⑤ 수술 받은 다음날부터

019 유방 절제 후 재활 운동 : 어깨 관절 운동과 관련된 ⅰ) 머리 빗기, ⅱ) 브래지어 잠그기, ⅲ) 줄 올리기, ⅳ) 손으로 벽 기어오르기 등을 해야 한다.

019 40세 여성 K씨는 유방암으로 유방 절제 수술을 받았다. 유방 절제 후 재활 운동으로 옳지 않은 것은?

① 줄 올리기　② 모래주머니 들기
③ 브래지어 잠그기　④ 손으로 벽 기어오르기
⑤ 머리 빗기

020 흉곽수술 후 환측 팔의 재활 운동 : 흉곽 수술 후 환측 팔운동은 되도록 빠른 시일 내에 시작해야 한다.

020 수술 후 신체의 기능을 회복시키기 위해 재활 운동이 필요하다. 흉곽 수술 후 환측 팔운동의 재활은 언제부터 시작하는가?

① 되도록 빠른 시일 내　② 봉합 부위 치유 후
③ 봉합사 제거 후　④ 2주일이 지난 후
⑤ 일주일이 지난 후

Basic Skills for Nursing Practice
Nursing Examination

021 경련 시에는 신속한 판단과 행동이 요구되는데, 경련 환자의 간호로 옳은 것은?

① 빠른 회복을 위해 구강 섭취를 시도한다.
② 혀가 넘어가는 것을 방지하기 위해 엎드려 눕힌다.
③ 혀를 물지 않도록 치열 사이에 설압자를 물려 준다.
④ 경련 전의 반응을 관찰 기록한다.
⑤ 환자가 움직이지 않도록 사지를 묶어 둔다.

022 경련이 있는 환자의 병실로 옳은 것은?

① 간호사실에서 떨어진 조용한 병실
② 소음이 없으며 프라이버시가 유지되는 병실
③ 채광이 잘되고 조명이 밝은 병실
④ 면회가 제한되어 있는 중환자실
⑤ 전신 보호대(억제대)가 부착된 침대가 있는 병실

근골격계 질환

023 퇴행성 관절염(골관절염)을 앓고 있는 노인의 무릎보호를 위해 제공해야 할 간호로 옳은 것은?

① 장시간 같은 자세를 취하도록 한다.
② 자세를 자주 바꾸지 않도록 한다.
③ 가급적 수영을 금지시키도록 한다.
④ 일어섰다 앉았다를 반복시킨다.
⑤ 쭈그려 앉거나 무릎을 꿇지 않도록 한다.

024 관절염으로 무릎 통증을 호소하는 노인에게 심폐 기능과 근력 강화를 위해 가장 권장되는 운동은?

① 관절 가동 범위 운동　② 수중 운동
③ 고전 무용　　　　　　④ 등산
⑤ 조깅이나 달리기

025 골다공증 노인이 칼슘 제제를 복용할 때 칼슘 흡수에 도움이 되는 비타민으로 옳은 것은?

① 비타민 A　　　　　　② 비타민 B
③ 비타민 C　　　　　　④ 비타민 D
⑤ 비타민 E

해설

021 경련 환자 간호
- 응급 처치 : 가장 먼저 할 일은 환자의 혀를 물지 않도록 구강 내에 설압자나 깨끗한 수건을 삽입한다. 정신질환, 간질, 열성 경련, 공수병, 파상풍 등은 경련의 위험이 있기 때문이다.
- 경련 환자의 병실은 소음이 없으며 프라이버시가 유지되고 간호사실과 가까운 곳이 좋다.

022 문제 21번 해설 참조

023 계단 오르내리기, 무릎을 꿇거나 쭈그려 앉을 경우, 장거리 걷기, 등산 등 관절을 많이 사용할수록 통증이 심해질 수 있다.

024 치료 및 간호
- 약물치료를 한다.
- 온·냉요법, 마사지, 물리치료를 한다.
- 관절의 부담을 완화시키기 위해 체중 조절을 한다.
- 관절에 부담을 주지 않는 규칙적인 운동(예 수영, 걷기, 체조 등)을 한다.

025 칼슘이 몸에 흡수되는 것을 돕는 비타민 D를 섭취한다. 햇빛을 쬐면 비타민 D가 생산되나 필요에 따라 비타민 D를 복용할 수도 있다.

정답 16 ③ 17 ① 18 ② 19 ② 20 ① 21 ③ 22 ② 23 ⑤ 24 ② 25 ④

2 성인 간호

해설

026 치료 및 간호 돕기
- 충분한 칼슘을 섭취해야 칼슘 부족에 의한 골다공증 악화를 방지할 수 있다.
- 호르몬 요법을 실시(예 의사 처방 하에 에스트로겐 투여)한다.
- 적당한 체중을 유지한다.
- 근육과 뼈에 힘을 주는 체중 부하 운동(예 걷기)을 한다.
- 칼시토닌 등 처방된 약물을 복용한다.
- 칼슘이 몸에 흡수되는 것을 돕는 비타민 D를 섭취한다. 햇빛을 쬐면 비타민 D가 생산되나 필요에 따라 비타민 D를 복용할 수도 있다.

027 고관절 골절은 강한 외부 힘이 작용해서 고관절 뼈의 연결이 절단되는 것을 말한다. 노인의 골절은 주로 골다공증을 기반으로 한 낙상에 의해 발생한다.

028 수근관 증후군(손목 굴 증후군, 손목 터널 증후군)의 증상
- 손바닥과 손가락이 저리는 등 이상 증상이 나타난다.
- 손목을 지나치게 손바닥 방향으로 힘을 주어 굽힐 때 악화되는 수가 있다.
- 엄지손가락의 운동 기능 장애로 물건을 자주 떨어뜨리거나 젓가락질할 때 어려움이 있다.
- 밤에 통증이 악화되고, 손을 털게 되면 저림과 통증이 일시적으로 완화되기도 한다.
- 손등을 맞대고 1분 이상 있을 때 손바닥 저림 현상이 더 심해진다.

029 수근관 증후군 수술 후 간호 : 시간마다 손가락 색깔·모세혈관 충만·온도감 측정하여 혈류를 사정(수술 부위의 혈액 순환 확인), 수술 직후부터 손가락 운동 실시, 안위 증진(손과 팔을 24시간 동안 올리고 있다), 손목 안정(부목으로 굴곡 방지, 필요시 손목 보호대 착용), 통증 관리(얼음찜질, 진통제), 4~6주간 무거운 물건 들기나 무리한 일 금지, 스테로이드는 단기간만 투여, 신경 혈관계 합병증 관찰

030 호흡계 환자 간호 시 가장 중요한 것은 산소 부족으로 인한 호흡 곤란으로, 산소 공급, 기도 유지, 정신적 안정, 습도 유지 등이 필요하며 환자의 상반신을 높여 주는 파울러씨 체위 또는 반좌위를 해준다. 예 폐울혈 소견을 보이는 노인이 숨이 차다고 호소할 때 반좌위를 취해준다.

---

026 폐경기 여성은 골다공증에 걸리기 쉬운데, 골다공증을 예방하는 방법으로 옳은 것은?

① 단백질은 뼈에서의 칼슘 배설을 증가시키므로 섭취를 권장한다.
② 달리기, 테니스 등의 체중 부하 운동을 제한한다.
③ 의사 처방하에 에스트로겐을 투여한다.
④ 대상자에게 칼슘과 비타민 K를 투여하도록 한다.
⑤ 대상자에게 유제품의 섭취를 제한시키도록 한다.

027 낙상으로 인해 발생되며, 서혜부와 대퇴부에 통증이 있고 움직임이 제한되는 고관절 골절을 유발할 수 있는 가장 흔한 질환으로 옳은 것은?

① 골다공증 ② 류마티스 관절염
③ 추간판 탈출증 ④ 퇴행성 관절염
⑤ 척추 측만증

028 수근관 증후군의 증상에 대한 설명으로 옳은 것은?

① 손목을 지나치게 굽히거나 젖힐 때 완화되는 경향이 있다.
② 밤에 통증이 완화되고 반면에 낮에는 심해진다.
③ 가운뎃손가락 기능의 장애가 시간이 흐를수록 더 심하다.
④ 손등을 맞대고 1분 이상 있을 때 손바닥 저림 현상이 더 심해진다.
⑤ 손을 털게 되면 저림과 통증이 더 심해진다.

029 손목 터널 증후군(수근관 증후군)으로 수술을 한 가정주부 A씨는 현재 입원 치료 중이다. A씨의 간호에 대한 설명으로 옳은 것은?

① 수술 부위에 더운물 찜질을 한다.
② 팔에 부목을 대어 주고 수술한 팔을 하강시킨다.
③ 수술 후 한 달 뒤부터 손가락 운동을 열심히 하도록 한다.
④ 1주까지는 무리한 일을 하지 않도록 한다.
⑤ 수술 부위의 혈액 순환을 확인한다.

호흡계 질환

030 X선 소견상 폐울혈 소견을 보이는 노인이 숨이 차다고 호소할 때 적절한 간호로 옳은 것은?

① 하반신을 높여 준다. ② 엎드린 자세를 취해 준다.
③ 반듯하게 똑바로 눕혀 준다. ④ 수분을 공급한다.
⑤ 반좌위를 취해 주도록 한다.

031 금식(NPO)이 필요한 경우로 옳은 것은?
① 수술 후 가스 배출이 있을 때
② 기관지경 검사 후 구개반사가 돌아왔을 때
③ 급성 위염 시 심한 오심증과 구토가 사라졌을 때
④ 대상자가 객혈한 직후
⑤ 기관지염의 증세가 나타났을 때

032 연하 곤란(삼킴 곤란)이 있는 환자가 구강으로 음식물을 섭취할 때 주의해서 관찰해야 할 증상으로 옳은 것은?
① 부종 ② 탈수
③ 청색증 ④ 배뇨 곤란
⑤ 피부 발진

033 동맥혈액 내 산소 분압의 감소, 즉 산소 결핍 시 저산소 혈증이 초래되는데, 체내에 산소가 부족할 때 관찰 가능한 증상으로 옳은 것은?
① 부종, 청색증, 고열, 불안
② 불안, 청색증, 호흡 및 맥박수 증가
③ 맥박수 감소, 청색증, 불안, 객혈
④ 호흡수 증가, 기침, 부종, 고열
⑤ 청색증, 불안, 고혈압, 호흡수 감소

034 천식 환자에게 에피네프린이나 아미노필린을 투여하는 이유로 옳은 것은?
① 긴장 상태를 유지시키기 위해
② 호흡기도의 평활근을 수축시키기 위해
③ 피부에 나와 있는 혈관의 확장을 도모하기 위해
④ 기관지의 평활근을 이완시키기 위해
⑤ 혈관의 수축 운동을 일으켜서 심박동을 가속화하기 위해

035 기관지 확장증이 의심되어 입원한 환자가 기관지 내시경 검사를 받았다. 기관지 내시경 검사 직후의 간호로 가장 중요한 사항은 무엇인가?

해설

031 위내시경 검사나 위관조영술, 기관지경 검사, 정맥신우촬영술, 상부위장관촬영술, 간기능 검사, 공복 시 혈당검사(FBS), 기초신진대사율 측정 시, 객혈 직후에는 반드시 금식을 요하나 혈액검사의 대부분과 심전도나 흉부 X선 촬영 시에는 금식을 요하지 않는다.

032 청색증은 입술, 피부, 손톱, 점막 등이 푸르게 변하는 상태로, 혈액 내의 부적당한 가스교환으로 인한 산소 결핍 시에 흔히 나타난다. 이때는 환자의 맥박수, 입술 및 손톱색, 또는 피부색의 변화, 호흡수 등을 주의하여 관찰한다.
예 삼킴 곤란(연하 곤란)이 있는 환자가 구강으로 음식물을 섭취할 때 청색증에 대한 주의 관찰

033 산소 부족 시에는 청색증, 맥박수와 호흡수의 증가, 불안 등의 증상이 나타난다.

034 기관지의 이완과 확장 : 기관지의 이완과 확장은 에피네프린과 아미노필린, 에페드린, 안티히스타민, 코르티코스테로이드 같은 약물투여에 의해 얻어진다. 이들 약물은 세기관지나 기관지의 평활근을 이완시킴으로써 기관지 경련을 감소시킨다.

035 기관지 내시경 검사 : 금식을 유지한 상태에서 목을 뒤로 젖혀 기관지경이 잘 들어가도록 한다.

Testing 2 성인 간호

해설

036 기관지 천식
- 기관지 천식은 재발이 잘되는 만성 질환으로 성인은 회복되는 경우가 적다.
- 간호법으로는 적절한 수분 섭취, 적절하고 충분한 습도 제공, 안정, 반좌위 등을 취해 주고 호흡횟수와 특성을 자주 사정한다.

037 만성 폐쇄 폐질환의 치료 및 간호 : 호흡 곤란(호흡 곤란 시 코로 흡기하고 입으로 길게 호기함)·기침과 가래·호흡 능력에 대한 주관적·객관적 사정, 약물 요법(예 항생제, 기관지 확장제, 강심제, 이뇨제, 거담제 등), 기체 교환의 증진, 입을 모아 숨을 길게 쉬게 하는 호흡 양상의 효율성 증진, 기도 청결 상태 증진, 영양과 수분 섭취의 증진, 적절한 휴식과 감염 예방

038 만성 폐쇄 폐질환 환자의 호흡은 산소 요구도에 의해 자극될 수 있는데 고농도의 산소 공급은 점진적으로 호흡 기계를 억제하여 이산화탄소 중독증, 혼수 또는 사망을 일으킬 수 있다.

039 흡인 폐렴 : 흡인 폐렴이란 우유나 그외 수분이 기도 내에 들어가서 생긴 폐질환을 의미한다. 예 삼킴 곤란(연하 곤란)이 있는 뇌졸중 환자에게 올 수 있는 합병증

040 폐렴 환자를 위한 예방 교육
- 적절한 기침과 심호흡 운동
- 금연
- 충분한 휴식과 수면, 충분한 양의 수분 섭취
- 인플루엔자 백신 접종

---

① 식사 제공　　② 금식
③ 의치 제거　　④ 체위 배농
⑤ 구강 간호

036 기관지의 알레르기 염증 반응 때문에 발생하는 알레르기 질환인 기관지 천식 환자에 대한 간호로 옳은 것은?

① 방사선 요법 실시　　② 인슐린 투여
③ 요오드(아이오딘) 사용　　④ 반좌위 및 습도 제공
⑤ 수분 섭취 금지

037 60대 중반의 자영업자 A씨는 만성 폐쇄(성) 폐질환(COPD)으로 입원하여 치료를 받고 있다. 환자 A씨에 대한 간호 돕기로 옳은 것은?

① 환자에게 팔을 들어 올리는 운동을 하도록 격려한다.
② 환자에게 저칼로리, 저지방 식사를 먹게 한다.
③ 1일 10L의 수분을 환자에게 섭취시킨다.
④ 환자가 누워 있는 침대 하부를 상승시킨다.
⑤ 환자에게 입을 모아 숨을 길게 쉬게 한다.

038 만성 폐쇄(성) 폐질환(COPD) 환자에게 고농도의 산소를 투여해서는 안 되는 이유는 무엇인가?

① 호흡성 알칼리 중독증을 예방하기 위해
② 부교감 신경계가 자극되므로
③ 호흡 자극을 억제할 수 있으므로
④ 호기가 어려우므로
⑤ 말초 혈관이 수축하므로

039 경구로 음식(우유나 수분)을 제공할 때 기도로 음식이 들어가 발생할 수 있는 질환으로, 연하 곤란(삼킴 곤란)이 있는 뇌졸중 환자에게 올 수 있는 합병증으로 옳은 것은?

① 흡인(성) 폐렴　　② 실어증
③ 뇌부종　　④ 혈전 형성
⑤ 운동 실조증

040 한 달 넘도록 폐렴으로 입원 치료 중이던 72세 할머니가 퇴원을 준비하면서 폐렴의 재발 예방법을 물었다. 그 예방법에 대한 간호조무사의 대답으로 옳은 것은?

① "석 달 동안 집에서 산소를 사용하세요."

② "하루에 2,400Kcal까지 음식 섭취를 늘리도록 하세요."
③ "적어도 6주 동안은 심호흡과 기침을 하셔야 합니다."
④ "하루 1,000cc의 수분을 섭취하세요."
⑤ "일단 상부기도의 감염이 의심되면 항생제를 복용하세요."

041 늑막강 내의 화농성 늑막 삼출액이나 농이 축적된 것이 농흉인데, 농흉 환자의 체위로 옳은 것은?

① 배위
② 복위(복와위)
③ 배횡와위
④ 감염이 없는 부위 쪽으로 눕힌다.
⑤ 감염된 부위 쪽으로 눕히도록 한다.

내분비계 질환

042 특정 분비샘에서 극미량의 호르몬을 분비하는 곳인 내분비계에 해당되는 것끼리 묶인 것은?

① 췌장, 간, 송과체
② 부신, 간, 송과체
③ 갑상샘, 난소, 간
④ 간, 송과체, 위
⑤ 뇌하수체, 췌장, 부신

043 내분비샘으로 갑상샘 호르몬을 분비하는 갑상샘과 관련이 있는 식품으로 옳은 것은?

① 우유
② 생선
③ 해조류
④ 육류
⑤ 과일

044 갑상샘 호르몬이 혈액으로 과다 방출되어 갑상샘이 비대해지면서 나타나는 갑상샘 기능항진증 시 나타나는 증상으로 옳은 것은?

① 식욕이 감소한다.
② 더위를 느끼지 못한다.
③ 빈맥이 나타난다.
④ 추위를 많이 탄다.
⑤ 체중이 증가한다.

045 직장인 K씨는 갑상샘 수술을 받고 병실로 옮겨져 안정을 취하고 있다. 이때 갑상샘 수술을 받은 환자 K씨에게 일부러 말을 시켜 보는 이유로 옳은 것은?

해설

041 농흉 환자의 체위
- 농흉은 늑막강 내에 화농성 늑막 삼출액이나 농이 축적된 것을 말한다.
- 대상자가 누울 때는 감염되거나 이환된 부위 쪽으로 눕게 함으로써 통증을 완화시킬 수 있고 감염되지 않은 부위로 감염이 퍼질 우려를 막을 수 있다.

042 내분비계는 특정한 분비샘(분비선)에서 극미량의 호르몬을 분비하는 곳으로, 뇌하수체, 부신, 갑상샘(갑상선), 부갑상샘(부갑상선), 송과체 등 단독 내분비선(내분비선)과 췌장, 난소, 고환 등 혼합형 분비샘이 있다.

043 해조류에는 갑상샘에 좋은 영양물질이 들어 있기 때문에 평상시 섭취하는 것이 예방에 좋다.

044 정신적 불안정(예 우울, 흥분, 불면), 두근거림(심계 항진), 발한, 손끝·눈꺼풀·혀 등의 떨림, 식욕은 좋으나 체중 감소, 안구 돌출, 갑상샘 증대, 변비나 설사, 월경불순 또는 중단, 빈맥

045 갑상샘 절제술 후에는 대상자의 후두신경 손상 여부를 확인하기 위해 말을 시켜본다.

Testing 2
성인 간호

해설

046 제2형 : 인슐린 비의존 당뇨병(Noninsulin dependent DM)
- 인슐린 부족 정도 : 외부 인슐린 공급이 생존에 절대적인 것은 아니다.
- 발생 시기 : 비만이 원인이 될 수 있으며, 대개 40세 이후에 발생한다.

047 당뇨병 환자의 응급 처치
- 당뇨병 환자는 항상 주머니에 당뇨병 환자 증명카드와 사탕을 준비하고 있어야 한다.
- 일단 혈당을 검사한 후 혈당의 정도에 따라서 정맥주사 요법, 인슐린 요법, 꿀물이나 설탕물 투여, 오렌지 주스(저혈당으로 인슐린 쇼크가 발생하기 전에 먹어야 함), 산소 공급 등을 한다.
- 저혈당일 때는 어지러움증, 오한, 식은땀 등이 나타난다.

048 문제 47번 해설 참조

049 문제 47번 해설 참조

050 일반적으로 식사 요법, 운동 요법, 약물 요법(예 인슐린 투여나 경구 혈당제)의 3가지를 복합하여 사용한다. 식사 요법은 당뇨병 치료에 있어서 가장 중요한 부분이다. 환자의 문화적, 종교적 배경 및 활동, 운동, 체중 등을 충분히 고려하면서 열량을 결정해야 한다.

---

① 출혈 여부를 확인하기 위하여
② 후두신경 손상 여부를 확인하기 위하여
③ 의식 수준 여부를 확인하기 위하여
④ 연하 곤란(삼킴 곤란) 여부를 확인하기 위하여
⑤ 호흡계 폐쇄 여부를 알아보기 위하여

046 성인 당뇨병이라고 불리는 제2형 당뇨병에 대한 설명으로 옳은 것은?

① 비만이 원인이 될 수 있다. ② 유전적 요인과 관련이 없다.
③ 인슐린으로 완치 가능하다. ④ 소아에게 발생한다.
⑤ 인슐린이 과다 분비된다.

047 당뇨병 환자들이 항상 주머니에 휴대해야 할 것들이다. 옳은 것은?

① 사탕, 인슐린 약병
② 피하주사기, 당뇨 환자 증명카드
③ 사탕, 피하주사기
④ 인슐린 약병, 피하주사기
⑤ 당뇨 환자 증명카드, 사탕

048 저혈당에 대한 설명으로 옳은 것은?

① 혈중 포도당이 정상 수치 이상으로 증가하여 발생한다.
② 저혈당증을 방치할 경우 천식이 나타난다.
③ 포도당을 공급받고 당분이 있는 음식은 피한다.
④ 어지러움증, 오한, 식은땀 등이 관찰된다.
⑤ 저혈당은 경구 혈당강하제와는 관련이 없다.

049 소변 배설량이 증가해 곤란을 겪고 있는 당뇨병 대상자가 저혈당 증상을 보일 때 대처법으로 옳은 것은?

① 갑작스런 자세 변경을 피하고 휴식을 취하게 한다.
② 의식이 있다면 빨리 물을 마시게 한다.
③ 의식을 잃지 않도록 계속 대화를 한다.
④ 의식이 있다면 사탕이나 오렌지 주스를 먹인다.
⑤ 대상자가 가지고 있는 혈당강하제를 복용하게 한다.

050 당뇨병 환자는 적절한 관리가 요구되는데, 당뇨병의 조절을 위한 설명으로 가장 옳은 것은?

① 소변에 항상 당이 없게 해야 한다.
② 환자의 혈당을 항상 정상이나 그 이하가 되도록 하여야 한다.
③ 식사 요법이 당뇨 조절에 가장 큰 영향을 준다.
④ 환자의 활동량을 조절해야 한다.
⑤ 인슐린과 당뇨 식사를 주어야 한다.

051 당뇨병 환자에게 규칙적인 운동은 특히 도움이 된다. 그 이유로 옳은 것은?

① 감염에 대한 신체 방어력을 항진시키고 최적의 건강 상태를 유지하기 위함이다.
② 인슐린을 필요로 하는 당뇨 환자에게 망막, 심장, 신경 합병증을 방지하기 위함이다.
③ 당질 대사를 증가시킴으로써 혈당을 감소시키기 때문이다.
④ 인슐린을 필요로 하는 당뇨 환자에게 인슐린 대신 경구용 혈당 강하제를 줄 수 있게 하기 때문이다.
⑤ 정맥귀환과 심박출량을 감소시키고 세포선까지 산소 사용을 증진시키기 때문이다.

052 혈당량을 감소시키는 작용을 하며, 분비가 부족하면 당뇨병이 발생되는 췌장의 랑게르한스섬에서 분비되는 호르몬은?

① 프로락틴　　　② 옥시토신
③ 테스토스테론　　④ 안드로젠
⑤ 인슐린

053 당뇨병 환자에게 인슐린 요법에 따라 인슐린을 주사할 때 인슐린을 구강보다 피하로 투여하는 이유로 옳은 것은?

① 인슐린의 경구 투여는 혈당 강하 효과를 증가시켜 저혈당 반응을 일으킬 수 있으므로
② 호르몬은 점막에 자극을 주는 경향이 있으므로
③ 구강 이외로 투여하는 것이 더욱 효과가 빠르므로
④ 인슐린은 장 내 용액에 의하여 파괴되므로
⑤ 당뇨병 시에는 장 흡수가 저하되므로

054 당뇨병 환자는 발 간호를 잘 해야 하며, 다리의 순환을 증진시키는 방법을 배워야 한다. 그 이유로 옳은 것은?

① 당뇨병 환자는 심박출량이 감소하여 다리와 발에 영양 공급이 불충분하므로

해 설

051 당뇨병 환자의 운동 요법의 원리
- 당질 대사를 증가시켜 혈당을 낮춘다.
- 체중 감소를 촉진시켜 적절한 체중을 유지하게 한다.
- 혈압을 감소시킨다.
- 고밀도 지질단백을 증가시킨다.

052 인슐린은 혈당량을 감소시키며 분비가 부족하면 당뇨가 되고, 췌장의 랑게르한스섬에서 분비되는 호르몬으로서, 약병에서 인슐린을 뽑을 때는 그 전에 약병을 손바닥 사이에 넣고 가볍게 굴려주도록 한다.

053 인슐린은 장 내 용액에 의하여 파괴되기 때문에 구강 투여보다는 피하 주사로 여러 부위를 돌아가면서 주사한다.

054 당뇨병 환자의 피부 및 구강 위생 : 피부를 깨끗하게 유지하고, 특히 발의 상태를 자주 체크하며 꼭 끼는 신발은 신지 않는다. 그리고 발톱은 줄로 다듬거나 일자로 자르고, 바셀린 연고나 로션을 발라준다. 상처가 나면 잘 치유되지 않으므로 상처가 생기지 않도록 조심하고, 상처가 나면 이에 즉시 대응한다. 당뇨병은 동맥경화증이나 말초 순환 부전을 진전시킬 수 있으므로 발간호를 잘 해야 하고 다리의 혈액순환을 증진시키는 방법을 배워야 한다.

해설

055 문제 54번 해설 참조

056 혈액의 기능
- 산소와 영양분과 호르몬을 신체 각 조직에 운반하고 조직으로부터 탄산가스나 요소와 같은 노폐물을 배설 기관으로 운반한다.
- 감염이나 염증이 있을 때 그 부위로 백혈구와 항체를 운반해서 미생물로부터 몸을 보호한다.
- 혈관에 상처가 있어 출혈 시에는 응고 작용을 하며 지혈을 한다.
- 체내에 열이 있을 때 피부 가까이에 분포된 작은 혈관으로 열을 옮김으로써 대기 속으로 발산시키게 하며 체온을 일정하게 조절·유지시켜 준다.
- 체액의 전해질 균형을 유지한다.
- 포식 작용(식균 작용)을 통해 신체를 방어한다.
- 신체 내에서 신진대사를 하는데 없어서는 안 되는 물질로 세포 환경을 일정하게 유지시켜준다.

057 빈혈의 분류
- 실혈에 의한 빈혈 : 급·만성 출혈
- 영양 결핍 빈혈 : 철 결핍 빈혈, 악성 빈혈
- 골수 부전 빈혈 : 재생 불량 빈혈
- 용혈 빈혈 : 유전적 용혈 빈혈, 후천적 용혈 빈혈(예 약물, 감염, 자가면역 장애로 인한 빈혈)

058 악성 빈혈 환자는 양성 위장 용종과 위암의 빈도가 높다. 그런 이유로 악성 빈혈 치료를 받은 환자는 위장관 출혈이나 종양으로 인한 폐색이 있나 검사해 보고, 잠혈 검사를 실시한다.

---

② 환자는 대부분 체중 초과자이고 다리와 발에 비정상으로 많은 무게를 받으므로
③ 모든 당뇨병 환자는 다리의 한쪽이나 양쪽에 결국은 괴사를 진진시킬 수 있으므로
④ 모든 당뇨병 환자는 정맥류를 가졌으므로
⑤ 당뇨병은 동맥경화증이나 말초 순환부전을 진전시킬 수 있으므로

055 60세의 여성 김씨는 말초 혈관 순환 장애를 동반하는 당뇨병을 앓고 있다. 이 당뇨병 환자의 발 간호로 옳은 것은?

① 발톱을 둥글게 자른다.
② 통풍이 잘 되는 샌들을 신게 한다.
③ 바셀린 연고나 로션을 바르게 한다.
④ 신발은 뒷굽이 높고 꼭 끼는 것을 신도록 한다.
⑤ 상처가 나면 일주일 정도 지켜본 후 치료한다.

혈액 질환

056 혈액은 우리 몸 속에서 다양한 기능을 수행하고 있다. 혈액의 기능에 대한 설명으로 옳은 것은?

① 체액의 전해질 균형을 파괴시킨다.
② 체온을 일정하게 조절, 유지시켜 준다.
③ 지혈작용을 통해 혈액을 생성시킨다.
④ 호르몬을 생성하여 인체를 활성화시킨다.
⑤ 이산화탄소를 저장하는 역할을 한다.

057 빈혈은 원인에 따라 구분될 수 있는데, 빈혈의 분류로 바르게 연결된 것은?

① 혈액 손실 — 용혈 빈혈
② 골수 기능 장애 — 철 결핍 빈혈
③ 혈액 손실 — 악성 빈혈
④ 혈구 파괴 — 급·만성 빈혈
⑤ 골수 기능 장애 — 재생 불량 빈혈

058 악성 빈혈 환자가 주기적으로 대변 검사를 받아야 하는 이유로 옳은 것은?

① 빈혈이 더욱 악화되지 않는지를 알아보기 위해
② 출혈로 인한 철 결핍(성) 빈혈이 오지 않는지를 알기 위해
③ 악성 빈혈 환자는 위암의 발생 빈도가 높기 때문에 이를 조기 발견하기 위해
④ 악성 빈혈 환자에게는 기생충의 이환율이 높기 때문
⑤ 위장의 출혈 증상을 확인하기 위해

059 전신 쇠약, 창백, 체중 감소, 식욕 부진 등의 증상을 보이는 악성 빈혈 시 치료를 위한 특별 약물로 옳은 것은?

① 철분
② 비타민 C
③ 엽산
④ 비타민 B_1
⑤ 비타민 B_{12}

060 25세 여성 K씨는 장기간의 다이어트로 빈혈에 시달리고 있다. 여성 K씨에게 철분을 투여하는 이유로 옳은 것은?

① 혈구의 용혈을 방지하기 위하여
② 혈액 내의 감염을 예방하기 위하여
③ 정상적인 적혈구의 생성을 위하여
④ 혈장과 항체의 형성을 위하여
⑤ 대상자의 출혈을 방지하기 위하여

061 치질(치핵)로 인해 오랫동안 고생하고 있는 직장인 K씨는 만성 출혈로 병원을 방문하였다. 이 직장인 K씨에게는 어떤 유형의 빈혈이 발생하기 쉬운가?

① 철 결핍 빈혈
② 용혈 빈혈
③ 엽산 결핍 빈혈
④ 악성 빈혈
⑤ 재생 불량 빈혈

062 철분 제제를 투여받는 빈혈 환자에게 교육해야 할 사항으로 옳은 것은?

① 액제로 된 철분 제제는 설하 투하한다.
② 액체로 된 철분 제제는 오렌지 주스와 함께 섞어 먹이지 않는다.
③ 구강 간호를 하여 치아 착색을 예방한다.
④ 대변색이 초록색을 띤다고 알려 준다.
⑤ 철분 제제는 소화를 지연시키므로 식전에 투여한다.

해설

059 악성 빈혈(Pernicious Anemia) : 적혈구 생성에 관여하는 비타민 B_{12}가 부족하여 나타나는 만성적인 빈혈 상태 (유전적 의미를 갖음)

060 빈혈 환자에게 철분 제제를 투여하는 이유 및 주의 사항
- 철분을 빈혈 환자에게 투여하는 이유는 정상적인 적혈구의 제조를 위해서이다.
- 대변 색이 검어짐을 알려준다.
- 구강 간호를 하여 치아가 착색되는 것을 예방한다.
- 액체로 된 철분 제제는 오렌지 주스를 섞어서 먹이고, 빨대를 사용한다.

061 철 결핍 빈혈(Iron Deficiency Anemia)
- 신체의 철 함유량이 정상보다 저하된 상태
- 치핵(치질)으로 인한 만성 출혈 환자
- 불충분한 식사, 혈액 소실(적혈구 감소)

062 문제 60번 해설 참조

2 Testing 성인 간호

해설

063 균형있는 식사, 철분제제 투여, 적혈구 형성을 위한 철분의 흡수를 돕기 위해 비타민 C를 처방

064 수혈이라는 것은 한 사람의 혈액을 다른 사람에게 이식하는 것을 말한다. 출혈이 심하여 급성 빈혈이 오고 산소 결핍증이 나타나거나 혈색소 수치가 낮은 빈혈 환자, 화상으로 탈수가 심한 경우, 혈액응고 인자가 부족할 경우 등은 수혈이 필요하다.

065 수혈 시 급성 용혈을 방지하기 위해 반드시 수여자와 공혈자의 혈액형이 일치하는지 알아보기 위해 혈액형 검사와 교차시험 검사를 하도록 한다. 또한 수혈 시에는 17~19게이지의 주삿바늘을 사용하여 적혈구의 용혈을 방지하고, 혈액의 온도는 체온만큼 높여서 수혈시킨다.

066 O형은 O형만으로부터 수혈을 받을 수 있고 어떤 형에게도 혈액을 줄 수 있다(만능 공혈자).

067 수혈 시 생리식염수를 사용하는 이유
 • 수혈할 때 생리식염수 사용은 수액세트를 채울 때 수혈이 끝나고 튜브에 남아 있는 혈액을 집어 넣을 때, 수혈 부작용 시 정맥 확보를 위해 사용한다.
 • 생리식염수는 등장성 용액으로 적혈구 용혈을 막아준다.

---

063 철 결핍 빈혈이 있는 경우 균형 있는 식사와 철분 제제를 투여하게 되는데, 빈혈 시 비타민 C를 처방하는 이유로 옳은 것은?

① 세균성 독소를 제거하기 위하여
② 적혈구 형성을 위한 철분의 흡수를 높기 위하여
③ 야맹증을 예방하기 위하여
④ 구루병이 진전되는 것을 예방하기 위하여
⑤ 감염이 진전되는 것을 예방하기 위하여

064 수혈은 순환 혈액을 보충하기 위해 필요하다. 수혈이 필요한 경우로 옳지 않은 것은?

① 심한 출혈 환자
② 화상으로 탈수가 심한 경우
③ 혈액응고 인자가 부족한 경우
④ 심한 관절 통증을 호소하는 경우
⑤ 혈색소 수치가 낮은 빈혈 환자

065 다량의 출혈로 전혈 수혈이 필요할 경우 또는 수혈 시 급성 용혈을 방지하기 위하여 수혈 대상자에게 반드시 실시해야 하는 검사끼리 묶인 것은?

① 교차 실험, 매독 반응 검사 ② 간기능 검사, 교차 실험
③ 혈액형 검사, 교차 실험   ④ 간기능 검사, 혈액형 검사
⑤ 매독 반응 검사, 혈액형 검사

066 적혈구에 응집원이 없어 어느 혈액형의 환자에게나 공급할 수 있는 혈액형으로 옳은 것은?

① O형   ② Rh+형
③ A형   ④ B형
⑤ AB형

067 수혈을 시작하거나 수혈 중 생리식염수를 사용하는 이유로 옳은 것은?

① 적혈구 용혈 반응을 예방하기 위해
② 수액 세트 내 이물질을 제거하기 위해
③ 부족한 혈량을 보충하기 위해
④ 혈액 응고를 방지하기 위해
⑤ 정맥천자를 용이하게 하기 위해

Basic Skills for Nursing Practice

Nursing Examination

068 50세인 A씨는 운전 중 사고로 출혈이 심하여 응급실로 이송되어 수혈을 받고 있다. 수혈 중 주의 깊게 관찰해야 할 내용으로 옳은 것은?

① 청색증
② 맥박수 감소
③ 혈압 하강
④ 객담(가래) 형성
⑤ 체온 하강

069 수술 후 수혈을 받고 있는 환자가 오한, 호흡 곤란, 요통 등을 호소하며 요량이 감소하고 혈뇨가 보였다. 부작용이 나타날 경우 가장 먼저 해야 할 일로 옳은 것은?

① 활력 증상을 측정한다.
② 수혈을 즉시 중지한다.
③ 의사에게 보고한다.
④ 기록을 먼저 한다.
⑤ 혈관이 막혀 그런 것이므로 세차게 주입한다.

소화계 질환

070 직장인 K씨는 장염으로 심한 설사를 하고 있다. 환자 K씨를 위하여 우선적으로 공급해 주어야 하는 것은?

① 저섬유소 식사
② 수분과 전해질
③ 저염 식사
④ 고단백 식사
⑤ 고지방 식사

071 동통, 오심(구역)과 구토, 변비 등의 증상을 보이는 소화성 궤양의 식사 요법 원칙으로 옳은 것은?

① 영양가가 높은 식품을 선택하고, 우유나 크림을 권장한다.
② 위 내 정체 시간을 짧게 한다.
③ 위벽에 자극을 주는 식품을 선택한다.
④ 고섬유질 채소를 선택한다.
⑤ 저단백, 고탄수화물 식사를 섭취한다.

072 오심(구역)과 구토, 동통(통증) 등의 증상을 겪고 있는 위장 질환 환자의 식이로 옳은 것은?

① 저비타민 식사
② 딱딱한 음식
③ 부드러운 음식
④ 고섬유질 식사
⑤ 많은 양의 음식 자주 섭취

해설

068 수혈 중 만일 이상 반응(예 용혈 반응, 알레르기 반응, 공기색전증, 오한, 호흡 곤란, 두드러기, 요의 감소, 발열, 혈압 하강, 맥박 수의 증가, 두통, 혈뇨 등)이 있으면 즉시 수혈을 중지하고 즉시 간호사나 의사에게 보고한다.

069 문제 68번 해설 참조

070 설사(diarrhea) : 설사는 수분과 전해질 손실을 초래한다. 대부분 안정이 필요하며 과도한 설사로 인한 탈수를 예방하기 위해 수분 공급을 충분히 하며, 가능하면 설사의 원인을 제거해야 한다. 심한 설사 시에는 탈수 방지 및 정맥을 통한 전해질 공급이 무엇보다도 중요하다.

071 식사 요법(영양 공급) : 고단백, 고비타민 식이, 소화되기 쉬운 음식을 소량씩 자주 섭취, 규칙적인 식사, 자극적인 음식의 금지, 탄산 음료의 섭취 금지, 위내 정체 시간을 짧게 한다.

072 문제 71번 해설 참조

정답 63② 64④ 65③ 66① 67① 68③ 69② 70② 71② 72③

2 Testing 성인 간호

해 설

073 위천공의 특징
- 원인 : 위에 구멍이 뚫린 상태를 위천공이라고 하는데, 심한 위궤양이 위천공을 일으키는 흔한 원인이며 또 위암으로 발생하기도 한다.
- 증상 : 갑자기 일어나는 상복부 통증, 오른쪽 어깨로 방사되는 통증, 널판지와 같은 단단한 복부 등
- 치료 및 간호 : 응급 상황으로 즉각적인 수술을 필요로 한다.

074 문제 73번 해설 참조

075 삼킴 곤란(연하 곤란)이 있는 경우 끈적끈적한 식품은 피해야 하며 타액의 분비를 증가시켜 흡인을 유발할 수 있는 신맛이 강한 음식은 제한한다.

076 덤핑 증후군(급속이동증후군, dumping syndrome)
- 위 절제 수술 후에 올 수 있는 문제로써 대개 수술한 지 6~12개월이면 사라진다.
- 예방은 한 번에 섭취하는 음식물의 양을 줄이고, 고단백, 고지방, 저탄수화물과 수분이 적은 식사를 유지시킨다.
- 식사 시 자세는 횡와나 측위를 취하고 식후에는 가능하면 누워있도록 하고, 지방 섭취를 늘리며 식전 1시간 동안이나 식사 시, 또는 식후 2시간까지는 수분 섭취를 하지 않는다.

077 위관의 확인 및 피부 간호
- 위관이 삽입되어 있는 콧구멍 주위가 위관의 자극으로 헐기 쉬우므로 깨끗하게 건조한 상태를 유지하도록 하며 크림을 발라서 부드럽게 한다.
- 연동운동이 돌아오면 위관은 제거한다.

---

073 50세의 K씨는 선혈을 토한 뒤 병원에 입원하였고, 십이지장 궤양으로 인한 출혈로 진단이 내려졌다. 그 후 K씨의 상복부 중앙 부위에 갑작스럽고 날카로운 통증이 있고 복부는 널빤지처럼 강직되어 단단해져 있다. 이를 근거로 판단할 수 있는 소화(성) 궤양 합병증은?

① 장폐색 ② 식도 염증
③ 소화(성) 궤양의 천공 ④ 다른 부위에 출혈 진행
⑤ 다른 부위에 궤양 진행

074 위에 구멍이 뚫린 상태인 위 천공을 나타내는 가장 중요한 증상으로 옳은 것은?

① 혈압 하강 ② 발한
③ 빠른 맥박 ④ 토혈
⑤ 갑자기 일어나는 상복부 통증

075 연하 곤란(삼킴 곤란)이 있는 환자에게 신맛이 강한 음식을 제한하는 이유로 옳은 것은?

① 위가 자극되어 위염 발생
② 강한 신맛으로 식욕 감소
③ 음식물이 역류되어 구토 유발
④ 장운동이 촉진되어 설사 유발
⑤ 타액 분비가 증가하여 흡인 유발

076 직장에 다니는 회사원 A씨는 위 절제술을 받고 회복 중이다. 위 절제술을 받은 환자 A씨의 덤핑 신드롬을 예방하는 방법으로 옳은 것은?

① 국물과 함께 밥을 말아먹도록 한다.
② 식후에 똑바로 앉아 있게 한다.
③ 고탄수화물 식사를 제공한다.
④ 고지방 식사를 제공한다.
⑤ 수분을 제공한다.

077 위 절제술을 받고 위관을 삽입한 환자에게서 위관은 언제 제거하는가?

① 움직일 수 있을 때 ② 위출혈이 없다고 생각될 때
③ 본인이 불편해 할 때 ④ 연동운동이 돌아왔을 때
⑤ 환자가 식사하고 싶은 욕구가 돌아왔을 때

Basic Skills for Nursing Practice

Nursing Examination

078 위 절제 수술 후에 올 수 있는 급속이동증후군(덤핑 증후군)에 대한 설명으로 옳은 것은?

① 지방 섭취를 제한한다.
② 식전에 나타난다.
③ 식사와 동시에 수분을 섭취하도록 교육한다.
④ 횡와위 상태로 식사하며 식후 20~30분은 누워 있는다.
⑤ 음식물이 위액과 잘 섞이지 않은 채 그대로 위장에 머물기 때문에 발생한다.

079 부분 위 절제 수술을 한 환자가 병실로 이동해 와 안정을 취하고 있다. 이 환자의 급속이동증후군(덤핑 증후군)을 예방하는 방법으로 옳은 것은?

① 식사 중 물을 많이 마시게 한다.
② 소화제를 복용하게 한다.
③ 한 번에 많은 양의 음식을 준다.
④ 소량씩 자주 음식을 준다.
⑤ 위관 영양을 투입한다.

080 여자보다는 남자, 성인보다는 사춘기에 많이 나타나며 미열, 구토, 맥버니(McBurney) 부위의 통증을 증상으로 하는 질환으로 옳은 것은?

① 치질   ② 충수염
③ 폐암   ④ 대장암
⑤ 국소회장염

081 학생인 K씨는 미열, 오심(구역), 구토 등의 증상을 보여 병원에 입원했는데 충수(돌기)염 진단을 받고 수술을 기다리고 있다. 이 환자가 복통 호소 시 취해 줄 수 있는 간호로 옳은 것은?

① 걷는 운동을 권장한다.
② 청결 관장을 해준다.
③ 보리차를 주고 진통제를 투여한다.
④ 복부에 얼음주머니를 대어 주며 의사를 부른다.
⑤ 복부에 더운물 주머니를 대어 주어 동통을 완화시킨다.

082 직장인 A씨는 맹장염으로 입원 후 수술을 받았다. 수술 후 금식이 해제되고 나서 처음으로 제공할 수 있는 유동식으로 적당한 것은?

① 잡곡죽   ② 순두부
③ 야채죽   ④ 맑은 국물

해설

078 주로 식후 5~30분 사이에 발생하며 어지러움, 실신, 구토, 두근거림(심계 항진), 발한, 복통, 창백, 설사 등의 증상이 있다. 이를 예방하기 위해서는 위를 천천히 비울 수 있게 횡와위로 조금씩 자주 식사하며 식후 20~30분 동안 누워 있고, 식사와 동시에 수분이나 국물을 함께 섭취하지 않도록 한다.

079 문제 78번 해설 참조

080 충수염(Appendicitis)
- 정의 : 맹장 끝부분(충수돌기)에 염증이 생기는 질환으로, 충수염 시 경미하게 백혈구 수가 증가(10,000개/mm^3 이상)하며, 신체 검사로 진단을 확진내릴 수 있다.
- 호발 인자 : 남자 > 여자, 사춘기 > 성인
- 증상 : 미열, 구역, 구토, 맥버니 부위의 반동성 압통(우측 하복부 동통), 식욕부진, 소화불량, 설사, 변비 등

081 급성 충수염 환자에게 간호조무사는 복부에 얼음주머니를 대어 주고 수술할 때까지 환자의 상태를 관찰하거나 의사를 부르며, 금식시킨다.

082 충수염(맹장염)
- 맹장에는 아래로 늘어진 가늘고 긴 돌기가 있는데 이곳에 생긴 염증을 가리켜 충수염이라고 한다.
- 수술 후 금식이 해제되고 나면 맑은 국물 등의 유동식을 제공한다.
- 방광 팽만은 절개선에 압력을 주어 치유를 어렵게 하기 때문에 소변이 마려운 경우 참지 않도록 교육시킨다.

Testing 2 성인 간호

해설

083 문제 82번 해설 참조

084 장 감염 환자의 간호
- 침대 휴식을 한다.
- 섭취량과 배설량을 기록한다.
- 환자와 접촉 후 철저히 손을 씻는다.
- 체분비물을 적절히 잘 취급한다.

085 대장암에는 식이섬유 섭취가 중요하기 때문에 백미보다는 잡곡밥이나 현미밥이 좋다. 또 육류보다는 채소나 과일을 먹는 것이 좋다. 물론 단백질 섭취도 필요하기 때문에 고기도 필요량은 섭취해야 한다. 단, 붉은 고기는 피해야 하고 생선이나 콩 등 식물성 단백질과 닭고기 정도가 좋다.

086 용혈 황달 : 적혈구 파괴를 일으키는 말라리아나 용혈 빈혈 시에 황달이 온다. 이런 경우에는 피부가 노랗게 될 뿐이며 가려움증(소양증)도 없고 담즙색소도 소변으로 배설되지 않는다.

087 간성혼수의 흔한 발생 원인은 변비, 단백질의 과도한 섭취, 위장관 출혈로서, 특히 단백질을 많이 섭취하지 않도록 하여 간성혼수를 예방하는 것이 중요하다.

---

⑤ 전복죽

083 충수(돌기) 절제술을 한 지 이제 하루가 지난 30세 남성 환자가 있다. 상처 치유를 촉진시키기 위해 적용시킬 수 있는 간호로 옳은 것은?

① 소변이 마려운 경우 참지 않도록 교육한다.
② 매일 3000mL 이상 수분 섭취를 하도록 권장한다.
③ 복압을 높이지 않도록 웃거나 기침하는 것을 금하도록 한다.
④ 탄수화물, 지방, 단백질 등의 영양 섭취를 증가시킨다.
⑤ 상처에 긴장을 줄이기 위해 침대안정을 취하도록 한다.

084 장에 발생하는 염증 질환인 장염 환자의 간호로 옳지 않은 것은?

① 섭취량 및 배설량을 기록한다.
② 환자와 접촉 후 철저히 손을 씻는다.
③ 대변의 취급에 유의하고, 침대 휴식을 취하도록 한다.
④ 음식물을 자주 공급해 준다.
⑤ 체분비물을 적절히 잘 취급한다.

085 S상 결장 부위에 생긴 대장암을 치료 중인 환자에게 제공하면 좋은 식품으로 옳은 것은?

① 라면   ② 피자
③ 삼겹살   ④ 현미밥
⑤ 명란젓

간·담관 및 췌장 질환

086 피부만 노랗게 될 뿐이며 소양증도 없고 담즙 색소도 소변으로 배출되지 않는 황달은?

① 특이(성) 황달   ② 간성혼수
③ 용혈(성) 황달   ④ 비폐쇄(성) 황달
⑤ 폐쇄(성) 황달

087 간경화증 환자가 간성혼수로 진행되는 것을 예방하기 위한 식이로 옳은 것은?

① 저콜레스테롤 식사 ② 저나트륨 식사
③ 저열량 식사   ④ 저당질 식사

⑤ 저단백 식사

088 소화효소와 호르몬을 분비하는 기관인 췌장에서 분비되지 않는 것은?

① 글루카곤
② 아밀라제
③ 안드로젠
④ 리파제
⑤ 인슐린

089 간염은 A형 간염, B형 간염, C형 간염으로 분류할 수 있다. 혈청(성) 간염이라고도 하는 B형 간염의 전염 경로로 옳은 것은?

① 타액, 대소변
② 대소변, 혈액
③ 정액, 대소변
④ 타액, 정액
⑤ 혈액, 정액

090 황달이 있는 급성 간염 초기에는 지방이 적고 당질을 중심으로 소화되기 쉬운 맑은 국물이나 신선한 과즙 등을 섭취시킨다. 이후 황달이 사라지는 회복기에 제공해야 할 식사로 옳은 것은?

① 저단백, 고탄수화물, 저비타민, 저지방
② 저단백, 고탄수화물, 저비타민, 고지방
③ 고단백, 고탄수화물, 저비타민, 고지방
④ 고단백, 고탄수화물, 고비타민, 저지방
⑤ 저단백, 저탄수화물, 저비타민, 저지방

091 간염에는 전염 간염(A형 간염)과 혈청 간염(B형 간염)이 있다. 간염 환자 간호 시 주의점으로 옳지 않은 것은?

① 혈청(성) 간염의 감염원은 환자나 보균자의 혈액과 대변이다.
② 전염(성) 간염 환자에게 전파의 가능성에 대해 교육한다.
③ 간염 환자 식사는 고탄수화물, 고단백 식사를 준다.
④ 전염(성) 간염 환자의 대·소변은 반드시 소독 후 버린다.
⑤ 혈청(성) 간염 환자에게 사용했던 주사기는 일회 사용 후 버린다.

092 전염성이 있는 간염 환아를 간호할 때 유의 사항으로 가장 옳은 것은?

① 고단백, 고탄수화물, 고지방 식사를 준다.
② 수분 섭취를 감소시킨다.
③ 사용한 주삿바늘은 소독 후 재사용한다.
④ 식기를 구별하고 음식을 같이 먹지 않는다.

해설

088 췌장의 기능 : 정상적으로 1,200~1,300cc의 췌장액이 매일 생성되며 3가지의 주요 소화 효소, 즉 탄수화물을 분해하는 아밀라제, 지방을 분해하는 리파제, 단백질(펩톤)을 분해하는 트립신으로 구성된다. 이외 내분비 기관으로 인슐린과 글루카곤을 분비하여 혈당을 조절한다.

089 바이러스의 종류에 따른 간염
- A형 간염
  - 동의어 : 전염(성) 간염
  - 잠복기 : 15~45일(평균 25일)
  - 전염 경로 : 대소변에 오염된 음식물이나 물, 혈액 등
- B형 간염
  - 동의어 : 혈청(성) 간염
  - 잠복기 : 40~180일(75일)
  - 전염 경로 : 수혈, 혈액 제제, 정액, 오염된 주사기나 바늘, 직접 접촉(성교)

090 회복기로 가면서 충분한 영양의 식이 요법(과도한 지방과 염분 제한, 비타민 B군과 당질 및 단백질 섭취), 바이러스 감염의 예방이 가장 중요(백신이나 면역 글로불린의 접종)

091 문제 89번 해설 참조

092 전염(A형) 간염의 특성
- A형 간염으로 카타르성 황달 또는 유행 간염이라고도 한다.
- 잠복 기간은 2~6주일이고 감염원은 환자의 대변이다.
- 바이러스는 증상이 나타나기 전부터 대변으로 배설된다.
- 오염된 물이나 음식으로 감염된다.
- 식기를 구별하고 음식을 같이 먹지 않는다.
- 사용한 주삿바늘은 폐기시키고, 수분 섭취를 증가한다.

Testing
성인 간호

> **해설**
>
> **093** 식사 요법 : 고단백·고탄수화물·지염·지지방식 섭취, 암모니아치가 상승하면 저단백 식사, 따뜻하고 간단한 식사, 소량씩 자주 섭취, 매일 체중·수분 섭취 및 배설량을 측정 기록, 다량의 비타민 B 복합체 투여, 복수와 부종이 있으면 수분과 염분 제한
>
> **094** 담석증
> - 담석은 담즙의 고형물질에 의해 담낭 내에서 형성되는 것으로, 식생활이 서구화되면서 우리나라에서도 점점 증가하고 있다.
> - 섬유소가 풍부하고, 저지방의 식사를 하는 것이 좋은데, 담석증으로 황달이 있는 경우는 지방 섭취를 엄격히 제한한다.
>
> **095** 요 감소(핍뇨)는 시간당 소변이 30cc 이하일 때 의사에게 보고하여 적절한 조치를 취해야 한다.
>
> **096** 포도당, 단백질, 빌리루빈, 케톤 등은 정상 소변에서는 배출되지 않으나 다른 질환이 있는 경우 소변에도 나타나게 된다.
>
> **097** 요실금 수술 후에는 수분 섭취를 자주 함으로써 정상적인 소변의 배출로 체내 원활한 순환을 도와 감염(염증) 예방을 하도록 한다.

⑤ 철저하게 격리하고 고지방 식이를 제공한다.

093 체중 감소, 황달, 발열 등의 증상을 보이는 간경화증 환자의 식이요법으로 옳은 것은?

① 고단백, 고지방, 고탄수화물, 비타민 K
② 저단백, 저지방, 고탄수화물, 비타민 K
③ 고단백, 저지방, 고탄수화물, 비타민 B
④ 저탄수화물, 고지방, 고단백, 비타민 B
⑤ 고단백, 저탄수화물, 저지방, 비타민 K

094 K씨는 담석증으로 인해 황달 증세가 매우 심하여 병원에 입원을 하였다. 환자 K씨에게 제한해야 할 영양소로 옳은 것은?

① 탄수화물　② 무기질
③ 비타민　　④ 단백질
⑤ 지방

비뇨생식계 질환

095 배뇨 기능 장애에 있어 핍뇨(요 감소)로 간주할 수 있는 시간당 소변량으로 옳은 것은?

① 10cc　　② 30cc
③ 60cc　　④ 100cc
⑤ 150cc

096 정상 소변에서 검출되지 않는 성분끼리 묶인 것은?

① 요소, 단백질, 크레아틴　② 요소, 단백질, 포도당
③ 빌리루빈, 크레아틴, 요산　④ 단백질, 요소, 빌리루빈
⑤ 포도당, 단백질, 빌리루빈

097 요실금으로 수술을 받은 40대 후반의 여성 환자가 수분 섭취를 충분히 하라는 지시에 따르지 않고 있다. 이때 간호조무사의 설명으로 옳은 것은?

① "수술로 인한 감염 예방을 위해 수분 섭취를 충분히 해야 해요."
② "탈수 예방을 위해 반드시 많은 수분을 필요로 해요."
③ "요실금이 치료되었는지 확인하기 위해 필요해요."

④ "방광 훈련을 위해 반드시 많은 수분을 필요로 해요."
⑤ "변비를 예방하기 위해 반드시 많은 수분을 필요로 해요."

098 대부분의 노인 환자들은 비뇨기 문제로 고민하고 있다. 노인 환자들이 가지고 있는 비뇨기 문제를 해결하기 위한 방법으로 옳은 것은?

① 갈증이 나지 않는 한 수분 섭취를 제한하여 요실금을 예방한다.
② 요실금이나 긴박뇨를 예방하기 위해 수분을 1일 1,000cc 이내로 제한한다.
③ 알코올, 커피 등은 오전 중에 다량 섭취하게 한다.
④ 취침 전 2시간 이내에 충분하게 수분을 섭취하게 한다.
⑤ 규칙적으로 소변을 보게 한다.

099 혈뇨 및 단백뇨, 색이 진하고 거품이 나는 소변을 배설하여 사구체신염이라는 진단을 받은 환자에게 제공할 식사로 옳은 것은?

① 저탄수화물 식사   ② 고단백질 식사
③ 저염 식사   ④ 고지방 식사
⑤ 칼륨 식사

100 급성 사구체신염을 진단받고 입원하여 치료 중인 환자 간호 시 주의할 점으로 옳은 것은?

① 저염 식사, 고단백 식사, 저탄수화물 식사를 제공한다.
② 합병증으로 폐렴과 무기폐를 주의한다.
③ 일주일에 한 번씩 소변 비중을 측정한다.
④ 배설량과 섭취량, 체중 등을 매일 체크한다.
⑤ 수분 섭취를 증가시킨다.

101 사구체신염을 앓고 있는 환자에게 수술 전 수술 대상자의 신장 기능을 확인하기 위한 검사로 옳은 것은?

① 프로트롬빈 시간 검사   ② 혈액 요소 질소(BUN) 검사
③ 공복 혈당 검사   ④ 혈청, 전해질 검사
⑤ 전혈구 검사

102 신증후군을 앓고 있는 직장인 K씨에게 저염 식사를 권장하는 이유로 옳은 것은?

① 수분을 많이 섭취하게 하기 위해
② 신장에 염분을 축적시키기 위해

해설

098 규칙적으로 소변을 보게 하여 배뇨를 조절하도록 돕는다.

099 사구체신염 환자의 간호
- 대증 요법, 침대 안정
- 부종이 심한 경우 수분 제한(하루 1,000cc 이하)
- 정확한 수분 섭취량과 배설량 측정
- 체중의 측정
- 저염 식사, 저단백 식사, 고탄수화물 식사
- 약물 투여 예) 항생제, 혈압하강제, 이뇨제, 코르티코스테로이드제 등
- 상기도 감염 환자와의 접촉 금지
- 구강 간호

100 문제 99번 해설 참조

101 혈액 요소 질소(BUN) 검사는 수술 전 환자의 신장 기능을 확인하기 위한 검사이다.

102 신증후군
- 혈중 알부민(단백질)이 감소하고 지질이 증가하며 소변에 단백질이 증가하고 조직에 체액이 축적되는 신장 기능 부전 증후군이다.
- 신증후군은 대개 어린아이나 청년들에게 발생한다. 이 병에 걸린 사람들은 식욕 부진·자극 과민성·구토·설사 등의 증상을 나타낸다. 조직 내에 체액이 증가하면 체중의 50% 정도가 증가할 수 있다. 어린이들에게는 얼굴이 심하게 부어오르는 증후가 나타나고 어른들은 대부분 다리가 자주 부어오른다. 부종을 감소시키기 위해 저염식이가 권장된다.

정답 93③ 94⑤ 95② 96⑤ 97① 98⑤ 99③ 100④ 101② 102④

Testing 2
성인 간호

해설

103 수분 정체로 인한 증상: 우리 몸에 수분이 정체되면 ⅰ) 체중이 증가되고, ⅱ) 혈압이 상승하며, ⅲ) 부종이 일어난다.

104 투석 후 혈압 측정은 저혈압 증상 확인을 하기 위함이며, 동정맥루가 있는 팔에 혈압을 재지 말아야 하며 검사를 위한 혈액 채취나 정맥 주사를 주입하지 않는 것이 좋다.

105 동정맥샛길(동정맥루) 수술 환자
- 동정맥샛길(동정맥루)이 있는 팔로는 무거운 물건을 들거나 팔베개를 하지 않고 심한 운동을 삼간다.
- 수술 후 약 2일째 되는 날부터 통증과 부종이 가시면 운동을 시작한다.
- 동정맥샛길(동정맥루)을 만들고 1~2개월 정도 시일이 경과한 후 투석을 실시한다.

106 방광염의 특징: 재발이 잘 되며, 여성이 남성보다 요도의 길이가 짧기 때문에 남성 보다는 여성에게서 흔히 발생한다.

107 전립샘 비대증 증상
- 소변 줄기가 가늘고 힘이 없어지며, 중간에 소변 줄기가 끊어지기도 한다.
- 소변을 보고 나서도 시원하지 않은 느낌이 든다.
- 소변 볼 때 소변이 나오기 시작할 때까지 시간이 걸리거나 힘을 주어야 소변이 나온다.
- 소변이 자주 마렵거나 갑자기 소변이 마렵고 참기 힘들다.
- 밤에 잠을 자다가 일어나서 소변을 보아야 한다.

---

③ 신장의 재흡수를 돕기 위해
④ 부종을 감소시키기 위해
⑤ 신장의 여과를 돕기 위해

103 몸에 수분이 정체되었을 때 나타날 수 있는 증상으로 옳은 것은?
① 혈압 하강, 부종, 경련
② 체중 감소, 경련, 혈압 상승
③ 경련, 맥박 증가, 부종
④ 소변량 증가, 부종, 경련
⑤ 체중 증가, 혈압 상승, 부종

104 50대 초반 여성 환자 A씨는 신부전증으로 투석 치료를 위해 병원을 찾았다. 혈액 투석을 위해 왼팔에 동정맥루(동정맥샛길)를 설치한 환자 A씨에게 시행해서는 안 되는 것은?
① 동정맥루(동정맥샛길)를 설치한 팔을 심장의 높이보다 높여준다.
② 동정맥루(동정맥샛길)를 만들고 어느 정도 시일이 경과한 후 투석한다.
③ 혈관에 찌릿찌릿한 느낌이 없으면 즉시 보고한다.
④ 대상자의 왼쪽 팔에서 혈압을 측정하도록 한다.
⑤ 대상자의 왼쪽 액와에서 체온을 측정하도록 한다.

105 혈액 투석을 하기 위해 왼쪽 팔에 동정맥루(동정맥샛길) 수술을 시행한 환자에 대해 옳은 것은?
① 왼쪽 팔로 물건을 든다.
② 1주일간 팔의 움직임을 제한한다.
③ 시술 후 바로 동정맥루(동정맥샛길)를 이용한 투석이 가능하다.
④ 동정맥루(동정맥샛길)에 진동감(thrill)을 수시로 확인한다.
⑤ 왼쪽 팔에서 혈압을 측정하도록 한다.

106 급성 방광염은 요도로부터 세균이 타고 올라가 발생하는 경우가 흔한데, 여자에게 많이 발생하는 이유로 옳은 것은?
① 전립샘이 없기 때문이다.
② 임신 및 분만이 원인이다.
③ 질 및 직장과 거리가 멀다.
④ 질 주위에 염증이 심하다.
⑤ 요도의 길이가 짧다.

107 전립샘 비대증이 있을 때 대상자에게 나타나는 대표적인 증상으로 옳은 것은?
① 대상자의 소변에 피가 섞여 나온다.

② 요의를 느끼자마자 소변이 바로 나온다.
③ 대상자가 기침이나 재채기를 할 때 실금을 한다.
④ 의도하지 않아도 소변이 조금씩 흘러나온다.
⑤ 소변을 볼 때 금방 나오지 않고 힘을 주어야 나온다.

108 양성 전립샘 비대증 환자에게 전립샘 절제 수술 후 방광 세척 시 사용하는 용액으로 옳은 것은?

① 과산화수소수
② 생리식염수
③ 멸균 증류수
④ 하트만 용액
⑤ 5% 포도당 용액

109 60세 남성인 A씨는 전립샘 비대증으로 전립선 절제 수술을 받았다. 수술 후 간호로 옳은 것은?

① 치골 상부에 온찜질을 한다.
② 청결을 위해 자주 관장하도록 한다.
③ 수술 후 12시간 침상 안정을 취한다.
④ 무균술을 이용한 방광 세척은 저장성 용액을 사용한다.
⑤ 배뇨량을 유지하기 위해 하루 1,000~1,500mL 정도로 수분을 섭취한다.

110 유방암을 일으킬 수 있는 유방암의 위험 요인이 아닌 것은?

① 비수유
② 폐경 연령이 늦은 사람
③ 가족력
④ 20대의 출산 경험
⑤ 에스트로젠 투여

111 50세 이씨는 유방암 절제술을 받았다. 수술 후 이씨에게 수행해야 할 간호 및 교육 내용으로 옳은 것은?

① 수술한 쪽 팔의 혈압 측정을 주기적으로 시행해야 한다.
② 수술한 쪽의 팔을 심장보다 낮게 유지한다.
③ 손 운동, 머리 빗기, 로프 돌리기 등의 운동을 시행한다.
④ 수술 부위 근력 유지를 위해 주기적으로 긴장운동을 시행한다.
⑤ 제모 시 제모제 대신 면도기를 이용한다.

112 30대 후반의 중년 여성 A씨는 유방 절제술을 받았다. 유방 절제술 후 환측에 탄력 붕대를 적용하는 이유로 옳은 것은?

① 출혈을 예방하기 위해

Basic Skills for Nursing Practice
Nursing Examination

해설

108 세척액은 생리식염수(0.9% Nacl)를 사용한다(물은 전해질 결핍이나 수분 중독증 유발 가능).

109 전립샘 절제술 간호
- 치골 상부 온찜질, 좌욕
- 24시간 침대 안정 후 조기 이상
- 직장 체온 측정, 관장, 튜브 삽입 금지

110 유방암의 위험 인자로는 여성 호르몬(에스트로젠), 연령 및 출산 경험, 수유 요인, 음주, 방사선 노출, 유방암의 가족력 등이 알려져 있다.

111 유방 절제술 후 간호
- **환측 부위 팔 보호** : 혈압 측정과 정맥 주사 금지, 제모 시 면도기 사용 금지
- **부종(림프샘 종창)예방** : 수술한 측의 팔을 심장보다 높이 올림
- **운동** : 주먹 쥐고 펴는 손 운동, 머리 빗기, 세수하기, 로프 돌리기, 벽 오르기, 어깨 운동 등
- 긴장은 통증을 유발할 수 있으므로 수술 부위의 긴장을 피하는 팔의 자세를 취해야 한다.
- **압박 드레싱** : 수술 부위 유합 촉진

112 문제 111번 해설 참조

Testing 2 성인 간호

해설

113 유방 절제술 후 재활 운동
- 벽 기어 오르기
- 머리 빗기
- 세수하기
- 로프 돌리기
- 어깨 운동하기
- 주먹 쥐고 펴는 손 운동

114 본태성(일차성) 고혈압의 약물 요법이 필요한 환자는 남은 생애를 계속 혈압 강하제를 사용해야 한다. 혈압이 정상으로 돌아오면 더 이상 약물이 필요없다고 생각하나 꾸준한 약물 복용을 격려한다.

115 비약물적 요법
- 과식 및 자극적 음식, 알코올, 카페인의 섭취 금지, 금연
- 저염 식사, 저지방 식사(포화지방 섭취 제한)
- 체중 감소, 스트레스 및 정신적 과로의 완화, 규칙적인 생활 및 유산소 운동
- 신선한 공기 흡입 및 칼륨, 칼슘, 마그네슘 보충제 사용

116 문제 115번 해설 참조

---

② 혈액과 체액 정체를 예방하기 위해
③ 피부 조직에 잘 부착되도록 하기 위해
④ 운동 시 지지해 주기 위해
⑤ 통증을 감소시키기 위해

113 40대 후반의 전업주부 여성 김씨는 얼마 전 유방 절제 수술을 받았다. 유방 절제 수술 후 김씨에게 적절한 재활 운동 방법으로 옳은 것은?

① 달리기
② 윗몸 일으키기
③ 계단 오르기
④ 손으로 벽 기어오르기
⑤ 모래주머니 들기

순환계 질환

114 고혈압인 경우 비약물 치료가 가능하면 비약물적 요법을 사용하나 효과가 없으면 약물을 이용해야 한다. 고혈압 환자의 혈압약 복용 지도 시 옳은 것은?

① 환자가 거절하면 약을 제공하지 않는다.
② 혈압 수치가 정상이면 약 복용을 중단시킨다.
③ 혈압의 변화에 따라 약 복용 횟수를 조절한다.
④ 약을 복용하는 중에 혈압이 정상이더라도 처방대로 복용하게 한다.
⑤ 복용하지 않은 약물은 다음날 추가하여 복용하게 한다.

115 60대의 남성 김씨는 10년 전부터 고혈압으로 약을 복용하고 있다. 김씨에 대한 고혈압의 관리 방법으로 옳은 것은?

① 절대안정, 냉목욕
② 냉목욕, 체중 조절
③ 스트레스 관리, 냉목욕
④ 절대안정, 스트레스 관리
⑤ 체중 조절, 스트레스 관리

116 K씨는 8년 전부터 고혈압으로 인해 매일 약을 복용하면서 정기적으로 병원에 들러 관리를 받고 있다. 고혈압을 치료 중인 K씨의 혈압 강하를 위한 식사 요법으로 옳은 것은?

① 저탄수화물, 저단백 식사
② 고탄수화물, 고지방 식사
③ 저탄수화물, 고염 식사
④ 저지방, 고염 식사
⑤ 저지방, 저염 식사

Basic Skills for Nursing Practice
Nursing Examination

117 55세 남자인 K씨는 동맥경화증으로 생활습관 개선에 노력하고 있다. 동맥경화증이 있는 환자의 건강 관리 방법으로 옳은 것은?

① 금연
② 활동 제한
③ 고염 식사
④ 건·습식 사우나
⑤ 고지방 식사

118 25년 이상 장기 흡연을 한 K씨는 협심증 진단을 받았다. 협심증의 치료에 대한 내용으로 옳은 것은?

① 음식을 다량 하루 2회 섭취한다.
② 관상동맥의 측로 이식 수술을 한다.
③ 앉은 자세에서 니트로글리세린(나이트로글리세린)을 혀 밑으로 투약한다.
④ 더운 곳보다는 추운 곳에서 생활하도록 한다.
⑤ 운동을 격려하여 순환을 촉진시킨다.

119 협심증으로 입원하여 치료를 받은 대상자가 퇴원 시 자신이 할 수 있는 직업적 활동에 관해 질문하였다. 이에 대한 답변으로 옳은 것은?

① "스트레스가 크거나 힘이 많이 드는 직업은 피하시는 것이 좋습니다."
② "약간 육체적으로 힘든 직업이 심장의 힘을 기를 수 있습니다."
③ "정신적인 스트레스가 가장 위험하므로 단순 육체적 활동직으로 전환하십시오."
④ "직업을 갖는 것은 무리입니다."
⑤ "직업과는 큰 관련이 없습니다."

120 흉통이 있을 때 신속하게 투약해야 하는 협심증 치료제인 니트로글리세린(나이트로글리세린)의 투여 방법으로 옳은 것은?

① 정맥
② 근육
③ 피하
④ 경구
⑤ 설하

121 관상동맥의 폐색으로 심근의 괴사를 일으키는 질환으로, 심한 흉부 통증 시에 니트로글리세린(나이트로글리세린)을 투여하여도 통증이 없어지지 않는 질환은?

① 심근 경색증
② 판막 질환
③ 심부정맥
④ 류머티즘열
⑤ 협심증

해설

117 동맥 경화증 및 죽상 경화증의 치료 및 간호
- 자주 걷도록 격려 : 걷는 운동은 순환을 촉진하며 근육의 힘을 증가시킨다.
- 체중 조절 및 금연
- 발 간호 : 발은 미지근한 물로 씻고 윤활제를 바르며, 꼭끼는 양말·신발·거들은 혈류를 막을 수 있으므로 피한다.
- 약물 요법 : 혈관 확장제, 항응고제, 콜레스테롤 저하제 등

118 협심증의 치료 및 간호
- 금연 및 체중 조절, 육체적 피로 예방, 찬 기온 노출 방지
- 한번에 다량의 음식이나 카페인이 든 음식의 섭취 금지
- 흉통이 있을 때 신속하게 투약(나이트로글리세린)
 - 앉은 자세에서 혀 밑으로 투약(설하 투여)
 - 패치형 이용(붙이는 장소로는 흉부나 상박의 안쪽)
- 외과적 수술 : 경피적 관상동맥 형성술, 관상동맥 측관술

119 협심증은 심장에 혈액을 공급하는 혈관인 관상동맥이 좁아져서 생기는 질환이다. 이는 심한 운동 시, 스트레스 등의 상황에서 주로 증상이 나타나는데, 상태에 따른 적절한 치료가 요구된다.

120 문제 118번 해설 참조

121 심근 경색증(Myocardial Infarction)의 정의 : 관상동맥의 폐색으로 심장으로의 혈류가 차단되어 심근에 괴사를 일으키는 질환이다. 협심증처럼 심근에 일시적인 혈액 공급 부족으로 심한 흉부 통증이 있으며 나이트로글리세린을 투여하거나 휴식하여도 통증이 없어지지 않는다.

정답 113 ④ 114 ③ 115 ⑤ 116 ⑤ 117 ① 118 ③ 119 ① 120 ⑤ 121 ①

2 Testing 성인 간호

해설

122 심근 경색증의 치료 및 간호 : 급성기는 산소를 비강으로 투여하여 절대안정, 지속적인 활력 증상 및 심전도 (EKG) 모니터링, 변 완화제 투여
※ 근육 주사(IM)는 혈청 CPK를 상승시켜 심근 경색증 진단에 혼돈을 줄 수 있어 피한다.

123 뇌척수액은 지주막하강에 위치하며, 측방뇌실의 맥락막총에서 산출된다.

124 환자의 의식 상태를 사정할 때 언어적 자극을 통해 사정한다.

125 혼미(stupor) : 간단한 질문에는 대답을 하나 대화를 지속하지 못하는 상태를 의미하며, 강한 자극이나 통증 자극에 깨어나며, 큰소리 자극에만 반응을 한다. 꼬집으면 꼬집은 곳으로 손이 가 아픈 자극을 피하려고 한다.

126 뇌압 상승 간호
- 상체를 15~30° 정도 상승시킨다.
- 절대안정시킨다.
- 과호흡을 시킨다.
- 맥박, 혈압 등 활력 징후를 자주 측정한다.
- 동공 크기와 대광 반사를 확인한다.
- 수시로 의식을 확인한다.
- 변비 예방에 힘쓴다.
- 가능하면 자극을 주지 않는다.

---

122 관상동맥의 폐색으로 심근에 혈액 공급이 차단되어 흉통이 있는 급성 심근 경색증 환자 간호로 옳지 않은 것은?

① 산소 공급　　② 절대안정
③ 변 완화제 투여　　④ 모르핀 IM
⑤ EKG 모니터링

신경계 질환

123 뇌와 척수를 둘러싸고 있으며 윤활 작용을 하고 물리적인 충격을 막아 주는 뇌척수액이 생산되는 곳은 측방 뇌실의 맥락막총이다. 뇌척수액은 정상적으로 어디에 있는가?

① 심장후강　　② 유막하강
③ 지주막하강　　④ 경막하강
⑤ 외경막상

124 환자의 의식 상태를 사정할 때 처음 사용하는 사정방법으로 옳은 것은?

① 각막 반사 자극　　② 심한 동통 자극
③ 가벼운 동통 자극　　④ 촉각적 자극
⑤ 언어적 자극

125 의식 수준을 명료, 졸린 상태, 착란, 혼미, 혼수 등 다양하게 구분할 수 있다. 의식 수준 중 혼미는 어떤 상태인가?

① 졸리는 듯 눈을 반쯤 감는다.
② 자극에 전혀 반응하지 않는다.
③ 질문에 대한 부적절한 반응을 한다.
④ 자극에 적절하게 반응한다.
⑤ 큰소리 자극에만 반응을 한다.

126 K씨는 사고로 머리를 다치면서 두통과 구토 등 뇌압 상승 증상을 보여 병원에 입원했다. 이 환자의 간호로 옳지 않은 것은?

① 과호흡을 시킨다.
② 머리를 낮추어 준다.
③ 활력 증상을 자주 측정한다.
④ 동공의 크기를 자주 관찰한다.
⑤ 수시로 의식을 확인한다.

Basic Skills for Nursing Practice

Nursing Examination

127 척수액의 흐름에 장애가 있을 때 뇌실의 압력으로 인해 생기는 증상으로 옳은 것은?

① 뇌졸중　　　② 뇌출혈
③ 뇌경색　　　④ 뇌수종(수두증)
⑤ 뇌종양

128 55세 남성인 K씨는 자동차 사고로 응급실로 실려와 경막하 출혈로 두개 수술을 받았다. 두개 수술 환자의 침대 머리 부분을 15~30° 올리는 이유로 가장 중요한 것은?

① 경부 근육의 긴장 완화　　② 분비물 배설 촉진
③ 원활한 호흡 유지　　　　　④ 뇌압 상승 예방
⑤ 산소 공급

129 두개강 내압의 상승은 두부 손상, 뇌졸중 등 두개강 내 병변에 의해 발생되며 가장 중요한 의식 장애 요인이다. 두개 내압 상승의 3대 증상으로 옳은 것은?

① 두통, 구토, 현기증　　② 쿠싱 반사, 호흡 장애, 두통
③ 두통, 유두부종, 구토　④ 쿠싱 반사, 유두부종, 두통
⑤ 현기증, 기억 장애, 인격 변화

130 지주막하 출혈로 개두술을 받은 환자의 뇌압 상승 방지를 위한 방법으로 옳은 것은?

① 머리를 자주 움직여 준다.　② 과호흡을 금지시킨다.
③ 머리를 낮추어 준다.　　　　④ 머리를 30° 올려 준다.
⑤ 다리를 올려 준다.

131 저혈당 증상이 나타날 때 즉각적인 처치를 해야 한다. 어떠한 합병증을 예방하기 위한 것인가?

① 뇌 손상　　② 간 손상
③ 고혈압　　　④ 심근경색
⑤ 안압 상승

132 회사원 정씨는 운동을 하다가 머리를 벽에 심하게 부딪혀 뇌 손상을 입었다. 뇌의 손상으로 뇌출혈의 위험이 있는 회사원 정씨에 대한 간호로 옳은 것은?

① 흉강천자를 실시한다.
② 머리를 낮추어 준다.

해설

127 수두증(뇌수종)의 정의 : 뇌척수액의 생산과 흡수기전의 불균형이나 뇌척수액 순환 통로의 폐쇄로 인하여 뇌실 내 또는 두개강 내에 뇌척수액이 과잉 축적되어 뇌압이 올라간 상태를 말한다.

128 수술 후 머리를 30° 정도 높여주어 뇌압 상승을 예방하고 환자의 고관절 수의 운동을 금한다.

129 두개강 내압 상승 시의 증상 : 만성으로 진행되는 경우의 대표적인 증상으로 두통, 구토, 유두부종의 3대 증상이 있고 그 외에 현기증, 사지 감각 및 운동 장애 등이 있다. 한편 급성인 경우 쿠싱 반사, 유두부종, 의식 장애, 호흡 장애 등이 있다.

130 문제 128번 해설 참조

131 뇌 손상과 저혈당 : 저혈당을 일찍 인지하지 못하고 초기에 적절한 치료를 받지 못하면 뇌로 가는 포도당 공급이 줄어 뇌세포가 죽고 뇌에 손상이 올 수 있으므로 즉각적인 처치를 해야 한다.

132 뇌 손상에 따른 뇌출혈의 위험 : 뇌출혈의 위험이 있는 경우 동공의 크기를 자주 관찰해야 한다.

2 Testing 성인 간호

해 설

133 반신마비: 팔, 다리를 움직이게 하는 운동 신경은 대뇌에서 내려오다가 뇌간의 아래 부분에서 교차하여, 한쪽 뇌에 이상이 생기면 대개는 그 반대 쪽에 마비가 오게 된다. 뇌간 뇌졸중의 경우 사지가 모두 마비되기도 한다. 편마비 환자의 경우 침대 난간을 올려 준다.

134 뇌졸중의 정의: 흔히 중풍이라 부르는 뇌졸중은 뇌에 혈액을 공급하는 혈관이 막히거나 터져서 뇌 손상이 오고 그에 따른 신체 장애가 나타나는 뇌혈관 질환이다. 뇌졸중은 뇌경색과 뇌출혈로 구분되며, 뇌혈관이 막힌 경우를 뇌경색이라고 하며 뇌혈관이 터진 경우를 뇌출혈이라고 한다.

135 피부의 기능
- 보호(방어) 기능: 세균이나 이물질 침입을 막고 대부분의 화학 물질에 저항력을 가지고 있다.
- 흡수 기능: 지용성 비타민 A, D와 스테로이드 호르몬들은 표피와 모공을 통해 흡수가 이뤄진다.
- 감각 기능: 신경 종말부의 자극에 의해 감각을 느낀다.
- 수분 균형 유지: 수분과 전해질의 상실을 막고, 피하조직의 건조를 예방한다.
- 체온조절 기능: 열을 방사, 전도, 대류의 방법으로 소실시킨다.
- 배설 기능: 발한으로 수분과 전해질을 배설한다.
- 지각 기능

136 환자의 가려움증(소양감)을 감소시키기 위한 간호 활동
- 방안의 온도를 조절하고, 환자의 기분을 전환하는 활동을 하게 한다.
- 환자의 손톱·발톱을 청결히 하고 긁는 것을 막기 위한 목장갑의 사용 등이 있다.
- 전분·중조 또는 과망간산칼륨 목욕, 긴장 해소, 칼라민 로션의 국소 도포, 냉습포 등을 실시한다.
- 신체 주변의 온도 변화에 영향을 많이 받으므로 얇고 가벼운 옷과 침구를 사용한다.
- 긴장, 불안 등은 가려움증(소양증)을 악화시키므로 스트레스를 피하도록 노력한다.
- 커피, 홍차, 초콜릿 등에 많이 들어 있는 카페인과 술, 콜라 등은 가려움증을 악화시킨다.
- 스테로이드제의 전신 투여 또는 국소 도포가 염증이나 두꺼워진 피부의 가려움증에 효과적이다.

---

③ 두개 내압을 상승시킨다.
④ 동공의 크기를 자주 관찰한다.
⑤ 머리를 자주 움직여 주도록 한다.

133 뇌졸중으로 오른쪽 편마비(반신마비)가 온 노인 환자의 낙상을 예방하기 위한 활동으로 옳은 것은?

① 간병인을 24시간 상주시킨다.
② 침대에서 휠체어로 환자를 이동시킬 때 바퀴 잠금 장치를 풀어 놓는다.
③ 침대 난간을 항상 올려 준다.
④ 신고 벗기 편리한 슬리퍼를 가까운 곳에 둔다.
⑤ 침대를 높여 준다.

134 뇌에 혈액을 공급하는 혈관이 막히거나 터져서 뇌 손상이 오고 그에 따른 신체 장애인 연하 곤란(삼킴 곤란), 언어 장애가 나타나는 질환은?

① 고혈압　　　　　② 뇌졸중
③ 뇌종양　　　　　④ 뇌막염
⑤ 고지혈증

피부계 질환

135 피부는 인체의 표면을 덮고 있는 껍질로서의 역할 외에 많은 기능을 하고 있는데, 피부의 기능으로 옳지 않은 것은?

① 발한으로 수분과 전해질을 배설한다.
② 미생물로부터의 감염을 예방해 준다.
③ 체온을 조절하며, 감각과 지각을 갖는다.
④ 체액을 생성하는 데 도움을 준다.
⑤ 외상으로부터의 보호역할을 한다.

136 피부 질환으로 인한 소양증(가려움증)을 감소시키기 위한 간호로 옳지 않은 것은?

① 감정적 긴장 해소　　② 수분 섭취 제한
③ 냉습포의 사용　　　④ 칼라민 로션의 국소 도포
⑤ 전분이나 중조 또는 과망간산칼륨 목욕

137 피부 질환으로 인한 소양증(가려움증)을 감소시키기 위한 소양증(가려움증) 환자의 간호로 옳은 것은?

① 커피나 홍차 등을 마시도록 권장한다.
② 환자가 잠자는 동안 긁는 것을 막기 위하여 목장갑을 끼워 준다.
③ 자극을 주기 위해 정서적 긴장을 초래할 수 있는 요인을 부여한다.
④ 환자의 손톱은 길고 둥글게 깎도록 한다.
⑤ 환자의 정신 상태를 집중시켜 가려운 감각을 찾아낸다.

138 수두를 일으키는 바이러스에 의해 감염되며, 가려움증, 작열감을 포함한 발진, 감각신경 말단 부위의 통증 등을 동반한 증상이 나타나는 질환은?

① 욕창　　　　　② 습진
③ 수두　　　　　④ 아토피
⑤ 대상포진

안과 질환

139 수정체가 혼탁되는 증상으로 백내장 수술을 받았다. 수술 직후 환자 교육으로 옳은 것은?

① 일상적인 양치와 세면
② 기침, 심호흡 권장
③ 발살바법(Valsalva maneuver) 금지
④ 통목욕 실시
⑤ 트렌델렌부르크 자세 유지

140 86세 김씨는 시야가 흐릿하게 보이는 증상으로 내원하여 백내장 수술을 하였다. 백내장 수술 후 교육해야 할 주의 사항으로 옳은 것은?

① 통목욕 및 발살바법을 권장한다.
② 수술 부위를 아래로 하여 눕도록 한다.
③ 가벼운 코풀기, 기침, 심호흡 등을 시킨다.
④ 수술 부위에 통증이나 안압의 상승이 있는지 확인한다.
⑤ 수술 직후 조기 이상을 위해 운동을 적극 권장한다.

141 안과 관련 질환인 백내장이나 녹내장 등 수술 직후에 거즈 안대를 수술한 눈꺼풀 위에 밀착하여 붙이는 이유로 옳은 것은?

해 설

137 문제 136번 해설 참조

138 대상 포진(Herpes zoster)
- 정의 : 신경절을 따라 통증을 동반한 수포성 발진이 나타나는 바이러스성 질환이다.
- 원인 : 바리셀라 바이러스(varicella virus)
- 증상 : 통증, 발진, 가려움증(소양증), 압통, 수포

139 백내장(Cataract)
- 정의 : 수정체가 혼탁되는 것으로 노년기에 나타나는 퇴행성 백내장이 흔하다.
- 증상 : 시력 감소, 눈부심, 동공에 흐린 백색 혼탁
- 수술 후 주의 사항
  - 양치와 세면은 침대에서 하도록 돕는다.
  - 통목욕 및 발살바법(입과 코를 막고 숨을 불어내어 귀관(유스타키오관, 이관, 중이관)을 열리게 함으로써 귀의 합력을 평형시키는 기술)을 금지한다.

140 백내장 수술 후 간호
- 수술한 눈에 안구 운동을 최소화하기 위해서 보호용 안대를 사용하며, 눈꺼풀 위에 밀착하여 붙인다.
- 수술하지 않은 쪽으로 눕도록 하며, 최근에는 수술 기법이 달라져 체위와는 상관이 없다.
- 안압 상승 증상이 나타나는지 관찰하며, 안압 상승의 예방을 위해 기침 및 코풀기를 제한하며, 배변 시 힘을 주지 않도록 한다.

141 문제 140번 해설 참조

2 Testing 성인 간호

해설

142 백내장의 치료 및 간호
- 수술 부위에 동통이나 출혈 유무를 확인한다.
- 코풀기, 기침, 구역, 구토가 있으면 보고한다.
- 초기에는 안경을 교환하도록 한다.
- 수술요법 : 초기보다 성숙기에 시행, 수술로 수정체 제거 후 인공수정체 삽입 또는 백내장 안경 사용

143 문제 140번 해설 참조

144 약물 치료는 필로칼핀 하이드로클로라이드(pilocarpine hydrochloirde)가 동공 수축과 모양체 근을 수축시켜 홍채각막 각을 늘리고 방수 배출을 증가시켜 녹내장 치료에 흔히 사용된다. 티몰롤(Timolol)은 안압을 감소시킨다. 아세타졸아마이드(Acetazolamide)와 메타졸아마이드(methazolamide)는 방수 생성을 감소시켜 안압을 낮게 유지한다. 산동제나 모양근 마비제(atropine)는 협우각(폐쇄각) 녹내장에서 동공을 확대시켜 방수 유출을 억제하므로 금한다.

145 녹내장의 특징 및 치료 : 안구의 안압이 병적으로 상승하기 때문에 시신경이 손상되어 시야가 좁아지고 사물이 뿌옇게 보이며 시력 감퇴, 무지개 잔상, 두통과 안구 통증 등이 나타난다.

---

① 안구 운동의 최소화를 위해서
② 안구 통증을 감소시키기 위해서
③ 빛 반사를 차단하기 위해서
④ 동공 축소를 막기 위해서
⑤ 동공 확대를 막기 위해서

142 오전에 백내장 수술을 받고 침대 안정 중인 74세 남자 노인 환자를 간호할 때 주의 사항으로 옳은 것은?

① 심호흡을 권장하도록 한다.
② 환측을 아래로 하여 눕도록 한다.
③ 기침, 오심(구역), 구토가 있으면 보고한다.
④ 안구 운동을 강화시키도록 한다.
⑤ 수술 직후는 가벼운 운동을 시킨다.

143 백내장 수술 환자에게 주의 사항을 교육하는데 기침 및 코풀기를 제한하고 변을 볼 때 힘을 주지 않도록 하는 이유로 옳은 것은?

① 출혈 방지
② 안구 통증 예방
③ 안압 상승 예방
④ 동공 축소 방지
⑤ 청력 장애 예방

144 녹내장으로 인한 실명은 조기 발견, 평생 관리, 세밀한 관찰, 추후 간호로 예방할 수 있다. 녹내장 치료에 대한 설명으로 옳은 것은?

① 산동제를 사용하여 방수 유출을 억제시킨다.
② 녹내장 치료 시 아트로핀을 사용한다.
③ 안압이 높을 때만 약물을 투여한다.
④ 축동제로 동공을 수축시켜 방수를 배출한다.
⑤ 필로겐을 투여하여 안압을 높이도록 한다.

145 65세 여성 K씨는 녹내장이 심해져 수술을 받았다. 녹내장 수술 환자인 K씨의 퇴원 시 교육해야 할 내용으로 옳은 것은?

① "머리를 숙이고 다니세요."라고 말한다.
② "안전사고 예방을 위해 실내조명을 밝게 하세요."라고 말한다.
③ "더 이상의 약물 처방은 필요 없어요."라고 말한다.
④ "해를 쳐다보았을 때 눈앞에 무지개가 보이는 것 같으면 내원하세요."라고 말한다.
⑤ "갑작스런 통증은 정상이에요."라고 말한다.

146 안과 수술 환자의 일반적 간호로 옳은 것은?

① 수술 후 수술 부위를 노출시켜 공기 유통이 잘되도록 한다.
② 수술 후 혈전(성) 정맥염을 예방하기 위해 조기이상을 실시한다.
③ 수술 후에는 수술하지 않은 쪽으로 눕거나 앙와위를 취한다.
④ 수술 후 항생제 점안, 눈썹 자르기 등을 실시한다.
⑤ 경련, 부종, 기침, 천식의 예방을 한다.

이비인후과 질환

147 K씨는 장액성 중이염으로 고막 절개술을 받았다. 귀 수술 환자에 대한 간호로 옳은 것은?

① 식사는 일반식으로 먹게 한다.
② 현훈감을 증가시키는 행동을 장려한다.
③ 수술 후 평형 장애를 극복하기 위해 혼자서 침대에서 일어나도록 한다.
④ 수술 후 한 달은 안정해야 하고 보철(Packing)이 제 위치에서 자유롭게 빠질 수 있도록 한다.
⑤ 수술 후 일주일 동안은 코를 풀지 못하게 한다.

148 하루 전 고막에 문제가 생겨 직장인 K씨는 고막 절개 수술을 받게 되었다. 환자 K씨에게 교육해야 할 내용으로 옳은 것은?

① 감기에 걸리지 않도록 주의하고 변비를 예방한다.
② 머리를 감을 때는 머리를 숙여도 되나 귀에 물이 들어가지 않도록 한다.
③ 이도를 솜으로 막아 분비물이 새지 않아야 한다.
④ 음료수는 가급적 빨대를 이용한다.
⑤ 분비물의 양이 많을수록 치유가 빠르게 진행된다.

149 귀 수술 후 환자의 일반적 간호로 옳지 않은 것은?

① 두통, 이명이 있으면 간호사에게 보고한다.
② 적어도 2시간마다 체위 변경을 한다.
③ 재채기나 기침, 코풀기를 금지한다.
④ 식사는 미음으로 제공한다.
⑤ 침대 난간을 올려 주도록 한다.

해설

146 안과 수술 후 간호
- 절대안정 : 수술 직후는 절대안정을 요한다.
- 출혈 방지 : 출혈을 방지하기 위해 세심한 관찰에 주의를 기울인다.
- 봉합 부위의 긴장 예방 : 수술하지 않은 쪽으로 눕거나 앙와위, 침대안정, 수동적 관절 가동 범위 운동을 시행한다.

147 장액성 중이염의 치료 및 간호 : 귀관(중이관)의 팽창, 삼출액 흡입, 수술 요법(예 고막절개술)
- 수술 후 일주일은 코를 풀지 않고, 2주일간은 머리도 감지 않는다.
- 기침이 나오는 경우 입을 벌리게 하고, 적합한 체위를 유지시킨다.
- 머리를 상승시키고 아프지 않은 쪽으로 눕게 하여 통증을 최소화시킨다.
- 수술 후 평형 장애가 있으므로 혼자 침대에서 일어나지 않는다.
- 수술 후 24시간은 안정해야 하고 보철(Packing)이 제 위치에서 빠지지 않게 한다.

148 귀 수술 환자의 간호 및 주의 사항
- 침대안정(24~48시간)을 한다.
- 적합한 체위를 유지한다.
- 감염 증상을 세밀히 관찰한다.
- 귀나 드레싱에 압박을 금한다.
- 침대 난간을 설치한다.
- 조기이상 후 보행 시 동반하는 사람이 있어야 한다.
- 머리를 갑자기 움직이지 않도록 한다.
- 현훈감을 증가시키는 행동은 피한다.
- 두통, 이명이 있으면 간호사에게 보고한다.
- 재채기나 기침, 코풀기를 금지한다.
- 식사는 미음으로 제공한다.
- 귀에 물이 들어가지 않게 한다.
- 감기에 걸리지 않도록 주의하고 변비를 예방한다.

149 문제 148번 해설 참조

2 Testing 성인 간호

해설

150 화농 중이염(Prulent otitis media)
- 원인 : 미생물, 고막의 외상성 천공, 기존 질환(예 홍역, 이하선염, 폐렴, 감기, 성홍열)의 합병증
- 종류
  - 급성 단순성 중이염 : 가벼운 경우에 고막의 출혈 정도로 나타나는 경우
  - 급성 화농 중이염 : 통증이 급하게 오고 강하며 중이에 농이 괴고 열이 높으며 수시간 또는 종일 귀고름이 흐르는 경우

151 알레르기 비염 환자에게 항히스타민제 투여 시 부작용 : 졸림, 어지럼증, 식욕 감퇴, 변비, 땀 분비 감소 등이 있다.

152 알레르기 비염의 예방방법
- 먼지, 온도의 변화, 담배연기나 매연, 화장품, 스트레스 등을 피하고 주변을 청결하게 한다. 특히 온도 변화는 점진적으로 진행되도록 한다.
- 꽃가루가 많은 계절에는 창문을 닫고 외출할 때에는 마스크를 착용한다.
- 애완동물이 원인인 환자는 애완동물을 기르지 않는다.
- 침구는 세탁이 용이한 면제품으로 한다.
- 항히스타민제, 교감신경 자극제를 투여한다.

153 급성 부비동염의 경우, 우선 적절한 항생제를 충분한 기간 동안 투여하고 통증을 조절하기 위해 진통제를 투여한다. 코안(비강)과 부비동의 자연공 점막을 수축시켜 배액과 환기를 촉진시키기 위해 단기간 비점막 수축제를 국소적으로 사용하기도 하지만, 3~5일 이상 사용하지 않는 것이 좋다. 그 외에도 온습포 적용, 가습기 사용, 수분 섭취를 증가시키며, 생리식염수를 이용하여 코를 세척하기도 하고, 급성기를 지나 아급성기에 있는 환자의 경우에는 상악동을 뚫어 세척하는 방법을 사용하기도 한다.

154 국소적 치료로써 목 뒤에 얼음 주머니를 대거나 얼음물로 비강을 세척해서 반사적인 혈관 수축을 일으키는 것이 도움이 된다.

150 생후 6개월 된 아기가 열이 나면서 귀를 베개에 대고 자꾸 비벼 대며 울고 있을 때 그 이유로 짐작할 수 있는 것은?

① 이하선염 ② 아토피
③ 상악동염 ④ 중이염
⑤ 열이 나서 보채는 것

151 알레르기 비염 환자에게 항히스타민제 투여 시 가장 우선적으로 간호가 필요한 부작용은?

① 발한, 구강 궤양 ② 고혈압, 설사
③ 호산구 증가 ④ 저혈압, 식욕 부진
⑤ 졸림, 어지럼증

152 50세의 여성으로 세 아이의 엄마인 알레르기 비염 환자가 있다. 알레르기 비염환자에 대한 간호로 옳은 것은?

① 베개나 침구 덮개는 모직으로 한다.
② 집안에 동물을 키우지 않는다.
③ 히스타민제를 사용한다.
④ 고단백 식사를 위해 우유, 달걀을 많이 섭취한다.
⑤ 부교감신경 자극제를 투여한다.

153 발열, 피로, 콧물, 오심(구역) 등의 증상을 보이는 급성 부비동염의 간호 중재로 옳지 않은 것은?

① 점막 부종을 감소시키기 위해 항생제를 투여한다.
② 통증을 조절하기 위해 진통제를 투여한다.
③ 대상자에게 냉습포를 적용하도록 한다.
④ 대상자에게 가습기를 사용하도록 한다.
⑤ 대상자에게 식염수로 세척하도록 한다.

154 외상으로 인하여 응급실에 실려 온 환자 A씨에게 비출혈(코피)이 있을 때의 간호로 옳은 것은?

① 고개를 뒤로 젖혀 이마를 두드린다.
② 앉아서 머리를 앞으로 숙인다.
③ 입안의 피는 삼키도록 격려한다.
④ 뒷목에 따뜻한 물수건을 대어 준다.
⑤ 5분간 비중격을 눌러 주고 콧등에 따뜻한 물주머니를 대어 준다.

155 코 수술을 한 환자 간호로 옳지 않은 것은?

① 수술 후 출혈과 부종을 관찰한다.
② 코에 얼음찜질을 한다.
③ 찬 습기를 적용하여 분비물을 묽게 해 준다.
④ 호흡 곤란을 관찰한다.
⑤ 코를 풀어 비강(코안) 내 청결을 유지한다.

> **해설**
>
> **155** 코 수술을 한 환자 간호
> - 수술 후 출혈과 부종을 관찰한다.
> - 코에 얼음찜질을 한다.
> - 찬 습기를 적용하여 분비물을 묽게 해 준다.
> - 호흡 곤란을 관찰한다.
> - 코는 풀지 않고 가볍게 닦도록 한다.

간·호·국·가·시·험·문·제·집

Public
Health
Nursing

보건간호학개요

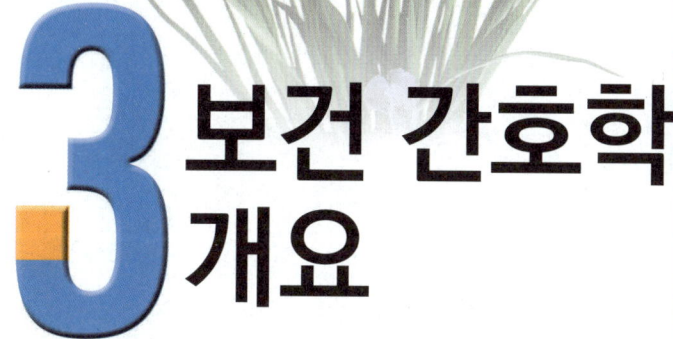

3 보건 간호학 개요

- 보건 간호의 이해 및 보건교육
- 보건행정
- 환경보건
- 산업보건

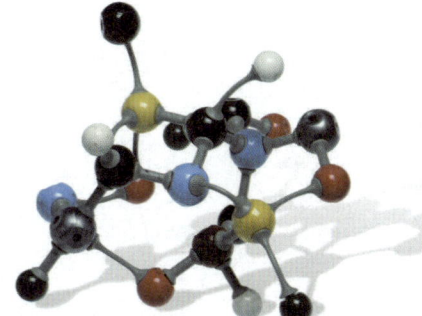

EUNHA PUBLISHING CO.

자 격 시 험 대 비 특 강

p·o·i·n·t·s

이 단원에서는 보건 간호의 이해 및 보건교육, 보건행정, 환경보건, 산업보건에 대하여 교과서를 통하여 자세하게 학습한 내용을 문제로 풀어봄으로써 실전 학습에 임할 수 있도록 하였다.

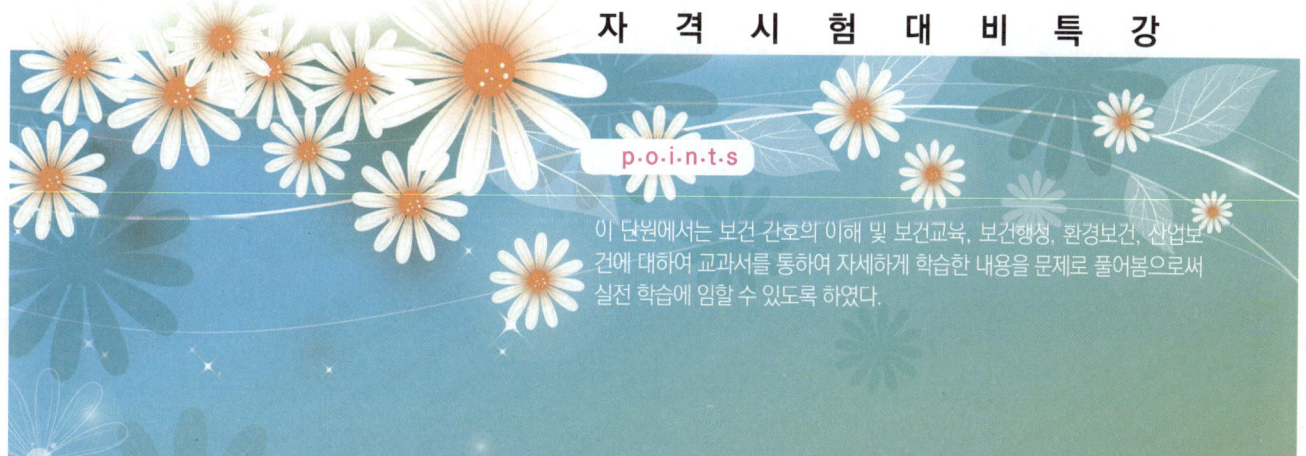

보건 간호의 이해 및 보건교육

Public Health Nursing

Nursing Examination

보건 간호의 이해

001 보건 간호를 간호이론과 공중보건학의 이론을 종합적으로 응용한 이론이라고 볼 때 보건 간호의 근본 목적으로 옳은 것은?

① 개인 간호
② 문화 수준 향상
③ 평등사회 구현
④ 질병 예방
⑤ 보건행정체계 마련

보건교육의 개념

002 건강행동 실천에 영향을 주기 위해 학습경험을 제공하는 보건교육의 정의로 옳은 것은?

① 개인이나 지역사회가 질병을 예방하기 위해 사용되는 모든 방법을 뜻한다.
② 보건에 대한 정보나 지식을 전달하는 것이다.
③ 보건지식의 전달로 잘못된 습관을 고치는 것이다.
④ 얻어진 지식을 비판 없이 실천에 옮기는 것이다.
⑤ 보건지식을 전달하여 태도의 변화를 가져오고 건강생활을 실천하는 것을 말한다.

003 보건교육을 통한 학습자의 변화를 기대할 수 있는 학습영역의 바람직한 변화로 옳은 것은?

① 지식 → 태도 → 실천
② 실천 → 지식 → 태도
③ 지식 → 실천 → 태도
④ 실천 → 태도 → 지식
⑤ 태도 → 실천 → 지식

004 보건교육은 거의 실제 경험과 비슷한 학습 환경에서 이루어질 때 그 효과가 매우 크다. 이러한 보건교육을 하는 이유로 가장 옳은 것은?

① 보건소사업을 홍보하기 위함이다.
② 보건에 대한 정보나 지식을 전달한다.
③ 생활습관을 위한 경험적인 학습이다.
④ 건강을 자기 스스로 지키도록 한다.
⑤ 대인관계를 원활하게 돕는다.

해설

문제 동영상 강의

001 보건 간호의 근본 목적은 어느 나라, 어느 사회를 막론하고 첫째는 질병 예방, 둘째는 건강생활습관의 실천력을 기르며 아울러 생활 수준을 향상시키는 데 있다.

002 보건교육이란 단순히 지식을 전달하거나 가지고 있는 데 그치는 것이 아니라 건강을 자기 스스로 지켜야 한다는 태도를 가지고 건강에 올바른 행동을 일상생활에서 습관화하도록 돕는 교육과정이라고 할 수 있다.

003 보건교육이란 지역사회 간호업무 중 가장 포괄적이고 중요한 것으로, 인간이 건강을 유지·증진하고 질병을 예방함으로써 적정기능 수준의 건강을 향상·유지하는데 필요한 지식, 태도, 습성(실천, 행동) 등을 바람직한 방향으로 변화시키는 것이다.

004 문제 2번 해설 참조

정답 01 ④ 02 ⑤ 03 ① 04 ④

Testing
보건 간호의 이해 및 보건교육

해설

006 일반적으로 보건교육에 대한 개념을 고찰한 결과 보건교육이란 단순히 지식을 전달하거나 가지고 있는 데 그치는 것이 아니라 건강을 자기 스스로 지켜야 한다는 태도를 가지고 건강에 올바른 행동을 일상생활에서 습관화하도록 돕는 교육과정이라고 할 수 있다.

006 청년을 대상으로 금연 교육을 실시한 후 일주일이 경과되면 금단증상 대처법에 대하여 교육을 실시하고, 금연 교육이 모두 끝나고 나면 대상자의 목표 달성(행동 변화) 여부를 확인하도록 한다.

007 학습자의 학습동기 : 학습자의 흥미를 유발하고 태도와 행동을 효과적으로 변화시키는 데 영향을 준다. 모든 다른 능력이 같고 외적 조건이 같다면 동기의 유무, 강약이 학습의 질과 양을 결정한다고 볼 수 있다.

008 보건교육의 일반적 내용
- 지역사회 간호업무 중 보건교육은 가장 포괄적이고 중요하다.
- 보건교육 중 학교보건은 장기적인 행동 변화에 중요하며, 가장 능률적이며 효과적이다.
- 보건교육의 대상은 지역사회 주민 전체이다.
- 보건교육 시 가장 중요한 것 : 대상자와 함께 계획한다.

009 문제 8번 해설 참조

010 문제 8번 해설 참조

---

005 지역간호에서 보건교육의 중요성에 대한 표현으로 가장 옳은 것은?
① 보건소사업이 홍보되기 때문에 중요하다.
② 주민들의 이익에 기여하므로 중요하다.
③ 병이 난 주민의 치료에 도움이 되기 때문에 중요하다.
④ 보건교육을 통해 지식이 전달되므로 중요하다.
⑤ 주민 스스로 건강관리 능력을 기르기 위한 사업방법으로 중요하다.

006 청소년을 대상으로 금연교육을 실시하였다. 금연교육 후 대상자에게 확인해야 할 사항으로 옳은 것은?
① 타인과의 관계
② 재교육의 내용 파악
③ 행동의 변화
④ 체중의 변화
⑤ 학습영향요인 조사

007 보건교육 시 학습자의 요인 중 학습자의 흥미를 유발하고 태도와 행동을 효과적으로 변화시키는 데 영향을 주는 요인으로 옳은 것은?
① 학습내용
② 학습동기
③ 학습수준
④ 학습경험
⑤ 학습환경

008 보건교육 중 장기적인 행동 변화에 중요하며, 가장 능률적이고 효과적인 보건교육으로 옳은 것은?
① 지역사회보건교육
② 전문적 보건교육
③ 직장보건교육
④ 가정보건교육
⑤ 학교보건교육

009 보건소가 실시하는 보건교육의 대상자로 옳은 것은?
① 지역사회 주민 전체
② 가난한 사람
③ 학교 아동
④ 영유아 및 임산부
⑤ 지역 주민 중 건강관리에 대한 지식이 부족한 사람

010 최근 건강의 중요성으로 금연이 강조되고 있다. 흡연에 대한 보건교육 시 그 효과가 가장 큰 대상자는 누구인가?
① 환자
② 40대 남자
③ 근로자
④ 주부

⑤ 학생

011 과체중이나 비만인 7세 초등학생에게 보건 영양교육 시 누구와 함께 교육을 시켜야 그 효과가 높게 나타나는가?

① 형제자매
② 선생님
③ 학부모
④ 친구
⑤ 학교장

012 보건교육이란 건강에 관련된 지식, 태도, 행위의 변화가 일어나도록 계획적인 학습 경험을 제공하는 것을 뜻한다. 보건교육 시 고려해야 할 사항으로 옳은 것은?

① 지역사회보건과 병행해서 교육시키도록 한다.
② 학습목표의 난이도를 높게 잡는다.
③ 교육자의 입장을 중심으로 한다.
④ 세계적 유행에 따라 교육시킨다.
⑤ 목표를 광범위하게 잡는다.

013 지역사회 주민의 보건 및 보건관리 홍보활동을 위한 벽보판의 설치 장소로 옳은 것은?

① 교회, 사원 등과 같은 곳
② 장터나 음식점, 학교 같은 곳
③ 지역사회 주민의 왕래가 빈번한 곳
④ 면사무소·주민센터 등의 공공건물의 벽보판
⑤ 공원이나 휴양지

014 금연을 시작한지 일주일이 지난 사람들을 대상으로 실시해야 하는 교육 내용으로 가장 옳은 것은?

① 금연에 성공한 실제 예 들기
② 금단 증상 대처법
③ 금주절제법
④ 영상자료를 통한 폐암 사진
⑤ 담배 가격 인상과 경제성 교육하기

015 보건교육에 영향을 미치는 환경요인으로 옳지 않은 것은?

① 교육장의 크기
② 의자의 배열
③ 소음
④ 조명

해설

011 가정 내에서 이루어지는 영양교육이 중요한 영향을 미치기 때문에 학부모와 함께 교육시키는 것이 효과가 높다.

012 효과적인 보건교육 시 유의할 사항
- 주의를 집중시키고, 흥미를 가지게 한다.
- 욕구를 불러일으키고, 동기부여를 제공한다.
- 배운 결과가 유익하다는 신념을 갖도록 한다.
- 실천을 하도록 하고, 만족을 얻게 한다.
- 지역사회보건과 병행해서 교육시키도록 한다.

013 보건교육 시 홍보활동 효과
- 홍보활동은 국가 차원에서 보건문제를 효과적으로 해결하고 단기간 내에 국민 지지를 얻기 위한 가장 효율적인 방법이며, 이를 위해 가장 많이 사용하는 방법은 대중매체를 이용하거나 포스터를 사용하는 방법이다.
- 지역사회 주민의 보건 및 보건관리 홍보활동을 위해 벽보판은 지역사회 주민의 왕래가 빈번한 곳에 설치하도록 한다.

014 문제 6번 해설 참조

015 보건교육에 영향을 미치는 환경 요인 : 조명, 소음, 의자의 배열, 교육장의 크기, 학습자들의 수업 태도 등

3 Testing
보건 간호의 이해 및 보건교육

해설

016 학교의 보건교육 지원 : 학생 건강 문제와 관련된 보건교육 프로그램(흡연 예방, 음주·약물 예방, 성교육, 비만 관리 등)을 단계별로 개발하여 특별 수업 형태로 직접 참여한다.

017 보건교육 준비 시 반드시 고려할 사항 : 보건교육 준비 시 고려해야 할 사항에는 장소 및 대상 결정, 교육 내용 결정, 방법 선택, 시행 후의 평가, 피교육자의 이해 등이 있으며, 이 중 피교육자의 이해가 가장 중요하다.

018 보건교육을 통하여 지역사회 구성원 스스로 건강문제를 해결할 수 있는 능력을 갖도록 하는 데 있으며, 질병 발생 전의 예방이 우선(예 유행성 독감을 예방하기 위한 보건교육의 실시 목적은 유행성 독감의 예방 실천에 있음)되어야 한다.

019 질병 예방 : 보건교육을 통한 질병예방은 질병이나 환경적 위험 등과 같이 건강을 위협한다고 규명된 것이 있을 때 이러한 불건강문제를 예방하기 위해 위험요소를 변화시키는 것이다.

020 국민건강증진법 시행령에 제시된 보건교육 내용
• 금연·절주 등 건강생활의 실천에 관한 사항
• 만성퇴행성질환 등 질병의 예방에 관한 사항
• 영양 및 식생활에 관한 사항
• 구강건강에 관한 사항
• 공중위생에 관한 사항
• 건강증진을 위한 체육활동에 관한 사항
• 기타 건강증진사업에 관한 사항

⑤ 교육 시간

016 음주, 흡연, 약물 중독에 관해 교육을 할 때 가장 신경써서 강화해야 하는 연령층으로 옳은 것은?

① 40대 여자
② 40대 남자
③ 유아
④ 청소년
⑤ 노인

017 보건교육 실시에서 고려해야 할 요인 중 가장 중요한 사항으로 옳은 것은?

① 교육 방법
② 교육 장소
③ 교육 시간
④ 교육 주제
⑤ 피교육자의 이해

018 유행성 독감을 예방하기 위해서 보건교육을 실시하려고 한다. 이 교육의 궁극적 목표로 옳은 것은?

① 유행성 독감의 예방접종
② 유행성 독감의 치료 실시
③ 유행성 독감 유행 방지
④ 유행성 독감 유행의 근절
⑤ 유행성 독감의 예방 실천

019 당뇨병 가족력을 가진 대상자에게 당뇨병을 예방하기 위하여 식생활과 운동의 중요성에 대한 보건교육을 실시하였다면 이것은 보건교육 목적 중 어디에 해당하는가?

① 질병 예방
② 건강 증진
③ 재활
④ 건강관리 문제
⑤ 질병 치료

020 우리나라 「국민건강증진법」에는 국민들이 건강생활을 실천하도록 보건교육을 해야 한다고 명시되어 있다. 보건교육의 내용으로 옳지 않은 것은?

① 만성퇴행성 질환의 재활 치료
② 건강 증진을 위한 체육활동
③ 영양 및 식생활
④ 공중위생에 관한 사항
⑤ 금연·절주 등 건강 생활 실천에 관한 사항

보건교육 계획 및 평가

021 보건교육이란 단순히 지식을 전달하는 것이나 지식을 가지고 있는 데 그치는 것이 아니라 건강을 자기 스스로가 지켜야 한다는 긍정적인 태도를 가지고 건강에 올바른 행동을 일상생활에서 습관화하도록 돕는 교육과정이라고 할 수 있다. 보건교육 시 가장 먼저 실시해야 하는 것은?

① 교육의 목표 설정
② 설문지 조사
③ 교육평가기준의 설정
④ 주민의 요구 파악
⑤ 지침 및 기준의 확인

022 보건교육을 계획할 때 고려해야 할 사항으로 옳은 것은?

① 보건교육에 참여하는 인원과 예산을 파악하고 계획되어야 한다.
② 필요한 경비는 계획자가 판단하여 배정한다.
③ 보건교육의 목적은 광범위하게 설정되어야 한다.
④ 교육 계획에는 전문가만 참여한다.
⑤ 주민들에 대한 사전예비조사 없이 바로 실시한다.

023 흡연자를 대상으로 금연 보건교육을 실시한 직후 그 효과를 평가하고자 한다. 옳지 않은 것은?

① 금연 실천율을 조사한다.
② 금단증상에 대한 대처방법, 지식 정도를 평가한다.
③ 대상자의 신념, 가치관의 변화를 사정한다.
④ 흡연으로 인한 이환율을 조사한다.
⑤ 흡연에 대한 지식 정도를 사정한다.

024 보건교육 시 학습자들의 이해 정도와 참여 정도 파악 및 학습자들의 수업능력·태도·학습방법 등을 확인함으로써 교육과정이나 수업방법을 개선하고 교재의 적절성을 확인할 수 있는 평가는?

① 진단평가
② 형성평가
③ 상대평가
④ 절대평가
⑤ 총괄평가

025 보건교육 실시 과정 중 중심적인 교육단계에 들어가기 전에 대상자들과 관계 형성을 하고, 대상자의 흥미를 유도하며 학습동기를 높여주는 단계로 옳은 것은?

① 전개
② 도입

해설

021 대상 지역사회나 대상 주민에 대한 예비조사를 시행한다. 특히 주민의 희망사항이 무엇인지에 대한 파악이 중요하다.

022 보건교육의 계획
- 보건교육의 계획은 보건사업 전체의 일부분으로 수행되어야 한다.
- 대상 지역사회나 대상 주민에 대한 예비조사를 시행한다. 특히 주민의 희망사항이 무엇인지에 대한 파악이 중요하다.
- 대상 주민의 문화적 배경, 즉 종교, 전통, 습관, 행동, 규범 등에 대한 이해가 필요하다.
- 대상 주민과 함께 계획하고, 필요한 인적·물적 자원을 조사한다.
- 대상 주민의 실정에 맞는 보건교육을 실시한다.
- 실제 보건교육을 실시하기 전에 소규모로 연습을 해 본다.
- 보건 관계 직원과 그 밖의 다른 요원 사이에 서로 팀워크를 이루도록 한다.
- 보건 관계 요원은 교육의 방법, 매체의 사용법을 충분히 알고 있어야 한다.
- 필요한 경비는 우선순위에 따라 배정하도록 한다.
- 보건교육 전문가의 지도를 받는다.
- 보건교육 후 반드시 사업에 대한 평가를 실시하고, 그 평가를 토대로 하여 재계획을 수립한다.

023 이환율은 일정 기간 동안 발생한 환자수의 일정 인구에 대한 비율인데, 기간은 1년으로 하는 경우가 많다.

024 형성평가는 보건교육 시 학습자들의 이해 정도와 참여 정도 파악 및 학습자들의 수업 능력·태도 변화 정도·학습방법 등을 확인함으로써 학습 곤란의 교정, 학습 행동 강화, 교육자의 학습지도 방법과 교육과정 개선(feedback)을 위한 것을 목적으로 한다.

025 보건교육 실시 절차 중 도입 : 교육은 학습할 준비가 된 다음에 해야 교육 효과가 높아신다. 도입은 중심적인 교육 단계에 들어가기 전에 대상자들과 관계 형성을 하고 주의를 집중시키며 학습동기를 높여주어 대상자들이 본격적인 교육을 받는 전개 단계로 이행될 수 있도록 하는 단계이다.

3 Testing 보건 간호의 이해 및 보건교육

해 설

026 학습과정의 도입
- 관계 형성하기 : 사전 준비, 교육에 대한 신뢰감 형성, 대상자에게 호의와 관심, 교육에 대한 관심과 애정, 정확하게 정해진 시간에 실시, 교육시작 전 대화나 운동으로 긴장을 풀도록 함
- 주의 집중 : 퀴즈 등을 통한 대상자와의 상호작용 촉진, 사진이나 그림 및 비디오 등의 동원

027 관찰법 예 임산부들에게 신생아 목욕법 실시 후 평가, 당뇨병 환자 대상의 인슐린 자가주사 교육 시행 후 기술 평가

028 문제 27번 해설 참조

029 보건교육방법 선정 시 고려할 요소
- 교육에서 도달하여야 할 학습 목표의 난이도(내용과 수준)
- 교육 대상자의 수(크기)
- 교육 실시 장소 및 시설
- 교육에 참가한 대상자들의 교육 정도
- 교육 시간과 시기
- 교육자의 학습지도 기술

030 왕래식 교육방법의 종류 : 집단토의, 면접, 연극실험, 시범교육, 분단토의, 교수 강습회 등
- 장점 : 일방식 방법에 비해 효과적이다.
- 단점 : 시간과 경비가 많이 소요된다.

③ 유지 ④ 평가
⑤ 종결

026 청소년을 대상으로 금연교육을 시행하고자 한다. 학습과정의 도입 단계에서 일차적으로 초점을 맞춰야 하는 부분은?

① 흡연율과 폐암 이환율에 대한 국제 통계 및 도표를 보여 준다.
② 포스터를 보여 주며 흡연의 위험성을 강조한다.
③ 흡연에 대한 태도를 변화시킨다.
④ 금연 성공 사례를 제시한다.
⑤ 흡연의 해악에 대해 교육한다.

027 스스로 인슐린 주사를 놓아야 하는 당뇨병환자에게 인슐린 주사방법을 시범 교육한 후 그 내용을 평가하려고 할 때 가장 적절한 방법으로 옳은 것은?

① 자기감시법 ② 관찰법
③ 자기보고법 ④ 토의법
⑤ 질문지법

028 분만 1개월 된 임산부들에게 신생아 목욕법을 실시하였다. 목욕법 실시 후 임산부들에 대한 교육평가방법으로 옳은 것은?

① 설문지법 ② 면접법
③ 질문지법 ④ 관찰법
⑤ 자가보고서법

보건교육방법

029 보건교육방법 선정 시 고려해야 할 요소로 옳은 것은?

① 평가과정 ② 학습 목표의 난이도
③ 교육자의 수 ④ 교육자의 능력
⑤ 교육자의 교육 수준

030 교육자 중심의 보건교육방법 중 왕래식 교육방법의 특징으로 옳은 것은?

① 피교육자의 교육 정도를 파악할 수 없고, 피교육자는 수동적이다.

② 강의, 영화 상영, 전달, 회람, 포스터, 광고, 라디오, TV 등이 있다.
③ 일시에 많은 사람에게 교육 내용을 전달할 때 편리한 방법이다.
④ 시간과 경비가 많이 절약된다.
⑤ 일방식 방법에 비해 효과적이다.

031 대상을 중심으로 한 보건교육 중 가장 효과적이며 개별교육을 위해 사용되는 가장 일반적인 방법으로 옳은 것은?

① 신문
② 전시
③ 강의
④ 면담
⑤ 영화

032 보건교육 시 왕래식 교육방법 중 가장 대표적인 것이 일 대 일 면담이다. 이 면담에서 가장 중요한 사항으로 옳은 것은?

① 상담자가 지도하듯 지시한다.
② 많은 인원을 참석시켜야 한다.
③ 풍부한 지식을 가지고 있어야 한다.
④ 면담 시 철저히 기록해야 한다.
⑤ 피면담자와 신뢰감이 형성되어야 한다.

033 면접 시의 바람직한 태도로 옳은 것은?

① 잘못된 생각은 비판함으로써 알려 준다.
② 주의 깊게 청취한다.
③ 질문은 일체 삼가고 잘 들어준다.
④ 질문에 대한 대답의 암시를 준다.
⑤ 현재 문제 외의 다양한 내용을 다룬다.

034 40대 남자가 담배를 끊지 못하고 있는 경우, 이를 도와주는 해결책으로 가장 효과적인 방법은?

① 단호한 처벌
② 금전적 보상
③ 집단교육
④ 상담
⑤ 약물

035 보건교육을 하는데 할아버지가 자꾸 결석을 한다. 가장 적절한 조치로 옳은 것은?

① 방에 가두어 그에 상응하는 처벌을 한다.

해설

031 개별교육 : 이것은 가정방문, 방문자 면담, 전화면담, 우편면담 등의 면담을 통한 개인적 접촉을 의미한다.

032 면담에 임할 때 말과 태도를 신중하게 일치하게 하여 상대방이 자신의 비밀까지도 말할 수 있는 믿음을 갖게 한다.

033 면접자의 자질
좋은 청취자, 효과적인 의사소통, 순수한 관심 등이다.
• 피면담자의 신뢰를 얻어야 한다.
• 잘 청취한다.
• 비밀이 보장된다는 점을 인식시킨다.
• 화제에서 이탈하지 않는다.
• 기분이 좋고 안정된 분위기를 조성한다.
• 솔직한 것이어야 한다.

034 상담(counseling)이란 도움을 필요로 하는 내담자(counselee, 피면접자)와 전문적 훈련을 받은 상담자(counselor)와의 대면적 관계에서 수용적이고 구조화된 관계를 형성하고 내담자 자신과 환경에 대해 의미 있는 이해를 증진함으로써 내담자의 자기 이해, 의사결정 및 문제해결이 이루어지도록 상담자가 전문적으로 도와주는 과정이라 할 수 있다.

035 문제 34번 해설 참조

Testing
보건 간호의 이해 및 보건교육

해설

036 문제 34번 해설 참조

037 면접(상담) 시 효과적인 대화방법
- 대상자가 주제에서 이탈할 때는 이끌어 준다.
- 대상자의 이야기를 충분히 들어주고 불필요하게 칭찬하는 것은 금한다.
- 대상자의 수준에 맞는 어휘를 쓴다.

038 보건교육 대상자와 상담 시 간호조무사의 가장 바람직한 태도는 피상담자의 이야기를 잘 청취하는 것이다.

039 집단교육 : 이 교육은 일정 인원의 집단이 지식을 습득하는 과정으로 집단적인 접촉에 의해 귀중한 경험을 얻음으로써 종래의 그릇된 보건 습관을 변경할 수 있는 것이다. 이 방법의 장점은 여러 사람이 모여서 문제를 토의하기 때문에 비교적 적은 경비로 많은 인원이 행동의 변화를 받을 수 있다는 점이다.

040 집단교육의 장점
- 단시간에 많은 양의 교육 내용이 전달되고 비용과 시간이 절약된다.
- 새로운 교육을 시키고자 할 때 문자, 어구 또는 문장 등을 자유롭게 해석하여 전달할 수 있다.
- 대상자의 교육 준비 시간이 짧다.
- 대상자들은 교육에 대한 긴장감이 적다.

---

② 상담을 통해서 문제가 무엇인지 알아보고 해결한다.
③ 다음 교육 시에 제외시킨다.
④ 결석하면 안 된다고 강력히 이야기한다.
⑤ 교육이 길어지면 지루하니까 짧게 끝낸다.

036 보건소를 찾아온 AIDS환자에게 보건교육을 실시할 때 가장 적절한 방법으로 옳은 것은?

① 상담　　　　　　　② 대중매체
③ 집단토의　　　　　④ 시범
⑤ 역할극

037 면접 시 효과적인 대화방법으로 옳은 것은?

① 대상자의 이야기는 듣지 않는다.
② 전문적인 어휘를 쓴다.
③ 질문에 따라서 길고 자세하게 대답해 준다.
④ 대상자가 주제에서 이탈할 때는 이끌어 준다.
⑤ 불필요하게 칭찬한다.

038 보건교육 대상자와 상담 시 간호조무사가 취해야 할 태도로 가장 옳은 것은?

① 질문에 대한 대답의 암시를 준다.
② 반응하지 말고 듣기만 한다.
③ 피상담자의 이야기를 잘 청취한다.
④ 해결방안을 소개한다.
⑤ 잘못 알고 있는 점을 비판한다.

039 보건교육의 방법 중 집단교육의 장점으로 옳은 것은?

① 상담자의 편견을 배제할 수 있다.
② 대상자의 감정 변화를 세밀히 관찰할 수 있다.
③ 교육자와 대상자 간의 상호작용이 가능하다.
④ 적은 비용으로 많은 인원의 행동 변화를 유도할 수 있다.
⑤ 개인별 특성과 능력에 맞는 교육이 가능하다.

040 보건교육 시 교육자가 피교육자에게 지식을 직접 가르치며 설명하는 강의의 장점으로 옳은 것은?

① 질적으로 깊이 있는 교육을 실시할 수 있다.

② 많은 양의 지식을 오래 기억할 수 있다.
③ 짧은 시간에 많은 양의 지식을 동시에 많은 사람에게 전달할 수 있다.
④ 학습자의 개인차를 고려할 수 있다.
⑤ 문제해결능력을 발휘할 기회를 제공한다.

041 자연스러운 분위기에서 약 10~20명이 구성되어 토의하고 사회자는 집단을 이끄는 방법을 잘 이해하고 토의가 잘 진행되도록 하는 방법은?

① 세미나
② 심포지엄
③ 배심토의
④ 집단토의
⑤ 분단토의

042 집단토의라고도 하며 어떤 주제에 대하여 목표를 설정하고 자유롭게 상호 의견을 교환하는 그룹토의의 장점으로 옳은 것은?

① 많은 대상자 참여
② 낮은 상호 이해도
③ 민주적 회의 능력 배양
④ 높은 경제성
⑤ 대상자들의 수동적 참여 유도

043 동일한 주제에 대해 전문가 2~5명이 자신의 의견을 발표한 후 사회자의 진행에 따라 청중과 공개토론하는 형식으로 발표자, 사회자, 청중 모두가 전문가로 구성된 보건교육방법으로 옳은 것은?

① 강의
② 심포지엄
③ 그룹토의
④ 세미나
⑤ 패널토의

044 어떤 주제에 대해 상반된 주장을 가진 전문가 4~7명이 사회자의 안내에 따라 토의를 진행하는 방법으로 문제해결을 위한 방법을 찾을 때나 학습자의 사고체계를 자극하여 어떤 문제에 대한 태도변화를 유도할 때, 문제를 정리정돈하고자 할 때 적합한 방법으로 옳은 것은?

① 세미나
② 분단토의
③ 공개토론회
④ 배심토의
⑤ 심포지엄

045 청소년들을 대상으로 흡연이나 음주 등에 대해 다양한 전문가들의 찬반 토론을 듣고 태도변화를 유도하고자 할 때 가장 효과적인 보건교육방법으로 옳은 것은?

해 설

041 집단토의(Group discussion) : 10~20명으로 구성된 집단 내의 참가자들이 어떤 주제에 대한 의문점 또는 문제점에 대해 목표를 설정하고 자유롭게 상호의견을 교환하고 결론을 내리는 왕래식 교육방법이다.

042 집단토의의 장점 : 교육 목표 도달에 능동적으로 참여, 민주적 회의 능력 배양, 학습 의욕 고취, 양보와 협력하는 사회성과 상호 이해도 및 타인에 대한 수용력이 길러진다.

043 심포지엄(Symposium) : 일정한 목표 도달에 적합한 몇 명의 전문가를 선정하여 10~15분 정도 발표하게 한 후 사회자의 진행에 따라 변화있게 공개토론하는 왕래식 교육방법이다.

044 패널토의(Panel discussion, 배심토의) : 집단의 구성원이 많아서 모두 토론에 참가하기 곤란한 경우 사전에 충분한 지식을 가진 소수의 전문가들이 다수의 청중 앞에서 그룹 토의를 하는 방법이다. 선정된 4~7명의 발표자가 자신의 정해진 시간 내에서 의견을 발표하고 참여한 청중들은 전문가의 토론을 들으면서 지식을 얻기도 하고 태도 변화를 유발할 수도 있다.

045 문제 44번 해설 참조

Testing
보건 간호의 이해 및 보건교육

해 설

046 분단토의(Buzz session) : 참여자의 수가 많을 경우 전원의 의견을 상호 교환하기 위하여 전체를 수 개의 분단으로 나누어 토의시키고 다시 전체 회의에서 종합하는 방법이다.

047 시범의 특징 : 이론적인 설명만으로 교육이 부족한 경우 실물이나 실제 장면을 만들어 지도하는 교육방법으로 실무에 적용이 가능하며 현실적으로 교육 내용을 실천 가능하게 하는 효과적인 방법이다.

048 문제 47번 해설 참조

049 문제 47번 해설 참조

050 브레인스토밍(Brainstorming) : 6~18명 크기의 단체에서 5~30분간 폭넓게 토의하면서 특정한 문제를 중심으로 가능한 한 모든 면의 검토를 넓게 전개하는 것이다. 창의성을 활용할 수 있는 이 방법은 참가자 전원이 토의 내용에 대하여 자기의 주관을 가지고 이야기하며 다른 사람의 이야기 내용과 중복되어도 좋으며, 토의가 끝난 후 종합적인 요약으로 결과를 도출한다.

---

① 시범　　　② 브레인스토밍
③ 견학　　　④ 심포지엄
⑤ 패널토의

046 전체를 수 개의 분단으로 나누어 토의하고 다시 전체 회의에서 종합하는 방식으로 어떤 문제에 대하여 다각적인 해결방법을 모색할 수 있고, 협동정신, 공동 체험에 의해 문제를 발견하고 해결할 수 있는 교육방법으로 옳은 것은?

① 집단토의　　② 브레인스토밍
③ 패널토의　　④ 심포지엄
⑤ 버즈 세션

047 당뇨병환자를 대상으로 인슐린 주사방법을 교육하려고 한다. 가장 적합한 교육방법으로 옳은 것은?

① 분단토의　　② 시범
③ 강의　　　　④ 전단지
⑤ 비디오상영

048 초등학생을 대상으로 손 씻기 교육을 하려고 한다. 손 씻기 효과를 증대시킬 수 있는 가장 효과적인 방법으로 옳은 것은?

① 강의　　　② 토론
③ 전시　　　④ 견학
⑤ 시범

049 만성 신부전 환자인 45세의 김씨가 퇴원을 하려고 한다. 가정에서 복막투석방법을 습득할 수 있도록 교육시킬 때의 교육방법으로 옳은 것은?

① 시범　　　② 웹기반 학습
③ 상담　　　④ 토의
⑤ 강의

050 10~12명의 청소년이 혼전 임신 및 성폭력에 대해 토론하는 창의적인 방법으로 옳은 것은?

① 배심토의　　② 심포지엄
③ 시범　　　　④ 패널토의
⑤ 브레인스토밍

Public Health Nursing
Nursing Examination

051 보건교육을 할 때 시범의 장점으로 옳은 것은?
① 창의적이며 교육 준비 시간이 짧다.
② 실무 적용이 용이하며, 의도하는 바를 좀 더 확실하게 전해 준다.
③ 보조 자료를 사용할 필요가 없다.
④ 경제적이고 비용이 거의 들지 않는다.
⑤ 많은 대상자에게 적용 가능하다.

052 초등학교에서는 구강건강을 위해 전교생들에게 치과보건교육을 실시하고자 한다. 구강건강교육에 대한 설명으로 옳은 것은?
① 교육자가 필요로 하는 주제를 선정한다.
② 양호교사를 중심으로 교육한다.
③ 학생을 위해 교육장의 크기를 넓힌다.
④ 학생을 시범에 참여시킨다.
⑤ 질문의 기회를 배제한다.

053 청소년과 부모와의 가치관 차이로 일어날 수 있는 구체적인 갈등 상황에 대해 실제로 경험하고 자유로운 토의를 할 수 있는 기회를 주어 스스로 문제해결 능력을 배양시키는 데 적절한 교육방법은?
① 심포지엄   ② 개별상담
③ 분단토의   ④ 강의법
⑤ 역할극

054 보건교육방법 중 역할극에 대한 설명으로 옳은 것은?
① 건강 문제나 어떤 상황을 분석하고 해결방안을 모색하는 데 좋은 방법이다.
② 교육 대상자 수가 많을 때 적용이 불가능한 방법이다.
③ 교육 대상자의 학력이 낮을 경우 사용할 수 없다.
④ 역할극을 시행하는 인물이나 주위 환경이 사실과 거리감이 있을 때 활용한다.
⑤ 다른 교육방법 선택 시보다 준비 시간이 짧다.

055 교육 대상이 실제 상황을 관찰하여야 할 때 선택하는 교육방법으로 옳은 것은?
① 강의   ② 견학
③ 토론   ④ 시범
⑤ 전시

해설

051 시범교육(Demonstration) : 말이나 토의로 불가능한 기술의 습득인 경우 실제 물건이나 자료를 가지고 시범하는 방법이다. 동기 유발이 용이하며 대상자가 경험이 없어도 직접 눈으로 보고 배우는 것이므로 학습 목표 도달이 용이하다. 예 초등학교 1학년생을 대상으로 한 칫솔질 방법, 만성 신부전 환자의 가정에서 복막투석 방법

052 문제 51번 해설 참조

053 역할극의 장점
- 역할을 분담하여 실제 연극(dramatization)으로 해 보이므로 실제 활용에 가능한 기술 습득이 용이하다.
- 자신들이 직접 참여함으로써 흥미와 동기 유발이 용이하다.
- 대상자 수가 많아도 적용 가능하다.
- 실제 상황을 연출함으로써 현장견학과 동일한 효과를 얻는다.
- 문제해결에 대한 교육 대상자들의 이해 능력이 개발된다.
- 모든 환경이 실제 상황과 유사하며 시각적 보조자료를 활용함으로써 교육 목표 도달이 용이하다.

054 역할극(Role play) : 교육 대상자들이 직접 실제 상황 중의 인물로 등장하여 건강 문제나 어떤 상황을 분석하고 해결 방안을 모색하면서 이를 통해서 학습 목표에 도달하는 방법이다.

055 견학(Field visit) : 학습장소를 일정한 장소가 아닌 실제 현장으로 옮겨서 직접 관찰을 통하여 목표한 학습을 유도하려는 방법으로 실생활에 적용이 쉽다. 교육 대상자들이 실제 상황을 관찰하여야 할 필요가 있을 때 선택한다.

Testing
보건 간호의 이해 및 보건교육

해 설

056 현장학습의 장점
- 실물이나 실제 상황의 직접 관찰이 가능하다.
- 교육 시 실제 활용 자료로서 유용하다.
- 사물 관찰 능력을 배양하며, 실생활에 적용이 쉽다.
- 다양한 경험 습득 및 적용 능력 함양이 가능하다.

057 매체의 특성
- 대중을 단시간에 교육시킬 수 있는 가장 좋은 매체는 TV, 라디오 등 대중매체이다.
- 급성감염병이 발생했을 경우 대중매체는 가장 효과적으로 일반 대중에게 알릴 수 있다. 예 급성 감염병 만연 시 효과적인 보건교육방법

058 문제 57번 해설 참조

059 모형의 장점 : 모형의 장점은 실물이나 실제 상황을 활용할 때와 비슷한 효과를 얻을 수 있고 반복 관찰, 시행 가능하며 실물에서 볼 수 없는 세부적인 부분까지 볼 수 있으므로 개념 습득과 기술 습득에 효과적이다.

060 실물의 장점 및 단점
- 구체적·직접적인 입체적 관찰을 할 수 있음.
- 모든 학습자에게 직접 사용을 시범할 수 있으며, 광범위하게 사용됨.
- 자연물에 의한 산 교재를 주어 실생활과 결부시켜 줌.
- 거리와 시간적 소비를 필요로 하며, 실물의 크기에 한정이 있음.

---

056 실물이나 실제 상황을 교육매체로 활용할 수 있는 현장학습의 장점으로 옳은 것은?
① 반복 사용이 가능하다. ② 실생활에 적용이 쉽다.
③ 구입이 용이하다. ④ 비용이 적게 든다.
⑤ 많은 대상자가 사용할 수 있다.

057 보건교육 시 활용되는 TV나 라디오 등 대중매체의 장점으로 옳은 것은?
① 다른 방법에 비하여 비용이 적게 든다.
② 일방적·포괄적인 방향으로 진행될 수 있다.
③ 가장 효율적인 방법이라 할 수 있다.
④ 짧은 시간에 많은 사람에게 정보를 전달할 수 있다.
⑤ 개인의 여건이나 사정이 고려될 수 있다.

058 신종플루가 전국적으로 유행하여 전 국민을 대상으로 신종플루 예방에 대한 보건교육을 시행하려고 한다. 이때 가장 적합한 매체로 옳은 것은?
① 토론회 ② 가정방문
③ 시범 ④ 대중매체
⑤ 강연회

059 인슐린 주사 교육 시 사용될 수 있는 가장 효율적인 매체로 옳은 것은?
① 비디오 ② 환등기
③ 슬라이드 ④ 궤도
⑤ 모형

060 환자와 보호자 교육에서 실물을 교육매체로 이용할 때의 장점으로 옳은 것은?
① 구입이나 활용이 용이하다.
② 학습자는 직접 사용을 시범할 수 있다.
③ 경제적으로 효율적이다.
④ 대규모 환자교육에 적합하다.
⑤ 실물을 보관하는 데 용이하다.

061 고등학교 남학생들에게 보건교육을 실시하려고 한다. 생식기계의 구조와 기능에 대한 시각적 자료를 제시하고 교육자와 피교육자 간

의 시선 유지를 위해 계획될 수 있는 교육방법으로 옳은 것은?

① 융판 ② 슬라이드
③ OHP ④ 유인물
⑤ 영화

062 지역사회간호 대상자에게 금주 프로그램을 수행하고자 한다. 첫번째 단계에서 이루어져야 할 것은?

① 대상자가 스스로 상황을 분석하고 절주의 필요성을 느낀다.
② 금주 프로그램에 대한 설문조사를 실시한다.
③ 프로그램의 내용과 목표에 맞는 적절한 교육방법을 선정한다.
④ 프로그램을 지역사회간호 대상자에게 홍보한다.
⑤ 프로그램 수행 시 필요한 물품을 확보한다.

063 흡연 청소년을 대상으로 금연교육을 계획하고 있다. 청소년들의 금연 실천율을 높이기 위해 교육을 실시하기 전에 교육 대상자의 준비도를 평가하는 데 있어 중요한 것은?

① 교육 대상자의 성
② 흡연에 대해 교육 대상자가 가지고 있는 지식
③ 교육 대상자의 과거 금연 성공 경험
④ 교육 대상자가 가지고 있는 문화적 배경
⑤ 교육이 이루어지는 물리적 환경

해설

061 OHP(투시환등기)
- 미리 교육자료를 준비할 수 있고, 비용이 많이 안 듦
- 학생은 화면을 보지만 교사는 학생을 바라보면서 교육할 수 있어 교사와 학습자의 시선이 계속 일치하게 되어 상호작용 및 주의집중에 도움이 됨
- 요점을 강조하며 대상자들의 지식습득에 중점을 둠
- 대·소규모 집단교육 환경에서 유용함
- 조작이 용이해 다른 기자재에 비해 준비시간이 절약됨.

062 금주·금연을 위한 보건교육 프로그램 : 건강 증진 또는 금주·금연을 위한 보건교육 프로그램을 계획하는 데 있어서 가장 먼저 고려해야 할 것은 대상자 또는 학습자의 학습 요구도이다. 이 학습 요구도는 대상자가 스스로 상황 분석을 통해서 만들어진다.

063 금주·금연 교육 실시 전 중요한 교육 대상자의 준비도 평가 사항 : 교육 전 성공이나 긍정적인 경험이 있으면 이것이 동기화가 되어 원하는 정도가 증가하며 앞으로 수행되는 수행의 결과를 증가시킨다.

Public Health Nursing
보건행정

보건행정의 이해

001 모든 국민이 건강하기를 원하는 보건행정의 특성에 대한 설명으로 옳은 것은?
① 조장성 및 교육성
② 자유성 및 이념성
③ 행정 대상의 이면성
④ 공공성 및 사회성
⑤ 통합성 및 개별성

002 간호관리자가 수행하는 기능 중 부하들로 하여금 목표 달성을 위한 책임을 받아들이고 필요한 활동을 수행하도록 동기부여하고 지도하는 관리기능으로 옳은 것은?
① 조직기능
② 인사기능
③ 기획기능
④ 통제기능
⑤ 지휘기능

보건지표

003 건강지표란 인간의 건강 수준이나 특성을 나타내는 수량적인 척도를 뜻한다. 건강상태지표로 옳은 것은?
① 의료보험급여, 주택환경
② 영아사망률, 의료보장률
③ 식량유용성, 국민소득
④ 평균수명, 모성사망률
⑤ 출생률, 유병률

004 지역사회 인구특성을 파악할 때 필요한 자료끼리 나열된 것은?
① 예방접종률, 2차 발병률
② 모아비, 인구증가율
③ 1차 예방률, 2차 예방률
④ 조출생률, 조사망률
⑤ 영아사망률, 면역률

005 한 국가의 보건 상태를 나타내 주는 가장 중요한 지표로써, 사회경제적 요인의 개선 및 모자보건사업을 강화함으로써 감소시킬 수 있는 것은?
① 예방접종률
② 영아사망률
③ 주산기사망률
④ 조사망률
⑤ 신생아사망률

해설

문제 동영상 강의

001 공공성과 사회성 : 보건의료 서비스는 사회·경제적 특성상 공공재(公共財)적 성격의 서비스이다. 따라서 정부는 사회 구성원인 국민의 건강 향상을 위하여 노력하게 된다.

002 귤릭(Gulick)은 관리과정을 기획(planning, P), 조직(organizing, O), 인사(staffing, S), 지시(지휘, directing, D), 조정(coordination, Co), 보고(reporting, R), 예산(budgeting, B)의 7종으로 구분하고 있다.

003 세계보건기구에서는 1차 보건의료를 통하여 국민의 건강을 향상시키고, 국민 건강을 위한 제반 사항의 진척과 건강 상태를 평가하기 위하여 건강상태지표인 모자보건지표를 다음과 같이 제시하고 있다.
- 영아사망률
- 유아사망률
- 평균수명
- 모성사망률
- 사인별 사망률
- 발생률·유병률

004 지역사회 인구 특성 파악 시 필요한 자료
- 조출생률
- 조사망률
- 영아사망률
- 모아비

005 영아사망률(infant mortality rate)은 1세 미만의 인구를 정확히 파악하는 것이 어렵기 때문에 연간 출생아 수 1,000명 당 생후 1세 미만 사망아 수의 비율로 나타내며, 국가별 보건지표 및 지역사회의 건강 상태나 모자보건사업 수준을 평가할 때 가장 많이 이용된다.

정답 01 ④ 02 ⑤ 03 ④ 04 ④ 05 ②

Testing 보건행정

해 설
006 영아사망률은 국가 간의 비교에서 개발도상국가가 발전함에 따라 감소한다. 영아사망률이 한 국가의 건강 수준 및 보건 상태를 나타내는 지표로 대표적인 이유는 일정 연령군이므로 통계적 유의성이 높고, 모자보건 수준이나 환경위생 수준이 높아지면 영아기 사망률이 낮아지기 때문이다.
007 영아사망률에 영향을 미치는 요인에는 경제 상태, 교육 정도, 환경위생 상태 등이 있다.
008 모성 사망자 수 = (같은 해의 임신·출산·산욕으로 인한 모성 사망자 수 / 15~49세 가임 여성 수) × 100,000
009 건강상태지표 : 세계보건기구에서는 1차 보건의료를 통하여 국민의 건강을 향상시키고, 국민 건강을 위한 제반 사항의 진척과 건강 상태를 평가하기 위하여 건강상태지표인 모자보건지표를 다음과 같이 제시하고 있다. • 아동의 영양 및 정신 발달 상태 • 영아사망률 • 유아사망률 • 평균수명 • 모성사망률 • 사인별 사망률 • 발생률·유병률 • 신체장애율 • 사회적·정신적 건전성
010 문제 8번 해설 참조

006 영아사망률이 한 국가의 건강 수준을 나타내는 대표적인 이유로 옳은 것은?

① 모자보건 수준이나 환경위생 수준이 높아지면 영아기 사망은 예방이 가능하므로 사망률이 낮아진다.
② 국가 간에 영아사망률의 변동범위가 조사망률의 변동 범위보다 적다.
③ 지역사회의 경제적인 보건 수준을 반영해 준다.
④ 영아사망은 경제적인 수준이나 보건 수준에 의해 영향을 받지 않는다.
⑤ 일정 연령군이므로 통계적 유의성이 낮다.

007 영아사망률에 영향을 미치는 것끼리 나열된 것은?

① 환경위생 상태, 문화 상태   ② 교육 정도, 정치 상태
③ 경제 상태, 사회 상태   ④ 사회 상태, 정치 상태
⑤ 경제 상태, 환경위생 상태

008 모성사망비란 출생아 10만 명당 모성사망의 수로 표시된다. 이와 관련하여 모자보건의 지표인 모성사망률에 대한 설명으로 옳은 것은?

① 50세 이상 사망자 수 중 일년 동안 사망한 모성 비율
② 임신·분만·산욕 합병증의 발생으로 인해 사망한 모성의 비율
③ 임신 20주에서 출생 전까지 사망한 모성 비율
④ 감수성 있는 인구집단에서 특정 질병으로 사망한 모성 비율
⑤ 임신 28주부터 분만 후 1주 이내에 사망한 모성 비율

009 WHO가 국가의 경제 수준과 기초보건 수준을 파악하기 위하여 기준으로 적용하는 건강상태지표이자 모자보건지표로 옳게 조합한 것은?

① 모성사망률, 신생아사망률   ② 아동사망률, 모성사망률
③ 조사망률, 주산기사망률   ④ 영아사망률, 모성사망률
⑤ 주산기사망률, 신생아사망률

010 모성사망률 계산 시 분자에 들어갈 내용으로 옳은 것은?

① 연간 총 사망자 수   ② 연간 가임기 여성 사망자 수
③ 연간 총 부인 수   ④ 연간 총 출생자 수
⑤ 임신, 출산, 산욕으로 인한 모성사망자 수

011 보건통계지표 중 일정기간에 단위 인구 당 몇 명이 질병에 걸렸느냐를 표시하는 발생률을 구할 때 분자로 옳은 것은?

① 새로이 특정 건강문제가 발생한 사람 수
② 일정 기간 위험에 폭로된 인구 수
③ 현재 특정 건강문제를 가지고 있는 사람 수
④ 감염에 이환된 사람 수
⑤ 환자를 접촉한 감수성자 수

012 감수성 있는 인구집단에서 특정 질병이 발생한 수를 비율로 나타낸 것은?

① 사망률　　　　② 발생률
③ 치명률　　　　④ 유병률
⑤ 조출생률

013 주어진 시점에 나타나 있는 모든 질병이나 상해 수의 비율을 의미하는 유병률의 산출공식에서 분자로 옳은 것은?

① 전체 인구 중 감염에 이환된 사람의 수
② 새로운 건강 문제가 발생한 사람의 수
③ 일정기간 위험에 폭로된 인구 수
④ 환자를 접촉한 감수성자의 수
⑤ 현재 특정 건강 문제를 가지고 있는 사람 수

보건행정조직

014 국민의 건강과 보건, 복지, 사회보장 등 삶의 질 제고를 위한 정책 및 사무를 관장하며, 방역·위생 등을 실시하는 중앙행정기관으로 옳은 것은?

① 식품의약품안전처　　② 보건복지부
③ 질병관리청　　　　　④ 기획재정부
⑤ 국민안전처

015 우리나라 보건사업업무를 최말단에서 담당하고 있는 보건행정기관으로 옳은 것은?

① 국립보건연구원　　② 도시립병원
③ 국립대학병원　　　④ 국립중앙의료원
⑤ 보건소, 보건지소, 보건진료소

해설

011 발생률은 감수성 있는 인구집단에서 특정 질병이 발생한 수를 비율로 나타낸 것이다. 즉, 발생률은 어떤 시점에서 새로이 나타난 질병이나 상해 수에 대한 비율이다. 이때 중요한 사항은 관찰할 대상집단에는 이미 관찰 대상인 사건이 발생하여 다시 발생할 가능성이 없는 사람은 제외시켜야 한다는 것이다. 즉, 고혈압 발생률을 보려면 대상집단에서 관찰 시작 시 이미 고혈압인 사람은 분모와 분자에서 제외시킨 후 고혈압이 없는 집단에서 새로 고혈압이 발생된 사례의 비율을 구해야 한다.

012 문제 11번 해설 참조

013 유병률이란 전체 지역사회 주민 중 특정 질병이나 건강문제에 이환되어 있는 사람이 얼마나 있는지를 비율로 나타낸 것이다. 즉, 유병률은 주어진 시점에 나타나 있는 모든 질병이나 상해 수의 비율이다.

014 보건복지부는 국민의 건강과 보건, 복지, 사회보장 등 삶의 질 제고를 위한 정책 및 사무를 관장하며, 방역·위생 등을 실시하고 국민의 건강과 복지 수준 향상에 관한 정책 수행 주무부처로 전 국민을 대상으로 한 사회통합적 역할을 담당하는 부서이다.

015 지방보건조직으로써 우리나라 보건사업 업무를 최말단에서 담당하고 있는 보건행정기관에는 보건소, 보건지소, 보건진료소가 있다.

Testing 보건행정

해 설
016 보건계몽활동의 중심이 되는 보건소는 지방자치단체의 사업소적인 성격을 갖고 있으며, 지역 주민의 질병을 예방하고 건강을 증진시킴으로써 효율적인 지역보건사업을 통해 국민보건의 향상에 이바지하는 지역보건의료기관
017 보건소장은 시장·군수·구청장의 지휘와 감독을 받아 보건소의 업무를 관장하고, 소속공무원을 지휘·감독하며 관할 보건지소와 보건진료소의 직원 및 업무에 대하여도 지도·감독한다.
018 보건소의 인사권은 시장·군수·구청장이 담당(예 시청, 군청, 관할 구청)한다.
019 보건소 현황 및 문제점 • 전문인력 확보 미흡 • 주민의 보건소 이용 저조 • 보건의료서비스 기능의 포괄성 미흡 • 환경위생 문제에 따른 대응력 미흡 • 국민건강 요구 변화에 따른 대응력 미흡 • 보건소 조직의 이원화 • 행정 단위별 보건소의 설치로 지역주민의 접근이 쉽지 않음
020 지역 주민의 건강 증진 및 질병 예방·관리를 위해 다음의 지역보건의료서비스의 제공 • 국민건강증진·구강건강·영양관리사업 및 보건교육 • 감염병의 예방 및 관리 • 모성과 영유아의 건강 유지·증진 • 여성·노인·장애인의 건강 유지·증진 • 정신건강 증진 및 생명 존중에 관한 사항 • 지역 주민에 대한 진료, 건강검진 및 만성질환 등의 질병관리에 관한 사항 • 가정 및 사회복지시설 등을 방문하여 행하는 보건의료사업

016 시·군·구마다 1개소씩 설치되는 우리나라 일차 보건의료기관인 보건소에 대한 설명으로 옳은 것은?
① 지방자치단체의 사업소적인 성격을 갖고 있다.
② 보건복지부의 행정지도·감독을 받는다.
③ 보건치료활동의 중심이다.
④ 지방보건행정의 최고 기관이다.
⑤ 보건행정의 배후조직이다.

017 보건소장은 행정적으로 누구의 지휘·감독을 받도록 되어 있는가?
① 시장, 군수, 구청장 ② 대통령
③ 행정안전부장관 ④ 보건복지부장관
⑤ 도지사

018 우리나라의 대표적인 지방보건행정의 일선조직인 보건소의 인사권 등을 담당하는 기구로 옳은 것은?
① 국토교통부 ② 고용노동부
③ 관할 구청 ④ 행정안전부
⑤ 보건복지부

019 현재 우리나라 보건소의 문제점으로 옳은 것은?
① 만성질환 관리에만 특화되어 있다.
② 보건행정조직이 이원화되어 있다.
③ 보건사업 투자 재원은 확보되어 있으나 독창적인 사업진행이 어렵다.
④ 운영 인력에 비해 수요가 부족한 형편이다.
⑤ 시, 군, 구별 1개소씩 설치로 모든 지역의 주민들이 접근하기 용이하다.

020 「지역보건법」에서 제시하고 있으며, 지역사회 간호사업의 일선 업무를 담당하고 있는 보건소의 업무로 옳은 것은?
① 식품의 품질관리, 의료조사연구
② 보건요원 훈련, 보건시설의 설치 및 관리
③ 보수교육관리, 보건요원의 훈련
④ 보건시설관리, 비전염성질환 관리
⑤ 영양관리사업, 모성과 영유아의 건강 유지·증진

Public Health Nursing
Nursing Examination

021 보건소에서 관장하는 국민 건강 증진 업무로 옳은 것은?
① 미숙아 등록관리 및 지원
② 노인구강보건사업
③ 고위험 가족관리
④ 금연 및 절주운동
⑤ 정신보건서비스 전달체계 확립

022 금연 프로그램에 참가하여 유지단계에 있는 금연 대상자를 돕기 위한 지역사회 간호조무사의 역할로 옳은 것은?
① 흡연으로 인해 폐암에 걸린 사례 사진을 보여준다.
② 담배의 유해성분을 확인할 수 있는 실험에 참여시킨다.
③ 흡연이 자신과 가족 건강에 미치는 영향과 위험성에 대해 교육한다.
④ 금연의 유익성에 대해 정보를 제공한다.
⑤ 대상자에게 담배 유혹 대처법을 교육한다.

023 보건소에 근무하는 지역사회 간호조무사가 오랫동안 고혈압을 앓아온 52세 여성 환자와 건강 상담을 하고 있다. 이때 지역사회 간호조무사가 실천할 수 있는 상담의 원리로 옳은 것은?
① 대상자의 말을 듣기 전에 간호조무사의 경험을 예로 들어 제시한다.
② 전문적인 용어를 많이 사용하여 설명함으로써 간호사에게 신뢰감을 가지도록 한다.
③ 평소에 어떻게 혈압관리를 해 왔는지 등 많은 이야기를 할 수 있도록 격려한다.
④ 더 이상 말하지 않고 침묵할 때에는 빨리 다른 새로운 화제로 주제를 바꾼다.
⑤ 보다 많은 지식을 전달하기 위하여 간호조무사가 주로 설명한다.

국제보건기구

024 모든 인류의 가능한 최고의 건강 수준을 달성하는 것을 목적으로 설립한 국제기구는?
① UNESCO
② ILO
③ FAO
④ UNICEF
⑤ WHO

해설

021 국민건강증진사업
- 건강증진 프로그램의 개발 및 실시
- 주민 건강의 증진에 관한 세부 계획의 수립·시행
- 금연 및 절주운동(교육·홍보)
- 담배자판기 설치 단속
- 질병의 조기발견을 위한 검진 및 처방

022 보건소의 금연프로그램의 단계
- 계획 이전 단계 : 아직 담배를 끊고 싶다는 생각이 전혀 없는 상태
- 계획 단계 : 담배가 해롭다는 것을 인정, 당장 금연을 하고자 하는 것은 아닌 단계
- 준비 단계 : 금연을 준비하는 단계
- 행동 단계 : 금연으로 돌입하는 과정으로 금연을 시작한 지 6개월 이내
- 유지 단계 : 적어도 6개월 이상 금연을 지속하고 있는 단계

023 대상자와 상담을 하는 경우 간호조무사의 가장 바람직한 태도는 대상자의 이야기를 잘 청취하는 것으로 이야기를 많이 하도록 격려한다.

024 세계보건기구(World Health Organization, WHO)는 전 인류의 가능한 최고의 건강 수준 향상을 위한 목적으로 1948년 4월에 설립되었다.

Testing 보건행정

해설

025 지역사무소의 위치
- 서태평양 지역사무소 : 필리핀의 마닐라
- 동남아시아 지역사무소 : 인도의 뉴델리
- 아프리카 지역사무소 : 콩고의 브라자빌
- 중동의 동지중해 지역사무소 : 이집트의 카이로
- 아메리카의 지역사무소 : 미국의 워싱턴
- 유럽 지역사무소 : 덴마크의 코펜하겐

026 세계보건기구(WHO의 주요 기능)
- 국제적인 보건사업의 지휘 및 조정
- 국제연합의 요청 시 보건 서비스 강화를 위한 지원
- 국제연합의 요청 시 특정 집단에 대한 보건 서비스와 시설의 제공 및 지원
- 역학적·통계적 서비스를 포함한 행정적·기술적 서비스 제공
- 유행병·풍토병·기타 질병의 근절을 위한 노력
- 각종 국제 보건문제에 대한 협의, 규제 및 권고안 제안
- 보건 분야 연구의 수행 및 증진
- 보건의료 및 전문가 교육·훈련 기준 개발
- 식품·약물·생물학적 제재에 대한 국제적인 표준 설정 등
- 기본적인 의약품 공급

027 세계보건기구(WHO)의 보건행정의 범위
- 보건 관련 통계의 수집, 분석
- 보건교육   · 환경위생
- 감염병관리   · 모자보건
- 의료   · 보건 간호

028 의료전달체계는 의료를 필요로 하는 사람들에게 질적·양적으로 적정한 의료를 효과적, 효율적으로 제공하는 것과 관련된 체계 또는 제도를 말한다.

029 1차 보건의료의 개념과 의의
- 지역사회의 공동적인 노력이 요구되는 보건의료의 기본적인 초기 단계이다.
- 지역사회의 시설 한도 내에서 이용 가능한 자원과 기술을 제공하는 것이다(WHO).

---

025 세계보건기구는 국제보건활동에 대한 지휘, 조정기구로 국제보건의료사업 지도, 조정, 연구를 통한 질병 없는 세계를 구현하는 것을 목적으로 하고 있다. 우리나라가 속해 있는 세계보건기구 지역사무소가 위치한 곳은?

① 유럽 지역사무소 – 코펜하겐
② 서태평양 지역사무소 – 마닐라
③ 범미주 지역 사무소 – 뉴욕
④ 동남아 지역사무소 – 뉴델리
⑤ 중동(동지중해) 지역사무소 – 카이로

026 세계보건기구인 WHO의 주요 기능으로 옳지 않은 것은?

① 보건, 의료 및 관련 직업에 대한 교육·훈련 기준 개발
② 보건 분야 연구의 촉진 및 지도
③ 경제·사회·복지문제를 망라한 경제협의
④ 국제적인 보건사업의 지휘 및 조정
⑤ 국제연합의 요청 시 보건사업의 강화를 위한 지원

027 세계보건기구(WHO)에서 규정한 보건행정 범위끼리 나열된 것은?

① 재해 예방, 보건서비스   ② 감염병관리, 검역
③ 보건교육, 전문가교육   ④ 모자 보건, 보건교육
⑤ 환경위생, 의료수가

의료전달체계와 1차 보건의료

028 의료전달체계란 한 국가나 사회가 그 구성원의 건강 수준을 향상시키기 위한 보건의료서비스의 생산, 분배, 소비에 관련되는 요인들간의 구조적·기능적인 체계를 총칭하는 것을 의미한다. 의료전달체계의 목적으로 옳은 것은?

① 국민의료비 상승을 억제하는 정책을 마련하는 것
② 의료보험수가를 결정하는 것
③ 보건의료 수요자에게 적절한 의료를 효율적으로 제공하는 것
④ 국민에게 의료기관 선택의 자유를 최대한 보장해주는 것
⑤ 모두에게 평등한 의료를 제공하고자 하는 것

029 세계보건기구(WHO)에서 제시하는 일차 보건의료의 개념에 가장 근접한 것은?

① 특수한 질병을 가진 환자의 요구를 고려하는 것
② 모든 사람들이 최고 수준의 의료를 제공받도록 하는 것
③ 정부가 주도하는 것
④ 민간의료시설을 확충하는 것
⑤ 지역사회의 시설 한도 내에서 이용 가능한 자원과 기술을 제공하는 것

030 전 국민을 대상으로 하는 전체 의료전달체계의 가장 기초가 되는 일차 보건의료의 대두 배경으로 옳은 것은?

① 의료자원의 불균형 분포, 희귀 난치성 질환의 증가, 의사 및 의료시설의 부족
② 인간의 기본권 보장, 병·의원 중심의 의료, 예방 중심의 의료, 희귀 난치성 질환의 증가
③ 의료 인력의 전문화, 노인인구의 증가, 의료인에 대한 불신 증가
④ 치료 중심의 의료, 의료 인력의 전문화, 의료의 불균형, 종합병원 중심의 의료
⑤ 노인인구의 증가, 의료자원의 불균형 분포, 의사 및 의료시설의 부족

031 일차 보건의료를 행하는 기관에 속하는 것끼리 나열된 것은?

① 국립대학병원, 보건소
② 종합병원, 한방병원
③ 국립중앙의료원, 국립대학병원
④ 보건소, 보건지소, 보건진료소, 의원
⑤ 개인의원, 도·시립병원

032 일차 보건의료는 보건의료에 대한 일차적이고 가장 기초적인 부분이라 할 수 있다. 이러한 일차 보건의료 사업의 대상자로 옳은 것은?

① 건강위험인자를 가진 취약한 집단
② 지역사회 주민 전체
③ 보건소에 등록된 대상자
④ 질병에 걸린 개인 가족 및 집단
⑤ 만성 퇴행성질환자

033 선진국이나 개발도상국 등 모든 국가에 적용될 수 있는 일차 보건의료의 개념 및 조건에 대한 설명으로 옳은 것은?

해설

030 일차 보건의료의 대두 배경 : 의료 자원의 불균형적 분포, 의료의 불균형, 종합병원 중심의 의료, 치료 중심의 의료, 인간의 기본권 보장, 의료 인력의 전문화, 비전염성 질환의 양상

031 우리나라에서는 1차 보건의료를 수행하기 위하여 보건진료전담공무원이 만들어졌으며, 이밖에 1차 보건의료를 행하는 기관으로는 보건소, 보건지소, 개인의원 등을 들 수 있다.

032 일차 보건의료는 지역사회 주민 전체를 대상으로 한다.

033 1차 보건의료의 기본 개념
- 지역사회 주민들이 누구나 쉽게 이용할 수 있는 근접성이 있어야 한다.
- 주민들의 지불 능력에 맞는 의료수가가 제공되어야 한다.
- 지역 주민의 기본적인 건강 요구에 기본을 두어야 한다.
- 주민과 보건의료팀과의 접근성과 수용성이 필요하다.
- 1차 보건의료는 지역사회개발사업의 일환으로 이루어져야 한다.
- 기본적이고 보편적·포괄적인 지역사회 긴강 문제를 관리한다.
- 의사, 간호사만이 아닌 보건의료팀을 통한 접근이 이루어져야 한다.
- 지역사회에서 가장 흔한 질병 관리부터 우선하며 질병 예방이 중요하다.

정답 25 ② 26 ③ 27 ④ 28 ③ 29 ⑤ 30 ④ 31 ④ 32 ② 33 ⑤

3 Testing 보건행정

해설

034 문제 33번 해설 참조

035 지역사회 주민의 적극적인 참여가 필요하다. 이는 1차 보건의료가 성공하기 위한 가장 중요한 요건이기도 하다.

036 문제 33번 해설 참조

037 간호사와 주민과의 교량 역할은 주민을 위해 봉사하고자 하는 활동적인 사람이 적합하다.

① 지역사회의 기본적인 보건요구를 충족시켜야하므로 예방보다는 진료면에 치중한다.
② 높은 의료수가에 의한 접근법이다.
③ 의사와 간호사를 통해서만 접근이 이루어진다.
④ 구체적이며 특수의학적 접근법이다.
⑤ 지역 주민의 적극적 참여하에서 이루어진다.

034 일차 보건의료는 지역사회의 공동적인 노력이 요구되는데, 일차 보건의료에 대한 설명으로 옳지 않은 것은?

① 주민들의 지불 능력에 맞는 의료수가로 제공되어야 한다.
② 지역 주민의 기본적인 건강 요구에 기본을 두어야 한다.
③ 지역사회 주민의 건강을 위하여 제공되는 최초의 보건의료서비스이다.
④ 정부가 중심이 되어 진행되어야 한다.
⑤ 지역사회 주민들이 쉽게 이용할 수 있어야 한다.

035 일차 보건의료가 성공하기 위해 갖추어야 할 가장 중요한 요건으로 옳은 것은?

① 충분한 재정
② 보건의료인의 자질
③ 주민의 적극적인 참여
④ 정부의 관심
⑤ 첨단시설과 기구

036 종래의 치료 위주에서 예방 위주로 보건의료가 변화하게 되면서 대두된 일차 보건의료에 대한 설명으로 옳은 것은?

① 주민들이 지불할 수 있는 의료수가로 제공되어야 한다.
② 의료보호카드 소지자만이 이용할 수 있다.
③ 특수 질환에 대한 집중적인 관리가 필수적이다.
④ 지역사회 개발사업과는 무관해야 한다.
⑤ 정부가 중심이 되어 진행되어야 한다.

037 일차 보건의료에서 간호사와 주민과의 교량 역할을 할 수 있는 사람으로 옳은 것은?

① 건강에 대한 지식이 많은 사람
② 주민을 위해 봉사하고자 하는 활동적인 사람
③ 간단한 의료행위를 할 수 있는 사람
④ 학력이 고졸인 사람
⑤ 교육 능력이 있는 사람

038 일차 보건의료는 지역사회 내에서 각 개인이나 가족이 보편적으로 접근할 수 있게 만들어진 필수 보건의료서비스이다. 세계보건기구(WHO)가 규정한 일차 보건의료의 내용 9가지에 관한 설명으로 옳지 않은 것은?

① 지방 풍토병 예방과 관리
② 가족계획을 포함한 모자보건
③ 식량 공급과 적절한 영양 증진
④ 만연한 보건의료 문제에 대한 교육과 그 문제의 예방과 관리
⑤ 피임 기구를 장려하여 산아 제한 관리

039 관할 보건소를 가려고 해도 하루에 한 대 밖에 없는 버스를 타야 하므로 시골 지역 주민은 건강문제가 발생하지 않는 한 보건소에 가기 힘들다고 한다. 이러한 경우 지역 주민에게 일차 보건의료 제공을 위해 보건소가 고려해야 하는 세계보건기구가 제시한 필수요소로 옳은 것은?

① 접근성(accessible)
② 지불부담능력(affordable)
③ 이용성(utilization)
④ 수용 가능성(acceptable)
⑤ 주민의 참여(available)

040 일차 보건의료의 개념으로 옳은 것은?

① 특수성을 가진다.
② 보편적으로 지역사회에 흔한 건강문제를 관리한다.
③ 하급 의료기관에서만 관리를 받는다.
④ 의료전달체계와 마지막에 접촉한다.
⑤ 세분화된 전문의의 관리를 받는다.

041 우리나라에서 일차 보건의료사업을 수행하기 위해 만들어진 간호직으로 옳은 것은?

① 보건관리사
② 보건교사
③ 전문간호사
④ 가정간호사
⑤ 보건진료 전담공무원

042 우리나라 「국민건강증진법」에 의한 건강증진사업으로 옳은 것은?

① 지역사회 조직활동 강화
② 질병의 조기 발견을 위한 검진 및 처방
③ 사회환경 조성
④ 건강한 공공정책 수립

해 설

038 1차 보건의료의 필수 사업 내용
- 지방 풍토병 예방과 관리
- 가족계획을 포함한 모자보건
- 식량 공급과 적절한 영양 증진
- 안전한 식수 제공과 기본 위생관리
- 필수 의약품의 공급
- 정신보건의 증진
- 흔한 질병과 상해에 대한 적절한 치료
- 주요 감염병에 대한 면역 수준 증강(예방접종)
- 만연한 보건의료 문제에 대한 교육과 그 문제의 예방과 관리

039 WHO에서 제시한 1차 보건의료 접근의 필수 요소(4A)
- 지리적 접근성(accessible) : 지리적, 지역적, 경제적, 사회적 이유로 차별이 있어서는 안 된다.
- 수용 가능성(acceptable) : 주민이 수용 가능한 과학적 방법으로 접근하여야 한다.
- 주민의 참여(available) : 주민의 적극적 참여를 통해 이루어져야 한다. 예 보건진료소 운영위원회나 마을건강원 제도 활용
- 지불부담능력(affordable) : 주민의 지불능력에 맞는 보건의료수가로 제공되어야 한다.

040 문제 33번 해설 참조

041 보건진료 전담공무원 : 의료 취약지역에서 의료 행위를 하기 위하여 보건진료소에 근무하는 사람을 말한다.

042 건강증진사업
- 보건교육의 권장, 실시 및 평가
- 건강증진사업
- 구강건강사업의 계획 수립 및 시행
- 질병의 조기발견을 위한 검진 및 처방
- 지역사회의 보건 문제에 관한 조사·연구
- 건강 생활의 지원 및 금연·절주 운동
- 영양 개선 및 국민영양조사
- 검진·검진결과의 공개 금지
- 광고의 금지(보건복지부장관은 국민건강의식을 잘못 이끄는 광고를 한 자에 대해 내용 변경 또는 금지를 명할 수 있음)

정답 34 ④ 35 ③ 36 ① 37 ② 38 ⑤ 39 ① 40 ② 41 ⑤ 42 ②

⑤ 기존 보건의료 서비스의 방향 재설정

사회보장과 의료보장

043 질병, 장애, 노령, 실업, 사망 등의 사회적 위험으로부터 모든 국민을 보호하기 위한 제도로 옳은 것은?

① 재해보험 ② 건강보험
③ 사회보장 ④ 의료보장
⑤ 연금보험

044 사회보장의 기능으로 옳지 않은 것은?

① 사회통합 기능 ② 소득재분배 기능
③ 경제적 기능 ④ 부의 축적 기능
⑤ 최저 생활의 보장 기능

045 사회 구성원에게 생활상의 위험이 발생했을 때 사회적으로 보호해 주는 사회보장에 대한 설명으로 옳은 것은?

① 의료보장은 사회적 연대책임과 관련이 없다.
② 사회보험은 소득보장 + 의료보장이다.
③ 사회보장에는 최저 생활의 보장기능이 없다.
④ 소득보장은 의료보장이다.
⑤ 의료보장은 소득보험이다.

046 사회보험은 국민에게 발생하는 사회적 위험을 보험방식에 의하여 대처함으로써 국민 건강과 소득을 보장하는 제도이다. 우리나라 4대 보험에 속하는 것끼리 묶인 것은?

① 건강보험, 국민연금, 사회보험, 생명보험
② 산재보험, 건강보험, 국민연금, 고용보험
③ 산재보험, 고용보험, 손해보험, 생명보험
④ 산재보험, 건강보험, 국민연금, 손해보험
⑤ 고용보험, 국민연금, 생명보험, 산재보험

047 국가가 보험료 부담 능력이 없는 저소득층의 의료를 공공부조 방식으로 보조하는 제도로 옳은 것은?

① 산업재해보험 ② 의료급여

해 설

043 우리나라 「사회보장기본법」 제3조 제1호에 의하면 "사회보장이란 출산, 양육, 실업, 노령, 장애, 질병, 빈곤 및 사망 등의 사회적 위험으로부터 모든 국민을 보호하고 국민 삶의 질을 향상시키는 데 필요한 소득·서비스를 보장하는 사회보험, 공공부조, 사회서비스를 말한다."라고 정의하고 있다.

044 사회보장의 기능 : 사회통합 기능, 소득재분배 기능, 경제적 기능, 최저 생활의 보장 기능

045 사회보험의 목적
사회보험은 사회적인 조치로서 비영리적이며, 또한 강제성을 띠게 된다.
• 건강(의료) 보장
• 소득 보장

046 우리나라에서 실시하고 있는 4대 사회보험으로는 국민건강보험, 고용보험, 국민연금, 산업재해보상보험(산재보험) 등이 있으며, 여기에 5대 보험으로 노인장기요양보험이 최근 실시되고 있다.

047 우리나라와 같이 사회보험 방식의 의료보험을 채택하고 있는 나라와 미국과 같이 민간의료보험이 발달한 나라에서 보험료 부담 능력이 없는 저소득층 사람에 대하여 공공부조 방식으로 의료를 보장하는 것이 의료급여(의료보호)이다.

③ 사보험 ④ 건강보험
⑤ 사회보험

048 의료보험과 의료보호(급여)의 비교 중 의료보호에 해당되는 내용으로 옳은 것은?

① 강제적 성격 ② 취약 계층이 대상
③ 정액제 ④ 전 국민이 대상
⑤ 보험료 납부의 의무성

049 국가가 보험료 부담 능력이 없는 저소득층의 의료를 보조해 주는 의료보호(의료급여)와 관련 있는 것은?

① 공공부조 ② 사회연대책임
③ 강제적 성격 ④ 소득의 재분배
⑤ 전 국민의 의무 가입

050 의료보장의 목표에 대한 설명으로 옳은 것은?

① 모든 국민에게 최고급의 입원시설을 제공한다.
② 질병 발생 시 의료비 부담을 없애 준다.
③ 모든 국민에게 똑같은 양의 의료 서비스를 제공한다.
④ 의료를 필요로 하는 사람에게 적절한 의료 서비스를 제공한다.
⑤ 국민 의료비 수준을 높게 유지한다.

051 우리나라 사회보장제도에서 의료보장에 해당되는 것은?

① 건강보험, 의료급여, 산업재해보상보험
② 건강보험, 노인장기요양보험, 질병으로 인한 생활비 보장
③ 연금보험, 의료급여, 노인장기요양보험
④ 건강보험, 연금보험, 질병으로 인한 생활비 보장
⑤ 고용보험, 연금보험, 산업재해보상보험

052 사회공동 연대책임을 통한 소득재분배 효과가 있는 우리나라 의료보장제도에 대한 설명으로 옳은 것은?

① 산업재해 시 건강보험에서 지불한다.
② 건강보험은 1종, 2종, 3종으로 분류한다.
③ 농어촌 거주자는 지역건강보험에 가입해야 한다.
④ 건강보험은 사회보험방식으로 운영된다.

해설

048 문제 47번 해설 참조

049 「의료급여법」의 목적 : 생활이 어려운 사람에게 의료급여를 함으로써 국민보건의 향상과 사회복지의 증진에 이바지함을 목적으로 한다.

050 의료보장의 목표는 예기치 못한 의료비 부담으로부터 사회 구성원들을 재정적으로 보호하여 질병 발생 시 의료비 부담을 감소시켜 주고, 필요에 따른 의료 이용의 형평성을 높이며, 국민 의료비를 적절한 수준으로 유지하고, 의료 수급의 효율을 진작하여 의료가 필요한 사람에게 적절한 의료 서비스를 제공하는 데 있다고 하겠다.

051 의료보장에는 국민건강보험, 의료급여(의료보호), 산재보험, 노인장기요양보험 등이 있다.

052 ① : 산업재해 시 근로복지공단에서 보상을 받는다.
② : 건강보험은 직장가입자와 지역가입자로 분류된다.
③ : 농어촌 거주자 중 비임금소득자는 지역건강보험에 가입한다.
⑤ : 민간보험의 가입여부는 자유이다.

정답 43 ③ 44 ④ 45 ② 46 ② 47 ② 48 ② 49 ① 50 ④ 51 ① 52 ④

Testing
보건행정

해 설

053 현재는 의료기관 이용 시 본인에게 보험료의 일부를 부담시키고 있는데, 그 이유는 지나치게 불필요한 의료 서비스의 이용 남발을 방지하기 위함이다.

054 소득보장과 의료보장
- 사회보험방식의 의료보장에는 건강보험, 산재보험, 노인장기요양보험이 있다.
- 사회보험방식의 소득보장에는 고용보험, 산재보험, 국민연금이 있다.
- 사회보험방식 중 의료보장과 소득보장이 동시에 보장되는 것에는 산재보험이 있다.

055 건강보험은 각 개인의 경제적 능력에 따른 일정한 부담으로 재원을 조성하고 개별 부담과 관계없이 필요에 따라 균등한 급여를 받음으로써 질병 발생 시 가계에 지우는 경제적 부담을 경감시켜 주는 소득재분배 기능을 수행한다.

056 의료급여 혹은 보호대상자를 제외한 모든 국민은 건강보험의 적용을 받으며, 건강보험의 적용 대상은 크게 직장가입자와 지역가입자로 나눌 수 있다.

⑤ 고소득자는 민간보험에 가입해야 한다.

053 우리나라는 현재 의료기관 이용 시 본인이 일부 지불하게 되어 있는 본인일부부담금을 실시하고 있다. 이에 대한 설명으로 옳은 것은?

① 본인에게도 부담을 줌으로써 불필요한 의료 서비스를 이용하지 않게 하는 제도
② 어린아이, 노인에게 본인일부부담금을 제공해 주는 제도
③ 일정 기간 경과 후 국가로부터 일정 비율을 환불받는 제도
④ 보험료 부담 능력이 있는 자를 점검하기 위해 도입한 제도
⑤ 진료하는 의사의 재량으로 진료비용을 감해 주는 제도

054 우리나라의 사회보장제도 중에서 사회보험방식의 의료보장으로만 이루어진 것은 어느 것인가?

① 건강보험, 연금보험, 의료급여
② 건강보험, 산재보험, 노인장기요양보험
③ 산재보험, 기초생활보장, 의료급여
④ 연금보험, 의료급여, 노인장기요양보험
⑤ 건강보험, 산재보험, 기초생활보장

055 일상생활의 우연한 질병, 부상, 분만 등으로 인하여 일시에 국민이 과중한 경제적 부담을 지게 되는 경우 그 부담을 경감시켜 주는 제도인 우리나라 국민건강보험제도의 특징으로 옳은 것은?

① 지방자치단체의 주도로 강력하게 실시한다.
② 사회공동의 연대책임을 통한 소득재분배 효과가 있다.
③ 직장이나 지역가입자의 보험료 부과방식이 동일하다.
④ 공정한 원리로 보험료를 낸 비율에 따라 서비스를 제공받는다.
⑤ 산업재해로 인한 보상은 건강보험에서 지불한다.

056 우리나라의 국민건강보험제도에 대한 내용으로 옳은 것은?

① 저소득층은 직장건강보험에 가입해야 한다.
② 산업재해로 인한 보상은 건강보험에서 지불해야 한다.
③ 국민건강보험은 1종, 2종, 3종으로 분류된다.
④ 고소득자는 민간보험에 가입해야 한다.
⑤ 건강보험의 적용 대상은 크게 직장가입자와 지역가입자로 나뉜다.

Public Health Nursing
Nursing Examination

057 우리나라 건강보험에서 국민들에게 제공하는 혜택으로 옳지 않은 것은?

① 장애인보장구급여비
② 건강검진
③ 간병인을 고용하면 받을 수 있는 간병비
④ 아플 때 병원에서 치료받을 수 있는 요양급여
⑤ 임신·출산 진료비

058 근로자 A씨는 대형 건설현장에서 사고를 당해 산업재해를 입었다. 이 경우 적용되는 것은?

① 사보험
② 산재보험
③ 고용보험
④ 의료급여
⑤ 국민건강보험

059 우리나라의 사회보장제도 중에서 소득보장과 의료보장이 모두 가능한 사회보험제도로 옳은 것은?

① 건강보험
② 노인장기요양보험
③ 고용보험
④ 산업재해보상보험
⑤ 연금보험

060 탄광에서 일하면서 석탄가루에 많이 노출되어 진폐증이 생긴 근로자가 보상판정을 받을 수 있는 기관으로 옳은 것은?

① 한국산업안전보건공단
② 한국산업인력공단
③ 노사발전재단
④ 근로복지공단
⑤ 한국고용정보원

061 65세 이상 노인 또는 65세 미만 노인성 질병을 가진 자로서 거동이 현저히 불편하여 장기요양이 필요한 자에게 장기요양급여를 제공하는 사회보험제도로 옳은 것은?

① 공공부조
② 산업재해보험
③ 국민연금
④ 노인장기요양보험
⑤ 국민건강보험

062 노인복지시설의 종류에는 노인주거복지시설, 노인의료복지시설, 노인여가복지시설, 재가노인복지시설, 노인보호전문기관 등이 있다. 이 중 노인의료복지시설로 적합한 것은?

해설

057 우리나라 보험급여의 형태 : 요양급여, 건강검진, 요양비(만성신부전증환자의 복막관류액 및 자동복막투석 소모성 재료 구입비, 산소 치료, 혈당검사 또는 인슐린 주사 소모성 재료 구입비 및 당뇨병 관리기기 대여료, 자가도뇨 소모성 재료 구입비, 인공호흡기 또는 기침유발기 대여료, 양압기 대여 등), 임신·출산 진료비, 장애인보장구 급여비, 본인부담상환액, 본인일부부담금 환급금

058 산업재해보상보험(산재보험)은 사업장에 고용되어 근무하던 근로자가 업무상의 산업재해로 부상 및 질병, 신체장애나 사망 시, 재해근로자와 가족이 신속하고 공정하게 보상(근로복지공단)을 받을 수 있도록 하기 위한 제도이다.

059 「산업재해보상보험법」의 특징
산업재해보상보험은 소득보장과 의료보장이 모두 가능한 제도이다.
- 국가가 보험을 운영하여 사업주 대신 재해 보상
- 무과실책임주의에 기초
- 산재보상 실현의 용이
- 직업재활급여, 간병급여 등 재해보상의 다양성과 근로자 복지사업 병행
- 강제보험
- 사업주의 보험료 부담

060 근로복지공단의 주요 사업 : 근로자가 업무로 인하여 재해를 당한 경우 치료를 해주고 근로자와 가족의 생활을 보장하기 위해 각종 보험급여를 「산업재해보상보험법」에 따라 지급하는 산재보험 사업을 수행한다.

061 노인장기요양보험제도의 목적 : 고령이나 노인성 질병 등의 사유로 일상생활을 혼자서 수행하기 어려운 노인 등에게 신체활동 또는 가사활동 지원 등의 장기요양급여를 제공하여 노후의 건강 증진 및 생활 안정을 도모하고 그 가족의 부담을 덜어줌으로써 국민의 삶의 질을 향상하기 위함이다.

062 「노인복지법」에 따른 노인의료복지시설 : 노인요양시설, 노인요양공동생활가정

정답 53 ① 54 ② 55 ② 56 ⑤ 57 ③ 58 ② 59 ④ 60 ④ 61 ④ 62 ⑤

3 Testing 보건행정

> **해설**
>
> **063 노인장기요양보험제도의 의의** : 고령이나 노인성 질병 등의 사유로 일상생활을 혼자서 수행하기 어려운 노인 등에게 세수, 목욕, 식사, 배설, 이동, 조리, 세탁, 간호 등 필요한 요양 서비스를 제공하는 사회보험제도이다.
>
> **064 장기요양급여의 종류**
> - 재가급여 : 방문요양(가정 등을 방문해 신체활동과 가사활동 지원), 방문목욕, 방문간호, 주·야간보호, 단기보호 등
> - 시설급여 : 노인요양시설, 노인요양공동생활가정(그룹홈)
> - 특별현금급여 : 가족요양비, 특례요양비, 요양병원간병비
>
> **065 노인장기요양보험 표준서비스 내용 중 가사 및 일상생활지원서비스** : 개인활동 지원(외출시 동행, 장보기, 산책, 은행, 관공서, 병원 등 방문 시 부축 또는 동행하고 책임 귀가), 식사 준비, 청소 및 주변 정돈, 세탁
>
> **066 보건소의 노인 예방접종** : 재가서비스를 받고 있는 노인이 독감예방접종을 요청할 경우 보건소로 연계하도록 한다.
>
> **067 「의료급여법」의 목적** : 생활이 어려운 사람에게 의료급여를 함으로써 국민보건의 향상과 사회복지의 증진에 이바지함을 목적으로 한다.

① 요양병원시설 ② 요양센터
③ 실버타운시설 ④ 요양원
⑤ 노인요양시설

063 고령이나 노인성 질병으로 일상생활을 수행하기 어려운 노인에게 신체활동 및 가사 지원 등을 제공하기 위해 제정된 법은?

① 「노인장기요양보험법」 ② 「고령친화산업진흥법」
③ 「기초연금법」 ④ 「국민건강보험법」
⑤ 「고용상 연령차별금지 및 고령자 고용촉진에 관한 법률」

064 82세로 중풍을 앓고 있는 철이의 할아버지가 일상생활을 혼자서 수행하지 못해 요양보호사를 통해 신체활동 또는 가사활동 지원 등 많은 도움을 받고 있다. 철이의 할아버지가 「노인장기요양보험법」의 혜택을 받을 수 있는 급여로 옳지 않은 것은?

① 요양원에서 시설급여서비스
② 노인요양병원에서 시설급여서비스
③ 장기요양기관에서 단기 보호서비스
④ 방문간호서비스
⑤ 방문목욕서비스

065 노인장기요양보험 표준서비스 내용 중 개인활동지원서비스에 해당되는 것은?

① 말벗 ② 방문목욕
③ 체위변경 ④ 기본동작 훈련
⑤ 외출 시 동행

066 재가서비스를 받고 있는 대상자가 독감예방접종을 요청한 경우 연계할 수 있는 기관은?

① 보건소 ② 노인복지관
③ 사회복지관 ④ 자원봉사센터
⑤ 경로당

067 국가와 지방자치단체의 책임 하에 생활이 어려운 사람에게 의료급여를 함으로써 국민보건의 향상과 사회복지의 증진에 이바지하기 위한 의료보장으로 옳은 것은?

① 의료급여 ② 기초생활보장
③ 국민건강보험 ④ 사회복지서비스

⑤ 국민연금

068 의료급여에 대한 설명으로 옳은 것은?
① 의료급여 1종 환자에 대한 1차, 2차, 3차 의료기관의 진료범위가 다르다.
② 의료급여 1종에는 이재민이나 의사상자, 2종에는 북한 새터민이 해당된다.
③ 의료급여 1종은 국민의료비를 지불할 수 있는 사람이 해당된다.
④ 의료급여 1종은 근로능력이 있는 자들이 해당된다.
⑤ 의료급여는 사회보험이다.

069 의료기관은 진료해 준 대가를 받아야만 재생산이 가능하다. 현재 우리나라에서 행해지는 의료비 지불제도 방식으로 옳은 것은?
① 행위별 수가제 방식으로만 시행된다.
② 포괄수가제를 근간으로 행위별 수가제, 봉급제 방식이 병행된다.
③ 포괄수가제를 근간으로 총액계약제 방식이 병행된다.
④ 행위별 수가제를 근간으로 포괄수가제 방식이 병행된다.
⑤ 행위별 수가제를 근간으로 인두제 방식이 병행된다.

070 의료처치나 진료서비스 행위에 대하여 가격을 책정하여 의료수가를 부가하며, 진료한 만큼 보상받으므로 의료인이 가장 선호하고, 현실적으로 시행이 가장 용이한 진료비 보상제도는 무엇인가?
① 봉급제
② 포괄수가제
③ 총액계약제(총액예산제)
④ 인두제
⑤ 행위별 수가제

071 행위별 수가제에 대한 설명으로 옳은 것은?
① 의사의 권한이 작아진다.
② 국민의료비가 낮아질 가능성이 많다.
③ 정해지거나 등록된 환자 수에 따라 일정액을 보상한다.
④ 의사들은 가능한 한 많은 서비스를 환자에게 제공하려고 한다.
⑤ 환자에게 제공된 서비스 중 일부만 진료비 청구의 근거가 된다.

072 진료비 보상제도 중 서비스의 양과 상관없이 제왕절개, 편도 절제 수술, 복부수술 등의 질병군으로 진료비를 정하는 제도는 무엇인가?
① 봉급제
② 인두제

해 설

068 수급권자는 「의료급여법」 및 동법 시행령의 규정에 따라 1종 수급권자와 2종 수급권자로 구분하여 의료급여의 내용 및 기준을 달리할 수 있다.

069 우리나라는 행위별수가제를 근간으로 수정체 수술, 항문 및 항문 주위 수술, 편도 및 아데노이드 수술, 서혜 및 대퇴부 탈장 수술, 충수절제술, 자궁 및 자궁부속기 수술, 제왕절개 등 7개 질병군에 한해 포괄수가제가 병행되고 있다.

070 행위별 수가제는 의료인이 제공하는 서비스와 약제, 진료 재료별로 비용을 지불하여 양질의 의료 서비스를 받을 수 있으나 진료 서비스 행위 하나하나에 대하여 가격을 책정하여 서비스 내용이 많으면 진료비 액수가 높아지는 제도이다.

071 행위별 수가제
- 사후보상으로, 진료 행위당 수가를 정해 보상하는 방법이다.
- 진료에 사용된 약품비나 재료비, 제공한 진료 행위마다 일정값을 정해 의료비를 지불하는 것이다.
- 이것은 역사적으로 가장 오래된 방법이며, 진료한 만큼 보상받으므로 의료인이 가장 선호하고, 현실적으로 시행이 가장 용이한 방법이다.

072 포괄수가제 : 서비스의 양과 상관없이 제왕절개, 편도 절제 수술, 복부수술 등의 질병군으로 진료비를 산정하는 제도이다. 즉, 진단명에 따라 진료비를 포괄적으로 책정하여 지불하는 제도이다.

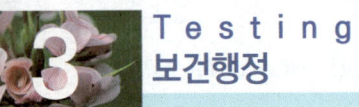

Testing
보건행정

해 설

073 국민의료비란 개인의 건강을 위해 지출되는 비용(예 개인이 구매한 약값, 치과에서 발치하고 지불한 금액, 한방병원에서의 초·재진 진찰료), 비영리 및 정부의 보건 프로그램을 위한 관리비, 국가의 의료보호 환자를 위해 지불한 진료비, 민간 의료보험 가입자의 순비용, 보건 프로그램의 정부 지출, 비영리적인 보건서비스 연구, 의료시설 건립 등에 소요되는 비용 등을 말한다. 여기서 환경 개선비나 전문인력의 교육 보조비는 제외된다.

074 국민의료비 증가 요인
- 의료기술의 발전
- 의료비 상승 : 보건의료 서비스 종사자 임금 상승 및 투입되는 재료비(예 원료비, 소모품비, 약품비, 장비) 상승, 새로운 첨단 고가 장비 개발과 사용에 의한 의료비 상승
- 보건의료 서비스의 고급화
- 만성질환 급증 : 의료 수요 증가
- 노인인구의 상승 · 인구의 노령화 : 의료 수요 증가
- 전 국민건강보험 : 의료 수요 증가
- 국민의 소득 수준 향상 : 생활 수준 향상에 따른 건강에 대한 국민 의식 변화
- 기타 : 교통수단의 발달, 의료 교육비의 상승

075 문제 74번 해설 참조

③ 총액계약제(총액예산제) ④ 포괄수가제
⑤ 행위별수가제

073 국민의료비에 직접 포함되는 항목으로 옳은 것은?
① 위생계획에 필요한 비용 ② 병원 이용 시 사용한 교통비
③ 전문인력 교육보조비 ④ 환경개선비
⑤ 국가가 의료보호 환자를 위해 지불한 진료비

074 우리나라의 국민의료비 증가 요인으로 옳지 않은 것은?
① 의료서비스에 대한 수요 증가
② 건강보험의 양적·질적 확대
③ 노인 인구 및 만성질환자 증가
④ 고가의 의료장비나 시설투자의 증가
⑤ 보건의료 서비스의 평준화

075 우리나라 의료비를 증가시키는 원인으로 가장 옳은 것은?
① 급성 질환의 증가 ② 전 국민 의료보험
③ 의료 서비스의 평준화 ④ 병원 규모의 소형화
⑤ 인구의 감소

Public Health Nursing
환경보건

서론

001 환경에 대한 설명으로 옳은 것은?
① 자연환경에는 대기, 물, 폐기물, 소음, 교육 등이 있다.
② 생활환경에는 지하, 기후, 증기, 생물 등이 있다.
③ 우리의 생활이 다변화되면서 환경의 의미는 단순화되었다.
④ 환경은 인간을 둘러싸고 있는 모든 내부조건이다.
⑤ 환경은 건강 수준에 영향을 주는 절대적 요소이다.

002 산업화, 인구 증가, 지역개발, 환경보전의 인식 부족 등으로 인해 환경오염이 야기되고 있다. 이러한 환경오염을 줄이기 위한 환경보호 노력으로 옳은 것은?
① 환경세 부담 완화
② 환경보호와 관련된 법 제정
③ 폐기물관리법 폐지
④ 탄소세 폐지
⑤ 배출량에 따른 비용 부담 완화

기후와 건강

003 기후의 3대 요소로 옳은 것은?
① 기온, 기습, 기류
② 강수, 바람, 습도
③ 강수, 기류, 일사
④ 기온, 기압, 바람
⑤ 기온, 일사, 바람

004 기후를 구성하는 각각의 요소를 기후요소라고 하는데, 기후요소 중 인간의 체온조절에 중요한 온열요소에 해당되는 것은?
① 불쾌지수
② 감각온도
③ 체온조절
④ 냉각력
⑤ 기습

005 기상요소 중 인체의 체온조절작용과 밀접한 관계가 있는 온열요소로 옳은 것은?
① 기온, 기습, 기압, 복사열
② 기온, 기습, 기류, 복사열
③ 기온, 기습, 기압, 강수
④ 기온, 기습, 기류, 기압
⑤ 기습, 기압, 복사열, 기류

해설

문제 동영상 강의

001 환경이란 건강수준에 영향을 주는 절대적인 요소로써 인간을 둘러싸고 있으며 인간으로 하여금 계속적으로 변화하도록 하는 외계를 의미한다.

002 환경보호를 위한 노력
- 폐기물처리법 제정
- 배출량에 따른 비용 부담 강화
- 환경세 부담 강화
- 환경보호에 관한 법 제정

003 기후를 구성하는 각각의 요소를 기후요소라 하고, 기온, 강수, 바람, 일사, 습도, 구름의 양, 일조, 증발, 강수량 등이 있다. 이 중 기온, 기습(강수), 기류(바람)를 기후의 3대 요소라 한다.

004 기후요소 중 인간의 체온 조절에 중요한 기온, 기습, 기류, 복사열을 온열요소라 하며 이들에 의해 이루어진 종합적인 상태를 온열 조건이라 한다.

005 문제 4번 해설 참조

정답 01 ⑤ 02 ② 03 ① 04 ⑤ 05 ②

3 Testing 환경보건

해설

006 열사병
- 원인 : 온도와 습도가 높아 체온조절중추인 시상하부의 기능장애
- 증상 : 혼수상태, 고열, 땀 분비가 없다. ※ 열사병은 열중증 중 사망률이 가장 높다.
- 대책
  - 얼음물에 몸을 담근다.
  - 체온을 급속히 냉각시켜 준다.

007 문제 6번 해설 참조

008 열경련
- 원인 : 체내 염화나트륨의 감소(탈수) → 수분 및 전해질의 평형 실조
- 증상
  - 전구증상 : 현기증·구토·호흡곤란·두통
  - 주증상 : 수의근에 유통성 경련
- 대책
  - 식염수를 정맥주사
  - 소금물을 먹인다.
  - 쉬게 한다.
  - 체온 방산을 촉진시킨다.

009 기습
- 측정기구에는 건습구 한란계, 자기습도계 등이 있다.
- 대체로 습한 해풍에 접한 장소는 기습이 높다.
- 1일 중 습도의 변화는 대체로 기온의 변화와 역관계가 된다.
- 인체에 쾌적감을 주는 기습은 40~60%이다.

010 생리적 최적 감각온도 : 생체가 최소한 생명을 유지하고 최고 활동 능력을 발휘할 수 있는 온도로 18±2℃이다.

011 불쾌지수
- DI ≥ 70일 때 10% 사람이 불쾌감 호소
- DI ≥ 75일 때 50% 이상의 사람이 불쾌감 호소
- DI ≥ 80일 때 거의 모든 사람이 불쾌감 호소
- DI ≥ 86일 때 견딜 수 없는 상태

---

006 열사병환자에게 취해 주어야 할 간호 및 치료로 가장 옳은 것은?

① 찬음료 공급 및 체온 하강
② 생리식염수의 경구투여
③ 증류수의 정맥 내 주입
④ 강심제 투여
⑤ 생리식염수의 정맥 내 주입

007 햇볕이 강하게 쪼이는 옥외 작업장에서 작업 중이던 근로자가 갑자기 의식을 잃고 쓰러졌는데 체온을 측정해 보니 41℃였다. 이때 취할 수 있는 응급처치로 옳은 것은?

① 신진대사 억제제를 투여한다.
② 시원한 곳으로 옮겨 벨트 등 조이는 부분을 느슨하게 해 준다.
③ 근로자의 몸을 얼음물에 담근다.
④ 5% 생리식염수 1,000cc를 정맥주사한다.
⑤ 5% 포도당 용액을 정맥주사한다.

008 고온 작업환경에서 근육노동을 주로 하는 작업자에게 나타나는 열경련의 주된 원인으로 옳은 것은?

① 뇌압의 상승
② 체온조절중추의 이상
③ 관절장애
④ 수분 및 염분의 소실
⑤ 순환장애

009 기습에 대한 설명으로 옳은 것은?

① 측정기구에는 어거스트(August) 건습계, 카타한란계가 있다.
② 해풍은 습도가 낮다.
③ 1일 중의 습도 변화는 대체로 기온의 변화와 비례관계이다.
④ 인체에 쾌적감을 주는 습도는 20~50%이다.
⑤ 공기의 건습 정도를 가장 잘 표시하는 것이 비교습도이다.

010 인간이 최소의 에너지 소모로 최대의 생리적 활동을 발휘할 수 있는 적당한 온도를 무엇이라고 하는가?

① 절대온도
② 쾌적온도
③ 생산적 최적 감각온도
④ 주관적 최적 감각온도
⑤ 생리적 최적 감각온도

011 불쾌지수란 기온과 기습에 따라 사람이 느끼는 불쾌감의 정도를 수치로 나타낸 것이다. 50% 이상의 사람이 불쾌감을 느끼는 지수로 옳은 것은?

① 40~45　　② 50~55
③ 65~70　　④ 75~80
⑤ 80~84

012 불쾌지수란 기온과 기습에 따라 사람이 느끼는 불쾌감의 정도를 수치로 나타낸 것이다. 불쾌지수 75가 의미하는 바로 옳은 것은?

① 거의 모든 사람이 참기 어려운 상태에 이른다.
② 거의 모든 사람이 불쾌감을 느낀다.
③ 10% 정도의 사람이 불쾌감을 느낀다.
④ 50% 정도의 사람이 불쾌감을 느낀다.
⑤ 75% 정도의 사람이 불쾌감을 느낀다.

광선과 건강

013 피부 결핵, 골관절 결핵에 효과가 있으며 창상에 대한 살균작용을 하는 태양광선으로 옳은 것은?

① 레이저광선　　② 가시광선
③ 자외선　　　　④ 적외선
⑤ 복사열

014 국소부위 혈액순환 등에는 좋으나 너무 과하면 백내장과 피부에 화상을 일으킬 수 있고 일사병의 원인이 되는 광선으로 옳은 것은?

① 전리방사선　　② 가시광선
③ 레이저광선　　④ 자외선
⑤ 적외선

공기와 건강

015 성상 공기 성상의 화학적 소성이 변화하여 군집중독이 발생하였다. 이 군집중독을 없애기 위해 필요한 것은?

① 항생제 투여　　② 환기
③ 항독소 투여　　④ 산소 공급
⑤ 인공호흡

해설

012 문제 11번 해설 참조

013 **자외선의 작용 중 치료작용** : 피부병 특히 피부결핵, 결핵 중 림프선, 골 관절의 결핵에 효과가 있으며 창상에 대한 살균작용을 한다.

014 **적외선의 인체에 대한 영향**
• 피부장애(예 화상, 홍반 등)의 초래
• 일사병의 원인
• 백내장
• 중추신경 장애
• 국소 부위 혈액순환

015 **군집중독** : 일정한 공간에 다수인이 밀집되어 있거나 산소가 불충분한 실내에 장시간 밀폐되어 있으면(예 극장, 만원 버스) 실내 환기가 불량하여 정상 공기 성분의 화학적 조성 변화(CO_2 증가, O_2 감소)로 인해 두통, 불쾌감, 권태, 현기증, 구토 등의 신체 증상을 초래하게 되는데 이를 군집중독이라 한다. 예방과 처치로는 실내 환기가 가장 중요하다.

정답 06① 07③ 08④ 09⑤ 10⑤ 11④ 12④ 13③ 14⑤ 15②

Testing
환경보건

해설

016 미량의 이산화탄소는 인체에 유해하지 않으며(혈중 이산화탄소의 정상치 40mmHg), 3% 이하에서는 호흡을 촉진하는 작용을 한다. 그러나 7% 이상에서는 호흡수가 현저히 증가하며 호흡곤란을 초래하고, 10% 이상에서는 의식을 상실, 사망할 수 있다.

017 공기 중 0.04%를 차지하는 이산화탄소는 무색, 무취의 가스로 약산성을 나타내며 실내 공기의 오탁도 판정기준으로 사용되는데, 일반적으로는 0.1%이나 광산에서는 0.1~1.5%로 한다.

018 라돈 : 환기가 안 되는 밀폐된 공간에 잘 축적되며 사람에 따라 자연방사능 노출량이 크게 달라지게 하는 중요한 요인으로 미국의 역학조사에서는 담배에 이어 두 번째로 흔한 폐암의 원인으로 지목되고 있다.

019 포름알데히드 : 새집증후군을 일으키는 대표적인 실내오염물질로, 눈과 코의 자극, 어지럼증, 피부질환 등을 유발시킨다.

020 공기의 자정작용
- 식물의 동화작용에 의한 이산화탄소와 산소의 교환작용
- 산소·오존 및 과산화수소(H_2O_2)에 의한 산화작용
- 자외선에 의한 살균작용
- 희석력(대기질량 5×10^{21}g)
- 강우 및 강설에 의하여 공기 중의 용해성 가스와 부유먼지 제거

021 대기오염의 지표 : 일산화탄소(CO), 아황산가스(SO_2), 이산화질소(NO_2), 미세먼지, 오존(O_3), 납, 벤젠

---

016 밀폐된 거실의 환경조건이 인체에 유해한 이유로 가장 옳은 것은?

① 온도의 상승　　② 습도의 증가
③ CO_2의 증가　　④ 산소의 감소
⑤ 공기의 물리적·화학적 조성의 변화

017 공기 중 0.04%를 차지하는 성분으로써 실내공기의 오염 정도를 나타내주는 지표가스이자 군집중독을 발생시키는 요인으로 작용하는 것은 무엇인가?

① 이산화탄소　　② 오존
③ 매연　　④ 아황산가스
⑤ 이산화질소

018 미국의 역학조사에서 담배에 이어 두 번째로 흔한 폐암의 원인으로 지목되고 있으며, 사람에 따라 자연방사능 노출량이 크게 달라지게 하는 중요한 요인으로 옳은 것은?

① 석면　　② 이산화질소
③ 라돈　　④ 오존
⑤ 일산화탄소

019 눈과 코의 자극, 어지럼증, 피부질환 등을 유발시키는 새집증후군을 일으키는 대표적인 실내오염물질로 옳은 것은?

① 포름알데히드　　② 오존
③ 일산화탄소　　④ 라돈
⑤ 석면

020 공기가 교통기관 및 공장의 매연, 각종 가스, 먼지 그리고 방사능 물질 등에 오염되었다 하더라도 그 조성은 크게 달라지지 않는다. 이것은 대기에 어떤 작용이 있기 때문인가?

① 교환작용　　② 산화작용
③ 식균작용(포식작용)　　④ 자정작용
⑤ 살균작용

021 환경을 오염시키고 공중보건상 위해를 끼치며 인간의 생활이나 생물의 성장에 해를 주는 대기오염의 지표로 옳은 것은?

① NO_2, 매연, CO_2　　② CO, SO_2, CO_2
③ 매연, 분진, SO_2　　④ 분진, CO_2, CO
⑤ CO, 분진, SO_2

022
대기오염은 대기 중 분진, 가스, 가스상 물질 등이 혼입되어 보건상 위해를 일으키는 현상을 의미한다. 대기오염이 가장 잘 발생할 수 있는 기상조건으로 옳은 것은?

① 바람이 불 때
② 기온역전되었을 때
③ 날씨가 흐릴 때
④ 눈이 올 때
⑤ 비가 많이 올 때

023
대기오염 물질은 1차 오염 물질과 2차 오염 물질로 구분된다. 2차 대기오염 물질의 지표로 옳은 것은?

① 오존
② NO_x
③ 탄화수소
④ CO
⑤ SO_2

024
오존층 파괴에 대한 설명으로 옳은 것은?

① 저항력을 높여 준다.
② 강우량이 일정해진다.
③ 피부암 발생을 낮추어 준다.
④ 주로 자동차 배기가스에 의해 발생한다.
⑤ 자외선 중 인간에게 해로운 파장이 제거된다.

025
높은 건물이 들어선 도심지역에서 건물, 도로 등에 의한 복사열, 냉난방장치의 열에 의해 영향을 받아 변두리 지역보다 온도가 상승하는 것은?

① 기온역전
② 열섬 현상
③ 침강 역전
④ 군집중독
⑤ 스모그

026
이산화탄소(CO_2)의 증가로 인해 해수면 상승과 엘니뇨 현상, 지구 온난화 등을 일으키는 원인이 되는 현상으로 옳은 것은?

① 기온역전
② 오존층 파괴
③ 온실효과
④ 라니냐 현상
⑤ 열섬 현상

027
현재 지구는 대기오염으로 인하여 몸살을 앓고 있다. 이러한 대기오염의 영향으로 인하여 나타나는 현상으로 옳은 것은?

① 이산화탄소 증가로 식물의 성장이 촉진된다.
② 오존홀의 크기가 축소된다.

해설

022 대기오염에 영향을 미치는 기상조건 : 대기에 배출되는 오염물질은 자체 정화작용인 희석작용, 세정작용, 산화작용, 살균작용 등에 의하여 스스로 깨끗해지기도 하지만 기상과 지형의 변화에 따라 상당한 영향을 받는다. 그 대표적인 것으로 기온역전, 열섬효과, 대기의 난류 등이 있다.

023 일차 오염물질과 이차 오염물질
- 일차 오염물질 : 일산화탄소, 질소산화물, 탄화수소, 황산화물, 입자상물질
- 이차 오염물질 : 스모그, 케톤, 팬(PAN), 오존, 알데히드

024 자동차 배기가스에 함유된 질소화합물과 탄화수소류, 냉장고나 에어컨, 스프레이에 사용되는 프레온가스 등이 강한 태양광선에 의해 광화학 반응을 일으켜 오존층의 파괴를 가져온다.

025 열섬현상(heat island effect) : 도시 공기의 오염으로 인하여 도심의 온도가 변두리보다 약 5℃ 정도 높게 되며, 더운 공기는 상승하고, 도시 주변의 찬 공기가 지표로 흐르게 된다. 이에 의해서 도심의 먼지 등의 오염물질이 먼지지붕을 형성함으로써 도시가 커다란 지붕에 휩싸이게 되며, 이를 열섬현상이라고 한다.

026 온실효과의 특징
- 온실효과를 초래하는 주된 물질은 이산화탄소(CO_2)이며, 이 외에 메탄(CH_4), 염화불화탄소(CFC), 아산화질소(N_2O) 등이 있다.
- 온실효과로 인해 지구온난화, 해수면 상승, 엘니뇨 현상 등이 야기된다.

027 대기오염이 지구환경에 미치는 영향
- 지구온난화로 인한 기상이변
- 오존층의 파괴로 인한 피부암
- 열섬현상
- 엘니뇨와 라니냐 현상
- 지구온난화 및 기온 상승으로 인한 열사병
- 산성비

정답 16③ 17① 18③ 19① 20④ 21⑤ 22② 23① 24④ 25② 26③ 27④

Testing 3 환경보건

해 설

028 엘니뇨는 스페인어로 '남자아이'를 의미하며, 열대 태평양 적도 부근에서 남미 해안으로부터 중태평양에 이르는 넓은 범위에서 무역풍과 상호작용하여 해수면 온도가 높아지는 현상이다.

029 대기오염이 미치는 영향
① : 식물은 동물이나 사람보다 가스나 스모그에 더 민감하다.
③ : 도시의 열섬은 여름보다 겨울에 더 뚜렷하다.
④ : 산성비는 화석연료의 연소나 자동차 배기가스가 주요 원인이다.
⑤ : 산성비는 환경, 생태계, 사람, 건물 등에 광범위하게 직접·간접적으로 영향을 미친다.

030 일산화탄소의 특징
• 일산화탄소의 중독 증상으로는 두통, 현기증, 호흡곤란, 보행장애, 시력장애, 의식상실 등이 있다.
• 일산화탄소 중독 시 가장 먼저 신선한 공기를 제공한다.

031 산성비는 식물의 잎에 구멍이 나게 하거나 해충에 대한 저항력을 약하게 하고 토양의 산성화를 가져와 식물의 생장이나 미생물의 활동에 영향을 미치게 된다. 또한 금속물의 부식, 석조물의 손상, 담수의 산성화로 생태계가 파괴되기 때문에 문제가 되고 있다.

032 환경영향평가 대상 사업의 사업계획을 수립함에 있어서 당해 사업의 시행으로 인하여 환경에 미치는 해로운 영향을 미리 예측·분석하여 환경 영향을 줄일 수 있는 방안을 강구하는 평가 절차이다.

---

③ 오존층 파괴는 지구 기온을 낮추어 생태계에 악영향을 미친다.
④ 지구온난화로 지구가 더워지는 현상이 나타난다.
⑤ 기온 하강으로 바닷물의 수온이 낮아져 생태계교란이 이루어진다.

028 열대 태평양 적도 부근에서 남미 해안으로부터 중태평양에 이르는 범위에서 해수의 온도가 높아져 평소에 흐르던 한류가 사라지고 대기 순환에 이상이 생겨 기상이변 등을 일으키는 현상으로 옳은 것은?

① 녹조 현상   ② 적조 현상
③ 부영양화   ④ 라니냐 현상
⑤ 엘리뇨 현상

029 대기오염이 미치는 영향으로 옳은 것은?

① 식물은 동물이나 사람에 비해 영향이 적다.
② 불소화합물은 동물의 이를 손상시키고 소화기 장애를 일으킨다.
③ 도시의 열섬은 겨울보다 여름에 더 뚜렷하다.
④ 산성비는 프레온가스의 사용에 의한 영향이 가장 크다.
⑤ 산성비는 식물의 성장에만 영향을 미친다.

030 두통을 일으키는 일산화탄소(CO) 중독 시 가장 우선적인 간호로 옳은 것은?

① 고농축 산소를 주입한다.
② 인공호흡을 하고 영양 섭취를 해준다.
③ 중독장소에서 밖으로 옮겨 신선한 공기를 마시게 한다.
④ 옷을 느슨하게 풀어준다.
⑤ 호흡중추를 자극하는 약물을 주사한다.

031 대기오염의 하나로써 호수나 하천 등의 생태계를 파괴시키며 금속물의 부식이나 석조건물의 부식과 특히 농작물이나 산림에 큰 피해를 주는 것은?

① 부영양화   ② 산성비
③ 열섬 현상   ④ 지구온난화
⑤ 오존층 파괴

032 신도시의 확장·발전에 따라 공항 건설을 추진하고 있다. 신공항 건설 시 주변 환경에 미치는 영향을 조사하는 것과 관련이 깊은

것은?

① 환경영향평가　　② 환경정화평가
③ 환경보호평가　　④ 환경관리평가
⑤ 환경개선평가

033 4대강 사업 시 주변 환경에 미치는 영향을 조사하는 것과 관련이 깊은 것은?

① 환경관리평가　　② 환경정화평가
③ 환경보호평가　　④ 환경영향평가
⑤ 환경개선평가

034 주요 오염원에 대해 환경개선에 필요한 비용을 부담시키는 정책으로 옳은 것은?

① 환경개선 부담금　　② 폐기물부담금
③ 수질개선 부담금　　④ 배출부과금
⑤ 폐기물예치금

035 환경보건과 관련된 내용 중에서 혐오시설은 자신이 사는 지역에는 좋지 못한 효과가 있으므로 안 되고, 다른 지역에 짓는 것을 선호한다는 의미를 나타내는 용어로 옳은 것은?

① 핌비(PIMBY)　　② 님비(NIMBY)
③ 임피(IMFY)　　④ 녹색운동
⑤ 그린피스(Green peace)

물과 건강

036 물의 자정작용과 관련하여 물리적 작용으로 옳은 것은?

① 자외선 살균　　② 가열
③ 침전, 희석　　④ 산화, 중화
⑤ 물속 생물에 의한 오염물질 분해

037 하수 등에 오염된 물을 그대로 방치해 두면 흐르는 동안에 점차적으로 일정 과정 등을 거치면서 물이 정화되는 것을 자정작용이라고 한다. 물의 자정작용으로 옳은 것은?

① 발효, 여과, 산화　　② 산화, 여과, 침전

해설

033 문제 32번 해설 참조

034 「환경개선비용부담법」의 목적 : 환경오염의 원인자로 하여금 환경 개선에 필요한 비용을 부담하게 하여 환경 개선을 위한 투자 재원을 합리적으로 조달함으로써 국가의 지속적인 발전의 기반이 되는 쾌적한 환경을 조성하는 데 이바지하는 것을 목적으로 한다. 환경개선부담금제도에 의해 환경부장관은 경유를 연료로 사용하는 자동차의 소유자로부터 환경개선부담금을 부과·징수하게 된다.

035 님비(NIMBY) : 'not in my back yard'의 머리글자로 자기중심적 공공정신 결핍증상을 말한다. 늘어나는 범죄자, 마약중독자, 장애인 아파트나 재활원, 산업폐기물, 쓰레기 등의 수용·처리시설의 필요성에는 근본적으로는 찬성하지만, 자기 주거지역에 이러한 시설물이 들어서는 데는 강력히 반대하는 현대인의 자기중심적 공공성 결핍증상을 일컫는 단어이다.

036 물의 자정작용
- 물리적 작용 : 희석, 확산, 침전 등이 있다.
- 화학적 작용 : 햇빛을 쏘여서 일어나는 오염물질 분해작용, 산소와의 결합으로 이루어지는 산화작용, 중화 등을 들 수 있다.
- 생물학적 작용 : 여러 종류의 물속 생물에 의해 오염물질이 분해되는 과정이다.

037 물의 자정작용 : 유입되는 유기물의 양이 적을 때, 하천의 흐름이 빠를 때, 그리고 물의 양이 많을 때 잘 일어난다. 예 침전, 분해, 희석, 산화, 확산, 혼합, 흡착, 여과 등

정답 28 ⑤　29 ②　30 ③　31 ②　32 ①　33 ④　34 ①　35 ②　36 ③　37 ②

Testing 환경보건

해 설

038 1893년 미국의 밀즈(Mills)가 로렌스 시의 물을 여과 급수하여 장티푸스, 이질, 설사, 장염 등의 환자와 사망자가 감소하였고, 독일의 라인케(Reincke)도 강물을 여과하여 함부르크 시민에게 공급한 결과 동일한 결과를 얻게 되어 이를 밀즈-라인케 현상이라 한다.

039 침전법 : 물 중의 부유물이나 불순물을 침전에 의해 가라앉혀 제거하는 방법이다.

040 염소 소독에는 0℃, 4기압하에서 액화시킨 액화 염소를 사용하는데, 이 염소는 강한 산화력이 있어 유기물질이나 환원성 물질에 접촉하면 산화력이 약해지므로 잔류염소가 필요하다. 잔류염소란 염소 소독하였을 때 수중에 잔존하는 유리 유효염소와 결합 유효염소를 말한다.

041 부활 현상 : 염소 소독된 물은 세균이 거의 0에 가깝게 감소되는데, 어떤 경우에는 염소 처리 얼마 후에 세균이 평상시보다 증가하는 경우가 있다. 이를 부활현상이라 한다.

042 일반 세균수 : 검수 1mL 중에 함유된 균으로 보통 한천배지에 집락을 형성할 수 있는 세균의 총수이다. 음료수의 일반 세균수 허용한계는 1cc 중 100마리 이하이다.

③ 발효, 숙성, 산화 ④ 여과, 침전, 발효
⑤ 침전, 산화, 발효

038 물을 여과함으로써 나타나는 밀즈-라인케 현상에 대한 설명이다. 그 내용이 옳은 것은?

① 하수도를 체계적으로 관리함으로써 나타나는 지하수의 정화현상이다.
② 외국에서 처음 실시된 하수처리 방법 중 하나이다.
③ 상수도 관리로 인한 수인성 감염병환자의 발생률이 감소하는 현상이다.
④ 수질오염을 예방하기 위한 화학적 현상이다.
⑤ 하수도 관리에 소요되는 물리적인 처리과정이다.

039 물의 인공적인 정화 방법으로서 침전법에 대한 내용으로 옳은 것은?

① 자외선을 이용한 정화법이다.
② 100℃에서 30분 정도 가열시킨다.
③ 밑에는 굵은 돌, 위에는 모래를 이용한 정화법이다.
④ 부유물이나 불순물을 가라앉힌다.
⑤ 소독력이 강한 염소를 이용한다.

040 염소 소독법에서 수중에 잔여물이 남게 되는 유리 유효염소와 결합 유효염소를 가리켜 무엇이라고 하는가?

① 아염소산화물   ② 염소이온화물
③ 이온교환잔여물   ④ 잔류염소
⑤ 불화염소잔여물

041 염소 소독 후 세균이 다시 증가하는 현상으로 옳은 것은?

① 세균 생성   ② 증식 현상
③ 교환 현상   ④ 부영양화
⑤ 부활 현상

042 음료수의 세균학적 검사에서 일반 세균수의 허용한계로 옳은 것은?

① 1cc 중 100마리 이하   ② 10cc 중 100마리 이하
③ 50cc 중 없을 것   ④ 50cc 중에 100마리 이하
⑤ 100cc 중 한 마리도 없을 것

Public Health Nursing
Nursing Examination

043 수중에 용존산소(DO)량이 높을 때의 특징으로 옳은 것은?

① 양과 무관하다.
② 온도가 높고 물은 깨끗하다.
③ 온도가 높고 물은 오염된다.
④ 온도가 낮고 물은 오염된다.
⑤ 온도가 낮고 물은 깨끗하다.

044 대형 식당에서 흘러나온 오염된 하천 물의 특징으로 옳은 것은?

① 생화학적 산소요구량(BOD)이 낮아진다.
② 용존산소량(DO)이 높아진다.
③ 용존산소량(DO)과 생화학적 산소요구량(BOD)이 모두 낮아진다.
④ 용존산소량(DO)이 감소한다.
⑤ 생화학적 산소요구량(BOD)에 변화가 없다.

045 납 제련 공장에서 공장폐수를 흘려보내 바닷물이 오염되었다. 이때 흘러나온 오염된 바닷물의 특징으로 옳은 것은?

① 용존산소량(DO)이 높아진다.
② 화학적 산소요구량(COD)에 변화가 없다.
③ DO와 COD가 모두 낮아진다.
④ 화학적 산소요구량(COD)이 높아진다.
⑤ 화학적 산소요구량(COD)이 낮아진다.

046 용존산소(DO)와 생화학적 산소요구량(BOD)에 대한 설명으로 옳은 것은?

① DO가 높을수록 오염된 물이다.
② DO와 BOD는 아무 상관이 없다.
③ DO와 BOD가 낮을수록 오염도가 낮다.
④ DO가 높으면 BOD도 높아진다.
⑤ DO가 높을수록 BOD는 낮아진다.

047 수질오염에 대한 설명으로 옳은 것은?

① DO(용존산소량)가 높을수록 BOD(생화학적 산소요구량)는 높아진다.
② BOD(생화학적 산소요구량)가 높을수록 오염도가 낮다.
③ DO(용존산소량)와 BOD(생화학적 산소요구량)가 낮을수록 오

해설

043 용존산소(DO)
- 용존산소는 온도가 낮을수록 산소의 함유량이 많아 오염도가 낮다.
- 수중에 용존산소량이 높을 때 온도가 낮고 물은 깨끗하다.
- 식물성 플랑크톤이 급격히 번식할 때 감소한다.

044 생화학적 산소요구량(BOD)
- BOD(Biochemical Oxygen Demand) : 어떠한 유기물을 미생물에 의해서 호기성 상태에서 분해, 산화시키는 데 요구되는 산소량이다.
- BOD 수치가 높을수록 유기물에 의한 오염도가 높으며, DO(용존산소)가 높을수록 BOD는 낮아진다.

045 화학적 산소요구량(COD)
- COD(Chemical Oxygen Demand) : COD도 폐수 내의 유기물을 간접적으로 측정하는 방법인데 이는 유기물을 화학적으로 산화시킬 때 얼마만큼의 산소가 화학적으로 소모되는지를 측정하는 방법이다.
- COD가 높을수록 유기물에 의한 오염도가 높다.

046 문제 44번 해설 참조

047 ① : DO가 높을수록 BOD는 낮아진다.
② : BOD가 높을수록 오염도가 높은 것이다.
③ : DO가 높고 BOD가 낮아야만 오염도가 낮다.
④ : DO가 높을수록 오염도는 낮다.

3 Testing 환경보건

해설

048 불소 : 충치 및 반상치(얼룩니) 예방을 위한 상수도의 불소량은 0.8~1ppm이다.

049 대장균 검사의 의의
- 분변오염의 지표로서, 음식물·음료수에 검출되어서는 안 된다. 저항성이 병원균과 비슷하거나 강해서 다른 미생물의 오염을 추정할 수 있다.
- 매주 1회 이상 검사해야 하며, 검출방법이 간편하고 비교적 정확하다.

050 음료수의 대장균 허용기준 : 100cc에 하나도 없을 것

051 수인성 감염병의 특징
- 발생 상황 : 폭발적이고 동시에 발생하는 것이 보통이다.
- 발생 지역 : 대체로 급수지역에 일치되고 있다.
- 성·연령·직업 : 성별, 연령별, 직업별에 따른 차이가 없이 발생한다.
- 사망률 : 사망률은 일반적으로 낮으며 이차 감염은 없는 편이다.
- 발생 계절 : 수인성 질환은 연중 발생하지만, 특히 비가 많이 오고 곰팡이와 세균이 잘 번식하는 고온다습한 여름철에 많이 발생한다.
- 집단 발생의 원인 : 일반적으로 원인은 여러 가지가 복합적으로 작용하며, 인위적인 결함이 있는 경우가 많다.

052 수인성 감염병 예방을 위해 가장 먼저 음용수 관리를 해야 한다.

염도가 낮다.
④ DO(용존산소량)가 높을수록 물의 오염도가 높다.
⑤ COD(화학적 산소요구량)가 높을수록 오염도가 높다.

048 충치 및 반상치(얼룩니) 예방을 위한 상수도 불소량으로 옳은 것은?
① 0.2ppm
② 0.8~1ppm
③ 1~2ppm
④ 2~3ppm
⑤ 5ppm

049 우리나라 음용수 수질 검사 시 매주 1회 이상 검사하도록 되어 있는 항목으로 음료수 오염의 지표이며, 수질오염의 지표이자 분변오염의 지표로 사용되는 것은?
① 용존산소
② 대장균
③ 탁도
④ 연쇄상구균(사슬알균)
⑤ 장염균

050 수질오염의 지표는 대장균의 수이다. 음료수의 대장균 허용기준으로 옳은 것은?
① 1cc에 하나도 없을 것
② 5cc에 하나도 없을 것
③ 10cc에 하나도 없을 것
④ 100cc에 하나도 없을 것
⑤ 100cc에 10 미만일 것

051 수인성 감염병의 역학적 특성으로 옳은 것은?
① 짧은 잠복기
② 높은 이환율과 치명률
③ 폭발적인 환자 발생
④ 높은 이차 감염
⑤ 주로 겨울철 발생

052 우리나라 농촌지역에서 수인성 감염병 예방을 위해 가장 먼저 시작해야 하는 보건사업으로 옳은 것은?
① 음용수 관리
② 감염병 관리
③ 환자 관리
④ 결핵 관리
⑤ 병원시설 확충

053 여름철 소화기 감염병 예방 중 가장 중요한 사항으로 옳은 것은?
① 청결한 음식 섭취 및 관리를 한다.
② 부패된 음식을 먹지 않는다.

③ 음식은 항상 냉장고에 넣어 두었다가 먹는다.
④ 항상 음식을 덥게 해서 먹는다.
⑤ 파리 및 모기를 구제한다.

054 수인성 감염병은 병원성 미생물이 오염된 물에 의해서 전달되는 질병이다. 수인성 감염병으로 옳은 것은?

① 뇌염, 뇌수막염, 장티푸스
② 콜레라, 장티푸스, 세균성 이질
③ 디프테리아, 뇌염, 소아마비(폴리오)
④ 야토병, 디프테리아, 풍진
⑤ 황열, 뎅기열, 뇌염

055 이타이이타이(Itai-Itai)병의 원인이 되는 물질로 옳은 것은?

① 수은　　　② 납
③ PCB　　　④ 카드뮴
⑤ 인

056 일본에서 발생한 수질오염 사건 중 식욕부진, 구토, 언어장애, 안질과 얼굴의 피부장애 등을 일으킨 가네미 사건의 주원인으로 옳은 것은?

① 페놀　　　② 메틸수은
③ 구리　　　④ 카드뮴
⑤ 폴리염화비페닐(PCB)

057 가축의 배설물이나 가정의 생활하수 등이 하천에 한꺼번에 많이 유입되어 물속에 유기물과 무기물이 증식하는 현상으로 옳은 것은?

① 적조 현상　　　② 녹조 현상
③ 부영양화　　　④ 엘니뇨 현상
⑤ 열섬 현상

058 독소 방출, 어패류 폐사, 과영양 상대로 용존 산소량이 감소되는 적조현상에 대한 설명으로 옳은 것은?

① 적조 현상으로 인하여 과도하게 번식한 플랑크톤의 광합성 작용으로 산소가 과다하게 발생한다.
② 적조 현상의 원인은 독성물질의 과다 유입이다.
③ 적조 현상은 해류가 빨라질 때 더욱 촉진된다.

해설

053 여름철 소화기 감염병 예방 : 여름철 소화기 감염병 예방 중 가장 중요한 것은 청결한 음식 섭취 및 관리이다.

054 수인성 질환 대표 질환 : 장티푸스(살모넬라균), 파라티푸스, 세균성 이질, 아메바 이질, 콜레라, 폴리오, 유행 간염(A형 간염)이나 기생충 감염

055 이타이이타이병 : 이 질환의 본질은 먼저 카드뮴의 만성 중독에 의해 신세뇨관의 병변이 일어나 그 재흡수기능이 저해되어 칼슘의 상실과 체내 칼슘의 불균형을 일으켜서 골연화증을 일으킨 것이다.

056 가네미 사건 : 1968년 일본에서 발생한 사건으로, 목재·금속 등의 보호피막이나 합성접착제 윤활유에 사용되던 PCB(Poly Chlorinated Biphenyl)가 주원인이었다.

057 부영양화 : 부영양화란 인산염과 유기물질의 영향으로 물의 가치가 상실되는 것을 의미한다. 예 생활하수나 가축의 배설물 등이 하천에 한꺼번에 많이 유입되어 물속에 유기물과 무기물이 증식하는 현상

058 부영양화에 의해 플랑크톤이 이상 발생해서 적갈색을 나타내는 현상을 적조라 한다. 일시적으로 산소 소비가 증대하여 산소 결핍 때문에 어패류의 폐사를 초래한다.

정답 48 ② 49 ② 50 ④ 51 ③ 52 ① 53 ① 54 ② 55 ④ 56 ⑤ 57 ③ 58 ⑤

Testing 환경보건

해설

059 녹조로 인해 대번성한 녹조류는 썩으면서 많은 산소를 소비하여 결과적으로 물의 용존산소량을 줄이며, 이는 녹조가 수생생물들을 위협하는 주된 원인이 된다.

060 녹조 현상을 막기 위해서는 생활하수를 충분히 정화하여 영양염류가 바다나 호수로 유입되지 않도록 해야 한다. 한편 유입된 영양염류를 제거하기 위해서는 물가에 뿌리를 내리고 사는 풀이나 나무를 강가나 호숫가에 심어 뿌리를 통해 물속의 영양염류를 흡수하게 해야 한다.

061 소각 처리 : 가장 위생적인 방법이지만 소각과정에서 주변 지역의 공기를 오염시킬 수 있고, 고비용과 운영관리가 문제이다. 특히 전선이나 PVC를 태울 때 나오는 다이옥신은 인체에 매우 유해하다.

062 문제 61번 해설 참조

063 퇴비 처리 : 주방 쓰레기나 가연성 쓰레기에 생물을 이용한 전환을 유도하여 퇴비로 이용하는 것이다. 분쇄된 쓰레기에 분뇨를 혼합하여 호기성 상태인 발효과정에서 60~70℃의 고온으로 미생물이나 기생충을 사멸하여 수일 내에 퇴비를 만들어낸다.

---

④ 수온이 낮고 염분농도가 높은 환경이 원인이 된다.
⑤ 적조 현상은 미세한 플랑크톤이 바다에 무수히 발생해 해수가 적색을 띠는 현상이다.

059 영양염류의 과다로 호수에 녹조류가 다량으로 번식하여 물빛이 녹색으로 변하는 등 수질이상을 초래하는 현상으로 옳은 것은?

① 부영양화
② 적조 현상
③ 녹조 현상
④ 라니냐 현상
⑤ 엘리뇨 현상

060 영양 염류의 과다로 인해 발생하게 되는 녹조 현상 예방에 대한 설명으로 옳은 것은?

① 물가에 뿌리내린 풀은 녹조 현상의 원인이 된다.
② 식물성 플랑크톤을 다량 번식시켜 수질을 개선한다.
③ 갯벌 육지의 영양염류가 유입되어 바다에 녹조가 온다.
④ 녹조류 과다 번식으로 물속 용존산소량이 많아진다.
⑤ 하수도의 생활하수를 정화시켜 하천으로 보내 녹조 현상을 예방한다.

폐기물 관리

061 쓰레기 처리방법 중 가장 위생적이나 연료비 때문에 경비가 많이 드는 처리법으로 옳은 것은?

① 매립 처리
② 소각 처리
③ 퇴비 처리
④ 방기 처리
⑤ 사료 처리

062 폐기물을 처리하는 소각장에서 전선이나 PVC를 태울 때 나오는 유기물질로 옳은 것은?

① 암모니아
② 메탄올
③ 톨루엔
④ 다이옥신
⑤ 벤젠

063 음식물과 낙엽 및 목장의 축산폐기물을 처리하는 방법으로 가장 옳은 것은?

① 투기 처리 ② 소각 처리
③ 방기 처리 ④ 매립 처리
⑤ 퇴비 처리

064 처리비용이 가장 낮으며 공정이 간단하여 고형폐기물의 대부분을 처리하는 방법으로 우리나라의 도시에서 가장 많이 사용되는 것은?

① 매립 처리 ② 소각 처리
③ 퇴비 처리 ④ 투기 처리
⑤ 가축사료화

065 목장을 크게 운영하고 있는 농부가 축산폐기물을 처리하기 위해 고심하고 있다. 이를 처리하기 위한 방법으로 옳은 것은?

① 매립 처리 ② 고온열분해 처리
③ 해양투기 처리 ④ 소각 처리
⑤ 퇴비 처리

066 재활용이 어렵고 폐기물관리상 문제를 일으킬 수 있는 제품·재료·용기의 제조업자 또는 수입업자에게 그 폐기물의 처리에 드는 비용을 부담시키는 제도로 옳은 것은?

① 공해배출부과금 ② 탄소세
③ 폐기물부담금 ④ 환경개선부담금
⑤ 환경개선예치금

067 의료폐기물 중 혈액·체액·분비물·배설물이 함유되어 있는 탈지면, 붕대, 거즈, 일회용 기저귀, 일회용 주사기, 수액세트를 버리는 폐기물로 옳은 것은?

① 병리계 폐기물 ② 손상성 폐기물
③ 혈액오염 폐기물 ④ 격리 의료폐기물
⑤ 일반 의료폐기물

식품과 건강

068 앞으로 발생할 수도 있는 어떤 좋지 않은 일을 미연에 방지하기 위하여 식품이나 의약품 안전관리 시 해야 할 사항으로 옳은 것은?

① 지도력 ② 감독

해설

064 우리나라에서 가장 많이 사용되는 것은 땅에 그냥 묻는 방법으로 가장 저렴하고 용이한 처리방법이다. 공정이 간단하여 고형폐기물의 대부분을 처리할 수 있으나 매립 후 지하로 오염물질이 침투되어 지하수 오염을 일으킬 수 있다.

065 문제 63번 해설 참조

066 폐기물부담금제도의 의미 : 폐기물의 발생을 억제하고 자원의 낭비를 막기 위하여 유해물질을 함유하고 있거나 재활용이 어렵고 폐기물 관리상 문제를 일으킬 수 있는 제품·재료·용기의 제조업자·수입업자에게 그 폐기물의 처리에 드는 비용을 부담하도록 하는 제도이다.

067 의료폐기물의 분류
- 격리 의료폐기물(붉은색) : 감염병으로부터 타인을 보호하기 위하여 격리된 사람에 대한 의료행위에서 발생한 일체의 폐기물(최대 보관기간 7일)
- 위해 의료폐기물(상자형 용기 노란색, 봉투형 용기 검정색)
  - 조직물류 폐기물 : 인체 또는 동물의 조직·장기·기관·신체의 일부, 동물의 사체, 혈액·고름 및 혈액생성물(혈청, 혈장, 혈액제제) [최대 보관기간 15일]
  - 병리계 폐기물 : 시험·검사 등에 사용된 배양액, 배양용기, 보관균주, 폐시험관, 슬라이드, 커버글라스, 폐배지, 폐장갑(최대 보관기간 15일)
  - 손상성 폐기물 : 주사바늘, 봉합바늘, 수술용 칼날, 한방 침, 치과용 침, 파손된 유리재질의 시험기구(최대 보관기간 30일)
  - 생물·화학 폐기물 : 폐백신, 폐항암제, 폐화학치료제(최대 보관기간 15일)
  - 혈액오염 폐기물 : 폐혈액백, 혈액투석 시 사용된 폐기물, 그 밖에 혈액이 유출될 정도로 포함되어 있어 특별한 관리가 필요한 폐기물(최대 보관기간 15일)
- 일반 의료폐기물(상자형 용기 노란색, 봉투형 용기 검정색) : 혈액·체액·분비물·배설물이 함유되어 있는 탈지면, 붕대, 거즈, 일회용 기저귀(감염병 환자 등이 사용한 것, 혈액이 함유된 것), 생리대, 일회용 주사기, 수액세트(최대 보관기간 15일)
- 인체조직물 중 태반(녹색) : 재활용하는 경우

068 앞으로 발생할 수 있는 어떤 좋지 않은 일을 미연에 방지하기 위하여 식품이나 의약품 안전 관리를 위해 감독을 철저히 해야 한다.

3 Testing 환경보건

해 설

069 식품의 변질 과정
- 부패 : 단백질 식품에 미생물이 증식하는 것
- 발효 : 탄수화물에 미생물이 증식하여 일어나는 분해작용
- 변패 : 당질, 지방질 식품에 미생물이 증식하여 분해되는 현상
- 식품에 미생물이 증식하면 부패, 발효, 변패가 일어난다.

070 식중독
- 단시간 내에 발생하며, 집단적으로 발생한다.
- 환자에 의한 2차 감염은 드문 것이 특징이다.
- 주증상은 오심, 구토, 복통, 설사 등이다.

071 장염비브리오균 식중독 : 전파방법은 불충분한 조리 식품 및 생선회, 어패류를 절인 식품에 의해서 발생하며, 증상은 심한 설사, 복통, 구토를 일으키며 권태감이나 발열의 증상을 나타낸다.

072 우리나라에서는 과거로부터 돼지고기가 원인이 된 경우가 많았다. 또 살모넬라에 감염된 보균동물의 배설물이나 보균자인 식품취급자 등을 매개로 한 2차 감염도 문제가 된다.

073 살모넬라 식중독의 잠복기는 대개 18~48시간(평균 24시간)이다. 이 식중독의 주요 증상은 설사, 복통, 발열 등이며 가끔 구역질, 구토, 현기증 등의 증상을 동반하는 경우도 있다.

③ 통제   ④ 규제
⑤ 감시

069 식품에 부착 또는 혼입된 미생물이 증식하여 발생되는 식품의 부패란 무엇이 변질된 것인가?

① 단백질   ② 비타민
③ 무기질   ④ 탄수화물
⑤ 지방

070 병원 미생물이나 유해한 화학물질에 오염된 식품을 경구적으로 섭취함으로써 단시간 내에 집단적으로 발생하는 식중독의 주요 증상으로 옳은 것은?

① 황달, 구토, 설사   ② 설사, 황달, 복통
③ 설사, 경련, 황달   ④ 복통, 경련, 황달
⑤ 구토, 설사, 복통

071 바닷가로 여름 피서를 간 K씨가 소금에 절인 생선이나 생선회, 어패류를 먹고 난 후 복통을 호소하고 있다. 복통을 일으킨 원인균으로 옳은 것은?

① 보툴리누스균   ② 웰치균
③ 캠파일로박터균   ④ 장독소
⑤ 장염비브리오

072 40대의 최씨 부부가 5월 12일 오후 4시경 보건소를 방문하였다. 최씨는 오후 2시경 복통과 함께 구토, 설사 등이 있었고 열이 나는 것 같다고 호소하였다. 지난 2일간 식사한 것을 문진하였더니 어제 점심에 냉장고에 있던 돼지고기를 덜 익혀 먹은 것 이외에는 평소대로 섭취하였다고 한다. 보건진료소장이 의심할 수 있는 질환으로 옳은 것은?

① 보툴리누스균 식중독   ② 장구균(장알균) 식중독
③ 살모넬라균 식중독   ④ 포도상구균(포도알균) 식중독
⑤ 장염비브리오 식중독

073 6~9월에 주로 발병하고 잠복기는 평균 24시간으로, 저온살균법으로 사멸되며 고열, 복통을 수반하는 식중독질환으로 옳은 것은?

① 포도상구균(포도알균) 식중독
② 웰치균 식중독

③ 장염비브리오 식중독
④ 살모넬라균 식중독
⑤ 보툴리누스균 식중독

074 통조림, 소시지 등이 원인 식품으로 신경계 급성중독 증상을 일으키며 예후가 나빠 치명률이 가장 높은 식중독으로 옳은 것은?

① 장구균 식중독   ② 포도상구균(포도알균) 식중독
③ 장염비브리오 식중독   ④ 살모넬라균 식중독
⑤ 보툴리누스균 식중독

075 독소형 세균성 식중독 중 장독소를 분비하며 잠복기가 짧은 식중독의 원인균으로 우리나라에서 가장 많은 식중독은 무엇인가?

① 장염비브리오   ② 연쇄상구균(사슬알균)
③ 포도상구균(포도알균)   ④ 보툴리누스균
⑤ 살모넬라균

076 68세 할머니가 밤 10시경 오심(구역), 구토, 복통, 설사, 발열 등의 증상을 호소하며 응급실에 왔다. 지난 2일간 섭취한 음식을 조사하던 중 유통기한이 지난 케이크를 당일 오후 7시경 섭취하였다고 한다. 의심되는 식중독으로 옳은 것은?

① 장염비브리오 식중독   ② 노로 바이러스 식중독
③ 병원성 대장균 식중독   ④ 살모넬라균 식중독
⑤ 황색 포도상구균(황색 포도알균) 식중독

077 동물성 자연독에는 조개중독, 굴중독, 복어중독 등이 있다. 이 중 복어중독에 대한 설명으로 옳은 것은?

① 여름 장마철을 지낸 9~10월경에 많이 발생한다.
② 복어의 내장과 살코기에 독소가 함유되어 있다.
③ 혀, 입술 등에 마비 증상이 오면서 뇌출혈 증상이 나타난다.
④ 100℃에서 가열하면 독성이 상실된다.
⑤ 유독물질은 테트로도톡신이다.

078 자연독이 서로 관계 없는 것끼리 연결된 것은?

① 버섯 — 무스카린(머스카린)   ② 조개 — 미틸로톡신
③ 맥각 — 아미그달린   ④ 복어 — 테트로도톡신
⑤ 굴 — 베네루핀

해설

074 보툴리누스 식중독 : 이 세균은 사망률이 가장 높은 식중독을 일으키는 균으로 땅속에 분포하고 있는 혐기성 세균으로, 통조림이나 소시지 등의 밀폐된 혐기성 상태의 식품에서 번식하며 강한 독소를 만든다.

075 포도알균 식중독 : 우리나라에 가장 많은 식중독으로 식중독균 중 잠복기가 가장 짧으며 식중독 독소가 100℃에서 30분간 끓여도 파괴되지 않는다. 이 포도알균은 당분이 함유된 식품에 침입하여 번식할 때에는 장독소(엔테로톡신)를 분비하여 식품을 유독하게 만든다.

076 포도알균이 식품 중에서 증식하는 과정 중 독소를 생산하고 이 독소가 함유된 식품을 섭취하면 독소가 위나 장에 흡수되어 구토·설사·복통·발열을 일으킨다. 포도알균 중에서도 황색의 색소를 생산하는 황색포도알균이 식중독을 일으킨다.

077 복어중독 : 원인 독소는 테트로도톡신(tetrodotoxin)으로 복어의 알, 생식기(난소, 고환), 간, 피부, 장에 존재하며 내장에 가장 많다. 잠복기는 30분~5시간이며, 중독 증상으로 운동장애, 심하면 호흡중추신경이 마비됨으로써 호흡을 할 수 없게 됨에 따라 사망할 수 있다.

078 맥각중독 : 계절적으로 우기에 맥류에 기생하는 맥각균에 의해 생성되는 어고톡신(Ergotoxin)의 작용에 의해 중독이 일어난다.

정답 69① 70⑤ 71⑤ 72③ 73④ 74⑤ 75③ 76⑤ 77⑤ 78③

Testing 3
환경보건

해 설

079 복어는 테트로도톡신, 청매는 아미그달린, 조개는 미틸로톡신, 굴은 베네루핀

080 감자중독 : 감자눈에 있는 솔라닌이 원인 독소로 복통, 허탈, 현기증, 의식장애를 일으킨다.

081 화학성 물질에 의한 식중독 방지책
- 규정에 따른 식품첨가물 이용
- 농약 사용법의 계몽
- 농약의 올바른 선택
- 과일 및 채소류의 세척

082 화학물질에 의한 식중독 : 화학물질에 의한 식중독은 식품의 정상 성분 이외의 각종 유독 화학물질에 의해 일어나는 중독으로, 농약 및 살충제, 유해금속류, 조미료, 색소, 향료, 방부제, 산화방지제 등이 과량 사용되었거나 규정된 것 이외의 물품 사용으로 인한 중독 등이 여기에 속한다.

083 냉동냉장법 : 10℃ 이하가 되면 세균의 발육이 억제되고, -5℃ 이하가 되면 대부분의 미생물의 발육이 억제된다. 냉동냉장법의 효과로는 세균 번식 억제, 미생물 발육 억제, 식품 보존기간 연장, 식품의 부패 속도 억제 등을 들 수 있다.

084 절임법 : 식품에 소금, 설탕, 식초를 넣어 삼투압 또는 pH를 조절함으로써 부패 미생물의 발육을 억제(예 김치, 젓갈, 잼, 마늘 절임, 피클 등)하는 방법이다.

---

079 자연독에 의한 식중독이다. 연결이 옳은 것은?
① 복어 — 아미그달린 ② 맥각 — 에르고톡신(어고톡신)
③ 청매 — 아플라톡신 ④ 조개 — 베네루핀
⑤ 굴 — 미틸로톡신

080 자연독에 의한 식중독 중 감자에서 발생 가능한 원인 물질로 옳은 것은?
① 테트로도톡신 ② 에르고톡신(어고톡신)
③ 베네루핀 ④ 솔라닌
⑤ 무스카린(머스카린)

081 화학성 물질에 의한 식중독 방지책으로 옳은 것은?
① 과일 및 채소류의 세척 금지
② 식품첨가물 이용의 확대
③ 농약 사용법의 계몽
④ 식미를 증진시키기 위한 착색료의 다량 사용
⑤ 유해균을 모두 사멸하기 위한 농약 사용

082 친환경 농산물에 대한 인식이 높아져 많은 농촌 지역에서 농약 및 살충제를 사용하지 않는 농법이 권장되고 있다. 농산물과 관련된 식중독의 원인으로 옳은 것은?
① 장독소 ② 탄저
③ 캠파일로박터 ④ 기생충
⑤ 화학물질

083 식품의 변질을 방지하기 위한 냉장의 적당한 온도는 0~4℃이다. 음식물을 냉장 보관함으로써 얻을 수 있는 효과로 옳은 것은?
① 식품의 부패 속도 지연 ② 미생물의 멸균
③ 세균의 번식 촉진 ④ 미생물의 발육 촉진
⑤ 식품의 보존기간 단축

084 식품보존법에는 물리적 보존법과 화학적 보존법이 있다. 이 중 화학적 보존법에 속하는 절임법에 대한 설명으로 옳은 것은?
① 절임상태에서 호당균의 적응을 방해하여 살균시킨다.
② 절임법은 세균의 생육을 방해하여 균도 사멸시킨다.
③ 식품의 변질없이 오래 보관할 수 있는 가장 안전한 방법이다.

④ 식품이 탈수되어 미생물의 발육이 억제된다.
⑤ 호염균인 경우에는 염장절임이 살균 효과가 있다.

위생동물의 관리

085 위생해충은 여러 형태로 사람의 건강에 피해를 주고 있는데, 대표적인 파리에 의해 매개되는 질병으로 옳은 것은?

① 장티푸스 ② 사상충
③ 쓰쓰가무시병 ④ 말라리아
⑤ 황열

086 환경오염으로 여름철이 되면 모기가 더 극성을 피우는데, 모기가 매개하는 기생충으로 옳은 것은?

① 사상충 ② 선모충
③ 아메바 이질 ④ 편충
⑤ 회충

087 파리가 매개하는 질병으로 옳은 것은?

① 페스트 ② 콜레라
③ 쓰쓰가무시병 ④ 뎅기열
⑤ 말라리아

088 들쥐가 옮기는 병으로 옳은 것은?

① 사상충증 ② 파상풍
③ 장티푸스 ④ 말라리아
⑤ 유행성 출혈열(신증후군 출혈열)

089 매개곤충 중 벼룩이 매개하는 질병으로 옳은 것은?

① 페스트 ② 조형결핵
③ 뎅기열 ④ 일본뇌염
⑤ 우형결핵

해설

085 파리에 의하여 매개되는 질병은 소화계 감염병으로 장티푸스, 파라티푸스, 세균성 이질, 콜레라, 식중독균 등이 있으며, 결핵, 디프테리아 등의 호흡계 감염병과 회충, 편충, 요충, 촌충 등도 전파한다.

086 모기에 의하여 매개되는 것으로는 말라리아, 일본뇌염, 황열, 뎅기열, 사상충 등의 절족매개성 감염병이 있고, 주로 열대, 아열대 지방에서 중요한 감염병으로 되어 있다.

087 문제 85번 해설 참조

088 쥐는 농작물의 피해나 신증후군출혈열(유행성 출혈열) 전파와 관계가 있으며, 세균성 질병인 페스트, 와일즈병, 서교열, 살모넬라증 및 발진열, 쓰쓰가무시병의 매개 역할을 한다.

089 벼룩 : 쥐로부터 인체에 페스트, 발진열 등을 매개하는 곤충이다.

산업보건

Public Health Nursing

Nursing Examination

산업보건의 의의

001 산업보건에 대한 설명으로 옳은 것은?
① 노동자의 능률 향상보다 관리자가 통제하기 쉬운 작업 형태이어야 한다.
② 경제성이 가장 우선되는 직장에서 일하게 한다.
③ 경영자의 경영 및 생산량 증대를 주목적으로 한다.
④ 특수한 작업장에서 일하는 근로자가 대상이 된다.
⑤ 작업조건이나 유해물질에 의해 건강을 해치는 일이 없도록 한다.

002 산업보건의 일차적 목적으로 옳은 것은?
① 품질의 관리
② 근로자의 건강관리
③ 보상체계 관리
④ 노동조합의 활성화
⑤ 직업병의 치료

003 산업보건의 업무로 옳은 것은?
① 직업연구개발관리
② 작업환경의 위생관리
③ 근로자의 지위 향상
④ 재활관리 및 전문적인 치료
⑤ 근로자의 업무 능력 향상을 위한 학습 지도

근로자 건강진단

004 산업간호 수행에 있어서 건강진단 실시의 주된 이유로 옳은 것은?
① 감독자가 원하는 곳에 배치하기 위해
② 작업이 근로자의 건강에 불리한 영향을 미치는지 여부 발견
③ 회사에 최선을 다하는 근로자를 보다 나은 곳으로 배치하기 위해
④ 근로자가 유능한지 확인하기 위해
⑤ 산업장 내의 행정적인 업무 처리를 위해

005 근로자 건강진단을 실시하는 중요한 이유로 옳은 것은?
① 환자 관리 및 추후 관리
② 작업 적합성 여부 파악
③ 재활 치료 여부 판단
④ 작업장의 개선과 향상
⑤ 일반 질병 검출

해설

문제 동영상 강의

001 세계보건기구(WHO)와 국제노동기구(ILO)에서는 산업보건을 '모든 직업에서 일하는 근로자들의 육체적·정신적 그리고 사회적 건강을 고도로 유지·증진시키며, 작업조건으로 인한 질병을 예방하고, 건강에 해를 끼칠 유해인자에 폭로되는 일이 없도록 근로자들을 보호하며, 생리적으로나 심리적으로 적합한 작업환경에 배치하여 일하도록 하는 것'으로 정의하고 있다.

002 산업간호의 목표는 일차적으로 근로자의 건강관리에 그 목적이 있으며, 근로자의 안녕 상태를 유지·증진·복구시키고, 직업병 예방 및 생산성 향상, 위험으로부터 근로자를 보호하며, 회사의 조직문화에 참여하도록 격려하고 안전한 작업환경을 위하여 근로자, 관리자, 다른 보건전문가들과 협력하는 데 있다.

003 산업보건의 업무에는 근로자의 건강관리(산업보건의 일차적 목표), 작업환경에서의 위생관리, 개인 위생관리, 보건교육, 외상과 질병 예방, 응급 의료 조치, 효율적인 적성배치와 교대 근무 등이 있다.

004 건강진단을 실시하는 이유
• 근로자의 일에 대한 적합성 확인
• 작업이 근로자의 건강에 불리한 영향을 미치는지 여부 발견
• 사후 배치 및 건강 수준의 평가

005 문제 4번 해설 참조

정답 01⑤ 02② 03② 04② 05②

3 Testing 산업보건

해 설
006 산업장에서 1차 건강진단은 유해작업 근로자 전원에게 실시해야 하며, 근로자에게 1차 건강진단을 하는 가장 중요한 목적은 집단의 건강 수준을 파악하기 위해서이다.
007 건강진단의 목적 • 작업장에 부적합한 근로자를 색출하고 신체적·심리적으로 알맞은 직업에 배치시키기 위함이다. • 직업병의 유무를 색출하고 건강 상태를 관찰하기 위함이다. • 집단의 건강 수준을 파악하기 위함이다. • 산업재해 보상의 근거와 질병자를 관리하기 위함이다.
008 특수건강진단 : 니트로벤젠, 가솔린 등의 유기화합물, 수은·구리[분진, 증기(퓸, fume) 및 미스트만 해당], 납 등의 금속류, 질산·황산 등의 산 및 알칼리류, 가스 상태 물질류, 분진, 유해 광선, 진동 등의 물리적 인자, 야간작업 등의 특수건강진단 대상 유해 인자에 노출되는 업무에 종사하는 근로자
009 배치전건강진단 : 특수건강진단 대상 업무 종사 근로자에 대하여 배치 예정 업무에 대한 적합성 평가를 위하여 사업주가 실시하는 건강진단을 말한다.
010 산업재해의 정의 : 산업장 근로자가 업무 도중 원하지도 않고 계획하지도 않은 사건으로 인명 손상 및 상해가 일어나는 것을 산업재해라고 한다.

006 산업장에서 근로자에게 1차 건강진단을 하는 가장 중요한 목적으로 옳은 것은?

① 적절한 직업을 권장하기 위해서
② 질병의 조기 발견과 조기 치료를 위해서
③ 유해작업 근로자 집단 전원의 건강 수준 파악을 위해
④ 질병 유무 파악
⑤ 채용 시에 건강한 사람을 뽑기 위해

007 B공단의 사업장에서 신규 근로자를 모집하고 있다. 사업장에서 근로자를 채용할 때 건강진단을 실시하는 목적으로 옳은 것은?

① 건강 상태에 따라 급여액을 책정하기 위해
② 경영자의 건강 수준을 파악하기 위해
③ 작업장 감독자의 성향에 따라 근로자를 분류하여 배치하기 위해
④ 작업장에 부적합한 근로자를 색출하고 신체적·심리적으로 알맞은 작업에 종사시키기 위해
⑤ 생산성 저하와 가족들의 심신 안정을 위해

008 유해한 작업환경인 납을 취급하는 작업장에서 5년 동안 근무 중인 김씨가 건강 유지를 위해 정기적으로 받아야 할 건강진단의 종류로 옳은 것은?

① 배치전건강진단 ② 일반건강진단
③ 특수건강진단   ④ 임시건강진단
⑤ 수시건강진단

009 특수건강진단 대상 업무에 종사할 근로자에 대하여 예정 업무에 대한 적합성 평가를 위해 실시하는 건강진단은?

① 수시건강진단   ② 임시건강진단
③ 배치전건강진단 ④ 직업건강진단
⑤ 일반건강진단

산업재해

010 산업장 근로자가 업무 도중 원하지도 않고 계획하지도 않은 사건으로 인명 손상 및 상해가 일어났다. 이러한 피해를 가리키는 말은?

① 산업재해   ② 직업병

③ 산업공해   ④ 산업피로
⑤ 산업장애

011 산업장의 재해 발생과 특히 관계되는 요소로 옳은 것은?
① 급여액, 복지시설, 작업환경 상태
② 감독자의 창의력, 작업 숙련도, 급여액
③ 구내식당 여부, 작업환경 상태, 급여액
④ 복지시설, 급여액, 작업 숙련도
⑤ 근로자의 건강 상태, 작업 숙련도, 작업환경 상태

012 전자부품회사에 다니는 남성이 오후만 되면 나른하고 어깨관절의 통증과 경직을 느껴 병원을 찾았는데 병원에서는 특별한 이상이 없다고 한다. 3일을 쉬었더니 증상이 사라졌다. 가장 옳은 것은?
① 경견완증후군   ② 산업재해
③ VDT증후군   ④ 견갑통(견갑부통증)
⑤ 산업 피로

013 산업 피로의 예방 대책으로 옳지 않은 것은?
① 작업 정도와 시간의 조절
② 작업 기계와 자세의 인간공학적 고안
③ 적절한 휴식과 영양
④ 적절한 수면시간
⑤ 고정적인 작업시간 준수

014 산업장 근로자의 작업에 수반되는 산업피로는 건강 이상에 대한 경고반응이라 할 수 있다. 산업 피로의 결과로 옳은 것은?
① 결근율 저하 및 적응 능력 증가
② 재해 발생의 감소 및 결근율 저하
③ 생활조건 개선 및 생산 저하
④ 생산성 저하 및 재해 발생 증가
⑤ 적응 능력 증가 및 결근율 저하

015 작업환경관리의 목적으로 옳지 않은 것은?
① 직업병 치료   ② 산업 피로 억제
③ 인간의 건강 보호   ④ 직업병 예방

해설

011 산업재해의 원인
- 심리적 요인
- 신체적 요인
- 직업적 요인
- 근로자의 건강 상태
- 작업환경 상태
- 작업 숙련도

012 산업 피로의 증상 : 피로는 그 정도에 따라 일반적인 보통 피로, 과로 및 곤비 상태의 3단계로 나누며, 보통 피로는 하루 정도 충분한 수면을 취하고 나면 완전히 회복할 수 있는 정도의 것을 말하고, 과로는 다음날까지도 피로 상태가 계속되는 것을 말하며, 과로 상태가 축적된 상태를 곤비라고 한다.

013 산업 피로의 예방 대책 : 작업 부하 측면의 개선(인간공학적 대책, 환경 개선 등), 작업 편성의 자율화와 작업 시간의 조절, 휴식·휴양의 확보와 생활 조건의 개선

014 산업 피로의 결과 : 산업피로의 결과 생산성이 저하되고, 재해 발생 건수가 증가된다.

015 작업환경관리는 근로자들이 작업을 수행하고 근무를 하고 있는 장소에 대한 환경관리로서, ⅰ) 직업병 예방, ⅱ) 산업재해 예방, ⅲ) 산업 피로 억제, ⅳ) 인간의 건강 보호에 그 목적을 두고 있다.

3 Testing 산업보건

해설

016 유해 인자에 대한 관리 방법 : 우리의 신체는 주변 환경이 쾌적할 때 건강을 유지하며 최대의 효과를 발휘할 수 있으므로 각종 근로자들이 일하는 환경을 최적의 상태로 유지하는 것이 중요하다. 유해 인자에 대한 관리 방법은 다른 물질로의 대체(대치), 작업 공정의 밀폐와 격리, 유해 물질의 희석 및 실내 환기, 개인 보호구의 사용 등이 있다.

017 대체(대치)는 덜 유해하거나 덜 위험한 물질을 대신 사용하는 것을 말한다. 오늘날의 산업사회에서 흔히 대체적으로 사용되는 물질로는 벤젠이라는 유기용제 대신에 덜 유독한 톨루엔이나 자일렌(크실렌)을 쓰는 것이 그 예가 된다.

018 대체(대치)의 분류
- 일반적으로 물질대체, 공정대체, 설비대체(예 가연성 물질을 유리병 대신 철제통에 저장)로 구분
- 일부에서는 물질대체, 공정대체, 작업방법대체(예 페인트 작업을 분무식에서 전기흡착식으로 함)로 구분

019 문제 18번 해설 참조

020 격리 : 작업자와 유해 인자 사이에 장벽(예 물체, 시간, 거리)이 놓여 있는 것, 방호벽을 쌓거나 밀폐시키고 원격 조정하는 등의 방법[예 수동 → 자동(벤젠 이용의 세척 공정 기계를 이용한 자동화)]

---

⑤ 산업재해 예방

016 작업환경관리는 근로자들이 작업을 수행하고 근무를 하고 있는 장소에 대한 환경관리로서, 직업병, 산업재해, 산업 피로 예방에 그 목적을 두고 있다. 그 예방 대책으로 옳은 것은?

① 근무시간 연장
② 간헐적인 건강진단
③ 작업환경 개선 및 위생 보호구 착용
④ 야간근로 확대
⑤ 전통적 생산기술로의 회귀

017 어느 산업장에서 유해물질인 벤젠이 문제가 되고 있다. 이 문제를 해결하기 위한 관리 방법으로 가장 효과적이고 기본적이며 우선적인 것은?

① 대치(대체)　　② 격리
③ 희석　　　　　④ 환기
⑤ 보호구 착용

018 A산업장의 화재 가능성을 발견한 산업장 책임자는 이를 해결하기 위해 가연성 물질 보관을 플라스틱통에서 철제통으로 변경할 것을 건의하였다. 이는 작업환경관리 중 어느 것에 해당하는가?

① 제거　　　　　② 격리
③ 보호구 착용　④ 개선
⑤ 대치(대체)

019 근로자들이 작업을 수행하고 근무하는 장소에 대한 작업환경관리의 기본 원칙 중 "대치(대체)"에 해당하는 것은?

① 고속회전을 요하는 시설을 원격 조정한다.
② 페인트 작업을 분무식에서 전기흡착식으로 전환한다.
③ 작업환경에서 개인 보호구를 착용한다.
④ 오염된 공기를 제거하고 신선한 공기로 교환한다.
⑤ 먼지가 많이 나는 공정 시 물을 뿌려 먼지 발생을 줄인다.

020 공장에서 환경 개선을 위해 원격 조정하는 기계를 도입하였다. 유해 요소 관리방법 중 어디에 해당되는가?

① 변경　　　　　② 격리

③ 보호구 착용 ④ 교육
⑤ 대치(대체)

021 냄새가 심하고 고온다습한 유해물질 작업장에서 산업간호조무사가 가장 우선적으로 행해야 하는 작업환경관리방법으로 옳은 것은?

① 격리 ② 보호구 착용
③ 환기 ④ 보건교육
⑤ 대치(대체)

022 작업환경의 유해물질로부터 인체를 보호하기 위해서는 보호구 착용이 중요하다. 유해물질의 침입 경로 중 가장 위험한 경로에 해당되는 것은?

① 비뇨기 ② 소화기
③ 점막 ④ 호흡기
⑤ 피부

직업병

023 오랜 시간 산업현장에서 근무한 김부장은 직업병을 얻게 되었다. 직업병에 대한 설명으로 옳은 것은?

① 생산직 근로자에게서 발생하는 질병을 말한다.
② 오랜 시간에 걸쳐서 점진적으로 발생하여 병을 일으킨다.
③ 직업병의 진단이 이루어지기까지 단기간이 소요된다.
④ 작업 중 발생하는 치료 불가능한 질병을 뜻한다.
⑤ 배치전건강진단을 통하여 발견할 수 있다.

024 일정한 직업에 종사함으로써 발생하는 직업병의 특징으로 옳은 것은?

① 일반검진으로 판정한다. ② 만성의 경과를 거친다.
③ 조기 발견이 쉽다. ④ 예방이 불가능하다.
⑤ 일반적 직업에서 일반적으로 발생한다.

025 광산에서 오랫동안 근무할 경우 발생할 수 있는 진폐증과 같은 직업병에 관한 설명으로 옳은 것은?

① 폭로 시작과 첫 증상이 나타나기까지 시간적 차이가 나지 않

해 설

021 환기 : 오염된 공기를 작업장으로부터 제거하고 신선한 공기로 치환 예 작업장 덮개(후드) 설치

022 호흡용 보호구 : 호흡기(유해물질의 침입 경로 중 가장 위험한 경로)를 통한 유해물질의 침입을 막기 위한 것으로 유해물의 농도 범위와 대상에 따라 사용하는 마스크의 종류가 결정된다.

023 직업병의 개념과 특징
- 직업병의 개념 : 특정의 직업에 종사하는 근로자에 고유한 환경적 요인이나 작업 자세, 작업 방법 등의 근로 조건에 의하여 발생되는 특정의 질병을 말한다.
- 직업병의 특징 : 특수한 직업에서 특수하게 발생하며, 예방이 가능하고, 만성의 경과를 거치며, 특수검진으로 판정된다.

024 직업성 질환의 특성
- 유해화학물질의 만성중독이나 질병의 진행 과정이 만성이다.
- 만성중독의 증상은 조기 발견이 어렵다.
- 유해물질의 채취 등 고가의 정밀기기 및 장비에 의한 기술적인 정량분석을 필요로 하기에 예방이 적시에 효과적으로 이루어지기가 어려운 현실이다.
- 특수검진으로 판정한다.
- 직업병의 진단이 이루어지기까지 장기간이 소요된다.
- 인체에 미치는 영향이 확인되지 않은 신물질이 많다.

025 문제 24번 해설 참조

3 Testing 산업보건

해 설

026 납중독, 수은중독, 카드뮴중독, 크롬중독, 비소중독(염색 및 유리 제조 인부)

027 잠함병
- 원인 : 고압의 작업 후 급속히 감압이 이루어질 때 체내에 녹아 있던 기체질소(질소가스)가 혈중으로 배출되어 공기색전증을 일으키므로 생긴다.
- 증상 : 관절염이 가장 많이 발병, 실신·현기증·시력장애, 전신 또는 반신불수, 근육통, 흉통, 뇌에 발생하면 생명의 위험 등
- 대상 작업 : 교량가설, 터널 공사, 잠수작업, 고공비행

028 문제 27번 해설 참조

029 문제 27번 해설 참조

030 유해가스, 중금속, 유기용제(예 자동차 정비공장에서 도장반에 근무하는 근로자), 살충제 등 화학적 유해물질에 의해서 생기는 중독증

는다.
② 인체에 미치는 영향이 확인되지 않은 신물질이 많다.
③ 임상적 또는 병리적 소견은 일반 질병과 명확히 구분된다.
④ 조기에 발견된다.
⑤ 직업병 판정이 간단하다.

026 직업병과 그 관련 직종이 바르게 연결된 것은?
① 규폐증 – 조선소작업인, 항공기승무원
② 비소중독 – 염색 및 유리 제조 인부
③ 수은중독 – 전화교환수, 기관공
④ 고산병 – 터널공사 및 교량건설 인부
⑤ 납중독 – 잠수작업, 통신병

027 작업 시 고압하에서 감압이 급속히 일어남으로써 발생하는 직업병으로 옳은 것은?
① X선 장애　　② 납중독
③ 심장질환　　④ 잠함병
⑤ 규폐증

028 주증상으로 관절통이 대표적이라 할 수 있는 잠함병 관련 직종으로 옳은 것은?
① 착암기(천공기) 사용자　　② 잠수부, 교량공
③ 소음부서 작업자　　④ 고산 등산가
⑤ 광부

029 교량가설, 터널공사, 잠수작업 등을 할 때 걸릴 수 있는 잠함병의 작업환경으로 옳은 것은?
① 고기압(고압)　　② 저기압(저압)
③ 유기용제　　④ 소음
⑤ 분진

030 자동차 정비공장에서 자동차에 도색을 하는 도장반에 15년째 근무하고 있는 근로자의 작업환경에서 주된 유해물질로 옳은 것은?
① 소음　　② 유기용제
③ 분진　　④ 유해가스
⑤ 진동

Public Health Nursing
Nursing Examination

031 직업성 난청(직업 난청)에 대한 설명으로 옳은 것은?
① 예방법으로 작업 자세의 적정화, 운동과 마사지 등이 필요하다.
② 80% 이상이 사망한다.
③ 이명, 두통, 현기증 등의 증상이 있다.
④ 용접공, 살균, 복사기 취급자 등의 사람에게 많다.
⑤ 저기압에 노출되어서 생긴다.

032 각 직업병과 그 발생 원인의 연결이 옳은 것은?
① 진동 — 레이노 증후군
② 조명 부족 — 고산병
③ 고온 — VDT 증후군
④ 소음 — 잠함병
⑤ 기압 — 진폐증

033 대형 드릴을 많이 사용하는 근로자 A씨와 건반악기 연주가 B씨는 진동에 의해 손가락이 창백해지는 증상이 나타났다. 이 질환은 무엇인가?
① 레이노 증후군
② 안구진탕증(안진, 눈떨림)
③ 전신 진동증(진동증후군)
④ 잠함병
⑤ 경견완증후군

034 착암기(천공기)를 많이 사용하는 근로자에게서 나타나는 질환으로서 손가락이 창백해지는 말초순환장애로 옳은 것은?
① 일시적 난청
② 전신 진동증(진동증후군)
③ 레이노 증후군
④ 잠함병
⑤ 메트헤모글로빈혈증(메트혈색소혈증)

035 직업성 질병과 관련 직종이 바르게 연결된 것은?
① 납중독 — 컴퓨터 단말기 사용자
② 레이노 증후군 — 잠수부
③ 규폐증 — 타이피스트
④ VDT 증후군 — 잠수작업자
⑤ 소음성 난청(소음 난청) — 판금공장근로자

036 오랜 시간 페인트칠 작업과 배터리 제작 일에 종사한 근로자에게 나타날 수 있는 납중독의 증상으로 옳은 것은?
① 구강염(구내염)
② 이타이이타이병
③ 단백뇨
④ 빈혈

해 설

031 소음에 의한 직업 난청(직업성 난청)
- 원인 : 반복적으로 소음에 노출되어 코르티기관이 파괴되면서 청각세포에도 위축 변성이 오기 때문이다.
- 증상 : 초기에는 4,000Hz에서 C5-dip 현상이 나타난다. 자각 증상은 이명, 작업 후의 청력 저하와 귀통증(이통), 두통, 현기증, 초조감, 불면증이 나타난다.
- 대상 작업 : 조선작업, 중기계공업, 착암작업, 판금작업, 연마작업

032 진동(vibration)이란 물리적으로 물체가 일정한 주기(period)를 가지고 반복적으로 움직이는 현상을 말하고, 그 전파되는 범위에 따라 전신 진동과 국소 진동으로 대별할 수 있다. 진동에 의한 장애에는 골관절장애, 레이노(Raynaud) 증후군 등이 있다.

033 레이노 증후군의 증상 : 손가락이나 발가락 혈관이 발작적으로 수축하고, 피가 잘 흐르지 않아 피부가 창백해지며 곧 청색증이 나타난다.

034 레이노 증후군 대상 작업 : 추위에 노출된 작업자, 타이피스트나 건반악기 연주자, 교통기관의 승무원, 분쇄기공, 발전기 및 전동기 취급자, 천공기(착암기) 사용 근로자 등

035 문제 31번 해설 참조

036 납은 우리 인체 구조와 기능에는 전혀 필요하지 않은 성분이기 때문에 납에 오랫동안 노출되면 심한 위장 장애(복통)와 신장병은 물론 조혈기능의 장애로 빈혈을 나타낸다.

3 Testing 산업보건

해설

037 납중독을 예방하려면 납을 취급하는 공장에서 근무하는 작업자는 반드시 방진 마스크를 착용하고 작업복·보호복을 입고 작업해야 한다. 그리고 조기에 발견하려면 정기적으로 건강검진을 받아야 한다.

038 납은 자동차 휘발유 첨가제, 페인트, 전선 피복제, 축전기나 배터리 제조원료 등에 광범위하게 사용되고 있다.

039 유기용제 종류별 건강문제
- 벤젠 : 조혈기능장애, 중추신경계 억제
- 톨루엔 : 피부, 점막 자극
- 클로르포름 : 마취성, 부정맥
- 에틸글라이콜에테르 : 생식기 장애

040 수은의 특성 : 자연계에 존재하는 수은의 형태로는 금속수은, 무기수은 및 메틸수은으로 대표되어지는 유기수은이 있다. 그 중에서 메틸수은은 미나마타병의 원인물질로서 특히 어패류 중에 많이 존재하여서 어패류를 많이 먹는 우리나라에서는 큰 사회문제가 될 수 있다.

041 카드뮴의 건강장애는 금속 증기(퓸, fume) 또는 분진을 흡입한 경우 금속 중독 증상으로서 흉통, 현기증(어지럼), 구토가 일어나며, 심할 경우는 요통, 보행장애, 근육통, 골연화증, 폐부종을 동반한 심폐기능 부전으로 죽음에 이르는 일도 있다. 만성중독으로는 신장 기능장애로부터 단백뇨가 나타날 수도 있다.

042 VDT 증후군(작업 형태에 의한 직업병)
- 정의 및 원인 : VDT 증후군이란 컴퓨터, 워드프로세서 등과 같은 영상단말기(VDT)를 사용함으로 인해 생기는 직업성 건강장애를 의미한다.
- 증상 : 안정 피로, 경견완증후군, 정신신경장애, 피부 증상(발진) 등

---

⑤ 미나마타병

037 직업성 질환과 그 대책이 바르게 연결된 것은?
① 잠함병 – 보호안경
② 카드뮴중독 – 장갑
③ 규폐증 – 방음벽
④ 고산병 – 방한복
⑤ 납중독 – 마스크

038 직업병과 관련하여 납중독과 관계있는 직업으로 옳은 것은?
① 농약제조업자, 타이피스트
② 타이피스트, 터널공사자
③ 탄광부, 잠수부, 판금작업자
④ 항공기 승무원, 판금작업자
⑤ 페인트공, 축전지제조공

039 최근 우리나라 전자제품 생산 업종에서 근로자의 조혈기능장애를 가져온다고 예측되는 물질로 옳은 것은?
① 크롬
② 카드뮴
③ 유기용제
④ 망간
⑤ 수은

040 미나마타병의 원인물질로서 중독되었을 때 구내염, 근육 진전(떨림), 중추신경장애, 단백뇨 등의 증상을 보이는 유해물질로 옳은 것은?
① 아연
② 구리
③ 카드뮴
④ 납
⑤ 수은

041 광산 근처에서 재배한 농산물을 먹고 중독되어 요통, 근육통, 신장기능장애, 단백뇨, 보행장애, 골연화증 등을 일으켰다. 이 중독물질은?
① 아연
② 비소
③ 석면
④ 납
⑤ 카드뮴

042 VDT 증후군을 일으킬 만한 위험 대상 작업으로 옳지 않은 것은?
① 컴퓨터를 이용한 설계 작업
② 컴퓨터를 이용하여 자료에 입력, 출력, 검색, 편집, 수정, 프로

그램을 하는 작업
③ 대형 슈퍼마켓 등에서 계산원(cashier)을 이용하여 계산 업무를 하는 작업
④ 자동식 톱 등 진동기구를 사용하여 일하는 작업
⑤ 컴퓨터를 이용한 디자인 작업

043 산업장 근로자가 안정 피로(눈피로), 근골격계 증상, 피부 증상, 정신신경장애 등을 호소하고 있다. 이 근로자에게서 의심할 수 있는 직업병으로 옳은 것은?

① 소음성 난청(소음 난청) ② VDT 증후군
③ 유기용제 중독 ④ 열피로
⑤ 잠함병

044 직업과 그 직업에서 오는 직업병을 연결한 것으로 옳은 것은?

① 용접공 — 백내장
② 인쇄공 — 진폐증
③ 항공기 정비사 — 안구진탕증(안진, 눈떨림)
④ 도료공 — 탄저병
⑤ 용광로 화부 — 경견완증후군

045 유해 요인과 그에 따른 장애의 연결이 옳은 것은?

① 광물성 분진 — 관절염 ② VDT 증후군 — 진폐증
③ 유기용제 — 레이노 증후군 ④ 이상 기압 — 피부장애
⑤ 적외선 — 백내장

046 불량 조명이나 부적당한 조명에 의해 발생되는 결과나 질환으로 옳지 않은 것은?

① 작업 능률 저하 ② 안구진탕증(안진, 눈떨림)
③ 결막염·색약 ④ 안정피로(눈피로)
⑤ 가성근시(거짓근시)

047 분진이 원인이 되어 나타나는 진폐증 중에서 암을 일으킬 가능성이 가장 큰 것은?

① 석면폐증(석면증) ② 용접폐증
③ 면폐증 ④ 규폐증
⑤ 석탄폐증

해설

043 문제 42번 해설 참조

044 ② 인쇄공 : 납중독
③ 항공기 정비사 : 소음 난청(소음성 난청)
④ 도료공 : 빈혈
⑤ 용광로 화부 : 열피로, 백내장

045 ① 광물성 분진 : 진폐증
② VDT 증후군 : 경견완증후군
③ 유기용제 : 조혈기능장애
④ 이상 기압 : 관절염

046 부적당한 조명에 의한 장애 : 부적당한 조명에 의해 눈피로(안정피로), 거짓근시(가성근시), 안진(눈떨림), 안구진탕증, 작업능률 저하가 나타난다.

047 석면증(석면폐증)에 걸리면 숨이 차고 더 진행되면 마른 기침을 하게 된다. 폐가 굳어서 심장에 무리가 가면 2차적인 심장질환을 유발할 수도 있다. 드물지만 석면증이 폐암을 유발하는 요인으로 작용하기도 한다.

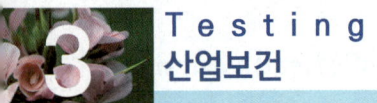

Testing
산업보건

해설

048 안진(눈떨림, 안구진탕증)이란 눈이 본인 의사와는 관계없이 저절로 상하 혹은 좌우로 떨리거나 빙글빙글 도는 질환을 말한다.

049 직업병의 예방책
- 생산기술 향상 및 작업환경을 개선하여 안전한 노동환경을 확립한다.
- 정기적인 건강진단을 통하여 근로자의 건강을 관리한다.
- 이상 소견을 조기에 발견하여 적절한 대책을 세운다.
- 개인위생 관리를 잘하도록 지도한다.
- 개인 보호구를 착용하고 납중독 예방을 위해 마스크를 착용한다.
- 보건교육을 통한 환기 및 보건의료 관리를 철저히 한다.

048 낮은 조도에서 오랜 시일 동안 작업을 한 김씨에게 눈이 상하 또는 좌우로 떨리는 증상이 나타났다. 이처럼 부적당한 조명에 의한 장해로 옳은 것은?
① 안구진탕증(안진, 눈떨림) ② 잠함병
③ 레이노 증후군 ④ VDT 증후군
⑤ 색약

049 직업병 예방을 위한 대책으로 옳은 것은?
① 불시적인 건강진단 ② 생산성 증진
③ 작업환경 개선 ④ 질병의 치료
⑤ 2년에 한 번 보건 교육 실시

정답 48 ① 49 ③

간·호·국·가·시·험·문·제·집

Public Health

4 공중 보건학 개론

- 공중보건의 이해 및 질병관리사업
- 인구와 출산
- 모자보건
- 지역사회보건

EUNHA PUBLISHING CO.

자격시험대비특강

p·o·i·n·t·s

이 단원에서는 공중보건의 이해 및 질병관리사업, 인구와 출산, 모자보건, 지역사회보건 등에 대하여 교과서를 통하여 자세하게 학습한 내용을 문제로 풀어봄으로써 실전 학습에 임할 수 있도록 하였다.

Public Health
공중보건의 이해 및 질병관리사업

Nursing Examination

공중보건의 이해

001 공중보건학의 정의로 옳은 것은?
① 위생적인 보건활동으로 지역 주민의 수명을 연장시키는 것이다.
② 지역사회의 적정 기능 수준의 향상에 기여하는 것이다.
③ 조직적인 공동 노력으로 질병 예방, 수명 연장, 건강 증진을 위한 것이다.
④ 지역사회 주민의 건강을 향상시키기 위한 것이다.
⑤ 질병을 예방하기 위한 것이다.

002 공중보건이란 공중의 보건, 즉 전 국민의 보건을 향상시키는 것이다. 윈슬로(C.E.A. Winslow)가 제시한 공중보건의 목적으로 옳은 것은?
① 질병 치료, 사회적 건강 증진
② 신체적 건강 증진, 질병 진단
③ 보건 위생, 질병 예방, 사회 복귀
④ 질병 예방, 수명 연장, 건강 증진
⑤ 수명 유지, 재활 치료, 보건 위생

003 공중보건학의 분야 중 보건관리 분야에 해당하는 것은?
① 보건행정
② 식품위생
③ 의료급여제도
④ 환경위생
⑤ 역학

건강과 질병

004 세계보건기구(WHO)에서 정의 내린 건강의 영역으로 옳은 것은?
① 영적·정신적·신체적 측면
② 신체적·정신적·사회적 측면
③ 신체적·정신적·법적 측면
④ 신체적·사회적·영적 측면
⑤ 정신적·사회적·영적 측면

005 건강증진의 개념은 1980년 이후 보건의료 분야 및 정치 분야에서 폭발적으로 유행하고 있다. 건강 증진의 개념에 대한 설명으로 옳

해설

문제
동영상 강의

001 공중 보건학의 정의: 공중 보건학의 정의는 여러 가지로 다양하지만 윈슬로(C.E.A. Winslow)의 정의를 대표적으로 살펴보면 공중 보건학이란 조직적인 지역사회의 노력을 통하여 질병을 예방하고 수명을 연장시키며, 신체적·정신적 효율을 증진시키는 기술이며 과학이다.

002 문제 1번 해설 참조

003 공중 보건학의 분야
- 환경보건 분야: 환경위생, 식품위생, 환경보전과 환경오염, 산업 보건
- 질병관리 분야: 역학, 감염병 관리, 기생충 질병관리, 만성 질병관리
- 보건관리 분야: 인구 보건, 가족 보건, 모자 보건, 보건행정, 보건영양, 학교 보건, 보건교육, 보건통계
- 의료보장제도 분야: 국민건강보험제도, 의료급여제도, 산업재해보상보험제도

004 건강의 정의: 세계보건기구(WHO, 1948년)는 세계보건기구 헌장의 전문에서 건강을 다음과 같이 정의하였다. 즉, "건강이란 단순히 질병이 없거나 허약하지 않다는 것을 말하는 것이 아니라 신체적·정신적·사회적 안녕의 완전한 상태이다."라고 건강을 정의하고 있다.

005 건강 증진의 개념: 건강 증진이란 사람들의 건강을 개선시키고 조정능력이 증가하도록 이끌어가는 과정으로 건강을 더 나은 상태로 더욱 더 증진시키려는 노력을 의미하며, 건강 잠재력의 개발과 발휘를 통해 건강수준을 향상시키는 것이다. 또한 건강에 영향을 미치는 생활 습관의 긍정적 변화를 촉진하는 것이다.

Testing 4
공중보건의 이해 및 질병관리사업

해설

006 건강 증진은 보건교육을 포함하는 것으로, 건강 행위를 지지하도록 고안된 조직적·환경적·경제적 중재들과 관련된 건강교육의 통합이다.

007 질병 예방과 건강 증진의 차이
- 건강 증진은 인구 집단 전체의 건강에 초점을 둔다.
- 건강 증진은 건강 수준을 더욱 향상시키려는 노력이며 긍정적 측면의 개념이다.
- 질병 예방은 건강 증진에 비해 건강 악화를 막으려는 부정적 측면의 건강 개념이다.
- 질병 예방은 위험집단을 주 대상으로 한 가지 질병 혹은 병리학적 병변 예방을 목표로 한다.
- 건강증진은 보건교육을 포함한다.

008 보건소 국민건강증진사업
시장·군수·구청장은 지역주민의 건강 증진을 위하여 보건복지부령이 정하는 바에 의하여 보건소장으로 하여금 다음의 사업을 하게 할 수 있다.
- 보건교육 및 건강 상담
- 영양관리
- 구강 건강의 관리
- 질병의 조기 발견을 위한 검진 및 처방
- 지역사회의 보건 문제에 관한 조사·연구
- 기타 건강교실의 운영 등 건강증진사업에 관한 사항

009 매슬로의 욕구 단계
- 생리적인 욕구 : 신체의 균형을 이룰 수 있는 영양분의 섭취, 갈증의 해소, 휴식의 본능을 말한다.
- 안전의 욕구 : 불안과 공포로부터 벗어난 안전성을 의미한다. 예) 목발을 짚는 환자가 계단을 내려갈 때 불안하다고 호소하는 경우
- 소속의 욕구 : 어떤 단체에 소속되어 소속감을 느끼는 것이다. 예) 한 병원에서 환자와 의료진이 가운을 같은 것으로 통일한 경우
- 자아존중의 욕구 : 자아존중과 다른 사람으로부터의 존재가치를 인정받는 것을 의미한다. 예) 27세의 자궁절제술을 받은 여성이 "난 더 이상 여자가 아니야 살 가치가 없어."라고 말하는 경우
- 자아실현의 욕구 : 위계적 욕구가 가장 절정에 다다른 것이다. 예) 청소년기에는 소속의 욕구가 강하며 성인기 초기에는 존중의 욕구에 많은 정신을 쏟는다.

지 않은 것은?
① 사람들의 건강을 개선시키고 조정 능력이 증가하도록 이끌어가는 과정이다.
② 대상자의 건강을 지금보다 더 나은 상태로 하는 것이다.
③ 건강에 대해 스스로 통제력을 증가시키고 건강을 개선하는 것이다.
④ 사람들의 건강을 현재의 상태로 유지시키려는 노력이다.
⑤ 건강에 영향을 미치는 생활 습관의 긍정적 변화를 촉진하는 것이다.

006 최근 치료보다 질병 예방이나 건강 증진이 더 강조되고 있다. 질병 예방과 건강 증진의 차이에 대한 설명으로 옳지 않은 것은?
① 질병 예방은 위험집단을 주 대상으로 한 가지 질병 혹은 병리학적 병변 예방을 목표로 한다.
② 질병 예방은 건강 증진에 비해 건강 악화를 막으려는 부정적 측면의 건강 개념이다.
③ 건강 증진은 건강 수준을 더욱 향상시키려는 노력이며 긍정적 측면의 개념이다.
④ 건강 증진은 보건교육과 동일한 개념이다.
⑤ 건강 증진은 인구 집단 전체의 건강에 초점을 둔다.

007 건강 증진과 보건교육의 관계에 대한 설명으로 옳은 것은?
① 건강 증진과 보건교육은 서로 대등한 관계이다.
② 건강 증진은 질병의 예방에 우선하여 치료가 강조된다.
③ 보건교육은 건강 증진의 일부이다.
④ 보건교육은 건강 증진을 포함한다.
⑤ 보건교육은 행동 변화에 영향을 미치지 않는다.

008 우리나라 「국민건강증진법」에서 제시한 보건소 건강증진사업의 내용으로 옳지 않은 것은?
① 건강교실의 운영 등 건강증진사업
② 질병 치료와 악화 방지를 위한 검진
③ 지역사회의 보건문제에 관한 조사
④ 영양과 구강 건강의 관리
⑤ 보건교육 및 건강 상담

009 환자 A씨는 목발 사용 시 넘어질 것에 대한 공포심이 있어 다칠까

봐 불안하다고 간호조무사에게 호소하였다. 이러한 A씨의 욕구는 무슨 욕구에 해당하는가?

① 자아존중의 욕구   ② 안전의 욕구
③ 자아실현의 욕구   ④ 소속의 욕구
⑤ 생리적 욕구

010 자궁절제술을 받은 30세 여성이 "나는 더 이상 여자가 아니야. 살 가치가 없어."라고 한 경우 이것은 매슬로의 욕구 단계 중 어느 단계에 해당되는가?

① 소속의 욕구   ② 자아존중의 욕구
③ 안전의 욕구   ④ 생리적 욕구
⑤ 자아실현의 욕구

011 평균수명에서 질병이나 부상으로 인하여 활동하지 못한 기간을 뺀 기간을 말하는 것은?

① 생존수명   ② 생애수명
③ 인체수명   ④ 건강수명
⑤ 기대수명

012 국민건강증진사업이란 보건교육, 질병 예방, 영양 개선 및 건강 생활의 실천 등을 통하여 국민의 건강을 증진시키는 사업을 말한다. 최근 건강증진사업이 필요한 이유로 옳은 것은?

① 2차 예방의 중요성 인식
② 건강 생활습관의 중요성 증가
③ 급성감염병질환의 증가
④ 만성질환의 감소
⑤ 의료비에 대한 사회적 부담의 감소

013 건강증진사업이란 대상자를 중심으로 구강·영양·정신보건관리에 힘쓰는 것을 의미한다. 최근 건강증진사업이 필요한 이유로 옳은 것은?

① 2차 예방의 중요성 인식   ② 질병의 급성화 증가
③ 전염성 질환의 증가   ④ 만성질환의 증가
⑤ 의료비에 대한 개인적 부담의 증가

014 지역 주민의 건강 증진 실천을 유도하는 환경적 전략으로 옳은 것은?

해 설

010 문제 9번 해설 참조

011 건강수명이란 출생 후 건강한 상태로 살아가게 될 것으로 기대되는 연수를 말한다. 즉, 평균수명에서 질병이나 부상으로 인하여 활동하지 못한 기간을 뺀 기간을 의미하는 것이다.

012 국민건강증진사업의 필요성
- 국민의료비 증대로 인한 사회적 부담의 증가
- 환경오염에 따른 시급한 대책이 요구됨
- 생활양식, 식생활, 생활환경의 변화로 새로운 위험요인의 증가
- 건강 생활습관의 중요성 증가
- 만성질환의 증가, 난치병의 증가 등 치료 중심 의료제도의 보완이 요구됨
- 평균수명 연장으로 노인인구의 급속한 증가, 낮은 건강수명
- 질병 유발요인의 다양화에 따른 보건의료 이외의 타 분야와의 협조체계 필요

013 문제 12번 해설 참조

014 금연에 대한 건강 생활 실천 사업 내용 : 흡연 예방 교육, 금연 교육 프로그램 개발, 금연 홍보, 금연 클리닉, 금연 상담 전화 정착, 흡연 규제 강화(공공건물의 담배 자판기 제거, 금연 시설 확충), 흡연율 모니터링 체계 구축

정답 06④ 07③ 08② 09② 10② 11④ 12② 13④ 14⑤

4 Testing 공중보건의 이해 및 질병관리사업

해 설

015 문제 14번 해설 참조

016 영·유아 보건사업 : 건강 생활 실천(영양 지도, 건강 상담, 운동, 구강), 예방 접종, 사고 예방(안전 방지), 성장 발달 검사

017 학교(청소년) 보건사업 : 건강 생활 실천(영양 지도, 운동, 흡연 예방, 음주 예방, 건강 상담), 성교육 및 상담, 약물오남용 예방, 시력관리, 보건교육 및 상담

018 변화단계이론(범이론)에 따른 금연·절주 프로그램
- 계획 이전 단계 : 아직 담배나 술을 끊고 싶다는 생각이 전혀 없는 단계 → 흡연·음주의 유해성에 대한 정보 제공, 금연·절주에 대한 동기 부여
- 계획 단계 : 담배나 술이 해롭다는 것을 인정하고, 담배를 피우거나 술을 마시는 것에 대해 자가 진단하여 부정적으로 생각하고 있지만 당장 금연·절주를 하는 것은 아닌 단계 → 자신의 흡연·음주 행위를 관찰하고 인식하여 금연·절주에 대한 준비를 할 수 있도록 보조
- 준비 단계 : 구체적인 금연·절주 날짜를 검토하고 있으며, 금연·절주 예정일을 한 달 이내로 생각하고 있는 단계 → 구체적인 도움 제공, 다양한 금연·절주 전략에 대한 정보 제공
- 행동 단계 : 금연·절주로 돌입하는 과정으로 금연·절주를 시작한 지 6개월 이내 단계 → 흡연·음주 욕구와 금단 증상에 대처할 수 있는 전략 제공
- 유지 단계 : 적어도 6개월 이상 금연·절주를 지속하고 있는 단계 → 금연·절주를 시도했다가 실패할 경우 준비 단계부터 다시 시작, 흡연·음주 유혹 대처법 교육

019 문제 18번 해설 참조

① 안전벨트를 착용 안하면 범칙금을 부과한다.
② 대중매체를 통해 건강검진을 홍보한다.
③ 고혈압 예방을 위해 저염식이 보건교육을 실시한다.
④ 담배 가격을 인상시킨다.
⑤ 공공건물의 담배 자판기를 제거한다.

015 우리나라 국민건강증진종합계획에 제시된 건강 생활 실천 분야 중 금연 사업으로 실시되고 있지 않은 것은?

① 흡연율 모니터링 체계 구축   ② 금연 클리닉 확대 운영
③ 흡연시설 확충   ④ 흡연 규제 강화
⑤ 금연 상담 전화 정착

016 영·유아 보건사업의 내용으로 옳은 것은?

① 영양 지도, 금연 지도, 약물오남용 관리, 예방접종
② 방문 보건, 만성질환 관리, 정신 보건, 재활 보건
③ 영양 지도, 금주 지도, 관절염 관리, 예방접종
④ 건강 상담, 영양 지도, 안전 방지, 예방접종
⑤ 영양 지도, 관절염 관리, 안전 방지, 예방접종

017 생애주기에 따른 건강증진사업 중 청소년기 대상자 중심의 건강증진사업으로 옳은 것은?

① 치매 예방, 관절염 관리   ② 만성질환 예방 및 관리
③ 사고 예방, 요실금 예방   ④ 성장발달 검사
⑤ 음주, 약물중독 예방

018 변화단계이론을 적용하여 흡연자에 대한 보건교육 프로그램을 개발하고자 한다. 건강에 대한 대상자의 자가 평가를 통해 흡연이라는 문제가 자신의 건강 상태나 개인의 이해와 지식 수준이 어느 정도로 관련이 있는지를 깨달을 수 있도록 자가 진단이 필요한 시기로 옳은 것은?

① 계획 이전 단계   ② 계획 단계
③ 준비 단계   ④ 행동 단계
⑤ 유지 단계

019 지역사회 간호 대상자에게 금주 프로그램을 수행하려고 한다. 계획 단계에서 이루어져야 할 것은 무엇인가?

① 대상자가 스스로 상황을 분석하고 금주의 필요성을 느끼게 한다.

② 프로그램 수행 시 필요한 물품을 확보한다.
③ 프로그램의 내용과 목표에 맞는 적절한 교육방법을 선정한다.
④ 프로그램을 홍보한다.
⑤ 금주 프로그램에 대한 설문조사를 실시한다.

020 행위 변화 의도와 행동을 결합시킨 단계로 1개월 이내에 금연 또는 금주와 같은 건강 행동을 하려는 의도를 가진 범이론적 변화 단계로 옳은 것은?

① 계획 이전 단계 ② 계획 단계
③ 준비 단계 ④ 행동 단계
⑤ 유지 단계

021 직장을 다니는 40대 남성이 질병에 걸렸다. 질병을 일으키는 3대 요인으로 옳은 것은?

① 병원체, 숙주, 환경 ② 병원체, 숙주, 환자
③ 병원체, 영양, 매개체 ④ 병원체, 기온, 환자
⑤ 병원체, 숙주, 매개체

022 병원체가 침입했을 때 숙주의 감수성이나 저항력에 영향을 주는 요인으로 옳은 것은?

① 기후 ② 면역
③ 영양소 ④ 병원체
⑤ 직업

023 병원체가 감염된 숙주에게 현성 질병을 일으키는 능력을 무엇이라고 하는가?

① 증식력 ② 독력
③ 면역력 ④ 병원력(병원성)
⑤ 감염력

024 병원체가 숙주에 침입하여 알맞은 기관에 자리 잡고 증식하는 능력을 무엇이라고 하는가?

① 증식력 ② 독력
③ 면역력 ④ 병원력(병원성)
⑤ 감염력

해설

020 문제 18번 해설 참조

021 질병 발생의 3대 요소
- 병인(병원체)
- 환경
- 숙주

022 질병 발생의 결정 인자
- 병원체 요인 : 온도, 습도, 기압, 화학성 물질, 중금속, 바이러스에서 절지동물에 이르는 생물, 심리적 요인, 영양소 등
- 환경 요인 : 매개 곤충, 매개 동물, 지형, 기후, 상하수도, 생활습관, 직업, 경제 상태 등
- 숙주 요인 : 유전적 소인이나 성격, 면역, 사회계급, 연령, 성, 인종 등

023 감염병의 숙주 관련 특성(질환의 지표)
- 감염력 : 병원체가 숙주에 침입하여 알맞은 기관에 자리 잡고 증식하는 능력
- 병원성(병원력, 발병성) : 병원체가 감염된 숙주에게 현성 질병을 일으키는 능력
- 독력 : 병원체가 숙주에 대해 심각한 임상 증상과 장애를 일으키는 능력
- 면역력 : 면역력은 병원체가 숙주에 특이 면역성을 길러주는 성질을 말한다.

024 문제 23번 해설 참조

정답 15 ③ 16 ④ 17 ⑤ 18 ② 19 ④ 20 ③ 21 ① 22 ② 23 ④ 24 ⑤

Testing
공중보건의 이해 및 질병관리사업

해 설

025 일차 예방이 대두된 이유 : 건강에 대한 중요성이 매우 강조되었기 때문이다.

026 1차 예방 활동에는 예방접종, 산전 간호, 건강 유지, 질병 예방, 건강 증진, 보건교육, 환경위생 개선, 개인 청결 유지 등이 있다.

027 1차 예방 대책
- 가정, 직장, 학교에서의 생활조건을 개선하고 건강 생활을 할 수 있도록 하여 건강 상태를 증진시키는 것이다.
- 예방접종, 환경관리, 안전관리 등 특수 대책을 강구하는 것으로 건강을 저해하는 요소를 제거하는 것이 중요하다.

028 3차 예방 : 질병의 악화를 방지하기 위한 조치 및 치료를 하였음에도 불구하고 장애가 남는 사람들의 신체 기능을 회복시키는 단계이다(예 물리치료). 남아 있는 기능을 최대한으로 활용하게 하여 원만한 사회생활을 할 수 있도록 재활 서비스를 제공하거나 사회생활 복지 및 사회 복귀 훈련을 시키는 것이 이에 해당한다.

029 2차 예방 : 질병의 초기, 즉 조기 질환기에 있는 사람들을 가능한 한 빨리 찾아내고 적절한 치료를 받도록 함으로써 질병을 조기에 차단하여 원래의 건강 상태를 되찾도록 하는 조치이다. 건강검진이나 집단검진을 통한 질병의 조기 발견(예 흉부 X선을 통한 결핵의 발견) 및 조기 치료(예 당뇨병 환자의 철저한 식사요법)가 2차 예방에 해당된다.

---

025 일차 예방이란 건강한 개인을 대상으로 질병이나 특정 건강 문제가 발생하기 전에 질병을 예방하는 것을 의미한다. 지역사회에 이러한 일차 예방이 대두된 이유로 옳은 것은?

① 노인 인구의 증가
② 건강 행위의 중요성 증가
③ 감염병의 확대
④ 정부의 계획에 따른 추진
⑤ 소득 증대로 인한 여가 시간 증대

026 건강 증진을 위한 질병의 예방 활동에는 1차·2차·3차 예방이 있다. 지역사회 간호사업 중 제1차적 예방으로 옳은 것은?

① 당뇨병 식사요법, 불구 예방
② 조기 치료, 사회 복귀 훈련
③ 재활 서비스, 신체기능의 회복
④ 산전 간호, 금연과 절주, 비만증 예방
⑤ 신체 부위의 기능 회복을 위한 물리치료

027 10대 임신율이 높은 지역사회에서 제공되는 프로그램 중 일차 예방의 중재 방안으로 옳은 것은?

① 청소년을 위한 산전 관리 서비스 제공
② 산전 관리를 위한 재정적 지원 서비스
③ 10대를 위한 피임 서비스 이용계획프로그램
④ 미혼모 시설의 운영
⑤ 가족 역할 변화에 대한 가족 교육

028 공중보건사업의 질병 예방 수준과 그 내용에 대한 설명이 바르게 연결된 것은?

① 1차 예방 – 질병 예방, 불구 예방
② 1차 예방 – 건강 증진, 질병 치료
③ 2차 예방 – 집단검진, 환경관리
④ 2차 예방 – 보건교육, 상담, 질병 치료
⑤ 3차 예방 – 재활, 사회생활적응을 위한 노력

029 60세 이상의 남녀 노인 환자 중 만성질환자들에게 집단검진을 실시하였다. 2차 예방인 집단검진을 실시한 이유로 옳은 것은?

① 비감염 질환 예방
② 재활 서비스
③ 신체 기능의 회복
④ 조기 발견 및 조기 치료
⑤ 사회 복귀 훈련의 준비

030 정기적으로 흉부 X선 사진 등을 찍어 결핵을 조기 발견하여 치료하는 예방 간호로 옳은 것은?

① 사전 예방
② 재활
③ 1차 예방
④ 2차 예방
⑤ 3차 예방

031 50대 남자가 지나친 음주로 기억력 장애와 손 떨림 등 일상생활 장애를 보이고 있다. 이 사람을 조기 발견하여 치료를 받도록 하는 질병의 예방 단계로 옳은 것은?

① 사회 복귀 훈련
② 재활
③ 1차 예방
④ 2차 예방
⑤ 3차 예방

032 지역사회 간호사업 중 3차 예방으로 옳은 것은?

① 환경 개선, 사회 복귀
② 불구 예방, 재활
③ 보건교육, 건강 유지
④ 예방접종, 건강 유지
⑤ 질병 조기 발견, 재활

033 지역사회 간호사업 중 정신질환자의 3차 간호로 옳은 것은?

① 인성 교육 실시
② 환경위생 개선
③ 사회 복귀 촉진
④ 건강검진 실시
⑤ 정신보건시설 적응 훈련

034 최근에는 치료보다 질병 예방이나 건강 증진이 강조되고 있다. 그 이유로 옳은 것은?

① 의료비 증가를 막기 위해
② 의료인에 대한 불신의 증가
③ 원만한 사회생활을 위해
④ 의사 및 의료시설의 부족
⑤ 급성 퇴행 질환의 증가

감염병의 개요·정의·분류

035 감염병 발생의 양상과 그 예로 옳은 것은?

① 산발 발생 ― 장티푸스
② 유행병 발생 ― 렙토스피라증
③ 주기 발생 ― 폐렴
④ 풍토병 발생 ― 간디스토마
⑤ 세계적 유행 발생 ― 뇌염

해설

030 문제 29번 해설 참조

031 문제 29번 해설 참조

032 문제 28번 해설 참조

033 문제 28번 해설 참조

034 치료보다 질병 예방이나 건강 증진이 강조되는 이유
- 건강 생활 습관의 중요성이 증대되었기 때문이다.
- 의료비에 대한 사회 부담의 증가를 막기 위해서이다.
- 인구의 노령화로 인한 비감염 질환이 증가하였기 때문이다.
- 질병의 만성 퇴행 질환 및 난치병이 증가하였기 때문이다.

035 감염병 발생의 양상
- 유행병(전국적) 발생 : 어떤 지역에 같은 감염병이 단시일 내에 계속적으로 발생하고 또 넓은 범위로 만연하는 경향 예 유행성 감기, 뇌염
- 풍토병(지방 유행병) 발생 : 지방의 특수성에 의해 그 지방에 환자가 계속적으로 발생하거나 혹은 주기적으로 발생 예 간디스토마, 장티푸스
- 세계적 유행(범유행) 발생 : 만연의 정도가 심하여 한 지역에만 국한되지 않고 전국 또는 전세계에 퍼지는 경향 예 독감
- 산발 발생 : 환자와 환자와의 전파 경로가 확실치 않고 장소와 시간을 달리하여 드문드문 발생 예 렙토스피라증
- 주기(정기출현) 발생 : 일반적으로 2~4년마다 한 번씩 유행이 일어나는 현상 예 백일해

정답 25② 26④ 27③ 28⑤ 29④ 30④ 31④ 32② 33③ 34① 35④

4 Testing 공중보건의 이해 및 질병관리사업

해설

036 바이러스성 감염병 : 병원체가 바이러스인 감염병 예 인플루엔자, 간염(A·B·C형 간염), 일본뇌염, 두창(천연두), 홍역, 풍진, 수두, 볼거리(유행성 이하선염), 폴리오(소아마비), 급성회백수염), 공수병, 앵무병, 뉴캐슬병, 림프구성 맥락수막염, 묘슬병 등

037 비말 전파 감염병 : 환자나 보균자로부터 기침, 재채기, 대화 등을 통해 나온 균이 비말의 형태로 감수성 있는 숙주의 호흡기를 통해 전파되는 감염병 예 풍진, 뇌수막염, 결핵, 디프테리아, 홍역, 폴리오, 성홍열, 볼거리(유행성 이하선염), 수두, 인플루엔자

038 경구 전파 감염병 : 대변이나 소변으로 나온 병원체가 새로운 숙주의 구강으로 섭취되어 전파되는 감염병 예 장티푸스, 세균성 이질, 콜레라, 파라티푸스, 유행 간염(A형 간염), 폴리오 등

039 감염력 : 병원체가 숙주에 침입하여 알맞은 기관에 자리 잡고 증식하는 능력을 말한다. 감염력은 병원체의 양, 숙주의 상태, 감염 경로(침입구) 등에 따라 달라진다. 두창(천연두), 수두, 홍역, 폴리오 등은 감염력이 높은 반면, 한센병은 아주 낮다.

040 감염병의 발생 과정 : 감염병은 미생물(병원체, 감염성 인자), 병원소(저장소), 병원소로부터 탈출(탈출구), 전파 경로(전파 방법), 신숙주에의 침입(침입구), 감수성 있는 숙주가 있어야만 발생하며, 이 중 한 가지라도 결여되면 감염병은 생기지 않는다. 출입구의 손잡이나 에스컬레이터의 손잡이, 쇼핑카트 손잡이로 균이 전파되는 전파방법은 비활성 물체를 통한 간접적 접촉이다. 미생물의 성장과 증식이 일어나는 곳이 저장소이며 유기체가 저장소에서 떨어지는 경로를 탈출구라고 한다.

---

036 바이러스가 원인이 되어 발병하는 감염성 질환으로 옳게 짝지어진 것은?

① 천연두(두창), 소아마비(폴리오), 유행성 이하선염(볼거리), 백일해
② 풍진, 홍역, 수두, 유행성 이하선염(볼거리)
③ 수두, 풍진, 뇌척수막염, 성홍열
④ 디프테리아, 수두, 천연두(두창), 아구창
⑤ 뇌척수막염, 홍역, 소아마비(폴리오), 성홍열

037 기침, 재채기, 대화 등을 통해 병원체를 전파하는 비말감염 질환끼리 묶인 것은?

① 말라리아, 장티푸스, 임질, 유행성 이하선염(볼거리)
② 장티푸스, 소아마비(폴리오), 뇌염, 발진열
③ 뇌염, 말라리아, 디프테리아, B형 간염
④ 디프테리아, 소아마비(폴리오), 홍역, 인플루엔자
⑤ 임질, 말라리아, 홍역, 파상풍

038 분변이 병원체를 운반함으로써 발생하는 질병으로 옳은 것은?

① 페스트, 감기, 말라리아 ② 장티푸스, 세균성 이질, 콜레라
③ 사상충, 일본뇌염, 파상풍 ④ 감기, 결핵, 사상충
⑤ 말라리아, 페스트, 결핵

039 병원체의 양, 숙주의 상태, 감염경로 등에 따라 달라지는 감염력의 정의로 옳은 것은?

① 질병의 위중도와 관련된 개념으로 환자 중 영구적 후유증이나 사망비율로 표현한다.
② 병원력과 같은 동의어로 사용된다.
③ 상대적 민감도는 발병자 수/전 감염자 수로 표시한다.
④ 병원체가 숙주에 침입하여 알맞은 기관에 자리 잡고 증식하는 능력이다.
⑤ 병원체가 감염된 숙주에게 현성 질병을 일으키는 능력이다.

감염병의 발생 과정

040 신종플루가 유행할 당시 백화점에서 출입구의 손잡이와 에스컬레이터의 손잡이를 소독하였다면, 이는 어떤 감염경로를 차단한 것인가?

① 침입구, 개체의 감수성　② 침입구, 전파 방법
③ 저장소, 탈출구　　　　 ④ 탈출구, 전파 방법
⑤ 저장소, 전파 방법

041 활동성 결핵 환자에게 기침할 때 입을 가리고 기침하도록 교육을 시켰다면 감염 회로 중 어느 단계를 예방하기 위함인가?

① 저장소　　　　　　② 침입구
③ 개체의 감수성　　　④ 전파방법
⑤ 탈출구

042 감염병은 6개 요소가 있어야만 발생하게 된다. 감염 회로(chain of infection)를 바르게 나열한 것은?

① 탈출구 → 병원성 미생물 → 전파 경로 → 저장소 → 침입구 → 감수성 있는 숙주
② 전파 경로 → 탈출구 → 저장소 → 병원성 미생물 → 침입구 → 감수성 있는 숙주
③ 병원성 미생물 → 저장소 → 탈출구 → 전파 경로 → 침입구 → 감수성 있는 숙주
④ 감수성 있는 숙주 → 탈출구 → 전파 경로 → 침입구 → 저장소 → 병원성 미생물
⑤ 탈출구 → 감수성 있는 숙주 → 전파 경로 → 병원성 미생물 → 침입구 → 저장소

043 명백하게 병원체에 감염되어 임상 증상이 나타나는 감염을 가리켜 무엇이라고 하는가?

① 불현성 감염자　　　② 회복기 보균자
③ 잠복기 보균자　　　④ 현성 감염자(환자)
⑤ 건강 보균자

044 잠복기간 중에 타인에게 병원체를 전파시킨 것을 잠복기 보균자라 한다. 그 대표적인 질환으로 옳은 것은?

① 장티푸스　　　　　② 백일해
③ 일본뇌염　　　　　④ 세균성 이질
⑤ 폴리오

045 병원체가 침입하였으나 임상 증상이 전혀 없고 건강자와 다름 없으나

해 설

041 문제 40번 해설 참조

042 감염병의 감염회로 : 병원성 미생물 → 저장소 → 탈출구 → 전파 경로 → 침입구 → 감수성 있는 숙주

043 현성 감염자(환자) : 명백하게 질병에 이환되어 있는 사람을 말한다. 이는 개인에게는 가장 위험하나 지역사회 측면에서는 알려진 병원소이기 때문에 타숙주로의 감염을 예방하여 효과적인 관리를 할 수 있게 한다. 예 홍역, 두창

044 잠복기 보균자 : 발병 전 보균자라고도 하며, 잠복기(병원체가 숙주에 침입하여 증상이 발현되기까지의 기간) 중에 타인에게 병원체를 전파시키는 자를 말한다. 비교적 잠복기가 긴 질환에서 더욱 문제가 된다. 예 홍역, 볼거리(유행성 이하선염), 백일해, 디프테리아 등

정답　36 ②　37 ④　38 ①　39 ④　40 ⑤　41 ⑤　42 ③　43 ④　44 ②　45 ①

4 Testing 공중보건의 이해 및 질병관리사업

해설

045 건강 보균자: 병원체에 의해 감염되고도 처음부터 전혀 증상을 나타내지 않고 발병하지 않는 경우를 말한다. 병원체를 배출하는 보균자로, 특히 감염병 관리상 가장 관리가 어렵다. 예 디프테리아, 폴리오, 일본 뇌염 등

046 감염병과 동물 병원소
- 보툴리즘 : 소, 돼지, 가금류
- 살모넬라증 : 소, 돼지, 가금류, 파충류
- 결핵 : 소, 돼지, 가금류, 새
- 광견병 : 개, 고양이, 여우, 기타 야생동물
- 황열 : 원숭이
- 일본뇌염 : 말, 돼지, 가금류
- 간 및 폐흡충 : 개, 고양이, 돼지, 기타 야생동물
- 촌충 : 소, 돼지
- 발진열, 페스트 : 쥐

047 병원체의 탈출 : 감염원으로부터 탈출하는 길은 병원체가 성장하는 숙주체 내의 장소에 따라 다르며, 주로 호흡기, 소화기, 비뇨기, 개방병소 및 기계적 탈출 등으로 구분되며, 이 중 호흡기는 가장 흔한 병원체 배출의 길로써 전파라는 점에서 가장 위험할 뿐만 아니라 감염된 사람이 배출하는 미세한 비말을 흡입하여 침입이 이루어진다.

048 병원체의 전파
- 직접 전파 : 병원체가 매개물 없이 사람에서 사람에게로 직접 전파되는 경우 예 성병과 피부병, 감기, 결핵, 홍역, 볼거리(유행성 이하선염) 등
- 간접 전파 : 병원체가 매개물을 통하여 전파되는 경우 예 절족동물(예 모기, 이 등), 물, 우유, 공기, 식품, 토양, 의복, 침구, 장난감 등

049 감수성의 의미 : 감수성은 숙주에 침입한 병원체에 대항하여 감염이나 발병을 저지할 수 없는 상태를 말한다. 즉, 질병이 발생하기 쉬운 상태를 말하는데 이는 숙주의 성, 연령, 영양 상태, 유전적 소인, 면역 상태에 따라 좌우된다.

050 면역 : 면역이란 생체의 항상성을 유지하기 위하여 외부 자극으로부터 생체를 보호하고, 저항력을 기르며 이러한 저항을 통하여 동일한 균의 단백 성분에 대하여 두번 다시 감염되지 않도록 예방하는 것이라고 정의할 수 있다.

---

045 병원체를 배출하는 보균자로 특히 감염병 관리상 문제되는 사람은?
① 건강 보균자 ② 환자
③ 만성 보균자 ④ 회복기 보균자
⑤ 잠복기 보균자

046 동물병원소와 그들이 매개하는 질환의 연결이 바르게 된 것은?
① 말 ― 광견병 ② 고양이 ― 결핵
③ 새 ― 황열 ④ 소 ― 페스트
⑤ 돼지 ― 일본뇌염

047 감염된 사람이 배출하는 미세한 비말을 흡입하여 침입이 이루어지는 경우로써 가장 흔한 병원체 배출의 길이자 전파라는 점에서 가장 위험한 장소는?
① 점막 ② 피부
③ 기계적 침입 ④ 호흡기
⑤ 소화기

048 병원체의 전파 중 직접 전파에 해당되지 않는 것은?
① 홍역 ② 성병
③ 결핵 ④ 유행성 이하선염(볼거리)
⑤ 토양

049 '감수성이 높다'는 말의 의미로 옳은 것은?
① 어떤 병원체가 침입되었음을 빨리 감지하는 힘을 말한다.
② 어떤 병원체에 대해 저항력이 약하므로 병을 일으키기 쉬운 상태를 말한다.
③ 자신의 몸에서 항체를 만들어 내는 속도를 의미하는 것이다.
④ 어떤 병원체에 대한 방어기전을 보유하고 있는 것을 말한다.
⑤ 어떤 병원체에 대한 저항성을 충분히 가지고 있는 상태를 말한다.

050 면역의 정의로 옳지 않은 것은?
① 항원에 대한 감수성 저하 상태이다.
② 항원의 작용에 대한 항체 생산이다.
③ 병 또는 독소에 대한 저항성을 의미한다.
④ 항원이 체내에 들어왔을 때 생체가 항원에 대해 감수성이 적어

진 것을 뜻한다.
⑤ 생체의 항원에 대한 저항성의 저하이다.

051 초등학교 4학년인 K군은 홍역 유행 시 전염되어 홍역을 앓게 되었다. 홍역을 앓은 후 형성된 면역으로 옳은 것은?

① 인공 능동 면역　② 자연 피동 면역
③ 인공 피동 면역　④ 종족 면역
⑤ 자연 능동 면역

052 6개월 된 신생아에게 B형 간염 백신 1, 2, 3차 접종을 끝마쳤다. 이 때 신생아에게 생기는 면역으로 옳은 것은?

① 자연 수동 면역　② 인공 수동 면역
③ 인공 능동 면역　④ 자연 능동 면역
⑤ 선천 면역

053 홍역 유행 시 예방접종을 하지 않은 사람에게 홍역 면역 글로불린을 주사하였다. 이는 어떤 면역에 해당되는가?

① 자연 수동 면역　② 인공 수동 면역
③ 자연 능동 면역　④ 선천 면역
⑤ 인공 능동 면역

054 생균 백신과 사균 백신의 연결이 옳은 것은?

① 결핵 – 장티푸스　② 결핵 – 탄저
③ B형 간염 – 콜레라　④ 홍역 – 풍진
⑤ 디프테리아 – 공수병

055 인공 수동 면역이 인공 능동 면역에 비하여 특징적인 것은?

① 효력이 서서히 나타나서 빨리 사라진다.
② 효력이 서서히 나타나서 오래 지속된다.
③ 효력이 빨리 나타나서 빨리 사라진다.
④ 효력이 서서히 나타난다.
⑤ 효력이 빨리 나타나서 오래 지속된다.

056 모자보건실에서 분만 2개월 전인 임산부에게 모유 수유를 권하면서 모유를 먹는 아이의 감염병 발생률이 분유를 먹는 아이보다 낮다고

해설

051 능동 면역
- **자연 능동 면역** : 감염병에 전염되어 생기는 면역으로 실제로 임상 증상을 나타내며 앓는 경우나 불현성 감염 때에 생긴다. 이 때는 면역이 비교적 영구적으로 지속되나 그 기간은 질병에 따라 다르다. 예 홍역을 앓은 후 얻게 된 면역
- **인공 능동 면역** : 인공적으로 항원을 투여해서 면역체를 얻는 방법으로 비교적 영구히 지속된다. 항원으로 백신과 톡소이드가 있다.

052 문제 51번 해설 참조

053 수동 면역(피동 면역)
- **자연 수동 면역** : 태아가 모체의 태반을 통해 항체를 받거나, 생후에 모유에서 항체를 받는 방법으로서, 이는 생후 차차 없어지며, 평균 4~6개월 지속된다.
- **인공 수동 면역** : 회복기 혈청, 면역 혈청, 감마 글로불린, 항독소(antitoxin) 등의 항체를 사람 또는 동물에게서 얻어 주사하는 것이다. 이는 예방 목적 외에 치료 목적으로 이용되며 접종 즉시 효력이 생기는 반면에 비교적 저항력이 약하고 효력의 지속 시간이 짧다.

054 생균 백신과 사균 백신
- **생균 백신** : 병원미생물의 독력을 약하게 만든 생균의 현탁액 예 홍역, 결핵(BCG), 풍진, 볼거리(유행성 이하선염), 탄저병, 황열, 인플루엔자(생균), 공수병, 일본뇌염 등
- **사균 백신** : 병원미생물을 물리적·화학적 방법으로 죽인 것 예 장티푸스, 콜레라, 폴리오(Salk), DTaP, 인플루엔자(사균), 페스트, 백일해, 일본뇌염, 파라티푸스, B형 간염, 공수병 등

055 문제 53번 해설 참조

해설

056 문제 53번 해설 참조

057 감염병 환자 격리 : 병원체에 감염된 사람이나 동물이 병원체를 전파할 위험성이 없어질 때까지 건강한 사람에게서 떼어놓는 것을 격리라고 한다. 격리기간은 감염력을 갖고 있는 동안이지만 정확한 기간을 정하기는 힘들고, 그 질병의 잠복기간 동안, 즉 경험적으로 질병에 따라 미리 정해진 기간 동안 격리시키는 방법이 많이 사용된다.

058 환경위생 관리 : 환경조건을 개선함에 따라 병원소를 탈출한 병원체가 새로운 숙주를 찾아 재침입할 때까지 환경에 머물러 있게 되므로 병원체의 전파를 차단할 수 있다. 대표적 예로 환경위생 관리를 통해 장티푸스의 예방 효과를 얻을 수 있다.

059 예방접종약 관리 시 확인 사항
- 유효기간
- 저장 온도(냉장실 보관)
- 직사광선 차단 상태
- 철저하게 무균술 실시
- 예방접종 시 약병을 흔들어 용액의 농도를 고르게 유지

060 보건 간호조무사의 감염병 관리 : 보건 간호조무사는 감염병 발생 후 감염병 관리를 할 때 무엇보다 감염자 및 보균자 색출에 힘을 써야 한다.

교육하였다. 이는 면역의 종류 중 무엇과 관련이 깊은가?

① 인공 능동 면역　② 자연 수동 면역
③ 인공 수동 면역　④ 선천 면역
⑤ 자연 능동 면역

감염병 관리의 원칙

057 감염병 환자를 따로 격리해 두는 이유로 옳은 것은?
① 환자의 면역 증강을 위해
② 다른 사람에게 전염시키는 것을 막기 위해
③ 약물요법을 사용하기 위해
④ 환자의 프라이버시를 위해
⑤ 병원의 규정이 엄격하기 때문에

058 감염병 예방을 위한 방법 중의 하나인 환경위생 관리로 예방 효과를 얻을 수 있는 질환은?
① 홍역　② 성홍열
③ 유행성 이하선염(볼거리)　④ 디프테리아
⑤ 장티푸스

059 예방접종약 관리에 대한 설명으로 옳지 않은 것은?
① 예방접종 시 약병을 흔들어 용액의 농도를 고르게 한 후 사용한다.
② 주사 시에는 철저하게 무균술을 실시한다.
③ 직사광선을 차단한다.
④ 냉동실에 보관한다.
⑤ 냉장실에 보관한다.

060 간호조무사가 집단 감염병 발생 후 감염병 관리를 위해 가장 힘써야 할 부분으로 옳은 것은?
① 환자 진단　② 환자 치료
③ 감염병 전파 과정 연구　④ 감염병 예방 사업
⑤ 감염자 및 보균자 색출

감염병의 진단 기준

061 콜레라 환자에게 제일 먼저 해야 할 처치로 옳은 것은?
① 유동식 섭취
② 파리의 구제
③ 대변검사
④ 항생제 투여
⑤ 수분과 전해질의 보충

062 결혼식장에 참석해 부페에서 식사를 하고 온 K씨는 A형 간염으로 병원에 입원하였다. K씨의 대표적인 A형 간염 전파 경로로 생각해 볼 수 있는 것은?
① 오염된 주사기와 바늘
② 감염된 혈액 수혈
③ 오염된 식품이나 음식
④ 오염된 상처
⑤ 오염된 혈액제제의 비경구투여

063 A형 간염의 전염을 예방하기 위한 관리방법으로 옳은 것은?
① 수분과 전해질을 보충한다.
② 식기를 구별하고 음식을 같이 먹지 않는다.
③ 환자나 오염된 물건과 접촉한 사람은 철저히 소독한다.
④ 항생제를 사용한다.
⑤ 환자 발생 시 신속히 보고한다.

064 오한과 계류열, 오심과 구토 등을 일으키는 장티푸스의 주된 전파 경로로 옳은 것은?
① 병원에서 사용하는 의료기구 등을 통해서
② 파리나 모기 등의 곤충을 통해서
③ 환자나 보균자의 대소변에 오염된 음식이나 물을 통해서
④ 한자의 혈액을 통해서
⑤ 환자의 피부나 점막을 통해서

065 우리나라 농촌 지역에서 수인성 감염병 예방을 위해 가장 먼저 시작해야 하는 보건사업으로 옳은 것은?
① 음용수 관리
② 감염병 관리
③ 환자 관리
④ 결핵 관리
⑤ 병원시설 확충

066 5세 미만 남아가 오심과 구토, 발열, 심한 설사와 점액성·농성 혈

해 설

061 콜레라의 치료 및 간호 : 수분 보충과 전해질 보충(가장 우선적 간호), 항생제 사용, 절대안정, 격리, 분비물은 5% 크레솔(cresol)에 2시간 동안 담가 두었다가 화장실에 버린다.

062 A형 간염의 전파 경로 : 감염된 사람의 배설물, 구강 경로, 밀접한 접촉 또는 오염된 음식과 식수의 섭취, 수혈 등의 혈액에 의해 직접 전파된다.

063 A형 간염의 예방
- 위생, 식수 관리가 불량한 지역으로 여행할 경우 주의를 기울인다.
- 예방접종을 받아야 하며, A형 간염에 면역력이 없는 사람은 오염된 음식, 물 섭취를 가능한 피해야 한다.
- 식기를 구별하고 음식을 같이 먹지 않는다.
- 사용한 주삿바늘을 폐기시키도록 한다.
- 대상자가 사용한 식기는 감염 예방을 위해 끓인 후 씻도록 한다.

064 장티푸스의 전파 경로 : 환자나 보균자의 대소변에 오염된 음식이나 물을 통해서 전파된다.

065 수인성 감염병의 특징
- 오염된 물로 인한 질병에는 장티푸스, 세균성 이질, 유행 간염(A형 간염), 콜레라 등이 있다.
- 환자 발생률이 폭발적이다.
- 우리나라 농촌 지역에서 수인성 감염병 예방을 위해 가장 먼저 시작해야 하는 것이 음용수 관리이다.

066 세균성 이질의 증상 : 갑자기 심한 복통·설사, 전신 권태, 오심과 구토, 하루 20~30회 설사 → 이급후증, 설사변은 점액성·혈성·농성인 변, 발열 38~40℃에 이르나 1주일 후 하강, 사지 냉한, 빈맥

4 Testing 공중보건의 이해 및 질병관리사업

해설

067 DTaP 예방주사 : 디프테리아, 파상풍, 백일해

068 파상풍의 증상
- 처음에 입 주위 근육의 수축으로 인한 개구 불능이 나타나며 경직에 따른 통증을 동반한다.
- 복부 강직, 활모양관장(후궁반장, opisthotonus) 및 호흡근육 경직에 의한 호흡곤란 등이 나타난다.
- 파상풍의 3대 증상 : 입벌림장애(아관긴급), 활모양강직(후궁반장), 연축미소(조소)
- 파상풍 환자의 경련 시 제일 먼저 설압자를 해준다.

069 홍역의 증상
- 카타르기(초기) : 3~4일 후 발열 시작, 재채기, 콧물, 결막 충혈, 눈물, 눈곱, 기침, 코플릭 반점(Koplik's spot)이 나타난다.
- 발진기 : 열이 조금 내리다가 다시 오르기 시작하며, 얼굴, 목 뒤, 귀 아래에서 발진이 시작하여 팔, 몸통, 다리 순서로 퍼진다. 발진이 나타난 순서대로 소멸된다.
- 회복기 : 쌀겨 모양의 낙설, 열 하강, 발진이 가라앉는다.

070 홍역의 간호 및 치료
- 예방접종이 가장 중요하다.
- 예방접종을 실시할 여유가 없는 경우는 감마글로불린을 사용한다.
- 발진이 나타난 후 1주일간은 격리한다.
- 모든 사람이 감수성이 있다.
- 해열 후 회복기에서 1주일 이후 운동이 가능하지만 외출 시에 감기에 걸리지 않게 한다.
- 학동은 해열 후 1~2일 이후 등교토록 한다.

071 MMR(measles mumps rubella) 백신 : 홍역, 유행성 이하선염(볼거리), 풍진

변을 보았다. 어떤 질환을 의심해 볼 수 있는가?
① 세균성 이질
② 파라티푸스
③ 유행성 이하선염(볼거리)
④ 콜레라
⑤ 장티푸스

067 DTaP 예방접종으로 예방될 수 있는 질환끼리 나열된 것은?
① 풍진, 백일해, 홍역
② 성홍열, 폴리오, 홍역
③ 파상풍, 장티푸스, 백일해
④ 디프테리아, 파상풍, 백일해
⑤ 디프테리아, 홍역, 파상풍

068 아관긴급, 후궁반장(활모양강직), 조소가 대표적인 3대 증상으로, 조용하고 어두운 병실에서 치료를 해야 하는 질환으로 옳은 것은?
① 말라리아
② 파상풍
③ 장티푸스
④ 풍진
⑤ 홍역

069 홍역의 증상 중 초기에 결막 충혈, 기침, 코플릭 반점(Koplik's spot), 즉 구강 점막에 좁쌀알 만한 붉은 점이 나타나는 시기로 옳은 것은?
① 잠복기
② 발진기
③ 해열기
④ 카타르기
④ 회복기

070 홍역의 예방 대책에 대한 설명으로 옳지 않은 것은?
① 예방접종을 실시할 여유가 없는 경우는 감마글로불린을 사용한다.
② 발진이 나타난 후 1주일간은 격리하는 게 좋다.
③ 예방접종이 가장 중요하며, 모든 사람이 감수성이 있다.
④ 학동은 해열 후 1주일 뒤 등교하도록 한다.
⑤ 해열 후 회복기에서 1주일 이후 운동이 가능하다.

071 예방접종에서 MMR이란 무엇인가?
① 풍진, 수두, 유행성 이하선염(볼거리)의 예방 백신
② 홍역, 파상풍, 유행성 이하선염(볼거리)의 예방 백신
③ 홍역, 수두, 유행성 이하선염(볼거리)의 예방 백신
④ 홍역, 수두, 풍진의 예방 백신
⑤ 홍역, 유행성 이하선염(볼거리), 풍진의 예방 백신

072 병원 근무자들의 주사 행위 중 자상을 통해 발생할 수 있는 전염 질환으로 옳은 것은?

① 소아마비(폴리오)
② 백일해
③ 파라티푸스
④ 장티푸스
⑤ 혈청 간염(B형 간염)

073 피로감, 근육통, 황달의 증상을 보이는 B형 간염의 예방법으로 옳지 않은 것은?

① 사용한 주삿바늘은 소독하여 뚜껑을 닫아 둔 후 재사용한다.
② 예방접종을 실시한다.
③ 산모는 출산 전에 간염 검사를 실시하여 항원의 양성 유무를 확인한다.
④ 필요치 않은 이상 수혈은 하지 않는다.
⑤ 1회용 주사기를 사용한다.

074 B형 간염이 전파되는 경로끼리 나열된 것은?

① 동물의 대변, 주사기, 음식물
② 오염된 의료기구, 흙·먼지
③ 타액, 녹슨 못, 음식물
④ 혈액, 공기, 녹슨 못
⑤ 수직감염, 성적 접촉(정액), 혈액

075 발진이 처음에는 반점에서 수포가 생기고, 표피가 터지면서 딱지가 되는 바이러스 전염 질환으로, 이환되면 어린이보다 어른이 중증이 되는 것은?

① 수두
② 풍진
③ 두창
④ 홍역
⑤ 성홍열

076 직접 접촉이나 기침, 재채기로 전파되며 예방접종 후 이상 반응으로 통증, 부종, 발적, 발열 등이 나타났다. 의심할 수 있는 질환은?

① 폐결핵
② 세균성 이질
③ 발진티푸스
④ 풍진
⑤ 폐렴 구균(폐렴 알균)

해설

072 B형 간염(혈청 간염)의 전파 방법 : 오염된 혈액, 혈장, 혈청을 주사했을 때, 오염된 주사기, 바늘, 기타 의료기구에 찔렸을 때, 수직감염, 정액·체액(타액·소변 제외)을 통해서 감염

073 B형 간염(혈청 간염)의 예방법
- 필요치 않은 이상 수혈은 하지 않는다.
- 1회용 주사기를 사용한다(1cc 근육주사).
- 예방접종을 실시한다.
- 산모는 출산 전 간염 검사를 실시해 항원의 양성 유무를 확인한다.
- 성교 시 콘돔을 사용한다.
- 사용한 주삿바늘은 뚜껑을 닫지 않고 일회용 용기에 버린다.
- 간염 환자의 혈액이 묻은 주사기는 분리해서 버린다.

074 문제 72번 해설 참조

075 수두의 증상
- 발진이 나타나기 전 1~2일 간 열, 식욕부진, 두통, 권태감 등의 증상이 나타난다.
- 처음에는 보통 발진이 나타나 시간이 경과하면서 수포로 변하고 나중에는 딱지가 앉는다.

076 폐렴 알균(폐렴 구균)
- 전파 경로 : 정상인이나 환자의 상기도에 있는 폐렴 알균(폐렴 구균)은 직접 접촉이나 기침, 재채기로 전파된다.
- 예방접종 후 이상 반응 : 폐렴 알균(폐렴 구균) 예방접종 후 생길 수 있는 이상 반응은 실제로 드물지만 이상 반응 중 가장 흔한 것은 접종 후 통증, 부종, 발적, 발열 등이 있다.

Testing 4
공중보건의 이해 및 질병관리사업

해설

077 결핵이 전파되는 방법
- 결핵 환자의 기침이나 재채기로 비말 감염(가장 흔한 전염 경로)
- 밀집 생활 환경에서 직접 감염
- 결핵에 걸린 소의 우유 제품을 통한 감염

078 결핵의 진단
- 투베르쿨린 반응 검사 : 투베르쿨린액은 결핵균을 자비소독한 후 2,000배로 희석하여 PPD용액 0.1cc를 전박 내측에 피내주사하고 48~72시간 후 판독하며 경결의 직경이 양성은 10mm 이상, 음성은 9mm 이하이다.
- X선 촬영
  - 간접 촬영 : 비용이 적게 들고 촬영이 간편하고 한꺼번에 다수인을 찍을 수 있다. 주로 집단 결핵 검진 시 사용한다.
  - 직접 촬영 : 진단의 정밀도가 가장 우수하여 결핵 감염에 대해 의심스러운 점이나 질병의 진행 정도를 알아볼 때 사용한다.
- 가래(객담) 검사
  - 도말 검사 : 즉시 볼 수 있다.
  - 배양 검사 : 40일 이상 걸린다.

079 문제 78번 해설 참조

080 투베르쿨린 반응 검사 시 양성으로 나오면 결핵균에 노출된 경험이 있는 것으로 보고 X선 촬영(직접 촬영)을 해야 한다.

081 잠복 결핵 검사는 5~18세는 투베르쿨린 반응 검사를 권장하고, 19세 이상은 투베르쿨린 반응 검사(TST)와 인터페론 분비검사(IGRA) 단독 또는 TST/IGRA 병합 검사 사용이 가능하다.

---

077 호흡기로 전염되어 발한, 체중 감소, 피로감 등의 증상을 나타내는 결핵의 전염 경로끼리 나열된 것은?

① 오염된 식수, 오염된 식품, 공기
② 환자와의 접촉, 피부 상처, 매개 곤충
③ 오염된 주사기, 환자와의 접촉, 오염된 식수
④ 오염된 우유, 매개 곤충, 공기
⑤ 비말 감염, 오염된 우유, 환자와의 접촉

078 결핵의 진단 방법 중 비용이 적게 들고 간편하며, 집단 검진의 목적으로 사용하는 방법은?

① X선 직접 촬영   ② X선 간접 촬영
③ 초음파 검사   ④ PPD test
⑤ 객담(가래) 검사

079 결핵 진단을 위해 PPD 0.1cc를 피내에 주사하는 투베르쿨린 반응 검사의 판독은 몇 시간 후에 하는가?

① 12~15시간   ② 15~30시간
③ 30~40시간   ④ 40~45시간
⑤ 48~72시간

080 PPD test 후 경결의 크기를 측정하였다. 그 결과 10mm로 측정되었다. 이 결과의 의미는?

① 결과는 강양성으로 결핵에 감염되어 있다는 것을 뜻하며 치료가 필요하다.
② 결과는 음성으로 결핵균에 접촉된 적이 있다고 의심할 수 있다.
③ 결과는 양성으로 결핵균에 접촉된 것을 의미하며 X선 직접 촬영을 통해 확인한다.
④ 결과의 판정은 음성으로 결핵균에 노출된 적이 없었다는 것을 뜻한다.
⑤ 결과는 양성으로 결핵에 감염되었다는 것을 의미한다.

081 학령전기 아동에게 잠복 결핵 검진을 하려고 한다. 가장 먼저 실시하는 방법으로 옳은 것은?

① X선 직접 촬영   ② X선 간접 촬영
③ 초음파 검사   ④ PPD test
⑤ 객담(가래) 검사

Public Health

Nursing Examination

082 한 초등학생이 투베르쿨린 반응 검사를 실시한 후 양성이 나왔다. 경결의 직경 크기로 옳은 것은?

① 2mm 이하 ② 3mm 이하
③ 5mm 이하 ④ 6~9mm
⑤ 10mm 이상

083 10살의 한 소년이 투베르쿨린 반응 검사에서 양성자 판명이 나왔다. 그 다음 처리로 옳은 것은?

① 객담(가래) 검사 ② 다시 T-test
③ 투약 ④ BCG 접종
⑤ 흉부 X선 촬영

084 결핵 반응을 위한 검사를 실시한 후 양성이라는 결과를 얻었다. 가장 올바른 해석은?

① 결핵균에 노출된 경험이 있음을 뜻한다.
② 비교적 오랜 기간 만성적으로 병을 앓고 있음을 뜻한다.
③ 질병이 진행 중이다.
④ 결핵균에 의한 질병을 뜻한다.
⑤ 전혀 결핵균에 노출된 경험이 없음을 뜻한다.

085 한 마을에서 결핵 환자가 여러 명 발생되었다. 이 마을에서 결핵 환자에 대해 가장 먼저 해야 할 일로 옳은 것은?

① 투약을 지시한다. ② 격리시킨다.
③ 보건소에 신고한다. ④ 병원에 즉시 보낸다.
⑤ 요양을 시킨다.

086 결핵 약은 언제 복용하는 것이 가장 좋은가?

① 아침 식사와 함께 ② 아침 식사 후
③ 저녁 식사 후 ④ 취침 전
⑤ 아침에 일어나서 식전 공복 시

087 폐결핵의 전파를 예방하기 위한 방법으로 옳지 않은 것은?

① 환자의 분뇨는 소독 처리한다.
② 환자의 방은 환기를 자주 시킨다.
③ 감염병 환자 발견 시 즉시 보건소에 신고한다.
④ 환자의 객담은 종이에 받아 소각하도록 한다.

해 설

082 문제 78번 해설 참조

083 문제 80번 해설 참조

084 문제 80번 해설 참조

085 **결핵 관리 사업**: 결핵 관리 사업은 보건소를 통하여 국가에서 가장 체계적으로 실시하고 있는 사업이므로 결핵 환자가 발생되었을 때 가장 먼저 보건소에 신고하도록 하며, 이후 체계적인 추후 관리를 받도록 한다.

086 **결핵 치료 시 교육 사항**: 결핵 치료를 위해 화학요법을 실시하고 있는 환자에게는 ⅰ) 약 복용의 중요성, ⅱ) 약명 및 용량, ⅲ) 복용 시간 및 용법, ⅳ) 부작용 등에 대하여 설명해 주고, 아침에 일어나서 식전 공복 시에 약을 복용하도록 교육시킨다.

087 **폐결핵 전파의 예방**
- 보건교육 실시 및 객담의 소각 처리
- BCG 주사와 우유 저온 소독
- 환자의 가족은 모두 규칙적인 X선 검사
- 먼지를 흡입하지 않도록 하고, 환자의 식기, 침구나 가구 등으로는 전염되지 않는다고 교육한다
- 의료에 종사하는 사람, 환자, 정신과 환자, 산업장에서 일하는 사람은 X선 및 건강 조사를 자주 한다(정기적인 검진).
- 감염병 환자 발견 시 보건소에 신고하고 간호조무사는 보균자 색출에 힘쓴다.

정답 77 ⑤ 78 ② 79 ⑤ 80 ③ 81 ④ 82 ⑤ 83 ⑤ 84 ① 85 ③ 86 ⑤ 87 ①

4 Testing
공중보건의 이해 및 질병관리사업

해설

088 항결핵제를 단독으로 쓰지 않고 병용하는 이유는 병균의 저항력을 지연시키고 약의 효과를 증진시키기 위해서이다.

089 폐결핵 환자 간호 시 주의점
- 노동을 심하게 하지 않고 음성을 높이지 않을 것
- 정신적 긴장과 먼지가 없도록 할 것
- 기침을 할 때는 휴지로 코와 입을 가리고 하게 할 것
- 정신적 수양에 도움이 되고 요양에 보탬이 될 것
- 활동 폐결핵 환자의 간호를 위해 병실 출입 시에는 반드시 마스크와 가운을 착용할 것

090 폐결핵 환자의 객담 간호
- 체위 배농법으로 배출하며, 이른 아침 첫 가래를 받는다.
- 점착성 가래(객담)인 경우 따뜻한 물 또는 우유를 한모금 마시게 한다.
- 따뜻한 물에 향료를 몇 방울 떨어뜨려 함수시킨다.
- 환자의 가래는 종이에 받아 소각하도록 한다.

091 결핵 관리를 중요시 여기는 이유 : 대다수 국민에게 영향을 주지만 예방이 가능하고, 환경위생과 밀접한 관련이 있기 때문이다.

092 결핵 유병률의 증가 이유 : 국민적 무관심, 면역력 저하, 장기간 보호시설에서 거주 시, 경제 위기와 높은 실업률로 노숙자 증가, HIV·AIDS로 인한 결핵 사망자 증가 우려, 사회적 지원 체계 미흡

⑤ 환자의 가족은 규칙적인 흉부 X선 검사를 받도록 한다.

088 결핵을 오랫동안 앓고 있는 A씨에게 항결핵제를 단독으로 쓰지 않고 병용으로 쓰는 이유로 옳은 것은?

① 감염력을 감소시키고 약 복용 횟수를 줄인다.
② 약물의 내성을 지연시키고 약효가 증진된다.
③ 치료 기간이 단축된다.
④ 합병증을 줄이고 증상을 완화시킨다.
⑤ 특이한 약 효과가 생긴다.

089 전염의 우려가 높아서 조속한 치료가 요구되는 활동성 폐결핵 환자 간호 시 주의사항으로 옳은 것은?

① 비강으로 나오는 분비물은 뱉어 내지 말고 삼킨다.
② 병실 출입 시 마스크와 가운을 착용한다.
③ 주로 사용하는 의류, 식기에서 전염되므로 격리시킨다.
④ 구토 시 환자의 등을 세게 두드려 준다.
⑤ 환자에게 운동을 적극적으로 권장하도록 한다.

090 결핵 진단을 위해 객담 검사를 하려고 한다. 객담의 채취 시기는 언제가 가장 좋은가?

① 아침에 일어나자마자 첫 객담(가래)을 받는다.
② 오후 시간의 객담((가래)을 받는다.
③ 저녁 잠자리에 들기 전에 객담(가래)을 받는다.
④ 시기에 상관없다.
⑤ 객혈이 있을 때의 객담(가래)을 받는다.

091 결핵의 관리를 중요하게 여기는 이유로 옳은 것은?

① 결핵은 문화와도 밀접한 관계가 있다.
② 결핵은 예방이 불가능하다.
③ 결핵은 잠복기가 짧다.
④ 결핵은 급성적인 감염병이다.
⑤ 결핵은 대다수의 국민에게 영향을 준다.

092 최근에 결핵 유병률이 증가하는 요인으로 옳지 않은 것은?

① 약물중독, 영양실조, 당뇨병 등으로 면역 능력이 저하된 사람이 늘었기 때문

② 전반적으로 국민들이 무관심해졌기 때문
③ 비위생적인 환경 때문
④ 결핵 전문 관리 대책이 부족하기 때문
⑤ 단기 보호시설에서 거주하는 경향이 많아졌기 때문

093 가족 중 결핵 환자가 있을 때 신생아의 BCG 접종 시기로 옳은 것은?

① 정규 예방접종표에 따라
② PPD 접종하여 음성인 경우
③ 출생 즉시
④ 꼭 접종할 필요가 없다.
⑤ 4주 이내

094 우리나라엔 아직도 결핵의 발병률이 높은데 간호조무사가 이에 대해 주력할 임무로 옳은 것은?

① 투베르쿨린 반응 검사를 실시한다.
② 항결핵제 복용의 방법과 중요성을 교육한다.
③ 결핵환자 가족을 검진한다.
④ 격리 수용에 힘쓴다.
⑤ 보균자 색출에 힘쓴다.

095 매개물 없이 사람에게서 사람으로 직접 전파되는 성병의 관리가 어려운 가장 주된 이유로 옳은 것은?

① 성교육의 부재 때문이다.
② 진단하기가 어렵기 때문이다.
③ 도덕적 가치관이 타락했기 때문이다.
④ 향락 사업이 번창하기 때문이다.
⑤ 접촉자의 파악이 어렵기 때문이다.

096 매독 환자를 한데 모아 놓고 교육을 실시하려고 한다. 매독 환자에게 교육을 할 때 교육자로서 바람직한 역할은 무엇인가?

① 완전히 치료하기 전에도 성적 접촉은 가능하다는 것을 교육한다.
② 매독은 치료 가능한 질환이므로 성실히 치료에 임할 것을 권한다.
③ 매독은 간접 접촉에 의한 전염성 질환임을 설명한다.
④ 임신 중에 매독은 태아에게 감염될 수 없음을 설명한다.
⑤ 수혈로는 절대 감염되지 않는다고 교육한다.

해설

093 비시지(BCG) 백신
- 생균이므로 햇빛에 노출되지 않게 한다.
- BCG의 접종 : 4~6주 후 체내에 결핵균 저항 물질이 만들어지고 새로운 투베르쿨린 검사 시 양성으로 나타나며 면역성을 얻게 된다.
- BCG는 결핵 면역체로써 결핵을 예방한다.
- 가족 중 결핵 환자가 있을 때 신생아의 BCG 접종 시기는 출생 즉시이다.

094 감염병 환자 발견 시 보건소에 일단 신고를 하고, 간호조무사는 보균자 색출에 최선을 다해야 한다.

095 성병의 특징
- 성병은 매개물이 없이 사람에게서 사람으로 직접 전파되며, 접촉자의 발견이 어렵기 때문에 그 관리가 어려운 실정이다.
- 성병 환자를 간호할 때 환자에게 가장 강조해야 할 사항은 꾸준히 치료하면 치유될 수 있다는 것을 각인시키는 일이다.
- 부부 중 한 사람 감염 시 함께 치료한다.

096 매독(syphilis)의 전파 방법 : 직접 접촉 전파(성교나 키스), 태아 감염(임신 4~5개월쯤 태반으로 감염되기 때문에 임신 16~20주 내에 치료), 수혈 시 직접 혈액으로 들어간다.

정답 88② 89② 90① 91⑤ 92⑤ 93③ 94⑤ 95⑤ 96②

Testing 4
공중보건의 이해 및 질병관리사업

해 설

097 문제 95번 해설 참조

098 문제 96번 해설 참조

099 STD(sexual transmitted disease)에 속하는 질환
- 매독
- 임질
- 무른궤양(연성하감)
- 클라미디어 감염증
- 성기단순포진
- 첨규콘딜롬
- 비임균요도염

100 레지오넬라증(Legionellosis)
- 전파 경로 : 오염된 물(냉각탑 수 등) 속의 균이 비말 형태로 인체에 흡입되어 전파된다.
- 예방
  - 에어컨·저수탑 등의 청소를 철저히 하고, 물때나 진흙이 가라앉지 않도록 주의한다.
  - 전문과 의사의 진단에 따라 입원 또는 통원 치료를 한다.
  - 물의 온도를 50도 이상으로 올리면 감염의 위험을 줄일 수 있다.
  - 정기적인 검사와 1년에 1회 이상 주변 환경 점검을 실시한다.

101 인플루엔자의 치료 및 간호
- 열이 내린 후에도 24~48시간은 안정시킨다.
- 두통이나 사지통에는 아스피린, 기침 흉통에는 코데인(codeine)을 준다.
- 유동 식이를 주고 체내의 독소를 희석시키기 위해서 수분 섭취를 많이 시킨다.
- 구강 간호를 자주 하고, 따뜻한 식염수로 함수(가글링)한다.
- 등마사지와 스폰지 목욕을 시켜 불편감을 감소시킨다.
- 습도를 높여 주고, 간호조무사는 가운·마스크·장갑을 착용한다.

---

097 성병 환자를 간호할 때 환자에게 가장 강조해야 할 사항으로 옳은 것은?

① 합병증이 올 수 있다.
② 꾸준히 치료하면 치유될 수 있다.
③ 면역성이 약하므로 재감염될 수 있다.
④ 성병에 감염된 사람만 치료를 받아야 한다.
⑤ 치료 시작이 늦으면 위험하다.

098 임신 16~20주 후 혈류를 통해 태반에 전파되며, 점막을 통해 감염되어 유산이나 사산을 초래하는 질병으로 옳은 것은?

① 신장병   ② 매독
③ 임질   ④ 결핵
⑤ 당뇨

099 성적 접촉에 의해 전파되는 전파성 질환인 STD에 속하는 질환끼리 나열된 것은?

① 발진티푸스, 클라미디어 감염증, 홍역
② 자궁내막염, 연성하감(무른궤양), 발진열
③ 발진열, 레지오넬라증, 렙토스피라증
④ 임질, 성홍열, 황열
⑤ 매독, 연성하감(무른궤양), 임질

100 여름철에 많이 발생하는 질병으로 대형 건물에서 주로 발생한다. 물방울이나 먼지를 통해 호흡기로 전파되며, 에어컨의 청소와 저수탑 등의 소독을 철저히 하여 예방해야 하는 질병은?

① 레지오넬라증   ② 쓰쓰가무시병
③ 렙토스피라증   ④ 유행성출혈열
⑤ 탄저병

101 독감(인플루엔자)을 앓는 사람에게 수분 섭취를 권하는 목적으로 옳은 것은?

① 적절한 영양 유지에 필요한 고형식품의 양을 줄이기 위해서
② 체내의 노폐물 생성을 피하기 위해서
③ 영양소의 균형을 위해
④ 체내에 있는 독소를 희석하기 위해서
⑤ 체온을 내리기 위해서

Public Health
Nursing Examination

102 인플루엔자 환자를 간호할 때 감염 예방을 위해 주의해야 할 사항으로 가장 옳은 것은?

① 대소변을 소독 처리한다.
② 환자에게 마스크를 착용시킨다.
③ 고섬유질 식사를 섭취하도록 교육한다.
④ 간호조무사나 간호사는 가운과 마스크, 장갑을 착용한다.
⑤ 간호조무사나 간호사는 가운과 마스크를 착용한다.

103 후천성 면역결핍증(후천 면역길핍증후군, AIDS)인 사람 면역결핍바이러스(HIV)의 전파 매개체로만 나열된 것은?

① 잦은 악수, 혈액, 타액
② 비말, 소변, 정액
③ 오염된 바늘, 비말, 타액
④ 정액, 타액, 소변
⑤ 혈액, 질 분비물, 정액

104 AIDS의 예방 대책으로 옳지 않은 것은?

① 환자와 감염자의 관리 및 추후 관리
② 수혈에 사용되는 혈액의 철저한 검사
③ 적절한 환자 격리 실시
④ 건전한 성생활
⑤ 보건교육의 강화

105 전 세계적으로 사람에게 감염을 일으키고 있는 호흡기 질환으로, 치료제로 타미플루가 사용되는 질환은?

① 신종 감염병 증후군
② 신종 인플루엔자
③ 중동호흡증후군
④ 조류 인플루엔자
⑤ 중증급성호흡증후군

106 메르스(MERS)라고도 하며 중동 지역에서 최초로 발생하여 붙여진 이름으로 38℃ 이상 고열을 대표 증상으로 하는 호흡기 감염병은 무엇인가?

① 수막구균성 수막염
② 중동호흡증후군
③ 폐결핵
④ 말라리아
⑤ 중증급성호흡증후군

107 지방적 발생의 특성을 가진 기생충 질환인 간디스토마의 제2 중간숙주로 옳은 것은?

해 설

102 문제 101번 해설 참조

103 후천 면역결핍증후군(AIDS)의 전파 경로 : 성 접촉(음경과 질의 직접적인 접촉)에 의한 감염이 가장 흔하며, 혈액(수혈), 약물 남용자의 주사기 공동 사용, 정액, 질 분비물, 모유, 수직 감염(HIV 양성 모체) 등으로 전파된다.

104 AIDS의 관리대책 : 건전한 성생활, 보건교육의 강화, 수혈에 사용되는 혈액의 철저한 검사, 환자와 감염자의 관리 및 추후 관리

105 신종 인플루엔자
- 정의 : 신종 인플루엔자는 A형 인플루엔자 바이러스가 변이를 일으켜 생긴 새로운 바이러스로, 2009년 발견되어 전 세계적으로 유행하여 사람에게 감염을 일으킨 호흡기 질환이다.
- 치료 : 확진, 추정, 의심 환자에 대해서는 항바이러스제 치료를 추천하며, 치료는 타미플루라는 상품명으로 알려진 오셀타미버(oseltamivir)로 치료한다.

106 중동호흡증후군
- 정의 : 중동호흡증후군(Middle East Respiratory Syndrome : MERS)은 코로나 바이러스의 인체 감염에 의한 급성 호흡 감염병이다.
- 증상 : 발병하면 38도 이상의 발열과 기침·호흡곤란 등의 호흡기 증상, 두통이나 오한·인후통·콧물·근육통과 함께 구토·복통·설사·식욕부진 등의 소화기 증상, 증세가 심해지면 호흡부전이나 패혈성 쇼크, 다발성 장기부전 등의 여러 합병증, 급성 신부전증

107 간흡충의 전파 경로 : 대변에서 충란 → 강이나 못에 도달 → 쇠우렁이(제1 중간숙주)에 먹힌다 → 담수어(제2 중간숙주)와 접촉, 그 살 속에 들어감 → 불철저한 조리 후 섭취 시 감염

정답 97 ② 98 ② 99 ⑤ 100 ① 101 ④ 102 ④ 103 ⑤ 104 ③ 105 ② 106 ② 107 ①

Testing 4
공중보건의 이해 및 질병관리사업

해설

108 간흡충(간디스토마)증 : 간디스토마는 우리나라의 낙동강, 영산강, 금강, 한강 등 5대강 유역에 주로 분포하며, 특히 낙동강 유역에 큰 유행지를 형성하여 그 지역에 거주하는 주민이 민물고기를 생식하는 경우에 발병률이 높다.

109 폐흡충(폐디스토마)의 전파 경로 : 대변이나 객담에서 충란 → 다슬기(제1 중간숙주) → 참게·참가재(제2 중간숙주) → 비위생적인 조리나 생식 시 감염

110 장흡충증
- **전파 경로** : 주로 은어 등 감염된 담수어를 회로 먹을 때, 또 감염되었던 담수어를 조리한 오염된 칼이나 도마의 영향으로 그 충란을 섭취하면서 인체에 감염된다. 그 외 반염수어, 해산패류, 뱀 등의 섭취에 의해 감염되는 장흡충들도 있다.
- **증상** : 무증상인 경우가 흔하며, 면역 저하자 등에서 증상이 있을 수 있다. 감염 후 7~8일 정도 지나면 성충으로 자라 설사, 복통, 고열, 복부 불쾌감, 소화불량, 식욕부진, 피로감 등의 증상을 일으키며, 흡수장애 증후군 등 합병증을 일으키기도 하나, 사망까지 이르는 경우는 거의 없다.

111 요충증의 예방
- 회충의 예방법을 준용한다.
- 요충도 집단 감염이 잘되므로 치료와 예방을 가족 전체를 대상으로 한다.
- 환자의 내의는 삶고 침구 등은 일광소독을 실시한다.
- 연고를 사용한 후 항상 손을 깨끗이 씻고 손톱을 짧게 자른다.
- 가려움증이 있을 때 항상 옷 위에서 긁도록 해야 한다.
- 어린이의 경우 꼭끼는 팬티를 입힌다.

112 요충증의 증상 : 요충 감염의 특이한 증상은 야간에 항문 주위에서 산란을 함으로써 생기는 가려움(소양감)이고 심하게 긁게 되어 습진과 염증을 일으킨다. 음경 발기, 정액루, 백대하가 나온다. 특히 어린이들은 신경과민, 불면증, 악몽, 야뇨증 등이 나타나기도 한다.

① 담수어 ② 가재
③ 다슬기 ④ 참게
⑤ 우렁이

108 민물고기를 통해 감염되고 대변 검사에 의한 충란 검사로 확인되며, 우리나라에서 낙동강·한강 등 5대강 유역에 주로 분포한다. 특히 낙동강 유역의 주민들에게 발생률이 높은 기생충 질환으로 옳은 것은?

① 편충증 ② 회충증
③ 간흡충증 ④ 무구조충증
⑤ 폐흡충증

109 폐디스토마(폐흡충증)의 제2중간 숙주로 옳은 것은?

① 우렁이 ② 달팽이
③ 다슬기 ④ 게와 가재
⑤ 붕어

110 주로 은어 등 감염된 담수어를 회로 먹을 때, 또 감염되었던 담수어를 조리한 오염된 칼이나 도마의 영향으로 그 충란을 섭취하면서 인체에 감염되는 기생충 질환으로 옳은 것은?

① 간흡충증 ② 폐흡충증
③ 편충증 ④ 회충증
⑤ 장흡충증

111 가족이나 집단 일원에 쉽게 감염되기 때문에 집단 구충을 실시해야 하는 기생충 질환으로 옳은 것은?

① 간흡충증 ② 요충증
③ 폐흡충증 ④ 회충증
⑤ 십이지장충증

112 수태성충이 항문 주위로 나와 산란하므로 항문 주위에 소양감(가려움)이 있고 심하면 수면장애와 야뇨증까지 초래하며 어린이에게서 흔한 기생충 질환은?

① 선충증 ② 회충증
③ 요충증 ④ 십이지장충증
⑤ 간디스토마(간흡충증)

113 초등학교 1학년인 유아가 항문이 가렵다고 하며 긁어서 발적, 종창 등의 증상을 보였다면 어떤 감염병을 예상할 수 있는가?

① 촌충증
② 폐흡충증
③ 간흡충증
④ 편충증
⑤ 요충증

114 요충증 진단을 위한 항문 주위 도말법은 언제 실시하는 것이 검출률이 높은가?

① 목욕 후
② 잠자리에 들기 전에
③ 배변 전
④ 배변 후
⑤ 이른 새벽 기상 직후

115 충체의 흡혈로 인한 혈액 손실로 빈혈, 토식증이 일어나며 경구적으로 침입할 경우 채독증과 관련 있는 기생충으로 옳은 것은?

① 요충
② 회충
③ 간디스토마(간흡충)
④ 사상충
⑤ 십이지장충

116 돼지고기를 덜 익혀 섭취함으로써 감염되는 질환으로 옳은 것은?

① 디스토마(흡충증)
② 십이지장충증
③ 편충증
④ 회충증
⑤ 갈고리조충증

117 급성 시에는 점액성 혈변을 배설하여 복통을 동반하고 음료수 끓여 먹기, 위생적인 분변 관리, 파리 등 매개체 관리를 통해 예방하는 기생충 질환은?

① 폐흡충증
② 아메바 이질
③ 십이지장충증
④ 회충증
⑤ 요충증

118 원충류에 해당하는 아메바 이질에 대한 설명으로 옳은 것은?

① 담수어나 송어, 연어, 농어 등을 생식하지 않는다.
② 식수를 끓여 마시며 분변의 관리를 위생적으로 한다.
③ 주로 덜 익은 쇠고기를 매개로 전파된다.
④ 병원체는 파리에 의한 것이다.
⑤ 온대와 한대에 많이 분포되어 있다.

해 설

113 광문제 112번 해설 참조

114 요충증 진단을 위한 항문 주위 도말법 : 충란 검출을 위한 진단법으로, 이른 새벽 기상 직후(아침 배변 전)에 하는 것이 검출률이 높다.

115 구충증(십이지장충증)의 특징
- 구충은 일명 채독벌레라고도 하며, 소장 중 십이지장 부근에 기생한다고 하여 십이지장충이라고 한다.
- 원인 : 오염된 흙 위를 맨발로 다닐 경우 감염되며, 피부와 채소를 통해 감염된다.
- 증상 : 성충의 흡혈에 의한 빈혈, 어린이의 경우 신체와 지능의 발달이 느리고 체력이 떨어진다.

116 유구조충증(갈고리조충증) : 돼지고기를 생식하는 주민에게 많이 발병되고 우리나라도 감염이 많다.

117 아메바 이질
- 열대와 아열대에서 계절에 관계없이 발병하고 온대지방에서는 여름철에 많이 발생한다.
- 병원체는 원충류이다.
- 식수를 끓여 마시고 위생적으로 분변 관리한다.
- 전신 권태, 복부 팽만감, 복통, 변통의 불규칙 등이 나타난다.

118 문제 117번 해설 참조

4. Testing 공중보건의 이해 및 질병관리사업

해설

119 질 편모충증(질 트리코모나스, trichomonas vaginalis)
- 병원체 : 질 트리코모나스(Trichomonas vaginalis)로 여성의 질강과 남성의 요도에서 발견된다.
- 전파 : 남성이 매개체로 알려져 있고, 접촉에 의해서 전파되는데 일종의 제4 성병이라고 할 수 있다.

120 C형 간염의 예방
- 수혈을 요구하는 응급 상황 시 혈액에 대해 C형 간염 검사를 반드시 하도록 한다.
- 안전한 성관계를 하고 오염된 주사기의 사용 또는 피부 피어싱, 침 시술 등을 가능한 피해야 한다.

121 임질
- 정의 : 임균(Neisseria gonorrhoeae)에 의하여 주로 요도염이나 자궁경부염 등을 일으키는 질환으로, 성병 중 발생 빈도가 가장 높다.
- 후유증 : 남녀 불임증, 요도염, 질식분만 시 신생아 안염
- 전파 경로 : 성 접촉으로 전파된다.

122 문제 121번 해설 참조

123 성병 환자 교육 시 간호조무사의 태도
- 조기 치료를 강조하며 환자 발견에 힘쓰도록 한다.
- 건전한 성생활을 유지하도록 한다(성교 시 콘돔 사용).
- 임신 중 성병 감염 시 태아에게 청력, 시력 이상 등 장애 및 여러 가지 질환을 일으킬 수 있음을 교육한다.
- 임신 중에 발견된 경우 완치가 가능하며 부부가 같이 치료받아야 한다고 교육시킨다.
- 환자로 의심·발견되면 즉시 치료를 받도록 조치하고, 짧은 기간 동안 효과적인 항생제를 사용하도록 한다.

124 수족구병 : 수족구병은 장내(腸內)바이러스에 의해 전염되며 생후 6개월에서 5세까지 영유아들에게 주로 발생하는 감염 질환으로서, 놀이방이나 유치원 등 보육시설을 통해 번진다.

---

119 우리나라에서도 감염률이 높으며 여자의 질, 남자의 전립선, 요도, 방광에 기생하며 주로 성행위로 인해 감염되는 기생충 질환으로 옳은 것은?
① 에이즈
② 매독
③ 임질
④ 아메바 이질
⑤ 트리코모나스(편모충증)

120 수혈을 요구하는 응급 상황 시 반드시 이 검사를 받아야 하며, 피부 피어싱이나 침 시술 등을 통해 감염되는 질환은?
① 연성하감(무른궤양)
② 장출혈성대장균 감염증
③ A형 간염
④ C형 간염
⑤ 클라미디아 감염증

121 남녀에게 모두 불임을 초래할 수 있는 성병으로 옳은 것은?
① 서혜육아종
② 연성하감(무른궤양)
③ 매독
④ 임질
⑤ 트리코모나스 질염(편모충 질염)

122 성 활동이 활발한 연령층에서 감염률이 높은 임질의 전파 방법으로 옳은 것은?
① 태반을 통해서
② 오염된 주사기에 찔려서
③ 수혈에 의해서
④ 직접적인 성적 접촉에 의해서
⑤ 대·소변에 의해 오염된 음식이나 물에 의해서

123 성병 환자 간호 시 간호조무사가 해야 할 일로 옳은 것은?
① 발견 즉시 격리 가능한 기관으로 옮긴다.
② 임신 중 성병이 발견된 경우 완치가 안 됨을 알린다.
③ 부부 중 감염된 사람만 치료를 받는다.
④ 간호사와 함께 가정방문을 통하여 환자의 조기 발견에 힘쓴다.
⑤ 성병 환자의 방문은 단독으로 시행한다.

124 장내바이러스에 의해 전염되며 생후 6개월에서 5세까지 영유아들에게 주로 발생하며, 놀이방이나 유치원 등 보육시설을 통해 번지는 질환은?

① 수족구병　　② 콜레라
③ 동양모양선충　　④ 뎅기열
⑤ 홍역

생활습관병 관리

125 담배를 20년째 피어 온 직장인 김씨는 아들의 간절한 권유로 담배를 끊기로 결심하였다. 김씨가 곧 경험하게 될 금단 현상으로 옳은 것은?

① 식욕이 감소한다.
② 초조하고 불안해진다.
③ 수면증에 빠지게 된다.
④ 집중력이 높아진다.
⑤ 성미가 차분해진다.

126 흡연 인구의 증가로 인해 흡연으로 인한 피해가 크게 증가·확산되고 있다. 이에 따른 우리나라 금연 정책에 대한 설명으로 옳은 것은?

① 중앙 정부 중심의 금연 교육, 상담, 치료를 활성화하고 있다.
② 전 국민 흡연예방사업보다 흡연자 중심 금연사업을 중점적으로 하고 있다.
③ 중앙정부의 적극적인 의지로 외국산 담배 수입을 전면 중단하고 국내산 담배 위주의 정책을 실시하고 있다.
④ 흡연자를 금연시키기 위해 병원 중심 금연클리닉을 활성화하여 흡연 인구를 감소시키고 있다.
⑤ 간접 흡연으로부터의 노출을 감소시키기 위해 금연구역제도를 확대하고 있다.

127 최근 들어 비전염성 질환인 만성 질환이 급속히 증가하게 된 이유끼리 나열된 것은?

① 생활수준의 향상, 질병 원인의 단순성
② 의학의 발달, 노령 인구의 감소
③ 전염병의 증가, 치료의 단기성
④ 평균수명의 증가, 생활양식의 변화
⑤ 산업기술의 발달, 농업의 발달

128 장기간의 의료 처치 또는 보호를 요하는 상태나 질병을 의미하는 대표적인 만성 질환에 속하는 것끼리 나열된 것은?

① 저혈압, 협심증
② 악성암종, 맹장염

해설

125 금연 후 금단 현상 : 일단 니코틴 중독 증상이 일어난 뒤에 금연을 할 경우, 불안해지거나 집중력이 떨어지고, 신경질적이 되거나 성미가 급해지며, 식욕이 증가하며 불면증을 일으키는 금단 증상을 경험하게 된다. 따라서 흡연자는 이러한 금단 증상을 극복하기 위하여 계속해서 담배를 피우게 되는 것이다.

126 우리나라의 금연 정책
- 우리나라 금연 정책은 성인 남성의 흡연율을 낮추기 위해 금연구역 확대, 흡연 경고 표시 강화, 금연클리닉 등을 정책적으로 추진하고 있다.
- 구체적인 전략으로는 지역사회 중심의 금연 교육, 상담, 치료를 활성화하고 있으며, 전 국민 흡연 예방, 금연사업을 동시에 실시하고 있다. 간접 흡연으로부터의 노출을 감소시키기 위해 금연구역제도를 확대하고 있고, 흡연자를 금연시키기 위해 보건소 중심 금연클리닉을 활성화하여 흡연 인구를 감소시키고 있다.

127 만성 질환이 급속히 증가하게 된 이유
- 평균수명 증가
- 생활양식 변화
- 산업기술 발달
- 의학 발달

128 만성 질환의 정의
- 만성 질환이란 오랫동안 앓게 되는 병으로 장기간의 치료와 간호를 요하는 손상을 입은 경우이다.
- 주로 30일 이상 병원에 입원한 경우, 3개월 이상 회복되지 않는 질병을 말한다. 예 고혈압, 당뇨병, 동맥경화증, 악성암종 등
- 만성 질환은 생활습관과 관련이 깊다.

4 Testing 공중보건의 이해 및 질병관리사업

해설

129 생활습관병이라 함은 부적절한 식생활, 운동부족, 스트레스, 과로, 음주, 흡연과 같은 잘못된 생활습관으로 인하여 비만, 고혈압, 고혈당, 동맥경화증, 고지혈증 등이 유발되거나 이로 인해 발생된 암, 뇌졸중, 심장병, 당뇨병 등의 만성질환을 의미한다.

130 만성 질환의 특징
- 일단 발생하면 3개월 이상 오랜 기간의 경과(진행의 장기성)를 취하며, 직접적인 요인은 존재하지 않는다.
- 호전과 악화를 반복하면서 결국 점점 나빠지는 방향으로 진행한다.
- 대부분의 만성 질환은 연령 증가에 따라 유병률과 발생률이 증가하지만 유병률이 발생률보다 더 높다(질병의 동시 존재성).
- 잠재 기간이 길고 발생 시점이 불분명하며 개인차(개별적 다양성)가 있다. 또한 장시간에 걸친 치료와 감시, 재활이 필요하다(치료의 장기성).
- 이 질환군에 속하는 대부분의 질환들은 원인이 명확하게 알려진 것이 드물다(원인의 다양성).
- 기능 장애를 동반한다.
- 만성 질환은 생활습관과 관련이 깊다.

131 문제 128번 해설 참조

132 만성 질환 관리의 목표 : 질병 유병률 감소, 건강 수명 연장, 기능장애 지연, 질환의 중증도 완화 등

133 문제 130번 해설 참조

③ 신부전, 빈혈 ④ 동맥경화증, 결핵
⑤ 고혈압, 당뇨병

129 생활습관병에 해당하는 것끼리 나열된 것은?
① 급성신장염, 맹장염 ② 동맥경화증, 결핵
③ 암, 저혈압 ④ 고혈압, 빈혈
⑤ 당뇨병, 동맥경화증

130 만성 질환의 공통적 특성으로 옳은 것은?
① 대부분의 만성 질환은 여러 개의 위험 요인이 있다.
② 연령 증가에 따라 유병률이 낮아진다.
③ 호전과 악화를 반복하지 않고 계속 나빠지게 된다.
④ 생활습관과 연관이 없다.
⑤ 유병률이 발생률보다 상대적으로 더 낮다.

131 만성 질환은 그 질환의 발생에 관여하는 요소가 복잡하고 발현 기간이 길며 발생 시점이 불확실하다. 만성 질환 환자 관리로 옳은 것은?
① 잠재 기간 규명 ② 지속적인 치료와 재활
③ 충분한 수면 제공 ④ 직접적인 원인의 규명
⑤ 질병 발생 시점의 확인

132 국민 보건상 중요한 보건 문제로 대두되고 있는 만성 퇴행 질환의 관리 목표로 옳은 것은?
① 기능장애 제거 ② 질병 원인의 단일화
③ 질환의 중증도 완화 ④ 치료 기간 단축
⑤ 질병 발생 시점의 명확화

133 만성 질환은 생활습관과 관련이 깊으며, 일단 발생하면 오랜 기간의 경과를 보인다. 만성 질환을 가지고 있는 환자의 특징으로 옳은 것은?
① 유병률과 발생률이 같다.
② 유병률이 발생률보다 낮다.
③ 발생률이 유병률보다 높다.
④ 유병률이 발생률보다 높다.
⑤ 유병률과 발생률이 제로(0) 상태이다.

Public Health

Nursing Examination

134 만성 퇴행 질환은 전염 질환에 비해 원인균에 해당하는 필수 요건이 없거나 불확실하다. 만성 퇴행 질환의 위험 요인으로 옳은 것은?

① 직업적 요인
② 정치적 요인
③ 문화적 요인
④ 인종적 요인
⑤ 운동적 요인

135 고혈압의 예방 및 치료법에 대한 설명으로 옳지 않은 것은?

① 규칙적인 운동을 한다.
② 금연, 금주를 한다.
③ 고지방, 고염식사를 한다.
④ 정상 체중을 유지한다.
⑤ 정기적인 혈압 측정과 검진을 받는다.

136 50대의 중년 남성이 고혈압으로 쓰러져 병원에 실려 왔다. 이 고혈압 환자의 관리 방법으로 옳은 것끼리 나열된 것은?

① 금주, 절대안정
② 냉온 목욕, 저염식사
③ 금연, 냉온목욕
④ 체중 조절, 스트레스 관리
⑤ 절대안정, 체중 조절

137 가정주부 박씨는 5년 전에 고혈압 판정을 받았다. 고혈압 환자 박씨의 건강 관리로 옳은 것은?

① 고염식사
② 심전도 검사
③ 염증 조절
④ 철분 섭취
⑤ 체중 감소

138 수 년 전부터 만성 질환을 앓고 있는 직장인 K씨는 발 관리 시 발톱을 자르지 않고 줄로 다듬어야 하는 수고를 하고 있다. 이 질환은?

① 관절염
② 뇌졸중
③ 심근경색증
④ 당뇨병
⑤ 고혈압

139 당뇨병 환자의 발 관리 방법으로 옳은 것은?

① 상처가 나지 않도록 주의한다.
② 매주 발을 점검한다.
③ 발보다 더 큰 신발을 신는다.
④ 발톱은 짧게 발가락 모양으로 자른다.
⑤ 찬물과 비누로 매일 닦는다.

해설

134 만성 질환 발생의 관여 요소 : 유전적 요인, 사회·경제적 요인, 습관적인 요인, 기호의 요인, 영양 상태, 환경 요인, 심리적 요인, 지역적 요인, 직업적 요인

135 고혈압을 조절하기 위해 고려해야 할 사항
- 규칙적인 생활
- 체중 조절, 스트레스 관리
- 이뇨제 사용
- 혈관확장제 투여
- 저지방·저염식사
- 운동요법
- 금연·금주

136 문제 135번 해설 참조

137 문제 135번 해설 참조

138 당뇨병 환자의 발 관리 방법
- 당뇨병 환자의 간호 시 특별히 발 상처에 주의해야 한다.
- 따뜻한 물과 비누로 매일 닦는다.
- 잘 맞는 편한 신발을 신는다.
- 매일 발을 점검하며 상처가 나지 않도록 주의한다.
- 발톱은 줄로 다듬거나 똑바로 자른다.
- 바셀린이나 로션을 발라 준다.
- 티눈이 생기면 병원에 가도록 한다.

139 문제 138번 해설 참조

정답 129 ⑤ 130 ① 131 ② 132 ③ 133 ④ 134 ① 135 ③ 136 ④ 137 ⑤ 138 ④ 139 ①

4 Testing
공중보건의 이해 및 질병관리사업

해 설

140 류마티스 관절염 : 류머티스 관절염의 호발 연령은 30~40대이나 환자의 10%는 60대 이후에 발생한다. 전형적인 류마티스 관절염의 특징은 아침에 일어나면 관절이 뻣뻣해지는 경직 현상, 손·손목·발 그리고 발목 등의 작은 관절에 대한 대칭적인 염증, 류마티스 인자 양성, 여성에 많고 병의 경과는 서서히 진행되고 파괴적이라는 점이다.

141 관절염으로 무릎 통증이 있는 노인에게는 심폐기능과 근력강화를 위해 수중운동(수영)을 권한다.

142 만성 폐쇄 폐질환 대상자 간호
- 가습 요법은 가래 배출을 돕는다.
- 저농도의 산소를 투여한다.
- 가래 배출을 돕기 위해 반좌위나 등의 체위 배액을 하도록 한다.
- 호기 시 입술을 오므리며 길게 호흡하도록 한다.

143 대사 증후군의 관리 : 대사 증후군을 가진 사람들은 규칙적인 운동과 체중 감량, 탄수화물 및 포화지방을 적게 섭취하고 불포화지방을 보충하는 식사요법으로 효과를 기대할 수 있다. 보통 내지 중증 징후를 보이는 환자들은 투약 치료를 요할 수 있다.

144 암 검진
- **위암 검진** : 위장조영검사와 위내시경 검사 중 한 가지 방법 선택
- **대장암 검진** : 분변잠혈반응검사(FOBT)를 받은 후 유소견자는 대장내시경 또는 대장이중조영 검사
- **간암 검진** : 간 초음파 검사와 혈액 검사(혈청알파태아단백검사)
- **유방암 검진** : 유방촬영 검사
- **자궁경부암 검진** : 자궁경부세포 검사(PaP 검사)
- **폐암 검진** : 저선량 흉부 CT

---

140 류마티스 관절염 환자에게 나타나는 주요 증상으로 옳은 것은?
① 허리가 굽고 허리 통증이 심하다.
② 무릎이 부어올라 관절의 모양이 변형된다.
③ 작은 충격에도 골절이 잘된다.
④ 아침에 일어나면 관절이 뻣뻣해지는 경직 현상이 있다.
⑤ 척추, 무릎, 둔부에 비대칭적인 관절 증상이 있다.

141 관절염으로 무릎 통증을 호소하는 노인에게 심폐기능과 근력 강화를 위해 가장 권장되는 운동으로 옳은 것은?
① 수중운동
② 고전무용
③ 관절 가동 범위(운동범위) 운동
④ 조깅
⑤ 맨손체조

142 만성 폐쇄(성) 폐질환 환자인 가정주부 K씨에게서 체중 감소, 객담(가래)의 과다 축적으로 인한 호흡곤란, 피로, 호흡계 감염의 문제가 발견되었다. 이때 이 환자에게 취해야 할 간호로 옳은 것은?
① 간호계획을 설명한다. ② 지남력을 조사한다.
③ 고단백식사를 제공한다. ④ 객담(가래) 배출을 돕는다.
⑤ 환자를 격리시킨다.

143 현대사회 성인들에게 많이 나타나고 있는 대사증후군은 고혈압, 고지혈증, 당뇨병 등이 다발적으로 나타나는 상태를 말한다. 이의 예방법으로 옳은 것은?
① 고나트륨식사 ② 규칙적인 운동
③ 알코올 섭취 ④ 섭취열량의 증가
⑤ 고지방식사

144 암의 예방과 조기 발견을 위해서는 정기적인 다양한 건강검진이 필요한데, 그 검사로 옳은 것은?
① 위암을 위한 혈청알파태아단백 검사
② 대장암을 위한 초음파 검사
③ 유방암을 위한 FOBT 검사
④ 자궁경부암을 위한 PaP 검사
⑤ 간암을 위한 내시경 검사

정답 140 ④ 141 ① 142 ④ 143 ② 144 ④

Public Health
인구와 출산

Nursing Examination

인구의 정의와 분류

001 어떤 특정 시간, 즉 일정 시간에 일정 지역에 거주하고 있는 사람의 집단을 가리켜 무엇이라 하나?

① 평균인구
② 상주인구
③ 중앙인구
④ 인구
⑤ 인구동태

002 성별 인구구성에서 성비에 대한 설명으로 옳은 것은?

① 노령기에는 성비가 높아진다.
② 성비는 남자 100명에 대한 여자의 수로 표시된다.
③ 1차 성비는 출생 성비로 장래인구를 추정하는 데 도움이 된다.
④ 2차 성비는 태아 성비로 남자가 여자보다 많다.
⑤ 3차 성비는 현재 인구 성비를 의미한다.

003 전체 출생아 수가 290명이고, 남아 수가 190명일 때의 성비로 옳은 것은?

① 100
② 150
③ 170
④ 190
⑤ 210

004 성비란 일정 지역 내 남녀별 구성비를 표시하는 방법을 의미한다. 현재 성비 110의 의미로 옳은 것은?

① 출생 시 남성 인구 대 여성 인구가 100 : 110
② 65세 이후를 기준으로 남성 인구 대 여성 인구가 100 : 110
③ 65세 이후를 기준으로 여성 인구 대 남성 인구가 100 : 110
④ 현재 남성 인구 대 여성 인구가 100 : 110
⑤ 현재 여성 인구 대 남성 인구가 100 : 110

005 인구의 성별 구성에 있어서 현재 성비인 3차 성비에 대한 설명이 옳은 것은?

① 현재의 여자 100명당 남자 인구의 비
② 현재의 남자 100명당 여자 인구의 비
③ 출생 전 태내의 여아 100명당 남아 인구의 비
④ 출생 시 남아 100명당 여아 인구의 비
⑤ 출생 시 여아 100명당 남아 인구의 비

해설

문제 동영상 강의

001 인구의 정의 : 인구란 어떤 특정 시간에 일정 지역에 거주하고 있는 사람의 집단을 의미한다. 인구는 그 구성인들에 대한 정의와 특성에 따라 여러 가지의 종류로 분류할 수 있다.

002 성별 인구구성 : 일정 지역 내 남녀별 구성비를 표시하는 방법으로 남자 수 대 여자 수(남자 수 : 여자 수)를 성비(sex ratio)라고 하는데, 이는 일반적으로 여자 100명에 대한 남자 인구 비로 나타낸다. 성비는 1차·2차·3차 성비로 구분하는데, 1차 성비란 태내 성비, 2차 성비란 출생 시 성비, 3차 성비란 현재 인구의 성비를 말하는데, 2차 성비는 장래 인구를 추정하는 데 좋은 자료가 된다.

$$성비 = \frac{남자\ 수}{여자\ 수} \times 100$$

003 $\dfrac{190(남자\ 수)}{100(여자\ 수)} \times 100 = 190$

004 문제 2번 해설 참조

005 성비(sex ratio)의 구분
- 1차 성비 : 태아의 성비로 약 110이다.
- 2차 성비 : 출생 시의 성비로 '2차 성비 110'이란 출생 시 여성 대 남성의 비가 100 : 110이라는 의미이며 2차 성비는 장래 인구를 추정하는 데 좋은 자료가 된다.
- 3차 성비 : 현재의 여자 인구 100에 대한 남자의 수를 뜻한다.

정답 01 ④ 02 ⑤ 03 ④ 04 ⑤ 05 ①

4 Testing 인구와 출산

해설

006 문제 5번 해설 참조

007 문제 5번 해설 참조

008 부양비는 생산연령인구(15~64세)에 대한 비생산연령인구(0~14세와 65세 이상 생산연령인구)의 비를 말한다. 즉, 생산연령인구가 비생산연령인구를 개인당 몇 명이나 부양해야 하는가를 나타낸다.

$$총 부양비 = \frac{15세 미만 인구 + 65세 이상 인구}{15세 이상 \sim 64세 이하 인구} \times 100$$

009 노령화지수가 높다는 것은 노년인구의 증가를 의미하며, 이는 곧 노인인구의 부양비도 증가한다는 뜻이다.

$$노령화지수 = \frac{고령인구(65세 이상 인구)}{유소년인구(15세 미만 인구)} \times 100$$

010 문제 9번 해설 참조

011 문제 8번 해설 참조

---

006 일정 지역 내 남녀별 구성비를 표시하는 방법으로 남자 수 대 여자 수를 성비라고 하는데, 성비 중 2차 성비 110에 대한 설명으로 옳은 것은?

① 2차와 3차 성비의 비 100 : 110
② 출생 시 남성 수 대 여성 수 100 : 110
③ 출생 시 여성 수 대 남성 수 100 : 110
④ 현재 남성 수와 여성 수의 비가 100 : 110
⑤ 현재 여성 수와 남성 수의 비가 100 : 110

007 인구구성 2차 성비 계산에서 분모로 옳은 것은?

① 총 임산부 수   ② 총 남자 수
③ 총 인구 수   ④ 출생 남아 수
⑤ 출생 여아 수

008 자녀층과 노년층의 합계가 실제 경제활동 가능한 연령층과의 비율을 의미하는 총 부양비의 산식으로 옳은 것은?

① (15~64세 인구/15세 미만과 65세 이상 인구) × 100
② (65세 이상 인구/15세 미만과 65세 이상 인구) × 100
③ (0~14세 인구 + 65세 이상 인구/15~64세 인구) × 100
④ (65세 이상 인구/15~64세 인구) × 100
⑤ (15~64세 인구/65세 이상 인구) × 100

009 '노인 인구(노령화지수)가 증가(높다)한다'는 말이 의미하는 것은?

① 생산연령 인구가 증가한다.   ② 노인 부양비가 증가한다.
③ 평균수명이 감소한다.   ④ 청소년 인구가 증가한다.
⑤ 노인 부양비가 감소한다.

010 노령화지수가 높다는 것은 노인 인구의 증가를 의미한다. 이때 노령화지수를 나타낸 공식으로 옳은 것은?

① (65세 이상 인구 수/총 인구 수) × 100
② (65세 이상 인구 수/0~14세 인구 수) × 100
③ (65세 이상 인구 수/0~64세 인구 수) × 100
④ (0~14세 인구 수/15~64세 인구 수) × 100
⑤ (65세 이상 인구 수/15~64세 인구 수) × 100

011 연령별 구성에서 사회적·경제적으로 큰 의미가 있는 인구지수인 부양비에 대한 설명으로 옳은 것은?

① 총 부양비가 올라가면 경제발전에 도움이 된다.
② 분자는 15~64세까지의 인구이다.
③ 노인 인구가 증가하면 부양비가 감소한다.
④ 경제활동가능인구에 대한 비경제활동인구의 비이다.
⑤ 저출산일 경우 유년 교육비가 증가한다.

012 인구피라미드의 형태 중 출생률과 사망률이 낮은 선진국 형태로 0~14세 인구가 65세 이상 인구의 2배가 되는 출생률과 사망률이 낮은 선진국 형태의 인구 유형으로 옳은 것은?

① 도시형
② 호로형
③ 농촌형
④ 피라미드형
⑤ 종형

013 고출생과 고사망 지역에 해당되며, 0~14세 인구가 65세 이상 인구의 2배가 넘는 저개발국가의 인구 유형으로 옳은 것은?

① 피라미드형
② 도시형
③ 항아리형
④ 별형
⑤ 종형

014 0~14세가 65세 이상 인구의 2배에 미치지 못하며 프랑스, 일본과 같이 인구 재생산력이 감소하는 인구 유형으로 옳은 것은?

① 별형
② 종형
③ 호로(표주박)형
④ 항아리형
⑤ 피라미드형

015 인구 변천 5단계 중 다음의 내용에 해당되는 단계로 옳은 것은?

> 출생률과 사망률이 최저이면서 출생률이 사망률보다 낮다.

① 저위 정지기
② 저위 확장기
③ 고위 정지기
④ 정체기
⑤ 감퇴기

016 성별·연령별 인구구성에서 생산연령인구가 다수 유출되는 농촌지역의 전형적인 인구 유형으로 옳은 것은?

① 별형
② 항아리형

해설

012 인구피라미드 중 종형(정지형) : 출생률·사망률이 다 낮아서(저출산율·저사망률) 정체인구가 되는 단계로 0~14세 인구가 65세 이상 인구의 2배가 된다. 예 선진국형

013 인구피라미드 중 피라미드형(증가형) : 출생률이 조절되지 않고 일정한 수준을 유지하고 있던가 다소 저하되기 시작했다 하더라도 사망률 저하가 빨라서 인구가 증가하는 단계로써 발전형이라고도 한다. 특성은 0~14세 인구가 65세 이상의 인구에 2배를 넘는다. 예 저개발 국가형, 발전형

014 인구피라미드 중 항아리형(감소형) : 사망률이 낮고 정체적이지만 출생률이 사망률보다 더욱 낮아 인구가 감소하는 감소형 인구구조이다. 이 형의 특징은 0~14세 인구가 65세 이상 인구의 2배에 미치지 못하는 것이다. 예 프랑스, 일본, 한국 등

015 블래커(Blacker)의 인구 변천 5단계
- 1단계(고위 정지기) : 전통적인 농업사회에서 나타나는 다산 다사형의 고위 정체기, 고출생률·고사망률인 인구 정지형 예 저개발 국가(아프리카)
- 2단계(고위 확장기) : 의학기술의 발달과 경제발달로 다산 감사형의 인구 폭발기, 고출생률·저사망률인 인구 증가형 예 개발 도상국(동남아 후진국)
- 3단계(저위 확장기) : 여성들의 사회·경제적 지위의 향상과 가족계획 등의 산아제한 정책 등에 따른 감산 소사형의 인구 증가 둔화기, 저출생률·저사망률인 인구 성장 둔화형 예 중진국(동남아 개발국)
- 4단계(저위 정지기) : 낮은 인구 성장률과 노인문제가 대두되는 소산 소사형의 인구 안정기, 출생률과 사망률이 최저인 인구 증가 정지형 예 선진국(프랑스, 호주 등)
- 5단계(감퇴기) : 출생률과 사망률이 최저이면서 출생률이 사망률보다 더 낮은 인구 감소형

016 인구피라미드 중 표주박형(호로형)은 인구, 특히 생산연령인구가 많이 유출되어 있는 농촌형 인구구조로 유출형이라고도 한다. 특징은 15~64세 인구가 전체 인구의 50% 미만이다.

해설

017 근대적 의미의 인구조사인 인구총조사는 1925년에 처음으로 실시된 후, 매 5년 마다 실시되어 오고 있으며, 주택에 관한 조사가 함께 시행된 것은 1960년 제9회 조사부터이다.

018 인구통계
- 생정통계: 출생, 사망, 혼인 등 인구통계에 관한 것을 의미한다.
- 출생·사망: 인구동태나 통계에 가장 큰 영향을 미치는 요소이다.
- 자연증가율: 조출생률(보통출생률) - 조사망률(보통사망률)

019 인구동태: 어느 일정 기간 내의 인구변동 상황, 즉 1년간의 출생·사망·결혼·이혼·사산(死産) 등 인구의 자연적 변동 상황의 통계나 상태를 가리켜 인구동태라고 하는데, 이는 인구동태 등록의 신고에 근거하여 작성되며, 특정 시점에서 파악한 인구(분포·구조)를 나타내는 정태통계와 함께 인구통계의 주축을 이룬다.

020 인구정태: 어느 특정 시점에 있어서의 인구 상태를 가리켜 인구정태라 한다. 인구정태 조사에 의하여 인구의 분포·성별·연령별·산업별·직업별의 인구구성이나 배우관계·세대구성 등이 명백해진다.

021 평균수명의 증가 원인
- 보건의료 수준의 향상과 보급으로 인한 사망률의 감소
- 의료보험 수혜자의 증가
- 건강에 관한 관심의 증가
- 의료기관의 증가

③ 호로형 ④ 피라미드형
⑤ 종형

인구조사 및 생명표

017 우리나라에서 최초로 인구조사가 실시된 해로 옳은 것은?
① 1920년 ② 1925년
③ 1930년 ④ 1940년
⑤ 1950년

018 인구의 자연적 변동 상황의 통계인 인구동태에 가장 큰 영향을 주는 요소로 옳은 것은?
① 결혼과 사망 ② 결혼과 전출
③ 이혼과 출생 ④ 출생과 사망
⑤ 결혼과 이혼

019 출생과 사망이라는 자연생물학적 요인과 인구이동이라는 사회경제적인 요인에 의해 끊임없이 변화하는 인구동태 통계의 지표로 옳은 것은?
① 혼인율, 이혼율 ② 건수율, 인구 크기
③ 연령별 인구, 인구 분포 ④ 직업 인구, 건수율
⑤ 성별 인구, 사망률

020 어느 특정 시점에 있어서의 인구 상태를 가리키는 인구정태 통계로 옳은 것은?
① 전·출입률 ② 모성사망률, 인구 분포
③ 질병 발생률, 사산율 ④ 연령별 인구, 성별 인구
⑤ 출생률, 사망률

인구 문제 및 정책과 방향

021 출생과 사망의 차이에서 오는 인구의 증가를 자연 증가, 전입과 전출의 차이에서 오는 인구의 증가를 사회 증가라고 한다. 인구의 증가와 가장 관련이 있는 요소로 옳은 것은?

① 통신의 발달　　　② 의료기술의 발전
③ 생활수준의 저하　　④ 평균수명의 단축
⑤ 인공임신중절의 확산

022 이용 가능한 지구의 자원은 한정되어 있으나 인구는 급격히 증가하고 있다. 인구의 증가에 따른 문제로 옳은 것은?

① 교통과 통신의 발달
② 경제 발전, 도시 집중
③ 환경오염, 의료 부담·보건문제
④ 통신 발달, 경제 발전
⑤ 농촌 집중, 식량문제

023 저출산·저사망으로 인한 인구 고령화 현상이 두드러지게 나타나고 있는 우리나라 인구 현황에 대한 설명으로 옳은 것은?

① 노년 부양비가 지속적으로 증가한다.
② 합계 출산율이 지속적으로 증가한다.
③ 남성의 평균수명이 여성보다 높아진다.
④ 노인 인구가 지속적으로 감소한다.
⑤ 평균수명이 지속적으로 감소한다.

024 우리나라가 추진하고 있는 인구정책의 방향으로 옳은 것은?

① 고출산의 계속화에 따른 대응
② 사회적 부담을 감소시키기 위한 노인도우미 정책
③ 취업 욕구 분출에 따른 고용기회 확대
④ 청년 실업을 해소하기 위한 정년 연령 축소 정책
⑤ 질의 정책에서 양의 정책으로 전환

025 우리나라는 저출산 문제로 인구가 감소하고 있는 추세이다. 이에 대한 정부정책으로 옳지 않은 것은?

① 일할 능력이 있는 사람이 일할 수 있는 사회 형성
② 건강하고 안정된 노후생활 지원
③ 출산이 기쁨이 되는 사회 형성
④ 출생·양육에 대한 개인적 책임의 강화
⑤ 결혼하기 좋은 여건 마련

해설

022 인구 증가에 따른 문제
- 경제발전의 저해
- 식량문제
- 환경오염
- 보건문제 및 의료부담 증가
- 노인인구 증가에 따른 부양문제
- 빈곤과 실업
- 청소년의 성문제, 주택문제, 사회·정치적 불안, 에너지 고갈 등

023 우리나라의 인구 현황
- 노인 인구의 지속적 증가
- 평균수명의 증가
- 합계 출산율의 지속적인 감소
- 노년 부양비의 점차적 증가
- 평균수명의 증가(여성이 남성보다 평균수명 높음.)

024 삶의 질 향상을 위한 인구정책의 방향
- 핵가족화의 빠른 진행에 따른 주택 수요의 폭발적 증가에 대한 대응
- 취업 욕구 분출에 따른 고용기회의 확대
- 자녀의 질적 수준 향상을 위한 교육의 질적 향상
- 노령화에 따른 사회적 부담에 대한 대비

025 우리나라 저출산 해결 과제와 그에 대한 극복대책
- 만혼 추세 심화 → 결혼하기 좋은 여건 마련
- 낮은 맞벌이 출산율 → 출산이 기쁨이 되는 사회 형성
- 포기되는 출생·양육 → 출생·양육에 대한 사회적 책임 강화
- 생산인구 감소 → 일할 능력 있는 사람이 일할 수 있는 사회 형성
- 불안한 장수사회 → 건강하고 안정된 노후생활 지원
- 성장 동력 약화 → 고령사회를 새로운 기회로 전환 증진

4 Testing 인구와 출산

해설

026 우리나라 저출산 극복대책
- 결혼하기 좋은 여건 마련 : 결혼문화·인식 개선, 신혼 주거부담 경감, 청년고용 활성화
- 출산이 기쁨이 되는 사회 형성 : 아이·부모 모두 행복한 교육개혁, 맞춤형 안심보육 확립, 기업 일–가정 균형 정착, 양성평등적 가족문화 확산
- 출생·양육에 대한 사회적 책임 강화 : 임신·출산 국가책임 강화, 아동 삶의 만족도 제고, 아동 양육의 사회적 보호
- 일할 능력 있는 사람이 일할 수 있는 사회 형성 : 고령자 고용 기반 확대, 여성 고용 활성화, 사회통합적 외국인력 활용, 인적자원 개발 강화
- 건강하고 안정된 노후생활 지원 : 다층적 소득보장체계 확립, 고령자 건강생활 보장, 여가문화 확대, 노인 안전체계 구축
- 고령사회를 새로운 기회로 전환 : 고령사회 지속 가능성 확보, 소비·투자 활성화, 실버 경제 육성

027 우리나라 가족계획사업의 방향 : 청소년 성교육 및 미혼모 예방, 출산 장려, 피임 방법의 질적 향상, 출생 성비의 불균형 해소, 모자 보건의 강화, (임신)중절의 예방

028 가족계획의 개념 : 가족계획이란 결혼한 부부가 한 가정을 이루어 책임을 다할 수 있는 범위 내에서 자녀에 대한 출산 시기, 출산 터울, 출산 횟수 등의 출산 계획을 세움으로써 모성의 건강을 도모할 뿐 아니라 태어난 아기를 훌륭하게 키워 밝고 행복한 가정이 되도록 하자는 것이다.

029 난관결찰(Tubal ligation) : 여성의 양측 난관을 절단 또는 폐쇄시켜서 난자와 정자가 난관에서 수정되지 못하도록 하는 영구적 피임방법으로, 복강경 난관불임법과 난관수술법이 있다. 단시간 내에 시술할 수 있고 수술 후 당일 귀가할 수 있으며 흉터가 적어 미용상 좋다.

030 정관절제 수술 후의 주의점
- 하복부의 불편감이 2~3일 후 소실되기 때문에 2~3일 동안 하복부가 땡길 수 있다고 교육한다.
- 부종·출혈 시 병원을 방문한다.
- 수술 후 자전거 타기, 말 타기 등의 격렬한 운동은 2~3일 간 피하는 것이 좋다.
- 수술 6주 후에 정액검사를 시행하여 정자가 나오지 않음을 확인하도록 한다.

---

026 최근 저출산으로 인하여 사회적·국가적으로 문제가 되고 있다. 우리나라에서 저출산 극복 대책으로 내세우고 있는 정책으로 옳은 것은?

① 안정적인 노후 소득 보장
② 입양제도 폐지
③ 독신가정의 지원
④ 영유아기 자녀 양육 지원
⑤ 노후생활 기반 조성

가족 계획

027 저출산시대를 맞이하여 앞으로 가족계획사업에서 중점을 두어 고려해야 할 사항으로 옳은 것은?

① 피임 방법 보급 및 인공임신중절의 방지
② 청소년 성교육 및 출생 성비 불균형 해소
③ 영구불임시술의 유도 및 인공임신중절의 방지
④ 피임 방법 보급 및 청소년 성교육
⑤ 청소년 성교육 및 영구불임시술의 유도

028 우리나라는 가족계획사업의 방향이 시대별로 달라져 왔다. 가족계획의 정의로 옳은 것은?

① 출산 시기, 간격, 자녀 수를 결정하여 건강한 자녀의 출산과 양육을 하는 것
② 자녀를 적게 낳아 경제적으로 어려움을 줄이는 것
③ 인구 조절을 위하여 자녀 수를 줄이는 것
④ 식량 조절을 위하여 자녀 수를 줄이는 것
⑤ 건강한 자녀를 낳도록 하는 것

029 32세의 박씨 부인은 출산 후 1개월 되었으며 원하는 수의 자녀를 두고 있다. 현재 피임을 원하고 모유 수유 중인데, 평소 월경주기가 불규칙적이고 월경통이 심하다. 남편의 경우 오랜 당뇨합병증으로 발기부전증이 있다. 박씨 부인에게 권할 수 있는 피임 방법으로 옳은 것은?

① 난관결찰술
② 경구피임약
③ 남성용 콘돔
④ 월경주기법
⑤ 자궁 내 장치

030 남성의 영구적 피임법인 정관절제술을 받은 사람에게 교육해야 할 사항으로 옳은 것은?

① 안심하고 부부관계를 가져도 피임이 된다.
② 말타기, 자전거 등의 운동을 해야 한다.
③ 수술 후 2일간은 절대안정해야 한다.
④ 하복부가 땡기는 것은 7~10일이 지나면 없어진다.
⑤ 부종·출혈이 심하면 의사에게 연락한다.

031 경구피임제 28정 복용 시 21정 + 7정을 먹는데 왜 7정을 복용하는지 그 이유로 옳은 것은?

① 영양 공급을 위해
② 피임 효과를 증대시키기 위해
③ 부작용을 예방하기 위해
④ 미용 효과를 위해
⑤ 매일 먹는 습관을 들이기 위해

032 수유부에게는 부적당한 수태 조절 방법인 경구피임제에 대한 설명으로 옳은 것은?

① 부작용이 전혀 없으며, 간질환 환자도 복용할 수 있다.
② 월경 시작 3일 전부터 매일 복용한다.
③ 배란을 억제시키는 작용을 하며, 일시적 피임 방법 중 가장 효과가 좋다.
④ 가장 사용이 안 되는 피임법으로 유산 후에는 사용하면 안 된다.
⑤ 월경주기가 일정한 사람만 복용할 수 있다.

033 경구피임제의 금기 환자로 옳은 것은?

① 임신 중인 여성
② 골절 환자
③ 생리통이 있는 여성
④ 감기에 걸린 사람
⑤ 불규칙한 월경주기를 갖는 여성

034 피임과 성병 예방을 동시에 할 수 있으며 분만 경험이 한 번도 없는 신혼부부에게 권장할 피임법으로 옳은 것은?

① 난관결찰술
② 자궁 내 장치
③ 경구피임제
④ 콘돔
⑤ 정관절제술

035 일시적 피임법 중 인간이 사용한 최초의 피임법으로 옳은 것은?

해설

031 경구피임제(먹는 피임제) : 월경주기에 맞춘 28정짜리와 21정짜리가 있는데 28정짜리에는 노란색의 영양제가 7정 포함되어 있다. 월경시작 첫 날부터나 5일째 되는 날부터 백색의 약을 한 알씩 매일 일정한 시간에 21일간 복용하며 28정짜리인 경우 매일 먹는 습관을 들이기 위해 그 다음부터 7일간 노란색의 영양제를 추가로 복용하고 21정짜리인 경우 7일간 쉰 후 다시 반복한다.

032 경구피임제(먹는 피임제)
- 배란작용을 억제하는 원리를 이용한 피임법이다.
- 세계적으로 가장 많이 사용하는 피임법이다.
- 일시적 피임 방법 중 가장 효과가 좋다.

033 경구피임제의 금기 환자
- 현재 간 질환을 앓거나 과거에 앓았던 여성, 특히 임신 황달을 앓았던 여성
- 내분비 질환이 있는 여성이나 임신 중일 때
- 암, 신장, 심장, 알레르기성 질환자

034 콘돔의 장·단점 : 콘돔의 장점은 정확히만 사용하면 피임 효과가 확실하며, 인체에 해가 없고 성병 예방에 가장 효과적이다. 콘돔의 단점은 성감이나 접촉감이 다소 둔해질 수 있으나 분만 경험이 없는 신혼부부에게 권장되고 있다.

035 성교중단(coitus interruptus) : 인간이 사용한 최초의 피임법으로 성교 도중 음경을 질 밖으로 빼서 외부에서 사정하는 방법으로 질외 사정법이라고도 한다. 특별한 피임도구가 필요없지만 남성에게 강한 자제력이 요구되고 정신적 부담이 커 실패율이 높다.

4 Testing 인구와 출산

해설

036 자궁 내 장치(루프)
- 수정란의 자궁 내 착상을 방지(방해)하는 방법으로 월경이 끝날 무렵에 루프(Loop)를 삽입하는 것이 가장 적합하다.
- 1회 삽입으로 장기간 피임이 가능, 자궁 내 염증 시 삽입할 수 없다.
- 삽입 후 3~4개월까지 월경량과 질분비물이 증가할 수 있다.
- 첫 아이를 낳은 부인에게 터울 조절을 위해 권장한다.
- 모유 수유 중 사용할 수 있다.

037 문제 36번 해설 참조

038 문제 36번 해설 참조

039 자궁 내 장치의 금기증 : 골반의 염증, 자궁암, 과다한 월경, 임신 경험이 없는 부인

040 자궁 내 장치(루프)의 특징 : 한 번 삽입으로 오랫 동안 피임효과가 지속되는 장점이 있다.

---

① 난관결찰술 ② 콘돔
③ 성교중절법 ④ 먹는 피임제
⑤ 정관절제술

036 월경이 끝날 무렵에 삽입하는 것이 좋으며 수정란의 착상을 방지·방해하는 원리의 피임법은?

① 월경 조절 ② 자궁 내 장치
③ 경구피임법 ④ 월경주기
⑤ 콘돔

037 현재 모유 수유를 하고 월경주기가 불규칙한 두 아이의 엄마가 알맞은 터울 조절을 위해 피임을 하려고 한다. 가장 알맞은 피임법은?

① 콘돔 ② 자궁 내 장치
③ 월경조절법 ④ 경구피임제
⑤ 기초체온법

038 평소 월경량이 많은 여성에게는 권장되지 않는 자궁 내 장치의 장점으로 옳은 것은?

① 부작용이 전혀 없다.
② 영구적 피임법으로 효과가 좋다.
③ 약이나 기구를 사용할 필요가 없다.
④ 모유 수유 중에도 가능하다.
⑤ 시술 후 출혈이나 감염의 우려가 없다.

039 자궁 내 장치(Loop)의 금기증으로 옳지 않은 것은?

① 과다한 월경 ② 임신 경험이 없는 여성
③ 골반의 염증 ④ 불규칙적인 월경
⑤ 자궁암

040 일시적 피임 방법 중 보통 루프(Loop)라고 부르는 자궁 내 장치에 대한 설명으로 옳은 것은?

① 의료진의 도움 없이 혼자서 삽입할 수 있다.
② 모유 수유 중일 때 사용할 수 없다.
③ 자궁 내 염증 시에도 삽입할 수 있다.
④ 한 번 삽입으로 오랫동안 피임 효과가 지속된다.

⑤ 정자가 자궁 내로 들어가는 것을 방지함으로써 피임 효과가 크다.

041 오늘날 사용되고 있는 피임 방법은 크게 일시적 피임법과 영구적 피임법으로 나눈다. 여성과 남성의 영구적인 피임 방법으로 옳은 것은?

① 난관결찰술, 정관절제술
② 점액관찰법, 살정자제
③ 자궁 내 장치, 경구피임약
④ 기초체온법, 날짜피임법
⑤ 월경주기법, 다이아프램

042 피임 방법 중 자연적 출산 조절법끼리 묶인 것은?

① 경구피임제, 콘돔, 다이어프램(격막)
② 콘돔, 자궁 내 장치, 기초체온법
③ 다이어프램(격막), 경구피임법, 월경주기법
④ 루프(자궁내장치), 다이어프램(격막), 점액관찰법
⑤ 기초체온법, 월경주기법, 점액관찰법

043 응급피임법을 사용해야 할 상황으로 옳은 것은?

① 성폭력으로 인하여 임신이 우려되는 경우
② 먹는 피임제 복용을 잊은 경우
③ 임신 5개월 이후 임신을 지속하기 어려운 경우
④ 임신 초기 낙태를 원할 경우
⑤ 영구피임을 원하지 않는 경우

044 피임법 중 기초체온법에서 피임을 위한 기초체온은 언제 측정하는 것이 가장 좋은가?

① 저녁 식사를 마친 후 누워서 측정
② 아침에 잠을 깬 후 안정된 상태에서 측정
③ 취침 전에 조용히 누워서 측정
④ 아침에 일어나 세수를 한 후 측정
⑤ 아침밥을 먹은 후 측정

045 시술 소요시간이 3~5분 정도이기 때문에 입원이 필요없고 종교적·윤리적 마음의 부담을 덜 수 있는 월경조절법에 대한 정의로 옳은 것은?

① 최종 월경 예정일이 지난 2주 이내에 자궁내막을 흡인하는 방법

해설

041 일시적 피임법과 영구적 피임법
- 일시적 피임법 : 경구피임제, 월경주기법, 기초체온법, 점액관찰법, 자궁 내 장치, 콘돔 등
- 영구적 피임법 : 정관절제, 난관결찰

042 자연적 출산 조절법(물리적 피임법) : 배란기에 성교를 피함으로써 자연적으로 피임이 되도록 하는 방법으로, 월경주기법, 기초체온법, 점액관찰법, 날짜피임법이 있다.

043 응급피임법을 사용해야 할 상황 : 성교 후 응급피임법은 계획되지 않은 성교, 피임의 실패, 불확실한 피임법 사용, 성폭력 등으로 불시의 성행위 후 임신을 방지하기 위한 것이다.

044 기초체온법 : 아침에 잠이 깨었을 때 건강하고 안정된 상태에서 누운 채로 측정되는 체온을 말하며 배란의 날짜를 위한 가장 과학적인 방법은 매일 아침 일정한 시간에 체온을 재는 것이다.

045 월경조절법(Menstrual Regulation) : 월경 예정일이 지난 지 2주 이내에 플라스틱관(6mm관 크기)을 이용하여 자궁 내용물을 흡입해 내는 방법이다. 전신마취 대신 국소마취로도 수술이 가능하다.

Testing 4 인구와 출산

해설

046 날짜피임법: 지난 6개월간의 월경주기 중 가장 짧은 주기에서 18일을 뺀 날짜로부터 가장 긴 주기에서 11일을 뺀 날짜까지가 수태위험이 높은 기간이다. 예 월경주기가 28~30일인 여성은 월경주기 10일부터 19일까지가 위험기간이다.

047 (임신)중절수술의 부작용: 출혈, 감염, 습관 유산, 불임, 패혈증, 골반 염증 질환[예 자궁내막염, 자궁관(난관)염, 난소염], 자궁파열, 무력자궁경부(자궁경부무력증), 자궁외임신, 자궁천공 등

048 이상적인 피임법
- 피임 효과가 정확하고, 사용이 편리하고 경제적일 것
- 정신적·육체적으로 무해하고 성교나 성감을 해쳐서는 안 되며, 성생활에 지장을 주지 않고 안전할 것
- 피임 중 임신을 원할 경우 언제나 복원이 가능할 것
- 피임에 실패해도 태아에게 악영향을 주지 않을 것

---

② 자궁 내에 착상을 하지 못하도록 하는 방법
③ 정자가 자궁 내로 유입되지 못하도록 하는 방법
④ 배란일을 따져 임신을 피하는 방법
⑤ 배란을 하지 못하도록 하는 방법

046 날짜피임법에서 최단 월경주기가 27일이고 최장 월경주기가 31일인 여성이 피임을 위해 성교를 피해야 할 기간으로 옳은 것은?

① 월경 제1~5일
② 월경 제13~16일
③ 월경 제10~17일
④ 월경 제9~20일
⑤ 월경 제27~31일

047 인공임신중절수술 부작용으로 옳지 않은 것은?

① 기형아
② 습관 유산
③ 불임
④ 출혈
⑤ 감염

048 피임법이 갖추어야 할 이상적 조건으로 옳지 않은 것은?

① 성교나 성감을 해쳐서는 안 된다.
② 사용 방법이 아주 간편하여야 한다.
③ 인체에 무해하며 비용이 적게 들어야 한다.
④ 피임의 효과는 복원이 불가능한 것이 좋다.
⑤ 성생활에 지장을 주지 않고 안전해야 한다.

정답 46 ④ 47 ① 48 ④

Public Health
모자보건

001 세계보건기구(WHO)에서 제시하고 있는 모자보건의 정의로 옳은 것은?

① 모성과 영유아들의 전문적인 보건의료 제공과 육체적·정신적 건강을 유지한다.
② 모든 학동 및 부모들에게 충분한 의료 혜택을 받도록 한다.
③ 모자의 건강 향상으로 모성사망률을 감소시킨다.
④ 임부로 하여금 정상 분만을 하기 위한 산전 간호를 받도록 한다.
⑤ 영아 건강을 증진시키는 국민보건 향상을 말한다.

002 보건사업에서 모자보건이 차지하는 비중이 큰 이유로 옳은 것은?

① 모자보건 대상이 전 인구의 1/4을 차지하기 때문이다.
② 질병에 걸릴 확률이 낮은 집단이기 때문이다.
③ 사망률이 높고 후유증이 평생 지속될 수 있기 때문이다.
④ 모자보건사업에 대한 정부 지원이 막대하기 때문이다.
⑤ 기혼여성들의 취업이 감소하기 때문이다.

003 모자보건은 모성과 영·유아의 육체적·정신적 건강 증진을 위한 보건활동이다. 이 모자보건사업이 중요한 이유로 가장 옳은 것은?

① 다른 연령층에 비해 경제 파급 효과가 크다.
② 다음 세대의 인구 자질에 영향을 미친다.
③ 질병에 의한 사망률이 낮다.
④ 사업의 대상이 제한적이다.
⑤ 예방 사업의 효과가 적다.

004 임부에 대한 등록과 함께 산전관리 위험 요인을 평가 관리하는 것은 매우 중요하다. 고위험 모성보건 대상으로 옳지 않은 것은?

① 18세 임산부와 저체중 임산부
② 갑상샘 질환이 있는 임산부
③ 당뇨가 있는 임산부
④ 운동 부족인 임산부
⑤ 고혈압이 있는 임산부

005 임신 중 발생 가능한 합병증을 최소화하고, 임산부의 사망률을 저하시키는 데 가장 중요한 것은?

해설

문제 동영상 강의

001 모자보건의 정의 : 모자보건이란 모성과 영유아의 육체적·정신적 건강 증진을 위한 보건활동을 말한다. 즉, 모성과 영유아들의 전문적인 보건의료 제공과 육체적·정신적 건강을 유지시키는 것을 의미한다.

002 모자보건사업의 중요성
- 모성과 아동의 건강은 다음 세대의 인구 자질에 직접적인 영향을 준다.
- 지속적인 건강관리와 질병 예방사업에 효과가 크며 다음 세대에 영향을 준다.
- 임신부와 영유아는 질병에 이환되기 쉽고, 영유아기의 건강 문제는 치명률이 높거나 후유증으로 장애가 되기 쉽다.
- 모자보건의 대상 인구가 전체 인구의 50~70%로 인구의 다수를 차지한다.
- 임신, 분만, 산욕 시 일어날 수 있는 사망을 감소시킨다.

003 문제 2번 해설 참조

004 고위험 모성보건 대상자
- 유전 질환 등 가족력이 있는 임산부
- 20세 미만과 35세 이상의 임산부
- 조산·사산·거대아를 출산한 경력이 있는 임신부
- 고혈압, 당뇨, 갑상샘 질환, 심장병, 자가면역 질환 등 질환자

005 산전 간호 및 관리는 임신 중 발생 가능한 합병증을 최소화하고, 조산·사산·신생아 사망률을 저하시키며 임산부의 사망률을 저하시키는 데 중요한 역할을 한다.

정답 01 ① 02 ③ 03 ② 04 ④ 05 ②

Testing 4 모자보건

① 임신 말기 간호
② 산전 간호
③ 태아 만출 시 간호
④ 분만 시 간호
⑤ 산욕기 간호

해설

006 문제 5번 해설 참조

006 임신부에게 산전관리가 필요한 이유로 옳은 것은?
① 제왕절개를 피하고 질식 분만을 할 수 있다.
② 조산, 사산, 신생아 사망률을 증가시킨다.
③ 정부 정책에 쉽게 순응할 수 있다.
④ 임신 중 발생 가능한 합병증을 최소화한다.
⑤ 모성 사망을 증가시킨다.

007 산전관리 시 일반 검사 : 소변검사(임신중독증 진단 검사), 혈액(청)검사(헤모글로빈, 혈색소, 매독), 혈액형검사, X선 촬영(임신 3개월 내 X선 촬영 금지)

007 임신 두 달째인 임신부 A씨는 임신중독증이 의심이 되어 보건소를 방문하였다. 보건소에서 실시할 수 있는 임신중독증 진단을 위한 검사로 옳은 것은?
① 심전도   ② 대변검사
③ 소변검사   ④ 흉부 X선
⑤ 가래검사

008 「모자보건법」상 모자보건의 사업 대상자
• 임산부 : 임신중이거나 분만 후 6개월 미만인 여성
• 영유아 : 출생 후 6년 미만인 아동
• 미숙아 : 신체의 발육이 미숙한 채로 출생한 영유아
• 모성 : 임산부와 가임기 여성
• 신생아 : 출생 후 28일 이내의 영유아
• 선천적 이상아 : 선천성 기형과 또는 변형이 있거나 염색체에 이상이 있는 영유아

008 「모자보건법」상 모자보건의 사업 대상으로 옳지 않은 것은?
① 임산부   ② 미숙아
③ 신생아   ④ 영유아
⑤ 학령기 아동

009 모자보건사업 중 영유아 보건의 사업 대상에 해당되는 내용으로 옳은 것은?
① 6세 미만의 아동
② 6세 이상의 남자 아동
③ 초등학교 2학년 여학생
④ 7세의 유치원 아동
⑤ 8세의 여자 아동

009 문제 8번 해설 참조

010 문제 8번 해설 참조

010 「모자보건법」상 영유아 보건의 사업 대상으로 옳은 것은?
① 뇌염 예방접종 중인 8세의 초등학교 1학년
② 3차 DTaP 접종을 받은 6개월의 아기

③ DTaP 추가 접종을 받은 7세 아이
④ 독감 예방접종을 받은 초등학교 2학년
⑤ 뇌수막염 접종을 받으러 온 7세 아이

011 모자보건센터의 기능으로 옳은 것은?
① 결핵예방사업
② 질병에 대한 재활 치료
③ 작업환경 위생관리
④ 작업장 개선
⑤ 지역 주민에 대한 가족 보건교육 및 영양 지도

012 모자보건센터에서 간호조무사의 역할로 옳은 것은?
① 임산부의 산전·산후관리
② 영유아의 예방접종
③ 영유아의 영양 지도
④ 피임약제기구 보급
⑤ 지역사회간호사의 업무 보조

013 임신 30주 된 최씨 부인이 모자보건센터에서 산전관리로 혈압과 체중 측정을 정기적으로 받고 있다. 최씨 부인이 검사의 이유를 물어왔을 때의 답변으로 옳은 것은?
① 태아의 발육 상태를 확인하기 위하여
② 임신합병증인 임신중독증을 예방하기 위하여
③ 임산부의 흡연, 음주를 확인하기 위하여
④ 임산부에게 모유 수유를 권장하기 위하여
⑤ 임산부의 영양 섭취를 조절하기 위하여

014 모자보건수첩이란 임산부의 건강과 아기의 성장 발달을 일관성 있게 기록하기 위해 사용하는 수첩을 말한다. 「모자보건법」상 모자보건수첩에 기록되어야 하는 사항으로 옳은 것은?
① 영유아의 부의 인적 사항
② 임신 전의 가정 상황
③ 임산부 부모의 인적 사항
④ 임산부의 경제 환경
⑤ 임산부의 산전 및 산후의 구강 건강관리에 관한 사항

015 15개월 된 여아의 MMR 접종을 위하여 보건소에 문의 전화를 하였다. 안내 시 가장 적절한 말로 옳은 것은?
① "아이 건강 상태가 좋은 날 오전에 데려오세요."
② "설사해도 접종 가능합니다."

해 설

011 모자보건센터의 기능
- 임산부의 산전·산후관리(예 일반적인 병력과 월경력, 출산력 조사, 당뇨·단백뇨에 대한 소변검사, 매독혈청검사, 풍진항체검사, 임신중독증 예방을 위한 혈압과 체중 측정 등) 및 분만관리와 응급처치에 관한 사항
- 영유아의 건강관리와 예방접종 등에 관한 사항
- 모성의 생식 건강관리와 건강 증진 프로그램 개발 등에 관한 사항
- 부인과(婦人科) 질병 및 그에 관련되는 질병의 예방에 관한 사항
- 심신장애아의 발생 예방과 건강관리에 관한 사항
- 성교육·성상담 및 보건에 관한 지도·교육·연구·홍보 및 통계관리 등에 관한 사항

012 모자보건센터의 요원 : 모자보건센터에서 활동하는 모자보건 요원에는 의사, 간호사, 조산사, 간호조무사(간호사 및 조산사를 보조) 등이 있다.

013 문제 11번 해설 참조

014 모자보건수첩에 기록되어야 할 사항
- 임산부 또는 영유아의 인적 사항
- 산전·산후 관리 사항
- 임신 중의 주의 사항
- 예방접종에 관한 사항
- 임산부 또는 영유아의 정기검진·종합검진
- 영유아의 성장 발육과 건강관리상의 주의 사항

015 예방접종 전의 주의 사항
- 접종 전날 목욕시킨다.
- 집에서 체온을 측정하고 고열이 나면 예방접종을 미룬다.
- 청결한 의복을 입혀서 데리고 온다.
- 어린이의 건강 상태를 잘 아는 보호자가 데리고 온다.
- 건강 상태가 좋은 오전 중에 접종한다.
- 모자보건수첩을 갖고 간다.
- 예방접종을 하지 않을 어린이는 함께 데려가지 않는다.
- 접종 시기를 지키는 것이 중요하다는 점을 인식시킨다.

4 Testing 모자보건

해설

016 문제 15번 해설 참조

017 예방접종 후의 주의 사항
- 접종 후 20~30분간 접종기관에 머물러 관찰한다.
- 접종 후 귀가하여 아이의 정서적 안정을 도모한다.
- 귀가 후 적어도 3시간 이상 주의 깊게 관찰한다.
- 접종 당일과 다음 날은 과격한 운동을 삼간다.
- 접종 당일은 목욕을 시키지 않는다.
- 접종 부위는 청결하게 한다.
- 접종 후 최소 3일은 특별한 관심을 가지고 관찰하며, 심하게 보채고 울거나 구토, 고열 증상이 나타날 때는 즉시 의사의 진찰을 받는다.
- 아기는 반드시 바로 눕혀 재운다.

018 영유아보건사업의 목적을 달성하기 위해서는 ⅰ) 건강 상담, ⅱ) 영양 지도, ⅲ) 예방접종, ⅳ) 안전 지도 등의 방법이 필요하다.

019 「모자보건법」에 근거한 영유아 건강진단
- 신생아 : 수시
- 출생 후 1년 이내 : 1개월마다 1회
- 출생 후 1~5년 : 6개월마다 1회

020 학교보건의 중요성
- 학교보건사업의 효과는 학교인구뿐만 아니라 그 가족, 나아가서는 지역사회 전체에 영향을 미칠 수 있다.
- 보건 또는 간호사업을 제공하기에 매우 용이하다.
- 학교의 교육과정에 체계적으로 포함시켜 효율적으로 보건교육을 제공할 수 있다.
- 학령기와 청소년기의 건강유지 및 증진은 평생 건강의 밑거름이 된다.
- 학교보건의 대상은 학생과 교직원을 말한다.

---

③ "집에서 미리 체온을 측정하지 마세요."
④ "열이 있어도 데려오세요."
⑤ "접종 전날 목욕하시면 안 됩니다."

016 산모에게 아기의 예방접종에 대해 설명할 때 옳은 것은?
① 접종 당일 깨끗하게 목욕시키도록 한다.
② 산모의 지식 정도와는 무관하게 설명해야 한다.
③ 오후에 접종하도록 한다.
④ 접종 이유는 설명하지 않아도 된다.
⑤ 접종 시기를 지키는 것이 중요하다는 점을 인식시킨다.

017 10개월 된 영아를 키우고 있는 아이 엄마에게 예방접종 시 주의시켜야 할 사항으로 옳은 것은?
① 열이 나더라도 반드시 데리고 와서 접종시킨다.
② 접종 후 귀가하여 아이의 정서적 안정을 도모한다.
③ 오전보다는 오후에 접종하러 온다.
④ 예방접종 확인과 기록을 위해 반드시 수첩을 지참하도록 한다.
⑤ 접종 당일 통목욕을 시킨다.

018 영유아란 출생 후부터 6세 미만의 아이를 의미한다. 영유아보건사업의 목적을 달성하기 위한 방법으로 옳은 것은?
① 가족계획, 학습 지도, 영양 지도, 안전 지도
② 직접적인 통제, 영양 지도, 가족계획, 학습 발달
③ 학습 발달, 동기 유발, 예방접종, 영양 지도
④ 동기 유발, 안전 지도, 행동 통제, 가족계획
⑤ 예방접종, 건강 상담, 영양 지도, 안전 지도

019 생후 3개월 된 영아를 부모와의 상담 후 정기적인 건강관리를 받기 위해서 보건소에 등록시키고 건강 검진을 실시하였다. 부모에게 건강 검진 시기를 교육할 때 옳은 것은?
① 1주일 후
② 1개월 후
③ 2개월 후
④ 3개월 후
⑤ 4개월 후

020 학교보건이란 학교의 설립 목적인 교육이 능률적으로 이루어지도록 하는 지원 체계이다. 학교보건의 중요성으로 옳지 않은 것은?

① 이미 조직된 대상이 있어서 효과적으로 교육이 가능하다.
② 행동 및 인식의 변화가 용이한 시기이다.
③ 학생을 통해 지역사회까지 영향을 파급시킬 수 있다.
④ 학령기 바른 건강 습관과 지식 습득은 평생 건강에 영향을 미친다.
⑤ 감수성이 예민하여 병원균에 노출될 가능성이 거의 없다.

021 학교에서 학생들에 대하여 건강 관찰을 통한 일차적인 보건교육은 누가 담당하는가?

① 학교의사 ② 담임교사
③ 체육교사 ④ 학교장
⑤ 보건교사

022 교장의 보건에 관한 의무로 옳지 않은 것은?

① 식품위생의 유지 의무
② 건강검사 및 예방접종과 예방 조치
③ 학교 환경위생 정화구역의 설정
④ 학생과 교직원의 보건관리 의무
⑤ 질병 감염에 대한 학생 치료 및 예방

023 학교에서 학생들의 건강을 위한 안전 대책을 준비하고 학교 위생을 개선할 근본적인 행정 책임이 있는 사람은 누구인가?

① 학교장   ② 시장, 군수
③ 체육교사 ④ 보건교사
⑤ 담임교사

024 중학교에서 청소년 금연교육을 실시할 수 있는 학교보건 인력으로 옳은 것은?

① 체육교사 ② 주임교사
③ 학교장   ④ 보건교사
⑤ 담임교사

025 수업 도중에 코피를 흘리는 학생이 보건실에 업혀 왔다. 보건교사가 가장 우선적으로 해야 할 사항으로 옳은 것은?

① 코피의 양상을 관찰한다.
② 얼음주머니를 콧등에 얹어 준다.

해 설

021 담임교사 : 학교에서 학생들에 대하여 건강관찰을 통한 일차적인 보건교육을 담당한다.

022 학교보건에 관한 학교장의 의무 : 학교 환경위생 및 식품위생의 유지·관리 의무(제4조), 건강검사 실시 의무(제7조), 학생과 교직원의 보건관리 의무(제9조, 제13조), 감염병 학생의 등교 중지 및 보건소 신고(제8조)와 휴업 조치(제14조), 예방접종 완료 여부의 검사(제10조), 질병 감염에 대한 학생 치료 및 예방 조치(제11조)

023 문제 22번 해설 참조

024 보건교사의 직무
- 학교보건계획의 수립
- 각종 질병의 예방처치 및 보건지도
- 신체 허약 학생의 보건지도
- 보건지도를 위한 학생 가정의 방문
- 보건교육 자료의 수집, 관리
- 학생 건강기록부의 관리
- 학교 환경위생 유지·관리 및 개선에 관한 사항
- 학생과 교직원에 대한 건강진단의 준비와 실시에 관한 협조
- 학생과 교직원 건강 관찰과 학교의사의 건강상담·건강평가 등의 실시에 관한 협조
- 교사의 보건교육 협조와 필요시 보건교육 예 금연교육 등
- 보건실의 시설, 설비 및 약품 등의 관리

025 수업 도중에 코피를 흘리는 학생이 보건실에 왔을 때 안정을 시키며 가장 우선적으로 코피의 양상을 관찰한다.

정답 16 ⑤ 17 ② 18 ⑤ 19 ② 20 ⑤ 21 ② 22 ③ 23 ① 24 ④ 25 ①

4 Testing
모자보건

해 설

026 학생의 건강 보호·증진을 위한 건강검사 외의 검사
- 소변검사 및 시력검사 : 초등학교·중학교 및 고등학교의 학생 중 교육감이 지정하는 학년의 학생
- 결핵검사 : 고등학교 학생 중 교육감이 지정하는 학년의 학생 예 집단검진 및 BCG 접종
- 구강검사 : 중학교 및 고등학교의 학생 중 교육감이 지정하는 학년의 학생

027 건강검진의 대상자
- 초등학교·공민학교와 이에 준하는 특수학교·각종 학교의 1학년 및 4학년 학생, 다만, 구강검진은 전 학년에 대하여 실시하되, 그 방법과 비용 등에 관한 사항은 지역 실정에 따라 교육감이 정한다.
- 중학교·고등공민학교, 고등학교·고등기술학교와 이에 준하는 특수학교·각종 학교의 1학년 학생
- 그 밖에 건강을 보호·증진하기 위하여 교육부령으로 정하는 학생

028 취학아동 예방접종 확인 사업 : 초등학교 취학 시 DTaP(5차), MMR (2차), 폴리오 사백신(4차), 일본뇌염 사백신 4차(생백신 2차) 접종증명서를 제출하도록 하며, 미접종자와 기록이 불명확하여 접종 여부를 확인할 수 없는 무기록자로 하여금 예방접종을 받도록 함으로써 95% 이상 예방접종률을 유지하는 데 그 목적이 있다.

029 학교에서 감염병 발생 시 조치 : 학교에서 감염병 환자 발생 시 보건교사는 학교장에게 보고하고 학교장은 가장 우선적으로 관할 보건소장에게 즉시 신고한다.

030 학교정신보건사업의 특징
- 전교생을 대상으로 하는 정신건강 교육을 통해 일차 예방을 실현할 수 있다.
- 학교에서의 정신 건강 실태조사 시 학생의 정서·행동 발달검사를 실시하는 이유는 정신 질환 학생을 조기 발견하기 위해서이다.

---

③ 앙와위로 눕혀 안정시킨다.
④ 과거 병력을 알아본다.
⑤ 출혈의 양을 감소시키기 위해 목을 뒤로 젖힌다.

026 최근 결핵 환자 발생이 증가하고 있어 A초등학교에서 결핵 사업을 실시하려고 한다. 학교보건으로 가장 우선적으로 실시해야 할 사항으로 옳은 것은?

① 집단검진
② 객담검사
③ 결핵아동 휴학 조치
④ 진료 및 치료
⑤ 가정 통지서

027 초등학교 학생 중 건강검진 실시기관에서의 건강검진 대상으로 옳은 것은?

① 모든 학년
② 1학년, 4학년
③ 1학년, 6학년
④ 2학년, 5학년
⑤ 2학년, 4학년, 6학년

028 초등학교 1학년 신입생을 대상으로 반드시 접종증명서를 제출하도록 해야 하는 예방접종으로 옳지 않은 것은?

① 일본뇌염　　　② 폴리오 사백신(4차)
③ 신종플루　　　④ DTaP(5차)
⑤ MMR(2차)

029 학교에서 장티푸스 환자가 발생하였을 때 학교장이 취할 조치로 옳은 것은?

① 더 이상의 피해를 막기 위해 휴교 조치를 취한다.
② 발생 즉시 환아를 집으로 돌려보낸다.
③ 증상이 없어질 때까지 환아의 등교를 중지시킨다.
④ 관할 보건소장에게 신고한다.
⑤ 전교생을 대상으로 예방접종을 실시한다.

030 학교에서의 정신 건강 실태조사 시 학생의 정서·행동 발달검사를 하는 가장 큰 이유로 옳은 것은?

① 발달 수준 검사 ② 안전사고 예방
③ 품행 학습 고취 ④ 약물 남용 예방
⑤ 정신질환 학생 조기 발견

031 학교정신보건사업에서 일차 예방으로 옳은 것은?
① 부적응 학생의 재적응 ② 흡연 학생 교육
③ 정신 질환 학생의 지도 ④ 정신 질환 학생 상담
⑤ 전교생을 대상으로 한 정신 건강 교육

해 설

031 문제 30번 해설 참조

Public Health
지역사회보건

Nursing Examination

지역사회간호 개요

001 인구집단의 건강을 증진·유지시키기 위한 지역사회간호의 목표로 가장 옳은 것은?

① 지역사회가 가지고 있는 문제를 해결해 주는 것이다.
② 지역사회 주민이 건강에 관한 지식을 습득하는 것이다.
③ 가족에게 건강의 필요성을 인식시켜 주고 건강 문제를 스스로 해결할 수 있도록 힘을 길러 준다.
④ 지역사회 주민이 신체적·정신적·사회적으로 안녕 상태를 유지하는 것이다.
⑤ 지역사회 주민이 질병이 없는 상태를 유지하는 것이다.

002 지역사회간호의 목표는 지역사회가 그들의 문제를 스스로 해결할 수 있는 능력을 개발하여 적정 수준을 향상시키는 것이다. 여기에서 적정 기능 수준 향상의 의미로 가장 옳은 것은?

① 주민들의 보건에 관한 지식을 향상시키는 것이다.
② 주민들이 매사에 적응을 잘 할 수 있는 상태인 것이다.
③ 주민들의 환경위생을 향상시키는 것이다.
④ 주민들이 자신들의 건강 문제를 스스로 해결할 수 있는 기능 수준을 향상시키는 것이다.
⑤ 주민들이 정신적·신체적·사회적으로 완전히 안녕한 상태인 것이다.

지역사회 간호사업의 이해

003 지역사회 보건사업의 대상자이자 효과적인 지역사회 보건사업을 수행하기 위해 가장 중요한 사람은 누구인가?

① 각종 산업체 단체장
② 각급 학교장
③ 이장
④ 세대주
⑤ 지역사회 주민

004 지역사회 보건간호사업을 위해 우선 실시되어야 할 사항으로 옳은 것은?

① 보건 실태 파악
② 보건 업무 수행
③ 보건 통계 작성
④ 간호 목표 설정
⑤ 보건사업 평가

해 설

문제 동영상 강의

001 지역사회간호의 목표
- 인간의 건강을 회복·증진·유지하고 수명을 연장하기 위하여 지역사회의 적정 기능 수준을 향상시키는 것이다.
- 가족에게 건강의 필요성을 인식시켜 주고 건강 문제를 스스로 해결할 수 있도록 힘을 길러준다.
- 궁극적인 목적은 삶의 질을 향상시키는 것이다.

002 적정 기능 수준의 향상이란 지역사회 간호대상인 지역사회가 건강 문제를 스스로 해결할 수 있는 자기 건강 관리 기능 수준을 향상시킨다는 의미이다.

003 지역사회간호의 대상자는 모든 지역사회 주민으로써, 다시 말해 보건사업을 필요로 하는 개인 및 사회를 포함한다. 따라서 지역사회 주민은 효과적인 지역사회 보건사업을 수행하기 위해 가장 중요한 사람이라 할 수 있다.

004 지역사회 간호사업을 할 때 가장 먼저 실시해야 하는 것은 보건 실태 파악으로, 관할 지역에 관한 모든 정보를 수집해야 한다. 즉, 지역사회에 대한 정확한 실태파악으로 건강 문제를 확인하는 것이 지역사회 간호사업의 가장 중요한 성공 요인이라 할 수 있다.

정답 01 ③ 02 ④ 03 ⑤ 04 ①

4 Testing 지역사회보건

해설

005 문제 4번 해설 참조

006 보건교육
- 지역사회 간호업무 중 가장 포괄적이고 중요한 것이다.
- 건강의 보호·유지·증진을 위해 건강 생활에 대한 이해·태도·기능·습관을 학습시키는 교육이다.

007 지역사회 간호사업은 양질의 사업이어야 하고 과학적이고 합리적이어야 하며, 뚜렷한 목표와 목적이 있어야 하고 지역사회에서 이용 가능한 것이어야 한다. 또한 지역사회 간호사업은 개인보다는 가족이 사업 단위가 된다.

008 지역 주민을 보건사업에 적극 참여하도록 하는 자세
- 흥미를 가지게 한다.
- 욕구를 불러일으킨다.
- 신뢰감을 준다.
- 실천하도록 한다.

009 지역사회 간호사업을 하려는 측과 지역 주민과는 서로 수평적 관계를 유지해야 한다.

010 지역사회 간호사업의 원칙
- 지역의 요구를 반영하고 사업의 평가를 사업의 전 과정에서 시행한다.
- 업무 지침을 준수하고, 정확한 보고서 작성과 관련 법령을 고려한다.
- 사업 기간 및 소요 인력과 예산 범위를 결정한다.
- 지역사회 주민들의 적극적인 참여가 요구된다.
- 지역사회 내의 여러 단체를 이용한다.
- 사업은 그 지역 전체에 침투되어야 한다.

---

005 보건간호사업 성공의 첫 요소로 옳은 것은?
① 예방에 대한 의욕이 강하고 실천이 정확하면 된다.
② 지역 주민들과 상호 긴밀한 관계를 유지하도록 한다.
③ 보건사업에 대한 특별한 관심이 있어야 한다.
④ 보건에 대한 풍부한 지식이 있어야 한다.
⑤ 지역사회에 대한 정확한 실태 파악으로 건강문제를 확인한다.

006 지역사회 간호업무 중 가장 포괄적이고 중요한 것은?
① 보건교육　　② 치료와 간호
③ 환자 격리　　④ 환자 발견
⑤ 예방접종 실시

007 지역사회 간호수행 시 가장 기본이 되는 단위로 옳은 것은?
① 국가　　② 정부
③ 기관　　④ 가족
⑤ 사회

008 지역 주민을 보건사업에 적극 참여하도록 하기 위한 방법으로 옳은 것은?
① 세제 혜택을 준다.　　② 신뢰감을 준다.
③ 경제적으로 돕도록 한다.　　④ 가정방문을 한다.
⑤ 경품을 발행한다.

009 지역사회 보건의료사업을 실시하려는 측과 지역 주민과의 관계에 대한 설명으로 옳은 것은?
① 보건요원은 전체의 이익보다 주민 개개인의 이익을 우선시한다.
② 서로 수평 관계를 유지한다.
③ 주민을 선도하는 입장에서 강경한 자세를 취한다.
④ 서로 업무 중복이 가능하다.
⑤ 상호 이해를 하면 의사소통은 불필요하다.

010 지역사회 간호사업 시 고려해야 할 기준 및 지침으로 옳지 않은 것은?
① 사업 기간 및 소요 인력　　② 예산 범위
③ 지역 내 의료기관 수　　④ 관련 법규

⑤ 업무 지침

011 지역사회 보건사업 및 지역사회 간호사업이 실패하는 가장 중요한 원인으로 옳은 것은?

① 학문적 뒷받침 부족
② 인력 자원 부족
③ 경제 부족
④ 과학적 기술 부족
⑤ 사회 풍습에 대한 인식 부족

012 지역사회 간호사업의 성격상 가장 중요하게 관리하며 접촉자 발견에 힘써야 하는 대상자로 옳은 것은?

① 성병 환자
② 개복 수술 환자
③ 심근경색증 환자
④ 위궤양 환자
⑤ 만성비염 환자

013 지역사회 간호사업의 성공을 위한 열쇠는 정확한 지역사회 진단과 지역 주민의 적극적인 참여에 달려 있다. 지역사회 간호사업의 목적으로 옳은 것은?

① 가정에서의 만성질환관리를 주로 한다.
② 가족 단위의 건강관리 능력을 향상시킨다.
③ 의료비를 지불하지 못하는 자에게 봉사를 한다.
④ 재가환자의 방문간호를 한다.
⑤ 예방접종을 계획하고 실시한다.

014 지역사회 보건사업에서 우선적으로 고려해야 할 대상으로 옳은 것은?

① 임신부가 있는 가정
② 신생아
③ 감염병 환자
④ 건강한 개인
⑤ 만성 신부전 환자

015 지역사회에서 결핵 환자가 발견되었을 경우의 조치로 옳은 것은?

① 사기치료를 강요한다.
② 결핵 요양소로 즉시 보낸다.
③ 관할 보건소에 신고한다.
④ 가까운 병원에 신고한다.
⑤ 각자의 재량대로 하도록 그대로 둔다.

016 결핵관리사업이 지역사회 간호사업에서 중요한 이유로 옳은 것은?

① 제1급 법정 감염병이다.
② 개인성 질환이다.

해 설

011 지역사회 간호사업이 실패하는 주 요인은 그 지역의 사회 풍습에 대한 인식 부족 때문이다. 따라서 간호사업을 실시하고자 하는 지역에 대한 철저한 사회·문화적 조사가 필요하다.

012 지역사회 보건사업에서 우선적으로 고려해야 할 대상은 감염병이 발생한 지역으로, 감염병 환자는 다른 질병보다 우선적으로 관리한다. 특히 성병 환자는 지역사회 간호사업의 성격상 가장 중요하게 관리하며 접촉자 발견에 힘쓴다.

013 지역사회 간호사업의 목적 : 지역사회 간호사업은 지역사회 주민 전체의 건강 증진(건강의 유지 및 증진)에 그 목적이 있으며, 가장 중요한 목적은 가족으로 하여금 건강의 필요성을 인식시키고, 건강 문제 해결에 대한 힘을 길러 주는 것(가족 단위의 자기 건강관리 능력 향상)이다.

014 문제 12번 해설 참조

015 지역사회에서 결핵 환자가 발견되었을 경우에는 우선적 조치로 관할 보건소에 신고하도록 한다. 우리나라에서 결핵관리사업이 지역사회 간호사업에서 중요한 이유는 사회성 질환인 제2급 법정 감염병으로 유병률이 높고 만성 전염성 질환으로 널리 만연될 수 있기 때문이다.

016 문제 15번 해설 참조

Testing 4 지역사회보건

해설

017 지역사회 주민의 건강 요구 결정 시 가장 중요하게 고려해야 할 사항은 지역 주민의 요구이며, 지역사회 건강에 영향을 주는 요인은 다음과 같다.
- 유전적 요인
- 환경적 요인(예 흡연, 운동 부족 등)
- 사회·경제적 요인
- 보건의료 전달체계
- 의료기관의 수와 분포
- 정치적·사회적 영향
- 주민의 경제 수준

018 지역사회 가족보건사업의 목적 : 가족간호의 목적은 가족 건강을 유지·증진하는 데 있으며, 무엇보다도 가족 스스로 건강관리를 할 수 있는 능력을 갖도록 하는 데 있다.

019 가족간호의 중요성
- 가족 단위의 접근이 개인의 건강행위에 효율적인 영향력을 행사할 수 있다.
- 개별 대상자의 건강은 전체 가족건강에 역동적인 영향을 미친다.
- 가족의 생활양식은 가족 구성원의 건강과 관련된 습관, 가치, 태도에 영향을 주어 집단적 질병 발생의 원인이 된다.
- 우리나라의 경우 건강 문제의 결정권이 가족에게 있다.
- 가족은 가족 구성원에게 간호를 제공한다.
- 가족은 상호 관련적이며 하나의 단위로 기능한다.
- 가족은 가장 자연적이고 기본적인 사회 단위이며, 가족 구성원은 서로 환경으로 작용한다.

020 가족 중심 간호가 지역사회간호로 대두된 이유
- 가족의 계속적 관찰이 용이하기 때문이다.
- 가족 생활의 질이 가족 구성원의 건강에 영향을 주기 때문이다.
- 가족 구성원의 건강이 가족의 복지에 영향을 주기 때문이다.

---

③ 예방이 어렵다. ④ 결핵 유병률이 높다.
⑤ 급성질환으로 널리 만연한다.

017 지역의 건강 요구를 결정하는 데 있어서 가장 중요하게 고려되어야 하는 것은?
① 보건 법규 ② 보건전문가의 의견
③ 지역 주민의 요구 ④ 문화적인 가치
⑤ 지역사회간호사의 의견

018 가족을 대상으로 간호를 펼치는 지역사회 가족보건사업의 가장 중요한 목적으로 옳은 것은?
① 가족 스스로 건강관리를 할 수 있는 능력을 갖도록 한다.
② 지역사회 내의 건강 관련 기관을 적절히 이용하도록 한다.
③ 질병을 예방하는 데 있다.
④ 개인위생을 실천하도록 한다.
⑤ 안전과 사고 방지를 위한 대책을 강구하도록 한다.

019 지역사회에서 가족간호가 중요한 이유로 옳지 않은 것은?
① 가족은 사회의 기본적인 단위일 뿐만 아니라 개인의 건강 신념·가치 등이 형성되는 데 영향을 끼친다.
② 가족은 환경으로서 개인의 건강에 영향을 준다.
③ 가족을 간호하는 것이 개인을 간호하는 것보다 한정된 자원으로 보건사업을 함에 있어 효과적이다.
④ 모든 가족 건강 문제는 가족 내의 자원으로 해결된다.
⑤ 개인 대상자의 건강은 전체 가족 건강에 역동적인 영향을 미친다.

020 가족 중심 간호가 지역사회간호로 대두된 이유로 옳은 것은?
① 가족 구성원의 건강은 가족의 복지에 영향을 준다.
② 가족 구성원의 건강 요구는 항상 독립적이다.
③ 가족 생활의 질이 구성원 건강에 영향을 주지는 않는다.
④ 환자의 진찰과 치료가 용이하다.
⑤ 가족의 계속적인 관찰이 어렵다.

021 간호사나 간호조무사가 가족에게 제공해야 할 간호 서비스에 대한 요구는 누구에 의해 결정되는가?

① 보건간호 감독관의 지시에 의한다.
② 지역 유지들의 요구에 의한다.
③ 개인이나 가족의 요구나 필요에 기초를 둔다.
④ 정부 시책에 따른다.
⑤ 전문가의 자문에 의한다.

022 지역사회 간호사업에 가족 단위 개념을 적용하는 이유로 옳은 것은?

① 가족 구성원은 유전적 특징, 환경, 생활양식이 독립적이기 때문이다.
② 가족은 가족 구성원에게 서로 간호를 제공하기 때문이다.
③ 가족은 이차적인 집단이기 때문이다.
④ 가족은 가장 이질적인 사회 단위이기 때문이다.
⑤ 가족은 배타적이며 하나의 단위로 기능하기 때문이다.

지역사회 정신건강

023 정신장애 개념상 고위험집단에 속하는 인구집단으로 옳은 것은?

① 교사　　　　　　② 대기업 직장인
③ 공무원　　　　　④ 15세 미혼모
⑤ 30대 초반 임산부

024 17세 여고생은 성폭행을 당한 후 꿈에 그 남자가 나타난다고 한다. 또한 지하철에서 옆에 남자만 있어도 자리를 옮기고 두려워하는 증상이 6주간 지속되었다. 이에 대한 중재 방법으로 옳은 것은?

① 자살위기 프로그램　　② 신체화 장애 프로그램
③ 건강진단 프로그램　　④ 방문간호 프로그램
⑤ 외상 후 스트레스 장애 프로그램

025 자연재해인 쓰나미를 직접 겪은 외상 후 스트레스 장애 환자의 회복기 대처 기술 증진을 위한 간호로 옳은 것은?

① 과거의 견해나 관점으로 외상적 사고에 대한 주관적 지각을 지지해준다.
② 환자의 비논리적 사고를 논박하지 않고 지지하여 안심을 시킨다.
③ 과거를 회상할 때 나타나는 신체적·심리적 증상에 반응하지

해 설

021 가족간호의 특징
- 가족에게 제공되어야 하는 간호 서비스에 대한 요구는 개인이나 가족의 필요에 기초를 둔다.
- 가족과 함께 간호사가 간호계획을 세우는 게 바람직하다.

022 지역사회 간호사업에 가족 단위 개념을 적용하는 이유
- 가족은 가장 자연적이고 기본적인 사회 단위이다.
- 가족은 상호 관련적이며 하나의 단위로 기능한다.
- 가족은 가족 구성원에게 간호를 제공한다.
- 가족은 지역사회 간호사업을 수행하는 데 효과적이고 유용한 매체이다.
- 가족은 가정이라는 집단의 문제를 함께 해결하는 활동 단위이다.

023 정신장애의 정의 : 정신장애(mental disorder)는 정신적 문제를 중심으로 장애가 발생하여 일정 기간 이상 원만한 사회생활을 영위할 수 없는 정신적 이상 상태를 말한다. 구체적으로 대인관계가 원만하지 못하고 기능의 상실 또는 장애를 경험하거나 심한 경우 퇴행적 행동이 나타나기도 한다.

024 외상 후 스트레스 장애(PTSD, Posttraumatic Stress Disorder)
- 외상 후 스트레스 장애란 생명을 위협할 정도의 극심한 스트레스(정신적 외상)를 경험하고 나서 발생하는 심리적 반응이다.
- 외상이 지나갔음에도 불구하고 계속해서 그 당시의 충격적인 기억이 떠오르고 그 외상을 떠오르게 하는 활동이나 장소를 피하게 된다. 예 아동기의 성적 혹은 신체적 학대, 교통사고 등의 심각한 사고, 화재·태풍·홍수·쓰나미·지진 등이 자연재해 등으로 인한 후유증, 성폭행을 당한 후 갖게 되는 정신적인 후유증
- 회복기 때는 과거의 견해나 관점으로 외상적 사고를 바라보는 주관적 지각을 객관적으로 바라볼 수 있도록 바로잡아 주고, 그에 따른 신체적·심리적 증상에 반응해 대상자를 이해하도록 하며 환자의 비논리적 사고를 교정해 주도록 한다. 또한 시간이 지남에 따라 과거의 영향에서 벗어날 수 있음을 인지시켜 준다.

025 문제 24번 해설 참조

해설

026 문제 24번 해설 참조

027 방어기제의 유형
- **부정(denial)** : 의식화된다면 도저히 감당하지 못할 어떤 생각, 욕구, 충동, 현실적 존재를 무의식적으로 거부함으로써 현실을 차단
- **투사(projection)** : 자신의 결점이나 받아들일 수 없는 행동에 대한 책임을 남에게 되돌리는 것
- **억압(repression)** : 불안에 대한 1차적인 방어기제로써 극도로 위협적이고 고통스러운 생각이나 경험을 의식에서 제외시키는 정신적 과정
- **억제(supression)** : 마음에 고통을 주는 기억을 의식적으로 잊으려고 노력하는 것
- **승화(sublimation)** : 생산적·긍정적인 방어기제로써, 본능적 욕구나 참기 어려운 충동적 에너지를 사회적으로 용납되는 형태로 전용하는 것
- **퇴행(regression)** : 심한 좌절을 경험할 때 현재의 위치나 성숙의 수준을 과거 수준으로 후퇴하는 것
- **반동형성(reaction formation)** : 생각, 감정, 충동이 곤란스러워서 그 생각이나 행동과 반대되는 것을 나타내는 것
- **대치(substitution)** : 어떤 대상에게 향했던 태도, 요구, 공격적 행동을 다른 대상에게로 옮기는 것
- **전치(displacement)** : 적대감처럼 다루기 힘든 감정이나 공격적인 행동을 덜 위협적이고 힘이 없는 사람이나 사물에게 이동시키는 것
- **합리화(rationalization)** : 인식하지 못한 동기에서 나온 행동을 그럴 듯하게 이치에 맞는 이유를 내세우는 것

028 문제 27번 해설 참조

029 문제 27번 해설 참조

030 정신적 불안은 스트레스에 대한 가장 흔한 반응으로써 위험을 경고해 주는 신호이며, 어떤 상황에서 자아가 위협받는다고 느낄 때 발생한다. 불안에는 긴장과 근심, 걱정이 포함되어 있으며, 공포와 밀접한 관계가 있다. 특히 정신적인 만성적 불안은 내·외적 요인으로부터 발생하여 정상적인 정서반응을 해치고 신체와 정신 기능을 손상시키며, 우울증뿐 아니라 대부분의 질병과 밀접한 관련이 있다.

않는다.
④ 시간이 지남에 따라 과거의 영향에서 벗어날 수 있음을 상기시킨다.
⑤ 과거에 겪은 외상에 초점을 맞춘다.

026 50세의 박씨는 육교 붕괴사고 때 돌더미에 깔려 겨우 구조되었다. 그 후 사고 장면이 떠올라 자주 놀라고, 기억력 감퇴, 피로, 두통, 근육통을 호소하고 있다. 이때 박씨의 정신의학적 진단으로 옳은 것은?

① 공포장애
② 강박장애
③ 공황장애
④ 범불안장애
⑤ 외상 후 스트레스 장애

027 간암 진단을 받은 K는 자신은 그런 병에 걸리지 않았다며 아무런 걱정을 하지 않는다. 이때 K가 사용한 방어기제로 옳은 것은?

① 억제
② 부정
③ 대치
④ 퇴행
⑤ 전치

028 참기 어려운 충동적 에너지를 사회적으로 용납되는 형태로 전용하는 생산적이고 긍정적인 방어기제로 옳은 것은?

① 퇴행
② 반동형성
③ 대치
④ 투사
⑤ 승화

029 직장인 K씨는 유년 시절에 성적 학대를 당했었다. 이후 성인이 된 지금까지 그 사실을 기억하지 못하고 있다는 것은 어떤 방어기제가 작동되었기 때문인가?

① 억압
② 전치
③ 격리
④ 승화
⑤ 반동형성

030 정신적 불안장애 요인으로 옳은 것은?

① 기후의 여건에 따라 달라진다.
② 내·외적 요인으로부터 온다.
③ 아무런 증상이 없다.
④ 10대 이후에 온다.

⑤ 30대 이후에 온다.

031 K종합병원의 신규 간호사 정씨는 미숙한 업무 능력으로 수간호사와 면담을 하던 중 꾸중을 들었다. 면담을 마치고 나오는 길에 "2주 밖에 훈련을 안 했는데 이 정도면 잘하는 거지."라고 생각한다. 간호사 정씨에게 사용된 방어기제로 옳은 것은?

① 전치
② 투사
③ 합리화
④ 억압
⑤ 부정

032 입원치료와 외래치료의 중간 단계로 정신질환자의 증상이 호전된 후 사회 복귀를 위해 사용할 수 있는 중재 프로그램으로 옳은 것은?

① 단기입원 프로그램
② 환자 자조모임
③ 사회복귀시설
④ 낮병원
⑤ 가정병원

033 정신질환으로 치료를 받으며 어느 정도 회복이 되었지만 당장 사회로 복귀하는 데 다소간 어려움이 있는 환자로서, 약물치료의 유지와 단체생활에 협조 가능하며 재활치료를 받고자 하는 사람을 대상으로 하는 프로그램은?

① 자조모임
② 복지관
③ 낮병원
④ 수련시설
⑤ 정신질환자 요양시설

034 지역사회에서 정신장애가 있는 사람들이 직업을 갖지 못하는 이유로 옳은 것은?

① 그들에 대한 편견과 오해가 있다.
② 체계적인 직업재활 프로그램이 없다.
③ 그들에 대한 편의 조치가 심층적으로 취해지고 있다.
④ 그들은 사회적으로 게으르고 위험하다.
⑤ 그들에게는 직업에 대한 소명의식이 전혀 없다.

035 지역사회 정신건강운동이 발생하게 된 동기로 옳지 않은 것은?

① 병원 치료의 장기화에 따른 문제점을 막기 위해
② 질병이 만성화되어 가는 경향을 줄이기 위해
③ 지역사회로의 복귀를 돕기 위해

해설

031 문제 27번 해설 참조

032 낮병원 : 입원치료와 외래치료의 중간 단계로, 정신질환자의 증상이 호전된 후 사회 복귀를 위해 사용할 수 있는 중재 프로그램이다.

033 낮병원(day care center) 프로그램 : 낮병원 프로그램은 정신질환으로 치료를 받으며 어느 정도 회복이 되었지만 당장 사회로 복귀하는 데 다소간의 어려움이 있는 환자로서, 약물치료의 유지와 단체생활에 협조 가능하며 재활치료를 받고자 원하는 사람을 대상으로 한다.

034 정신장애가 있는 사람들이 직업을 갖지 못하는 이유
- 그들에 대한 편견과 오해가 큰 부분을 차지한다.
- 편의 조치가 취해지지 않는다.
- 체계적인 직업 재활 프로그램이 없다.

035 지역사회 정신건강운동이 발생하게 된 동기
- 인간의 존엄성 회복을 위해 정신건강운동이 발생되었다.
- 지역사회로의 복귀를 돕기 위해 정신건강운동이 발생되었다.
- 질병이 만성화되어 가는 경향을 줄이기 위해 정신건강운동이 발생되었다.
- 병원치료의 장기화에 따른 문제점을 막기 위해 정신건강운동이 발생되었다.

정답 26 ⑤ 27 ② 28 ③ 29 ① 30 ② 31 ③ 32 ④ 33 ③ 34 ② 35 ⑤

Testing 4 지역사회보건

해 설

036 지역사회 정신건강의 대상: 지역사회 정신건강의 대상자는 지역시민 전체이다. 정신건강의 증진과 정신장애의 예방에서부터 정신장애의 치료 및 재활, 사회복귀까지 그 대상은 넓다. 다만, 지속적으로 제공되어야 할 대상이 누구인가를 볼 때에는 만성적이거나 중증의 정신장애(예 정신분열증, 조울증, 알코올중독, 기질적 뇌증후군, 정신지체, 약물중독, 인격장애)를 가진 사람으로 범위가 좁혀질 것이다.

037 정신질환자와의 관계에서 치료적 의사소통이 중요한 이유
- 비언어적 의사소통이 많고, 환자들의 자기 표현력이 매우 약화되어 있다.
- 환자들은 느낌을 말 대신 행동으로 나타내고, 간접적으로 표현한다.
- 다른 사람이 환자의 이야기를 비판 없이 들어 준 경험이 부족하다.
- 환자들은 남의 말을 귀담아 듣기보다 자기 생각에 몰입되어 있다.
- 대인관계를 증진시켜 환자 개인의 성장과 발달을 도모한다.

038 치료적 의사소통의 기반: 개방적 질문, 경청(공감), 느낌의 명료화, 반영, 내용 설명, 직면, 정보 제공, 침묵, 안내, 인도, 요약 등이 있다.

039 치료적 의사소통의 기법: 치료적인 의사소통 기술을 사용함으로써 어려운 대인관계 상황을 성공적으로 해석하고 환자의 변화를 이끌어낼 수 있으며, 간호조무사에게 자신감을 증진시켜준다.

---

④ 인간 존엄성 회복을 위해
⑤ 정신장애 접근 방법을 단일화하기 위해

036 지역사회 간호사업의 일환으로 간호조무사 K는 여러 대상을 상대로 정신간호를 실시하고 있다. 정신 위험요인이 가장 높은 사람은?

① 만성질환자 ② 장티푸스 환자
③ 당뇨병 환자 ④ 급성감염병자
⑤ 알코올 중독자

037 정신질환자와의 관계에서 치료적인 의사소통이 중요한 이유로 옳지 않은 것은?

① 환자 개인의 성장과 발달을 위해서
② 자기 표현력이 부족하여 위축되어 있으므로
③ 남의 말을 귀담아 듣기보다는 자기만의 생각에 몰두되어 있어서
④ 언어적인 의사 표현보다는 비언어적인 의사소통을 많이 하기 때문에
⑤ 환자 가족의 성장과 발달을 위해서

038 치료적 의사소통의 대표적인 기법으로 옳은 것은?

① 지시, 질책 ② 질책, 공감
③ 비판, 경청 ④ 충고, 지시
⑤ 경청, 반영

039 환자 A씨가 투약을 거부하면서 간호조무사 B씨의 손을 뿌리친다. 간호조무사 B씨의 반응으로 옳은 것은?

① "당신이 다시 그렇게 하면 묶어 놓고 약을 주겠어요."
② "그러면 몹시 아플 때 약 달라고 하세요."
③ "이 약은 당신의 고통을 줄여 주고 좀 더 편안하게 해줄 거예요."
④ "당신만 아픈 것 아니잖아요. 다른 환자와 마찬가지로 협조를 해야 해요."
⑤ "의사가 반드시 약 주라고 했어요."

040 30대 여성이 응급실에 실려 왔다. 자살을 시도한 여성은 깨어나자마자 눈물을 보이면서 "마음대로 죽지도 못하는군요. 저를 왜 살리

셨어요."라고 말했다. 이때 치료적 의사소통 방법으로 옳은 것은?

① "당신은 죽을 권리가 없어요."
② "자살은 옳지 않은 거예요."
③ "누구나 그런 생각을 합니다."
④ "당신은 살 가치가 충분히 있는 사람이에요."
⑤ "죽고 싶을 만큼 힘이 드시는군요."

041 50세 여성 환자가 정신병동에 입원했다. 환자가 "약을 먹고 나서부터 바보 같고 힘들어요. 안 먹으면 훨씬 좋아질 것 같아요."라고 하자 간호조무사는 "약 먹기가 싫고 부담스러운가 보군요."라고 하였다. 이는 어떤 기법에 해당되는가?

① 정보 제공
② 수용
③ 개방적 질문
④ 반영
⑤ 재진술

042 지역사회 정신보건은 지역 주민 전체를 대상으로 치료보다 예방과 건강 증진을 위한 활동을 모두 포함한다. 지역사회 정신보건사업의 일차 예방사업에 해당하는 것은?

① 정신장애자의 사회복귀 직업훈련을 실시한다.
② 직장인 스트레스 대처프로그램을 실시한다.
③ 정신장애자의 재활훈련을 통하여 사회적응을 돕는다.
④ 우울증 조기검진사업을 실시한다.
⑤ 정신과적 응급진료 또는 응급상담서비스를 한다.

043 지역사회 정신건강사업 중 일차 예방활동으로 옳지 않은 것은?

① 직장인의 스트레스 관리를 위한 프로그램을 개최한다.
② 지역 주민에게 지역 내 정신보건기관의 종류와 그 활용방법에 대해 홍보한다.
③ 지역 주민에게 정신보건센터에서 가정폭력 상담을 할 수 있음을 홍보한다.
④ 병원에서 퇴원한 환자를 대상으로 약물교육 등 추후간호를 제공한다.
⑤ 지역 주민에게 정신질환의 원인 및 치료에 대한 교육을 실시한다.

044 정신질환자 또는 정신건강상 문제가 있는 사람 중 대통령령으로 정하는 사람의 사회적응을 위한 각종 훈련과 생활지도를 위하여 설치

해설

040 능동적 경청(공감) : 능동적 경청은 아마도 사용될 수 있는 치료적 의사소통 기술 중 가장 효과적일 것이다. 능동적 경청이란 들어야 할 내용을 들을 수 있도록 의식적이고 의도적으로 타인에게 주의를 기울이는 기술이다.

041 반영 : 반영은 환자의 입장에서 환자에게 관심이 있음을 나타내는 한 방법으로써, 환자의 말에서 표현된 태도, 주요 느낌, 내용을 간호조무사가 다른 말로 부언해 주는 시도로 볼 수 있다. 이 반영적 기법에는 느낌, 경험, 내용의 세 가지 영역이 있다.

- **느낌 반영** : 간호조무사가 환자의 느낌을 자신의 견해를 섞지 않고 다시 표현해 주는 것이다.
- **경험 반영** : 경험을 반영해주는 것은 간호조무사가 관찰한 것을 피드백하는 것이다.
- **내용 반영** : 내용을 반영하는 것은 환자의 근본적인 생각을 간결하고도 분명하게 다시 말해주는 것이다.

042 지역사회 정신보건사업의 일차 예방 : 일차 예방의 주요한 초점은 발달 위기를 조장하는 스트레스원을 감소시키고 새로운 역할과 책임의 변화에 대한 요구에 대처하도록 인구집단을 준비시키는 것이다. 예 직장인 스트레스 대처 프로그램 실시, 지역 주민에게 정신질환의 원인 및 치료에 대한 교육 실시, 정신보건센터에서의 가정폭력 상담 홍보, 정신보건기관의 종류와 활용방법에 대한 홍보 등

043 문제 42번 해설 참조

정답 36 ⑤ 37 ⑤ 38 ⑤ 39 ③ 40 ⑤ 41 ④ 42 ② 43 ④ 44 ②

Testing 4 지역사회보건

해설

044 정신재활시설 : 정신질환자 또는 정신건강상 문제가 있는 사람 중 대통령령으로 정하는 사람의 사회적응을 위한 각종 훈련과 생활지도를 위하여 설치하는 시설이다.

045 지역사회 간호사의 역할 중 조정자 : 조정자는 건강관리 전달 중심의 지역사회 간호사의 역할로 대상자들의 상태와 요구에 따라 다른 요원들과 의사소통하며, 필요할 때 사례집담회 등을 준비하는 역할을 말한다.

046 지역사회 간호사의 역할 중 대변자(옹호자) : 지역사회 간호사는 건강 소비자, 즉 개인, 가족, 지역사회를 대신하여 그들의 입장에서 의견을 제시함으로써 조직이나 보건의료기관으로부터 건강 소비자로서의 권리를 찾을 수 있도록 지지해 준다.

047 문제 46번 해설 참조

048 지역사회 간호사의 역할 중 촉진자 : 지역사회 간호사업과 주민 사이에 있을 수 있는 장벽을 제거함으로써 지역사회가 필요로 하는 의료시설 및 전문가를 적절히 이용할 수 있도록 동기를 부여하고 촉진한다. 예 금연 동기 부여와 금연 환경 조성

하는 시설로 옳은 것은?

① 정신건강복지센터 ② 정신재활시설
③ 정신의료기관 ④ 정신건강증진시설
⑤ 정신요양시설

지역사회 간호요원

045 대상자들의 상태와 요구에 따라 다른 보건의료인력들과 의사소통하며 필요할 때 사례집담회 등을 준비하는 지역사회 간호조무사의 역할로 옳은 것은?

① 촉진자 ② 상담자
③ 대변자 ④ 의뢰자
⑤ 조정자

046 대상자를 대신하여 그들의 입장에서 의견을 제시하는 지역사회 보건 간호사의 역할로 옳은 것은?

① 촉진자 ② 상담자
③ 조정자 ④ 관리자
⑤ 옹호자

047 독거노인 박씨는 기초수급자로서 보조금을 지원받을 수 있는데, 필요한 정보를 주민센터를 통해 얻으려 하나 도움이 필요한 상황이다. 이때 지역사회 간호사의 역할로 옳은 것은?

① 촉진자 ② 관찰자
③ 옹호자 ④ 간호 제공자
⑤ 관리자

048 근로자들이 금연을 할 수 있도록 동기를 부여하고 사업장의 금연 환경을 조성해 주는 지역사회 간호사의 역할로 옳은 것은?

① 촉진자 ② 간호 제공자
③ 평가자 ④ 옹호자
⑤ 상담자

049 건강 증진을 위해 많은 대상자들을 모아 놓고 보건교육사업을 펼치고자 한다. 간호조무사의 역할로 옳은 것은?

① 시범교육 시 조력　② 치료적 상담
③ 예방접종 실시　④ 진찰 및 처방
⑤ 독자적인 간단한 치료

050 지역사회 간호사업에서 간호조무사의 업무로 옳지 않은 것은?

① 전반적인 사업 수행에 협조
② 보건교육의 장소 및 도구 준비
③ 결핵사업 참여
④ 치료 및 예방접종 실시
⑤ 보건통계 작성에 협조

051 보건간호사업을 하는 이들에게 특히 요구되는 사항으로 옳은 것은?

① 임상간호술　② 간단한 투약술
③ 질병에 대한 지식　④ 관찰력과 면접술
⑤ 타인을 설득시키는 능력

052 보건요원이 담당한 지역의 지리·사회적 환경, 통계적 특성들을 잘 알아야 하는 이유로 옳은 것은?

① 지역사회 주민들의 생활 상태를 확인하기 위해
② 여러 문제가 복합된 환자 발견을 위하여
③ 모자보건계획사업을 위해
④ 그 지역사회가 가진 문제점을 파악하기 위해
⑤ 지역사회의 인구밀도를 파악하기 위해

지역사회 간호활동

053 지역사회 간호사업 수행 중 지역사회 주민이 불만을 호소할 때 보건소 간호조무사의 태도로 옳은 것은?

① 조용히 타이른다.
② 듣는 척 하면서 자신의 일을 한다.
③ 병원 업무가 끝난 후에 오라고 돌려보낸다.
④ 인내심을 가지고 끝까지 경청한다.
⑤ 면회 사절한다.

해설

049 지역사회 간호조무사의 역할
- 간호사업을 위해 가장 먼저 그 지역 주민들의 요구를 알아낸다.
- 가족 전체의 건강을 지도한다.
- 환자의 상태를 정확히 파악해야 한다.
- 환자의 조기 발견과 보건 계몽에 힘쓴다.
- 보건교육의 장소 및 도구를 준비하고, 임산부에 대한 보건교육을 실시한다.
- 결핵사업에 참여하고, 보건통계 작성에 협조한다.
- 응급처치 및 시범교육 시 조력하도록 한다.
- 전반적인 보건사업계획 및 실천에 협조·참여한다.
- 간호사의 지시·감독하에 업무를 수행하고 보조한다.
- 진찰실의 정돈 및 진료 시 보조한다.
- 교육 정도, 위생시설 등을 알아 실정에 맞는 서비스 제공 및 감염병을 관리한다.
- 주민 스스로 건강에 대한 올바른 개념을 갖도록 해준다.
- 불만을 호소할 때 인내심을 갖고 끝까지 청취하도록 한다.
- 성병관리·직업보건·영유아 예방접종·지역사회 문제 등을 상부에 보고한다.

050 문제 49번 해설 참조

051 보건간호 사업자에게 요구되는 사항
- 관찰력
- 면접력

052 보건요원 : 보건요원으로는 의사, 위생사, 조산사, 보건교육사, 임상병리사, 치과기공사, 간호사, 간호조무사 등을 들 수 있으며, 이들 보건요원은 자신이 담당한 지역사회가 지니고 있는 문제점을 파악하기 위하여 그 지역의 지리·사회적 환경, 통계적 특성들을 잘 알아두어야 한다.

053 보건소 간호사는 지역사회 주민이 불만을 호소할 경우 인내심을 가지고 끝까지 들어주는 자세가 필요하다.

정답　45 ⑤　46 ⑤　47 ③　48 ①　49 ⑤　50 ④　51 ④　52 ④　53 ④

Testing 지역사회보건

해설

054 보건소 간호조무사의 업무 내용
- 보건소의 환경 정리와 물품 청구 및 관리 보조
- 환자가 치료나 상담 요구 시 간호사나 의사에게 의뢰
- 객담 수집 및 결핵 치료 중인 환자의 계속적인 관리
- 예방접종 중요성 교육 및 환자 관리
- 영유아의 정기적인 신체검사 장려
- 임산부 산전 관리 중요성 교육 및 관리
- 지역사회의 환경위생 관찰 및 보건 계몽 활동을 보조
- 가정기록·개인기록표 등을 정리·보관
- 보건증서 작성에 협조
- 통계자료 작성 시 이를 보조
- 가정방문 및 모자보건사업에의 참여

055 문제 54번 해설 참조

056 가정방문은 보건소 내에서의 활동과 함께 보건사업 중 가장 중요한 업무로써 간호 대상자에게 가장 효과가 큰 사업으로 간주되고 있다.

057 가정방문의 목적 : 지역사회 간호 활동 중 가장 많은 비중을 차지하고 있는 가정방문은 상황에 가장 적합한 실제적이며 효율적인 보건교육을 실시할 수 있는 방법으로써 가족을 단위로 한 건강 관리 및 가정의 실정에 맞는 서비스를 하는 데 그 목적이 있다. 또한 가정방문은 가족 전체의 강점과 취약점을 확인할 수 있으며, 활용 가능한 가족 내 자원을 직접 파악할 수가 있다.

058 문제 57번 해설 참조

---

054 보건소 간호조무사의 업무 내용으로 옳은 것은?
① 보건소의 환경 정리
② 치료적 상담 시행
③ 결핵환자에게 투약 실시
④ 가족계획관리의 통제
⑤ 보건교육의 계획 및 실시

055 보건소 내 클리닉 활동으로 간호조무사가 하는 일로 옳은 것은?
① 감염병 의심 환자 발견과 검사 의뢰
② 영구불임시술에 대한 안내 및 진단
③ 모성보건의 기획 및 추진
④ 영유아 예방접종 실시
⑤ 기록 보고서 정리

056 지역사회 보건간호 활동 중 가장 많은 비중을 차지하고 있는 업무이자 간호 대상자에게 효과가 가장 큰 것으로 옳은 것은?
① 예방접종
② 의료 진단
③ 보건소 내 상담
④ 기관방문
⑤ 가정방문

057 상황에 가장 적합한 실제적이며 효율적인 보건교육을 실시할 수 있는 방법으로 옳은 것은?
① 집단강연회
② 가정방문
③ 서면상담
④ 기관방문
⑤ 전화상담

058 가정방문은 보건소 내에서의 활동과 함께 보건사업 중 가장 중요한 업무이다. 간호조무사가 가정방문 시 시행해야 할 사항으로 옳은 것은?
① 환자를 치료하고 보호자에게 간호법을 가르친다.
② 가족의 건강 상태를 파악하여 진료한다.
③ 약품을 준비하여 투여한다.
④ 집단보다 개인을 우선하는 건강에 대해 지도를 한다.
⑤ 가족의 환경 상태나 실정에 맞는 서비스를 제공한다.

059 지역사회 보건사업 수행 시 가정방문의 목적으로 옳은 것은?
① 효과적인 건강 상담을 위해

② 가족을 단위로 한 건강 관리를 위해
③ 자유로운 대화 분위기 조성을 위해
④ 가족의 경제 상태를 파악하기 위해
⑤ 가족에게 적합한 간호법을 시범 보여 주기 위해

060 지역사회 간호사업의 일환으로 가정방문을 실시하고자 한다. 가정방문의 장점으로 옳은 것은?

① 건강관리실 기구를 충분히 활용할 수 있다.
② 가족의 문제해결 능력을 직접 평가할 수 있다.
③ 간호사의 시간과 비용 소모가 적다.
④ 적은 인력이 요구된다.
⑤ 가족의 환경을 간접적으로 평가할 수 있다.

061 지역사회 간호사업의 일환으로 가정방문을 실시하고자 한다. 가정방문 시 우선순위의 원칙으로 옳은 것은?

① 전염성 환자를 비전염성 환자보다 먼저 방문한다.
② 감수성이 낮은 연령부터 방문한다.
③ 개인보다 집단을 먼저 방문한다.
④ 교육 수준이 높은 대상자를 먼저 방문한다.
⑤ 급성질환보다 만성질환을 먼저 방문한다.

062 지역사회 간호사업 중 가정방문을 통한 신생아 간호 시 가장 빠른 조치가 요구되는 경우로 옳은 것은?

① 생후 3~4일 된 아기의 생리적 체중 감소가 나타났을 때
② 생후 24시간이 지났는데도 전혀 먹지 못하고 눈동자가 누르스름한 상태일 때
③ 상태는 양호하나 생후 2주가 지났는 데도 제대가 떨어지지 않을 때
④ 항문, 회음 부위에 발적이 나타났을 때
⑤ 생후 4주에 대변이 파랗고 1일 5회의 변을 배설했을 때

063 가정방문할 경우 가정방문 순서로 옳은 것은?

① 신생아 – 결핵 환자 – 임산부 – 성병 환자
② 신생아 – 임산부 – 성병 환자 – 결핵 환자
③ 임산부 – 신생아 – 결핵 환자 – 성병 환자
④ 임산부 – 결핵 환자 – 신생아 – 성병 환자
⑤ 신생아 – 임산부 – 결핵 환자 – 성병 환자

해설

059 가정방문의 궁극적 목적
- 가정의 실정에 맞는 서비스 제공과 가족을 단위로 한 건강 관리에 그 목적이 있다.
- 보건사업 중 가장 큰 비중을 차지하고 있다.

060 가정방문의 단점
- 같은 문제를 가진 다른 사람(대상자)과 경험담을 나누면서 이야기할 수 있는 기회가 적다(가장 큰 단점).
- 비용과 시간이 많이 소요되고 많은 인력이 요구된다.
- 간호 제공 시 건강관리실의 물품이나 기구들을 충분히 활용하지 못한다.
- 교육 및 상담을 하는데 있어서 사람들로 인해 산만하거나 혼란을 일으킬 수 있다.
- 타인의 가정방문에 대해 대상자가 부담감을 가질 수 있다.

061 가정방문의 우선순위
- 전염성 대상보다 비전염성 대상을 우선으로 한다.
- 개인보다 집단을 우선으로 한다.
- 건강한 대상보다 문제있는 대상을 우선으로 한다.
- 만성 질환보다 급성 질환을 우선으로 한다.
- 문제가 있는 대상보다 의심이 있는 대상을 우선으로 한다.
- 구환자보다 신환자를 우선으로 한다.
- 속발증이나 합병증의 우려가 있는 자는 기왕증이 있었던 자보다 우선으로 한다.
- 경제 정도, 교육 정도가 낮은 층을 우선으로 한다.
- 가급적이면 산재되어 있는 곳보다 집합되어 있는 곳을 우선으로 한다.

062 생리적 황달은 생후 2~3일부터 시작된다. 24시간 내에 나타나는 황달은 용혈성 질환(핵황달)이라 하여 위험하므로 의사에게 보고한다.

063 전염을 고려한 가정방문의 우선순위 : 신생아·미숙아 → 임산부 → 학령전 아동 → 학동기 아동 → 성병 환자 → 결핵 환자

Testing 4 지역사회보건

해 설

064 문제 63번 해설 참조

065 가정방문 시 정상 임부를 전염성 환자보다 빨리 방문하는 이유는 전염 방지를 위해서이다.

066 간호조무사의 가정방문
- 간호조무사는 보건간호사의 지시·감독에 따라 계획된 가정을 방문하여 가족 전체의 건강에 대해 지도를 한다.
- 환자의 상태를 정확히 파악하고 교육 정도, 위생시설, 건강 상태, 정서 상태, 경제적 상태 등을 관찰하여 실정에 맞는 서비스를 제공한다.

067 간호 요구가 있는 대상자를 방문하기 전에 해야 할 일
- 방문 대상자를 이해하기 위해 대상자와 관련된 기록과 보고서 등을 자세히 검토한다.
- 방문 대상자에게 미리 연락하여 적절한 방문 날짜와 시간을 정하도록 한다.
- 필요할만한 물품들을 준비하여 방문 가방을 정리정돈 해 둔다.
- 방문 대상자가 사는 곳을 확인하고 교통수단을 미리 점검해 둔다.

068 보건간호 기록의 목적 : 보건간호 기록을 하는 중요한 목적은 환자 및 가족에게 계속적인 간호를 제공하기 위함이다.

---

064 가정방문에 있어 가장 빨리 방문해야 할 곳은?
① 만성질환이 있는 가정
② 영유아가 있는 가정
③ 학생이 있는 가정
④ 임산부가 있는 가정
⑤ 전염성 질환이 발생한 가정

065 지역사회 간호사업 중 가정방문 시 정상 임부를 전염성 환자보다 빨리 방문하는 이유로 옳은 것은?
① 시간 절약
② 전염 방지
③ 가족 건강 관리
④ 포괄적 관리
⑤ 지역사회 보건사업의 완수

066 간호조무사의 가정방문으로 옳은 것은?
① 특별한 친분이 있는 가정을 위주로 방문한다.
② 방문할 필요가 있다고 생각되면 시간과 관계없이 언제라도 방문한다.
③ 보건소 방문을 기피하는 자를 지속적으로 방문한다.
④ 기관 내 일이 바쁘지 않다면 임의로 가정을 선택하여 방문한다.
⑤ 보건간호사의 지도·감독 아래 계획된 가정을 방문한다.

067 보건소의 지역사회간호 활동의 일환으로 가정방문을 계획 중이다. 보건소 간호조무사의 효과적인 가정방문 전 준비 활동으로 옳은 것은?
① 방문 대상에 대한 기록을 찾아 읽어본다.
② 지역사회의 지도자를 파악한다.
③ 간호 대상과 함께 공동 활동계획을 작성한다.
④ 방문 활동에 대해 평가한다.
⑤ 가족의 참여를 유도한다.

068 보건간호 기록을 하는 중요한 목적으로 옳은 것은?
① 보건요원 훈련 교재로 이용하기 위해
② 법적 문제가 생길 경우 환자 보호를 위해
③ 활동 성과의 측정 기준으로 삼기 위해
④ 환자 및 가족에게 계속적인 간호를 제공하기 위해
⑤ 법적 문제가 생길 경우 기관 보호를 위해

069 간호사가 임산부를 위한 건강관리실을 설치하고자 할 때의 조건으

로 옳은 것은?

① 심리적 안정을 위해 종교단체에서 운영하는 건물에 설치한다.
② 대상자들의 편의를 위해 아래층에 설치한다.
③ 대상자가 생활하는 곳과 동떨어진 곳에 설치한다.
④ 대상자가 찾기 어려운 곳에 설치한다.
⑤ 도로변보다는 조용하고 한적한 곳에 설치한다.

070 보건소 내 건강관리실의 장점으로 가장 옳은 것은?

① 적은 비용으로 큰 효과를 낼 수 있다.
② 지역사회 인적 자원을 확보할 수 있다.
③ 지역사회의 발전에 지대한 영향을 미친다.
④ 같은 문제를 갖고 있는 대상자들끼리 교류할 수 있다.
⑤ 대상자의 모든 불편감을 해소시켜 줄 수 있다.

071 영유아 건강관리실의 환경으로 옳은 것은?

① 물이 엎질러진 곳은 아이들이 치우도록 한다.
② 대기실, 교육실, 놀이실 등은 처치실과 가까운 거리에 설치한다.
③ 뛰어다니는데 덥지 않도록 난방을 하지 않는다.
④ 건강관리실 내에 수유를 할 수 있도록 준비한다.
⑤ 화장실은 어둡게 조명한다.

072 보건소에서는 영유아 보건사업의 목적을 달성하기 위해서 여러 가지 사업 활동을 벌이고 있다. 보건소 영유아 클리닉에서의 건강 관리 내용으로 옳은 것은?

① 척추 치료
② 영양식과 이유식 상담
③ 경제적 상태에 대한 상담
④ 신장 성장을 위한 뼈 교정
⑤ 구강 치료

073 영유아 클리닉에서 간호조무사의 임무로 옳지 않은 것은?

① 기록표, 예방접종 증명
② 임산부의 산전·산후관리
③ 기록표 및 약속카드 작성
④ 환자 접수 및 인도
⑤ 체중, 신장, 흉위, 두위, 체온 측정

해설

069 건강관리실(클리닉) 설치 장소
- 대상자가 쉽게 찾을 수 있는 곳이어야 한다.
- 교통이 편리한 곳에 위치하여야 한다.
- 가능한 한 대상자가 생활하는 곳의 중심에 위치하여 대상자가 이용하는데 편리하며 보건 정보도 수시로 쉽게 수집할 수 있도록 한다.
- 이동 건강관리실일 경우 종교 및 정치와 관련이 없는 지역이나 건물에 준비하도록 한다.
- 화장실, 수도시설이 이용 가능한 곳으로 정한다.

070 보건소 내 건강관리실은 가정방문과 달리 같은 문제를 갖고 있는 대상자들과 각자의 경험담을 나눌 수 있어서 서로 교류가 가능하다.

071 영유아 건강관리실 설치 시 고려사항
- 조용한 장소를 선택해야 한다.
- 아이들을 위한 교육 자료나 장난감이 준비되어야 된다.
- 각종 위험물은 치워둔다.
- 실내에 놀이터를 두어 흥미를 북돋운다.
- 화장실 및 수도시설은 되도록 가까이에 설치한다.
- 건강관리실 내에 음료수나 수유를 할 수 있도록 준비한다.
- 물이 엎지러진 곳은 즉시 닦아 낸다.
- 화장실은 되도록 어둡지 않도록 조명한다.

072 영유아 건강관리실에서의 건강 관리 내용
- 영유아 예방접종 관리
- 식사와 영양 상담 및 이유식 지도
- 영유아 구강 상태 관찰
- 영유아 성장발육 평가
- 영유아 건강 상담
- 보건교육 실시

073 영유아 클리닉에서 간호조무사의 임무 : 물품 준비, 환자 접수 및 안내, 체중·신장·흉위·두위·체온 측정, 예방접종 증명 기록표 및 약속카드 작성 등이 있다.

4 Testing 지역사회보건

지역사회 간호전달체계

074 지역사회 보건간호사업 과정의 첫 단계로 옳은 것은?
① 현실성 있는 목표 설정
② 사업 평가에 대한 방안 모색
③ 구체적 사업 활동 계획 수립
④ 문제 해결에 알맞은 간호 수단 및 방법의 선택
⑤ 지역사회 진단

075 지역사회 보건간호사업 기획을 위한 첫 단계로 옳은 것은?
① 사업의 우선순위 결정
② 지역사회 현황 파악
③ 평가 계획의 수립
④ 수행 계획의 수립
⑤ 사업의 기준 및 지침의 확인

076 지역사회 보건사업을 계획할 때 최우선으로 고려해야 할 사항으로 옳은 것은?
① 보건복지부 장관의 관심
② 보건소장의 관심
③ 지방자치단체장의 관심
④ 대통령의 관심
⑤ 지역사회 주민의 관심이나 요구 파악

077 보건사업 계획 시 고려해야 할 사항으로 옳은 것은?
① 평가 결과, 예산, 우선순위
② 우선순위, 자원 배분, 사업의 독자성 여부
③ 예산, 자원 배분, 평가 결과
④ 목표기준, 우선순위, 예산
⑤ 자원 배분, 예산, 사업의 독자성 여부

078 지역사회 간호사업의 계획 시 가장 중요한 것은?
① 우선순위에 따라 예산을 책정할 것
② 전문가들의 협조를 구할 것
③ 교육하기 전에 충분히 연습할 것
④ 대상자와 더불어 계획할 것
⑤ 그 지역에서 이용될 수 있는 인력과 자원을 조사할 것

079 지역사회 보건사업을 계획할 때 가장 먼저 행해야 할 것은?

해 설

074 지역사회 간호과정 : 사정 → 진단 → 계획 → 수행 → 평가

075 지역사회 간호과정 중 사정 : 사정이란 대상자의 건강 상태를 확인하기 위해 자료를 수집·검토·분석하는 과정을 의미하며, 사정 내용으로는 간호 요구의 사정, 지역 소재 기관의 파악, 지역사회 자료의 수집, 자료 요약 등이 있다.

076 지역사회 간호사업을 계획하기 전 반드시 고려할 사항
- 지역 주민의 건강에 대한 요구 파악(가장 우선적인 사항)
- 국가 보건정책 및 관련 법규
- 지역 주민 건강에 대한 태도
- 이용 가능한 시설 및 위치
- 목표 기준 및 적절한 예산 범위
- 지역사회 자원 및 환경
- 사업의 우선순위 결정
- 부서별 간의 긴밀한 협조체제
- 인구 특성, 질병의 범위와 양상
- 소요 인력 및 사업 기간
- 인적 자원의 고려 및 의료기관의 이용도
- 지역사회 인구와 건강 상태 및 사업의 목적 설정
- 지역사회 간호사업의 지침 및 기준
- 건강 유지상 필요한 환경 및 습관적인 태도 및 목적 달성을 위한 방법과 활동 범위 결정

077 문제 76번 해설 참조

078 지역사회 간호사업 계획 시 주요 사항
- 지역사회 간호사업 계획 시에는 계획 과정에 지역 주민이 참여하는 것이 반드시 필요하고 계획 시 대상자(지역 주민)와 더불어 계획하는 것이 무엇보다 중요하다.
- 지역사회 간호사업을 실시할 때에는 가장 먼저 그 지역에 따라 계획하며 시급한 문제 해결을 위한 계획부터 세워야 한다.
- 지역사회 간호사업은 보건사업을 위한 전체적인 계획 내에서 운영되어야 한다.

① 지역의 유지 등을 찾아가 협조를 구한다.
② 가정방문 계획을 자세히 세워야 한다.
③ 관공서나 경찰 당국에 먼저 신고한다.
④ 지역 특성에 따라 계획하며 시급한 문제 해결을 위한 계획부터 세워야 한다.
⑤ 의료기관의 수요나 상태를 조사한다.

080 지역사회 간호 문제 중 가장 우선순위가 높은 것은?
① 지역사회 주민 다수에게 영향을 미치는 문제
② 영유아의 사망 원인이 되는 문제
③ 모성 건강에 영향을 미치는 문제
④ 만성질환이나 장애를 유발하는 문제
⑤ 학동기 아동 및 청년기에 영향을 미치는 문제

081 지역사회 간호사업을 시행할 때 가장 우선적으로 다루어야 하는 문제는 무엇인가?
① 주거 환경이 불량하다.
② 영아사망률이 높다.
③ 고혈압 환자가 많다.
④ 교육 수준이 낮다.
⑤ 당뇨병 유병률이 높다.

082 지역사회 보건사업을 수행할 때 가장 효과적인 사항으로 옳은 것은?
① 보건요원의 계획대로 수행한다.
② 정부의 사업 목표만 수행한다.
③ 방역사업을 우선적으로 고려하여 수행한다.
④ 그 지역사회 특성에 맞는 사업이어야 한다.
⑤ 중복되는 보선사업은 피한다.

083 지역사회 요구를 알기 위해 조사해야 할 지역사회의 자원으로 옳지 않은 것은?
① 문화시설
② 보건의료시설
③ 관련 법규
④ 보건통계
⑤ 교육, 경제상태

084 지역사회 간호조무사가 거동이 불편한 저소득층 독거노인을 위해 활용할 수 있는 지역사회의 자원으로 옳지 않은 것은?

해설

079 문제 78번 해설 참조

080 지역사회 간호사업의 우선순위
- 많은 수의 지역 주민에게 영향을 주는 문제(제1순위)
  예 높은 영아사망률, 감염병
- 영유아 사망에 원인이 되는 문제
- 모성 건강에 영향을 주는 문제
- 학동기 아동 및 청년기에 영향을 주는 문제
- 만성질환이나 불구
- 지역사회 개발에 영향을 주는 문제

081 문제 80번 해설 참조

082 지역사회 간호사업의 적합성 : 지역사회 간호사업을 수행할 때는 그 지역사회 특성에 맞는 사업이어야 효과적이다.

083 지역보건사업 수행 시 고려할 지역사회의 자원
- 건강 관련 인력의 종류
- 생정통계 등의 정부기관 기록
- 건강 관련 정부기관
- 양로원, 탁아소 등의 사회자원
- 보건통계 및 보건의료시설
- 문화시설 및 교육·경제 상태

정답 74⑤ 75② 76⑤ 77④ 78④ 79④ 80① 81② 82④ 83③ 84③

4 Testing 지역사회보건

해설

084 문제 83번 해설 참조

085 지역사회 간호사업 후 기록의 가치
- 사업의 효과를 평가하기 위한 증거 자료가 된다.
- 다른 보건의료 인력들간에 사업의 내용이나 진행 정도를 알 수 있는 자료가 된다.
- 연구자료로 활용할 수 있다.
- 이후의 업무계획을 위한 기본 자료가 된다.
- 지역사회 간호사업의 기초 자료 및 교육 자료가 된다.
- 가족간호에 부수적인 조력 여하를 결정할 수 있다.
- 지역사회 간호사업의 중복을 피할 수 있다.
- 사업의 계획·진행·성과를 분석하고 재계획 시 중복을 피할 수 있다.

① 자선의료기관   ② 자원봉사자
③ 초등학교 학생   ④ 인근 거주 친척
⑤ 주민센터 사회복지사

085 보건간호사업 후 기록의 가치로 옳지 않은 것은?
① 보건간호사의 환자 치료 및 진단의 자료이다.
② 가족간호에 부수적인 조력 여하를 결정한다.
③ 교육 자료가 된다.
④ 지역보건 간호사업의 기초 자료이다.
⑤ 사업의 중복을 피한다.

정답 85 ①

간·호·국·가·시·험·문·제·집

Nursing Hospital Law

의료관계법규

의료관계법규

- 의료법
- 감염병의 예방 및 관리에 관한 법률
- 정신건강증진 및 정신질환자 복지 서비스 지원에 관한 법률
- 결핵예방법
- 구강보건법
- 혈액관리법

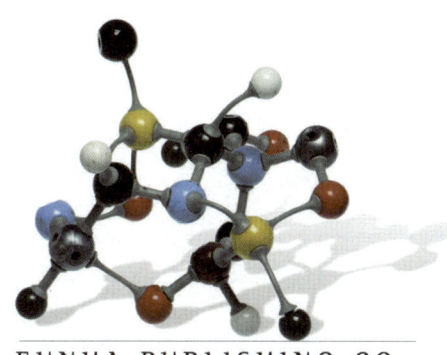

EUNHA PUBLISHING CO.

자격시험대비특강

p·o·i·n·t·s

이 단원에서는 의료법, 감염병의 예방 및 관리에 관한 법률, 정신건강증진 및 정신질환자 복지서비스 지원에 관한 법률, 결핵예방법, 구강보건법, 혈액관리법의 목적 및 그 기본 내용에 대하여 자세히 살펴보고, 각 법의 특성을 문제를 통해 구체적으로 이해하도록 한다.

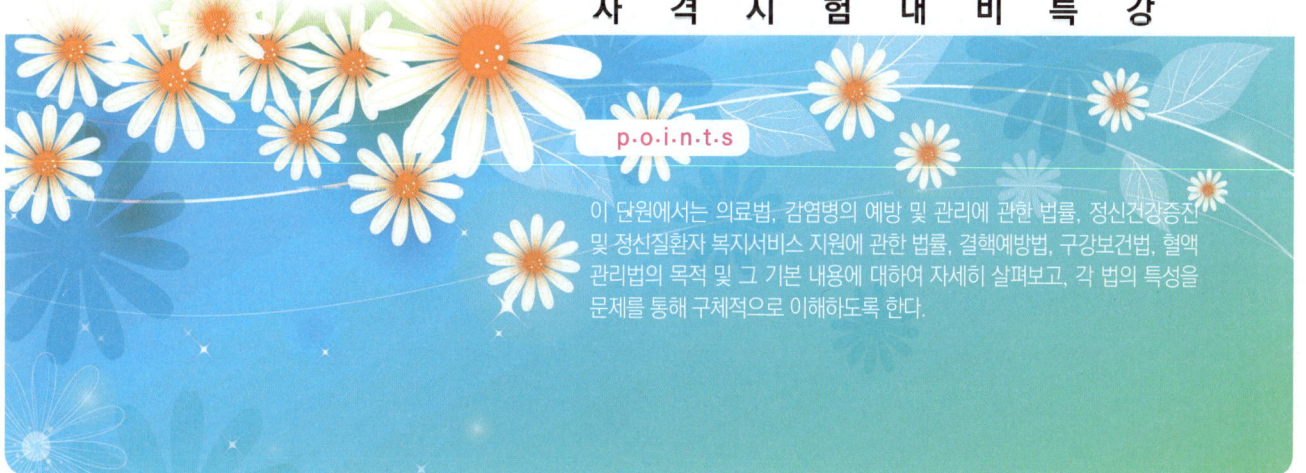

의료관계법규

Public Health Nursing

의료법

001 의료법의 목적으로 옳은 것은?
① 감염병의 발생과 유행을 방지하여 국민보건을 향상시키고 증진시키기 위함
② 모든 국민이 수준 높은 의료 혜택을 받을 수 있도록 국민의료의 필요한 사항을 규정함으로 국민건강을 보호·증진하기 위함
③ 의료인과 이에 준하는 의료인의 업무를 규명하기 위함
④ 병원의 운영사업을 규명하기 위함
⑤ 의료인의 사명과 관리를 위함

002 의료인만으로 옳게 나열된 것은?
① 의사, 치과의사, 수의사, 조산사, 간호사
② 의사, 치과의사, 수의사, 조산사, 간호사, 약사
③ 의사, 한의사, 치과의사, 조산사, 간호사
④ 조산사, 치과의사, 한의사, 간호사, 간호조무사
⑤ 이상 전부

003 의료법상 의료인에 해당하는 사람은?
① 임상병리사 ② 치과기공사
③ 요양보호사 ④ 조산사
⑤ 약사

004 병원급 의료기관으로 옳은 것은?
① 병원, 접골원, 헬스클럽 ② 의료원, 조산원, 재활원
③ 종합병원, 치과의원, 보건소 ④ 의원, 건강원, 의료원
⑤ 한방병원, 치과병원, 요양병원

005 의료법규상 의료기관으로 옳지 않은 것은?
① 조산원 ② 보건소
③ 치과병원 ④ 병원
⑤ 종합병원

006 의원급 의료기관에 해당되는 것은?
① 조산원 ② 요양병원

해설

001 의료법의 목적: 의료법은 모든 국민이 수준 높은 의료혜택을 받을 수 있도록 국민의료에 필요한 사항을 규정함으로써 국민의 건강을 보호·증진하는 데에 목적이 있다.

002 의료인의 정의: 의료인이라 함은 보건복지부장관의 면허를 받은 의사·치과의사·한의사·조산사 및 간호사를 말한다.

003 문제 2번 해설 참조

004 병원급 의료기관: 의사, 치과의사 또는 한의사가 주로 입원환자를 대상으로 의료행위를 하는 의료기관으로서 그 종류에는 병원, 치과병원, 한방병원, 요양병원, 정신병원, 종합병원이 있다.

005 의료기관의 정의: 의료기관이라 함은 의료인이 공중 또는 특정다수인을 위하여 의료·조산의 업을 행하는 곳을 말한다. 예) 의원, 치과의원, 한의원, 병원, 치과병원, 한방병원, 요양병원, 정신병원, 종합병원, 조산원

006 의원급 의료기관: 의사, 치과의사 또는 한의사가 주로 외래환자를 대상으로 각각 그 의료행위를 하는 의료기관으로서 그 종류에는 의원, 치과의원, 한의원이 있다.

정답 01② 02③ 03④ 04⑤ 05② 06③

Testing
의료관계법규

③ 한의원　　　　　　④ 치과병원
⑤ 한방병원

007 종합병원의 시설조건 중 환자를 수용할 수 있는 최저 병상 수는?
① 50개　　　　　　② 70개
③ 80개　　　　　　④ 100개
⑤ 300개

008 의료기관은 몇 종인가?
① 5종　　　　　　② 6종
③ 7종　　　　　　④ 8종
⑤ 10종

009 의료인의 결격사유로 옳지 않은 것은?
① 파산선고를 받고 다시 복권된 자
② 피성년후견인
③ 마약 · 대마 · 향정신성의약품 중독자
④ 피한정후견인
⑤ 정신질환자

010 의료인이 될 수 있는 사람은?
① 정신질환자　　　　② 피한정후견인
③ 감염병환자　　　　④ 마약중독자
⑤ 피성년후견인

011 의료법의 적용을 받지 않는 자는?
① 안마사　　　　　　② 침사, 구사, 접골사
③ 간호조무사　　　　④ 약사
⑤ 의사, 치과의사, 한의사, 조산사, 간호사

012 의료인이 진료 또는 조산의 요구를 받았을 때 가장 옳은 것은?
① 상부지시에 따른다.
② 거부할 수 없다.
③ 의료인의 자유재량에 따른다.
④ 정당한 사유 없이 거부할 수 없다.

해설

007 종합병원의 요건 : 100개 이상의 병상을 갖출 것

008 문제 5번 해설 참조

009 의료인의 결격사유
- 정신건강증진 및 정신질환자 복지서비스 지원에 관한 법률에 따른 정신질환자
- 마약·대마 또는 향정신성의약품 중독자
- 피성년후견인·피한정후견인
- 의료관련법령에 위반하여 금고 이상의 형을 선고 받고 그 형의 집행이 종료되지 아니하였거나 집행을 받지 아니하기로 확정되지 아니한 자

010 문제 9번 해설 참조

011 약사는 약사법에 의해 적용을 받는다.

012 의료인은 진료 또는 조산의 요청을 받으면 정당한 사유 없이 이를 거부하지 못한다.

⑤ 거부할 수 있다.

013 진단서, 검안서, 증명서를 교부할 수 있는 의료인은?

① 의사, 치과의사, 조산사
② 의사, 치과의사, 간호사
③ 의사, 치과의사, 한의사
④ 치과의사, 한의사, 조산사
⑤ 의사, 한의사, 조산사

014 조산에 관한 출생, 사망 또는 사산의 증명서를 교부할 수 있는 의료인으로 옳은 것은?

① 한의사, 간호사
② 의사, 간호사
③ 치과의사, 한의사
④ 조산사, 의사
⑤ 간호사, 조산사

015 처방전의 기재사항으로 옳은 것은?

① 환자의 나이 및 성 구분
② 처방의약품의 명칭, 용법 및 분량
③ 향후 치료에 대한 소견
④ 보호자의 연락처
⑤ 발병 연월일

016 간호기록부의 보존기간은?

① 1년
② 3년
③ 5년
④ 10년
⑤ 15년

017 진료에 관한 기록부의 보존기간이 옳게 연결된 것은?

① 조산기록부 — 2년
② 간호기록부 — 3년
③ 진료기록부 — 5년
④ 수술기록 — 10년
⑤ 진단서 등 부본 — 5년

018 진료기록부의 보존기간으로 옳은 것은?

① 2년
② 3년
③ 4년
④ 5년
⑤ 10년

해설

013 의사·치과의사 또는 한의사는 자신이 진찰 또는 검안한 자에 대한 진단서·검안서 또는 증명서의 교부 요구를 받은 때에는 정당한 사유 없이 거부하지 못한다.

014 의사·한의사 또는 조산사는 그가 조산한 것에 대한 출생·사망 또는 사산의 증명서의 교부요구를 받은 때에도 거부하지 못한다.

015 처방전의 기재사항 : 환자의 성명 및 주민등록번호, 의료기관의 명칭 및 전화번호, 의료인의 성명·면허종류 및 번호, 처방전 발급연월일 및 사용기간, 의약품 조제 시 참고사항, 질병분류기호, 처방 의약품의 명칭(일반명칭, 제품명이나 대한약전에서 정한 명칭)·분량·용법 및 용량, 국민건강보험가입자 또는 피부양자가 요양급여 비용의 일부를 부담하는 행위·약제 및 치료재료에 대해 보건복지부장관이 정하여 고시하는 본인부담 구분기호, 의료급여 수급자가 의료급여 비용의 전부 또는 일부를 부담하는 행위·약제 및 치료재료에 대해 보건복지부장관이 정하여 고시하는 본인부담 구분 기호

016 진료에 관한 기록의 보존 : 환자의 명부 5년, 진료기록부 10년, 처방전 2년, 수술기록 10년, 검사내용 및 검사소견기록 5년, 방사선 사진 및 그 소견서 5년, 간호기록부 5년, 조산기록부 5년, 진단서 등 부본 3년

017 문제 16번 해설 참조

018 문제 16번 해설 참조

정답 07④ 08⑤ 09① 10③ 11④ 12④ 13③ 14④ 15② 16③ 17④ 18⑤

Testing 의료관계법규

해 설

019 간호기록부의 기재사항 : 간호를 받는 사람의 성명, 체온·맥박·호흡·혈압에 관한 사항, 투약에 관한 사항, 섭취 및 배설물에 관한 사항, 처치와 간호에 관한 사항, 간호 일시

020 진료기록부의 기재사항 : 진료를 받은 자의 주소·성명·주민등록번호 등 인적 사항, 주된 증상, 진단결과 또는 진단명, 진료경과, 치료내용(주사·투약·처치 등), 진료 일시

021 무면허의료행위의 금지 : 의료인이 아니면 누구든지 의료행위를 할 수 없으며 의료인도 면허된 것 이외의 의료행위를 할 수 없다.

022 요양병원의 입원대상은 노인성질환자·만성질환자 및 외과적 수술 후 또는 상해 후의 회복기간에 있는 자로서 주로 요양이 필요한 자로 한다. 다만 정신질환자(노인성치매환자는 제외한다) 및 감염병 환자 등은 입원대상으로 하지 아니한다.

023 급식관리
① : 감염병환자의 식기는 일반환자의 식기와 구분하여 취급하고, 매 식사 후 완전 멸균소독하여야 한다.
② : 수인성 전염병 환자가 남긴 음식은 소독 후 폐기하여야 한다.
③ : 병원장은 급식관련 종사자에게 위생교육을 실시하여야 한다.
⑤ : 환자의 식사는 일반식과 치료식으로 구분하여 제공한다.

024 의료기관의 개설
• 의료인은 의료기관을 개설하지 아니하고는 의료업을 행할 수 없다.
• 의사는 종합병원·병원·요양병원·정신병원 또는 의원을, 치과의사는 치과병원 또는 치과의원을, 한의사는 한방병원·요양병원 또는 한의원을, 조산사는 조산원만을 개설할 수 있다.

025 조산원의 지도의사 : 조산원의 개설자는 지도의사를 정하거나 지도의사를 변경한 경우 지도의사 신고서에 그 지도의사의 승낙서와 면허증 사본을 첨부하여 관할 시장·군수·구청장에게 제출하여야 한다.

---

019 간호기록부의 기재사항으로 옳은 것은?
① 간호과정에 관한 사항
② 치료내용에 관한 사항
③ 진료경과에 관한 사항
④ 진단에 관한 사항
⑤ 체온, 맥박, 호흡, 혈압에 관한 사항

020 진료기록부의 기재사항으로 옳은 것은?
① 분만 횟수에 관한 사항
② 처치와 간호에 관한 사항
③ 섭취 및 배설물에 관한 사항
④ 주된 증상, 진단결과 또는 진단명, 진료경과
⑤ 의료인의 성명, 면허종별 및 번호

021 무면허 간호행위는 어느 규정에 저촉되는가?
① 지역보건법
② 간호협회 정관
③ 의료법
④ 공중위생관리법
⑤ 간호조무사 및 의료 유사업자에 관한 규칙

022 요양병원에 입원가능한 환자로 옳지 않은 것은?
① 정신질환자
② 상해 후 회복기 환자
③ 만성질환자
④ 노인성질환자
⑤ 외과적 수술 후 회복기 환자

023 의료기관에서 지켜야 하는 급식관리의 내용으로 옳은 것은?
① 감염병환자의 식기는 일반 환자 식기와 함께 소독한다.
② 수인성 전염병 환자가 남긴 음식은 동물사료로 사용한다.
③ 급식관련 종사자에게 성교육을 실시한다.
④ 환자음식은 뚜껑이 있는 식기를 이용한다.
⑤ 환자식사는 치료식과 특별식으로 구분한다.

024 의료기관을 개설할 수 있는 자는?
① 조산사, 침구사
② 한의사, 침구사
③ 간호사, 한의사
④ 조산사, 한의사
⑤ 침구사, 간호사

025 조산원을 개설할 때 정해야 하는 의사는?

① 당직의사 ② 한지의사
③ 지정의사 ④ 지도의사
⑤ 관리의사

026 의료인의 품위손상행위에 해당하지 않는 것은?
① 영리목적으로 다른 의료기관을 이용하려는 환자를 자신이 종사하거나 개설한 의료기관으로 유인하거나 유인하게 하는 행위
② 불필요한 과잉진료행위나 부당한 많은 진료비 요구행위
③ 비도덕적인 진료행위
④ 학문적으로 인정되지 아니하는 의료, 조산, 간호행위
⑤ 의료인신고나 보수교육을 받지 않았을 경우

027 무면허의료행위를 처벌하는 법은?
① 결핵예방법 ② 의료법
③ 혈액관리법 ④ 구강보건법
⑤ 정신보건법

028 자격정지처분의 요건으로 옳지 않은 것은?
① 마약 중독자인 경우
② 태아 성 감별 행위 금지 규정을 위반한 때
③ 진료기록부 등을 거짓으로 작성할 때
④ 허위진단서, 허위증명서를 작성하여 내줄 때
⑤ 심히 그 품위손상행위를 한 때

029 의료인의 면허취소요건으로 옳지 않은 것은?
① 3회 이상 자격정지처분을 받은 경우
② 의료인 결격사유에 해당하게 된 경우
③ 진료기록부 등을 허위로 작성한 경우
④ 자격정지처분 기간 중에 의료행위를 한 경우
⑤ 의사면허를 대여한 경우

030 의료유사업자에 해당되는 것은?
① 접골사, 침사, 요양보호사 ② 침사, 구사, 요양보호사
③ 접골사, 침사, 안마사 ④ 안마사, 침사, 구사
⑤ 접골사, 침사, 구사

해설

026 의료인의 품위손상행위의 범위 : 학문적으로 인정되지 아니하는 진료행위, 비도덕적 진료행위, 거짓 또는 과대 광고 행위, 방송·신문·인터넷 신문 또는 정기 간행물 또는 인터넷 매체에서 건강·의학정보에 대해 거짓 또는 과장하여 제공하는 행위, 불필요한 검사·투약·수술 등 지나친 진료행위를 하거나 부당하게 많은 진료비를 요구하는 행위, 전공의의 선발 등 직무와 관련하여 부당하게 금품을 수수하는 행위, 다른 의료기관을 이용하려는 환자를 영리를 목적으로 자신이 종사하거나 개설한 의료기관으로 유인하거나 유인하게 하는 행위 등

027 의료인이 아니면 누구든지 의료행위를 할 수 없으며, 의료인도 면허된 것 이외의 의료행위를 할 수 없다.

028 자격정지 요건
- 의료인의 품위를 심하게 손상시키는 행위를 한 때
- 의료기관 개설자가 될 수 없는 자에게 고용되어 의료행위를 한 때
- 진단서·검안서·증명서를 거짓으로 작성해 내주거나 진료기록부 등을 거짓으로 작성하거나 고의로 사실과 다르게 추가 기재 수정한 때
- 태아의 성감별행위 금지 규정을 위반한 경우
- 의료기사가 아닌 자에게 의료기사 업무를 하게 하거나 의료기사에게 그 업무 범위를 벗어나게 한 때
- 의료인, 의료기관 개설자, 의료기관 종사자가 부당한 경제적 이익을 제공받은 경우
- 관련서류를 위조·변조하거나 속임수 등 부정한 방법으로 진료비를 거짓 청구한 때
- 그 밖에 이 법 또는 이 법에 따른 명령을 위반한 때

029 의료인의 면허취소 : 정신질환자, 마약·대마 또는 향정신성의약품 중독자, 피성년후견인·피한정후견인, 의료관련법령을 위반하여 금고 이상의 형을 선고받고 그 형의 집행이 종료되지 아니하거나 집행을 받지 아니하기로 확정되지 아니한 자에 해당하게 된 경우, 자격정지처분 기간 중에 의료행위를 하거나 3회 이상 자격정지처분을 받은 경우, 발급받은 면허를 다른 사람에게 대여해서는 안되는 데 면허를 대여한 경우, 일회용 의료기기를 재사용하여 사람의 생명 또는 신체에 중대한 위해를 발생하게 한 경우, 면허조건을 이행하지 아니한 경우(법 제65조)

030 의료유사업자 : 의료법 시행 전에 종전의 규정에 의하여 자격을 받은 접골사, 침사, 구사는 '무면허의료행위 금지'의 규정에도 불구하고 각 해당 시술소에서 시술을 업으로 할 수 있다.

Testing 의료관계법규

해설

031 간호조무사 자격인정 : 간호조무사는 보건복지부장관의 자격인정을 받아야 한다.

032 간호조무사가 되려는 사람은 정하는 교육과정을 이수하고 간호조무사 국가시험에 합격한 후 보건복지부장관의 자격인정을 받아야 한다.

033 5년 이하의 징역이나 5천만원 이하의 벌금 : 면허를 대여한 자, 의료인 면허를 대여받거나 면허 대여를 알선한 사람, 의료기관의 의료용시설, 기재, 약품 기타의 기물 등을 파괴·손상하거나 진료를 방해한 자, 정당한 사유 없이 전자 처방전에 저장된 개인 정보를 탐지하거나 누출·변조 또는 훼손한 자, 정당한 사유 없이 전자의무기록에 저장된 개인정보를 탐지하거나 누출·변조 또는 훼손한 자, 의료인이 아니면 의료행위를 할 수 없으며 의료인도 면허된 것 이외의 의료행위를 할 수 없는데 이를 위반한 자, 의료기관을 개설할 수 없는 자가 의료기관을 개설한 자

034 감염병의 예방 및 관리에 관한 법률의 목적 : 이 법은 감염병의 발생과 유행을 방지하여 국민건강의 증진 및 유지에 이바지함을 목적으로 한다.

035 제2급 법정 감염병 : 결핵, 수두, 홍역, 콜레라, 장티푸스, 파라티푸스, 세균성 이질, 장출혈성 대장균 감염증, A형 간염, 백일해, 유행성 이하선염, 풍진, 폴리오, 수막구균 감염증, b형 헤모필루스 인플루엔자, 폐렴 구균 감염증, 한센병, 성홍열, 반코마이신 내성 황색 포도알균(VRSA) 감염증, 카바페넴 내성 장내세균속균종(CRE) 감염증, E형 간염

036 제3급 법정 감염병 : 파상풍, B형 간염, 일본 뇌염, C형 간염, 말라리아, 레지오넬라증, 비브리오 패혈증, 발진티푸스, 발진열, 쯔쯔가무시증, 렙토스피라증, 브루셀라증, 공수병, 신증후군 출혈열, 후천성 면역 결핍증(AIDS), 크로이츠펠트-야콥병(CJD) 및 변종크로이츠펠트-야콥병(vCJD), 황열, 뎅기열, 큐열(Q熱), 웨스트나일열, 라임병, 진드기 매개 뇌염, 유비저(類鼻疽), 치쿤구니야열, 중증 열성 혈소판 감소 증후군(SFTS), 지카 바이러스 감염증, 엠폭스(MPOX), 원숭이 두창

---

031 간호조무사의 자격인정은 누가 하는가?
① 보건복지부차관　② 질병관리청장
③ 시·도지사　　　④ 보건복지부장관
⑤ 행정안전부장관

032 간호조무사에게 적용되는 법은?
① 간호협회 정관　② 특별조치법
③ 모자보건법　　④ 의료법
⑤ 지역보건법

033 의료인 면허를 대여 받은 경우의 벌칙으로 옳은 것은?
① 1년 이하의 징역이나 500만원 이하의 벌금
② 1년 이하의 징역이나 1천만원 이하의 벌금
③ 2년 이하의 징역이나 3천만원 이하의 벌금
④ 3년 이하의 징역이나 2천만원 이하의 벌금
⑤ 5년 이하의 징역이나 5천만원 이하의 벌금

감염병의 예방 및 관리에 관한 법률

034 「감염병의 예방 및 관리에 관한 법률」의 목적으로 알맞은 것은?
① 감염병의 발생과 유행방지　② 감염병의 발생과 만연
③ 감염병의 만연과 위생방지　④ 감염병의 발본색원
⑤ 감염병의 예방과 치료

035 결핵이 속하는 법정 감염병은?
① 제1급　　② 제2급
③ 제3급　　④ 제4급
⑤ 성 매개 감염병

036 법정 제3급 감염병으로 옳은 것은?
① 파상풍, B형 간염, 말라리아
② 한센병, 콜레라, 풍진
③ 매독, 두창, 홍역
④ 발진열, 파상풍, 백일해

⑤ 백일해, 폴리오, B형 간염

037 법정 제1급 감염병으로 옳은 것은?

① 두창, 페스트, 에볼라 바이러스병
② 디프테리아, 홍역, 수두
③ 파상풍, 풍진, 폴리오
④ 발진열, 말라리아, 콜레라
⑤ 황열, 유행성이하선염, 매독

038 전파 가능성을 고려하여 발생 또는 유행 시 24시간 이내에 신고해야 하고 격리가 필요한 감염병은?

① 제1급 감염병
② 제2급 감염병
③ 제3급 감염병
④ 제4급 감염병
⑤ 생물테러 감염병

039 전파 가능성을 고려하여 발생 또는 유행 시 24시간 이내에 신고해야 하고 격리가 필요한 감염병은?

① A형 간염
② 황열
③ 말라리아
④ 일본뇌염
⑤ 발진티푸스

040 생물테러 감염병 또는 치명률이 높거나 집단 발생의 우려가 커서 발생 또는 유행 즉시 신고해야 하고 음압 격리와 같은 높은 수준의 격리가 필요한 감염병은?

① 백일해, 디프테리아
② 두창, 페스트
③ 디프테리아, 황열
④ 홍역, 콜레라
⑤ 성홍열, 수두

041 유행 여부를 조사하기 위해 표본 감시 활동이 필요한 4급 감염병으로 옳은 것은?

① 라임병
② 요충증
③ 폴리오
④ 뎅기열
⑤ 수두

042 그 발생을 계속 감시할 필요가 있어 발생 또는 유행 시 24시간 이내에 신고해야 하는 감염병은?

해설

037 제1급 법정 감염병 : 에볼라 바이러스병, 마버그열, 라싸열, 크리미안콩고 출혈열, 남아메리카 출혈열, 리프트밸리열, 두창, 페스트, 탄저, 보툴리눔 독소증, 야토병, 신종 감염병 증후군, 중증 급성 호흡기 증후군(SARS), 중동 호흡기 증후군(MERS), 동물 인플루엔자 인체 감염증, 신종 인플루엔자, 디프테리아

038 제2급 법정 감염병 : 전파 가능성을 고려하여 발생 또는 유행 시 24시간 이내에 신고하여야 하고, 격리가 필요한 감염병을 말한다. 다만, 갑작스러운 국내 유입 또는 유행이 예견되어 긴급한 예방·관리가 필요하여 질병관리청장이 보건복지부장관과 협의하여 지정하는 감염병을 포함한다.

039 문제 35번 해설 참조

040 문제 37번 해설 참조

041 제4급 법정 감염병 : 인플루엔자, 회충증, 편충증, 요충증, 간흡충증, 폐흡충증, 장흡충증, 수족구병, 임질, 클라미디아 감염증, 연성 하감, 성기 단순 포진, 첨규콘딜롬, 반코마이신 내성 장알균(VRE) 감염증, 메티실린 내성 황색 포도일균(MRSA) 감염증, 다제 내성 녹농균(MRPA) 감염증, 다제 내성 아시네토박터 바우마니균(MRAB) 감염증, 장관감염증, 급성 호흡기 감염증, 해외 유입 기생충 감염증, 엔테로 바이러스 감염증, 사람 유두종 바이러스 감염증, 코로나바이러스감염증-19

Testing 의료관계법규

해설

042 문제 36번 해설 참조

043 문제 41번 해설 참조

044 문제 41번 해설 참조

045 질병관리청장은 보건복지부장관과 협의하여 감염병의 예방 및 관리에 관한 기본계획을 5년마다 수립·시행하여야 한다.

046 역학조사 : 감염병환자 등이 발생한 경우 감염병의 차단과 확산방지 등을 위한 감염병환자 등의 발생규모 파악 및 감염원 추적 등의 활동, 감염병예방접종 후 이상반응 사례가 발생한 경우나 감염병 여부가 불분명하나 그 발병원인을 조사할 필요가 있는 사례가 발생한 경우 그 원인을 규명하기 위한 활동을 말한다.

047 의사, 치과의사 또는 한의사는 다음 사실이 있으면 소속 의료기관의 장에게 보고해야 하고, 해당 환자와 그 동거인에게 질병관리청장이 정하는 감염 방지 방법 등을 지도해야 한다. 다만, 의료기관에 소속되지 아니한 의사, 치과의사 또는 한의사는 그 사실을 관할보건소장에게 신고하여야 한다.
- 감염병환자 등을 진단하거나 그 사체를 검안(檢案)한 경우
- 예방접종 후 이상반응자를 진단하거나 그 사체를 검안한 경우
- 감염병 환자 등이 제1급 감염병부터 제3급 감염병까지에 해당하는 감염병으로 사망한 경우
- 감염병 환자로 의심되는 사람이 감염병 병원체 검사를 거부하는 경우

① 콜레라, A형 간염, 장티푸스
② 페스트, 황열, 뎅기열
③ 세균성 이질, 수두, 폴리오
④ B형 간염, 황열, 말라리아
⑤ 홍역, 백일해, 일본뇌염

043 인플루엔자, 임질 등 유행 여부를 조사하기 위해 표본 감시 활동이 필요한 감염병은?

① 제1급 감염병　　② 제2급 감염병
③ 제3급 감염병　　④ 제4급 감염병
⑤ 의료관련 감염병

044 유행 여부를 조사하기 위해 표본 감시 활동이 필요한 4급 감염병은?

① 연성하감, 수족구병, 급성호흡기 감염증
② 두창, 성홍열, 레지오넬라증
③ 중증 급성 호흡기 증후군, 발진열, 성홍열
④ 성홍열, 말라리아, 발진티푸스
⑤ 콜레라, 장티푸스, 장출혈성 대장균 감염증

045 질병관리청장은 보건복지부장관과 협의하여 감염병의 예방 및 관리에 관한 기본계획을 몇 년마다 수립·시행해야 하는가?

① 5년　　② 7년
③ 10년　　④ 15년
⑤ 20년

046 감염병 환자 등이 발생한 경우 실시되는 역학조사의 목적으로 옳은 것은?

① 환자 격리　　② 원인 규명
③ 관리 대책　　④ 예방 관리
⑤ 병원체 분류

047 의료기관에 소속되지 아니한 의사나 한의사가 감염병환자를 진단하였거나 그 사체를 검안하였을 때에는 누구에게 신고하나?

① 도지사　　② 서울특별시장·광역시장
③ 보건복지부장관　　④ 시장·군수·구청장
⑤ 관할보건소장

048 의료기관의 장 및 감염병 병원체 확인기관의 장이 제1급 감염병 환자 진단 보고를 받았을 때 신고 주기는?

① 즉시
② 24시간 이내
③ 3일 이내
④ 5일 이내
⑤ 30일 이내

049 1급 감염병으로 사망한 환자 발생 시 의료기관에 소속되지 아니한 의사는 누구에게 신고하나?

① 국립의료원장
② 질병관리청장
③ 시장·군수·구청장
④ 보건복지부 장관
⑤ 관할 보건소장

050 예방접종 여부를 확인하여 예방접종을 끝내지 못한 영유아나 학생에게 예방접종을 해주어야 하는 사람은?

① 보건복지부장관
② 도립병원장·도보건연구소장
③ 보건소장
④ 특별자치시장·특별자치도지사 또는 시장·군수·구청장
⑤ 도지사

051 감염병을 예방하기 위해 필요한 조치로 옳은 것은?

① 쓰레기장·화장실의 신설·개조·변경·폐지 또는 사용을 금지한다.
② 일정한 장소에서의 어로(漁撈)·수영 또는 일정한 우물의 사용을 허용한다.
③ 감염병 전파의 위험성이 있는 음식물이나 배설물의 폐기를 금지한다.
④ 감염병 매개동물의 구제 또는 구제시설 설치를 불허한다.
⑤ 유행기간 중 의사나 간호사의 동원을 금지한다.

052 「감염병의 예방 및 관리에 관한 법률」에 규정된 필수예방접종을 해야 하는 감염병은?

① 유행성 이하선염
② 말라리아
③ 렙토스피라증
④ 성홍열
⑤ 콜레라

해설

048 보고를 받은 의료기관의 장 및 감염병병원체 확인기관의 장은 제1급감염병의 경우에는 즉시, 제2급감염병 및 제3급감염병의 경우에는 24시간 이내에, 제4급감염병의 경우에는 7일 이내에 질병관리청장 또는 관할 보건소장에게 신고하여야 한다.

049 문제 47번 해설 참조

050 특별자치시장·특별자치도지사 또는 시장·군수·구청장은 예방접종 확인 결과 예방접종을 끝내지 못한 영유아, 학생 등이 있으면 그 영유아 또는 학생 등에게 예방접종을 하여야 한다(법 제31조 제3항).

051 ② : 일정한 장소에서의 어로·수영 또는 일정한 우물의 사용을 제한하거나 금지하는 것
③ : 감염병 전파의 위험성이 있는 음식물의 판매·수령을 금지하거나 그 음식물의 폐기나 그 밖에 필요한 처분을 명하는 것
④ : 쥐, 위생해충 또는 그 밖의 감염병 매개동물의 구제 또는 구제시설의 설치를 명하는 것
⑤ : 감염병 유행기간 중 의료인·의료업자 및 그 밖에 필요한 의료관계요원을 동원하는 것

052 특별자치시장·특별자치도지사 또는 시장·군수·구청장은 디프테리아, 폴리오, 백일해, 홍역, 파상풍, 결핵, B형 간염, 유행성 이하선염, 풍진, 수두, 일본뇌염, b형 헤모필루스 인플루엔자(Hib, 뇌수막염), 폐렴구균, 인플루엔자, A형 간염, 사람유두종 바이러스 감염증, 그룹 A형 로타바이러스 감염증, 그 밖에 질병관리청장이 감염병의 예방을 위하여 필요하다고 인정하여 지정하는 감염병(장티푸스, 신증후군출혈열)에 대하여 관할 보건소를 통하여 필수예방접종을 실시하여야 한다.

정답 43 ④ 44 ① 45 ① 46 ② 47 ⑤ 48 ① 49 ⑤ 50 ④ 51 ① 52 ①

Testing 의료관계법규

해설

053 특별자치시장·특별자치도지사 또는 시장·군수·구청장은 임시예방접종을 할 경우에는 예방접종의 일시 및 장소, 예방접종의 종류, 예방접종을 받을 사람의 범위를 정하여 미리 공고해야 한다.

054 질병관리청장, 시·도지사 또는 시장·군수·구청장은 보건복지부령으로 정하는 바에 따라 감염병환자 등의 가족 또는 그 동거인, 감염병 발생지역에 거주하는 사람 또는 그 지역에 출입하는 사람으로서 감염병에 감염되었을 것으로 의심되는 사람, 감염병환자 등과 접촉하여 감염병에 감염되었을 것으로 의심되는 사람에게 건강진단을 받거나 감염병 예방에 필요한 예방접종을 받게 하는 등의 조치를 할 수 있다.(법 제46조)

055 예방접종에 관한 역학조사(법 제29조)
- 질병관리청장 : 예방접종의 효과 및 예방접종 후 이상반응에 관한 조사
- 시·도지사 또는 시장·군수·구청장 : 예방접종 후 이상반응에 관한 조사

056 질병관리청장, 특별자치시장·특별자치도지사 또는 시장·군수·구청장은 필수예방접종 또는 임시예방접종을 받은 사람 본인 또는 법정대리인에게 보건복지부령으로 정하는 바에 따라 예방접종증명서를 발급하여야 한다.(법 제27조)

057 보건소장은 감염병환자의 명부를 작성하고 이를 3년간 보관하여야 한다.(시행규칙 제12조)

058 보건소장은 예방접종 후 이상반응자의 명부를 작성하고 이를 10년간 보관하여야 한다.

---

053 임시예방접종 공고 시 미리 공고해야 할 사항으로 옳지 않은 것은?
① 예방접종약의 가격
② 예방접종의 장소
③ 예방접종의 종류
④ 예방접종의 일시
⑤ 예방접종을 받을 사람의 범위

054 감염병환자의 가족 또는 그 동거인에게 건강진단을 받거나 감염병 예방에 필요한 예방접종을 받게 하는 등의 조치를 할 수 있는 사람은?
① 국무총리
② 종합병원 의사
③ 보건복지부장관
④ 보건소장
⑤ 질병관리청장, 시·도지사 또는 시장·군수·구청장

055 예방접종의 효과 및 예방접종 후 이상반응에 관한 역학조사를 실시해야 하는 사람은?
① 보건소장
② 시·도지사
③ 보건복지부장관
④ 시장·군수·구청장
⑤ 질병관리청장

056 예방접종을 실시한 후 그 증명서를 발급해야 할 사람은?
① 시·도지사
② 보건복지부장관
③ 보건소장
④ 의사
⑤ 질병관리청장, 특별자치시장·특별자치도지사 또는 시장·군수·구청장

057 보건소장은 감염병환자의 명부를 작성하고 이를 몇 년간 보관해야 하는가?
① 3년
② 5년
③ 7년
④ 10년
⑤ 15년

058 보건소장은 예방접종 후 이상반응자의 명부에 관한 기록을 몇 년간 보존해야 하는가?
① 2년
② 3년
③ 5년
④ 7년
⑤ 10년

059 200만원 이하의 벌금에 처하는 자로 볼 수 없는 사람은?

① 소독업 신고를 하지 아니하거나 거짓이나 그 밖의 부정한 방법으로 신고하고 소독업을 영위한 자
② 감염병 사망으로 의심이 되어 원인 규명을 위한 해부 명령을 거부한 자
③ 예방접종 증명서를 거짓으로 발급한 자
④ 예방접종에 관한 역학조사를 거부·방해 또는 기피한 자
⑤ 성매개 감염병에 관한 건강진단을 받지 아니한 자를 영업에 종사하게 한 자

해설

059 ①은 300만원 이하의 벌금

정신건강증진 및 정신질환자 복지서비스 지원에 관한 법률

060 정신건강증진 및 정신질환자 복지서비스 지원에 관한 법률의 기본 이념으로 옳지 않은 것은?

① 정신건강증진 시설에 입원 등을 하고 있는 모든 사람은 다른 사람들과 자유로이 의견교환을 할 수 있는 권리를 가진다.
② 미성년자인 정신질환자는 특별히 치료, 보호 및 교육을 받을 권리를 가진다.
③ 모든 정신질환자는 정신질환이 있는 경우에 강제적 입원이 이루어져야 한다.
④ 모든 정신질환자는 최적의 치료를 받을 권리를 가진다.
⑤ 모든 정신질환자는 인간으로서의 존엄과 가치를 보장받는다.

060 정신건강증진시설에 자신의 의지에 따른 입원 또는 입소가 권장되어야 한다.

061 국민의 정신건강 증진 및 정신질환자의 인간다운 삶을 영위하는데 이바지함을 목적으로 하는 법은?

① 구강보건법   ② 혈액관리법
③ 의료법   ④ 지역의료법
⑤ 정신건강증진 및 정신질환자 복지서비스 지원에 관한 법률

061 정신건강증진 및 정신질환자 복지서비스 지원에관한 법률의 목적 : 이 법은 정신질환의 예방·치료, 정신질환자의 재활·복지·권리보장과 정신건강 친화적인 환경 조성에 필요한 사항을 규정함으로써 국민의 정신건강증진 및 정신질환자의 인간다운 삶을 영위하는 데 이바지함을 목적으로 한다.

062 정신건강증진 및 정신질환자 복지서비스 지원에 관한 법률상 정신질환자에 해당되는 것은?

① 파산선고를 받은 자   ② 뇌성마비를 가진 자
③ 피성년후견인   ④ 피한정후견인
⑤ 망상으로 독립적으로 일상생활을 영위하는데 중대한 제약이 있는 사람

062 정신질환자 : 정신질환자란 망상, 환각, 사고(思考)나 기분의 장애 등으로 인하여 독립적으로 일상생활을 영위하는 데 중대한 제약이 있는 사람을 말한다.

해설

063 정신건강증진시설 : 정신의료기관, 정신요양시설 및 정신재활시설을 말한다.

064 정신요양시설 : 정신건강증진 및 정신질환자 복지서비스 지원에 관한 법률상 정신질환자를 입소시켜 요양서비스를 제공하는 시설이다.

065 보건복지부장관은 5년마다 정신질환의 인구학적 분포, 유병률(有病率) 및 유병요인, 성별, 연령 등 인구학적 특성에 따른 정신질환의 치료 이력, 정신건강증진시설 이용 현황, 정신질환으로 인한 사회적·경제적 손실, 정신질환자의 취업·직업훈련·소득·주거·경제상태 및 정신질환자에 대한 복지서비스 등의 사항에 관한 실태조사를 하여야 한다. 다만, 정신건강증진 정책을 수립하는 데 필요한 경우 수시로 실태조사를 할 수 있다.(법 제10조)

066 보건복지부장관은 관계 행정기관의 장과 협의하여 5년마다 정신건강증진 및 정신질환자 복지서비스 지원에 관한 국가의 기본계획(국가계획)을 수립하여야 한다.(법 제7조)

067 정신보건전문요원 : 정신건강임상심리사, 정신건강간호사, 정신건강사회복지사, 정신건강작업치료사

---

063 정신건강증진시설에 해당하는 것으로 옳은 것은?

① 사회복지시설, 정신의료기관, 기도원
② 기도원, 정신의료기관, 정신재활시설
③ 정신재활시설, 기도원, 정신요양시설
④ 정신요양시설, 기도원, 정신의료기관
⑤ 정신의료기관, 정신요양시설, 정신재활시설

064 정신건강증진 및 정신질환자 복지서비스 지원에 관한 법률상 정신질환자를 입소시켜 요양과 서비스를 제공하는 시설은?

① 정신요양시설
② 정신의료기관
③ 정신보건센터
④ 요양병원
⑤ 정신재활시설

065 보건복지부장관은 정신질환자와 관련한 실태조사를 몇 년마다 실시하여야 하는가?

① 5년마다
② 10년마다
③ 대통령이 필요하다고 판단할 때
④ 지방자치단체장이 필요하다고 판단할 때
⑤ 보건소장의 요청에 의해

066 보건복지부장관은 정신건강증진 및 정신질환자 복지서비스 지원에 관한 국가계획을 몇 년마다 수립해야 하는가?

① 2년
② 3년
③ 5년
④ 7년
⑤ 10년

067 정신건강 전문요원으로 옳은 것은?

① 정신건강임상심리사, 정신과의사
② 상담심리치료사, 정신건강간호사
③ 정신건강사회복지사, 정신과의사
④ 정신과의사, 상담심리치료사
⑤ 정신건강간호사, 정신건강사회복지사

068 정신의료기관 등에서 입원을 한 사람에게 작업을 시킬 때의 내용으로 옳은 것은?

① 환자의 의견과 상관없이 시행해도 된다.
② 작업시간, 장소는 대통령으로 정한다.
③ 정신의료기관의 장이 지시하는 방법에 따라 실시한다.
④ 입원한 사람의 건강상태와 위험성을 고려해야 한다.
⑤ 작업이 끝났더라도 의사지시 없이 계속 시킨다.

069 정신의료기관 등의 장은 자의입원 등을 한 사람에 대하여 입원 등을 한 날부터 몇 일마다 퇴원 등을 할 의사가 있는지를 확인하여야 하는가?

① 1개월 ② 2개월
③ 3개월 ④ 6개월
⑤ 1년

070 정신건강증진시설의 장과 종사자가 받아야 할 인권교육시간으로 옳은 것은?

① 매년 4시간 이상 ② 매월 4시간 이상
③ 매주 4시간 이상 ④ 매일 4시간 이상
⑤ 격년 4시간 이상

071 정신건강증진 및 정신질환자 복지서비스 지원에 관한 법률에 따른 정신질환자의 권익보호 등에 대한 내용으로 옳은 것은?

① 국가 또는 지방자치단체는 정신질환에서 회복된 자라 하더라도 직업 및 지도, 훈련과정에서 정상인과 차별을 두어야 한다.
② 응급입원의 경우를 제외하고는 정신건강의학과 전문의의 진단에 의하지 아니하고도 정신의료기관에 입원시킬 수 있다.
③ 정신질환자로 판명되면 교육 및 고용의 기회에서 불공평한 대우를 받게 된다.
④ 누구든지 정신질환자나 보호자의 동의 없이 정신질환자에 대해 녹음·녹화·촬영을 할 수 없다.
⑤ 정신질환자 및 그 보호의무자의 의료비는 국가나 지방자치단체가 지원할 수 없다.

072 자의로 입원한 정신질환자가 퇴원한다고 했을 때 정신의료기관장은 어떻게 조치해야 하는가?

① 지체없이 퇴원조치한다.
② 6개월에 한번씩 퇴원의사를 확인한다.

해설

068 작업치료(법 제76조)
- 정신의료기관 등의 장은 입원 등을 한 사람의 치료, 재활 및 사회적응에 도움이 된다고 인정되는 경우에는 그 사람의 건강상태와 위험성을 고려하여 보건복지부령으로 정하는 작업을 시킬 수 있다.
- 작업은 입원 등을 한 사람 본인이 신청하거나 동의한 경우에만 정신건강의학과전문의가 지시하는 방법에 따라 시켜야 한다. 다만, 정신요양시설의 경우에는 정신건강의학과전문의의 지도를 받아 정신건강전문요원이 작업의 구체적인 방법을 지시할 수 있다.
- 작업의 시간, 유형 또는 장소 등에 관한 사항은 보건복지부령으로 정한다.

069 정신의료기관 등의 장은 자의입원 등을 한 사람에 대하여 입원 등을 한 날부터 2개월마다 퇴원 등을 할 의사가 있는지를 확인하여야 한다.(법 제41조)

070 인권 교육 시간 : 매년 4시간 이상(시행령 제50조)

071 권익보호 및 지원
- 응급입원의 경우를 제외하고는 정신건강의학과전문의의 대면 진단에 의하지 아니하고 정신질환자를 정신의료기관 등에 입원 등을 시키거나 입원 등의 기간을 연장할 수 없다.
- 누구든지 정신질환자이거나 정신질환자였다는 이유로 그 사람에 대하여 교육, 고용, 시설이용의 기회를 제한 또는 박탈하거나 그 밖의 불공평한 대우를 하여서는 아니 된다.
- 국가 또는 지방자치단체는 정신질환으로부터 회복된 사람이 그 능력에 따라 적당한 직업훈련을 받을 수 있도록 노력하고, 이들에게 적절한 직종을 개발·보급하기 위하여 노력하여야 한다.
- 국가 또는 지방자치단체는 의료비의 경감·보조나 그 밖에 필요한 지원을 할 수 있다.

072 자의입원 : 정신질환자나 그 밖에 정신건강상 문제가 있는 사람은 보건복지부령으로 정하는 입원 등 신청서를 정신의료기관 등의 장에게 제출함으로써 그 정신의료기관 등에 자의입원 등을 할 수 있다. 정신의료기관 등의 장은 자의입원 등을 한 사람이 퇴원 등을 신청한 경우에는 지체 없이 퇴원 등을 시켜야 한다.(법 제41조)

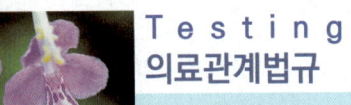

Testing 의료관계법규

해설

073 보건복지부장관은 정신건강증진시설에 대한 평가를 3년마다 실시하여야 한다. 다만 보건복지부장관이 정신증진시설 평가의 효율적 추진을 위해 필요하다고 인정하는 경우에는 1년 주기로 실시할 수 있다.(시행규칙 제25조)

074 보호의무자 : 정신질환자의 민법상의 부양의무자 또는 후견인은 정신질환자의 보호의무자가 된다. 다만, 다음에 해당하는 자는 보호의무자가 될 수 없다.(법 제39조)
- 피성년후견인 및 피한정후견인
- 파산선고를 받고 복권되지 아니한 사람
- 해당 정신질환자를 상대로 한 소송이 계속 중인 사람 또는 소송한 사실이 있었던 사람과 그 배우자
- 미성년자
- 행방불명자

075 정신요양시설을 설치·운영하는 자가 그 시설을 폐지·휴지하거나 재개하려는 경우에는 보건복지부령으로 정하는 바에 따라 미리 특별자치시장·특별자치도지사·시장·군수·구청장에게 신고하여야 한다.(법 제24조)

076 5년 이하의 징역 또는 5천만원 이하의 벌금 : 정신질환자를 유기한 보호의무자, 정신의료기관 등의 장이 정신질환자를 퇴원 등을 시키지 아니한 때, 정신의료기관 등의 장이 퇴원 등의 명령 또는 임시 퇴원 등의 명령에 따르지 아니한 때, 정신의료기관 등의 장이 3일 이내에 입원적합성심사위원회에 신고하지 아니한 때, 특별자치시장·특별자치도지사·시장·군수·구청장 등의 퇴원 등의 명령 또는 임시 퇴원 등의 명령에 따르지 아니한 자, 입·퇴원관리 시스템에 등록된 정보를 개인정보보호법 제2조에 따른 처리를 해서는 안되는데, 위반하여 정보를 처리한 자 등

③ 보건소장에게 보고 후 퇴원시킨다.
④ 보건복지부장관에게 보고한다.
⑤ 기관 내 윤리위원회의 결정에 따라 퇴원시킨다.

073 보건복지부장관은 일반적으로 정신건강증진시설에 대한 평가를 몇 년마다 실시해야 하는가?
① 1년 ② 3년
③ 5년 ④ 7년
⑤ 10년

074 정신질환자의 보호의무자가 될 수 있는 사람은?
① 해당 정신질환자를 상대로 한 소송이 계속 중인 자
② 미성년자
③ 파산선고를 받고 복권되지 아니한 자
④ 민법상의 부양의무자
⑤ 피한정후견인

075 정신요양시설을 설치·운영하는 자가 그 시설을 폐지·휴지하거나 재개하려는 경우 누구에게 신고해야 하는가?
① 보건복지부 장관 ② 시·도지사
③ 관할 보건소장   ④ 질병관리청장
⑤ 특별자치시장·특별자치도지사·시장·군수·구청장

076 보호의무자가 보호해야 할 정신질환자를 유기한 경우 벌칙은?
① 1천만원 이하 벌금
② 2년 이하 징역 또는 1천만원 이하 벌금
③ 3년 이하 징역 또는 1천만원 이하 벌금
④ 5년 이하 징역 또는 5천만원 이하 벌금
⑤ 5년 이하 징역 또는 7천만원 이하 벌금

결핵예방법

077 결핵예방법에 관한 설명으로 옳은 것은?
① 결핵예방법은 결핵의 예방차원에서만 의료를 실시하여 국민건

강증진에 기여한다.
② 결핵예방법은 결핵으로 생기는 피해를 방지하여 국민건강증진에 이바지한다.
③ 잠복결핵감염자란 결핵균으로 인하여 발생하는 환자를 말한다.
④ 전염성 결핵환자란 임상적·방사선학적 또는 조직학적 소견상 결핵에 해당하지만 결핵균 검사에서 양성으로 확인되지 아니한 자를 말한다.
⑤ 결핵의사환자란 결핵환자 중 객담의 결핵균 검사에서 양성으로 확인되어 타인에게 전염시킬 수 있는 환자를 말한다.

078 결핵에 대한 경각심을 고취하기 위하여 지정한 결핵예방의 날은?
① 매년 3월 24일
② 매년 4월 15일
③ 매년 5월 10일
④ 매년 6월 15일
⑤ 매년 7월 20일

079 질병관리청장은 결핵관리종합계획을 몇 년마다 수립·시행해야 하는가?
① 3년
② 5년
③ 6년
④ 7년
⑤ 10년

080 결핵관리종합계획에 포함되어야 할 사항으로 옳지 않은 것은?
① 결핵환자 가족에 대한 보호·관리
② 다제내성 결핵의 예방 및 관리
③ 결핵에 관한 조사·연구 및 개발
④ 결핵에 관한 홍보 및 교육
⑤ 결핵예방 및 관리를 위한 기본시책

081 결핵의 발생과 관리실태에 대한 자료를 수집·분석하여 결핵통계사업을 실시해야 하는 사람은?
① 질병관리청장
② 시·도지사
③ 시장·군수·구청장
④ 대한결핵협회장
⑤ 보건소장

082 의료기관에서 결핵환자가 발생한 경우 보고를 받은 당해 의료기관장은 누구에게 신고해야 하는가?

해설

077 결핵예방법
- 이 법은 결핵을 예방하고 결핵환자에 대한 적절한 의료를 실시함으로써 결핵으로 생기는 개인적·사회적 피해를 방지하여 국민의 건강증진에 이바지함을 목적으로 한다.
- 결핵의사환자란 임상적, 방사선학적 또는 조직학적 소견상 결핵에 해당하지만 결핵균검사에서 양성으로 확인되지 아니한 자를 말한다.
- 전염성결핵환자란 결핵환자 중 객담의 결핵균검사에서 양성으로 확인되어 타인에게 전염시킬 수 있는 환자를 말한다.
- 잠복결핵감염자란 결핵에 감염되어 결핵감염검사에서 양성으로 확인되었으나 결핵에 해당하는 임상적, 방사선학적 또는 조직학적 소견이 없으며 결핵균검사에서 음성으로 확인된 자를 말한다.

078 결핵예방 및 관리의 중요성을 널리 알리고 결핵에 대한 경각심을 고취하기 위하여 매년 3월 24일을 결핵예방의 날로 한다.

079 질병관리청장은 「감염병의 예방 및 관리에 관한 법률」 제9조에 따른 감염병관리위원회 내 결핵전문위원회의 심의를 거쳐 결핵관리종합계획을 5년마다 수립·시행하여야 한다.

080 결핵관리종합계획의 내용 : 결핵예방 및 관리를 위한 기본시책, 결핵환자 및 결핵의사환자(결핵환자 등)와 잠복결핵감염자의 치료 및 보호·관리, 결핵에 관한 홍보 및 교육, 결핵에 관한 조사·연구 및 개발, 다제내성(多劑耐性)결핵[아이소니아지드(isoniazid) 및 리팜피신(rifampicin)을 포함하는 2개 이상의 항결핵약제에 내성을 가진 결핵균에 감염된 것을 말한다]의 예방 및 관리

081 질병관리청장은 결핵의 발생과 관리실태에 대한 자료를 지속적이고 체계적으로 수집·분석하여 통계를 산출하는 사업(결핵통계사업)을 실시하여야 한다.(법 제6조)

082 의사 및 그 밖의 의료기관 종사자는 결핵환자 등을 진단 및 치료한 경우, 결핵환자 등이 사망하였거나 그 사체를 검안한 경우에는 지체 없이 소속된 의료기관의 장에게 보고해야 한다. 다만, 의료기관에 소속되지 아니한 의사는 그 사실을 관할보건소장에게 신고하여야 한다.

Testing 의료관계법규

해설

083 결핵환자 등 발생 시 조치: 보건소장은 신고된 결핵환자 등에 대하여 결핵예방 및 의료상 필요하다고 인정되는 경우에는 해당 의료기관에 간호사 등을 배치하거나 방문하게 하여 환자관리 및 보건교육 등 의료에 관한 적절한 지도를 하게 하여야 한다.(법 제9조)

084 결핵검진의 주기: 의료기관의 장은 의료인 등 의료기관 종사자에 대하여 연 1회 결핵검진을 실시하여야 한다.

085 특별자치도지사 또는 시장·군수·구청장은 관할보건소를 통하여 출생 후 1개월 미만인 신생아에 대하여 결핵예방접종을 실시하여야 한다.

086 시·도지사 또는 시장·군수·구청장은 결핵환자가 동거자 또는 제3자에게 결핵을 전염시킬 우려가 있다고 인정할 때에는 결핵의 예방을 위하여 결핵환자에게 일정기간 보건복지부령이 정하는 의료기관에 입원할 것을 명할 수 있다.(법 제15조)

087 결핵에 관한 조사·연구와 예방 및 퇴치사업을 행하게 하기 위하여 대한결핵협회를 둔다.

---

① 보건복지부장관 ② 대한결핵협회장
③ 관할보건소장 ④ 시·도·구청장
⑤ 병원 협회장

083 신고된 결핵환자에 대하여 해당의료기관에 간호사 등을 배치하거나 방문하게 하여 환자관리 및 보건교육 등 적절한 지도를 하게 하는 사람은?

① 보건복지부장관 ② 대한결핵협회장
③ 시장·군수·구청장 ④ 신고한 의사
⑤ 보건소장

084 의료기관의 장이 결핵의 조기발견을 위해 결핵환자를 치료하는 종사자에 대하여 실시해야 하는 정기적인 잠복결핵감염검진 횟수는?

① 월 1회 ② 월 2회
③ 연 1회 ④ 연 2회
⑤ 연 3회

085 결핵예방법에 따라 결핵예방접종을 받아야 하는 의무 대상자는?

① 초등학교 3학년 아동
② MMR 예방접종을 마친 18개월된 유아
③ 홍역예방접종을 마친 12개월된 영아
④ DTaP 예방접종이 끝난 영아
⑤ 출생 후 1개월 미만의 신생아

086 결핵환자가 동거자에게 결핵을 전염시킬 우려가 있다고 인정될 때 일정기간 동안 의료기관에 입원하도록 명할 수 있는 사람은?

① 결핵병원관리자 ② 관할보건소장
③ 결핵주치의 ④ 동거자부모
⑤ 시·도지사 또는 시장·군수·구청장

087 결핵예방법에 명시된 대한결핵협회의 설치 목적으로 옳지 않은 것은?

① 결핵모금사업 ② 결핵조사사업
③ 결핵퇴치사업 ④ 결핵연구사업
⑤ 결핵예방사업

088 입원명령을 받은 결핵환자가 입원신청을 한 경우 의료기관의 장이 정당한 사유 없이 입원신청을 거절한 경우의 벌칙으로 옳은 것은?

① 1년 이하의 징역 또는 1천만원 이하의 벌금
② 2년 이하의 징역 또는 2천만원 이하의 벌금
③ 3년 이하의 징역 또는 2천만원 이하의 벌금
④ 4년 이하의 징역 또는 1천만원 이하의 벌금
⑤ 5년 이하의 징역 또는 2천만원 이하의 벌금

구강보건법

089 구강보건법의 목적으로 옳은 것은?

① 학교구강보건사업을 널리 알리기 위함이다.
② 국가 및 지방자치단체의 구강계획을 실행하기 위함이다.
③ 구강질환을 위한 예방용품을 보급하기 위함이다.
④ 수돗물불소농도 조정사업을 확장하기 위함이다.
⑤ 국민의 구강건강을 증진하기 위함이다.

090 치아우식증발생을 예방하기 위하여 상수도 정수장에서 불소농도를 유지·조정하는 사업은?

① 구강보건용품사업
② 보건복지가족사업
③ 구강건강실태조사사업
④ 구강보건사업
⑤ 수돗물불소농도조정사업

091 구강건강증진을 위한 구강보건사업이 효율적으로 시행되도록 협력해야 할 의무가 있는 사람은?

① 도지사
② 상수도사업소장
③ 시장·군수·구청장
④ 국민
⑤ 보건복지부장관

092 구강보건법에서 구강보건사업에 관한 기본계획수립의 내용으로 옳은 것은?

① 기본계획은 3년마다 수립한다.
② 질병관리청에서 계획한다.
③ 학교 구강보건사업을 포함한다.
④ 대통령령으로 수립한다.

해설

088 2년 이하의 징역 또는 2천만원 이하의 벌금: 의료기관의 장이 정당한 사유 없이 결핵환자의 입원을 거절하는 경우

089 구강보건법의 제정 목적: 구강보건법은 국민의 구강보건에 관하여 필요한 사항을 규정하여 구강보건사업을 효율적으로 추진함으로써 국민의 구강질환을 예방하고 구강건강을 증진함을 목적으로 한다.

090 수돗물불소농도조정사업: 치아우식증의 발생을 예방하기 위하여 상수도 정수장 또는 수돗물 저장소에서 불소화합물첨가시설을 이용하여 수돗물의 불소농도를 적정수준으로 유지·조정하는 사업 또는 이와 관련된 사업을 말한다.

091 국민의 의무: 국민은 구강건강증진을 위한 구강보건사업이 효율적으로 시행되도록 협력하여야 하며, 스스로의 구강건강증진을 위하여 노력하여야 한다.

092 ①: 기본계획은 5년마다 수립한다.
② : 보건복지부장관이 계획을 수립한다.
④ : 법률로써 수립한다.
⑤ : 수돗물불소농도조정사업을 포함해 수립한다.

Testing
의료관계법규

해 설

093 구강보건사업기본계획에 포함되어야 할 사업의 내용 : 구강보건에 관한 조사·연구 및 교육사업, 수돗물불소농도조정사업, 학교구강보건사업, 사업장구강보건사업, 노인·장애인구강보건사업, 임산부·영유아구강보건사업, 구강보건 관련 인력의 역량강화에 관한 사업, 기타 대통령이 정하는 사업(구강보건관련 인력의 양성 및 수급에 관한 사업, 구강보건에 관한 홍보사업, 구강보건사업에 관한 평가사업, 기타 구강보건에 관한 국제협력 등 보건복지부장관이 필요하다고 인정하는 사업)

094 보건소장의 업무 : 사업관리자가 수돗물불소농도조정사업과 관련된 업무 중 보건소장으로 하여금 행하게 할 수 있는 업무는 불소농도 측정 및 기록, 불소화합물첨가시설의 점검, 수돗물불소농도조정사업에 대한 교육 및 홍보이다.(시행규칙 제9조)

095 국민구강건강실태조사는 구강건강상태와 구강건강의식 등 구강건강상태를 3년마다 조사하고 그 결과를 공표해야 한다.

096 수돗물불소농도조정사업을 시행하려는 시·도지사, 시장·군수·구청장 또는 한국수자원공사사장은 사업계획을 수립하여야 한다.(법 제10조)

097 시·도지사, 시장·군수·구청장 또는 한국수자원공사사장이 유지하려는 수돗물불소농도는 0.8ppm으로 하되, 그 허용범위는 최대 1.0ppm, 최소 0.6ppm으로 한다.(시행규칙 제4조)

⑤ 수돗물불소농도조정사업을 별도로 계획·수립한다.

093 구강보건법 제5조에 명시된 구강보건사업 기본계획으로 옳지 않은 것은?

① 구강보건에 관한 조사·연구 및 교육사업
② 중환자의 특별 구강보건사업
③ 사업장 구강보건사업
④ 노인, 장애인 구강보건사업
⑤ 학교 구강보건사업

094 수돗물불소농도조정사업과 관련된 보건소장의 업무로 옳지 않은 것은?

① 수돗물불소농도조정사업에 대한 홍보
② 불소화합물첨가 담당자의 안전관리
③ 수돗물불소농도조정 사업에 대한 교육
④ 불소화합물첨가시설의 점검
⑤ 불소 농도 측정 및 기록

095 국민구강건강실태조사는 몇 년마다 실시하는가?

① 2년
② 3년
③ 5년
④ 7년
⑤ 10년

096 수돗물불소농도조정사업 계획을 수립해야 하는 사람은?

① 대한결핵협회장
② 질병관리청장
③ 시·도지사
④ 보건복지부장관
⑤ 보건소장

097 시·도지사, 시장·군수·구청장 또는 한국수자원공사사장이 유지하려는 수돗물불소농도는?

① 0.2ppm
② 0.3ppm
③ 0.4ppm
④ 0.5ppm
⑤ 0.8ppm

098 상수도사업소장이 할 수 있는 업무로 옳은 것은?

① 수돗물불소농도조정사업에 대한 홍보
② 불소제제의 보관 및 관리
③ 불소화합물첨가시설의 설치
④ 수돗물불소농도조정사업에 대한 교육
⑤ 불소화합물첨가시설의 점검

099 학교에서 실시되는 구강보건사업으로 옳은 것은?
① 임플란트 치료
② 치아우식증 치료
③ 수돗물불소농도조정사업
④ 치아교정
⑤ 칫솔질과 치실질 등 구강위생관리 지도 및 실천

100 매일 1회 양치하는 경우 불소용액 양치에 필요한 불소용액의 농도는?
① 양치액의 0.01%
② 양치액의 0.02%
③ 양치액의 0.03%
④ 양치액의 0.04%
⑤ 양치액의 0.05%

101 초등학교 학생을 대상으로 불소용액 양치사업을 주1회 할 때 불소용액 양치에 필요한 불소용액의 농도는?
① 양치액의 0.05%
② 양치액의 0.1%
③ 양치액의 0.2%
④ 양치액의 0.3%
⑤ 양치액의 0.4%

102 초등학교에서 불소용액 양치사업에 필요한 양치 횟수는?
① 주 1회
② 월 1회
③ 2개월 1회
④ 6개월에 1회
⑤ 1년에 1회

103 보건복지부령이 정하는 학교구강보건시설로 옳은 것은?
① 구강보건교육을 위한 강의실
② 구강건강관리를 위한 휴게실
③ 집단잇솔질을 위한 수도시설
④ 불소용액양치를 위한 홍보실
⑤ 구강치료를 위한 진료실

해설

098 상수도사업소장의 업무 : 불소화합물첨가, 불소농도 유지, 불소농도 측정 및 기록, 불소화합물첨가시설의 운영·유지관리, 불소화합물첨가담당자의 안전관리, 불소제제의 보관 및 관리, 기타 보건복지부장관이 불소화합물첨가의 적정화와 안정성 확보를 위하여 필요하다고 인정하는 사항(시행규칙 제7조)

099 학교구강보건사업 : 유아교육법 제2조 제2호의 규정에 의한 유치원 및 초·중등학교법 제2조의 규정에 의한 학교의 장은 구강보건교육, 구강검진, 칫솔질과 치실질 등 구강위생관리 지도 및 실천, 불소용액양치와 치과의사 또는 치과의사의 지도에 따른 치과위생사의 불소도포, 지속적인 구강건강관리, 기타 학생의 구강건강증진에 필요하다고 인정되는 사항을 실시하여야 한다.(법 제12조)

100 불소용액양치사업에 필요한 불소용액의 농도는 매일 1회 양치하는 경우에는 양치액의 0.05퍼센트로 하고, 주 1회 양치하는 경우에는 양치액의 0.2퍼센트로 한다.(시행규칙 제10조)

101 문제 100번 해설 참조

102 유아교육법에 따른 유치원 및 초·중등교육법에 따른 학교의 장이 불소용액양치사업을 실시하는 경우·양치사업에 필요한 양치횟수는 매일 1회 또는 주 1회로 한다.

103 보건복지부령이 정하는 학교구강보긴시설(시행규칙 제11조)
- 집단잇솔질을 위한 수도시설
- 지속적인 구강건강관리를 위한 구강보건실
- 불소용액양치를 위한 구강보건용품 보관시설

정답 93② 94② 95② 96③ 97⑤ 98② 99⑤ 100⑤ 101③ 102① 103③

Testing 의료관계법규

해 설

104 영유아 구강검진 : 치아우식증(충치) 상태, 치아 및 구강 발육 상태, 기타 구강질환 상태(시행규칙 제15조)

105 임산부 구강검진 : 치아우식증 상태, 치주질환(잇몸병) 상태, 치아마모증 상태, 그 밖에 구강질환 상태

106 모자보건수첩의 기재사항 : 임산부의 산전 및 산후의 구강건강관리에 관한 사항, 임산부 또는 영유아의 정기 구강검진에 관한 사항, 영유아의 구강발육과 구강관리상의 주의사항, 구강질환 예방진료에 관한 사항, 그 밖에 임산부 및 영유아의 구강건강관리에 필요한 사항

107 혈액제제 : 혈액을 원료로 하여 제조한 약사법 규정에 의한 의약품이다. 예 전혈, 농축적혈구, 신선동결혈장, 농축혈소판, 기타 보건복지부령이 정하는 혈액관련의약품 (백혈구제거적혈구, 세척적혈구, 농축백혈구, 동결해동적혈구, 세척혈소판, 동결혈장, 성분채혈적혈구, 동결침전제제, 성분채혈백혈구 등)(법 제2조)

108 혈액 채혈 후 검사항목 : B형 간염검사, C형 간염검사, 후천성면역결핍증검사, 매독검사, 간기능검사(ALT검사), 사람 티(T) 세포림프친화 바이러스(HTLV) 검사

---

104 구강보건법에 의하여 영유아에게 실시하는 구강검진에 포함되어야 하는 사항으로 옳지 않은 것은?

① 구강암 상태　　　② 구강질환 상태
③ 구강발육 상태　　④ 치아발육 상태
⑤ 치아우식증 상태

105 구강보건법에 의한 임산부에게 실시하는 구강검진에 포함되어야 하는 사항으로 옳지 않은 것은?

① 구강질환 상태　　② 치아마모증 상태
③ 치주질환 상태　　④ 치아우식증 상태
⑤ 치아발육 상태

106 모자구강건강관리 규정에 의하여 모자보건수첩에 기록되어야 하는 사항으로 옳은 것은?

① 임산부의 산후 구강형태에 관한 사항
② 영유아의 구강암 상태에 관한 사항
③ 영유아의 구강형태에 관한 사항
④ 임산부의 정기구강검진에 관한 사항
⑤ 임산부의 산전 구강형태에 관한 사항

혈액관리법

107 혈액관리법에서 혈액제제에 해당되지 않는 것은?

① 농축적혈구　　　② 농축혈색소
③ 신선 동결 혈장　 ④ 농축혈소판
⑤ 전혈

108 헌혈자로부터 혈액을 채혈한 때 지체없이 실시해야 하는 검사로 옳지 않은 것은?

① 혈당검사　　　　② C형 간염검사
③ B형 간염검사　　④ ALT검사
⑤ 후천성 면역결핍증검사

109 혈액원이 헌혈자에게 채혈실시 전 시행하는 건강진단은?

① A형 간염검사, 혈당검사　　② 혈압측정, A형 간염검사

③ 체중측정, A형 간염검사 ④ 맥박측정, 산소포화도 측정
⑤ 체온·체중·혈압·맥박 측정

110 혈액매매행위금지에 해당되지 않는 것은?
① 혈액원에서의 채혈행위
② 자신의 혈액을 금전상 대가를 받고 제공
③ 헌혈증서 판매 및 구입 방조
④ 헌혈증서 구입
⑤ 헌혈증서 판매

111 헌혈에 관하여 특히 공로가 있는 자에게 훈장 또는 표창을 수여할 것을 상신하거나 표창할 수 있으며 국민의 헌혈정신을 고취하고 헌혈권장을 위하여 헌혈의 날 또는 헌혈사상 고취기간을 설정하여 혈액의 수급조절의 적정을 기여하기 위하여 매년 헌혈권장에 관한 계획을 수립·시행하는 자는?
① 대통령   ② 보건복지부장관
③ 보건소장   ④ 대한결핵협회회장
⑤ 질병관리청장

112 혈액관리업무를 할 수 없는 기관은?
① 대한적십자사   ② 종합병원
③ 요양원   ④ 병원
⑤ 의원

113 혈액원의 혈액관리업무로 옳지 않은 것은?
① 품질관리업무   ② 신고 업무
③ 혈액제제 공급업무   ④ 혈액제제 보존업무
⑤ 채혈업무

114 헌혈환급예치금은 혈액원이 누구에게 예치하는 금액을 말하는가?
① 질병관리청장   ② 시·도지사
③ 보건소장   ④ 구청장
⑤ 보건복지부장관

115 혈액원이 채혈업무를 할 때 1인 1회 채혈할 수 있는 채혈량은 다음 한도의 110퍼센트를 초과해서는 안되는데, 옳은 것은?

해설

109 혈액원이 헌혈자에 대하여 채혈 전에 실시해야 할 건강진단: 문진·시진 및 촉진, 체온 및 맥박측정, 체중측정, 혈압측정, 빈혈검사(황산구리법에 따른 혈액비중검사, 혈색소검사, 적혈구용적률검사), 혈소판계수검사(혈소판성분채혈의 경우에 한한다), 과거의 헌혈경력 및 혈액검사결과와 채혈금지대상자 여부의 조회(시행규칙 제6조)

110 혈액매매행위 등의 금지(법 제3조)
- 금전·재산상의 이익 기타 대가적 급부를 받거나 받기로 하고 자신의 혈액(헌혈증서 포함)을 제공하거나 약속하는 것
- 금전·재산상의 이익 기타 대가적 급부를 주거나 주기로 하고 타인의 혈액(헌혈증서 포함)을 제공받거나 약속하는 것
- 혈액매매행위금지 규정에 위반되는 행위의 교사·방조·알선을 하는 것
- 위의 이익을 받기로 하거나 주기로 하는 위반 행위를 알았을 때 그것과 관련된 혈액을 채혈하거나 수혈하는 것

111 헌혈의 권장(시행령 제2조의 3)
- 보건복지부장관은 「혈액관리법」의 규정에 의하여 혈액의 수급조절의 적정을 기하기 위하여 매년 헌혈권장에 관한 계획을 수립·시행하여야 한다.
- 보건복지부장관은 국민의 헌혈정신을 고취하고 헌혈권장을 위하여 헌혈의 날 또는 헌혈 사상 고취기간을 설정할 수 있다.
- 보건복지부장관은 헌혈에 관하여 특히 공로가 있는 자에게 훈장 또는 포장을 수여할 것을 상신하거나 표창을 행할 수 있다.

112 혈액관리업무를 할 수 있는 자: 의료법에 따른 의료기관, 대한적십자사조직법에 따른 대한적십자사, 보건복지부령으로 정하는 혈액제제 제조업자

113 혈액관리법상 혈액관리업무란 수혈이나 혈액제제의 제조에 필요한 혈액을 채혈·검사·제조·보존·공급 또는 품질관리하는 업무를 말한다.

114 헌혈환급예치금이란 수혈비용을 보상하거나 헌혈사업에 사용할 목적으로 혈액원이 보건복지부장관에게 예치하는 금액을 말한다.

정답 104 ① 105 ⑤ 106 ④ 107 ② 108 ① 109 ⑤ 110 ① 111 ② 112 ③ 113 ② 114 ⑤ 115 ④

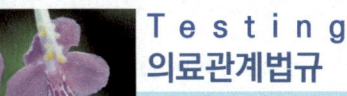

Testing
의료관계법규

해설

115 1인 1회 채혈량은 다음 한도의 110퍼센트를 초과해서는 아니된다. 다만, 희귀혈액을 채혈하는 경우에는 그러하지 아니한다.(시행규칙 제12조)
- 전혈채혈 400밀리리터
- 성분채혈 500밀리리터
- 2종류 이상의 혈액성분을 동시에 채혈하는 다종성분채혈 600밀리리터

116 의료기관의 장은 특정수혈 부작용 발생사실을 확인한 날부터 15일 이내에 해당 의료기관 소재지의 보건소장을 거쳐 특별시장·광역시장·특별자치시장·도지사·특별자치도지사에게 특정수혈 부작용 발생사실을 신고하여야 한다. 다만, 사망의 경우에는 지체 없이 신고해야 한다.(시행규칙 제13조)

117 혈액관리업무에 관한 기록은 기록한 날부터 보건복지부령이 정하는 기간(10년)동안 이를 보존하여야 한다.

118 문제 116번 해설 참조

119 혈액관리업무의 심사평가 : 정기평가는 2년마다 실시하고, 수시평가는 정기평가를 받은 혈액원이 그 평가결과에 따른 평가수준을 지속적으로 유지하고 있는지를 확인할 필요가 있는 경우에 실시한다.(시행령 제7조의 2)

120 5년 이하의 징역 또는 5천만원 이하의 벌금 : 혈액 매매행위 등의 금지조항에 위반하여 혈액매매 등을 한 자, 의료기관·대한적십자사·보건복지부령이 정하는 혈액제제제조업자 외의 자가 혈액관리업무를 하는 경우, 보건복지부장관의 허가를 받지 아니하고 혈액원을 개설한 자 또는 변경허가를 받지 아니하고 중요 사항을 변경한 자, 보건복지부장관의 허가를 받지 않고 혈액관리업무를 하는 경우, 의약품 제조업 허가를 받지 아니하고 혈액관리업무를 한 자 또는 품목별 품목허가를 받거나 품목신고를 하지 않고 혈액관리업무를 한 자

---

① 전혈 200mL ② 혈소판 성분 200mL
③ 혈장성분 300mL ④ 전혈 400mL
⑤ 농축적혈구 400mL

116 특정 수혈부작용의 신고기간으로 옳은 것은?

① 3일 이내 ② 7일 이내
③ 15일 이내 ④ 20일 이내
⑤ 30일 이내

117 혈액원이 작성한 혈액관리업무에 관한 기록의 보존기간은?

① 6개월 ② 1년
③ 2년 ④ 5년
⑤ 10년

118 수혈한 혈액제제로 인해 특정 수혈부작용이 발생한 경우로 지체 없이 신고해야 하는 경우는?

① 세균에 의해 감염된 질병
② 사망
③ 바이러스 등에 의하여 감염된 질병
④ 입원치료를 요하는 부작용
⑤ 장애

119 혈액관리업무에 대한 정기평가는 몇 년마다 실시하는가?

① 2년 ② 3년
③ 5년 ④ 7년
⑤ 10년

120 혈액매매행위 등의 금지 조항을 위반하여 혈액매매행위를 한 자에 대한 벌칙으로 옳은 것은?

① 1년 이하의 징역 또는 600만원 이하의 벌금
② 1년 이하의 징역 또는 1천만원 이하의 벌금
③ 3년 이하의 징역 또는 1천만원 이하의 벌금
④ 3년 이하의 징역 또는 2천만원 이하의 벌금
⑤ 5년 이하의 징역 또는 5천만원 이하의 벌금

정답 116 ③ 117 ⑤ 118 ② 119 ① 120 ⑤

간·호·국·가·시·험·문·제·집

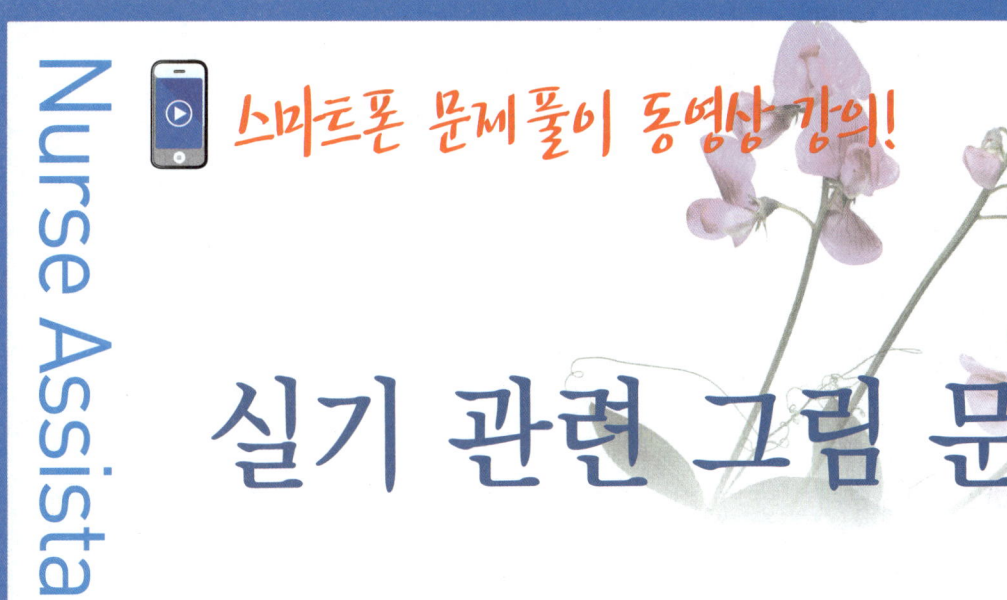

스마트폰 문제풀이 동영상 강의!

실기 관련 그림 문제

Nurse Assistant

실기 관련 그림 문제

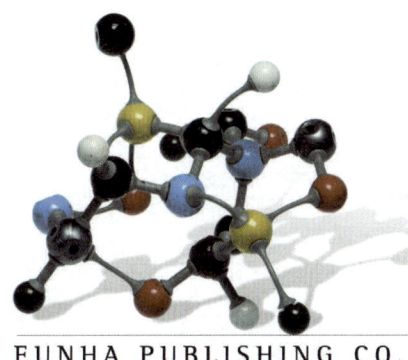

EUNHA PUBLISHING CO.

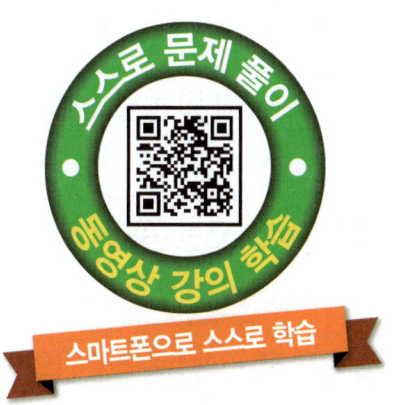

스스로 문제 풀이
동영상 강의 학습
스마트폰으로 스스로 학습

자격시험대비특강

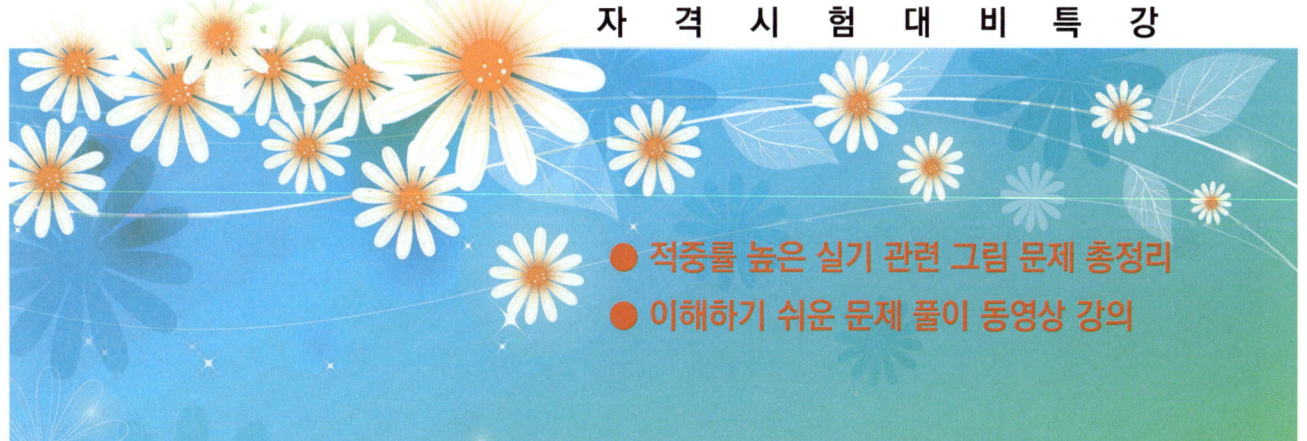

● 적중률 높은 실기 관련 그림 문제 총정리
● 이해하기 쉬운 문제 풀이 동영상 강의

동영상 QR 코드 목차

- 문제 1~9번 동영상 강의 ······ 487
- 문제 10~19번 동영상 강의 ······ 493
- 문제 20~30번 동영상 강의 ······ 499
- 문제 31~40번 동영상 강의 ······ 506
- 문제 41~48번 동영상 강의 ······ 510
- 문제 49~55번 동영상 강의 ······ 515
- 문제 56~64번 동영상 강의 ······ 521
- 문제 65~73번 동영상 강의 ······ 526
- 문제 74~81번 동영상 강의 ······ 531
- 문제 82~90번 동영상 강의 ······ 536

001 요골동맥에서의 맥박 측정 방법으로 옳은 것은?

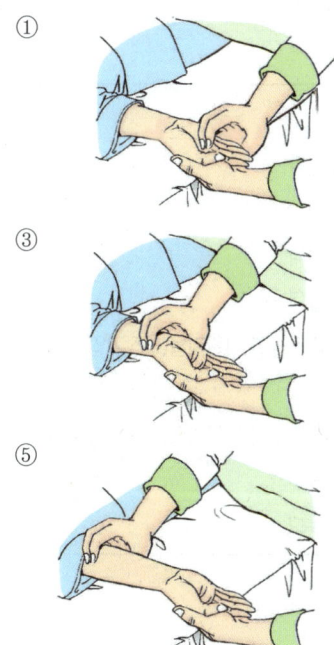
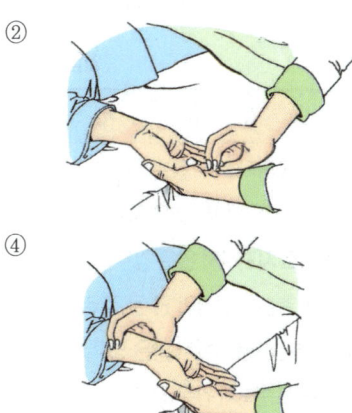
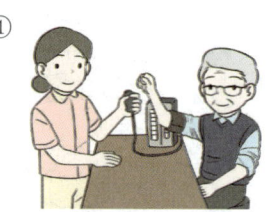
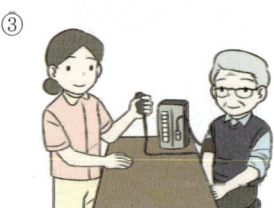
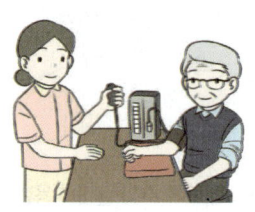

【해설】 요골동맥에서의 맥박 측정 방법 : 환자의 요골동맥을 측정하는 방법은 환자의 손목 안쪽에서 엄지손가락을 연결하는 선 위에 간호사의 둘째, 셋째 손가락 끝을 대어 맥박을 측정한다. 보통 1분간 재며 동맥벽의 탄력성, 맥박 수, 리듬, 강도, 동일성 등을 주의깊게 촉지한다.

002 혈압을 정확히 측정하기 위한 자세로 옳은 것은?

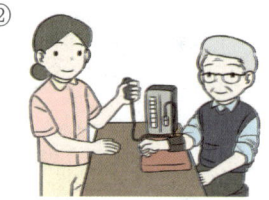
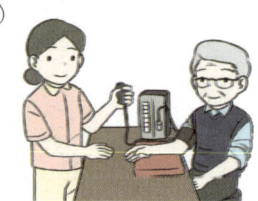

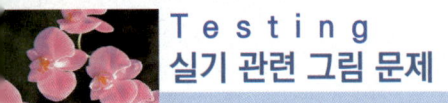

Testing 실기 관련 그림 문제

【해설】혈압 측정 시 주의 사항 : 혈압을 정확하게 측정하기 위해서는 환자의 팔을 심장과 같은 높이로 놓는 것이 가장 중요하다. 혈압 측정 시에 잘못 해석할 수 있는 요인으로는 다음과 같은 것이 있으며 특히 측정띠(커프)의 크기가 중요하다.

혈압 측정 시에 흔히 나타나는 오류

오 류	결 과
측정띠(커프)의 크기가 너무 좁은 경우	실제보다 혈압이 높다.
측정띠(커프)의 크기가 너무 넓은 경우	실제보다 혈압이 낮다.
팔을 심장 높이로 지지하지 않은 경우	실제보다 혈압이 높다.
혈압 측정 전에 충분히 안정이 안 된 경우	실제보다 혈압이 높다.
반복 측정 시 충분히 휴식하지 않은 경우	실제보다 수축기압은 높고 이완기압(확장기압)은 낮다.
측정띠(커프)를 느슨하게 감은 경우	실제보다 혈압이 높다.
측정띠(커프)의 공기를 지나치게 빨리 뺄 경우	실제보다 수축기압은 낮고 이완기압(확장기압)은 높다.
팔의 높이가 심장보다 높은 경우	실제보다 혈압이 낮다.
식사 직후나 흡연 직후에 혈압을 측정한 경우	실제보다 혈압이 높다.

003 소독 장갑의 착용 순서로 옳은 것은?

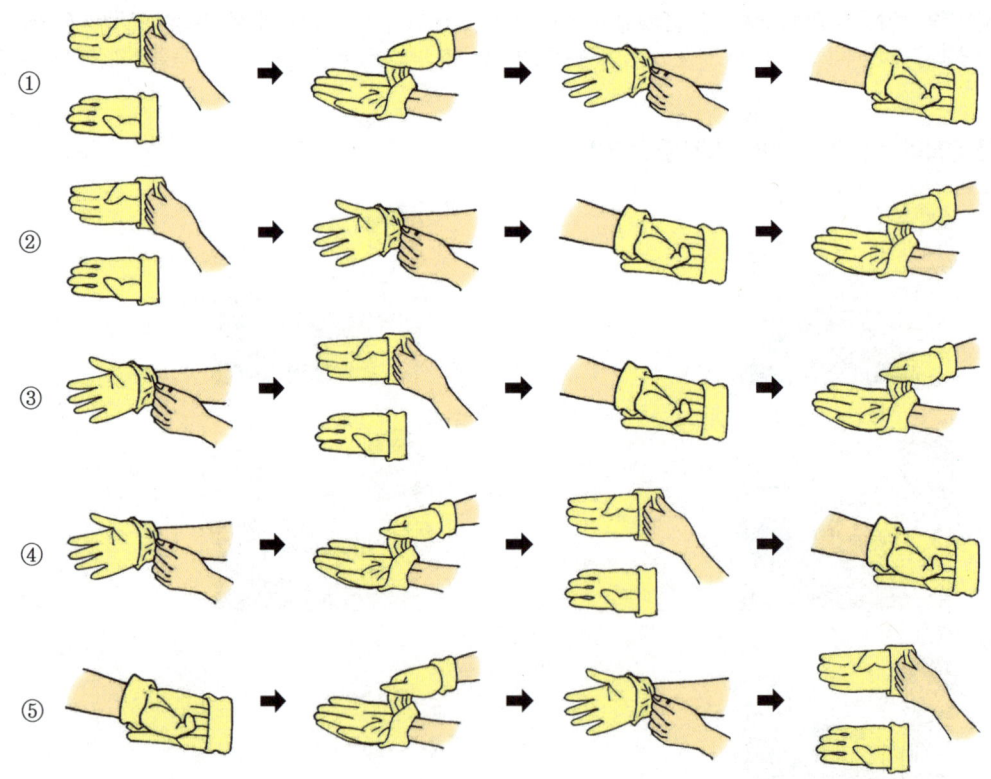

【해설】소독 장갑의 착용 순서 : 손을 씻는다. 필요하면 마스크를 착용한다. → 멸균 장갑이 찢어지지 않도록 주의 깊게 착용한다. 멸균 가운을 입었

을 때는 멸균 장갑을 잡아당겨서 소매를 덮도록 하고 멸균 가운을 입지 않았을 때는 손목 위까지 잡아당긴다. → 잘 사용하지 않는 손으로 반대 손의 멸균 장갑의 접혀져 있는 커프 바깥쪽을 잡아 올린다. 예를 들어, 오른손잡이면 왼손으로 오른쪽 장갑의 접혀진 커프, 즉 손목의 접혀진 부위를 잡아서 들어 올린다. → 적어도 탁자로부터 30~40cm 위로 멸균 장갑을 올린 뒤, 멸균 장갑의 바깥 면과 닿지 않게 하면서 멸균 장갑을 들고 있지 않은 손의 손바닥을 위로 해서 멸균 장갑 속으로 집어넣는다. → 멸균 장갑 낀 오른손의 손가락을 구부려 왼손 멸균 장갑의 접혀진 커프 안으로 엄지를 제외한 손가락을 집어넣는다. → 멸균 장갑을 낀 오른손의 엄지손가락을 손바닥에 붙이고, 오염된 곳에 닿지 않도록 주의하면서 왼쪽 장갑을 곧게 들어 올린다. → 손바닥을 위로 해서 왼손을 멸균 장갑 속으로 집어넣는다. 이 때, 멸균 장갑을 낀 오른손 엄지손가락을 둘째손가락으로부터 최대한 바깥쪽으로 벌려 오염된 곳에 닿지 않도록 주의한다. → 왼손 멸균 장갑의 커프가 평평해질 때까지 커프 밑의 앞뒤로 멸균 장갑을 낀 오른손을 왔다 갔다 하면서 커프를 위로 올려붙인다. 이 때, 장갑을 낀 오른손은 반드시 왼손 멸균 장갑의 겉만을 만지도록 한다. → 오른손 멸균 장갑의 커프가 평평해질 때까지 왼손 멸균 장갑의 겉만을 만지면서 커프를 위로 올려붙인다. → 멸균 장갑의 표면을 부드럽게 잡아당겨 멸균 장갑에 생긴 주름을 없애고 손에 잘 맞게 한 뒤, 구멍이나 찢어진 부위가 있는지를 확인한다. → 일단 멸균 장갑을 끼고 나면 그 손은 허리와 어깨 사이에 있게 하여 시야에서 벗어나지 않도록 한다.

004 소독 장갑 벗는 순서로 옳은 것은?

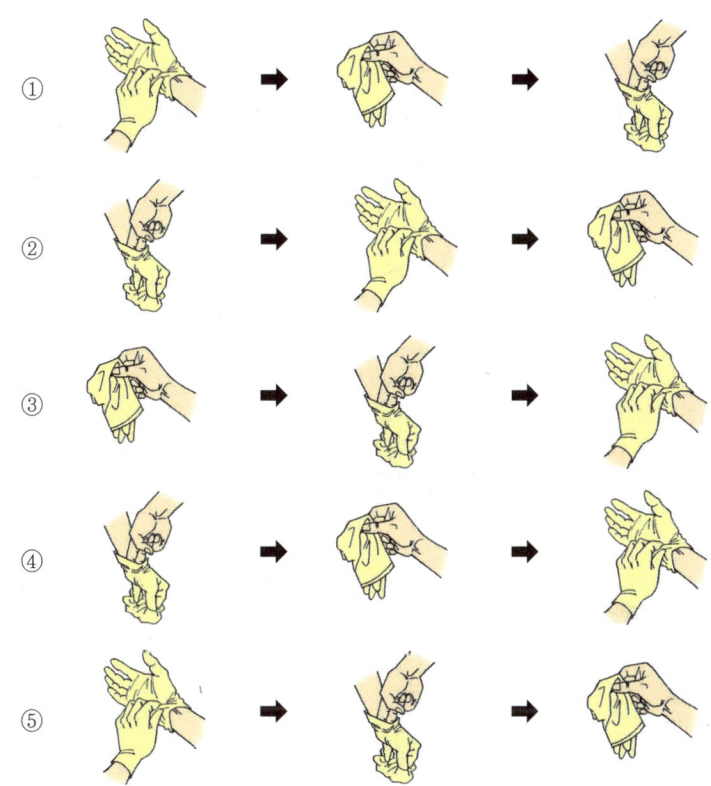

【해설】소독 장갑 벗는 순서 : 먼저 벗을 손의 장갑의 손바닥 쪽 손목 아랫부분을 장갑끼리만 닿도록 해서 잡는다. 오염된 장갑의 바깥쪽이 손목이나 손의 피부에 닿지 않도록 한다. → 먼저 벗을 장갑은 안쪽이 바깥으로 나오도록 뒤집으면서 조심스럽게 벗는다. → 장갑 낀 손가락은 뒤집어진 장갑을 잡고 있는다. → 벗은 쪽 손가락을 반대 손 장갑 안쪽에 넣는다. → 손가락을 바깥쪽을 향해 당기면서 뒤집어 벗는다. 이때 먼저 벗은 장갑이 두번째 장갑 안으로 들어가도록 한다. → 양쪽 장갑이 뒤집혀 말아진 채로 용기에 버린 후 손을 씻는다.

Testing
실기 관련 그림 문제

005 포장된 멸균 물품을 여는 순서로 옳은 것은?

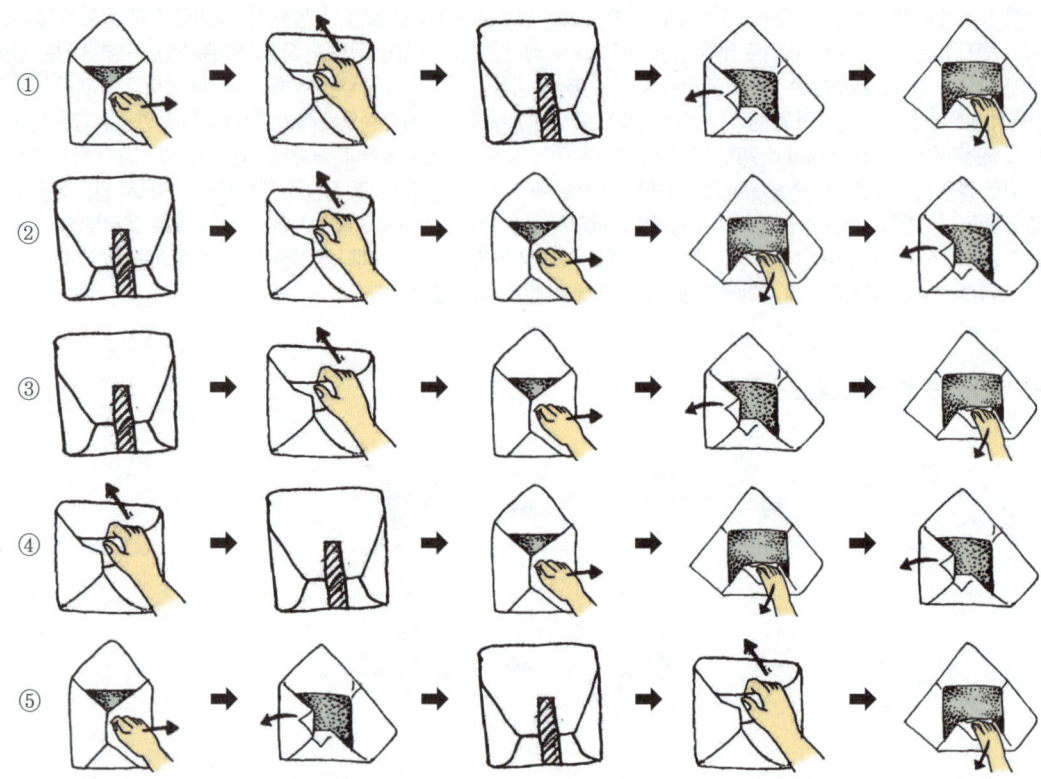

【해설】 멸균된 물품을 꺼내는 순서: 편평한 곳에 소독된 물품을 놓고 멸균 날짜를 확인 후 멸균 확인용 테이프를 뗀다. → 준비하는 사람으로부터 먼 쪽 귀를 먼저 손으로 잡고 편다. → 오른손으로 오른쪽 귀의 접혀진 끝을 잡고 편 뒤 왼손으로 왼쪽 귀의 접혀진 끝을 잡고 차례차례 편다. → 가장 가까운 쪽의 앞 귀를 잡고 포를 편다. → 포장의 안쪽 면은 가장자리 경계선 2~3cm 내에서부터 다른 멸균 물품을 놓을 수 있는 멸균 영역으로 간주한다.

006 병에 들어 있는 소독 용액을 따르는 순서로 옳은 것은?

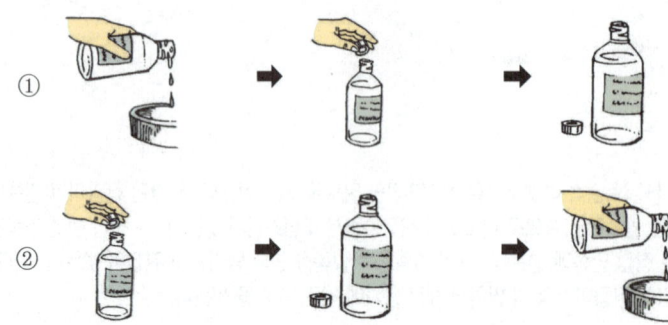

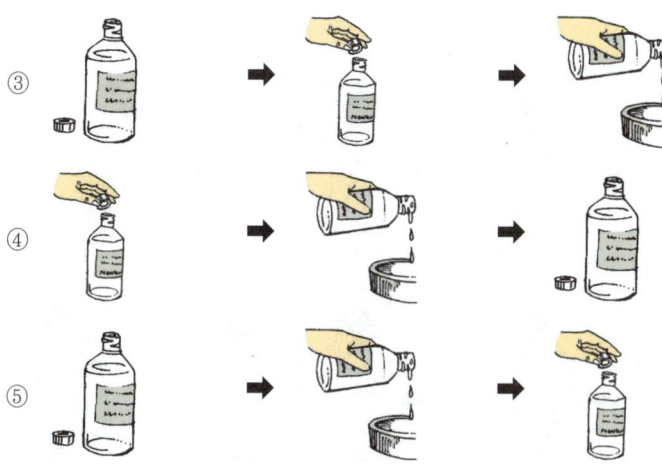

【해설】소독 용액 따르는 순서 : 필요할 때에만 열고 가능한 한 빨리 닫는다. → 뚜껑을 열어서 멸균된 내면이 아래로 향하게 잡는다. → 뚜껑을 놓아야 할 경우에는 멸균된 내면이 위로 향하게 놓는다. → 라벨이 붙은 쪽을 위로 가게 하여 병을 잡은 후 병이나 병마개의 가장자리는 오염된 것으로 간주하므로 용액을 조금 따라 버린 후 쓴다. → 일단 따른 것은 오염된 것으로 간주하므로 멸균된 용액을 용기에 따랐다가 다시 부어 채우지 않는다. → 뚜껑이 열린 소독 용기 위로 물건을 건네지 않는다.

007 격리 가운을 입는 순서로 옳은 것은?

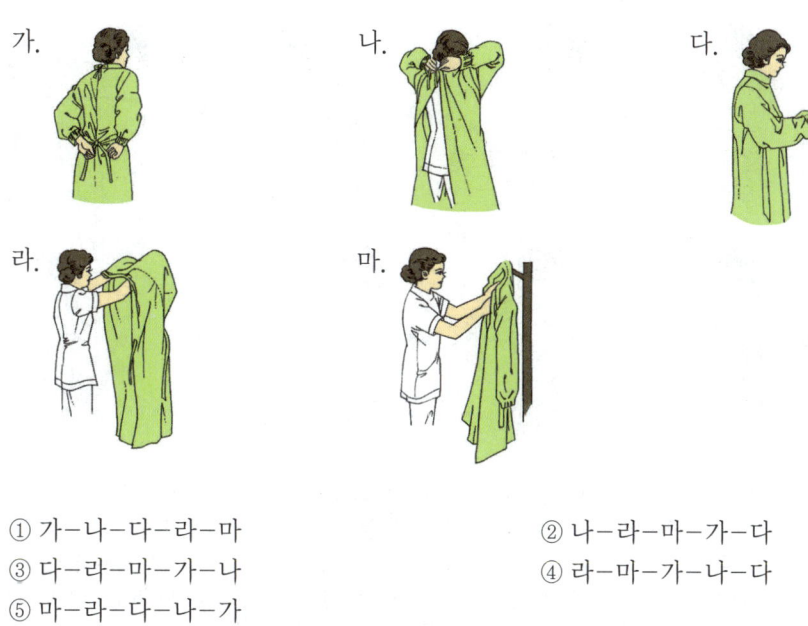

① 가-나-다-라-마
② 나-라-마-가-다
③ 다-라-마-가-나
④ 라-마-가-나-다
⑤ 마-라-다-나-가

【해설】격리 가운 착용 순서 : 먼저 손을 충분히 씻은 후 필요하면 마스크를 착용한다. → 양손으로 깨끗한 격리 가운의 목 가장자리를 집거나 안쪽 면을 잡고 가운이 바닥에 닿지 않게 하면서 조심스럽게 아래로 펼친다. → 동시에 격리 가운의 소매 속으로 양손을 집어넣는데 왼손을 소매 속에 넣은채 오른쪽 소매를 잡아당겨 소매 밖으로 오른손을 뺀다. 왼손은 위로 들고 흔들어 소매 밖으로 뺀다. → 목 뒤의 끈을 묶는다. → 등에서 가능한 한 많이 겹치도록 여민 후 허리를 굽혀 허리띠 끝을 잡아서 묶는다. → 필요하면 장갑을 낀다.

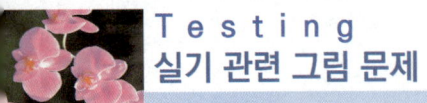

008 격리 가운을 벗는 순서로 옳은 것은?

① (그림)
② (그림)
③ (그림)
④ (그림)
⑤ (그림)

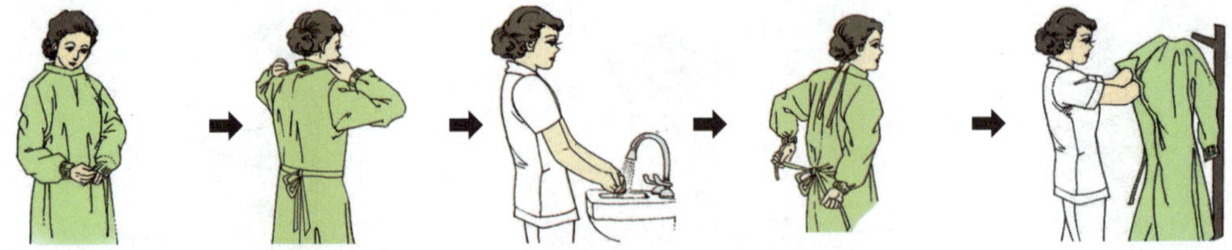

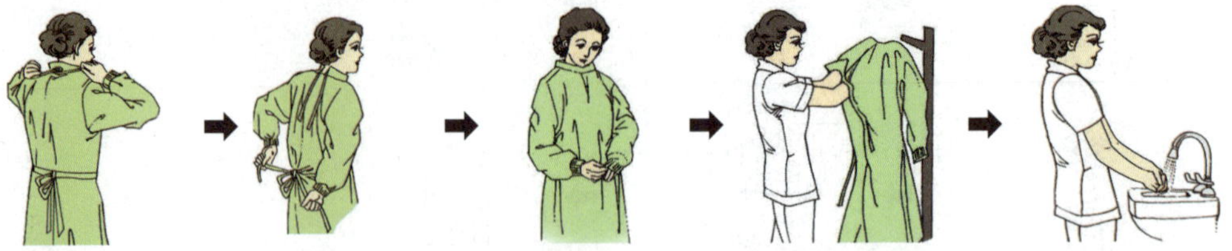

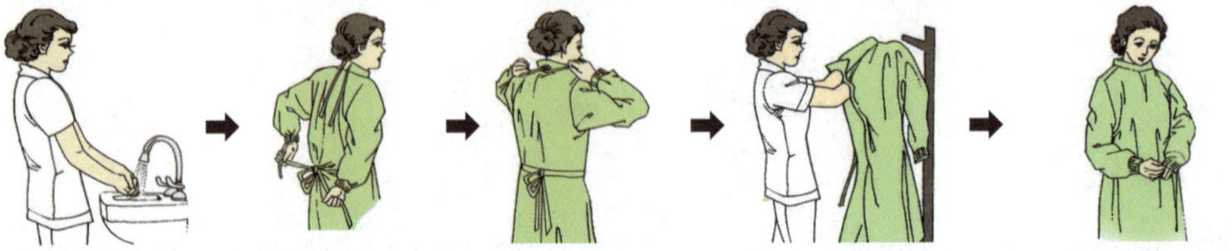

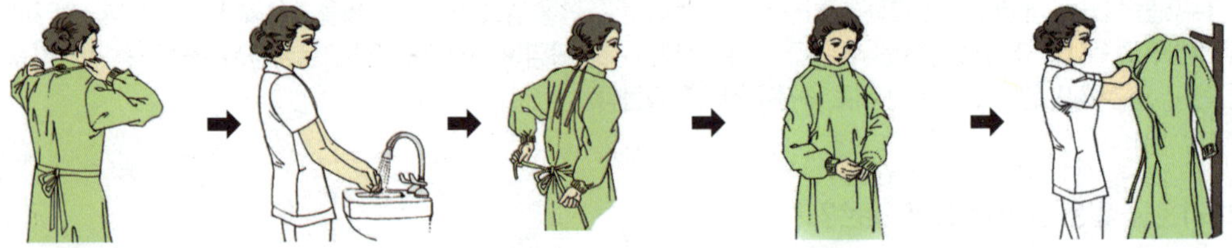

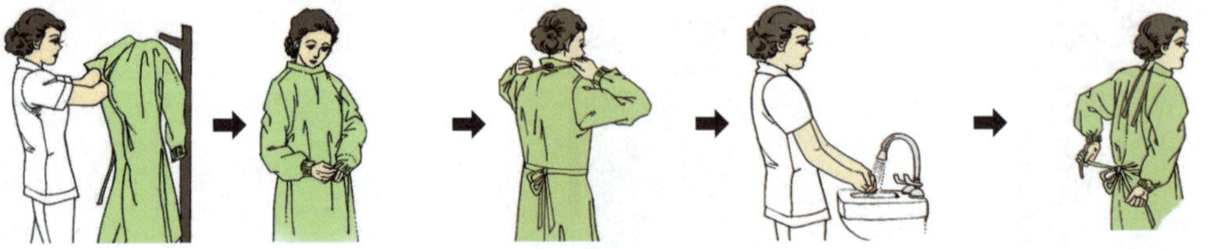

【해설】격리 가운 벗는 순서: 장갑을 벗은 후 목 뒤의 끈을 풀고 가운이 어깨에 걸쳐지도록 내린다. 가능한 한 바깥 부분에 닿지 않도록 한다. → 허리끈을 풀어 양옆으로 늘어뜨린다.[가운의 허리끈을 앞(복부)에 묶는 경우에는 끈을 풀고 장갑을 제거하며, 가운의 허리끈을 뒤(등)에 묶는 경우에는 장갑을 벗고 끈을 목 → 등의 순서로 푼다.] → 오른손의 손가락을 격리 가운 왼쪽 소매 밑에 넣고 손등 위로 끌어내린다. → 격리 가운의 오른쪽 소매를 왼쪽 격리 가운의 소매 속에 덮여진 손으로 잡고 끌어내린다. → 가운 안쪽에서 손을 움직여 어깨의 내면을 잡고 가운을 벗는다. 이때 절대로 가운의 바깥 면을 만져서는 안 된다. → 안쪽에서 어깨솔기를 두 손으로 잡고 가운을 붙든 후 두 손을 모은다. 깨끗한 안쪽이 바깥으로 나오도록 한쪽 어깨를 위로 해서 뒤집는다. → 일회용의 경우 격리 의료 폐기물 전용 용기에 넣고 재사용 가운의 경우는 오염 세탁물 수집 용기에 넣거나 걸어 놓은 후 손소독제로 손위생을 실시한다. → 격리실 밖으로 나와서 물과 비누로 손위생을 한다.

009 마스크 착용 방법으로 옳은 것은?

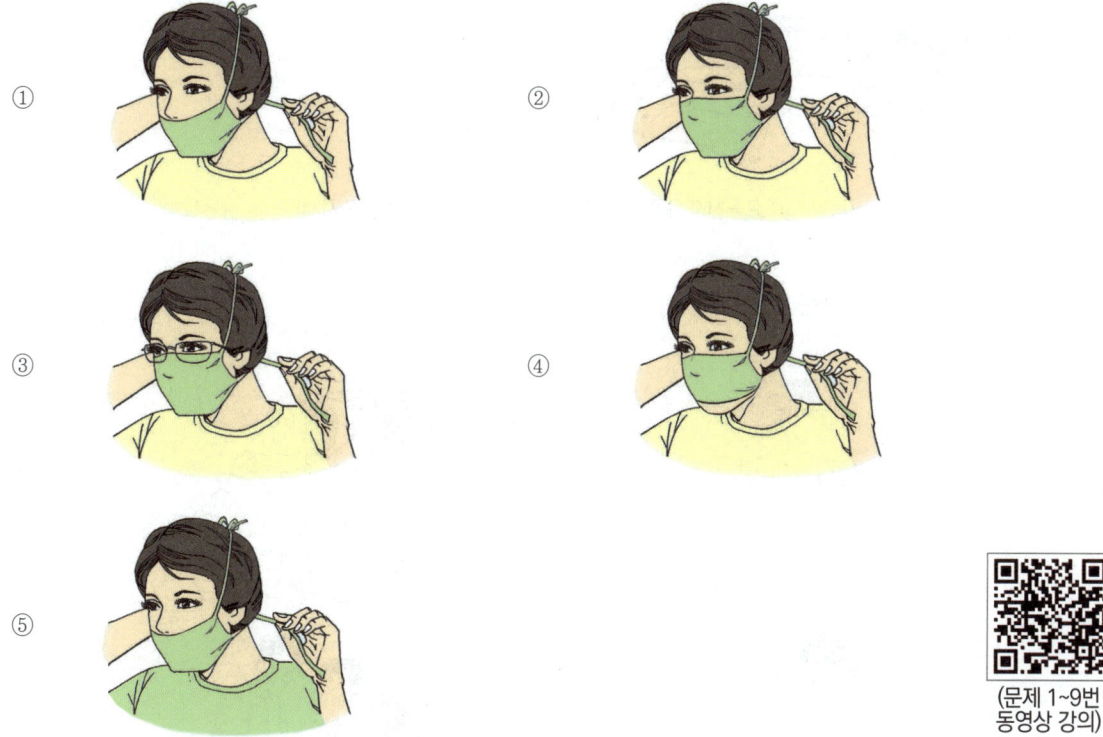

【해설】마스크 착용 방법 : 손을 씻는다. → 마스크의 위쪽 가장자리를 콧마루 위에 놓고, 위끈부터 머리 뒤에서 단단히 묶는다. 안경을 쓴 경우는 안경 아래쪽 가장자리에 마스크의 위쪽 가장자리를 맞춘다. 마스크의 겉쪽은 오염된 것으로 간주한다. → 아래쪽 가장자리는 턱 밑까지 내려오게 하고 아래끈은 목뒤로 묶는다. → 코와 입이 완전히 가려지도록 한다. → 마스크를 모두 착용한 후 가운을 입는다.

010 흉강천자 시의 체위로 옳은 것은?

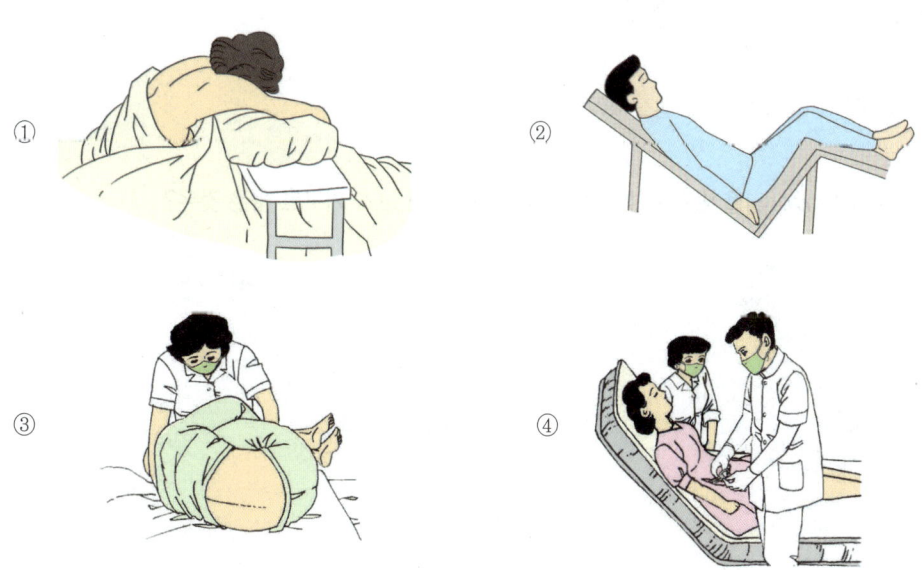

Testing 실기 관련 그림 문제

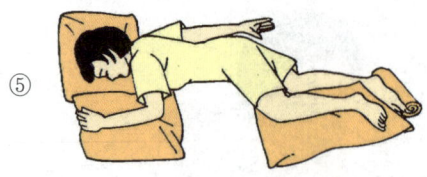

【해설】② : 잭-나이프 체위 중 등 체위, ③ : 요추천자 체위, ④ : 복수천자, ⑤ : 심스 체위(심즈 자세)

011 요추천자 시의 체위로 옳은 것은?

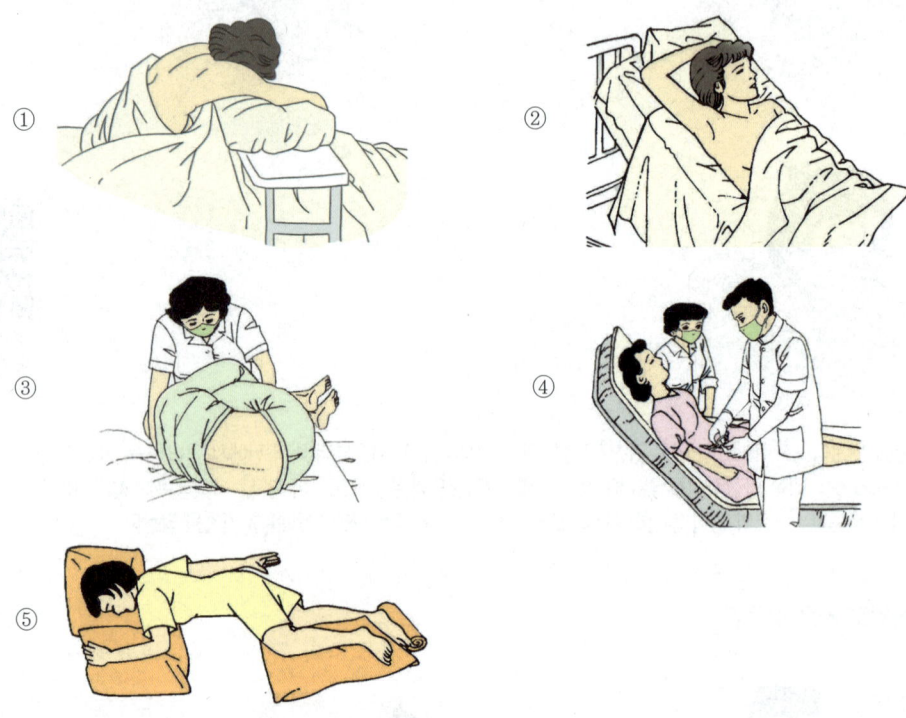

【해설】①·② : 흉강천자 시의 체위, ④ : 복수천자, ⑤ : 심스 체위(심즈 자세)

012 다리의 외회전(external rotation)을 방지하기 위하여 사용하는 침대 보조 기구로 옳은 것은?

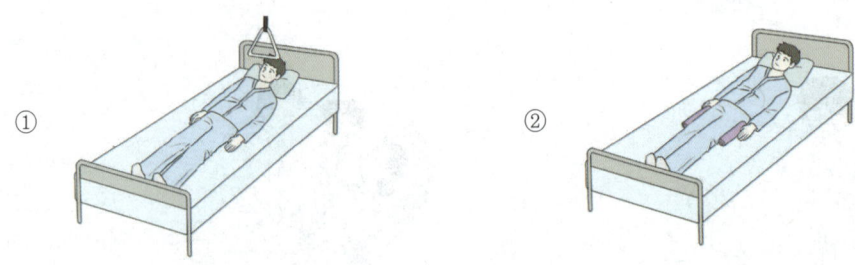

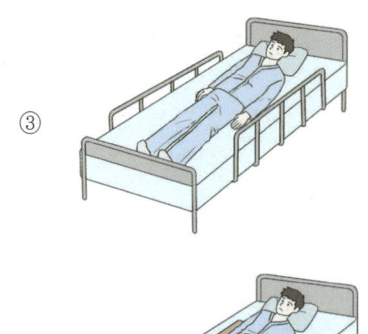
③

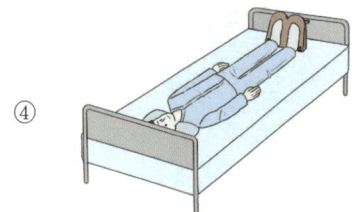
④

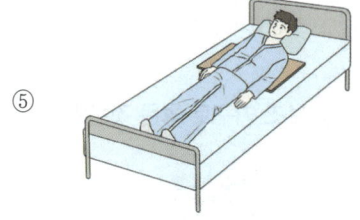
⑤

【해설】침대 보조기구
- **골절용 판자(Fracture Board, Bed board)** : 척추 손상 부위, 골절 부위를 지지해 주거나 허리 지지를 위하여 사용
- **발받침대(발지지대, Foot Board)** : 발처짐(족저굴곡, foot drop)의 예방(예 무의식 환자의 등마사지를 위해 엎드려 눕힌 후 무릎 아래와 발 등 사이에 쿠션을 넣어주는 경우)과 신체 선열 유지를 위하여 사용
- **손 두루마리(Hand roll)** : 붕대, 스펀지 등을 손에 넣어 손 모양을 유지하고 손가락의 굴곡 상태를 유지하기 위하여 사용
- **대전자 두루마리(Trochanter roll)** : 다리의 외회전(external rotation)을 방지하기 위하여 사용
- **삼각대(Trapeze bar)** : 침대 위에서 스스로 운동할 수 있도록 돕는 기구
- **요람(크래들, Cradle)** : 윗침구의 무게가 가해지지 않도록 하기 위해 사용 예 화상 환자
- **모래주머니(Sand bag)** : 출혈의 방지나 다리의 외회전을 방지하기 위하여 사용
- **침대난간(Side rail)** : 환자의 이동 시 추락을 방지하기 위하여 사용

013 척추 손상 부위, 골절 부위를 지지해 주거나 허리 지지를 위하여 사용하는 침대 보조 기구로 옳은 것은?

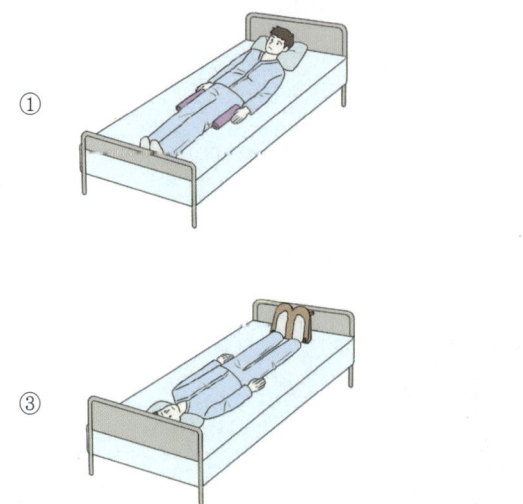

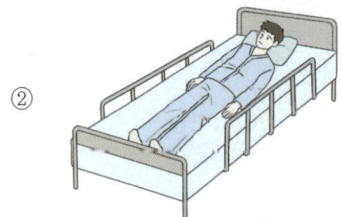

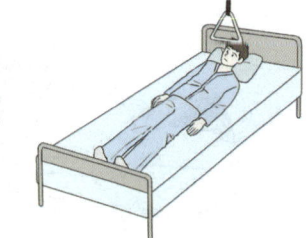

Testing
실기 관련 그림 문제

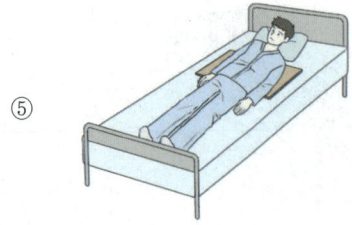

【해설】 문제 12번 해설 참조

014 발처짐(족저굴곡, foot drop)의 예방과 신체 선열 유지를 위해 사용하는 침대 보조 기구로 옳은 것은?

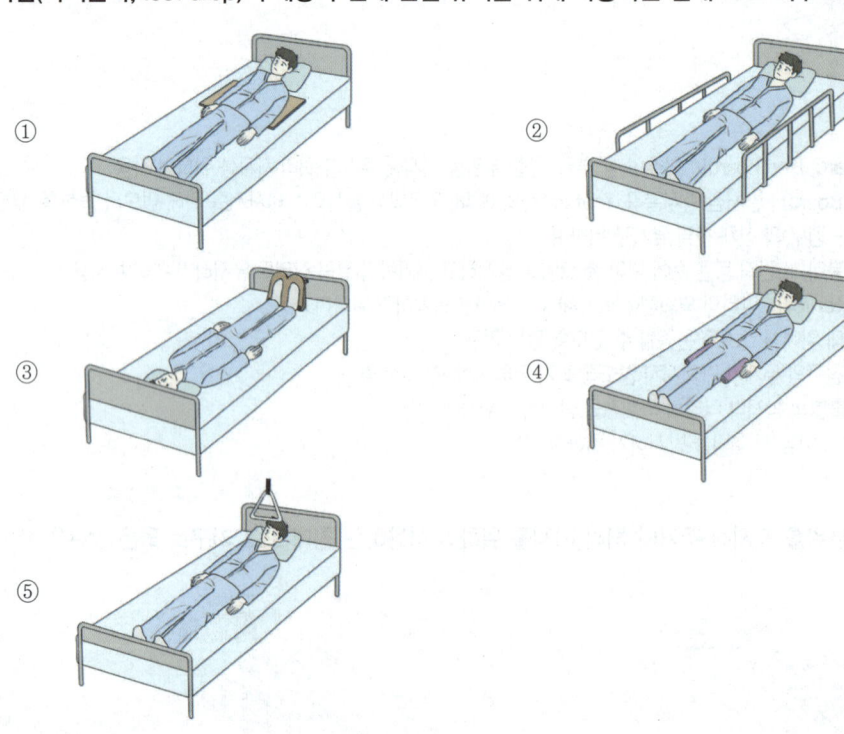

【해설】 문제 12번 해설 참조

015 다음의 〈그림〉과 관련이 깊은 침대로 옳은 것은?

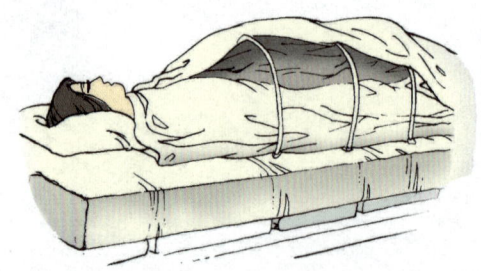

① 골절 환자 침대 ② 크래들(요람) 침대
③ 개방 침대 ④ 빈 침대
⑤ 사용 중 침대

【해설】크래들(요람) 침대
- 크래들(요람)은 쇠나 나무로 만들어진 반원형의 침구 버티개를 말하며 사용 부위에 따라 크기가 다르다.
- **목적** : 윗침구의 무게로 인해 압박감을 느끼지 않도록 하기 위함이며, 특별 치료 시 침구가 직접 몸에 닿지 않도록 하기 위함이다. **예** 화상, 피부염, 궤양, 피부 이식 환자

016 침대 목욕의 방법으로 옳은 것은?

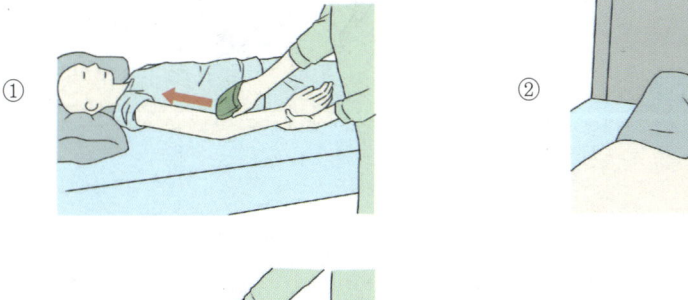

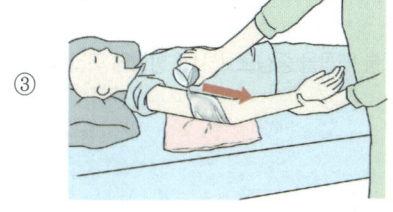 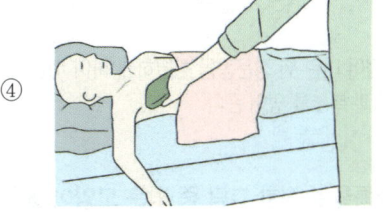

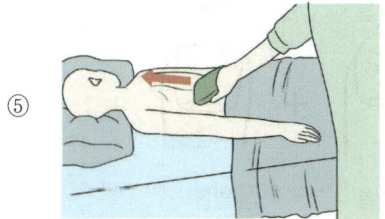

【해설】 세수수건을 가슴 위에 펴고 물수건을 적셔 눈, 코, 뺨, 입, 이마, 턱, 귀, 목을 빠짐없이 순서대로 닦아 준다.(환자가 할 수 있으면 손에 쥐어 준다.) 이때 비루관의 감염 방지를 위해 눈은 안쪽에서 바깥쪽으로 닦되 눈곱이 끼어 있을 경우에는 눈곱이 끼지 않은 쪽부터 닦는다. 비누는 사용하지 않는다. 상지를 닦을 때는 팔에서 어깨 쪽으로 닦고, 팔은 목욕수건을 반대쪽 팔 밑에 깔고 하박에서 상박으로 씻어 낸 후 잘 말리며, 하지는 발끝에서 허벅지 쪽으로 닦는다. 손은 대야물에 담그고 씻을 수 있도록 목욕수건을 깐 위에 대야를 놓고 물 속에서 씻기고 말린다. 등과 둔부는 옆으로 눕게 하여 목 뒤에서 둔부까지 닦아 주고 손톱을 청결히 한다. 목욕수건으로 가슴을 덮고 목욕담요를 허리까지 내린 후 수건 밑에서 가슴과 겨드랑이 부분을 씻고 잘 말린다.

017 침대 목욕 시 복부 닦는 방법으로 옳은 것은?

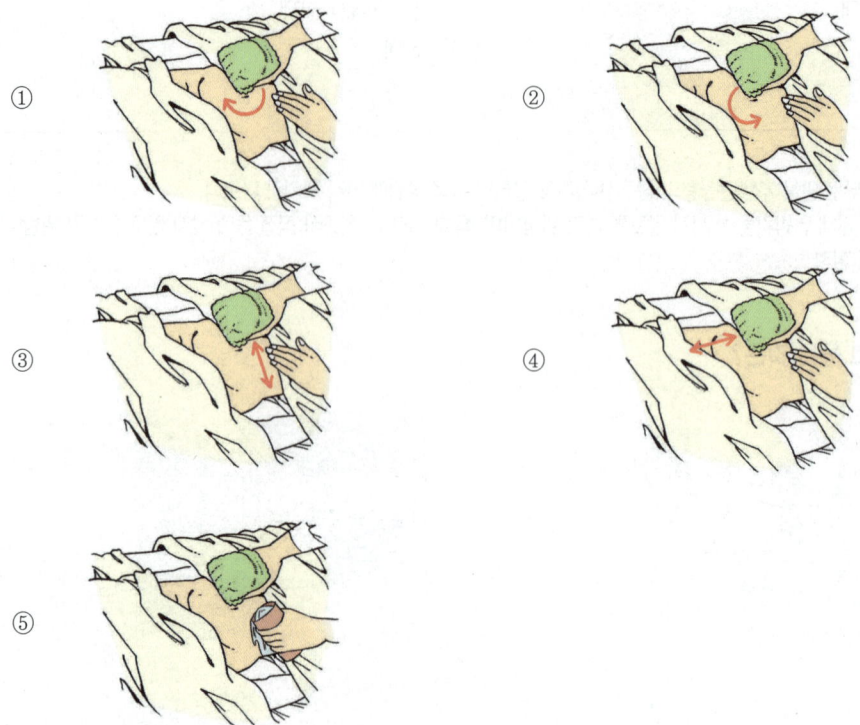

【해설】 목욕담요를 밑으로 접어 내린 뒤 장운동을 활발하게 하여 배변에 도움이 될 수 있도록 배꼽을 중심으로 시계 방향에 따라 마사지하듯 복부를 씻고 목욕담요로 가슴과 복부를 덮어 준다.

018 대상자의 손·발톱을 손질한 그림 중 깎은 모양이 옳은 것은?

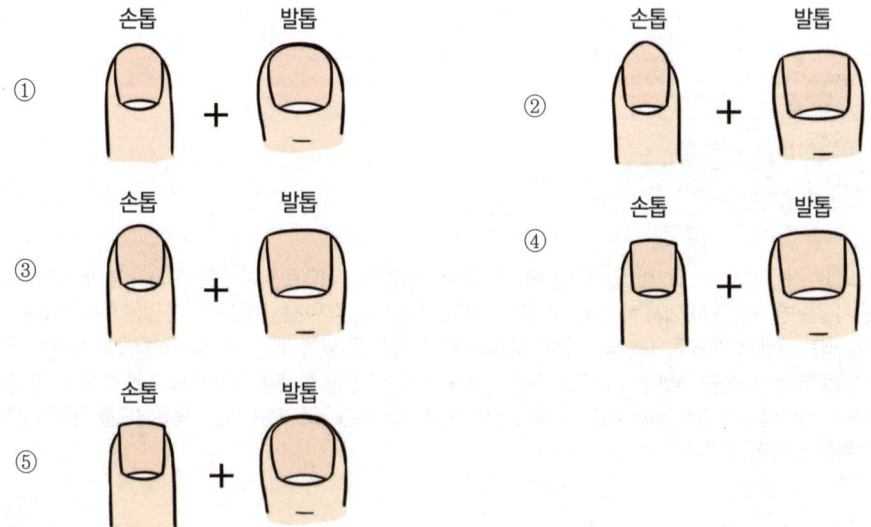

【해설】 대상자의 손·발톱 깎기 : 손톱깎이로 손톱은 둥근 모양으로, 발톱은 일자로 자른다.

019 전체 의치(틀니)를 보관하는 방법으로 옳은 것은?

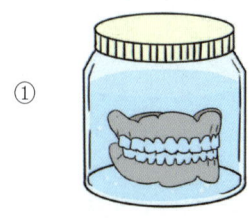
①

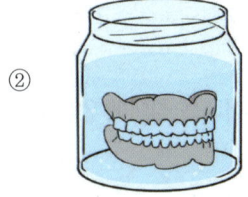
②

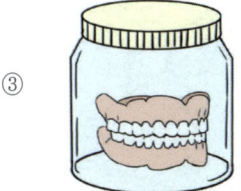
③

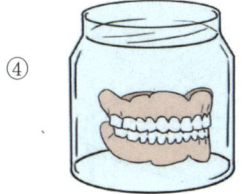
④

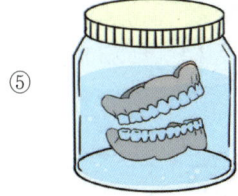
⑤

(문제 10~19번 동영상 강의)

【해설】 의치(틀니) 보관법
- 의치(틀니)를 사용하지 않는 동안은 맑은 찬물이 담긴 거즈나 솜이 깔린 뚜껑 있는 컵이나 그릇 속에 넣어 안전한 곳에 보관한다.
- 수술실에 갈 때 무의식·경련 환자일 경우 의치(틀니)가 기도로 넘어가 질식할 우려가 있기 때문에 의치(틀니)를 반드시 빼놓는다. 이 의치(틀니)는 세척한 후 컵에 담고 이름표를 붙이도록 한다.

020 다음의 그림은 배변 돕기 시 환자가 엉덩이를 스스로 들어 올릴 수 없는 경우이다. 그 설명이 옳은 것은?

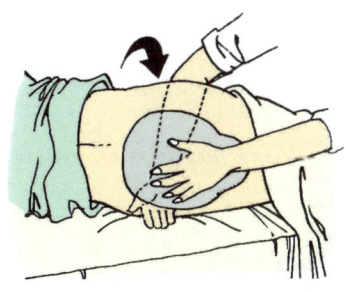

① 기저귀를 채워 주고 난 후 용변이 끝나면 씻어 준다.
② 환자의 엉덩이를 들어 올려 손으로 받친 후 변기를 아래에 넣는다.
③ 환자 스스로 변기를 사용할 수 있도록 옆에서 지켜본다.
④ 측위로 뉘었다가 변기를 대어 준 후 앙와위로 바꿔 준다.
⑤ 환자를 앉게 한 후 변기 위에 올라앉게 도와준다.

Testing
실기 관련 그림 문제

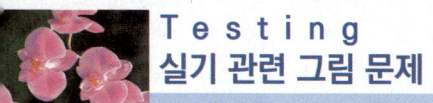

【해설】 환자가 엉덩이를 스스로 들어 올릴 수 없는 경우라면 환자가 간호조무사 쪽으로 등을 대고 옆으로 눕는 자세를 취하게 한 후 엉덩이에 대변기를 대준다. 한 손은 변기에 대고 다른 손은 환자 엉덩이를 완전히 감싸듯이 환자 몸의 앞쪽으로 넣어 반대쪽 엉덩이에 밀어 넣는다. 변기를 대어준 후 금기가 아니라면 침대머리를 30° 정도 올려 주고, 침대 난간을 올려 준다.

021 유치 도뇨 환자의 소변 배액 주머니를 침대에 연결시킨 모습이 옳은 것은?

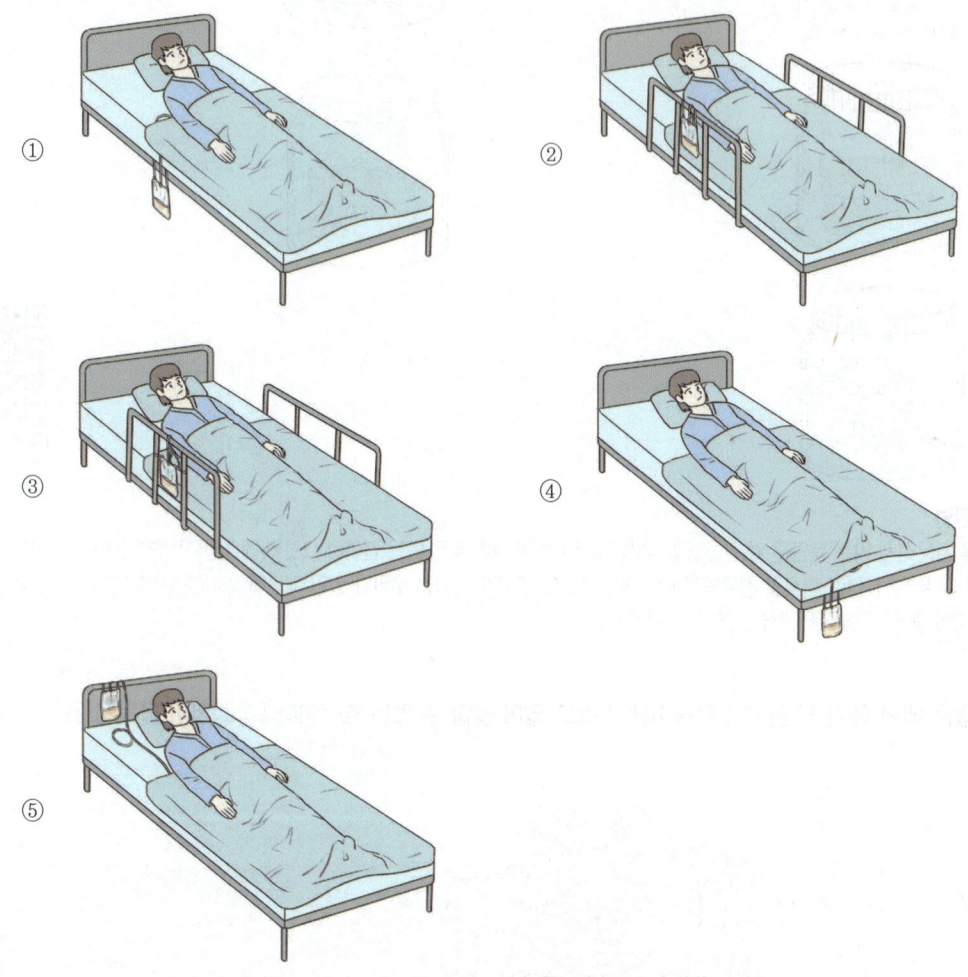

【해설】 소변 배액 주머니는 침대 난간에 매달지 않고 침대 틀 밑에 매달도록 한다.

022 모든 체위의 기초로서, 척추 천자 후 요통이나 두통을 방지하기 위한 자세로 옳은 것은?

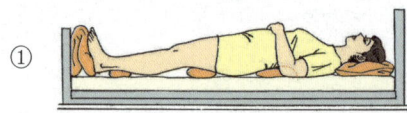 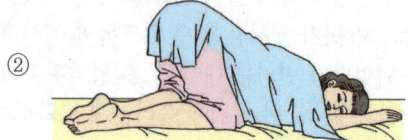

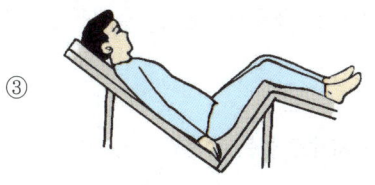
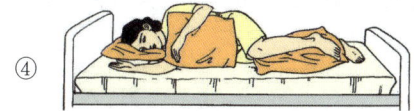
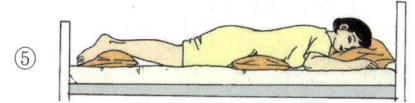

【해설】 앙와위 또는 배위(supine 또는 dorsal position)
- 이 체위는 모든 체위의 기초이다. 앙와위와 배위는 혼용되어 사용되며 엄격히 말하면 머리와 어깨를 지지하지 않을 때를 앙와위라고 한다.
- 목적
  - 휴식 또는 수면 시에 편안감을 주기 위함이다.
  - 척추 수술 또는 척추 손상 시 척추 선열을 유지하기 위함이다.
  - 척추 천자 후 요통이나 두통을 방지하기 위함이다.
  - 남성의 인공 도뇨 시와 복부 검사 시에 적절한 체위를 유지하기 위함이다.

023 호흡곤란 환자나 흉부 수술 또는 심장 수술 후에 환자를 편하게 하기 위한 자세로 옳은 것은?

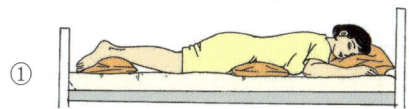
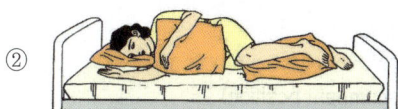
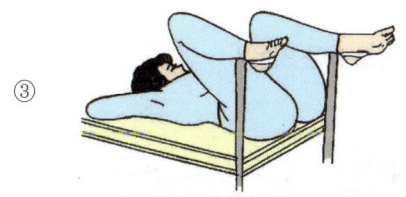
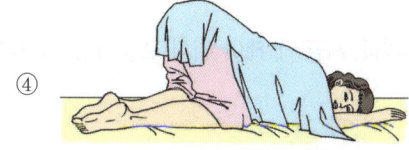
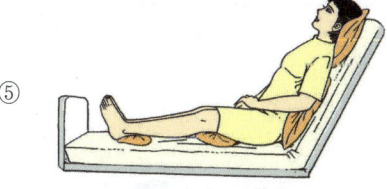

【해설】 파울러 자세(Fowler's position, 반좌위)
- 특징 : 일반적인 파울러 자세(반좌위)는 45°로 올린 상태이다.

- **목적** : 폐 확장을 최대로 하여 호흡곤란 환자, 흉부 수술 또는 심장 수술 후에 환자를 편안하게 하고, 자궁의 산후질분비물 배출을 촉진하기 위함이다.

024 복부 검사, 질 검사, 여자의 인공 도뇨 시와 회음열 요법 시 취해야 하는 자세로 옳은 것은?

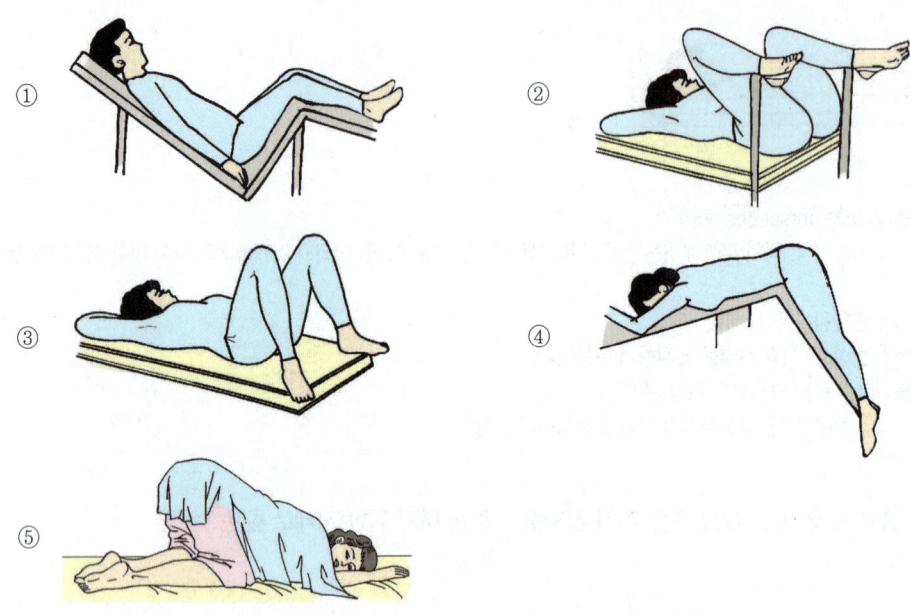

【해설】 **배횡와위(Dorsal recumbent position)**
- **목적** : 이 체위는 복부 검사, 질 검사, 여자의 인공 도뇨 시와 회음열 요법 시 적절한 자세를 유지하기 위함이다.
- **방법** : 등을 대고 눕게 한다. → 다리를 약간 벌린다. → 발바닥을 침대에 붙이고 무릎을 구부린다.

025 산후 자궁후굴 예방, 자궁 내 태아 위치 교정, 월경통 완화를 위한 자세로 옳은 것은?

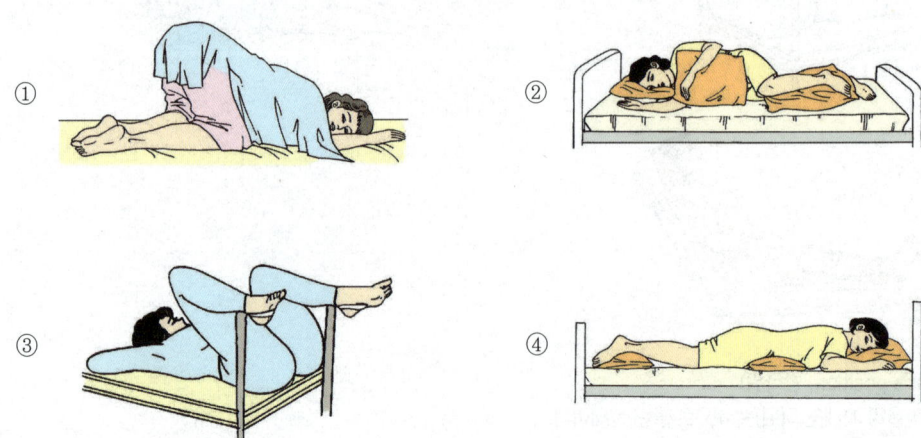

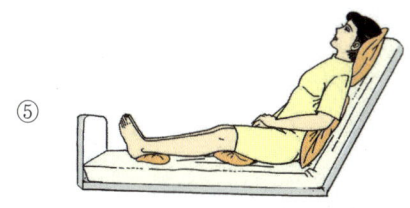

[해설] 무릎가슴 자세(슬흉위, knee-chest position) : 무릎가슴 자세는 나이 든 사람에게는 매우 힘든 자세이므로 모든 기구가 준비되어 시작할 때까지 미리 체위를 취하지 않는다.
- **목적** : 관절 부위의 압력을 감소시키고, 골반 내 장기를 이완시키는 체위로 산후 자궁후굴을 예방하는 운동, 자궁 내 태아 위치 교정, 월경통 완화, 직장이나 대장 검사 시에 적절한 자세를 유지하기 위함이다.
- **방법** : 머리를 옆으로 돌리고 가슴이 침대 바닥이나 베개 위에 닿도록 한다. → 무릎을 펴서 약간 벌리고 대퇴가 다리와 직각이 되게 한다. → 팔을 머리 위로 펴서 팔꿈치에서 구부리게 한다. → 무릎과 가슴에 무게중심을 두게 한다.

026 저혈당으로 쇼크에 빠졌을 때 취하는 체위로 옳은 것은?

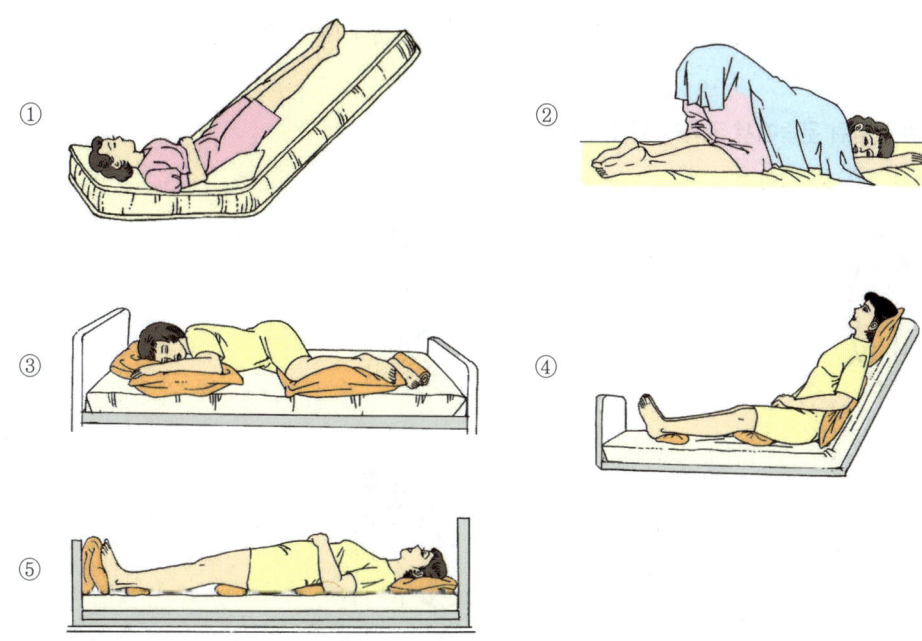

[해설] 트렌델렌부르크 자세(Trendelenburg's postion)
- **목적** : 복부 진찰, 쇼크 시 신체 하부의 혈액을 심장으로 모으기 위해 취해 주는 체위이다.
- **방법** : 반듯하게 눕히고(앙와위) 침대 발치를 45°정도 올려 머리가 다리보다 낮게 한다. 그러나 일반적으로 환자의 안위감 증진을 위해서 변형된 트렌델렌부르크 자세를 더 많이 사용한다.
- **주의 사항** : 장시간의 트렌델렌부르크 자세 유지는 상완신경총의 마비와 위 내용물 역류 등의 합병증을 초래할 수 있어 주의하며, 이 때문에 변형된 트렌델렌부르크 자세를 활용한다.

027 머리와 목의 능동적 관절 범위 운동에서 과신전에 해당되는 것은?

Testing 실기 관련 그림 문제

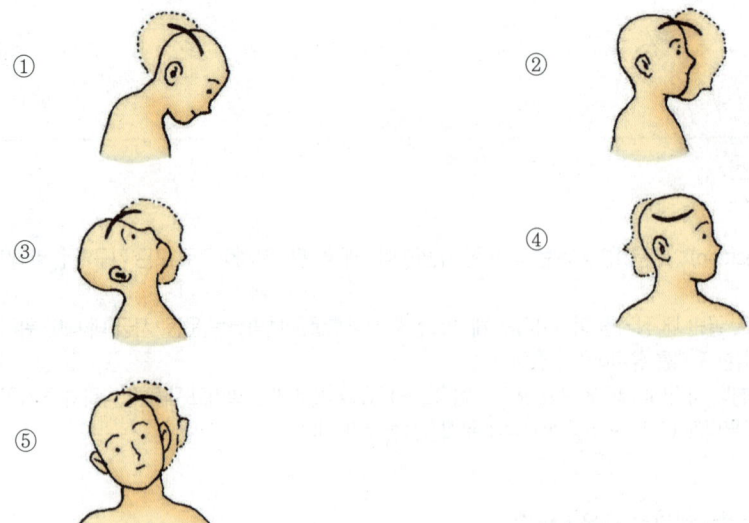

【해설】 ① : 굴곡(45~50°), ② : 신전(45~50°), ③ : 과신전(10°), ④ : 회전(70~80°), ⑤ : 측면굴곡(40~45°)

028 어깨의 능동적 관절 범위 운동에서 굴곡에 해당되는 것은?

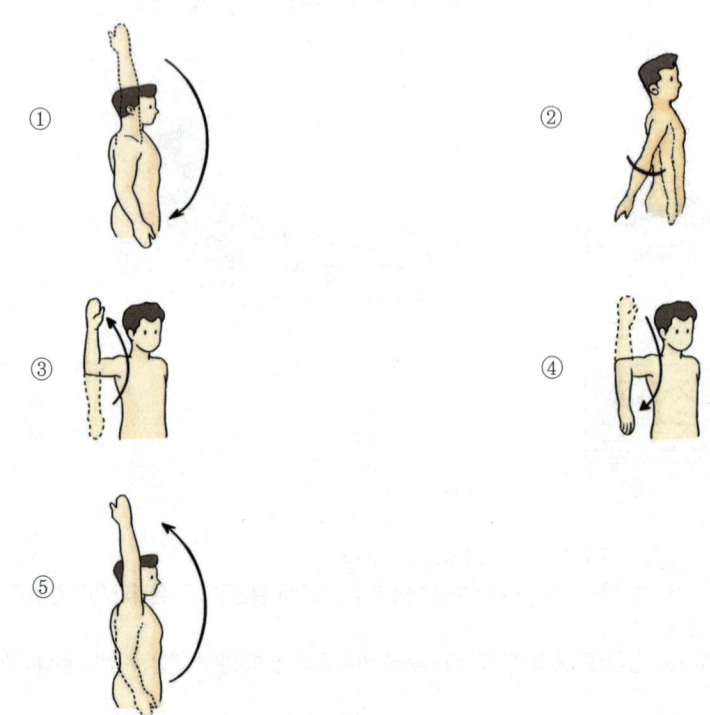

【해설】 ① : 신전(180°), ② : 과신전(50°), ③ : 외회전(90°), ④ : 내회전(90°), ⑤ : 굴곡(180°)

029 발목의 능동적 관절 범위 운동에서 족저굴곡에 해당되는 그림은?

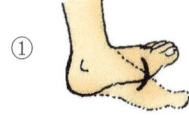 ①

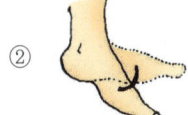 ②

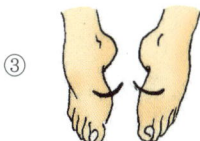 ③

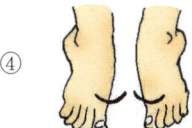 ④

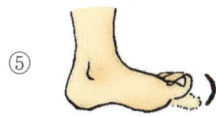 ⑤

【해설】 ① : 족배굴곡(20°), ② : 족저굴곡(45~50°), ③ : 내번(40~50°), ④ : 외번(15~20°), ⑤ : 발가락의 신전(35~60°)

030 무릎의 능동적 관절 범위 운동에서 내회전에 해당되는 그림은?

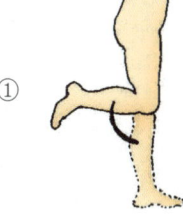 ①

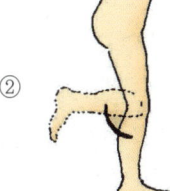 ②

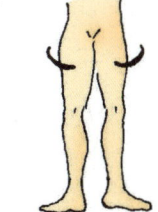 ③

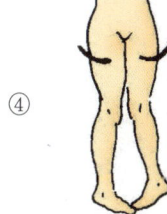 ④

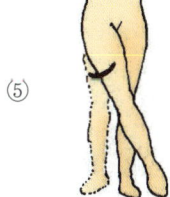 ⑤

(문제 20~30번 동영상 강의)

【해설】 ① : 굴곡(120~130°), ② : 신전(120~130°), ③ : 외회전(90°), ④ : 내회전(90°), ⑤ : 고관절의 내전(20~30°)

Testing
실기 관련 그림 문제

031 발가락의 능동적 관절 범위 운동에서 외전에 해당되는 것은?

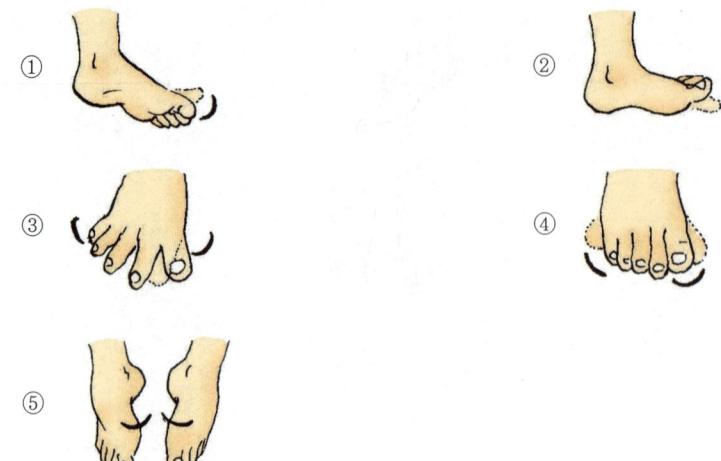

【해설】① : 굴곡(35~60°), ② : 신전(35~60°), ③ : 외전(0~15°), ④ : 내전(0~15°), ⑤ : 발목의 내번(40~50°)

032 팔꿈치의 능동적 관절 범위 운동에서 신전에 해당되는 그림은?

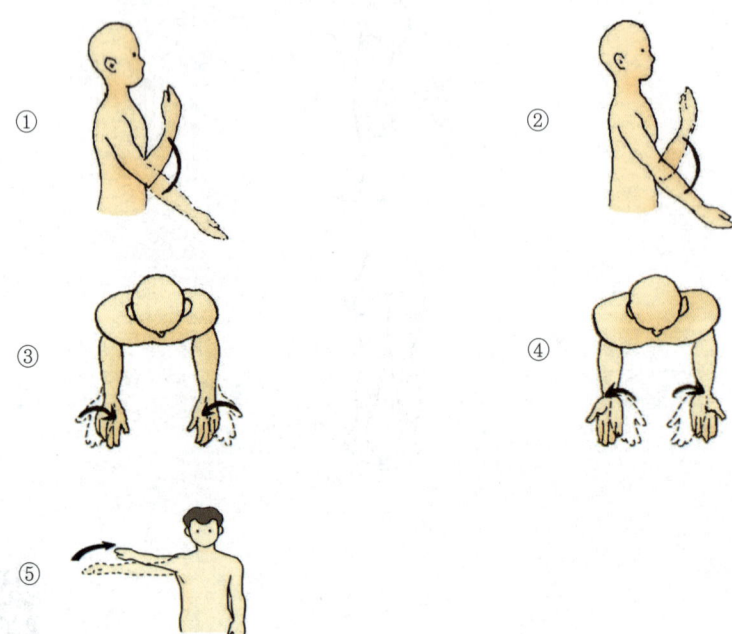

【해설】① : 굴곡(150°), ② : 신전(150°), ③ : 전완의 회내(70~90°), ④ : 전완의 회외(70~90°), ⑤ : 어깨의 수평외전(30~45°)

033 손목의 능동적 관절 범위 운동에서 과신전에 해당되는 그림은?

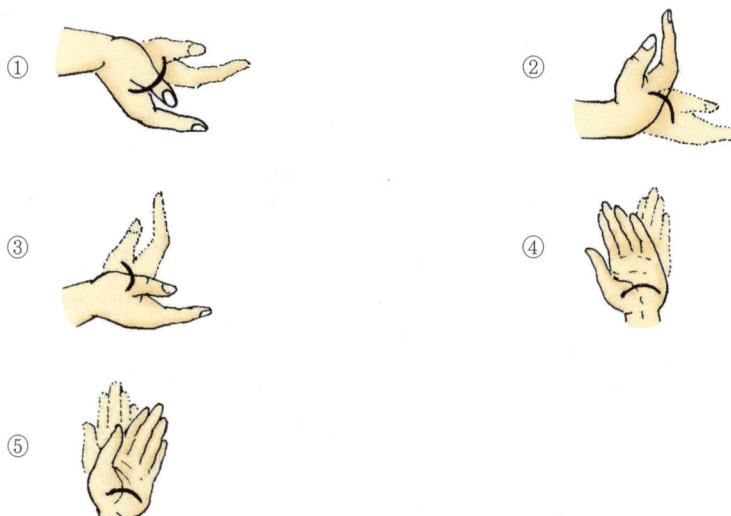

【해설】① : 과신전(70~90°), ② : 굴곡(80~90°), ③ : 신전(80~90°), ④ : 외전(0~20°), ⑤ : 내전(0~20°)

034 엄지손가락의 능동적 관절 범위 운동에서 외전에 해당되는 그림은?

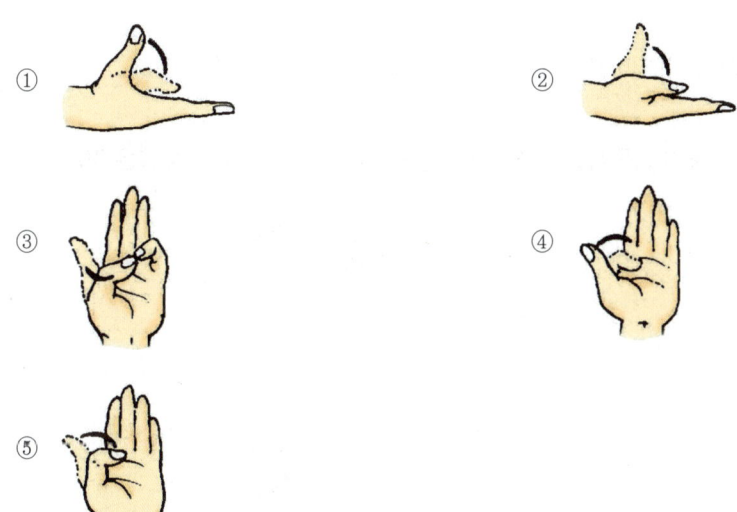

【해설】① : 외전(30°), ② : 내전(30°), ③ : 대립, ④ : 신전(90°), ⑤ : 굴곡(90°)

035 신체 부위별 관절 운동에서 척주의 측면 굴곡에 해당되는 그림은?

Testing
실기 관련 그림 문제

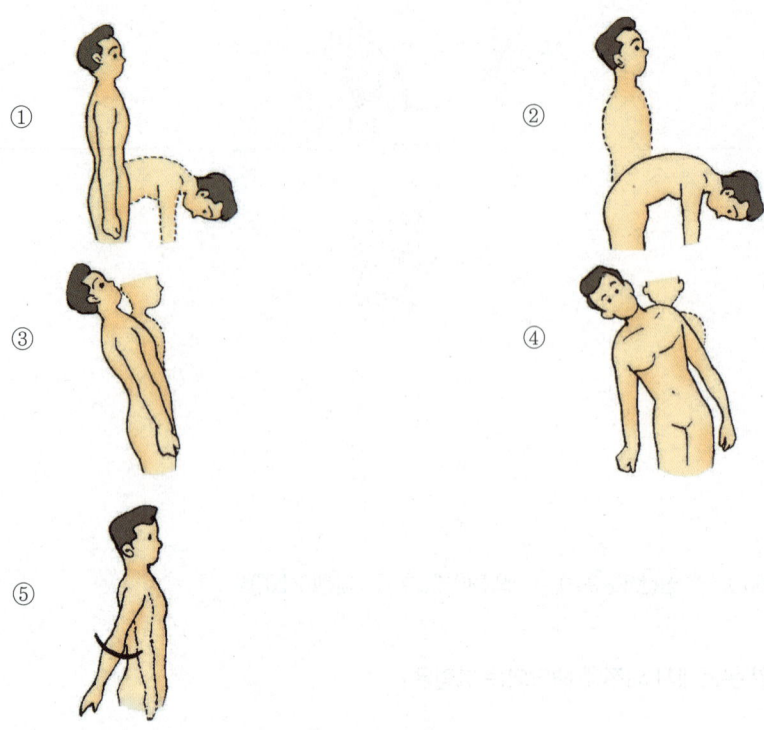

【해설】① : 신전(70~90°), ② : 굴곡(70~90°), ③ : 과신전(20~30°), ④ : 측면굴곡(35°), ⑤ : 어깨의 과신전(50°)

036 간호조무사가 물건을 양손으로 들어 올려 이동시킬 때 신체적 손상을 예방하기 위한 자세로 옳은 것은?

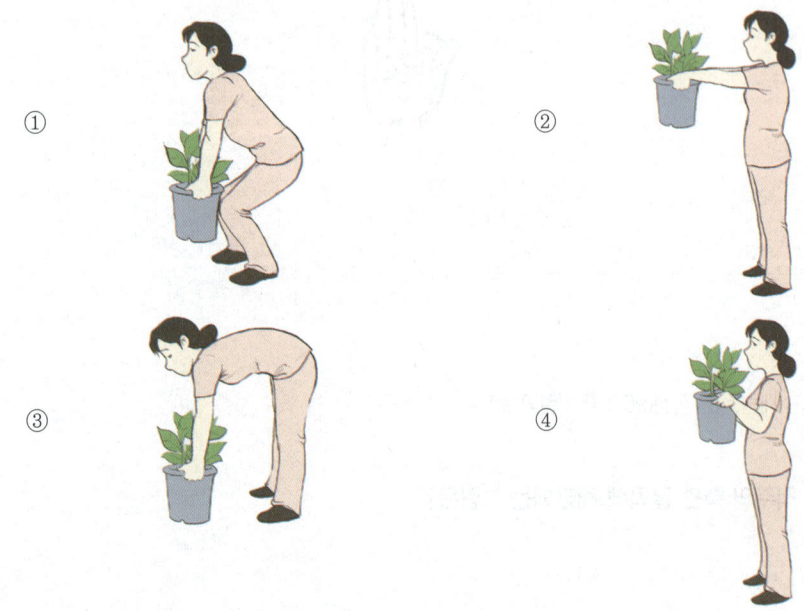

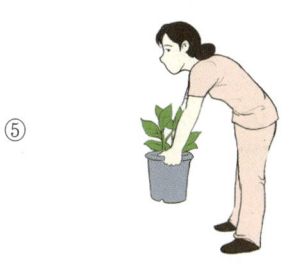

【해설】간호조무사가 물건을 양손으로 들어 올릴 때의 자세
- 허리를 펴고 무릎을 굽혀 몸의 무게중심을 낮추고 지지면을 넓힌다.
- 무릎을 펴서 들어 올린다.
- 물건을 든 상태에서 방향을 전환 시 허리를 돌리지 않고 발을 움직여 조절한다.
- 물체는 최대한 몸 가까이 위치하도록 하여 들어 올린다.
- 허리가 아닌 다리를 펴서 들어 올린다.

037 대상자를 옆으로 눕히려 할 때 순서로 옳은 것은?

가.

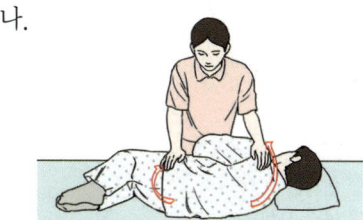

나.

다.

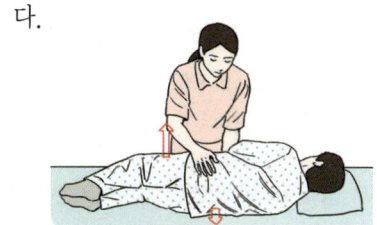

라.

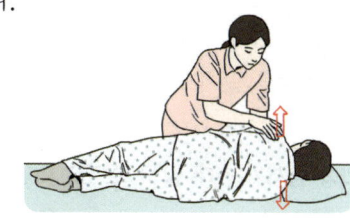

① 가-나-다-라 ② 나-라-가-다
③ 다-라-가-나 ④ 라-가-나-다
⑤ 라-다-나-가

【해설】대상자 옆으로 돌려 눕히는 순서 : 무릎을 세우고 팔을 가슴 위에 놓기 → 간호조무사로부터 먼 쪽에 있는 환자의 어깨나 팔꿈치를 한 손으로 잡고 다른 한 손으로 반대편 엉덩이 부분이나 무릎 밑을 잡는다. → 엉덩이를 뒤로 이동시키고 아래쪽 어깨를 살짝 뒤로 움직여 대상자를 간호조무사 쪽으로 돌려 눕힌다.

038 환자를 침대에 앉히고자 하는데, 환자의 상태가 전혀 협조할 수 없는 경우이다. 이때 환자를 침대에 앉히는 방법으로 옳은 것은?

Testing
실기 관련 그림 문제

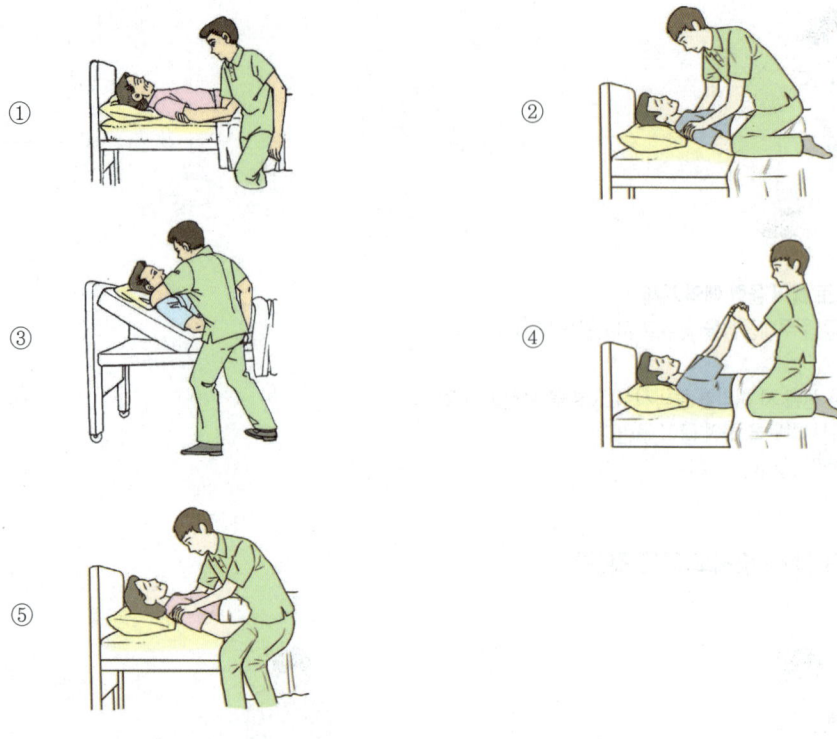

【해설】 침대에 앉는 것을 돕는 법
- 환자에게 수행 절차를 설명한다.
- 앙와위 또는 반좌위(파울러 자세)를 해준다.
- 간호조무사는 환자를 향해 두 발을 비껴 벌려 기저면을 넓힌다.
- 환자가 협조할 수 있는 경우라면 환자에게 무릎을 구부리게 하고 서로 양팔을 붙잡는다. 간호조무사는 환자를 들 때 팔꿈치를 침대에 댄다.
- 환자가 협조할 수 없으면 환자의 양 어깨 사이에 한 쪽 손을 넣고 다른 손은 침대를 잡는다.
- 간호조무사는 뒷다리에 체중을 이동하고 엉덩이를 내리면서 무릎을 구부려 환자를 일으켜 앉힌다.

039 협조할 수 있는 와상 환자가 침대 발치 쪽으로 미끄러져 내려가 있을 때 침대 머리 쪽으로 이동시키는 방법으로 옳은 것은?

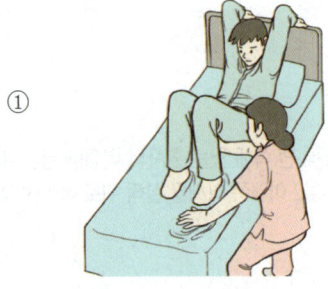 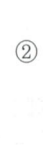 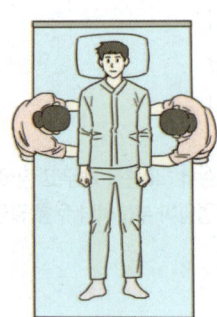

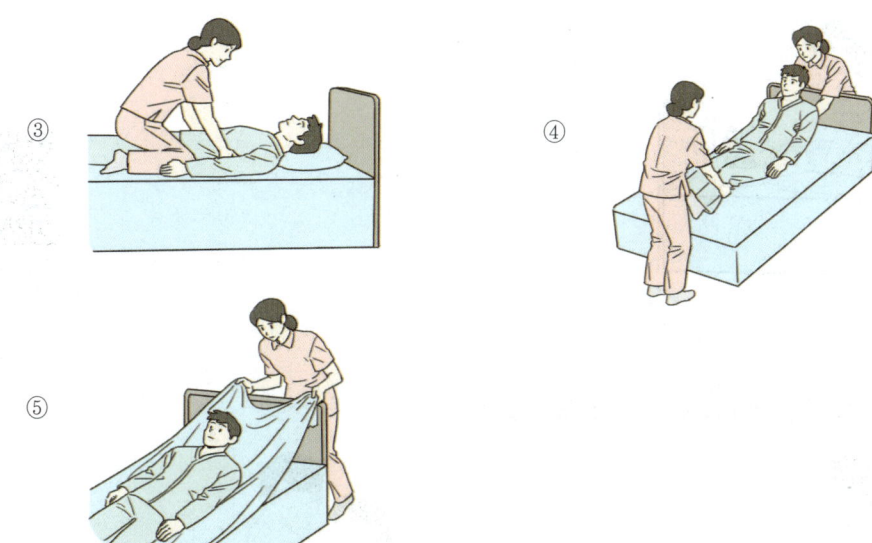

【해설】 대상자가 침대 아래(발)쪽으로 미끄러져 내려가 있을 때 옮기는 순서
- 침대 매트를 수평으로 눕히고 베개를 머리 쪽에 옮긴다.
- **대상자가 협조를 할 수 있는 경우** : 대상자가 침대 머리 쪽 난간을 잡게 한 후 간호조무사는 대상자의 대퇴 아래에 한쪽 팔을 넣고 나머지 한 팔은 침대 면을 밀며 신호를 하여 대상자와 같이 침대 머리 쪽 방향으로 움직인다.
- **대상자가 협조를 할 수 없는 경우** : 침대 양편에 한 사람씩 마주 서서 한쪽 팔은 머리 밑으로 넣어 어깨와 등 밑을, 다른 팔은 둔부와 대퇴를 지지하도록 하여 신호에 맞춰 두 사람이 동시에 대상자를 침대머리 쪽으로 옮긴다.
- 불편한 곳이 있는지 확인하고, 바르게 하여 준다.(침대 커버와 옷이 구겨져 있는지, 팔의 위치와 찰과상 등)

040 협조할 수 없는 와상 환자가 침대 발치 쪽으로 미끄러져 내려가 있을 때 침대 머리 쪽으로 이동시키는 방법으로 옳은 것은?

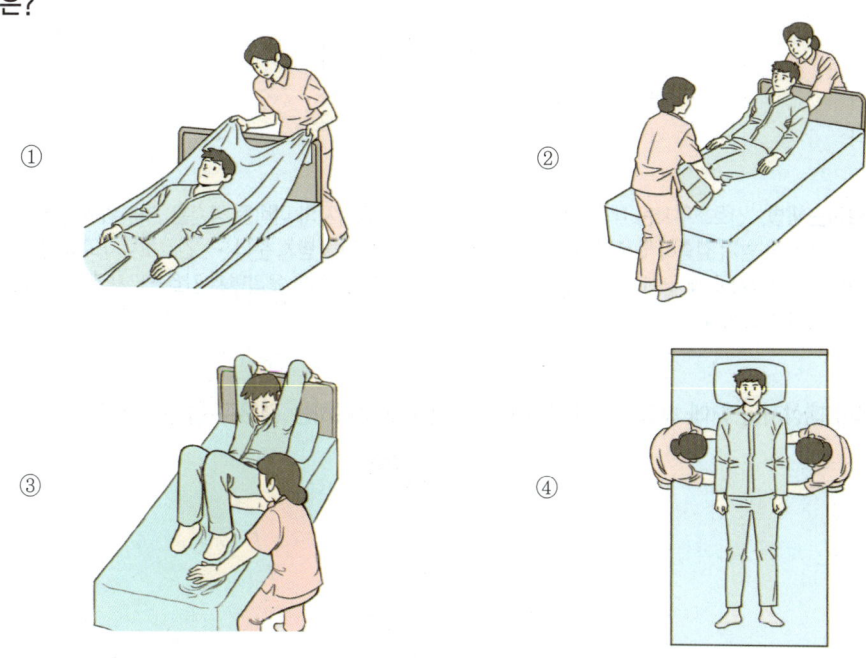

Testing
실기 관련 그림 문제

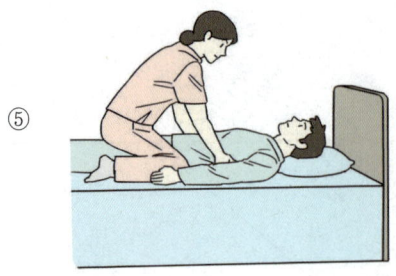

⑤

【해설】 문제 39번 해설 참조

041 사지마비 대상자를 침대에서 일어나 앉히는 순서로 옳은 것은?

가.
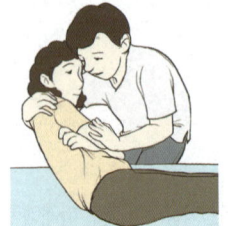

나.
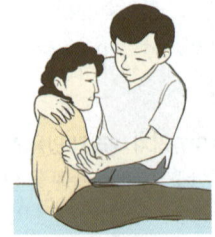

다.
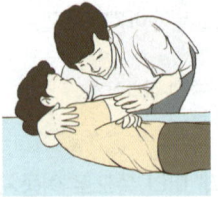

라.
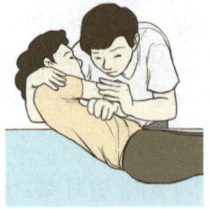

① 가-나-다-라
③ 나-라-다-가
⑤ 라-가-다-나

② 나-가-라-다
④ 다-라-가-나

【해설】 **사지마비 대상자를 일어나 앉히는 방법** : 간호조무사는 대상자를 향하여 가까이 서고 대상자의 마비된 양손은 가슴 위에 올려 놓는다. → 간호조무사는 한쪽 팔을 대상자의 목 밑을 받쳐 깊숙하게 넣은 후 손바닥으로 반대쪽 어깨 밑을 받쳐 준다. → 간호조무사의 다른 손은 대상자의 가슴 위에 올려진 손을 지지한다. → 대상자 어깨 밑에 위치한 손바닥으로 대상자의 상체를 밀어 올리면서 간호조무사 쪽으로 몸통을 돌려 일으켜 앉힌다.(먼저 돌아 눕힌 후 앉힐 수도 있다.)

042 오른쪽 편마비(반신마비) 대상자를 침대 밖으로 일으켜 세울 때 앞에서 보조하는 경우로 옳은 것은?

①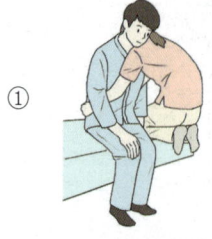

②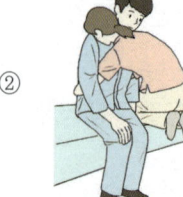

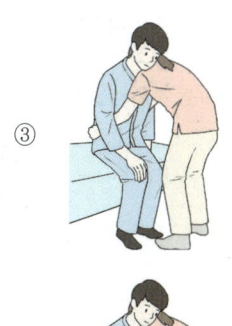
③

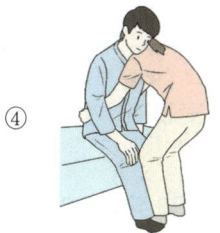
④

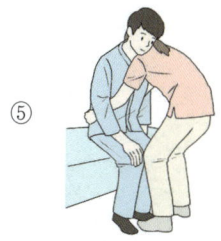
⑤

【해설】 편마비(반신마비) 대상자를 일으켜 세울 때 앞에서 보조하는 경우의 순서 : 대상자는 침대에 가볍게 걸터앉아 발을 무릎보다 살짝 안쪽으로 옮겨 준다. → 간호조무사는 자신의 무릎으로 대상자의 마비된 쪽 무릎 앞쪽에 대고 지지하여 준다. → 양손은 허리를 잡아 지지하고 대상자 상체를 앞으로 숙이며 천천히 일으켜 세운다. → 대상자가 좀 더 많은 보조가 필요하다면 간호조무사의 어깨로 대상자의 가슴(어깨 앞 쪽)을 지지하여 상체를 펴는 데 도움을 줄 수 있다. → 대상자가 완전하게 양 무릎을 펴고 선 자세를 취하면 간호조무사는 앞쪽으로 넘어지지 않도록 선 자세에서 균형을 잡을 수 있을 때까지 잡아 준다.

043 왼쪽 편마비(반신마비) 대상자를 침대 밖으로 일으켜 세울 때 옆에서 보조하는 경우로 옳은 것은?

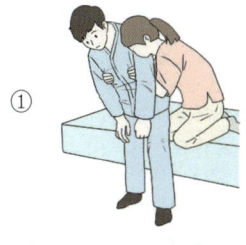
①

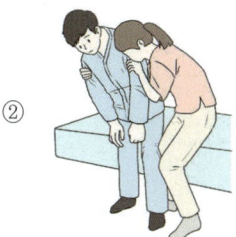
②

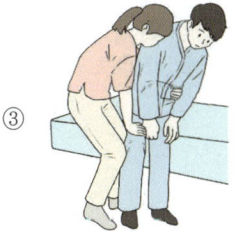
③

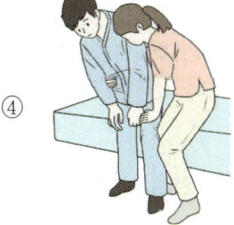
④

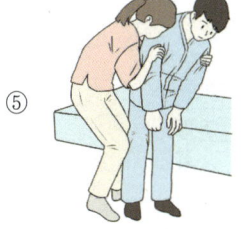
⑤

Testing
실기 관련 그림 문제

【해설】 편마비(반신마비) 대상자를 옆에서 보조하여 일으켜 세우는 순서 : 대상자를 침대 끝에 앉혀 양발을 무릎보다 조금 뒤쪽에 놓는다. → 간호조무사는 대상자의 마비된 쪽에 가까이 위치하고, 발을 대상자의 마비된 발 바로 뒤에 놓는다. → 간호조무사는 한 손으로 대상자의 마비된 대퇴부를 지지하고, 다른 한 손은 대상자의 반대쪽 허리를 부축하여 천천히 일으켜 세운다. → 대상자가 양쪽 무릎을 펴서 일어서면 대퇴부에 있던 손을 대상자의 가슴 부위로 옮겨 대상자가 상체를 펴서 자세가 안정될 수 있도록 한다.

044 오른쪽 편마비(반신마비) 대상자를 침대 위에서 일어나 앉힐 때의 방법으로 옳은 것은?

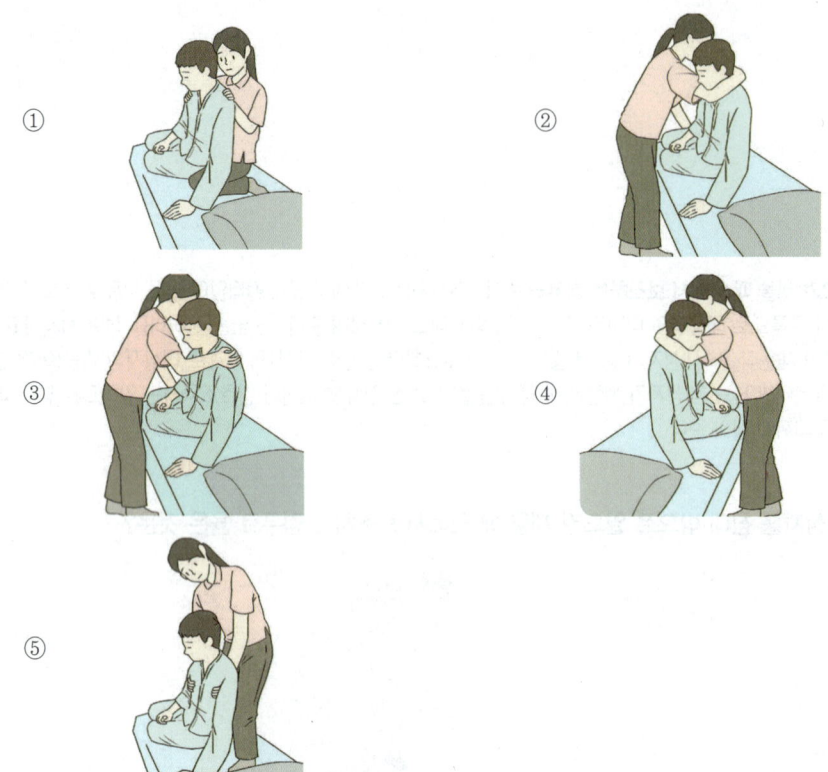

【해설】 편마비(반신마비) 대상자를 침대에서 일어나 앉히는 순서 : 일어나는 것에 대해 설명한다. → 간호조무사는 대상자의 건강한 쪽에 선다. → 대상자의 마비된 손을 가슴 위에 올려 놓는다. → 대상자의 양쪽 무릎을 굽혀 세운 후 어깨와 엉덩이 또는 넙다리를 지지하여 간호조무사 쪽으로(마비 측이 위로 오게) 돌려 눕힌다. → 간호조무사의 팔을 대상자의 목 밑에 넣어 손바닥으로 등과 어깨를 지지하고, 반대 손은 엉덩이 부분(넙다리)을 지지하여 일으켜 앉힌다. → 이때 대상자는 건강한 손을 짚고 일어날 수 있도록 한다.

045 대상자를 침대가에 걸터 앉게 하는 방법으로 옳은 것은?

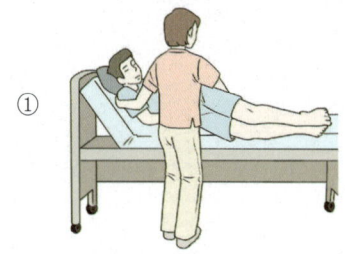
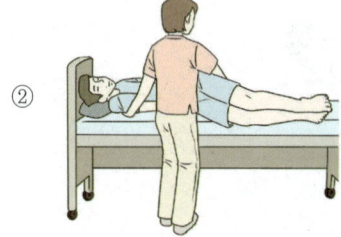

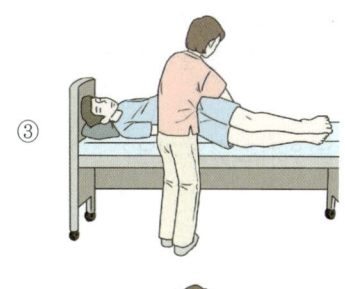
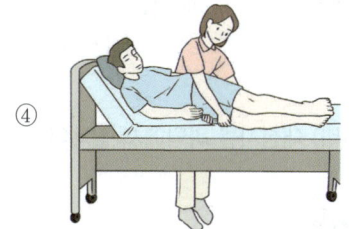
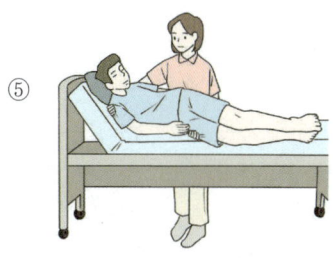

【해설】침대가로 이동시키거나 앉도록 돕는 법 : 환자에게 수행 절차를 설명한다. → 환자를 똑바로 눕게 하고 침대 머리를 45°정도 올린다. → 간호조무사는 이동하려는 쪽에 서서 발을 벌리고 한 발을 앞으로 놓는다. → 환자 가까이 서서 돌아 눕히는 방법에 따라 환자를 돌아 눕힌다. → 침대 끝에 환자의 발과 다리가 오도록 다리를 모은다. → 상반신을 이동시킬 때는 환자의 아픈 쪽 어깨 밑에, 하반신을 이동시킬 때는 환자의 아픈 쪽 허리와 대퇴부에 팔을 놓는다. → 체중을 뒷다리에 이동하면서 환자의 다리를 침대가로 끌어내린다. → 환자의 두 팔을 쓰러지지 않도록 침상을 짚게 한다. → 환자가 균형을 유지할 때까지 지지해 준다.

046 왼쪽 다리가 마비된 환자를 휠체어에 태울 때 올바른 휠체어 위치로 옳은 것은?

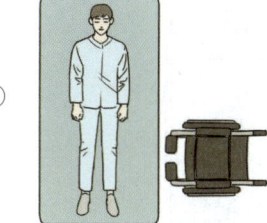
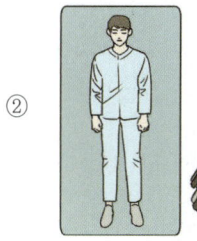
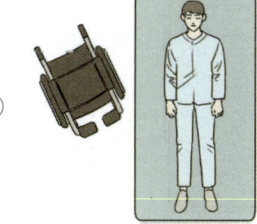
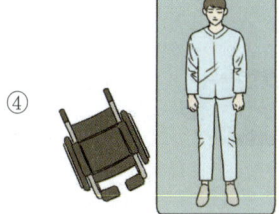
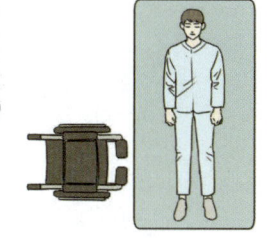

정답 44 ③ 45 ① 46 ③

Testing
실기 관련 그림 문제

【해설】 침대에서 휠체어로의 이동 방법 : 침대 가까이에 휠체어를 놓는다. 편마비 대상자의 경우, 건강한 쪽에 휠체어를 두고, 침대 난간에 빈틈없이 붙이거나 30~45° 비스듬히 붙인다. 옮기는 동안 대상자가 다치지 않도록 휠체어를 고정하고, 발 받침대는 올려 두도록 한다.

047 오른쪽 편마비(반신마비) 대상자를 바닥에서 휠체어로 옮길 때 휠체어를 놓는 위치로 옳은 것은?

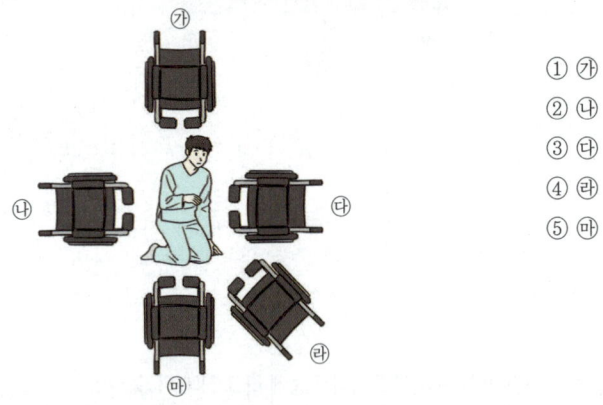

① 가
② 나
③ 다
④ 라
⑤ 마

【해설】 대상자를 바닥에서 휠체어로 옮기는 순서 : 대상자 가까이에 휠체어를 가져와 잠금장치를 잠근다. 대상자는 바닥에 무릎을 대고 한 손으로 준비한 휠체어를 잡게 한다. → 대상자 양쪽 무릎을 바닥에 지지한 상태로 무릎을 꿇고 엉덩이를 들어 허리를 편다. → 간호조무사는 대상자 뒤에서 한 손으로 허리를 잡아주고 한 손은 어깨를 지지하여 준다. → 대상자 건강한 쪽 무릎을 세워 천천히 일어나도록 도와주어 휠체어에 앉힌다.

048 왼쪽 편마비(반신마비) 대상자를 침대로 이동할 때 휠체어 위치로 옳은 것은?

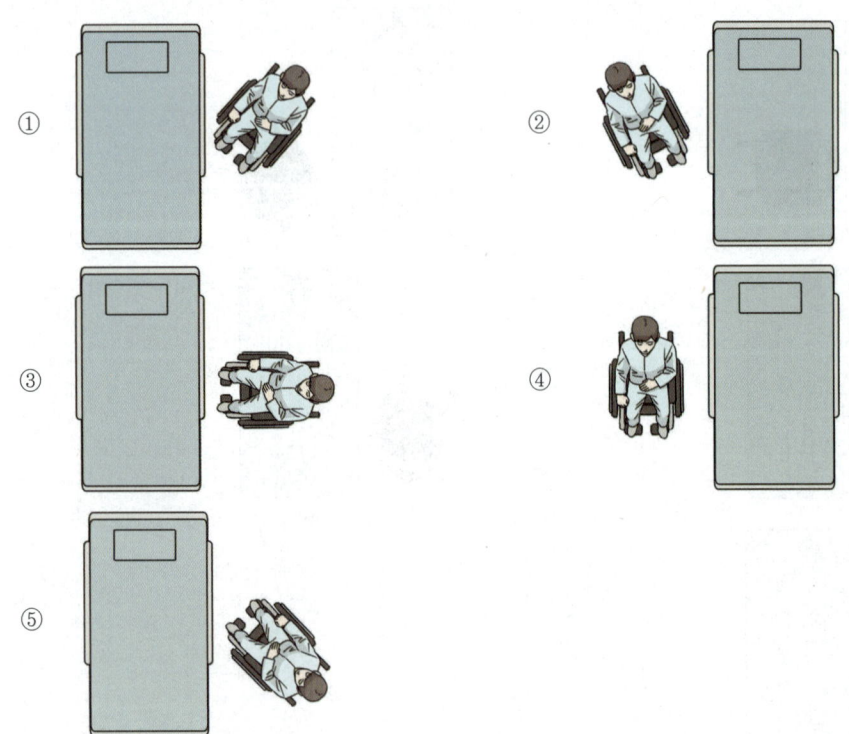

(문제 41~48번 동영상 강의)

【해설】휠체어에서 침대로 옮기기
- 대상자의 건강한 쪽이 침대와 붙여서 평행이 되도록(또는 30~45° 비스듬히) 휠체어를 두고 잠금장치를 잠근다.
- 휠체어 발 받침대를 올리고, 발을 바닥에 내려놓아 대상자 발이 바닥을 지지하게 한다.

049 오른쪽 편마비(반신마비) 환자를 침대에서 휠체어로 이동시킬 때의 방법으로 옳은 것은?

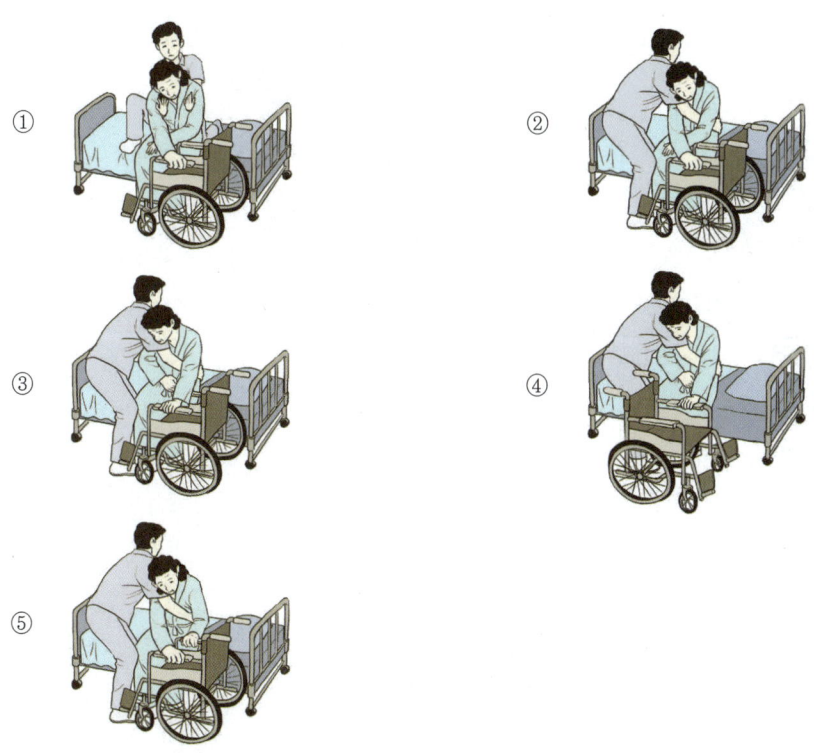

【해설】침대에서 휠체어로 옮기는 방법
- 대상자에게 휠체어로 옮겨 앉는 것에 대하여 설명을 한다.
- 대상자의 건강한 쪽 침대난간에 붙인(또는 30~45° 비스듬히 놓은) 다음 반드시 잠금장치를 잠근다.
- 발 받침대는 다리가 걸리지 않도록 젖혀 놓는다.
- 대상자의 양발이 휠체어 앞쪽 바닥을 지지하도록 한다.
- 간호조무사의 무릎으로 대상자의 마비 측 무릎을 지지하여 준다.
- 대상자가 건강한 쪽 손으로 고정된 휠체어 팔걸이를 잡도록 한다.
- 간호조무사 쪽으로 허리를 굽히면서 양발을 축으로 하여 몸을 회전시켜 휠체어에 앉힌다.("일어섭니다. 또는 하나, 둘, 셋" 등의 말을 한다.)
- 대상자의 뒤에서 겨드랑이 밑으로 간호조무사의 손을 넣어 의자 깊숙이 앉힌다.(또는 상체와 골반을 좌·우 교대로 기울여 엉덩이를 교대로 옮긴다.)
- 앉은 후 발 받침대를 펴고 발을 받침대에 올려 놓는다.
- 대상자를 옮길 때 휠체어 위치를 잘못하면, 낙상을 당할 수 있으니 주의한다.

050 오른쪽 편마비(반신마비) 환자를 휠체어에서 바닥으로 옮길 때의 그림으로 옳은 것은?

Testing
실기 관련 그림 문제

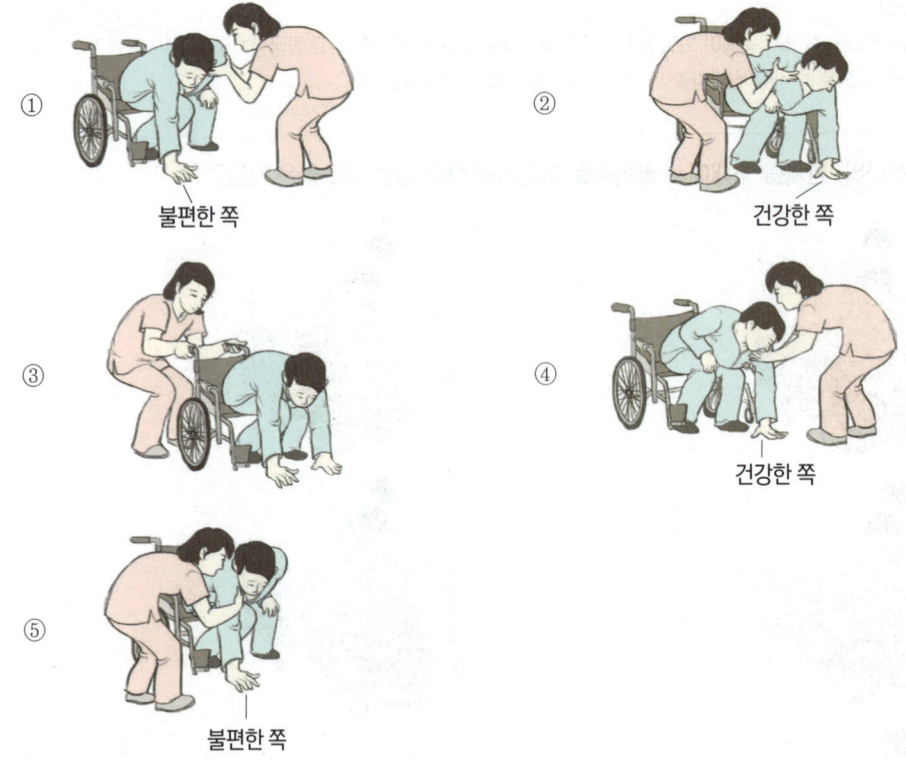

【해설】 휠체어에서 바닥으로 옮기기
- 휠체어의 잠금장치를 잠그고 발 받침대를 올려 발을 바닥에 내려 놓는다.
- 간호조무사는 대상자의 마비 측 옆에서 어깨와 몸통을 지지해 준다.
- 대상자는 건강한 손으로 바닥을 짚고 건강한 다리에 힘을 주어 바닥에 내려 앉는다.
- 간호조무사는 대상자가 이동하는 동안 상체를 지지하여 준다.

051 두 사람이 사지마비 대상자를 침대에서 침대로 옮기고자 할 때의 방법으로 옳은 것은?

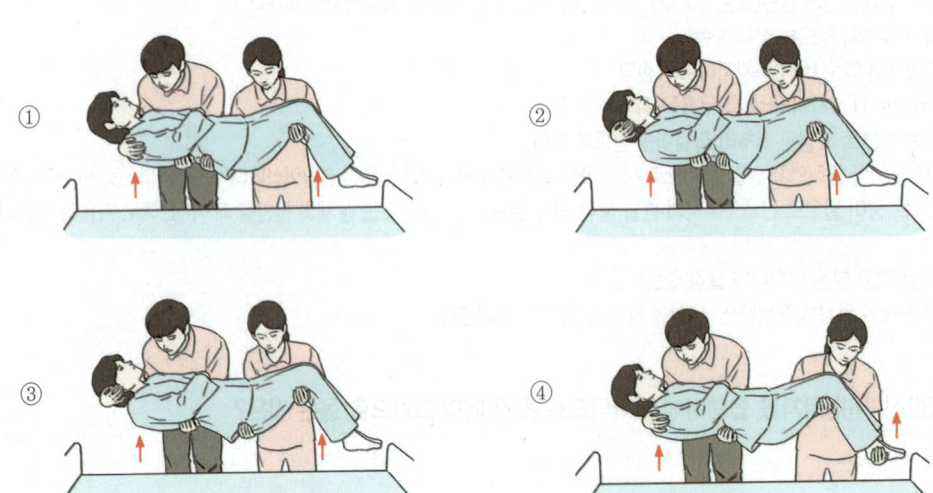

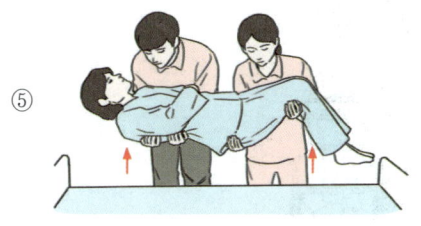

【해설】두 사람이 대상자를 침대에서 침대로 이동 시 순서 : 대상자의 두 팔을 가슴에 모아 준다. → 대상자의 두 다리를 모으고 무릎을 세운다. → 한 사람은 대상자의 어깨와 다른 팔은 허리 쪽에 넣고 지지한다. → 다른 한 사람은 한 팔을 대상자의 허리 아래를 지지하고 한 팔은 두 무릎 밑을 지지한다. → 두 사람이 호흡을 맞추어 들어 올린다.

052 세 사람이 침대에 누워 있는 대상자를 이동차(운반차)로 옮기고자 할 때의 방법으로 옳은 것은?

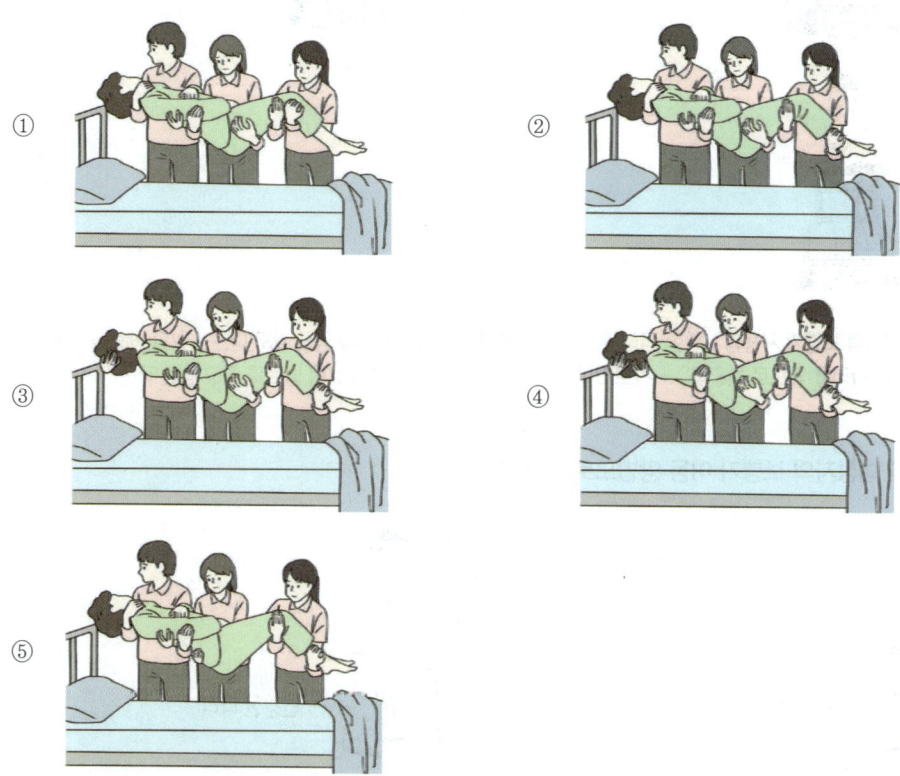

【해설】세 사람이 대상자를 침대에서 이동차(운반차)로 이동 시 순서 : 환자에게 수행 절차를 설명한다. → 이동차(운반차)의 바퀴를 고정시켜 둔다. → 환자를 옮기는 세 간호조무사는 침대 옆에서 환자를 향하여 서고 환자의 양팔을 가슴 위에 포개 놓는다. → 첫번째 간호조무사는 머리와 목, 가슴 상부에 양팔을 넣고, 두번째 간호조무사는 가슴 하부와 엉덩이 부분에, 세번째 간호조무사는 대퇴와 다리에 양팔을 넣어 내상사의 반대편 쪽에 손이 나오도록 한다. 이때 운반자는 몸을 최대한 환자에 가깝게 하고 무릎을 굽힌 자세를 취하여 환자를 침대가로 옮긴다.

053 오른쪽 편마비(반신마비) 대상자를 간호조무사가 보행차로 이동시키는 방법으로 옳은 것은?

Testing
실기 관련 그림 문제

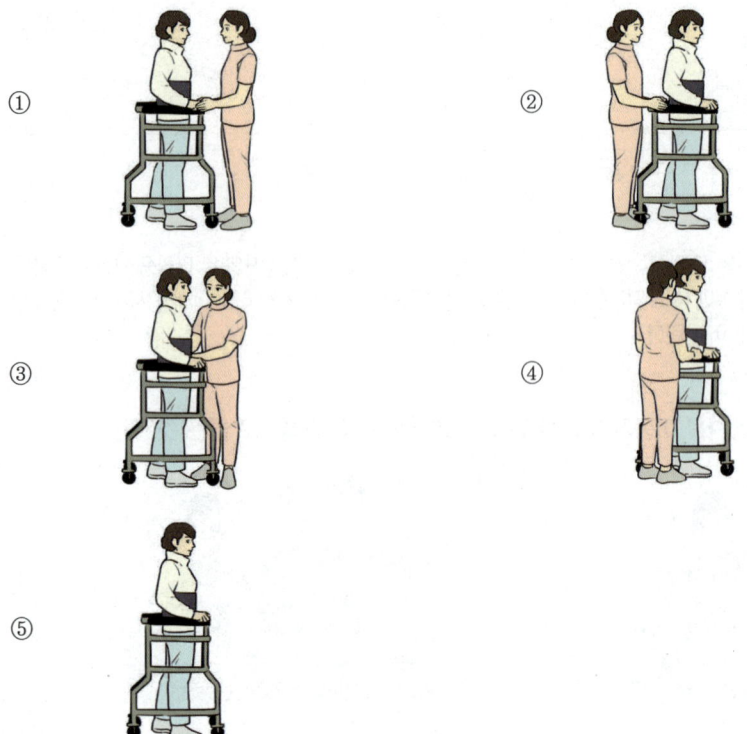

【해설】한쪽 다리만 약한 대상자의 보행기 사용법 : 약한 다리와 보행기를 함께 앞으로 한 걸음 정도 옮긴다. → 일단 체중을 보행기와 손상된 다리 쪽에 의지하면서 건강한 다리를 앞으로 옮긴다. → 간호조무사는 대상자의 뒤쪽에 서서 보행 벨트를 잡고 걷는다.

054 한쪽 다리만 약한 대상자의 보행기 이동 방법으로 옳은 것은?

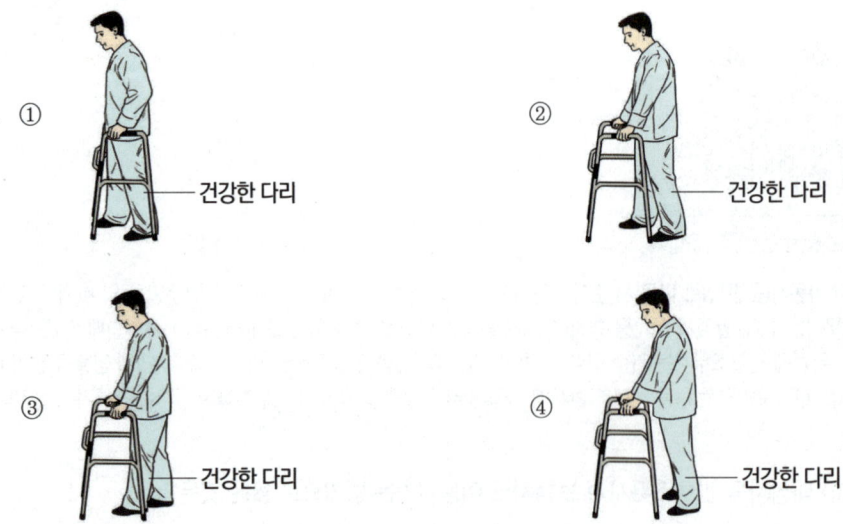

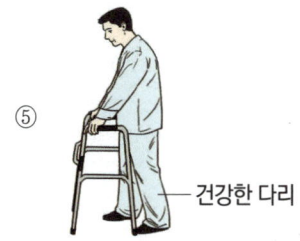

【해설】 문제 53번 해설 해설 참조

055 왼쪽 편마비(반신마비)가 있는 대상자의 지팡이 사용 시 옳은 것은?

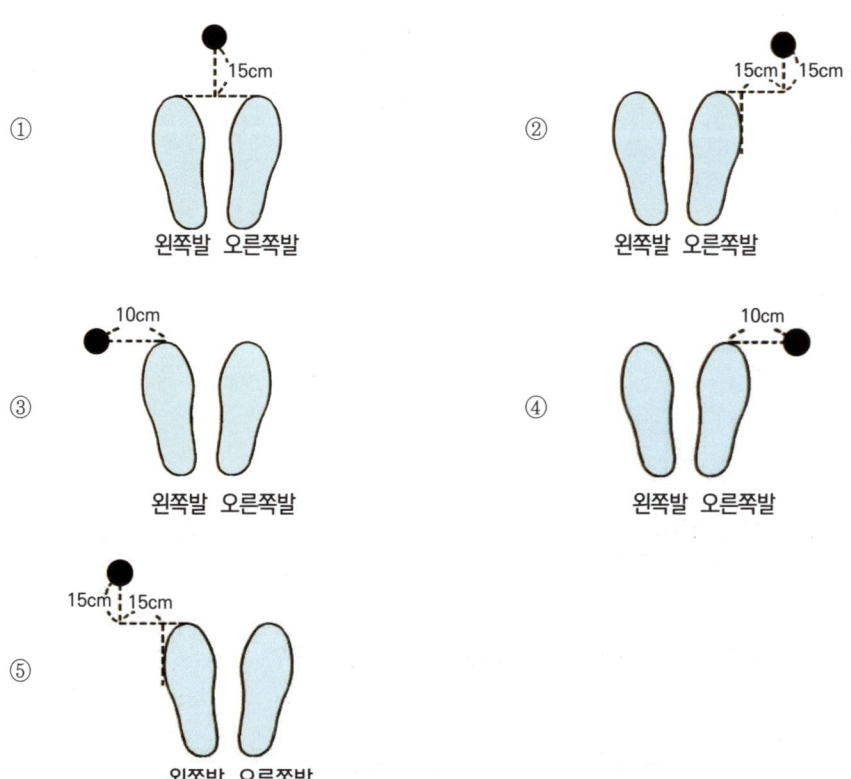

【해설】 지팡이 평지 보행 방법 : 지팡이 종류를 확인한다. 지팡이의 고무 받침이 닳지 않았는지, 손잡이가 안전한지를 확인한다. → 미끄러지지 않는 양말과 신발을 신도록 돕는다. → 낙상의 위험이 있는 물건을 치운다. → 대상자의 건강한 쪽 손으로 지팡이를 잡고 선다. → 대상자의 발 앞 15cm, 옆 15cm 지점에 지팡이 끝을 놓는다. → 마비 측 다리를 앞으로 옮겨 놓는다. → 건강한 쪽 다리를 옮겨 놓는다.

(문제 49~55번 동영상 강의)

Testing
실기 관련 그림 문제

056 지팡이를 사용하지 않는 오른쪽 손상 환자를 1인이 부축해서 이동하는 방법으로 옳은 것은?

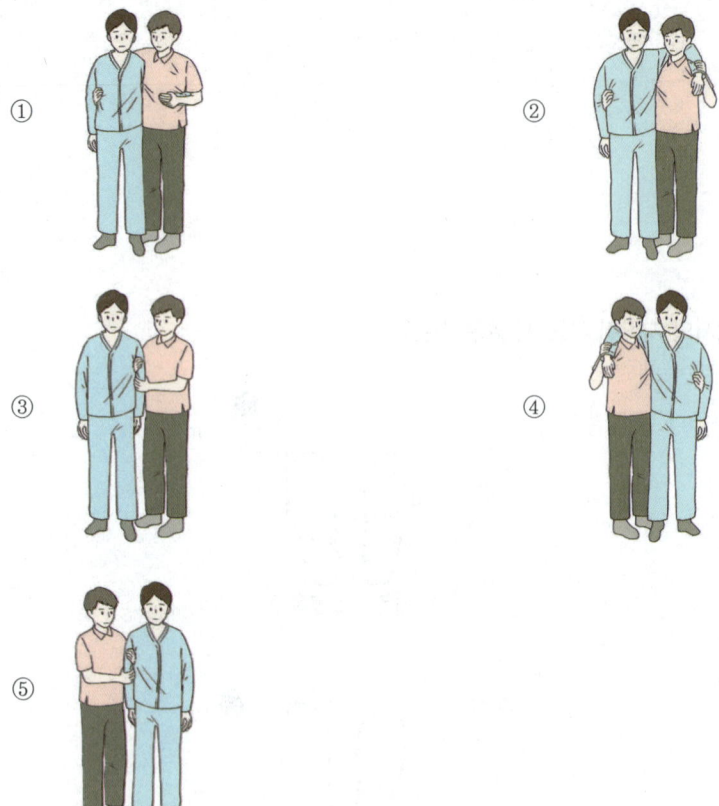

【해설】 편마비(반신마비)가 아닌 일반 손상 환자 부축하기 : 간호조무사는 대상자의 손상되지 않은 쪽에 서서 대상자의 손상되지 않은 쪽(건강한) 팔을 간호조무사의 어깨에 걸치게 하고 대상자의 손목을 잡고 이동한다.

057 지팡이 보행 시 오른쪽 다리가 불편한 대상자가 평지를 갈 때 순서로 옳은 것은?

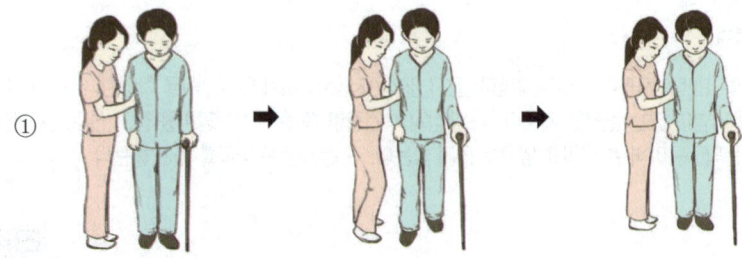

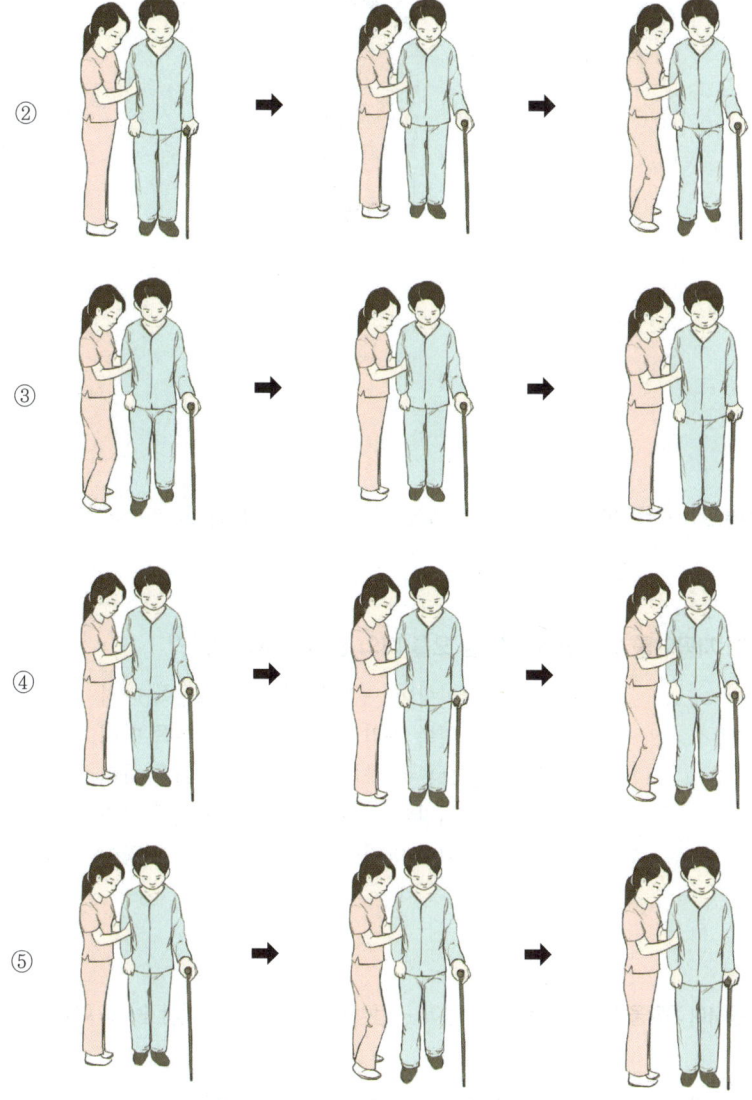

【해설】지팡이 보행
- 평지를 이동하거나 계단을 내려갈 때 : 지팡이 → 마비된 다리 → 건강한 다리
- 계단을 오를 때 : 지팡이 → 건강한 다리 → 마비된 다리

058 왼쪽 편마비(반신마비) 대상자의 지팡이 이용 보행 돕기로 옳은 것은?

① 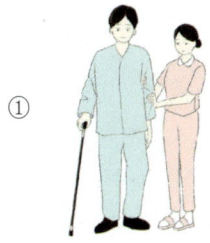　　　　②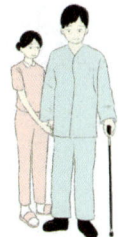

Testing 실기 관련 그림 문제

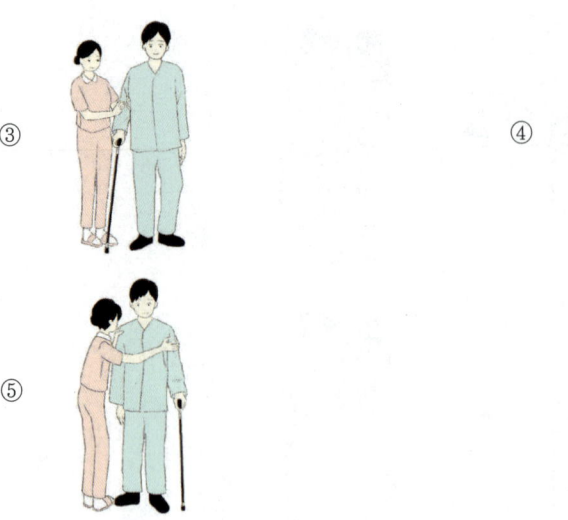

【해설】지팡이 이용 보행 돕기(옆에서 보조) : 간호조무사는 지팡이를 쥐지 않은 옆쪽에 위치하여 겨드랑이에 손을 넣어 대상자가 넘어지지 않도록 잡고 대상자와 호흡을 맞춰 보행한다.

059 오른쪽 편마비(반신마비) 대상자가 지팡이를 이용하여 계단을 오를 때의 순서로 옳은 것은?

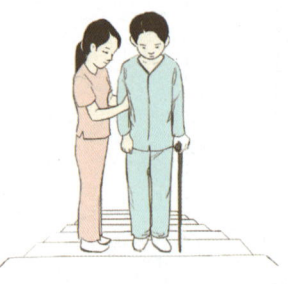

① 지팡이 → 왼쪽 다리 → 오른쪽 다리
② 왼쪽 다리 → 지팡이 → 오른쪽 다리
③ 오른쪽 다리 → 지팡이 → 왼쪽 다리
④ 지팡이 → 오른쪽 다리 → 왼쪽 다리
⑤ 왼쪽 다리 → 오른쪽 다리 → 지팡이

【해설】편마비(반신마비) 대상자가 지팡이를 이용하여 계단을 오를 때의 순서 : 지팡이 → 건강한 다리 → 마비된 다리 순서로 이동한다.

060 지팡이 보행 시 왼쪽 편마비(반신마비) 대상자가 평지를 걸어갈 때의 순서로 옳은 것은?

가. 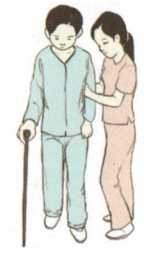 나. 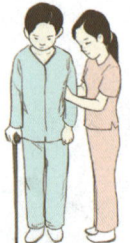 다.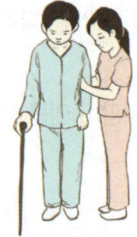

① 가-나-다   ② 가-다-나
③ 나-가-다   ④ 다-가-나
⑤ 다-나-가

【해설】지팡이 보행 시 왼쪽 편마비(반신마비) 대상자가 평지를 걸어갈 때의 순서 : 지팡이 → 마비된 다리 → 건강한 다리

061 오른쪽 편마비(반신마비) 환자가 지팡이를 이용하여 계단을 내려갈 때의 순서로 옳은 것은?

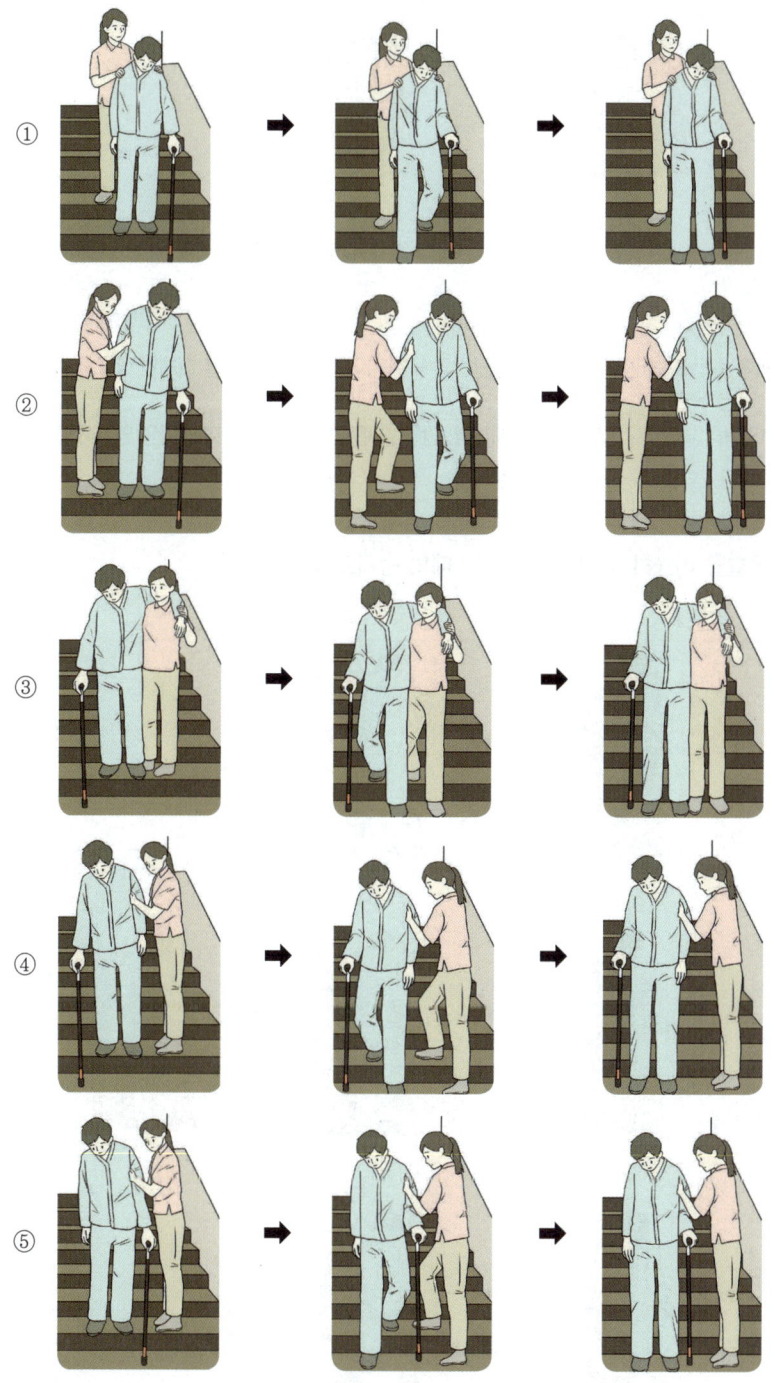

【해설】지팡이를 이용하여 계단을 내려갈 때 : 지팡이 → 마비된 다리 → 건강한 다리의 순서로 이동한다.

Testing
실기 관련 그림 문제

062 왼쪽 다리를 다친 대상자가 목발을 이용하여 계단을 오를 때의 순서로 옳은 것은?

가. 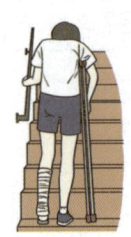　나. 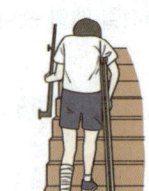　다.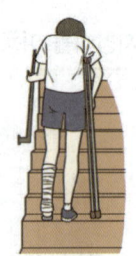

① 가-나-다　　　　② 가-다-나
③ 나-다-가　　　　④ 다-가-나
⑤ 다-나-가

【해설】목발을 이용하여 계단 오르기 : 수술한 쪽 손으로 계단의 난간을 잡고, 난간과 목발 사이에 고르게 무게를 지탱한 다음 건강한 다리를 위 계단에 올린다. → 환측 다리와 목발을 계단 위로 올린다.
　※ 손잡이 난간이 없을 때에는 양측 겨드랑이 밑에 각각의 목발을 유지한다. 만일 층계가 미끄럽거나 가파르다면 앉은 자세에서 한 계단씩 움직인다.

063 오른쪽 다리를 다친 대상자가 목발을 이용하여 계단을 내려갈 때의 순서로 옳은 것은?

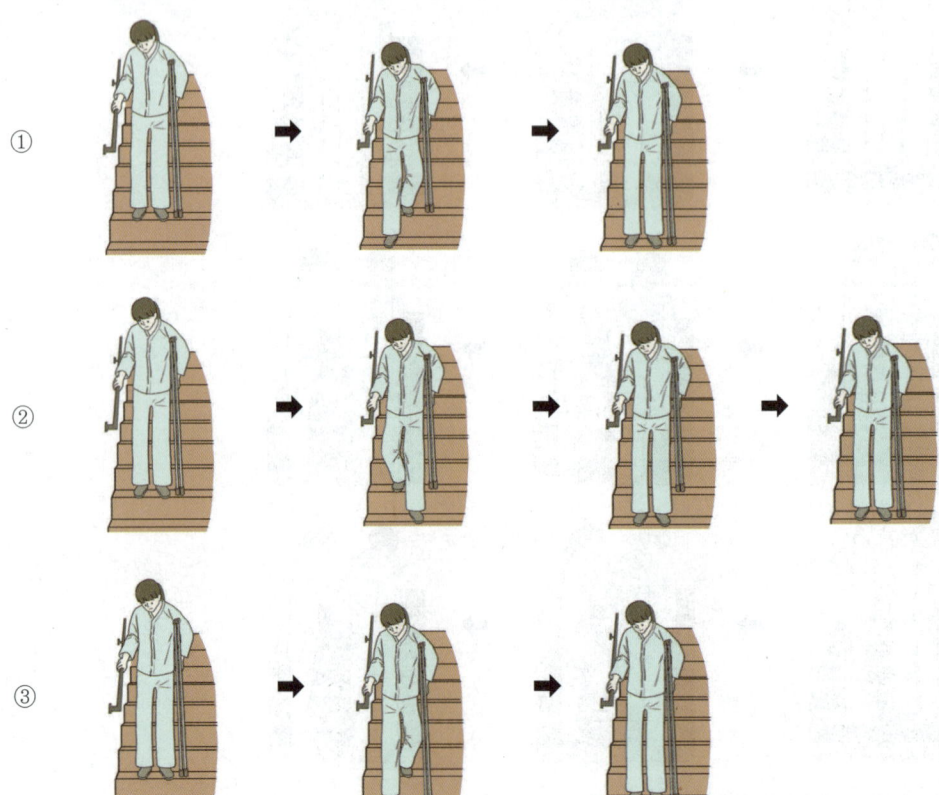

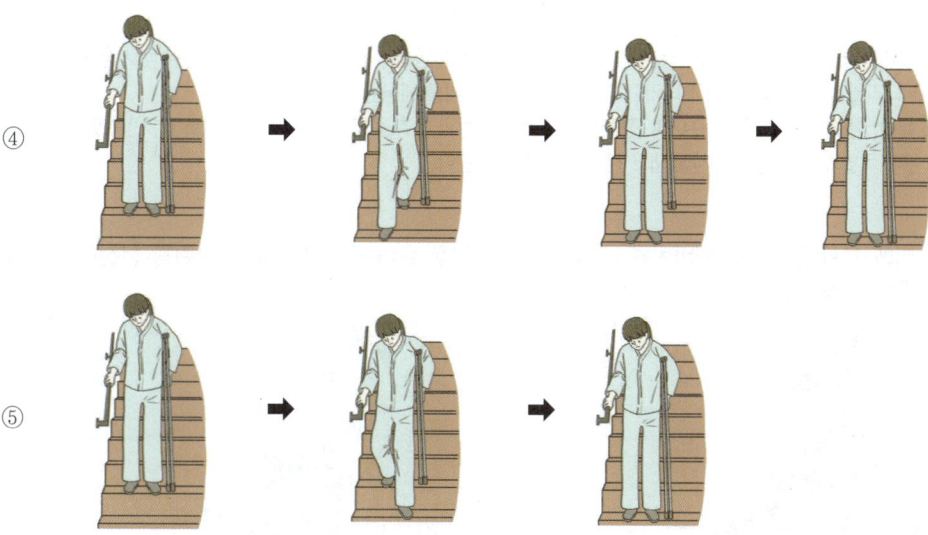

【해설】목발을 이용하여 계단 내려가기 : 한 손으로 난간을 잡은 상태에서, 건강한 다리에 몸무게를 싣고 환측 다리와 목발을 내려놓는다. → 난간과 목발 사이에 고르게 무게를 지탱하고, 천천히 건강한 다리를 내려놓는다.

※ 손잡이 난간이 없을 때에는 양측 겨드랑이 밑에 각각의 목발을 유지한다. 만일 층계가 미끄럽거나 가파르다면 앉은 자세에서 한 계단씩 움직인다.

064 왼쪽 다리를 다쳐 보행이 불편한 환자가 목발 3점 보행으로 첫 발을 내딛을 때 옳은 것은?

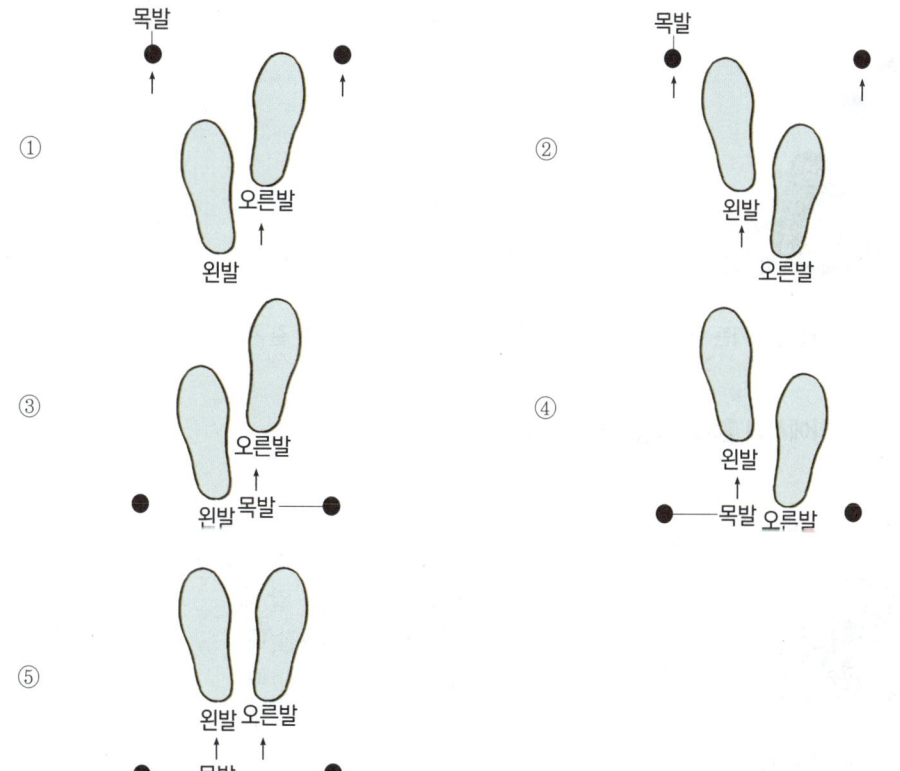

Testing
실기 관련 그림 문제

【해설】 3점 보행
- 이 방법은 한쪽 하지가 약해서 체중 부하를 할 수 없고 다른 한쪽 하지는 튼튼하여 전체 체중 유지가 가능할 때 사용한다.
- 양쪽 목발로 환측 다리를 지탱하면서 동시에 나가고 그 다음 강한 쪽 다리를 내딛는다.
- 좌측 목발, 우측 목발, 환측 발, 건측 발의 순이며, 점차적으로 좌측 목발과 우측 목발을 동시에 내고 환측 발, 건측 발의 순으로 훈련시킨다. 나중에는 좌측, 우측 목발과 환측 발을 동시에 내고 건측 발의 순으로 한다.

065 간호조무사가 뒤에 서서 휠체어의 뒷바퀴를 내려놓고, 앞바퀴를 들어 올린 상태로 뒷바퀴를 천천히 뒤로 빼면서 앞바퀴를 조심히 내려놓는 이동은?

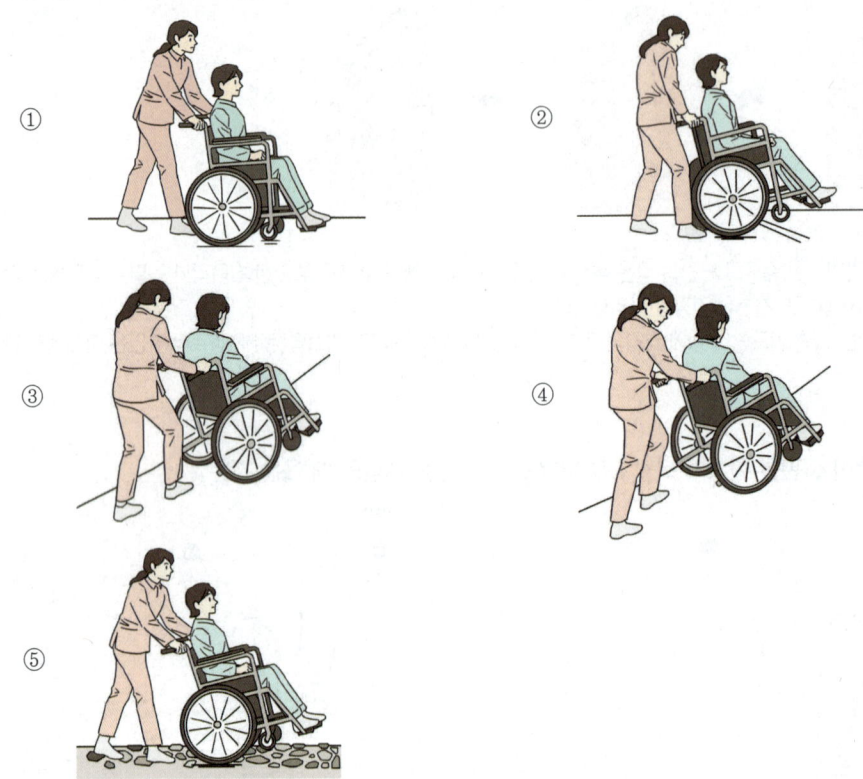

【해설】 ① : 평지를 가는 방법, ③ : 경사길 올라가는 방법, ④ : 경사길 내려가는 방법, ⑤ : 울퉁불퉁한 길 가는 방법

066 다음의 〈그림〉은 어떤 상황에서의 휠체어 이동 방법인가?

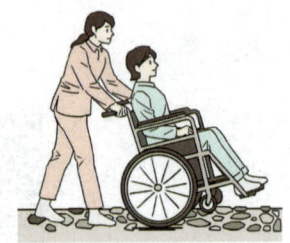

① 평지를 이동할 때
② 엘리베이터를 타고 내릴 때
③ 울퉁불퉁한 길을 갈 때
④ 내리막길을 내려갈 때
⑤ 오르막길을 올라갈 때

【해설】 울퉁불퉁한 길을 갈 때 휠체어 이동 방법

- 휠체어 앞바퀴를 들어 올려 뒤로 젖힌 상태에서 이동한다.
- 크기가 작은 앞바퀴가 지면에 닿게 되면 휠체어를 앞으로 밀기가 힘들고, 대상자가 진동을 많이 느끼기 때문이다.

067 휠체어 이동 돕기에서 엘리베이터를 탈 때의 방법으로 가장 옳은 것은?

①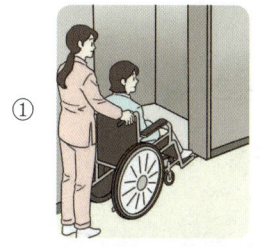

②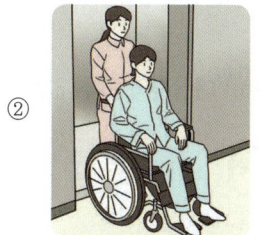

③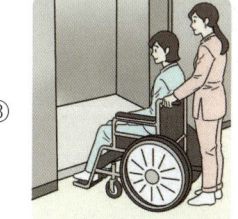

④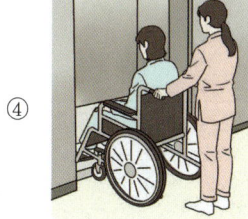

⑤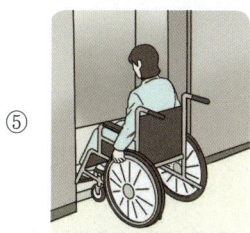

【해설】엘리베이터 타고 내리기 : 뒤로 들어가서 앞으로 밀고 나온다. 이는 엘리베이터 층 버튼에 쉽게 접근할 수 있으며, 엘리베이터에서 나갈 때 돌려야 하는 불편함을 피할 수 있기 때문이다.

068 누워 있는 왼쪽 편마비(반신마비) 대상자의 단추 없는 상의 갈아입힐 때의 순서로 옳은 것은?

가.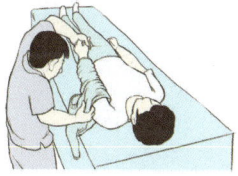

나.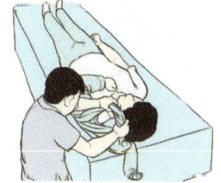

다.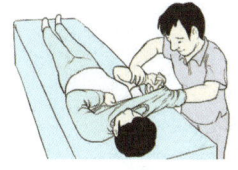

라.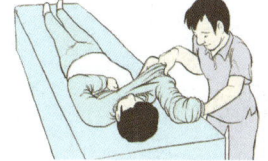

① 가-나-다-라　　② 나-가-라-다
③ 나-다-라-가　　④ 다-나-가-라
⑤ 라-나-다-가

【해설】 왼쪽 편마비(반신마비) 대상자의 단추 없는 상의 입히기 : 왼쪽 팔 → 머리 → 오른쪽 팔

069 누워 있는 왼쪽 편마비(반신마비) 대상자의 단추 없는 상의 벗길 때의 순서로 옳은 것은?

가. 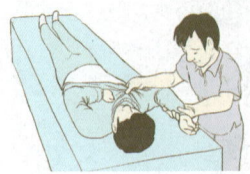　　나.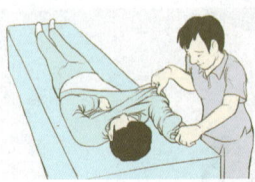

다. 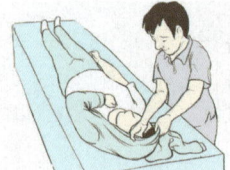　　라.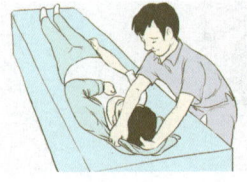

① 가-나-다-라　　② 나-가-라-다
③ 나-다-라-가　　④ 다-라-가-나
⑤ 라-가-다-나

【해설】 누워 있는 대상자 상의 벗기기 : 간호조무사는 대상자의 건강한 쪽 팔꿈치를 구부려 머리 방향으로 올리게 한다. → 건강한 쪽 상의를 허리 쪽에서 겨드랑이까지 모아 쥔다. → 대상자의 얼굴 쪽에서 시작하여 머리 쪽으로 옷을 벗긴다. → 마비된 쪽 어깨, 팔꿈치, 손목 순으로 옷을 벗긴다. → 대상자의 마비된 쪽 손목을 잡고 한쪽 팔을 벗긴 후 양팔을 편안하게 한다.

070 지남력이 상실된 혼돈 환자나 진정제를 투여한 환자에게 사용하여 낙상을 예방하기 위한 보호대는?

① 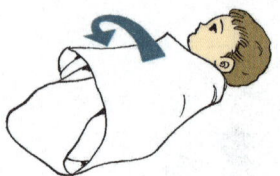　　②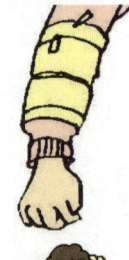

③ 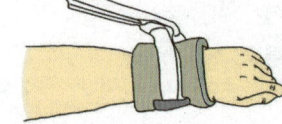　　④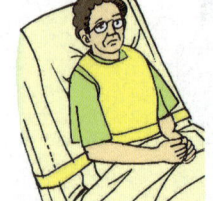

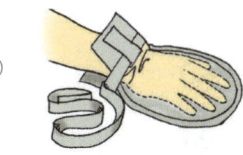

【해설】재킷 보호대(jaket restraint) : 지남력이 상실된 혼돈 환자나 진정제를 투여한 환자에게 사용하여 낙상을 방지하기 위함이다. 또한 환자가 자해하려 하거나 폭력적 행동을 보일 경우, 환자 운반차나 휠체어에서 안전하게 이동시킬 때도 사용한다.

071 혼돈된 환자가 주삿바늘이나 삽입한 튜브를 제거하는 것을 방지하기 위한 보호대는 무엇인가?

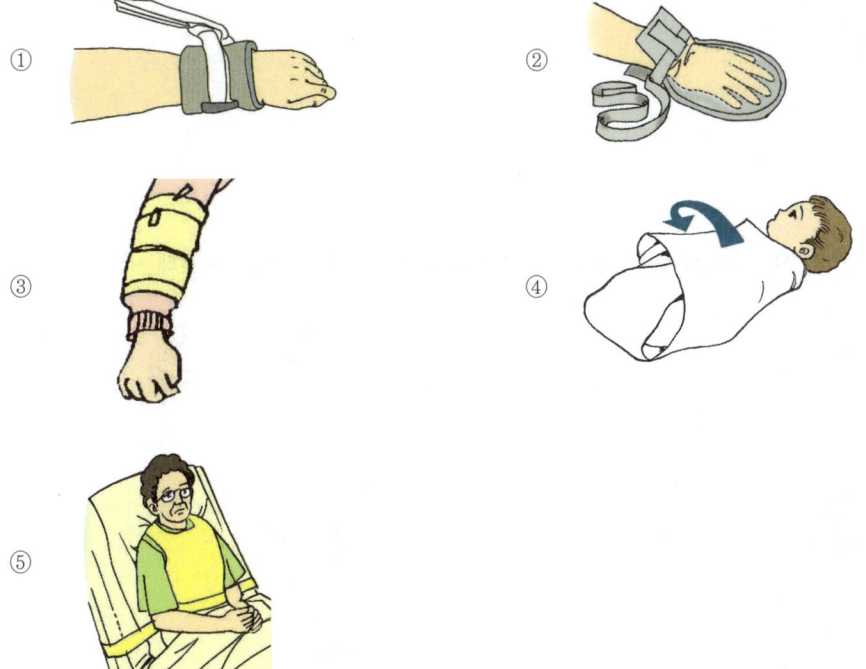

【해설】장갑 보호대(mitt restraint) : 혼돈된 환자가 자신의 손으로 긁거나 손상을 입히는 것(예 주삿바늘이나 삽입한 튜브 제거)을 방지하기 위함이다. 이는 손과 손가락의 움직임만을 제한할 뿐 팔의 움직임은 제한하지 않아 팔을 자유롭게 움직일 수 있다.

072 정신이 혼미한 성인이 몸의 심한 가려움증을 호소할 때 긁지 못하도록 억제할 수 있는 방법으로 옳은 것은?

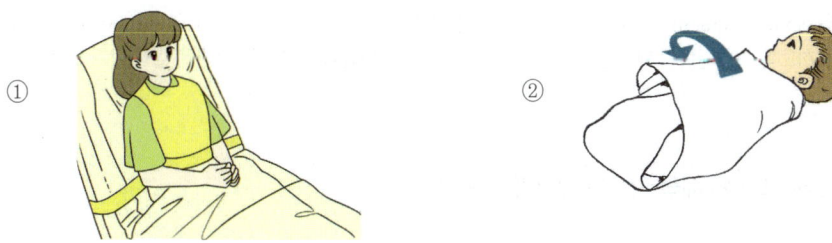

Testing
실기 관련 그림 문제

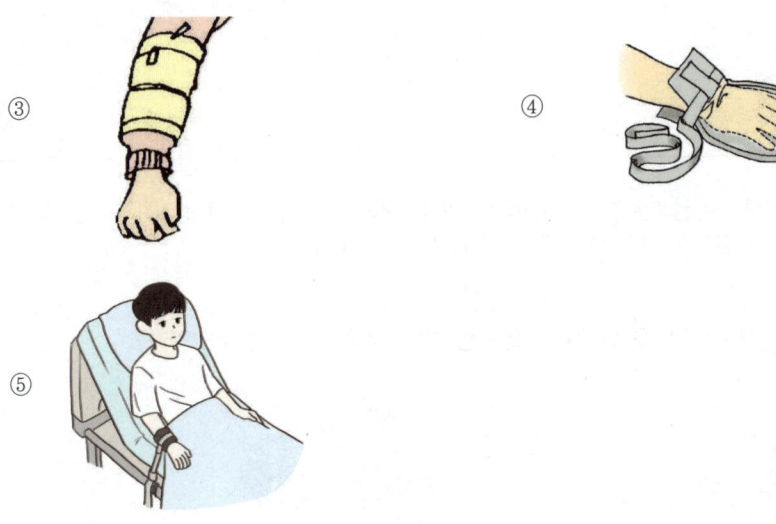

【해설】 문제 71번 해설 해설 참조

073 영아나 어린아이에게 주로 적용되며, 수술 상처나 피부 병변을 긁지 못하게 예방하는 보호대는?

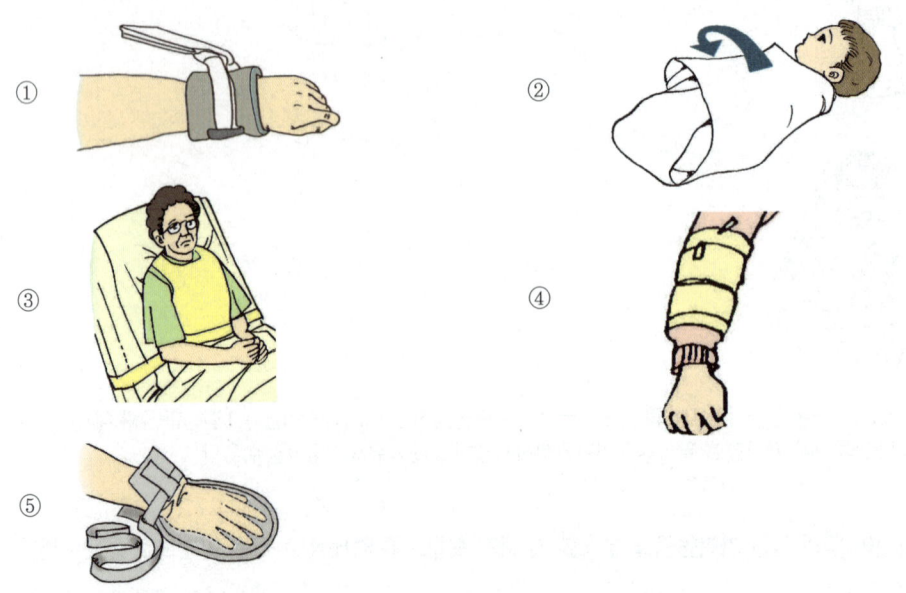

【해설】 팔꿈치 보호대(주관절 보호대, elbow restraint) : 영아나 어린아이에게 주로 적용(예 소아에게 정맥주사 후 또는 구개 수술 후 사용)되며 수술 상처나 피부 병변을 긁지 못하도록 팔꿈치를 구부리는 것을 방지하기 위함이다. 무릎을 구부리지 못하게 할 필요가 있을 경우 무릎에도 적용할 수 있다.

074 보호대를 위한 매듭 중 클로브 히치 매듭 만드는 순서가 옳은 것은?

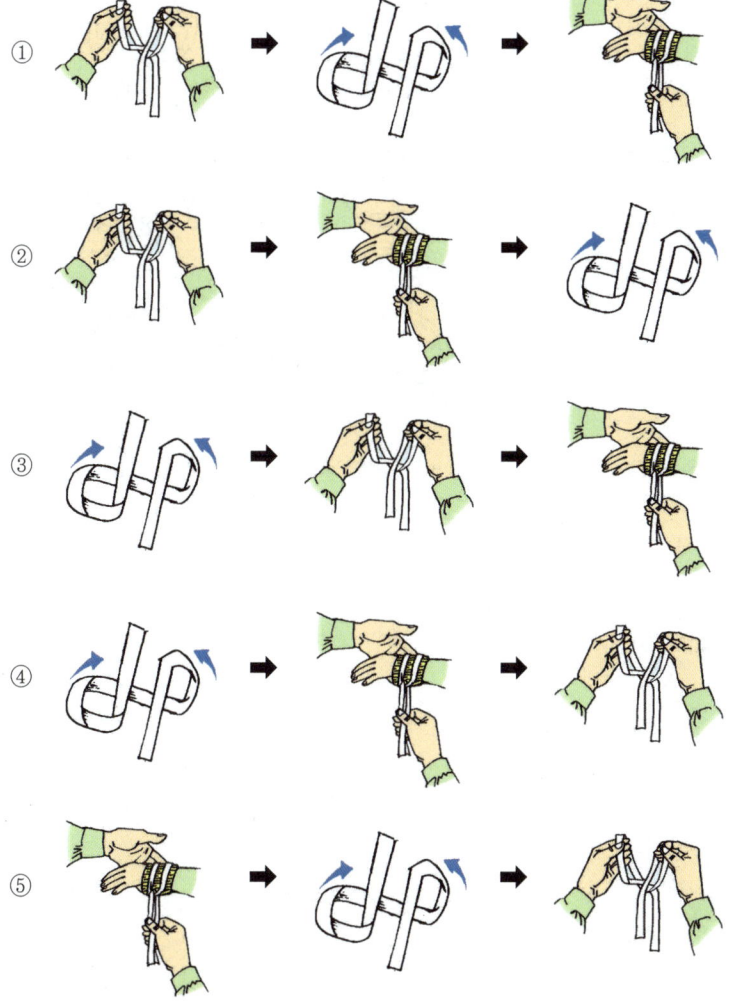

【해설】클로브 히치(clove hitch) 매듭 : 손목이나 발목 보호대에 사용한다. 잡아당겼을 때 조여지지 않으며 쉽게 풀리고, 환자의 움직임을 어느 정도 허용하는 장점이 있다.
- 8자를 만든 후 8자의 두 고리를 집어 든다.
- 두 개의 고리를 마주 붙이고 고리 속으로 손목을 넣어 끝은 잡아당겨 안전하게 묶는다.

075 보호대에 사용되는 매듭 중 정방형 매듭 만드는 순서가 옳은 것은?

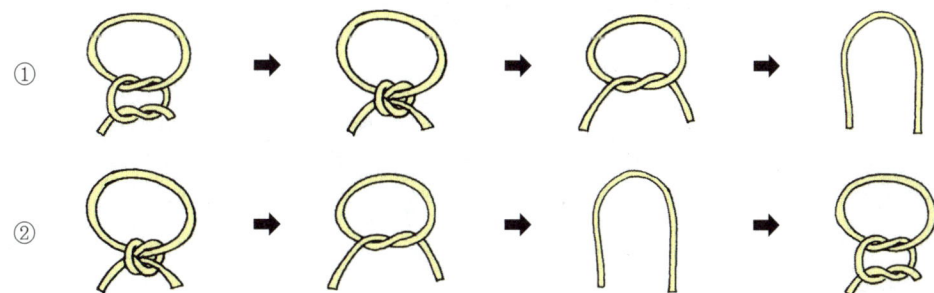

Testing
실기 관련 그림 문제

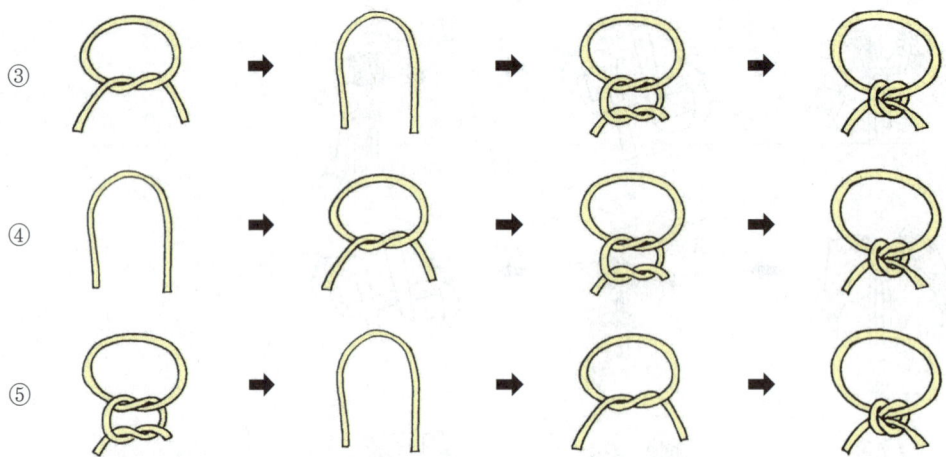

【해설】정방형 매듭 : 두 개의 끈을 서로 묶을 때 사용한다. 잡아당겼을 때 조여지지 않고 압력이 풀려도 미끌어지지 않는다.
① U자 모양의 고리를 만든다.
② 한쪽 끝은 다른쪽 끝의 밑에 놓은 후 교차한다.
③ ②와 반대 방향으로 다시 한번 교차한다.
④ 매듭을 단단히 조인다.
⑤ 매듭이 다 만들어지면 같은 쪽의 양끝이 똑같이 고리 위나 아래에 있게 된다.

076 다음의 〈그림〉 중 욕창이 특히 잘 발생하는 부위로 옳은 것은?

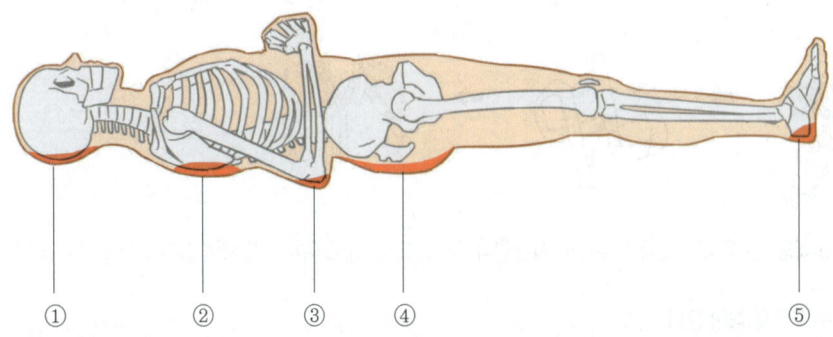

【해설】욕창 발생 부위 : 욕창이란 병상에 오래 누워 있는 대상자의 등, 허리 및 엉덩이, 어깨, 팔꿈치 등 바닥면과 접촉되는 피부가 혈액의 공급을 받지 못해서 괴사되는 상태를 말한다. 천골(엉치뼈) 부위의 엉덩이는 욕창이 특히 잘 생기는 부위이다.

077 대상자가 반 앉은 자세(반좌위)에서의 욕창 발생 부위로 옳은 것은?

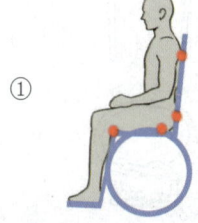 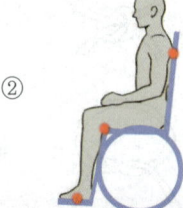

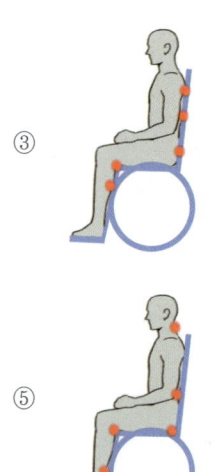
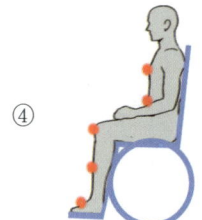

【해설】 반 앉은 자세(반좌위)에서의 욕창 발생 부위 : 궁둥뼈결절, 넙다리뒷면, 척추뼈가시돌기

078 대상자가 엎드린 자세에서의 욕창 발생 부위가 옳은 것은?

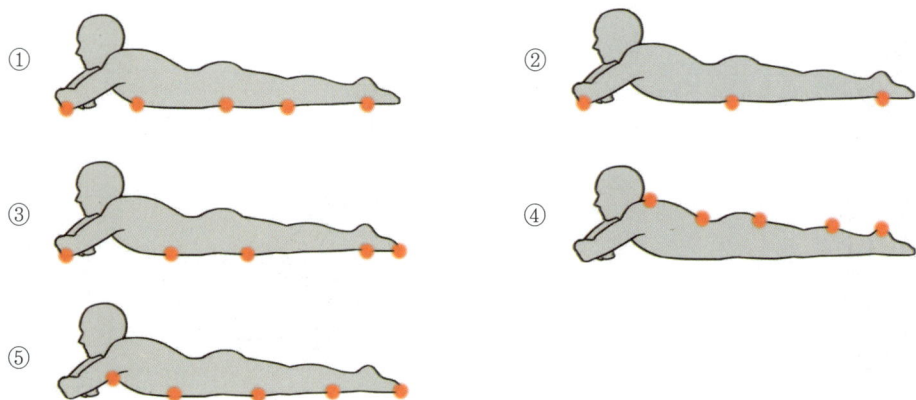

【해설】 엎드린 자세에서의 욕창 부위 : 위팔뼈 앞머리, 복장뼈, 위앞엉덩뼈가시, 무릎뼈, 정강뼈능선, 발등

079 손목, 발목 등의 드레싱을 고정할 목적으로 이용하며, 모든 붕대법의 처음 시작과 마지막에 사용하는 붕대법은?

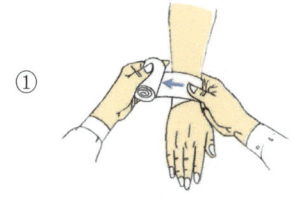
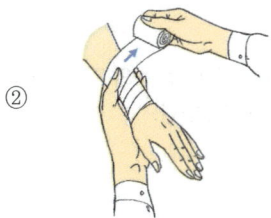

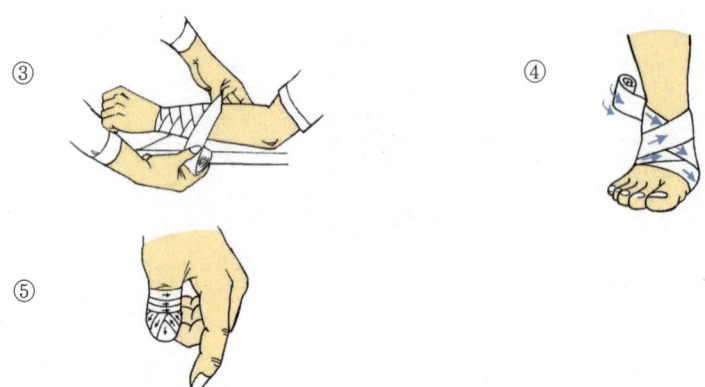

【해설】환행대(돌림붕대, circular turns)
- 이마, 목, 손목, 발목 등의 드레싱을 고정 목적으로 이용되며 어떤 붕대법이든 처음 시작과 마지막은 환행대를 한다.
- 동일 부위를 수차 돌려 감는다.

080 주위 굵기가 비슷한 곳, 즉 손가락이나 상완부 또는 몸 등의 드레싱, 부목을 고정할 때 사용하는 붕대법은?

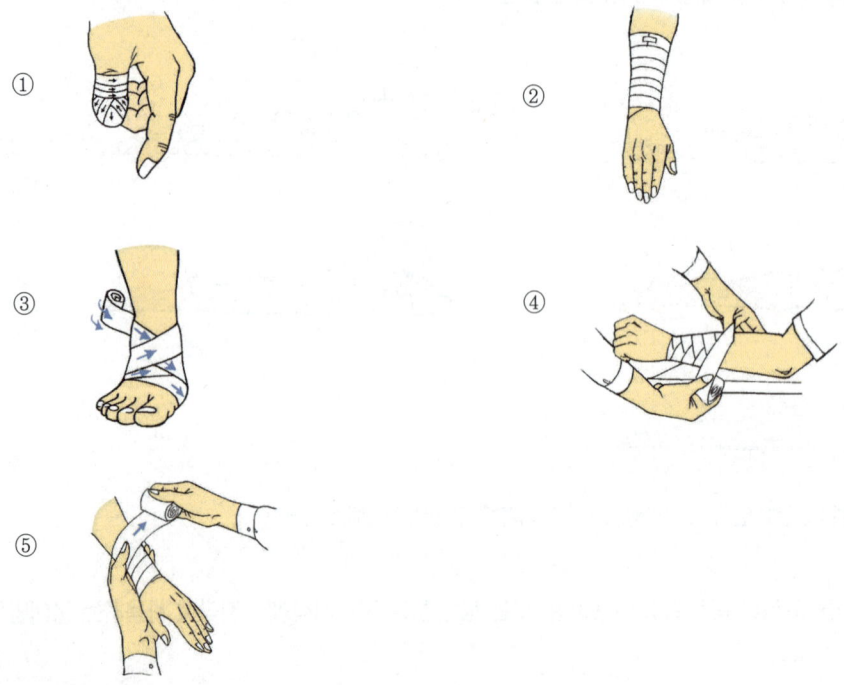

【해설】나선붕대(spiral turns)
- 주위 굵기가 비슷한 곳, 즉 손가락, 상완부, 몸 등의 드레싱, 부목을 고정할 때 이용한다.
- 먼저 감은 곳보다 1/2~1/3 정도 올려 감는다.

081 종아리의 부종을 감소하기 위한 붕대법으로 옳은 것은?

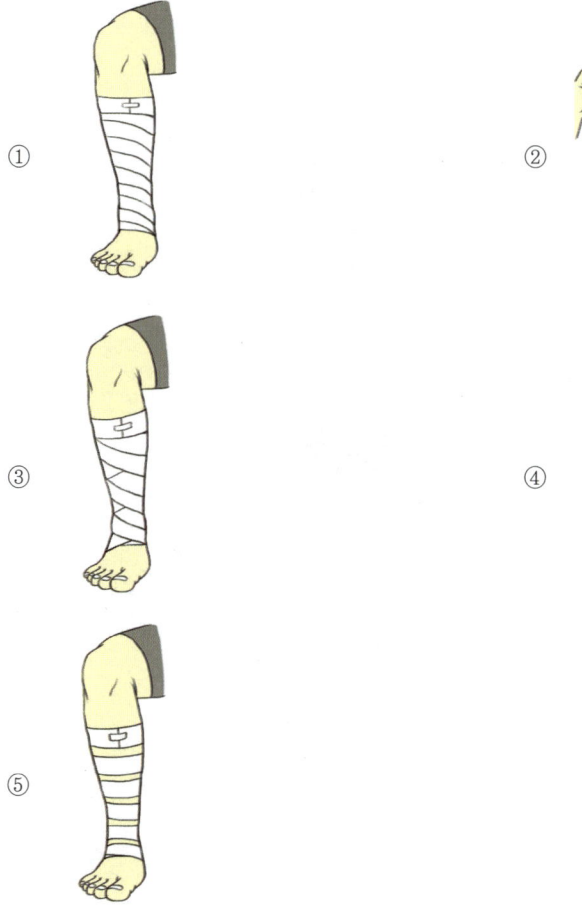

(문제 74~81번 동영상 강의)

【해설】 나선절전대(나선역행붕대, spiral reversed turns)
- 전박, 다리 등 굵기가 급히 변하는 부분에 사용한다.
- 두 번 환행으로 감은 후 약 30° 각도로 위쪽으로 비스듬히 감는다. 이후 붕대의 위쪽에 왼손의 엄지손가락을 뺀 후 붕대를 뒤집어서 돌린다.
- 붕대가 2/3 정도 겹치도록 하면서 계속 감아 내려온다.

082 다음의 〈그림〉은 대상자에게 안약을 투여하려고 한다. 안약을 투여할 때의 위치로 옳은 것은?

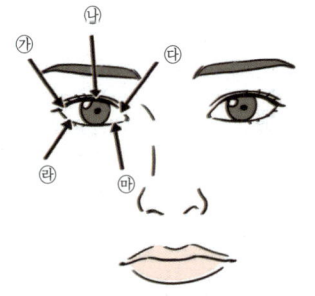

① 가
② 나
③ 다
④ 라
⑤ 마

Testing
실기 관련 그림 문제

[해설] 안약 투여 : 안약 투여 시 대상자에게 천장을 보도록 하고 약물 명, 점적 방울 수를 확인하여 눈의 측면에서 하부 결막낭의 바깥쪽 3분의 1 부위에 안약을 투여한다.

083 성인 대상자의 귀에 약물을 투여할 때의 모습으로 옳은 것은?

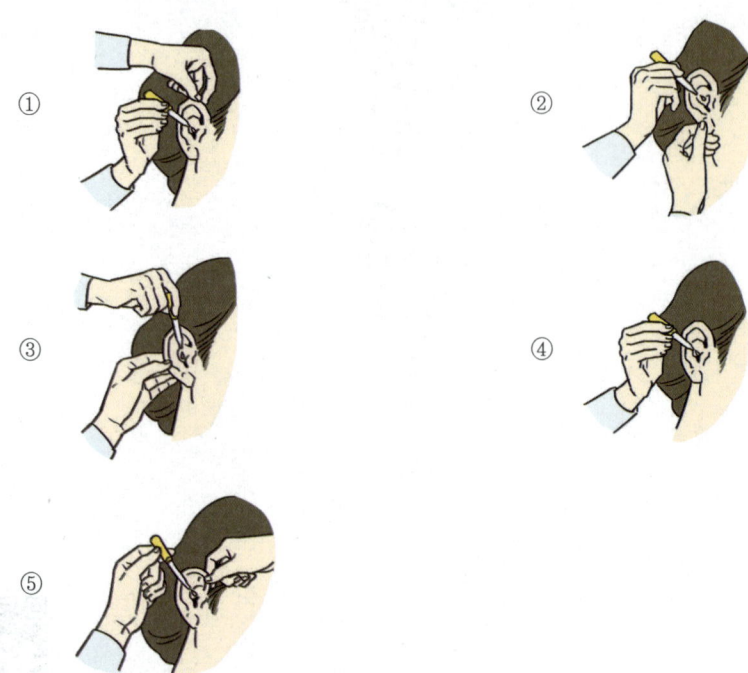

[해설] 귀약 점적 : 성인 대상자의 귀에 약물을 투여할 때는 귓바퀴(이개)를 후상방으로 잡아당겨 약물 투여가 쉽도록 한 후 측면을 따라 정확한 방울 수의 약물을 점적한다.

084 2세 유아에게 귀약을 투여할 때의 방법으로 옳은 것은?

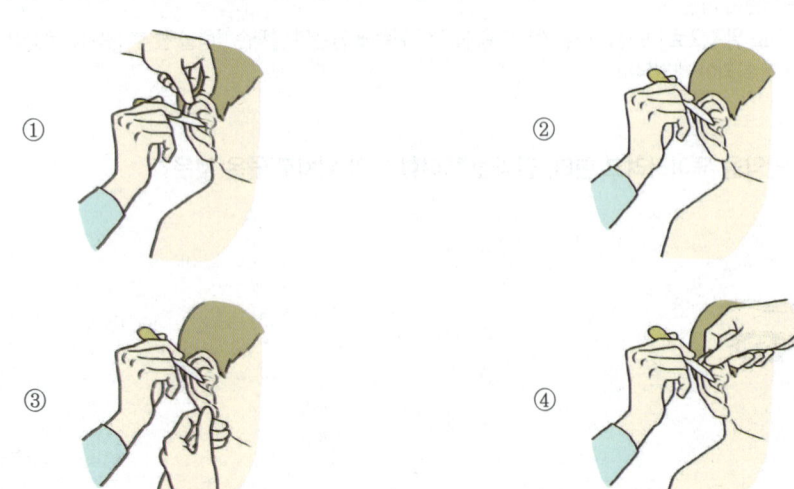

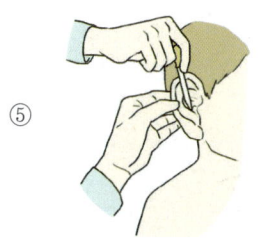

【해설】 3세 미만의 아동은 이수(lobe)를 후하방(귓바퀴를 아래쪽 뒤쪽)으로 잡아당겨서 약을 귀에 떨어뜨려 넣는다.

085 대상자가 갑자기 침을 흘리며 경련을 일으켰을 때 응급처치 방법으로 옳은 것은?

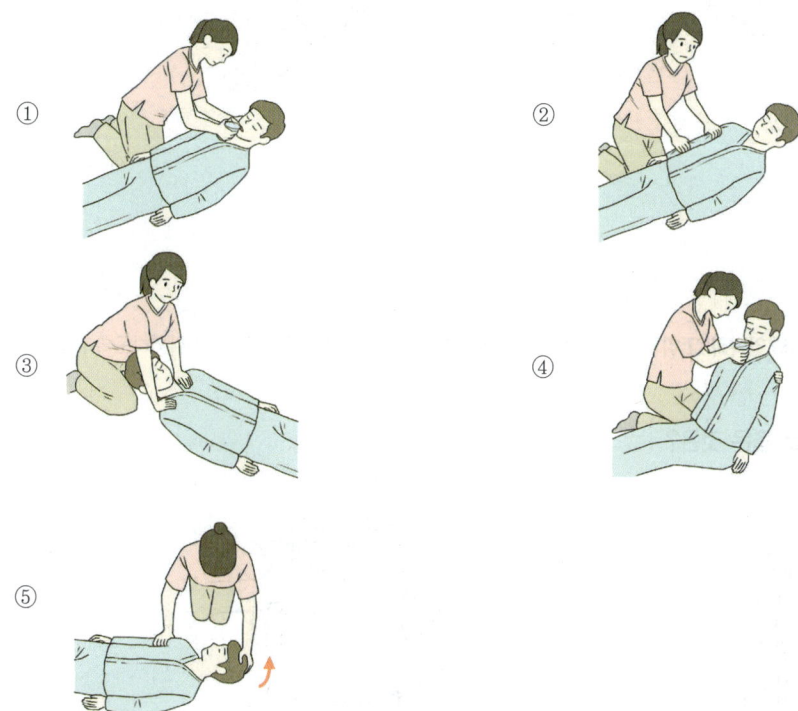

【해설】 경련 환자의 간호 돕기 : 뇌전증(간질) 환자가 발작 증상을 보이거나 경련 시에는 신속한 판단과 행동이 요구되는데, 구체적인 간호는 다음과 같다.
- 기도를 확보하고, 필요시 처방된 산소를 공급한다.
- 외상을 입지 않도록 주변의 물건을 제거하고, 혀를 깨물지 않도록 설압자나 부드러운 천을 물게 한다. 경련 시에는 보호대(억제대)가 오히려 손상을 입힐 수 있으므로, 보호대(억제대)는 착용하지 않는다.
- 측위나 고개를 옆으로 돌려 이물질이 흡입되지 않도록 한다.
- 환자를 바로 눕히고 환자의 목과 가슴 주변의 옷을 풀어 준다.
- 처방에 따라 항경련제를 투여한다.
- 경련 양상을 주의 깊게 관찰하고, 이를 기록한다.
- 경련 후에는 분비물을 닦고, 바로 눕혀 기도를 유지하며, 피부 손상, 상처, 혀의 깨물림 등의 손상이 없는지 관찰한다.
- 환자가 완전히 회복될 때까지 구강 섭취를 금하며, 필요시에는 수액을 주입한다. 활력 징후를 자주 측정하고, 섭취량, 배설량을 측정한다. 경련 경험이 있는 환자의 경우 예방적 조치로 침대 난간을 올리고 패드를 대주며, 침대 높이를 낮추고, 산소 흡인 기구, 그 외의 응급 물품을 침대 가까이에 비치한다.

Testing
실기 관련 그림 문제

086 손목에 출혈이 있을 경우 출혈 부위의 압박과 그 위치로 옳은 것은?

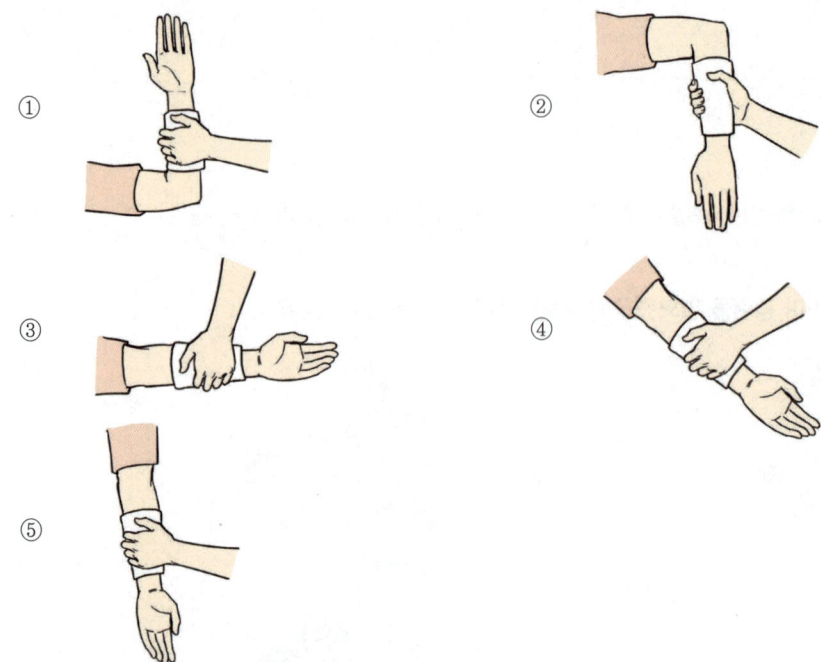

【해설】 손목에 출혈이 있을 경우 출혈 부위의 압박과 그 위치 : 출혈 부위를 압박하면서 출혈 부위를 심장보다 높게 위치하도록 한다.

087 가슴압박을 위한 손의 위치로 옳은 것은?

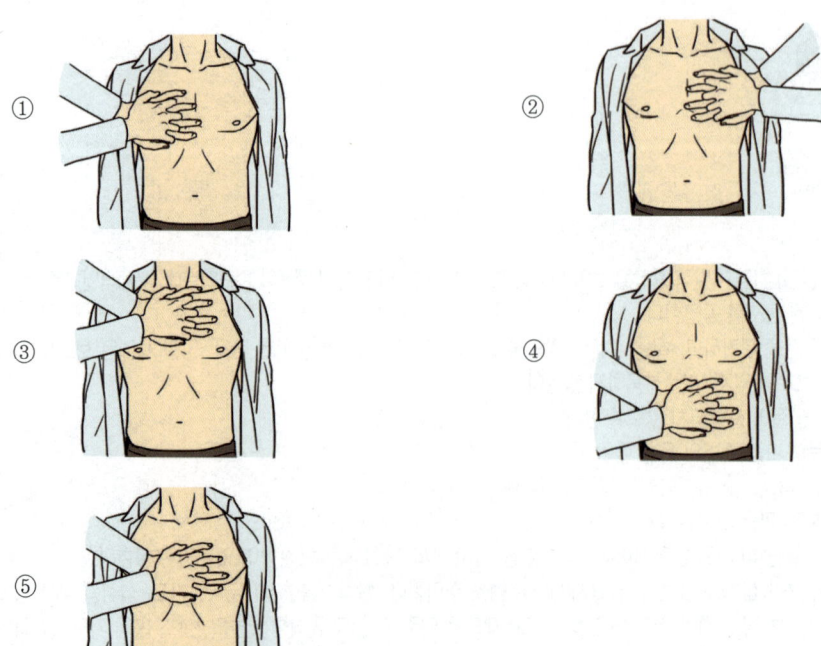

【해설】기본소생술 중 가슴압박의 특징
- 가슴압박은 분당 100~120회를 유지한다.
- 30회의 가슴압박이 끝나면 2회의 인공호흡을 실시한다.(가슴압박 대 인공호흡 30 : 2)
- 손가락이 가슴에 닿지 않도록 주의하면서 양팔을 쭉 편 상태에서 체중을 실어 대상자의 몸에 수직이 되도록 하며 가슴이 최소 5cm 정도 눌릴 정도의 강도로 압박한다. 6cm가 넘지 않도록 한다.
- 대상자의 흉골의 아래쪽 절반 부위(해부학적 위치)에 두 손을 깍지 끼고 올려놓는다.
- 호흡이 없거나 비정상적이면 가슴압박을 시작해야 한다.

088 자동심장충격기의 사용 단계가 바르게 나열된 것은?

가.
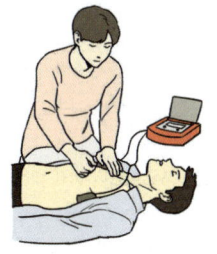

나.
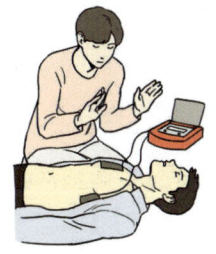

다.
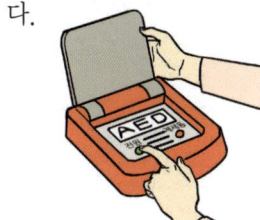

라.
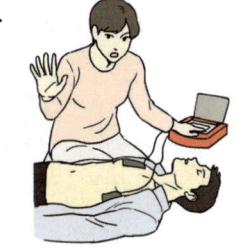

① 다-가-나-라
② 다-가-라-나
③ 다-나-가-라
④ 다-나-라-가
⑤ 다-라-가-나

【해설】자동심장충격기의 사용 단계 : 전원 켜기(다) – 전극 패드 부착(가) – 심장 리듬 분석(나) – 심장충격 시행(라) 순이다.

089 자동심장충격기 사용 시 패드 부착 위치로 옳은 것은?

①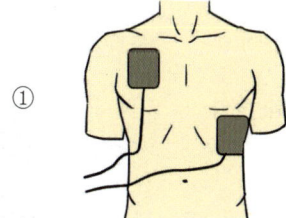

②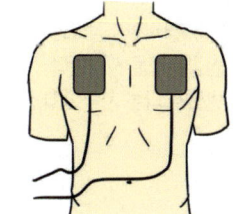

Testing
실기 관련 그림 문제

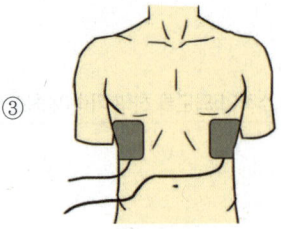

③

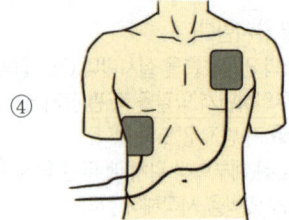

④

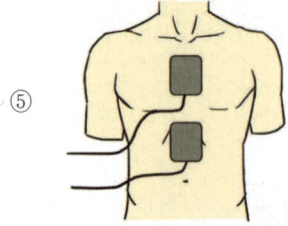

⑤

【해설】자동심장충격기 사용 시 패드 부착 위치 : 전극 패드 1은 오른쪽 빗장뼈(쇄골) 바로 아래에 부착하고, 전극 패드 2는 왼쪽 젖꼭지 아래 중간 겨드랑이 선에 부착한다.

090 자동심장충격기의 사용 단계 중 다음의 〈그림〉에 해당하는 단계로 옳은 것은?

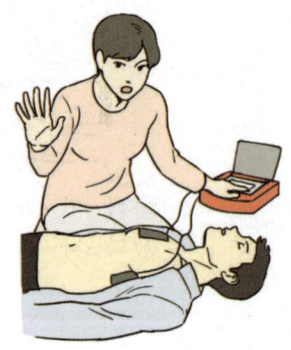

① 전원 켜기
② 전극 패드 부착
③ 심장 리듬 분석
④ 심장충격 시행
⑤ 심폐소생술 다시 시행

【해설】심장충격 시행
- 심장충격이 필요한 경우에만 심장충격 버튼이 깜박인다.
- 깜박이는 심장충격 버튼을 눌러 심장충격을 시행한다.
- 심장충격 버튼을 누르기 전에는 반드시 다른 사람이 대상자에게서 떨어져 있는지 다시 한 번 확인한다.

(문제 82~90번 동영상 강의)

간·호·국·가·시·험·문·제·집

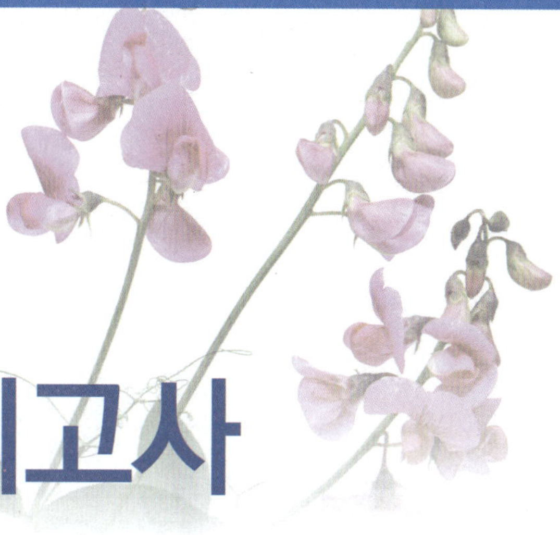

최종 모의고사

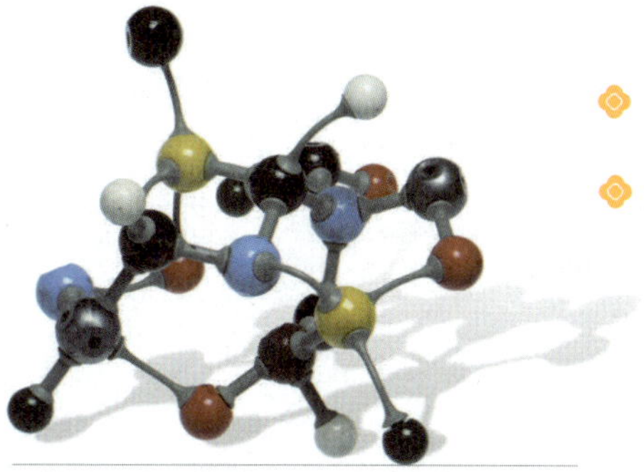

- 제1회 최종 모의고사
- 제2회 최종 모의고사

EUNHA PUBLISHING CO.

자격시험대비특강

제1회 최종 모의고사

기초 간호학 개요

001 높은 건물에서 떨어져 목 골절이 의심되는 환자의 기도확보 방법으로 옳은 것은?
① 상악관절을 잡고 턱을 아래로 밀어준다.
② 턱을 올리고 머리를 젖힌다.
③ 똑바로 눕힌다.
④ 측두 하악관절을 잡고 턱을 올린다.
⑤ 목을 지지하고 턱을 밀어올린다.

002 길거리에서 쓰러진 움직임이 없는 환자에게 가장 먼저 확인해야 할 것은?
① 의식확인
② 기도 개방
③ 인공호흡
④ 가슴압박
⑤ 환자 이름을 부른다.

003 토혈이 심한 화상 환자 관리로 옳은 것은?
① 가벼운 운동을 하게 한다.
② 처방된 약을 먹게 한다.
③ 고개를 옆으로 돌려 눕힌다.
④ 하루에 1~3L의 물을 먹인다.
⑤ 얕은 흡기 후 호기를 반복하게 한다.

004 노인의 수면을 돕는 방법으로 옳은 것은?
① 실내조명은 낮시간에도 어둡게 한다.
② 취침 직전 고강도 운동을 하게 한다.
③ 잠 안올 때 따뜻한 녹차를 마시게 한다.
④ 수면이 부족해도 정해진 시간에 기상하게 한다.
⑤ 잠이 오지 않아도 침대에서 계속 잠을 청하게 한다.

005 삼킴곤란(연하곤란)이 있는 노인 환자의 식사를 돕는 방법으로 옳은 것은?
① 식사하는 동안 대화하게 한다.
② 식사 전후에 누워서 휴식하게 한다.
③ 농도 진한 음식보다 묽은 액체 음식을 제공한다.
④ 반신마비(편마비) 시 마비된 쪽으로 머리를 기울여 음식을 먹게 한다.
⑤ 똑바로 앉은 자세에서 목을 앞으로 숙이고 음식을 먹게 한다.

006 노인성 치매 발생 시 설명으로 옳은 것은?
① 발병시기가 정확하다.
② 과거 정신병력이 있다.
③ 발병 초기 주의집중력이 있다.
④ 불안, 조증, 우울 등의 감정기복이 나타난다.
⑤ 초기에는 최근 기억상실과 장기기억상실이 동일하게 나타난다.

007 약의 효과 중 면역반응에 포함되는 것은?
① 내성
② 상승작용
③ 길항작용(대항작용)
④ 상가작용
⑤ 알레르기

Testing 최종 모의고사

008 괴사소장결장염(괴사성 장염) 환아의 간호방법으로 옳은 것은?
① 복위를 취해준다.
② 복부마사지를 해준다.
③ 코위관영양을 한다.
④ 복부를 따뜻하게 해주고 기저귀를 채운다.
⑤ 구강 수유 시 멸균수를 먼저 먹인다.

009 아동이 성인보다 귀관(유스타키오관)에 염증이 잘 생기는 이유는?
① 짧고 넓기 때문이다.
② 길고 얇기 때문이다.
③ 좁고 길기 때문이다.
④ 짧지만 넓지 않기 때문이다.
⑤ 좁지만 길지 않기 때문이다.

010 신생아의 생리적 체중감소에 대한 내용 중 옳은 것은?
① 3~5일부터 7~12% 감소
② 3~4일부터 5~10% 감소
③ 7~14일부터 5~10% 감소
④ 15~20일부터 10~15% 감소
⑤ 25~30일부터 15~20% 감소

011 유방염으로 유두가 갈라지고 아픔을 호소하며 내원한 고열산모의 간호로 옳은 것은?
① 비누로 세척한다.
② 브래지어를 사용하지 않는다.
③ 항생제를 먹는 동안 수유를 금지한다.
④ 유방울혈 간호를 위해 2~4시간 간격으로 유즙을 짜준다.
⑤ 냉습포를 금하고 온습포를 해준다.

012 산모의 회음부 통증 호소 시 간호로 옳은 것은?
① 가열등을 50cm 거리에 둔다.
② 복부 마사지를 해주도록 한다.
③ 질세척을 해주도록 한다.
④ 진통 분무약을 뿌려 준다.
⑤ 따뜻한 물주머니를 대어 준다.

013 임신 26주 된 산모가 질출혈이 있고 자궁입구가 2cm 열렸다. 절대안정 산모가 대변이 마렵다고 할 때 대처방법은?
① 참으라고 한다.
② 비눗물 관장을 한다.
③ 화장실에 조심해서 다녀오라고 한다.
④ 침대 옆 이동식 변기를 이용하라고 한다.
⑤ 침대에서 변기를 대어 주고 앙와위를 취하도록 한다.

014 십자인대의 파열 부위로 옳은 것은?
① 발목
② 무릎
③ 엉덩이뼈
④ 골반
⑤ 어깨관절

015 목발 보행 시 대상자와 걸음을 걸을 때 도움이 되는 것은?
① 힘이 없는 쪽을 부축한다.
② 환자의 정면에서 부축한다.
③ 환자와 같은 편 다리로 보행한다.

④ 계단을 내려갈 때 목발과 아픈 다리에 힘을 주고 건강한 발을 움직인다.
⑤ 처음에는 작은 보폭으로 걷다가 넓은 보폭으로 걷는다.

016 충수염 환자가 입원하였다. 가장 먼저 취해야 할 조치로 옳은 것은?
① 관장을 해준다.
② 따뜻한 보리차를 먹게 한다.
③ 더운물 주머니를 복부에 대어 준다.
④ 체온을 재도록 한다.
⑤ 수술 날짜를 잡도록 한다.

017 당뇨 환자의 식사관리로 옳은 것은?
① 과일을 많이 먹는다.
② 섬유질이 많이 든 음식을 제공한다.
③ 당을 체크하고 그 결과에 따라 식사시간을 조절한다.
④ 일정량의 식사를 하고 운동을 많이 할수록 좋다.
⑤ 다당류는 적게 먹고 단당류는 많이 먹어도 상관 없다.

018 밀봉흉곽배액환자의 배액관 관리로 옳은 것은?
① 환자를 운반차로 이동시킬 때 조절기를 잠그지 않는다.
② 배액관이 꼬여 있을 때는 만지지 않고 그대로 둔다.
③ 배액관을 흉곽 밑으로 내려준다.
④ 배액관이 약간 꺾이게 한다.
⑤ 배액병이 꽉 차면 배액관과 배액병을 분리해서 비워준다.

019 만성 폐쇄 폐질환 환자가 가슴의 답답함을 호소할 때 간호조무사가 취해야 할 행동으로 옳은 것은?
① 환기를 시킨다.
② 간호사에게 보고한다.
③ 침대 하부를 상승시킨다.
④ 편안하게 누워서 쉬게 한다.
⑤ 병 특성상 답답할 수 있으니까 참으라고 한다.

020 매슬로의 욕구이론에 따라 가장 먼저 해결해야 할 환자의 욕구사항으로 옳은 것은?
① 유방절제술 환자가 우울함을 호소한다.
② 폐렴환자가 호흡곤란으로 산소포화도가 떨어진다.
③ 격리병동 환자가 가족과의 면회를 제한한 의료진에게 화를 낸다.
④ 응급실 내원 비말감염환자가 마스크를 착용하지 않고 기침을 한다.
⑤ 하지마비 환자가 스스로 체위를 변경하지 못해 욕창이 생긴다.

021 생리적 변화 관찰 시 먼저 살펴야 할 것은?
① 활력 징후
② 체온
③ 배설량

④ 섭취량　　　　　　　　　　⑤ 백혈구·적혈구 증가

022 마른 약제를 체로 치거나 곱게 갈아서 만든 약제는?
① 주제　　　　　　② 고제　　　　　　③ 산제
④ 환제　　　　　　⑤ 탕제

023 침요법 적응증 중 옳은 것은?
① 몹시 배가 고플 때　　　② 갈증이 심할 때　　　③ 출혈 시
④ 몹시 피곤할 때　　　　⑤ 메스꺼울 때

024 치아 치주질환의 제2차예방에 해당되는 것은?
① 치아발치　　　　　　　② 치수치료　　　　　　③ 보철
④ 잇몸염(치은염) 치료　　⑤ 치면열구전색(치아 홈 메우기)

025 간니(영구치)가 나오는 순서로 옳은 것은?
① 하악에서 6세 때 송곳니(견치)가 나온다.　　② 상악에서 6세 때 송곳니(견치)가 나온다.
③ 상악에서 12세 때 제2대구치(큰어금니)가 나온다.　　④ 하악에서 8세 때 제1소구치(작은어금니)가 나온다.
⑤ 상악에서 8세 때 제2소구치(작은어금니)가 나온다.

026 간성혼수 환자에게 저단백식사를 제공하는 이유로 옳은 것은?
① 부종을 방지하기 위해　　　　　　② 간의 기능을 향상시키기 위해
③ 암모니아 수치를 낮추기 위해　　　④ 용혈 황달을 예방하기 위해
⑤ 담즙 색소의 농도를 증가시키기 위해

027 골다공증 환자의 칼슘 흡수를 돕기 위해 섭취해야 할 비타민은?
① 비타민 A　　　　② 비타민 C　　　　③ 비타민 D
④ 비타민 E　　　　⑤ 비타민 K

028 회음부 소독방법으로 옳은 것은?
① 배횡와위를 취한 후 노출시킨다.　　② 항문에서 회음부로 닦는다.
③ 수건의 한 면만 사용하여 닦는다.　　④ 소음순에서 대음순 순으로 닦는다.
⑤ 75% 알코올로 깨끗이 닦아준다.

029 질에 약을 넣은 후 둔부와 다리를 올리고 계속 누워 있어야 하는 이유는?
① 요통을 감소시키기 위해서　　　　② 대상자를 편안하게 해주기 위해서

③ 대상자의 어지러움증을 완화시키기 위해서 ④ 질의 병원균을 한쪽으로 모이게 하기 위해서
⑤ 질 후원개에 약물이 잘 흡수되도록 하기 위해서

030 만성 신부전을 앓고 있는 환자의 간호로 옳은 것은?
① 수분 제한
② 고단백 식사
③ 전해질의 불균형 유지
④ 바나나와 오렌지 섭취
⑤ 식전·식간에 철분 섭취

031 자동차 운전 중 앞차와 부딪칠려고 했을 때 나타나는 반응은?
① 동공 축소
② 기관지 확장
③ 혈압 하강
④ 심박동 억제
⑤ 소화분비 촉진

032 복도를 걷다가 갑자기 발작을 일으킨 환자에 대한 우선적인 조치로 옳은 것은?
① 기도 개방을 확인한다.
② 주위에 있는 위험한 물건을 치운다.
③ 출혈을 확인하도록 한다.
④ 경련 시 억제하도록 한다.
⑤ 냉요법과 온열법을 교대로 시행한다.

033 멸균물품 보관 및 관리에 대한 설명으로 옳은 것은?
① 소독된 날짜가 최근 것일수록 뒤로 가게 한다.
② 소독물품이 젖어도 멸균물품으로 간주한다.
③ 소독물품이 오래 되었을 경우 재사용한다.
④ 멸균물품과 오염된 물품이 접촉 시 멸균상태로 간주한다.
⑤ 무균 거즈는 미리 포장을 풀어 사용하기 편리하게 한다.

034 보육기 안의 신생아 간호에 대한 설명으로 옳은 것은?
① 보육기의 문을 최소한으로 열어준다.
② 보육기 내의 산소농도를 80%로 맞춘다.
③ 보육기 내의 운동을 제한한다.
④ 보육기에 신생아를 눕히고 보온한다.
⑤ 보육기의 이중벽과 덮개는 열의 전도를 유지하기 위함이다.

035 간호조무사의 업무로 옳은 것은?
① 환자의 진단, 치료에 대하여 자세히 설명해 준다.
② 의사의 지시에 따라 상황을 살핀 후 행동한다.
③ 환자의 편의를 위해 보호자의 요구를 모두 들어준다.
④ 보호자가 없는 노인 환자에게 침대 난간을 올려준다.
⑤ HIV 감염 환자가 있다고 옆에 있는 환자에게 알려 준다.

보건 간호학 개요

036 해녀로 오랫동안 일해온 A노인이 관절염, 근육통, 흉통을 호소하였다. 이에 해당하는 직업병은?
① 감압병　　　　② 고산병　　　　③ 관절염
④ 진폐증　　　　⑤ 참호족

037 용존산소(DO)에 대한 설명으로 옳은 것은?
① 화학적 산소 요구량이 높을수록 증가한다.
② 오염도가 높을수록 용존산소량이 높다.
③ 생물어족보호에 필요한 산소요구량은 2ppm이다.
④ 용존산소량이 낮을수록 오염도가 높다.
⑤ 염분이 많으면 깨끗한 물이다.

038 당질과 지방질 식품에 미생물이 침입하여 일어나는 현상으로 옳은 것은?
① 부패　　　　② 발효　　　　③ 변패
④ 성장　　　　⑤ 변질

039 상수도 소독 시 경제적이고 간편한 소독방법은?
① 염소소독　　　　② 불소소독　　　　③ 오존소독
④ 자외선소독　　　⑤ 가열소독

040 이산화탄소에 대한 설명으로 옳은 것은?
① 위생학적 허용농도는 2.5ppm이다.
② 실내 공기오염의 지표이다.
③ 무색, 무취의 맹독성이다.
④ 혈색소(헤모글로빈)와 친화력이 있고 산소보다 300배 빠르게 흡수된다.
⑤ 전신 마비를 일으키고 급성 중독 시 즉시 사망한다.

041 보건복지부의 공공보건에 대한 업무로 옳은 것은?
① 예산을 편성하고 집행·조정한다.　　　② 재정 건전성 강화에 노력한다.
③ 규제 개혁을 수립한다.　　　　　　　④ 인력을 지원하고 조정한다.
⑤ 기술을 지도하고 감독한다.

042 수술실 봉합바늘, 수술용 칼날 등을 버리는 폐기물 처리방법으로 옳은 것은?
① 손상성 폐기물 — 빨간색　　　　② 손상성 폐기물 — 노랑색

③ 격리 의료폐기물 — 오렌지색　　　　④ 일반 의료폐기물 — 빨간색
⑤ 조직물류 폐기물 — 녹색

043 학생을 대상으로 학교폭력 예방을 위한 보건교육을 실시하기 전에 해야 할 것은?
① 총괄평가　　　　② 형성평가　　　　③ 결과평가
④ 과정평가　　　　⑤ 진단평가

044 보건소에서 실시하는 노인보건사업에 대한 설명으로 옳은 것은?
① 저소득층만을 대상으로 한다.　　　　② 질병이 심한 환자를 대상으로 한다.
③ 노인의 장애 등급을 판정한다.　　　　④ 노인의 치매 등급을 판정한다.
⑤ 노인의 건강 증진을 위해 건강 상담을 한다.

045 우리나라 보건의료체계의 현황으로 옳은 것은?
① 포괄적 보건의료를 행한다.　　② 일차적 보건의료를 행한다.　　③ 공공의료를 행한다.
④ 의료전문화를 행한다.　　　　⑤ 민간의료를 행한다.

046 포괄수가제의 특징으로 옳은 것은?
① 경제성을 높일 수 있다.
② 과잉진료의 가능성이 높다.
③ 양질의 의료서비스 제공 및 의료의 다양성이 반영된다.
④ 진료에 소요되는 약제 또는 재료비를 별도 산정한다.
⑤ 신의료기술 및 신약개발 등에 기여한다.

047 우리나라 의료보험에 관한 설명으로 옳은 것은?
① 건강보험은 사회보장제도이다.
② 재원확보로는 보험료, 국고부담금, 이자가 있다.
③ 건강보험을 통해 전국민의 의료보장을 포괄하고 있다.
④ 보험급여 중 현물급여에는 요양비, 건강검진 등이 있다.
⑤ 본인부담금은 입원 시 총진료비의 30%이다.

048 소수의 인원들로 구성되어 있으며 학습자들이 모두 참여하여 발표하고 문제를 해결해 나가는 토의방식은?
① 그룹토의　　　　② 시범교육　　　　③ 강의
④ 브레인스토밍　　⑤ 역할극

049 보건교육 학습내용을 조직원이 대상자에게 효과적으로 교육하는 방법으로 옳은 것은?
① 오래된 이론과 기술로 구성　　　　② 어려운 것에서 쉬운 것으로 구성

③ 모르는 것에서 알고 있는 것으로 구성
④ 구체적인 것에서 추상적인 것으로 구성
⑤ 간접적인 것에서 직접적인 것으로 구성

050 담배를 피는 성인에게 흡연보건교육으로 옳은 것은?
① 금연의 습관성
② 흡연에 대한 필요성 인식
③ 금연 문제점에 대한 지식 습득
④ 금연의 인식 습득과 정보 제공
⑤ 모든 흡연자에게 약물요법 제공

공중 보건학 개요

051 방문간호조무사의 자격조건으로 옳은 것은?
① 간호조무사 자격증이 있는 자
② 의료법에 따른 간호조무사로서 2년 이상의 간호보조 경력이 있고 보건복지부장관이 정하는 교육기관에서 교육 이수자
③ 의료법에 따른 간호조무사로서 3년 이상의 간호보조 경력이 있고 보건복지부장관이 정하는 교육기관에서 교육 이수자
④ 의료법에 따른 간호조무사로서 2년 이상의 간호보조 경력이 있고 질병관리본부장이 정하는 교육기관에서 교육 이수자
⑤ 의료법에 따른 간호조무사로서 3년 이상의 간호보조 경력이 있고 질병관리본부장이 정하는 교육기관에서 교육 이수자

052 우리나라 인구변화의 추세로 옳은 것은?
① 노령화지수가 올라간다.
② 여성 1인당 출산율이 높아지고 있다.
③ 노인인구가 감소한다.
④ 유아인구와 노인인구의 증가는 비례한다.
⑤ 만혼화 경향이 감소되고 있다.

053 일반환자의 가래(객담)받는 방법으로 옳은 것은?
① 체위배액 후에 첫기침을 받는다.
② 잠자기 직전에 첫기침을 받는다.
③ 점심식사 후 첫기침을 받는다.
④ 이른 아침 첫기침을 받는다.
⑤ 구강간호 후에 첫기침을 받는다.

054 모자보건법에 의한 모자보건 사업의 대상자로 옳은 것은?
① 0~14세의 모성, 6세 미만 아동
② 15~49세의 모성, 6세 미만의 영유아
③ 15~45세의 모성, 7세 미만 영유아
④ 19~45세의 모성, 7세 미만 영유아
⑤ 19~49세의 모성, 7세 미만 아동

055 지역사회 간호사업 계획 과정 중 시설, 장비, 인력 등은 어느 요소에 포함되는가?
① 지원 ② 수집 ③ 자원
④ 재원 ⑤ 기획

056 DTaP 1차 예방접종 후 10개월이 지나서 병원방문 시 주사방법으로 옳은 것은?
① 이미 늦어 그대로 둔다. ② 2차 접종만으로 끝낸다.
③ 1차부터 다시 접종한다. ④ 1차를 인정하고 2차를 접종하며, 3차를 계획한다.
⑤ 주사할 부위를 바꿔가면서 2, 3차를 접종하도록 한다.

057 영유아가 가장 먼저 맞아야 할 국가 예방접종은?
① 결핵 ② 홍역 ③ 백일해
④ 볼거리 ⑤ 콜레라

058 만성 질환의 특징으로 옳은 것은?
① 발생률이 유병률보다 높다. ② 생활습관과 아무런 관련이 없다.
③ 질병의 발생 시점이 분명하다. ④ 진행과정이 느리고 회복이 어렵다.
⑤ 호전과 악화를 반복하지 않고 계속 나빠진다.

059 감염병 발생 시 가장 먼저 해야 하는 것은?
① 방역조치를 취한다. ② 예방접종시킨다. ③ 병원체를 확인한다.
④ 환자를 격리시킨다. ⑤ 그 지역을 차단한다.

060 낮병원에 관한 내용으로 관련이 깊은 것은?

주로 낮시간 동안 포괄적 재활서비스를 제공하는 프로그램으로써 의사와 관계없이 간호할 수 있다.

① 주간간호 ② 외래상담 ③ 주간재활
④ 가정방문 ⑤ 재가간호

061 진단명이 확정되지 않은 감염병 질환자로 5세 영유아를 위한 적절한 조치로 옳은 것은?
① 병실을 환기시킨다.
② 습도가 높으면 증상이 악화되기 때문에 병실 안을 건조하게 한다.
③ 아동을 돌볼 때 마스크 착용과 손을 씻는다.
④ 구강 섭취가 어려울 경우 한 번에 많이 먹인다.
⑤ 불안한 영유아를 위해 또래와 놀게 한다.

Testing 최종 모의고사

062 장티푸스의 전파경로로 옳은 것은?
① 오염된 물과 상한 음식
② 파리나 모기 등의 곤충
③ 환자의 피부나 점막
④ 병원에서 사용하는 의료기구
⑤ 환자의 혈액이나 정액

063 C형 간염의 전염경로로 옳은 것은?
① 물잔을 돌려 마신다.
② 키스를 한다.
③ 주사기를 돌려 쓴다.
④ 콘돔을 사용한다.
⑤ 상한 음식을 먹는다.

064 임질 환자에 대한 설명으로 옳은 것은?
① 항생제 투여 시 성관계가 가능하다.
② 모든 접촉자 성 파트너가 치료받는다.
③ 유산은 안 된다.
④ 전신감염이 일어나지 않는다.
⑤ 중년들이 잘 걸린다.

065 국민의 헌혈정신을 고취하고 헌혈권장을 위하여 헌혈의 날 또는 헌혈사상 고취기간을 설정할 수 있고, 혈액의 수급조절의 적정을 기하기 위해 매년 헌혈권장에 관한 계획을 수립·시행하는 자는?
① 대통령
② 보건복지부장관
③ 보건소장
④ 대한결핵협회회장
⑤ 질병관리청장

066 감염병 환자 등이 발생한 경우 실시되는 역학조사의 목적으로 옳은 것은?
① 환자 격리
② 원인 규명
③ 관리 대책
④ 예방 관리
⑤ 병원체 분류

067 구강보건법에서 구강보건사업에 관한 기본계획수립의 내용으로 옳은 것은?
① 기본계획은 3년마다 수립한다.
② 질병관리청에서 계획한다.
③ 학교 구강보건사업을 포함한다.
④ 대통령령으로 수립한다.
⑤ 수돗물불소농도조정사업을 별도로 계획·수립한다.

068 의료법(제1조)의 목적으로 옳은 것은?
① 모든 국민이 수준 높은 의료혜택을 받을 수 있도록 국민의료에 필요한 사항을 규정하여 국민의 건강을 보호하고 증진한다.
② 혈액관리업무에 관하여 필요한 사항을 규정함으로써 국민보건 향상에 이바지한다.
③ 국민건강에 위해가 되는 감염병의 발생과 유행을 방지하고, 그 예방 및 관리를 위하여 필요한 사항을 규정한다.
④ 보건의료정책을 효율적으로 추진하여 건강증진에 이바지한다.
⑤ 정신질환의 예방과 정신질환자의 의료 및 사회복귀에 관하여 필요한 사항을 규정한다.

069 결핵 환자 진단에 따른 보고를 받은 의료기관의 장은 어디에 신고해야 하는가?
① 시·도지사　　② 대한결핵협회장　　③ 질병관리청장
④ 관할 보건소장　　⑤ 시·군·구청장

070 자의로 입원한 정신질환자가 퇴원한다고 했을 때 정신의료기관장은 어떻게 조치해야 하는가?
① 지체없이 퇴원조치한다.　　② 6개월에 한번씩 퇴원의사를 확인한다.
③ 보건소장에게 보고 후 퇴원시킨다.　　④ 보건복지부 장관에게 보고한다.
⑤ 기관 내 윤리위원회의 결정에 따라 퇴원시킨다.

실기

071 환자 전동 시 간호조무사가 해야 할 일은?
① 입원비 계산을 미리 하도록 한다.　　② 남은 약을 약국에 반납하도록 한다.
③ 환자 물품과 차트를 전동 병동에 보낸다.　　④ 외래 방문 날짜를 미리 알려준다.
⑤ 환자의 개인 소지품을 처리하도록 한다.

072 스테로이드계열의 약을 먹고 속쓰림을 호소하는 환자에게 간호조무사가 해야 말로 적합한 것은?
① "속이 쓰리시다고요."　　② "물을 많이 드세요."　　③ "의료진과 상의해 볼게요."
④ "그럼 약을 먹지 마세요."　　⑤ "심호흡을 크게 해 보세요."

073 빈침대(빈침상) 정리로 옳은 것은?
① 고무포를 어깨부터 무릎까지 깔아준다.　　② 밑홑이불의 솔기가 위로 가게 한다.
③ 윗홑이불의 솔기가 아래로 가게 한다.　　④ 베갯잇 터진 쪽이 출입구 쪽으로 가게 한다.
⑤ 반홑이불의 솔기가 위로 가게 한다.

074 다음의 정의로 옳게 연결된 것은?
① 세척 — 소독과 멸균 후에 반드시 거치는 과정이다.
② 멸균 — 감염되지 않은 상태로 병원성 미생물이 없다.
③ 소독 — 아포를 제외한 병원성 미생물을 사멸한다.
④ 방부 — 직접 세균을 사멸시킴으로써 미생물을 저지시킨다.
⑤ 무균 — 아포를 포함한 모든 미생물을 사멸한다.

075 외과적 무균법에서 멸균부위로 옳은 것은?
① 장갑의 손목 부분　　② 소독용기의 가장자리 부분　　③ 소독된 마스크를 착용한 얼굴

④ 멸균 소독포를 깐 상의 옆부분   ⑤ 소독 가운을 입은 사람의 가슴과 허리 사이

076 24시간 소변수집 방법으로 옳은 것은?
① 첫 소변은 버리고 다음 것부터 시작하여 다음 날 마지막까지 수집한다.
② 검사 시작 시 첫 소변부터 다음 날 마지막 전까지 수집한다.
③ 검사 시간 전 소변부터 다음 날 똑같은 시간 후 소변까지 수집한다.
④ 방광을 완전히 비우고 물 한 컵 마신 후 소변을 볼 때 수집한다.
⑤ 처음 50cc 정도 소변을 보다가 중간 소변으로 30~50cc를 수집한다.

077 위내시경 검사에 대한 내용으로 옳은 것은?
① 검사 전 금식할 필요가 없다.
② 의치를 착용한 상태에서 검사하도록 한다.
③ 검사 시 호흡은 가능하지만 말은 해서는 안된다.
④ 검사가 끝난 후 바로 음식을 섭취할 수 있다.
⑤ 검사 시 자세는 우측와위를 취한다.

078 관절염으로 통증을 호소하는 환자에게 권장할 수 있는 운동은?
① 수영   ② 조깅   ③ 맨손체조
④ 자전거 타기   ⑤ 테니스 치기

079 성인 관장 시 카테터 삽입 길이는?
① 2~3cm   ② 5~7cm   ③ 7~10cm
④ 11~14cm   ⑤ 12~15cm

080 더운물 주머니에 대한 설명으로 옳은 것은?
① 세워 놓고 공기를 뺀다.   ② 물의 온도는 46~52℃로 한다.
③ 물을 3/4 이상 채운다.   ④ 물주머니를 직접 피부에 대어 준다.
⑤ 보통 1시간 정도 적용한다.

081 기관절개 환자에게 젖은 거즈를 대어 주는 이유는?
① 습도 유지를 위해   ② 소독 및 원활한 세척을 위해
③ 호흡 유지를 위해   ④ 체온 조절을 위해
⑤ 염증이 생기지 않게 하기 위해

082 내과적 무균술로 옳은 것은?
① 손을 오래 씻는다.   ② 손을 비누로 비벼서 씻는다.

③ 손을 팔꿈치보다 올려준다.　　　　　　　　④ 환자가 쓰는 모든 물건은 멸균적이다.
⑤ 소독세정제와 솔을 사용하여 씻고 흐르는 물로 헹군다.

083 의식이 있는 환자를 침대 머리쪽으로 옮기는 방법이 옳은 것은?
① 환자가 침대에 누워 있고 뒤에서 옆으로 아주 강하게 밀어주도록 한다.
② 환자에게 머리 맡 난간을 잡게 한 후 환자의 등 위쪽과 허리 아리에 손을 넣어 도와준다.
③ 환자가 협조할 수 있는 경우 환자에게 무릎을 구부리게 하고 서로 양 팔을 붙잡는다.
④ 간호조무사는 뒷다리에 체중을 이동하고 엉덩이를 내리면서 무릎을 구부려 환자를 일으켜 앉힌다.
⑤ 환자의 양 어깨 사이에 한 쪽 손을 넣고 다른 손은 침대를 잡게 하여 이동시키도록 한다.

084 노인 환자 침대간호 시 낙상을 예방하는 방법으로 옳은 것은?
① 침대 높이를 낮추어 준다.　　② 욕실 앞에 발닦이 깔판을 깐다.　　③ 침대 난간을 제거한다.
④ 욕실 안에 깔판을 깐다.　　　⑤ 대상자에게 슬리퍼를 신긴다.

085 성인이 몸의 심한 가려움증을 호소할 때 긁지 못하도록 억제할 수 있는 방법으로 옳은 것은?

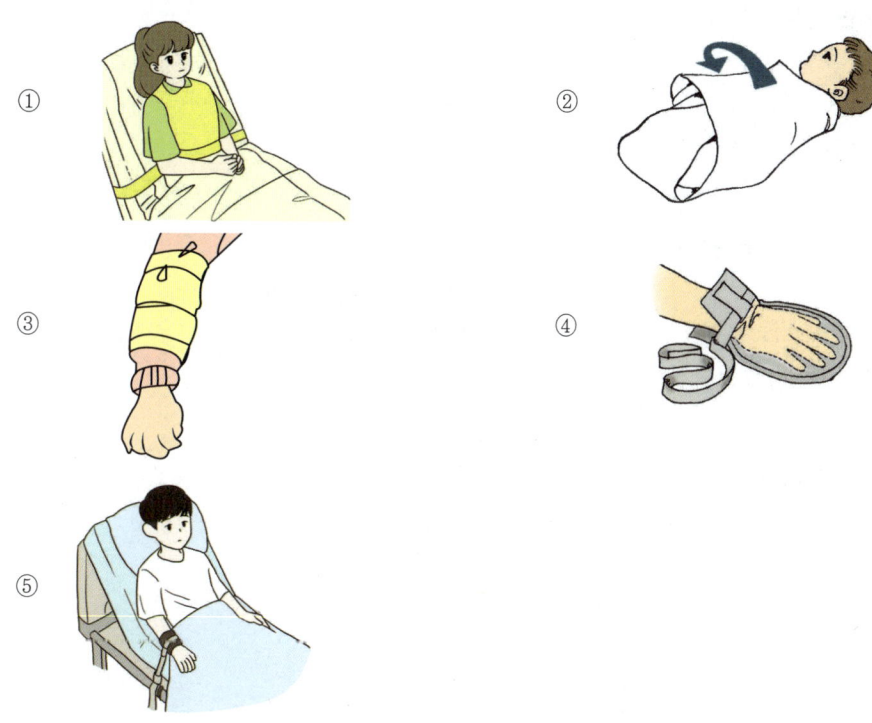

086 왼쪽 반신마비(편마비) 환자 보행차 이동 시 돕는 방법으로 옳은 것은?

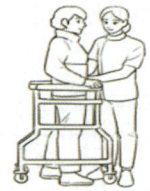 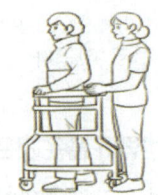 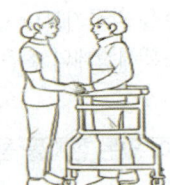

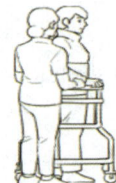 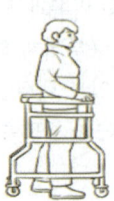

087 노인 생계 자립에 도움이 되는 정책으로 옳은 것은?
① 일자리 지원　　② 노인재가서비스　　③ 의료비 지원
④ 노령연금 지원　⑤ 주택 무료 제공

088 배설량에 포함시켜야 할 것은?
① 상처배액
② 호흡 시 수분
③ 대변의 무게
④ 발한
⑤ 배액관에서 나오지 않은 이물질

089 당뇨병 환자 발관리 방법으로 옳은 것은?
① 발톱을 둥글게 깎는다.
② 티눈이 생겼을 때 병원에 간다.
③ 신발은 발에 꼭 끼게 신는다.
④ 뜨거운 물에 발을 담근다.
⑤ 발가락 사이에 건조하지 않게 보습제를 바른다.

090 틀니(의치)보관방법으로 옳은 것은?
① 건조하게 보관한다.
② 찬물이 담긴 컵에 보관한다.
③ 과산화수소수로 소독한다.
④ 뜨거운 물로 닦는다.
⑤ 알코올로 닦은 후 물로 씻는다.

091 척추 손상 환자의 침대목욕 방법으로 옳은 것은?
① 팔 → 다리 → 등 → 얼굴 순서로 씻긴다.
② 목욕 담요를 덮은 채로 환의를 벗긴다.
③ 겨드랑에서 손쪽으로 씻긴다.
④ 목욕 중에 문을 열어 환기를 시킨다.
⑤ 눈은 바깥쪽에서 안쪽으로 닦아준다.

092 전달집게(이동섭자)를 꺼내면서 겸자통(집게통) 가장자리에 닿았을 경우 간호조무사가 해야 할 대처 행동으로 옳은 것은?

① 겸자를 거꾸로 뒤집어 넣는다.
② 겸자끝과 통가장자리를 베타딘으로 소독한다.
③ 겸자끝을 맞물려서 다시 넣는다.
④ 간호사에게 보고한 후 새로운 전달집게를 꺼내 넣는다.
⑤ 겸자끝을 소독액 속에 1시간 정도 담가 둔다.

093 노인의 영양 섭취 간호로 옳은 것은?

① 식이섬유를 제한한다.
② 수분 섭취를 제한하도록 한다.
③ 철분제제 복용을 금한다.
④ 고칼로리·고지방 식사를 한다.
⑤ 기초대사량이 낮아서 젊은이보다 총섭취열량을 줄인다.

094 2일 전에 분만한 산모가 열이 38.5℃에 부종과 통증이 심할 때 간호방법으로 옳은 것은?

① 계속 운동하라고 한다.
② 안정을 취해 준 후 치료해 주도록 한다.
③ 따뜻한 물주머니를 대어 준다.
④ 산후질분비물(오로)의 배출을 막아주도록 한다.
⑤ 정상이기 때문에 그대로 둔다.

095 보행 중 환자가 어지러움증을 호소할 때 간호조무사의 대처방법으로 가장 옳은 것은?

① 길에 누워 있게 한다.
② 즉시 의자에 앉혀 쉬게 한다.
③ 고개를 흔들어 정신을 차리게 한다.
④ 계속해서 걷도록 격려한다.
⑤ 환자를 그대로 두고 간호사에게 보고하러 간다.

096 위절제술 직후 환자의 간호로 옳은 것은?

① 의식이 돌아오면 파울러 자세를 취해준다.
② 수술 후 2시간 동안 기침과 심호흡을 금한다.
③ 하루 정도는 침상에서 움직이지 못하게 한다.
④ 대상자에게 오른쪽으로 누워 있게 한다.
⑤ 환자복은 이틀 후에 갈아입도록 한다.

097 단순도뇨의 목적으로 옳은 것은?

① 잔뇨량 확인
② 약물 주입
③ 방광 세척
④ 요도 확장
⑤ 요실금 예방

098 성인 환자 식사 시 간호로 옳은 것은?

① 식사 전 드레싱을 한다.
② 식사 전 구강간호를 한다.
③ 식사를 차려 주고 혼자 먹게 하고 나간다.
④ 음식의 온도를 알아보기 위해 먼저 먹어본다.
⑤ 구강 청결에 도움을 주고 손 씻는 것은 관여하지 않는다.

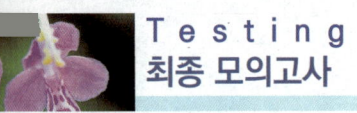

Testing 최종 모의고사

099 모르핀 주사 후 관찰해야 할 사항으로 옳은 것은?
① 호흡   ② 기도 개방   ③ 맥박
④ 체온   ⑤ 혈압

100 3세 남아가 발열, 심한 기침, 양쪽 귀에 중이염이 있을 경우 체온측정 방법으로 옳은 것은?
① 구강(입안)   ② 고막   ③ 이마
④ 액와(겨드랑)   ⑤ 직장

정답

01⑤	02①	03③	04④	05⑤	06④	07⑤	08⑤	09①	10②	11④	12①	13⑤	14②	15⑤	16④	17②	18③	19②	20②
21①	22③	23⑤	24③	25③	26⑤	27③	28①	29⑤	30②	31②	32③	33①	34①	35④	36①	37④	38③	39①	40②
41⑤	42②	43⑤	44⑤	45①	46⑤	47①	48①	49④	50④	51③	52①	53④	54②	55③	56④	57①	58④	59④	60③
61③	62①	63③	64②	65②	66②	67③	68①	69④	70①	71③	72③	73①	74③	75⑤	76①	77③	78①	79③	80②
81①	82②	83②	84①	85④	86②	87①	88①	89②	90①	91②	92④	93⑤	94②	95②	96①	97①	98②	99①	100⑤

제2회 최종 모의고사

기초 간호학 개요

001 간호하면서 알게 된 환자의 비밀은 어떻게 해야 하는가?
① 비밀 누설을 하지 않는다.
② 동료와 상의한다.
③ 환자 가족에게 알려준다.
④ 의사와 상의하여 처리한다.
⑤ 간호조무사의 임무가 아니므로 신경쓰지 않는다.

002 환자에게 약을 잘못 주었을 때 간호조무사의 대처 방법으로 옳은 것은?
① 모른 척하고 지나간다.
② 환자에게 비밀로 할 것을 부탁한다.
③ 간호사에게 즉시 보고한다.
④ 곧바로 약을 교환해 먹이도록 한다.
⑤ 환자에게 구토를 유발시켜 토하게 한다.

003 간호조무사의 직무로 옳은 것은?
① 환자의 신체적 처치를 도와준다.
② 간호사의 지시하에 업무를 조력한다.
③ 환자의 환부에 드레싱을 한다.
④ 환자의 검사물을 채취한다.
⑤ 환자에 대한 간단한 치료를 한다.

004 혈액의 성분 중 포식작용(식균작용)을 하는 혈액으로 옳은 것은?
① 혈장
② 혈소판
③ 백혈구
④ 적혈구
⑤ 혈구 세포

005 저산소증의 초기 증상으로 옳은 것은?
① 맥박 감소
② 호흡 감소
③ 체중 증가
④ 안절부절
⑤ 배설 촉진

006 24시간 총 소변량이 80mL일 때 무엇이라고 하는가?
① 핍뇨(요 감소)
② 무뇨
③ 다뇨
④ 배뇨 곤란
⑤ 긴박뇨

007 임신 시 확정적 징후로 옳은 것은?
① 태아 심음 청취
② 복부 팽만
③ 체중 증가
④ 입덧
⑤ 무월경

008 성인이 길에 쓰러져 있을 때 맥박을 확인하는 부위로 옳은 것은?
① 요골동맥
② 상완동맥
③ 경동맥

④ 대퇴동맥　　　　　　　⑤ 측두동맥

009 노인 권장 식사로 옳은 것은?
① 고열량　　　　　　② 고소듐(고나트륨)　　　　③ 고콜레스테롤
④ 포화지방　　　　　⑤ 칼슘

010 노인 낙상 방지 예방 간호로 옳은 것은?
① 야간에 조명을 켜둔다.　　　　　　② 슬리퍼를 신겨 준다.
③ 자기 전에 수분을 섭취한다.　　　　④ 바퀴 의자를 고정하지 않는다.
⑤ 낮에는 한쪽 침대 난간을 내려놓는다.

011 길에서 쓰러져 있는 50대 남성을 발견했다. 이때 우선적으로 취해야 하는 행동으로 옳은 것은?
① 목에서 맥박을 확인　　　② 호흡 확인　　　③ 가슴 압박 실시
④ 개방상처 확인　　　　　⑤ 양쪽 어깨를 두드리며 의식 확인

012 손에 화상을 입은 환자의 일반적인 간호로 옳은 것은?
① 화상 부위를 더운물로 세척한다.　　　② 수포 제거 후 배액시킨다.
③ 화상 부위에 바셀린을 바른다.　　　　④ 부종이 생기기 전에 반지를 제거한다.
⑤ 화상 부위에 드레싱을 한다.

013 음식물이 걸려서 기도 폐쇄된 의식이 있는 8개월 된 영아의 처치 방법으로 옳은 것은?
① 물을 마시게 한다.　　　　　　　　② 등을 두드려 준다.
③ 인공호흡을 한다.　　　　　　　　④ 머리를 가슴보다 높이고 심호흡시킨다.
⑤ 누워서 머리를 옆으로 돌린 후 안정시킨다.

014 당뇨병 환자가 쓰러진 후 호흡을 할 때 입에서 과일 냄새가 난다. 이와 관련 있는 호흡으로 옳은 것은?
① 체인스톡스 호흡　　　② 쿠스마울 호흡　　　③ 과다 호흡
④ 비오 호흡　　　　　　⑤ 기좌 호흡

015 모유 수유의 장점에 대한 설명으로 옳은 것은?
① 배란의 촉진　　　② 자궁 수축의 감소　　　③ 엄마와 아이의 연대감
④ 산후 비만 촉진　　⑤ 면역력의 감소

016 영유아의 구강 건강 예방으로 옳은 것은?
① 치석 제거 때문에 스케일링을 한다.　　　② 젖니가 날 때 12개월에 처음 치과 검진을 한다.

③ 불소 고함유 치약을 쓴다.
④ 낮, 밤 잠자기 전에 우유와 주스를 준다.
⑤ 충치 예방을 위해 과일과 단백질 식사를 한다.

017 욕창 발생 위험이 높은 환자로 옳은 것은?
① 마비 환자
② 소아 환자
③ 호흡기 환자
④ 편도 환자
⑤ 충수염 환자

018 푸로세마이드(라식스)의 작용으로 옳은 것은?
① 면역 저하
② 수면 촉진
③ 구토 억제
④ 이뇨 작용
⑤ 혈압 강하

019 약물 복용 거부 환자에 대한 대처 방안으로 옳은 것은?
① 보호자와 상의하여 다른 약으로 교체한다.
② 환자에게 투약이 필요하니 강제로 먹인다.
③ 투약 거부 시 거부 사유를 확인한 후 보고한다.
④ 투약을 보류하고 기다린다.
⑤ 약을 먹이지 않고 내버려 둔다.

020 영양 상태를 보기 위해서 피하지방 두께를 잴 때 측정하는 피부두겹집기 부위로 옳은 것은?
① 승모근
② 대둔근
③ 완요골 측근
④ 대퇴직근
⑤ 상완삼두근

021 각종 질환과 그 치료 식사가 옳게 연결된 것은?
① 통풍 — 고퓨린 식사
② 고혈압 — 고지방 식사
③ 당뇨병 — 고단순당 식사
④ 만성 변비 — 저섬유 식사
⑤ 만성 신부전증 — 저염 식사

022 산행 중 발목 골절 시 우선적 간호로 옳은 것은?
① 더운물 찜질을 하여 부종을 예방한다.
② 골절 환자를 안전한 곳으로 옮기고 환측을 높인다.
③ 골절 위, 아래 관절에 부목을 대어 준다.
④ 골절 부위를 확인하고 부러진 골절편을 맞춘다.
⑤ 부목을 대기 전에 얼음주머니로 부종을 예방한다.

023 부교감신경 작용 시 나타나는 증상으로 옳은 것은?
① 동공 확대
② 혈관 이완
③ 침샘 저하
④ 심장 수축 증가
⑤ 방광 배뇨 이완

024 노인의 손톱, 발톱 관리로 옳은 것은?
① 손톱 안쪽까지 깊이 자른다.
② 두터워진 발톱은 따뜻한 물에 불려서 자른다.

③ 자라는 속도가 빨라 일주일에 한번씩 자른다.
④ 손톱의 두께가 가늘어 영양제를 먹는다.
⑤ 손·발톱이 부서지기 쉬워 항상 장갑을 착용한다.

025 아기 탈수 시 나타나는 현상으로 옳은 것은?
① 체온 하강
② 대천문의 팽창
③ 복부 팽만
④ 체중 감소
⑤ 근육의 탄력성 증가

026 좌욕 시 간호로 옳은 것은?
① 40와트의 가열등으로 30cm 정도 떨어져 쬐어 준다.
② 26℃의 물에 회음부를 담근다.
③ 물이 식으면 따뜻한 물을 2~3회 보충해 준다.
④ 잠에서 깨거나 배변 직전에 실시한다.
⑤ 1일 1회 30분씩 실시하는 것이 좋다.

027 등척성 운동에 대한 설명으로 옳은 것은?
① 석고붕대 환자는 다리의 관절 가동은 하지 않고 근육에 힘을 줬다 뺐다만 한다.
② 누워서 석고 붕대한 다리를 올렸다 내렸다 한다.
③ 일어나서 다리의 관절 운동을 실시한다.
④ 누워서 석고 붕대한 다리의 무릎을 구부렸다 폈다 한다.
⑤ 관절 운동으로 인해 관절 수축 방지 효과가 있다.

028 검사 후에 수분 섭취를 증가해야 하는 검사로 옳은 것은?
① 위관조영술
② 심전도
③ 뇌파검사
④ 초음파
⑤ 자기공명영상검사

029 아기가 성장 발달되는 단계의 설명으로 옳은 것은?
① 가역적이다.
② 방향성이 일정하다.
③ 불규칙적이다.
④ 비연속적이다.
⑤ 신체 성장 속도가 일정하다.

030 친구들 옆에서 놀고는 있지만 따로 장난감을 가지고 혼자 노는 시기는?
① 영아기
② 유아기
③ 학령 전기
④ 학령기
⑤ 청소년기

031 고위험 산모로 옳은 것은?
① 28세 여성
② 대도시 거주 여성
③ 주말 부부인 여성

④ 첫아기 낳고 2년된 여성　　　　⑤ 조산 경험이 있는 여성

032 침요법 시 침이 구부러진 현상을 가리켜 무엇이라 하는가?
① 체침　　　　② 훈침　　　　③ 지침
④ 화침　　　　⑤ 만침

033 손톱에 윤기가 나게 하고 혈액을 저장하는 기능을 갖고 있는 오장의 기관으로 옳은 것은?
① 간(肝)　　　　② 심(心)　　　　③ 비(脾)
④ 폐(肺)　　　　⑤ 신(腎)

034 치수의 기능에 대한 설명으로 옳은 것은?
① 치근의 가장 가운데에 있고 신경과 혈관이 분포되어 있다.
② 치아의 맨 바깥층을 말하며 충치가 잘 생기는 곳이다.
③ 치아를 치조골에 붙이는 접착과 충격의 완충 역할을 한다.
④ 치아가 부딪칠 때의 느낌을 신경에 전달한다.
⑤ 경도가 약하므로 일단 충치가 되면 쉽게 썩는다.

035 탐침을 이용하는 경우로 옳은 것은?
① 보이지 않는 부분을 빛을 반사하여 잘 보이도록 한다.
② 치료에 필요한 작은 소도구를 집을 때 사용한다.
③ 접근하기 어려운 곳의 부위를 파악하는데 사용한다.
④ 구강 내의 이물질을 빼내는데 사용한다.
⑤ 구강 내에 치료가 필요한 재료를 넣을 때 사용한다.

보건 간호학 개요

036 위해 의료 폐기물 중 혈액오염폐기물에 해당되는 것은?
① 항생제　　　　② 주삿바늘　　　　③ 탈지면
④ 혈액생성물　　　　⑤ 사용한 혈액백

037 집단교육에서 왕래식 교육 방법으로 옳은 것은?
① 강의　　　　② 대중매체　　　　③ 포스터
④ 시범　　　　⑤ 비디오 상영

038 임산부들에게 모유 수유 교육 후 평가의 방법으로 옳은 것은?
① 관찰법　　　　　　② 설문지법　　　　　　③ 자기진단법
④ 보고법　　　　　　⑤ 필기시험

039 실물이나 실제 상황 교육의 장점으로 옳은 것은?
① 경제적으로 비용을 줄일 수 있다.　　② 대규모 국민들에게 전달이 가능하다.
③ 피교육자의 흥미를 유발시킨다.　　　④ 제작하는 시간이 짧아 유용하다.
⑤ 이동에 불편함이 없어 효율적이다.

040 보건위생·방역, 사회보장 등의 업무를 관할하며 지역보건조직의 기술지원을 담당하는 보건행정조직은?
① 행정안전부　　　　② 교육부　　　　　　③ 국토교통부
④ 보건복지부　　　　⑤ 기획재정부

041 우리나라 국민건강보험의 특징으로 옳은 것은?
① 사적 보험이다.　　　　　　　　② 임시적 보험이다.
③ 보험료 강제 징수이다.　　　　　④ 보험료 수준에 따라 차등 급여를 받는다.
⑤ 질병 발생에 따라 보험료를 차등 부과한다.

042 실직 근로자들의 생계를 제도적으로 보장하여 생활의 안정을 도모하기 위한 사회보험제도로 옳은 것은?
① 의료급여　　　　　② 고용보험　　　　　③ 기초생활보장
④ 노인장기요양보험　⑤ 산업재해보상보험

043 밀폐된 실내에서 CO_2 농도가 높아서 구토, 두통, 현기증이 일어난다. 즉시 취해야 할 조치로 옳은 것은?
① 바닥에 납작 엎드리게 한다.　　② 분무기로 물을 뿌린다.　　③ 항생제를 투여한다.
④ 심신을 안정시킨다.　　　　　　⑤ 창문을 열어 환기시킨다.

044 상수도 식수에서 발견되면 안 되는 항목으로 옳은 것은?
① 염소　　　　　　　② 대장균　　　　　　③ 일반 세균
④ 과망간산칼륨　　　⑤ 불소

045 우유의 단백질을 살균하여 보관하는 방법으로 옳은 것은?
① 저온살균법　　　　② 밀봉법　　　　　　③ 고온살균법
④ 냉동냉장법　　　　⑤ 가스저장법

046 유해가스 발생 시 이를 막기 위해 사용하는 보호구로 옳은 것은?
① 방진마스크　　　　　② 방독마스크　　　　　③ 방진복
④ 보호구 착용　　　　　⑤ 방화복

047 장기요양기관이 운영하는 노인요양시설, 노인요양공동생활가정 등에 장기간 입소하여 신체활동 지원 및 심신 기능의 유지·향상을 위한 교육·훈련 등을 제공하는 장기요양급여는?
① 재가급여　　　　　② 시설급여　　　　　③ 의료급여
④ 방문간호　　　　　⑤ 특별현금급여

048 우리나라 의료전달체계 중 3차 의료기관에 해당되는 것은?
① 의원　　　　　　　　② 보건소　　　　　　　　③ 요양병원
④ 100병상 이상 300병상 미만 병원　　⑤ 500병상 이상의 상급 종합병원

049 환자를 진료할 때 진찰료, 검사료, 처치비, 약품비, 재료비 등에 따로 가격을 매긴 뒤 합산하여 진료비를 사후에 청구하는 제도는?
① 포괄수가제　　　　② 인두제　　　　③ 총액예산제
④ 행위별 수가제　　　⑤ 봉급제

050 WHO의 지역사무소 중 우리나라가 속해 있는 곳으로 옳은 것은?
① 뉴델리의 동남아시아 지역사무소
② 브라자빌의 아프리카 지역사무소
③ 마닐라의 서태평양 지역사무소
④ 카이로의 동지중해 지역사무소
⑤ 워싱턴의 아메리카 지역사무소

공중 보건학 개요

051 C형 간염 전파 방법으로 옳은 것은?
① 비만　　　　　② 오염식품　　　　③ 오염된 주사기
④ 경구감염　　　⑤ 익히지 않은 음식

052 성공적인 공중보건사업을 위해 적극적인 참여가 필요한 대상자로 옳은 것은?
① 세대주　　　　② 정부　　　　③ 지역 주민 전체
④ 지방자치기관　⑤ 각급 학교장

053 매개물 없이 사람에서 사람으로 직접 전파되는 감염병으로 옳은 것은?

① 성병　② 콜레라　③ 폴리오(소아마비)
④ 일본뇌염　⑤ 장티푸스

054 활동 결핵 환자와 접촉한 학생에게 우선적으로 해야 할 후속 조치로 옳은 것은?
① BCG 접종　② 가래 검사　③ 결핵약 복용
④ 흉부 X-ray 촬영　⑤ 절대 안정

055 바이러스로 감염되는 질환으로 옳은 것은?
① 발진티푸스, 쓰쓰가무시병
② 홍역, 폴리오, 볼거리(유행성 이하선염)
③ 콜레라, 백일해, 살모넬라증
④ 장티푸스, 세균성 이질, 디프테리아
⑤ 결핵, 폐렴, 브루셀라증

056 만성 퇴행 질환의 특징으로 옳은 것은?
① 가역적이다.
② 직접적인 원인이 분명하다.
③ 성별, 발병 원인 사이에 관계가 깊다.
④ 발병 시 한달 이상이 경과된다.
⑤ 호전과 악화를 반복하다가 나빠진다.

057 인구의 성비에 대한 설명으로 옳은 것은?
① 여자 100에 대한 남자의 수이다.
② 1차 성비는 현재 성비이다.
③ 2차 성비는 태아 성비이다.
④ 3차 성비는 출생 성비이다.
⑤ 가장 안정적이 인구 성비는 103이다.

058 가정방문 순서로 옳은 것은?
① 신생아 → 임산부 → 결핵환자
② 임산부 → 신생아 → 결핵환자
③ 신생아 → 결핵환자 → 임산부
④ 임산부 → 결핵환자 → 신생아
⑤ 결핵환자 → 신생아 → 임산부

059 치료적 의사소통으로 환자를 안심시키는 방법으로 옳은 것은?
① 대화 내용을 녹음하기
② 제한된 언어와 침묵 사용하기
③ 경청해 주면서 손잡아주기
④ 환자의 생각을 인정하기
⑤ 환자에게 단호히 충고하기

060 지역사회 간호사업 시 가장 중요한 것은?
① 지역주민의 참여
② 지역 단체장의 참여
③ 정치인의 참여
④ 언론인의 참여
⑤ 대통령의 참여

061 당뇨 환자의 발 관리로 옳은 것은?
① 발톱을 일자로 자른다.   ② 꼭 끼는 신발을 신는다.
③ 따뜻한 물에 발을 담근다.   ④ 맨발로 다닌다.
⑤ 발가락 사이에 로션을 바른다.

062 인체에 비타민 D를 형성시켜 주는 광선으로 옳은 것은?
① 가시광선   ② 적외선
③ 자외선   ④ β선
⑤ X선

063 우리나라 노인 인구의 특성으로 옳은 것은?
① 노인 인구가 감소한다.   ② 급성 질환이 증가한다.
③ 치매 유병률이 증가한다.   ④ 고혈압 유병률이 감소한다.
⑤ 연령이 늘어날수록 일상생활수행능력이 증가한다.

064 정신보건에서 이차 예방에 해당하는 것은?
① 사회 복귀 직업 훈련   ② 정신질환 가족 교육
③ 알코올 중독자 자조 모임   ④ 정신질환자 조기 발견과 치료 의뢰
⑤ 이혼한 부부가 있는 아동을 위한 지지 모임

065 정신건강증진 및 정신질환자 복지서비스 지원에 관한 법률에 대한 설명으로 옳은 것은?
① 직업을 알선해 주지 않는다.
② 재발, 만성 가족은 전적으로 책임진다.
③ 향정신성 부작용 약의 투여를 중단한다.
④ 사회적 편견으로부터 보호하기 위해 입원시킨다.
⑤ 정신질환을 예방하고 정신 건강을 유지·증진시킨다.

066 정신건강증진시설 종사자의 인권교육시간으로 옳은 것은?
① 매일 4시간 이상   ② 매주 4시간 이상   ③ 매월 4시간 이상
④ 매년 4시간 이상   ⑤ 격년 4시간 이상

067 간호, 간병 통합서비스를 제공하는 인력으로 옳은 것은?
① 간호사, 간호조무사, 접골사   ② 간호사, 간호조무사, 안마사
③ 간호사, 간호조무사, 간병보조인   ④ 간호사, 간호조무사, 침사
⑤ 간호사, 간호조무사, 구사

Testing 최종 모의고사

068 법정 제2급 감염병으로 옳은 것은?
① 폐렴알균 ② 인플루엔자 ③ B형 간염
④ 말라리아 ⑤ 파상풍

069 헌혈 시 헌혈 대상자에게 측정해야 하는 것은?
① 산소 포화도 측정 ② 혈당 체크 ③ 혈압, 맥박, 체온 측정
④ A형 간염 검사 ⑤ 가래 검사

070 노인의 구강보건사업의 내용으로 옳은 것은?
① 구강 검진 ② 구강용품 판매 ③ 유치 관리
④ 불소용액 양치 ⑤ 불소 도포

실기

071 무의식 환자가 앙와위로 누워 있을 때 고관절의 외회전 방지를 위한 방법으로 옳은 것은?
① 요람 침대(크래들 침대) ② 모래주머니 ③ 핸드롤
④ 대전자 두루마리 ⑤ 발판

072 복부 진찰 시 체위로 옳은 것은?
① 심즈 자세 ② 앙와위 ③ 잭나이프 체위
④ 파울러 자세 ⑤ 배횡와위

073 사지 억제를 할 때 순환 장애 예방 간호로 옳은 것은?
① 풀어지지 않게 꽉 묶는다. ② 2시간마다 보호대를 풀고 관절운동을 시킨다.
③ 움직이면 더 조여지게 만든다. ④ 보호대를 침대 난간에 묶어 놓는다.
⑤ 뼈가 돌출된 부위는 더욱 단단히 묶는다.

074 아이오딘(요오드) 조영제를 투여 후 CT 검사 시 부작용으로 옳은 것은?
① 배변 곤란 ② 배뇨 곤란 ③ 두드러기
④ 식욕 부진 ⑤ 시력 저하

075 요추천자 시 자세로 옳은 것은?
① 복위를 취한다.

② 반좌위를 취한다.
③ 측위를 취한다.
④ 침대를 향해 정면으로 엎드려 눕는다.
⑤ 등을 굽혀서 무릎이 가슴에 닿게 새우등 자세를 만들어 준다.

076 대장내시경 전 준비해야 할 간호 방법으로 옳은 것은?
① 4시간 동안 금식을 시킨다.
② 유치도뇨를 한다.
③ 몸에 착용된 금속 물품을 제거한다.
④ 변 완화제(하제)를 복용하여 장을 비워 준다.
⑤ 국소마취제인 리도케인을 흡입한다.

077 동맥혈기체분석 검사 시 검체를 어디에 보관하여 운반하는가?
① 실온에서 그대로 옮긴다.
② 얼음 통에 넣어서 옮긴다.
③ 미온수에 넣어서 옮긴다.
④ 알코올에 넣어서 옮긴다.
⑤ 방부제 통에 넣어서 옮긴다.

078 폐 X-ray 찍으러 갈 때 환자를 확인하는 방법으로 가장 옳은 것은?
① 침대 이름표를 확인한다.
② 보호자에게 이름을 물어본다.
③ 병실 옆사람에게 이름을 물어본다.
④ 동료 간호사에게 이름을 물어본다.
⑤ 환자에게 이름을 물어본다.

079 정맥 수액 연결 환자의 환의를 갈아입히는 방법으로 옳은 것은?
① 상의를 벗을 때 수액 연결 쪽 팔부터 벗는다.
② 상의를 입을 때 수액 연결 쪽 팔부터 입는다.
③ 수액을 잠그고 난 후 옷을 입힌다.
④ 상, 하의가 붙어 있는 것으로 입힌다.
⑤ 환자가 환의를 갈아입는다는 것을 눈치 채지 못하게 한다.

080 코위관 영양 후 30mL의 물을 주입해야 하는 이유로 옳은 것은?
① 구토 예방
② 위관 개방 유지
③ 탈수 예방
④ 변비 예방
⑤ 소변량 증가

081 위절제술 환자 덤핑 증후군 예방으로 옳은 것은?
① 탄수화물을 제한한다.
② 물을 많이 준다.
③ 저지방 식사를 한다.
④ 식후 수분량을 증가시킨다.
⑤ 식후 30분간 반좌위로 앉혀 놓는다.

Testing 최종 모의고사

082 협심증 환자가 왼쪽 가슴이 쥐어짜는듯한 통증을 느낄 때 취하는 조치로 옳은 것은?
① 등마사지 실시
② 구강 간호
③ 관장 실시
④ 도관(도뇨관) 삽입
⑤ 나이트로글리세린 투약

083 백내장 수술 후 기침과 무거운 것을 들면 안 되는 이유로 옳은 것은?
① 청력 장애 예방
② 동공 확대
③ 안압 상승 방지
④ 안구 통증 예방
⑤ 전방 출혈 방지

084 자궁이완으로 인한 분만후출혈 시 조치로 옳은 것은?
① 더운물 주머니를 대어 준다.
② 반좌위를 취한다.
③ 하지를 낮추어 준다.
④ 자궁저부 마사지를 실시한다.
⑤ 유방 마사지를 실시한다.

085 분만 후 최소 몇 시간 동안 자연배뇨가 없을 시 보고해야 하는가?
① 3시간
② 6시간
③ 9시간
④ 10시간
⑤ 12시간

086 신생아 체중 3.0kg으로 태어난 아기의 12개월 후 정상 체중은?
① 6kg
② 9kg
③ 12kg
④ 15kg
⑤ 18kg

087 신생아 목욕 시 간호로 옳은 것은?
① 목욕물의 온도는 26~28℃로 한다.
② 회음부나 목은 겹친 상태로 씻는다.
③ 목욕시간은 5~10분 동안 한다.
④ 피부색이 청색증으로 변해도 상관없다.
⑤ 수유 후에 목욕시킨다.

088 왼쪽 다리를 다쳐 보행이 불편한 환자가 목발 3점 보행으로 첫 발을 내딛을 때 옳은 것은?

①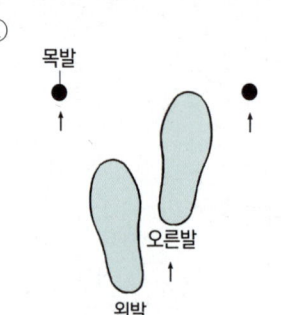

②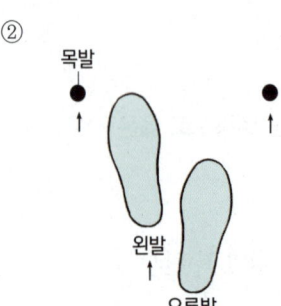

③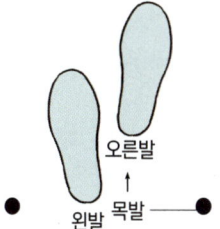
왼발 → 오른발
목발

④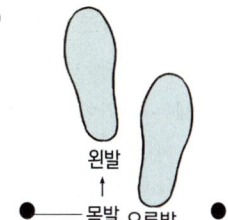
왼발 → 목발 오른발

⑤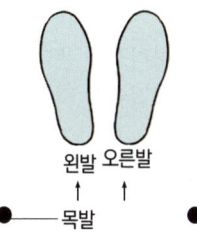
왼발 오른발
목발

089 24개월 된 영유아의 고막체온을 잴 때 귀의 방향으로 옳은 것은?
① 후하방　② 후상방　③ 전하방
④ 전상방　⑤ 수평 방향

090 배설량 측정 시 배설량에 해당되는 것은?
① 토물　② 정맥주사　③ 혈액
④ 음료수　⑤ 위관 영양

091 여자 환자 단순도관(도뇨관) 삽입 시 간호로 옳은 것은?
① 내과적 무균술로 한다.
② 여자 카테터는 16~20Fr.으로 한다.
③ 대음순, 소음순, 요도 순으로 소독한다.
④ 소독솜으로 항문에서 요도 쪽으로 닦는다.
⑤ 방수포를 깐 후 반좌위 사세를 취하게 돕는다.

092 유치도뇨 환자의 간호로 옳은 것은?
① 밤에는 도관(도뇨관)을 잠궈 놓는다.
② 소변주머니가 바닥에 닿지 않게 한다.
③ 도관(도뇨관)과 방광의 높이를 같게 한다.
④ 도관(도뇨관)이 약간 꺾이게 한다.
⑤ 도관(도뇨관)은 보통 이틀에 한번씩 교환해 준다.

093 금속 수술 기구의 소독 방법으로 옳은 것은?
① 건열멸균법　② 자비소독법　③ EO가스 멸균법
④ 고압증기멸균법　⑤ 크레솔 소독법

094 멸균용기 소독물품을 다루는 방법으로 옳은 것은?
① 소독물품의 가장자리는 멸균된 것으로 본다.
② 멸균용기 뚜껑을 들고 있을 때는 내면이 아래쪽으로 향하게 한다.
③ 멸균용기 뚜껑을 바닥에 놓을 때는 내면이 아래쪽을 향하게 한다.
④ 겸자를 손에 들 때는 겸자의 끝이 항상 손목보다 위로 향하게 한다.
⑤ 소독솜을 주고 받을 때 겸자끼리 서로 닿아도 멸균된 것으로 본다.

095 오염된 격리 가운을 벗는 방법으로 옳은 것은?
① 가운 안쪽에서 겉면을 잡고 벗는다.
② 목끈을 풀고 손을 씻고 허리끈을 푼다.
③ 옷을 벗고 장갑을 벗는다.
④ 겉면을 잡고 안쪽 면을 뒤집어서 벗는다.
⑤ 격리실에서 안쪽이 밖으로 나오게 걸어 놓는다.

096 종아리의 부종 감소 시 붕대법으로 옳은 것은?

① 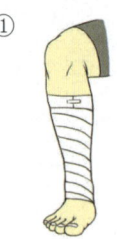   ② 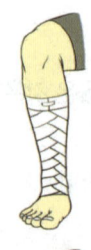   ③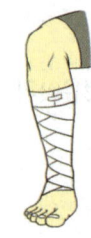

④ 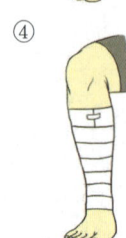   ⑤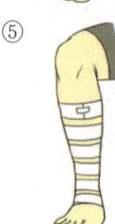

097 노인 환자 통목욕 시 사고 예방으로 옳은 것은?
① 40분 이상 물에 들어간다.
② 혼자 목욕하게 두고 나온다.
③ 28~32℃ 물로 목욕한다.
④ 안에서 문을 잠그게 한다.
⑤ 미끄럼방지 깔판을 깐다.

098 대상자의 틀니 간호로 옳은 것은?
① 세면대에 수건을 깔고 세척한다.
② 건조하게 보관한다.
③ 휴지에 싸서 보관한다.
④ 3% 크레솔에 담근다.
⑤ 알코올로 닦고 찬물에 담근다.

099 새로 입원한 환자가 불안해 하는 경우 환자의 간호 방법으로 옳은 것은?
① 구체적으로 치료 방법에 대해 설명을 해준다.
② 병원시설에 대해 안내해 주고 설명한다.
③ 환자와 개인적으로 비밀을 터놓고 교환한다.
④ 환자에게 과묵한 태도로 대한다.
⑤ 24시간 동안 항상 보호자가 옆에 있게 한다.

100 치매 환자가 자꾸 집 밖으로 나가려고 할 때 대처해야 하는 행동으로 옳은 것은?
① 방문을 잠궈 놓는다.
② 커튼을 치고 방안을 어둡게 한다.
③ 열쇠를 현관의 잘 보이는 곳에 둔다.
④ 같이 나갔다가 자연스럽게 들어온다.
⑤ 보호대(억제대)로 침대틀에 묶어 놓는다.

정답

01 ①	02 ③	03 ②	04 ③	05 ④	06 ②	07 ①	08 ③	09 ⑤	10 ①	11 ⑤	12 ④	13 ②	14 ②	15 ③	16 ⑤	17 ①	18 ④	19 ③	20 ⑤
21 ⑤	22 ③	23 ②	24 ③	25 ④	26 ③	27 ①	28 ①	29 ②	30 ②	31 ⑤	32 ⑤	33 ①	34 ①	35 ③	36 ⑤	37 ③	38 ①	39 ③	40 ④
41 ③	42 ①	43 ⑤	44 ②	45 ①	46 ②	47 ②	48 ⑤	49 ④	50 ③	51 ⑤	52 ③	53 ①	54 ④	55 ②	56 ⑤	57 ①	58 ①	59 ⑤	60 ①
61 ①	62 ③	63 ①	64 ④	65 ⑤	66 ④	67 ③	68 ①	69 ③	70 ①	71 ④	72 ⑤	73 ②	74 ③	75 ⑤	76 ④	77 ②	78 ⑤	79 ②	80 ②
81 ①	82 ⑤	83 ③	84 ④	85 ②	86 ②	87 ③	88 ②	89 ①	90 ①	91 ③	92 ⑤	93 ④	94 ②	95 ①	96 ②	97 ⑤	98 ①	99 ②	100 ④